Los tratamientos curativos
de los médicos naturistas

Dr. Mark Stengler

Prólogo del Dr. James F. Balch

Los tratamientos curativos de los médicos naturistas

Remedios naturales comprobados
que la medicina convencional
desconoce

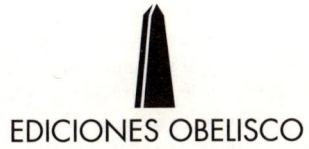

EDICIONES OBELISCO

Si este libro le ha interesado y desea que le mantengamos informado de nuestras publicaciones, escríbanos indicándonos qué temas son de su interés (Astrología, Autoayuda, Ciencias Ocultas, Artes Marciales, Naturismo, Espiritualidad, Tradición). y gustosamente le complaceremos.

Los editores no han comprobado la eficacia ni el resultado de las recetas, productos, fórmulas técnicas, ejercicios o similares contenidos en este libro. Instan a los lectores a consultar al médico o especialista de la salud ante cualquier duda que surja. No asumen, por lo tanto, responsabilidad alguna en cuanto a su utilización ni realizan asesoramiento al respecto.

Puede consultar nuestro catálogo en www.edicionesobelisco.com

Colección Salud y Vida Natural
Los tratamientos curativos de los médicos naturistas
Mark Stengler

1.ª edición: marzo de 2013

Título original: *The Natural Physician's Healing Therapies*

Traducción: *Joana Delgado*
Maquetación: *Joan Rosique Riudoms*
Corrección: *M.ª Ángeles Olivera*
Diseño de cubierta: *Enrique Iborra*

© 2001, 2010, Prentice Hall Press
Edición publicada por acuerdo con Prentice Hall Press,
miembro de Penguin Group Inc. (USA).
(Reservados todos los derechos)
© 2013, Ediciones Obelisco, S. L.
(Reservados los derechos para la presente edición)

Edita: Ediciones Obelisco, S. L.
Pere IV, 78 (Edif. Pedro IV) 3.ª planta, 5.ª puerta
08005 Barcelona - España
Tel. 93 309 85 25 - Fax 93 309 85 23
E-mail: info@edicionesobelisco.com

Paracas, 59 C1275AFA Buenos Aires - Argentina
Tel. (541-14) 305 06 33 - Fax (541-14) 304 78 20

ISBN: 978-84-9777-899-2
Depósito Legal: B-32.140-2012

Printed in India

Impreso en España en los talleres gráficos de Romanyà/Valls, S. A.
Verdaguer, 1 - 08786 Capellades (Barcelona)

Reservados todos los derechos. Ninguna parte de esta publicación, incluido el diseño de la cubierta, puede ser reproducida, almacenada, transmitida o utilizada en manera alguna por ningún medio, ya sea electrónico, químico, mecánico, óptico, de grabación o electrográfico, sin el previo consentimiento por escrito del editor.
Diríjase a CEDRO (Centro Español de Derechos Reprográficos, www.cedro.org) si necesita fotocopiar o escanear algún fragmento de esta obra.

PRÓLOGO

En la presentación del libro *Prescription fot Nutritional Healing* describí el cuerpo humano como un conjunto de «millones de diminutas máquinas». Algunas de ellas, decía, trabajan al unísono, mientras que otras lo hacen de manera independiente. Todas ellas están «de servicio» las 24 horas del día.

Lo que debería haber añadido es que, de vez en cuando, algunas de esas pequeñísimas máquinas necesitan algún que otro arreglo. Para repararlas correctamente se necesitan unas herramientas adecuadas.

Ahora, en este libro maravillosamente detallado, han llegado las herramientas, todas bien descritas y explicadas por un médico naturista que utiliza diariamente esos utensilios terapéuticos con consumada maestría. El doctor Mark Stengler ha tratado a miles de personas con las terapias naturales que describe en este libro, y su éxito en esta tarea le ha valido el respeto tanto de sus colegas como de sus pacientes.

Soy consciente, por supuesto, de que algunas de las personas que echen un vistazo a los capítulos de esta obra puedan preguntarse qué quiero decir cuando me refiero a las terapias naturales como «herramientas curativas». Después de todo, muchos de nosotros, cuando decimos «medicina», pensamos ante todo en fármacos, instrumentos quirúrgicos y toda la parafernalia de alta tecnología de un quirófano. ¿Pensamos a menudo que la digitopuntura, la coenzima Q_{10}, o la raíz de jengibre pueden ser tratamientos naturales? ¿Nos hemos detenido a pensar que la imaginación, la oración, la soja o el agua pueden ayudarnos a conservar o recuperar la salud? ¿Pueden realmente las terapias naturales ayudarnos a reparar la miríada de diminutos mecanismos que hacen que nuestro cuerpo funcione?

Mi respuesta es: sí, sin lugar a dudas.

En este libro, que contiene 162 tratamientos curativos, el lector encontrará algunas de las herramientas de curación más antiguas conocidas por el género humano, junto a algunas de las más novedosas que están siendo investigadas hoy en día. El agua, pongamos por caso: dependemos de ella para el sistema inmunológico, la fuerza mental, la energía, la alerta y la nutrición diaria. Sin agua, ningún fármaco del mundo podría salvarnos de los efectos de la deshidratación. Ningún batallón de cirujanos blandiendo escalpelos, rayos láser, rayos X o monitores cardíacos podría recuperar las células que ya han perdido sus componentes líquidos esenciales. El agua es absolutamente imprescindible para que toda la maquinaria corporal funcione de manera efectiva.

Todo lo mencionado hasta ahora puede parecer obvio, pero, a menudo, en la atención médica, los elementos más lógicos, naturales y beneficiosos se dejan de lado para utilizar otros más complicados y modernos, y a veces más dañinos. ¿Cuándo fue la última vez que un médico convencional nos preguntó cuántos vasos de agua bebemos al día, nos habló de los imperceptibles efectos de la deshidratación, o nos explicó que sustancias como la cafeína o medicamentos que la contengan pueden diezmar los fluidos de nuestro organismo?

El agua es, en efecto, un tratamiento curativo, y uno muy importante.

Si bien algunos de los tratamientos de este libro pueden parecer excesivamente obvios, otros, a la hora de apreciar y definir cómo funcionan en realidad esas pequeñas máquinas que hacen funcionar nuestro organismo, constituyen todo un desafío para nuestros investigadores y bioquímicos más destacados. Tomemos como ejemplo la coenzima Q_{10}, llamada más comúnmente CoQ_{10}; se trata de una sustancia química –invisible a simple vista y casi oculta por los miles de otros componentes que alimentan nuestras células y órganos–, que recientemente se ha revelado como una de las fuentes energéticas más importantes para el corazón. Mark Stengler lo dice de manera muy clara: «Cuando un corazón no cuenta con la suficiente CoQ_{10} para establecer una adecuada conducción eléctrica, sufre esa carencia y todo el sistema circulatorio se resiente de ello».

Al igual que hace con todos los otros tratamientos descritos en este libro, el doctor Mark explica con exactitud lo que sabemos hasta la fecha acerca de la CoQ_{10}, qué cantidad podemos tomar, cuando, en qué situaciones, y el modo en que esta herramienta fundamental para el mantenimiento del organismo ayuda a nuestro sistema circulatorio. Se trata, efectivamente, de otro tratamiento curativo, si bien no tan al alcance como el agua, pero verdaderamente igual de importante.

Además de mostrarnos un despliegue impresionante de tratamientos naturales, este libro aporta otro valioso servicio: nos habla de la importancia fundamental de la curación. Nos pide que traspasemos el marco de la medicina convencional en busca de la ayuda necesaria para mantener y mejorar nuestra salud. En el entorno de la asistencia sanitaria actual todos estamos llegando a creer, con demasiada frecuencia, que médicos y cirujanos pueden reparar –o incluso sustituir– aquellas partes del cuerpo que funcionan mal, están infectadas, molestan o se niegan a trabajar.

Tomar esa actitud significa negar las necesidades más básicas del cuerpo humano, que son la atención y el mantenimiento. La reducción de la grasa corporal es sólo uno de los tratamientos naturales de este libro que contribuyen a mantener en buena forma el organismo, como lo son también el ejercicio físico, la fibra, los zumos, los fitonutrientes y todas las vitaminas, de la A a la K. Si el lector sigue las directrices de Mark Stengler, estará haciendo algo más que poner a punto o rehabilitar las partes de su organismo que no funcionan; estará asegurándose una vida más larga y utilizando su cuerpo mejor que nunca.

Incluso a mí, que soy un antiguo defensor de la medicina natural y de la salud nutricional, este libro me ha ofrecido interesantes sorpresas y me ha causado un atractivo fascinante. La obra se inspira en las tradiciones curativas de numerosas civilizaciones de todo el mundo e informa de las aplicaciones prácticas de los tratamientos curativos, según los historiales de un médico naturista. A Mark Stengler se le debe aplaudir no sólo por su trabajo como naturista, sino también por la insistente exploración que mantiene en las fronteras reales de la medicina natural. Con este libro compartiremos el conocimiento que nos ofrece un terapeuta realmente entregado que armoniza lo mejor del arte y de la ciencia de la curación.

Dr. James F. Balch
Coautor del libro *Prescription for Nutritional Healing*

LA REVOLUCIÓN DE LA SALUD NATURAL

La edición original de esta obra se publicó en 2001. Desde entonces, centenares de personas se han dirigido a mí para contarme personalmente cómo les ha ayudado este libro, un gran éxito en Estados Unidos, con más de 350.000 ejemplares vendidos. En el mundo de la medicina natural han ido sucediendo muchas cosas desde esos años y se han publicado cientos de estudios que han demostrado la eficacia de los numerosos tratamientos naturales que existen. En mi consulta privada he conseguido grandes éxitos con varios remedios naturales que durante la edición original del libro no estaban disponibles. Ahora, me entusiasma poder presentar en esta nueva edición, revisada y ampliada, más de 50 nuevos tratamientos y terapias naturales. Asimismo, he revisado y actualizado los tratamientos de la edición original a fin de incluir las investigaciones actuales y su comprensión. Esta edición revisada constituye un libro completamente nuevo que ayudará a los lectores a conseguir un nuevo umbral de salud.

La medicina holística o natural sigue por delante de la medicina convencional. ¿Por qué? En primer lugar porque existen muchas terapias y remedios naturales seguros y efectivos. Millones de personas han experimentado los beneficios de la medicina holística, y en algunos países las visitas a estos médicos superan a las realizadas a los convencionales. Los consumidores, además, son cada vez más conscientes de los posibles efectos secundarios de los fármacos. Por otra parte, la gran cantidad de estudios científicos que evidencian la eficacia de los remedios naturales es más que suficiente para convencer a los escépticos de sus potenciales beneficios. También hay que tener en cuenta que nuestro sistema sanitario[1] está en bancarrota, y los estudios realizados demuestran que la prevención y los remedios naturales más seguros pueden ahorrar cada año a la asistencia médi-

---

1. Aquí el autor se está refiriendo al sistema sanitario norteamericano. *(N. de la T.)*

ca miles de millones de dólares. Por último, cabe destacar que las facultades de medicina convencional están empezando a ofrecer cursos de medicina holística a consecuencia de la demanda de los consumidores. Además, los profesionales de la salud dedicados a la neuropatía, la medicina china, la quiropráctica y otras terapias naturales siguen aumentando.

Personalmente opino, y ello está ganando aceptación entre otros profesionales de la salud, que la medicina preventiva y holística es fundamental para mejorar el sistema sanitario estadounidense. Así, por ejemplo, cabe destacar que el 51 % de los norteamericanos sufren una enfermedad crónica. Y, por otra parte, en un reciente estudio se ha señalado que esta población tiene una esperanza de vida menor a la de otros 41 países. Hace dos décadas eran 11 los países que estaban por encima del nuestro. Aunque los contribuyentes estadounidenses pagan más por asistencia sanitaria que cualquier otro país, cada vez están más a la cola de las naciones con mayor esperanza de vida. Si bien tener una larga existencia es maravilloso, lo importante es que la acompañe una buena calidad de vida. Los remedios naturales de este libro funcionan extraordinariamente en cuanto a mejorar la existencia humana.

Considero que la salud holística cuenta con seis principios, y los remedios naturales de este libro son compatibles con todos ellos.

Esos principios son:

1. No dañar.
2. Aprovechar el poder curativo de la naturaleza.
3. Encontrar la causa de la dolencia.
4. Tratar a la persona como un todo.
5. La medicina preventiva es la mejor medicina.
6. Nuestro médico es nuestro maestro.

Quiero que sepas, lector, que los remedios y los tratamientos naturales de este libro se han probado; todos ellos se han experimentado en estudios clínicos, y yo lo he hecho personalmente en mis prácticas clínicas. Confío en que llegues a considerar este libro una valiosa herramienta.

Que Dios te bendiga,

Dr. Mark Stengler
Médico naturópata
Médico homeópata
La Jolla, California
www.drstengler.com
www.lajollawholehealth.com

AGRADECIMIENTOS

A mi madre, Mary Stengler, quien me ha apoyado siempre en todas las etapas de mi vida. A Marty Edelston y al personal de Boardroom Inc, que han sido de gran ayuda en la elaboración de nuestra exitosa publicación *Bottom Line Natural Healing with Mark Stengler*. Gracias a Maria Gagliano, John Duff y Jeff Herman por sus esfuerzos para publicar este libro. Al ser más influyente de la historia, Nuestro Señor Jesucristo, quien me salvó con su Gracia. «Corramos con perseverancia la carrera que tenemos por delante. Fijemos la mirada en Jesús, el iniciador y perfeccionador de nuestra fe, quien por el gozo que le esperaba, soportó la cruz, menospreciando la vergüenza que ella significaba, y ahora está sentado a la derecha del trono de Dios» (Hebreos 12, 1-2).

A

ACEITE DE ONAGRA

Pocos suplementos provocan tanta confusión en el público general como los ácidos grasos esenciales, quizás porque lo de «grasos» tenga una connotación un tanto negativa. Pero los ácidos grasos esenciales no tienen nada que ver con ganar peso, tener mala salud o cualquier otra cosa que pueda implicar la palabra «grasos». Al contrario, son esenciales para la vida en sí.

El cuerpo humano no «fabrica» ácidos grasos, de modo que los tenemos que obtener o bien de nuestra alimentación o de algún suplemento. Tienen lo que necesitamos para formar la estructura base de nuestras células y para que éstas funcionen debidamente; son la esencia de todo lo bueno que aporta el aceite de onagra o prímula (*Oenothera biennis* u onagra común).

El aceite de prímula o aceite de onagra es un ácido graso esencial que se extrae de las semillas de la planta. Durante varios años, un número cada vez mayor de médicos holísticos han aconsejado tomar este aceite a mujeres aquejadas del síndrome premenstrual y del dolor de mamas relacionado con el período. También se aconseja para combatir el eccema, la neuropatía diabética (dolor provocado por la alteración de los nervios periféricos en personas diabéticas) y el dolor artrítico.

El aceite de onagra destaca en el grupo de ácidos grasos esenciales conocido como omega-6. No es difícil obtener ácidos grasos omega-6 de otras fuentes alimentarias, ya que se pueden encontrar en las carnes rojas y en la mayoría de los aceites vegetales, como el de girasol y el de cártamo. El aceite de onagra tiene otro componente muy especial, y ésa es la razón principal por la que tantas personas pueden beneficiarse de él. Ese componente es el ácido gamma-linolénico (GLA), y está presente en las semillas de la prímula en una proporción del 7 al 10 %. (Otras fuentes del GLA son las borrajas y las semillas de grosellas negras).

El GLA es un ácido graso esencial necesario para el buen desarrollo del cerebro y de sus funciones. Los niños obtienen el GLA de la leche materna. Dado que el GLA se metaboliza en el organismo, ahí mismo se transforma en otras sustancias químicas (metabolitos) que ayudan a controlar la inflamación, evitan los coágulos sanguíneos, reducen algunos tipos de calambres musculares y equilibran el sistema hormonal. Hay personas que necesitan una fuente directa de GLA para evitar los daños neuronales provocados por la diabetes u otras dolencias como el eccema, de modo que pueden recurrir a una fuente directa como es el aceite de onagra.

Dosis

La cantidad de aceite de onagra que se debe utilizar dependerá del peso de cada persona y de, claro está, la enfermedad que se desee tratar. Lo más importante del aceite de prímula es la cantidad de ácidos grasos esenciales que contiene cada dosis. Las cápsulas del aceite de onagra suelen venderse en dosis de 500 mg, de las que hay que tomar unos 50 mg de GLA.

También está disponible como aceite, y de esta forma suele ser más rentable económicamente hablando. Las personas adultas que sufren eccema y síndrome premenstrual pueden obtener resultados tomando de 150 a 400 mg de GLA al día, lo que significa ingerir de 1.500 a 3.000 mg de aceite de onagra (para enfermedades como las neuropatías se aconseja tomar dosis mayores). Para los niños, la dosis óptima está entre los 50 y los 200 mg al día de GLA, o bien de 500 a 2.000 mg de aceite de onagra en cápsulas.

Para aquellas personas que suelan tomar el aceite de onagra como medida preventiva, aconsejo de 500 a 1.500 mg diarios combinados con un aceite omega-3, como puede ser el aceite de lino, el de cáñamo o el de pescado. La mayoría de la gente carece de cantidad suficiente de ácidos grasos omega-3, por ello es importante tomar alimentos ricos en aceite de onagra y ácidos omega-3 o bien suplementos.

Al igual que otras grasas, es mejor ingerir el aceite de onagra con las comidas. Es aconsejable y sensato asegurarse de tomar diariamente un poco de vitamina E extra (400 U.I.), ya que ayuda a mejorar los beneficios que aportan los ácidos grasos. En realidad, gran parte de los aceites que se venden combinados ya contienen vitamina E, lo cual evita que los aceites enrancien.

Si se toma aceite de onagra, yo aconsejo también un complejo polivitamínico. Es necesario tomar una variedad de vitaminas para metabolizar los ácidos grasos esenciales. Entre los nutrientes más importantes necesarios para un óptimo proceso metabólico están la vitamina C, la vitamina B_6, el magnesio, el zinc y la biotina.

¿Cuáles son sus efectos secundarios?

Hay personas que si toman aceite de onagra por la noche, sobre todo si no lo hacen con las comidas, tienen problemas digestivos y dolores de cabeza. Son efectos secundarios que suelen desaparecer cuando se disminuye la dosis (antes de reducirla, pruébese a tomar el aceite con las comidas).

Mi principal preocupación acerca del aceite de onagra es que necesita equilibrarse con dosis de ácidos grasos omega-3. A largo plazo, sin simultanearlo con ácidos grasos omega-3, el aceite de onagra puede fomentar una enfermedad o empeorar una dolencia ya existente. Tengo pacientes que han entrado en mi consulta contándome que han estado tomando aceite de onagra un tiempo porque han oído o leído que es bueno para las uñas, el cabello, los síntomas de la menopausia y muchas otras cosas. En algunos casos, lo que ha hecho es empeorar el problema porque no lo han combinado con los omega-3, y ello les ha causado un desequilibrio de ácidos grasos esenciales.

A los médicos naturistas les preocupa sobremanera que los pacientes empeoren de enfermedades como cardiopatías, artritis y cáncer a causa de tomar suplementos de ácidos grasos esenciales de manera desequilibrada. Si se toma aceite de onagra durante poco tiempo (unos cuantos meses) no es probable que cause daño alguno, pero, aun así, yo aconsejo tomarlo junto a ácidos grasos omega-3, como los del ácido graso omega-3, de linaza o de cáñamo.

ACEITE DE ONAGRA
El médico naturista lo recomienda para...

⁂ Artritis
He visto muy buenos resultados en personas con artritis reumatoide que se han tratado con una combinación de aceites en los que hay aceites

grasos esenciales omega-3 y también aceite de onagra. Asimismo, parecen dar muy buenos resultados los suplementos con ácido graso omega-3 o de linaza.

◆ Diabetes

La neuropatía es una dolencia común que afecta al 30% de los diabéticos. Con frecuencia, el primer signo de esta dolencia es una sensación de hormigueo en manos y pies. Se ha podido demostrar en diversos estudios que las terapias nutricionales son beneficiosas, en especial el aceite de onagra. Los diabéticos suelen tener problemas para transformar el ácido linoleico en GLA, y la carencia de GLA lleva a la aparición de problemas circulatorios, de modo que la falta de oxígeno llega a los nervios. El aceite de onagra puede ser de gran ayuda, ya que es fuente directa de GLA.

En una prueba clínica, los investigadores estudiaron el efecto del GLA en 84 personas con diabetes de tipo II (adultos de edad avanzada). Todos los participantes tenían síntomas neuropáticos, como hormigueos, ardores, debilidad y falta de reflejos. Se les administraron 12 cápsulas de aceite de onagra con 480 mg de GLA o bien cápsulas de un placebo sin principios activos. Al año siguiente, los pacientes del estudio se reunieron con los médicos cada tres meses para someterse a diversas evaluaciones. Los investigadores utilizaron 16 métodos diferentes para medir los daños neurológicos o las mejorías. Los pacientes que tomaron aceite de onagra presentaron cambios positivos en las 16 pruebas.

Estudios como éste muestran la eficacia del aceite de onagra y del GLA en personas con neuropatía diabética. Mi opinión al respecto es que se pueden conseguir resultados aún mejores combinando aceites omega-3 y ácidos grasos esenciales omega-6. Y lo que es más: es posible prevenir una enfermedad como la neuropatía diabética tomando estos aceites antes de que ni siquiera hayan aparecido los síntomas de esa dolencia. Mi consejo es combinar los ácidos grasos esenciales con suplementos como el *Ginkgo biloba*, arándanos, ácido alfa-lipoico, vitamina E y B_{12} y ácido fólico. Se trata de un tratamiento nutricional muy completo y potente para combatir la neuropatía diabética.

◆ Eccema

Los niños con eccema suelen tener un problema hereditario y no pueden convertir el ácido linoleico en GLA. Los estudios han demostrado que sus madres también tenían eccema y un nivel bajo de GLA en la leche materna. Asimismo, poseían niveles de ácido linoleico más altos, lo que se traduce en un problema de transformación de estas sustancias.

Por medio de los estudios se sabe que el uso oral del aceite de onagra alivia los picores, pero se necesita al menos un tratamiento continuado de cuatro meses para que su efecto sea completo. Una vez más, aconsejo que se tome combinado con ácido graso omega-3 o de linaza.

También los adultos con eccema pueden obtener beneficios del aceite de onagra. Según un estudio llevado a cabo con 52 personas adultas con eccema, el aceite de onagra contribuyó de manera muy eficaz a reducir la rojez de la piel y los daños de la misma.

Osteoporosis
En ancianos, el ácido graso omega-3, el de onagra y el calcio, según se ha demostrado, mejoran la densidad ósea.

Síndrome premenstrual y dolor mamario cíclico
El aceite de onagra puede ser de gran ayuda como parte de un tratamiento nutricional completo para el síndrome premenstrual, ya que ayuda a reducir los síntomas de irritabilidad y depresión y también evita la retención de líquidos. Hay mujeres que han comprobado que este aceite les ayuda a la hora de enfrentarse a los dolores cíclicos de mamas y en el síndrome de mamas fibroquísticas. Para estos casos, aconsejo una combinación de aceite de onagra, ácidos grasos omega-3, vitamina E y sauzgatillo.

Trastorno de déficit de atención (TDA) y trastorno de hiperactividad con déficit de atención (THDA)
Generalmente, suelo aconsejar ácidos grasos a niños con problemas de déficit de atención. Sin embargo, algunos necesitan dosis extra de ácido gamma-linoleico (GLA) para esta enfermedad, y para ellos receto una combinación especial de aceites con DHA y GLA. Por suerte, en la actualidad contamos con unos análisis que miden el nivel y la proporción de los ácidos grasos esenciales, y, basándonos en estos datos, podemos desarrollar unas fórmulas específicas para cada individuo. Existen estudios que demuestran que la combinación de ácido graso omega-3 y aceite de onagra mejora los síntomas del THDA.

ACEITE DEL ÁRBOL DEL TÉ

—Tengo una infección de hongos en los dedos de los pies que no consigo que desaparezca —me dijo Marlene, una paciente de 33 años de edad—. Lo he intentado con un par de pomadas antifúngicas, pero no he conseguido nada. Un médico me recetó un medicamento antifúngico por vía oral, pero cuando supe que podía afectar al hígado, descarté tomarlo.

—Déjeme que le eche un vistazo.

No necesité mucho tiempo para darme cuenta de que se trataba de un caso leve.

—El aceite del árbol del té podría acabar con él —le sugerí.

—¿Es un medicamento con receta?

—No, se puede conseguir en cualquier tienda de productos dietéticos o en cualquier parafarmacia.

Estuvimos hablando de sus propiedades y luego le indiqué cómo utilizarlo.

—Lo primero que tiene que hacer es cortarse las uñas muy cortas para que el aceite del árbol del té entre bien en contacto con el hongo. Después, cada mañana y cada noche, lávese los pies con jabón de árbol del té y, una vez bien secos, apl íquese con una gasa unas cuantas gotas de aceite del árbol del té en los tres dedos con hongos. Con este tratamiento, en unas cuatro semanas habrá acabado con los hongos. La zona de la piel en la que se aplica el tratamiento se seca y se cambia.

—¿Sólo tengo que hacer eso? —me preguntó Marlene.

—Más o menos. Pero quiero que además deje de tomar cosas dulces.

—¿Y entonces cree usted que con eso se me irán?

—Deberían.

Otra posible alternativa hubiera sido utilizar una solución de cloro, pero yo reservo ese tratamiento para casos más graves.

Con Marlene esto no sería necesario siempre que siguiera mis indicaciones.

Transcurridos dos meses, Marlene volvió a mi consulta.

—Eche un vistazo a mis pies —me dijo mostrándomelos—. El aceite del árbol del té ha funcionado muy bien, se lo he recomendado a amigos que tenían el mismo problema.

Un tesoro de las antípodas

El aceite del árbol del té *(Melaleuca alternifolia)*, también llamado aceite de cajeput, ha alcanzado gran popularidad gracias a sus propiedades antisépticas y curativas. Este aceite proviene de las hojas de un árbol australiano llamado *Melaleuca aternifolia*, y los primeros colonos australianos hacían té con ellas, lo que explica su nombre popular. Pero mucho antes de la llegada de los europeos, los aborígenes de la zona ya conocían muy bien las propiedades medicinales del aceite de ese árbol.

La mayoría de las investigaciones médicas realizadas acerca de este producto se han llevado a cabo en Nueva Gales del sur (Australia).

Las primeras investigaciones las realizó en Sydney, en 1922, un químico que observó los efectos antisépticos del aceite del árbol del té. El estudioso mostró que, si bien el aceite era muy potente, no tenía efectos tóxicos ni irritantes. A esas primeras investigaciones le siguieron numerosos estudios, la mayoría de ellos realizados entre 1922 y 1930. Las propiedades de este aceite llegaron a determinarse de tal modo que durante la segunda guerra mundial formó parte del equipo médico estándar del ejército australiano.

¡A todo vapor!

El aceite del árbol *Melaleuca alternifolia* se extrae de sus hojas a partir de la técnica de destilación a vapor en la que se extraen los aceites esenciales. El aceite extraído contiene aproximadamente unas 100 sustancias químicas, y dos de sus componentes activos clave son el terpinen 4-ol y el cineole.

En 1985 se determinó el estándar del aceite del árbol del té, que requiere un contenido mínimo de un 30% de terpinen 4-ol y menos de un 15% de cineole. El aceite de mayor calidad contiene de un 40 a un 47% del primer componente y un 2,5% del segundo. Es muy importante el equilibrio entre estas dos sustancias, que en los aceites de mayor calidad significa un alto contenido en terpinen 4-ol y un bajo contenido en cineole. Este aceite tiene propiedades antiinflamatorias, analgésicas y antisépticas, y destruye las bacterias, los hongos y los virus.

El aceite del árbol del té se utiliza a nivel tópico para casi todas las enfermedades de la piel, como, por ejemplo, el acné, las infecciones de la piel, el pie de atleta, forúnculos, magulladuras, quemaduras, irritaciones, cortes, caspa, picaduras de insectos, erupciones, piojos y verrugas. También puede usarse para combatir la gingivitis y la vaginitis.

Dosis

Lo primero es asegurarse de que el producto que adquirimos sea 100 % aceite de *Melaleuca alternifolia*. Lo mejor es que sea ecológico. Por lo general, se utiliza de estas tres maneras: uso tópico, en enjuagues o en inhalaciones.

En uso tópico

Se usa sobre la piel y puede aplicarse como aceite, gel o pomada. También se utiliza disuelto en el agua para el baño. En los niños no hay que aplicarles el aceite sobre la piel. No debe entrar en contacto con los ojos.

En enjuagues

Cuando se usa como enjuague, previamente se diluyen unas cuantas gotas en agua, se hacen gárgaras, y luego se escupe. Se usa como remedio contra la gingivitis, los dolores o las infecciones de muelas e irritación de garganta.

Como inhalador

Para inhalar el aceite se añaden unas cuantas gotas al humidificador o vaporera. También se puede echar unas gotas de aceite en un pañuelo e inhalarlo.

Nota: el aceite del árbol del té es también un magnífico desinfectante para lavar la ropa. Existen detergentes para la colada que lo incluyen. Otra posibilidad es añadir a la lavadora de 5 a 10 gotas de este aceite en cada carga de lavado.

¿Cuáles son sus efectos secundarios?

El aceite del árbol del té es muy seguro en su uso tópico, por lo general no irrita y no es tóxico. Tiene un pH prácticamente neutro, de modo que no es cáustico. Como sucede con cualquier otra sustancia, puede haber personas alérgicas al aceite del árbol del té; no es habitual, pero ha habido casos. Para probar si uno es sensible a su contacto, basta con echarse un par de gotas en la piel antes de irse a la cama y comprobar a la mañana siguiente si se ha producido alguna irritación.

El aceite del árbol del té puro, sin diluir, no debe aplicarse en la piel de los niños, y tampoco en la de embarazadas o lactantes. Este grupo de personas deben utilizar una crema o gel preparado comercialmente.

ACEITE DEL ÁRBOL DEL TÉ
El médico naturista lo recomienda para...

◦◦ Acné
El aceite del árbol del té se ha hecho muy popular para el tratamiento del acné. Su forma más habitual para este tratamiento es en gel o en crema. Según un estudio, un 5% de extracto de gel del árbol del té es comparable en eficacia al peróxido de benzoílo para tratar un acné de leve a moderado. Las personas que utilizan este aceite suelen experimentar ligeros efectos secundarios (sequedad, ardor en la piel, rojeces e irritaciones). Otra técnica consiste en aplicar el aceite con pequeños golpecitos y la ayuda de un algodón sobre los granos antes de meterse en la cama.

◦◦ Herpes simple
Ante los primeros signos de pequeñas vesículas o herpes, es muy eficaz aplicar en las lesiones aceite del árbol del té con una gasa o algodón. Se mantendrán bajo control y la infección no se extenderá.

◦◦ Infecciones cutáneas y erupciones
Este aceite es excelente para el tratamiento tópico de las infecciones cutáneas. Se ha demostrado que es eficaz para acabar con muchos tipos de hongos y bacterias, entre ellos el estafilococo áureo, *Candida albicans* y muchos otros. En el caso de infecciones cutáneas como el acné, el impétigo y los forúnculos, se utiliza en forma de gel o pomada. Es también útil para aliviar las inflamaciones producidas por picaduras de insectos.

Sus propiedades antiinflamatorias y balsámicas hacen de él un buen tratamiento para las quemaduras y las erupciones tipo eccema.

❦ Infecciones en la boca y las encías

El aceite del árbol del té se utiliza, asimismo, para tratar las infecciones de la boca y las encías, incluidas la gingivitis y las infecciones dentales. Para hacer gárgaras se añaden 3 gotas del aceite en unos 30 ml de agua caliente. También puede adquirirse como colutorio. Para combatir el mal aliento puede seguirse el mismo procedimiento a diario.

❦ Pie de atleta y otros hongos

Las infecciones producidas por hongos en pies (pie de atleta), dedos y uñas (onicomicosis) son, además de muy comunes, muy persistentes y rebeldes frente al tratamiento. El aceite del árbol del té ha llegado a ser un tratamiento muy popular para esos problemas.

En una prueba clínica se comparó el aceite del árbol del té al 100% con el medicamento antifúngico de uso tópico Clotrimazole para tratar hongos en las uñas de los pies. Los resultados de ambos tratamientos fueron muy parecidos.

Generalmente, aconsejo a mis pacientes que se corten bien las uñas, se laven los pies con jabón común o con jabón del árbol del té, y después, una vez bien secos, se apliquen el aceite del árbol del té. Para acabar con la infección, este proceso debe repetirse a diario durante varias semanas, y a veces meses. Otro procedimiento consiste en añadir 10 gotas de aceite del árbol del té a ¼ de litro de agua caliente, sumergir los pies en esa agua durante unos 10 minutos y después secarlos muy bien con una toalla o un secador de pelo. El tratamiento debe seguirse durante seis semanas como mínimo.

Este aceite es también útil para combatir el mal olor de los pies (bromhidrosis).

❦ Piojos

Cada año, especialmente en los cursos de preescolar y primaria, se producen unos 12 millones de casos de infecciones de piojos. Estos pequeños parásitos viven en la piel y se alimentan de ella. A aquellos que buscan un tratamiento natural y no tóxico para esta irritante infección les aconsejo que hagan lo siguiente:

Mezclar 1,5 cucharadita de aceite del árbol del té y 1,5 cucharadita de aceite de lavanda con 120 ml de aceite de oliva, o bien con 120 ml de champú. Masajear bien el cuero cabelludo y el cabello con este preparado durante unos minutos. No aclarar. Cubrir la cabeza con un gorro de ducha y dormir con él. A la mañana siguiente, peinar el cabello con un peine de púas finas. Antes de utilizar el peine, añadir a éste 5 gotas de aceite del árbol del té para extraer las liendres o huevos de los piojos. Aclarar bien el cabello y secarlo durante 5 o 10 minutos (Esto ayuda a acabar con los huevos). Repetir el proceso durante siete días.

El aceite del árbol del té añadido al champú habitual es un buen tratamiento contra la caspa.

~ Verrugas

En el caso de las verrugas, puede aplicarse directamente sobre ellas el aceite del árbol del té, ya que tiene propiedades antivirales. Está especialmente indicado para las verrugas plantares.

~ Vaginitis

La solución de aceite del árbol del té ha demostrado ser muy eficaz para combatir la vaginitis producida por *Candida albicans* y las tricomonas. Este tratamiento debe realizarse bajo la supervisión de un médico.

ACEITES ESENCIALES

Recientes investigaciones han demostrado que hay ciertos aromas que ejercen efectos medicinales tanto en el cuerpo como en la mente. Hoy en día, los aceites esenciales vuelven a ser populares por sus efectos beneficiosos a la hora de calmar los nervios, mejorar la concentración, combatir infecciones y tratar muchas otras dolencias. Estos aceites son unas sustancias muy aromáticas, complejas y volátiles, con aromas únicos. El olfato transfiere mensajes nerviosos al cerebro, y ello produce efectos beneficiosos en las emociones, el hambre, el dolor y la memoria.

Esos extractos aromáticos se concentran en diversas partes de las plantas, en hojas, frutos, flores, raíces, semillas, especias, ramas y troncos. Para extraer los aceites esenciales se emplean diversos métodos, habitualmente, la destilación por vapor, pero también otras muchas técnicas, entre ellas la presión en frío.

Los aceites esenciales se usan en aromaterapia, tratamiento en el que se emplean unos extractos aromáticos específicos para sanar una enfermedad o prevenirla. La práctica de la aromaterapia se ha llevado a cabo durante miles de años; así, los antiguos egipcios la usaban para mejorar la salud y también en sus ceremonias religiosas. Los griegos más tarde adoptaron la aromaterapia de manos de los egipcios y creían que hay ciertos aromas que tienen poder terapéutico. Hipócrates usó también la aromaterapia para diversas dolencias. En 1920, el químico francés René-Maurice Gattefossé acuñó el término *aromaterapia*. El químico se quemó el brazo en un accidente y lo sumergió en el líquido frío que tenía más cerca, que resultó ser aceite de lavanda; se quedó muy sorprendido de lo rápido que desapareció el dolor y de que no le quedara cicatriz alguna. El trabajo de Gattefossé lo continuó Jean Valnet, quien utilizó aceites esenciales para tratar la gangrena de los soldados heridos en la segunda guerra mundial.

Existe diferencia entre los aceites esenciales, los aceites vegetales o los suplementos de ácidos grasos, como el aceite de linaza. Los aceites esenciales son muy volátiles, por lo que se evaporan rápidamente en contacto con el aire. Muchos de los aceites esenciales son demasiado fuertes para poder aplicarlos sin diluir sobre la piel o para inhalarlos. En las aplicaciones sobre la piel, estos aceites se diluyen en otros aceites base, como el aceite de sésamo o el de almendras. En cuanto a su inhalación, ésta puede hacerse directamente o bien por medio de un difusor.

Dosis

La cantidad de aceite depende de la técnica portadora que se utilice. Lo mejor es seguir las indicaciones de un especialista en aromaterapia. A continuación facilito algunas dosis generales. Para masajes se añadirán de 10 a 20 gotas del aceite esencial a unos 30 ml de un aceite base o portador. Se puede inhalar directamente o bien verter en un pañuelo dos o tres gotas e ir inhalándolo de vez en cuando a lo largo del día. Para las inhalaciones, se echarán de 3 a 6 gotas en un cuenco de agua caliente, y, sentado, se colocará una toalla alrededor de la cabeza y del cuenco para inhalar directamente el vapor durante unos minutos. Si se utiliza un difusor, se seguirán las instrucciones que lo acompañen y que por lo general aconsejan tan sólo unas cuantas gotas.

¿Cuáles son sus efectos secundarios?

Los aceites esenciales deben diluirse siempre antes de aplicarlos sobre la piel, debe ponerse poca cantidad y en una zona limitada antes de hacerlo en una superficie mayor. No debe echarse sobre la piel cuando esté agrietada o haya alguna herida. Hay aceites esenciales, como el del árbol del té, que diluidos pueden usarse como un elixir bucal. Es posible encontrarlos ya diluidos en las tiendas de productos naturales, sin embargo los aceites esenciales no deben utilizarse en aplicaciones orales. Las embarazadas o madres lactantes los usarán sólo bajo prescripción facultativa. Los pacientes con asma deberán ser cautelosos a la hora de inhalarlos.

ACEITES ESENCIALES
El médico naturista los recomienda para...

Bienestar
Ochenta mujeres que no recibieron tratamiento alguno para trastornos de tipo psicológico, estudiantes o empleadas de la universidad de Wolverhampton observaron que añadir aceite esencial de lavanda y de semillas de uva al baño mejoraba su estado global de ánimo.

Depresión
En un ensayo clínico aleatorio y de doble ciego realizado durante cuatro semanas con personas adultas aquejadas de una depresión moderada se comprobó que la combinación de aceite esencial de lavanda y un fármaco antidepresivo (imipramina) era más efectiva que la imipramina sola. Los investigadores descubrieron también que la combinación actuaba antes que el tratamiento aislado del fármaco.

Memoria

Un estudio del *International Journal of Neuroscience* evaluó la función cognitiva y el estado de ánimo de 144 voluntarios a los que de manera aleatoria se les administraron aceites esenciales de menta piperita, de ylang-yang (*Cananga odorata*) o bien un aceite no esencial. Se comprobó que el aceite de menta piperita mejora la memoria, mientras que el de ylang-ylang la daña y aumenta la velocidad del tratamiento. En cuanto al estado de ánimo subjetivo, el aceite de menta aumentaba la actitud de alerta y el de ylang-ylang la disminuía, si bien este último incrementaba la tranquilidad.

Molestias digestivas

Diversos estudios han demostrado que el aceite esencial de menta piperita alivia las náuseas postoperatorias, así como una extraña dolencia, los espasmos esofágicos.

Nerviosismo

Un estudio realizado en 70 ancianos aquejados de demencia demostró que el aceite de lavanda redujo la agitación que presentaban.

Pérdida de cabello

Las calvas en la cabeza, en términos médicos *Alopecia areata*, pueden, según un estudio, resolverse con aplicaciones tópicas de aceite esencial de lavanda y otros aceites. La fórmula para este problema incluye aceite de romero (3 gotas o 114 mg), tomillo (2 gotas o 88 mg), lavanda (2 gotas o 108 mg) y aceite de cedro (2 gotas o 94 mg), todo ello mezclado con 3 ml de aceite de jojoba y 20 ml de aceite de semillas de uva. Cada noche debe masajearse el cuero cabelludo durante dos minutos y después envolver la cabeza con una toalla caliente para ayudar a la absorción del ungüento.

El estudio citado, aleatorio, de doble ciego y controlado con placebo, se realizó durante siete meses con 86 personas. Los individuos a los que se les aplicó el placebo recibieron tan sólo el aceite portador, y en ellos el aumento del cabello fue de un 15% en comparación con el 44% de las personas a las que se les aplicó la fórmula completa de aceites esenciales.

ACETIL-L-CARNITINA

«Ni el ginkgo ni otros suplementos dietéticos para mejorar la memoria me han sido de gran ayuda. ¿Hay alguna otra cosa que pueda tomar para mejorarla?», me preguntó Betty, de 70 años de edad.

Pues sí, la hay. La acetil-L-carnitina (ALC) es una sustancia que se ha estudiado bien y es segura, y yo he comprobado que ayuda a muchas personas con la memoria. Al cabo de dos meses de su consulta, Betty se tranquilizó al comprobar que su memoria diaria había mejorado.

La ALC se encuentra de manera natural en el organismo, en el cerebro, el hígado y los riñones. Está constituida por otros componentes de la carnitina que se obtienen tomando carne roja y productos lácteos. Se convierte en L-carnitina (una sustancia similar a los aminoácidos que aporta otros beneficios nutricionales) y viceversa. También puede producirse en el cuerpo a partir de dos aminoácidos, la metionina y la lisina.

Este extraordinario nutriente ayuda al cerebro a recuperar la memoria y lo beneficia de muchas maneras. Mejora el metabolismo energético en las células cerebrales y también la transmisión de los impulsos nerviosos. Es una de las pocas sustancias que favorece la comunicación entre los dos hemisferios del cerebro. Actúa, además, como un potente antioxidante en las células cerebrales, ayudando a retrasar el proceso de envejecimiento. Una de las características de la ALC es su similitud estructural con la sustancia llamada acetilcolina, un neurotransmisor necesario para muchas y diversas funciones cerebrales, entre ellas la memoria. Cabe señalar que muchos de los fármacos para tratar el Alzheimer están ideados para que aumente la acetilcolina en el cerebro.

La ALC tiene muchas aplicaciones médicas, como, por ejemplo, el tratamiento de la neuropatía diabética, la infertilidad y otras dolencias de las que hablaremos en este capítulo.

Dosis

Para la pérdida de memoria relacionada con el envejecimiento, así como para la enfermedad de Alzheimer: de 1.500 a 3.000 mg al día debidamente dosificados.

Para la infertilidad en los hombres: 4.000 mg al día en dosis, o 1.000 mg combinados con 2.000 mg de L-carnitina.

Para la falta de testosterona en los hombres: 2.000 mg y 2.000 mg más de propionil-L-carnitina al día.
Para la neuropatía diabética: 1.000 mg tres veces al día.
Para la depresión en los ancianos: de 1.500 a 3.000 mg al día.
Para la enfermedad de Peyronie: 1.000 mg dos veces al día.

¿Cuáles son sus efectos secundarios?

La ALC se tolera bien. Los efectos secundarios son muy poco frecuentes, aunque pueden producirse algunas molestias digestivas, erupciones en la piel y cierta agitación.

ACETIL-L-CARNITINA
El médico naturista la recomienda para...

~ Amenorrea
La ALC puede intervenir en las sustancias químicas y en las hormonas del cerebro que controlan las hormonas reproductoras femeninas. En una prueba preliminar, se administraron 2 g diarios de ALC a mujeres amenorreicas con niveles hormonales en sangre bajos o normales. Los niveles mejoraron en aquellas mujeres que inicialmente los tenían bajos, y la mitad de ellas volvieron a tener la menstruación al cabo de entre tres a seis meses después de empezar a tomar este suplemento.

~ Depresión
Las investigaciones llevadas a cabo indican que la ALC beneficia a los ancianos que sufren depresión. Ello puede deberse al aumento de los niveles del neurotransmisor cerebral llamado acetilcolina.

~ Enfermedad de Alzheimer
Si bien la ALC no cura esta enfermedad, puede retrasar su progresión. Se ha demostrado que mejora el comportamiento y la memoria. La mayoría de los estudios han mostrado ciertos grados de mejoría.

Enfermedad de Peyronie

Esta enfermedad se caracteriza por el hecho de que el pene se curva pronunciadamente durante la erección. La causa de ello es una placa o tejido cicatricial, fibroso y rígido bajo la piel del pene. Un estudio realizado con 48 pacientes con la enfermedad de Peyronie comparó los efectos de la ALC con los del tamoxifeno. Las investigaciones realizadas mostraron que la ALC era considerablemente más efectiva y segura que el tamoxifeno en el tratamiento de la enfermedad de Peyronie crónica y aguda.

Falta de testosterona en hombres mayores

En la revista *Urology* se publicó un estudio realizado a un total de 120 hombres de 60 a 74 años. Se formaron tres grupos aleatorios: un grupo tomó testosterona sustitutoria; otro, 2.000 mg de ALC combinado con 2.000 mg de propionil-L-carnitina al día; y el último un placebo. Los hombres que habían tomado ALC, más propionil-L-carnitina, obtuvieron los mismos resultados que los que tomaron testosterona, pero sin experimentar un aumento de la próstata. Por otra parte, estos hombres percibieron una mejoría de la función sexual, el estado de ánimo y la energía.

Infertilidad masculina

La medicina convencional ofrece muy pocos tratamientos para los hombres infértiles con problemas de esperma. La ALC ayuda en estos casos, y también lo hacen otros nutrientes como las vitaminas C, E, y B_{12}; la coenzima Q_{10}, y algunos más.

En un estudio publicado en *Fertility and Sterility* se trató a 60 hombres infértiles, con edades de entre 20 a 40 años. Los participantes en el estudio tomaron 2.000 mg de L-carnitina junto a 1.000 mg de ALC o placebo. Los pacientes que tomaron los dos suplementos durante seis meses mostraron una mayor motilidad de esperma.

Neuropatía diabética

He visto a varios pacientes con neuropatía diabética mejorar considerablemente con el suplemento de ALC. Hay estudios que demuestran que este nutriente aumenta y regenera las fibras nerviosas y mejora la sensación de vibración que tienen los enfermos. La mayoría de las personas experimentan una mejoría a los dos meses, pero es posible que se tenga que seguir tomando la ALC durante seis meses más.

> **Problemas de memoria relacionados con la edad**
>
> Se ha demostrado que la acetil-L-carnitina mejora las funciones cognitivas y de la memoria en las personas mayores que experimentan un deterioro mental relacionado con la edad. También retrasa el declive de la función cognitiva relacionado con la edad. Así, por ejemplo, un estudio realizado a personas que tomaban ALC en el que se les administraba 1.500 mg diarios durante 90 días mostró un significativo aumento de la memoria, el humor y la respuesta al estrés. Y otro estudio demostró que con una dosis de 1.500 mg diarios mejoraba significativamente la memoria. Yo he podido comprobar, asimismo, que la ALC sirve de ayuda para potenciar la memoria de adultos jóvenes y adolescentes.

ÁCIDO ALFA-LIPOICO (ALA)

—El médico que me trataba la diabetes me diagnosticó una neuropatía. ¡El dolor y entumecimiento de piernas me estaban volviendo loco! –exclamó Paul, un paciente nuevo que sufría diabetes de tipo II.

—Para eso tengo un nutriente que funciona muy bien, Paul, y es muy seguro –le dije–. Se llama ácido alfa-lipoico.

Unos meses más tarde, Paul me contó sorprendido que su neuropatía se había reducido considerablemente.

Este suplemento, conocido también con el nombre de ácido tióctico, ha llegado a ser un puntal en el tratamiento nutricional de la diabetes. Esta sustancia, que se asemeja a una vitamina, es un potente antioxidante que protege las células. Tiene una propiedad única, ya que actúa tanto en el agua como en las grasas, lo que significa que actúa de manera beneficiosa en todos los tipos de tejidos corporales. Neutraliza los radicales libres dentro y fuera de las células, lo cual le aporta la capacidad de regenerar otros antioxidantes del cuerpo, como la vitamina C, la vitamina E y el glutatión. Una vez dentro de la célula, el ALA se reduce a ácido dihidrolípico (DHLA), el cual ha demostrado que mejora la sensibilidad a la insulina en las personas con diabetes de tipo II, de modo que sus niveles de glucosa pueden controlarse mejor.

El cuerpo humano sintetiza pequeñas cantidades de ALA, que se encuentra, asimismo, en alimentos como los despojos, la carne roja, las espinacas, el salvado de arroz, las coles de Bruselas, el brócoli, los tomates y los guisantes. La absorción del ALA fluctúa entre un 30 y un 40 %.

Dosis

En personas sanas, la dosis es de 100 a 300 mg. Quienes sufren una prediabetes o una enfermedad crónica deben tomar un mínimo de 300 mg, y quienes tienen diabetes deben tomar de 600 a 900 mg diarios en varias dosis y con el estómago vacío (una o más horas después de haber comido). En el caso de una neuropatía diabética, la dosis debe ser de 900 a 1.200 mg al día.

¿Cuáles son sus efectos secundarios?

No suelen producirse efectos secundarios. Raramente aparecen sarpullidos, molestias digestivas, como náuseas y vómitos, y diarrea. El ALA puede reducir los niveles de glucosa en sangre, por lo que las personas que estén tomando medicamentos para la diabetes deben controlarse para determinar si debe reducirse la dosis que toman. No se ha estudiado su efecto en embarazadas y mujeres que estén dando el pecho, por tanto, estas personas deben evitar su uso. Es aconsejable tomar un suplemento de biotina y vitamina B_1 (tiamina) mientras se está tomando el ALA. Pueden ser en forma de complejo multivitamínico o complejo vitamínico B.

ÁCIDO ALFA-LIPOICO (ALA)

El médico naturista lo recomienda para...

Demencia

En un pequeño estudio, de no ciego, con nueve personas con Alzheimer y demencias relacionadas con esta enfermedad, que además estaban tomando un medicamento potenciador de la acetilcolina, se informó de que el ALA, en dosis diarias de 600 mg, parecía estabilizar la función cognitiva durante un período superior a un año.

ᨒ Diabetes

El suplemento ALA tiene efectos ligeros en personas con diabetes tipo II. Un estudio realizado con 72 pacientes que tenían este tipo de diabetes demostró que una dosis de 600 mg de ALA al día mejoraba un 25% la sensibilidad a la insulina al cabo de cuatro semanas del inicio del tratamiento. Los investigadores estudiaron, asimismo, los efectos de 1.200 y 1.800 mg, diarios pero el resultado no mejoró con este incremento. Sin embargo, la disminución duradera del nivel de glucosa, medida por los niveles de hemoglobina A1C, no se ve favorecida por el suplemento de ALA. Los estudios realizados con el tratamiento de ALA por vía intravenosa mostraron ligeros beneficios en cuanto a la regulación de la glucosa. Con respecto a los enfermos con diabetes tipo II, parece ser que el ALA beneficia más en la prevención y tratamiento de la neuropatía periférica (*véase* página siguiente).

ᨒ Enfermedades cardiovasculares

Un estudio realizado en 28 hombres y mujeres aquejados de la enfermedad arterial periférica (reducción del flujo sanguíneo a las extremidades) mostró que estas personas podían caminar más con menos dolores tras un tratamiento de 600 mg de ALA al día.

ᨒ Envejecimiento de la piel

En un estudio publicado en el *Bristih Journal of Dermatology* se informó de que la crema para la piel de ALA (5%) reducía la aspereza de la piel dañada. Las mujeres de este estudio tenían en promedio una edad de 54,4 años.

ᨒ Glaucoma

Esta dolencia afecta a la presión intraocular. En un estudio en el que se administraban 150 mg diarios de ALA durante un mes se mostró una mejoría en la función visual de personas con glaucoma de ángulo abierto.

ᨒ Neuropatía autonómica cardiovascular

Hasta un 25% de los diabéticos puede llegar a desarrollar una neuropatía autonómica cardiovascular, dolencia que afecta a la variabilidad de la frecuencia cardíaca y que puede incrementar el riesgo de mortalidad. Según un ensayo controlado, una dosis de 800 mg de ALA al día durante cuatro meses mejoró considerablemente la variabilidad de la frecuencia cardíaca.

ೂ Neuropatía periférica

El efecto más espectacular del ALA se observa en el tratamiento de la neuropatía periférica. Esta enfermedad es muy común entre los diabéticos: hasta un 70% de estos enfermos llega a desarrollar una neuropatía. Ésta se caracteriza por adormecimiento, hormigueos, o dolores en los dedos, pies, piernas, manos y brazos. Por lo general, estos efectos se inician en los pies. Según los ensayos clínicos, de 600 a 1.800 mg de ALA mejoran la neuropatía diabética. Los mejores resultados se han logrado con el tratamiento por vía intravenosa.

Yo, personalmente, he visto cómo el ALA ayudaba también a enfermos con neuropatía periférica no relacionada con la diabetes; asimismo he comprobado que una dosis de 900 a 1.200 mg de este suplemento resultaba efectiva en el tratamiento de la neuropatía diabética. Como se ha mostrado en los estudios, antes de evaluar su eficacia, hay que esperar de seis a ocho semanas.

ೂ Olfato

En un ensayo clínico se descubrió que 600 mg de ALA mejoraban considerablemente el sentido del olfato en personas que carecían de él o bien lo tenían muy reducido a consecuencia de una infección respiratoria de las vías altas. Los participantes del ensayo estuvieron tomando ALA durante un promedio de cuatro meses y medio.

ÁCIDO GRASO OMEGA-3

El padre de Gary falleció a los 54 años. «Murió de un ataque al corazón», me contó Gary.

Ahora, el propio Gary se sentía como si estuviera viviendo de prestado, casi podía escuchar el tic tac del tiempo que le quedaba.

«Gary –le aseguré–, gran parte de los infartos pueden evitarse». También le comuniqué que tenía que hacer lo correcto: tomarse cierto interés por la salud de su corazón antes de que ocurriera nada. La mayoría de la gente, duele decirlo, espera a tener un ataque al corazón para tomar las medidas que podía y debía haber tomado antes.

Es bien cierto que hay factores genéticos que hacen que algunas personas sean más propensas que otras a sufrir infartos, especialmente la homocisteína y el nivel de colesterol que parecen ser más altos en unos individuos que en otros. Pero la mayoría de ellos se deben a la alimentación y al estilo de vida.

Gary había leído lo suficiente al respecto para estar al corriente de ello. Ésa era una de las razones por las que deseaba empezar un tratamiento importante que le ayudara a mantener el corazón lo más sano posible.

Entre las estrategias de las que hablamos se encontraban la de reducir el estrés, hacer ejercicio, unos cuantos análisis, y, por supuesto, una buena dieta y suplementos. Hice hincapié en la importancia de los ácidos grasos omega-3 que se encuentran en el pescado, sobre todo en los peces de agua fría como el salmón, la caballa, el arenque y las sardinas. Ante todo le aconsejé que tomara suplementos de ácido graso omega-3 para aumentar esos ácidos grasos tan saludables para el corazón. Como suplemento en una estrategia global para conseguir un corazón sano, la ingesta regular de ácido graso omega-3 puede, potencialmente, sumar años a la esperanza de vida. Le expliqué también a Gary que entre todas las sustancias naturales o farmacéuticas para reducir la inflamación del organismo, el ácido graso omega-3 es una de las mejores. Las inflamaciones de tipo crónico subyacen en muchas enfermedades crónicas.

La mejor fuente

Entre los ácidos grasos esenciales que necesitamos para vivir, destacan los omega-3. Se trata de grasas que nuestro organismo no puede producir por sí mismo, sino que necesita alimentos o suplementos que las contengan.

Mientras el omega-3 se encuentra también en la linaza y en el aceite de linaza, el tipo de grasa que obtenemos del pescado y de la grasa de pescado tiene unas propiedades únicas, no contenidas en otros alimentos. El ácido graso omega-3 y el pescado son una fuente directa de dos ácidos grasos de cadena larga llamados ácido eicosapentaenoico (EPA) y ácido docosahexanoico (DHA), muy importantes para la salud del corazón.

Otra de las razones por las que los médicos confían en los beneficios del ácido graso omega-3 es de carácter pragmático. La mayor parte de los estudios sobre los ácidos grasos esenciales se han realizado con los aceites de pescado. Cabe destacar las buenas noticias acerca del aceite de linaza: las últimas investigaciones demuestran que aumenta el nivel de los ácidos grasos omega-3 en sangre. Entre otros aceites que contienen estas grasas beneficiosas se encuentran el aceite de semillas de cáñamo y el de las nueces de macadamia.

El ácido graso omega-3 empezó a hacerse más popular como alimento «cardiosaludable» cuando los investigadores estudiaron la dieta mediterránea, es decir, la de las regiones ribereñas del mar Mediterráneo, en la década de 1960, concretamente en Creta, partes de Grecia y el sur de Italia (ahora allí, como en muchas otras culturas, la dieta norteamericana se ha ido imponiendo, lo que ha hecho que aumente el índice de cardiopatías y otras enfermedades crónicas). En la dieta mediterránea clásica la gente incluía muchos alimentos de origen vegetal (verduras, legumbres, fruta, pan, pasta y frutos secos), mucho aceite de oliva y una cantidad entre baja y moderada de pescado, carne, lácteos, huevos y vino.

Según los nutricionistas, el consumo de pescado era una de las claves de esa dieta, y el resultado era una incidencia mucho menor de enfermedades del corazón, obesidad, diabetes y cáncer. Un estudio realizado sobre la dieta mediterránea durante cuatro años demostró que ésta puede reducir el riesgo de sufrir un infarto nada menos que en un 70 %.

RACIONES DE MAR

En un estudio más directamente enfocado en el consumo de pescado, un equipo de investigadores que estudió las tasas de mortalidad de 36 países confirmó que la esperanza de vida es mayor en los países en que se consume mucho pescado en la dieta diaria. Los hombres y mujeres que comen más pescado tienen un menor riesgo de sufrir una muerte temprana a causa de todo tipo de enfermedades, especialmente de derrames cerebrales y enfermedades del corazón.

Los ácidos grasos esenciales forman un grupo de sustancias mensajeras con funciones similares a las de las hormonas que se denominan prostaglandinas. Los ácidos grasos omega-3 que se encuentran en el ácido graso omega-3 –respaldados por el EPA y el DHA del pescado– suelen reducir la inflamación, fluidificar la sangre y equilibrar el sistema inmunológico.

El EPA parece ser especialmente importante en el sistema inmunológico por sus efectos antiinflamatorios, por tanto, es de gran ayuda para las personas que sufren artritis. El DHA es esencial para el adecuado desarrollo y funcionamiento del cerebro, ya que sus células necesitan transmitir impulsos eléctricos de manera eficaz. Por consiguiente, no es de extrañar que la carencia de DHA ocasione problemas de memoria, de comportamiento y de aprendizaje.

Existen estudios que también indican que un suplemento de DHA en la leche maternizada de los bebés puede mejorar el coeficiente intelectual de los mismos. Cabe destacar que es asimismo importante para regular los cambios de humor, y hay estudios que señalan que su carencia contribuye a la depresión.

El DHA del ácido graso omega-3 calma, según parece, a los niños hiperactivos. Es también necesario para el desarrollo adecuado de la retina en los bebés.

Dosis

Las fuentes más ricas de EPA y DHA se encuentran en los peces de aguas frías, especialmente en el salmón, el arenque, los boquerones y las sardinas. El mero, la caballa y el atún tienen también ácidos omega-3, pero recomiendo no tomarlos más de una vez al mes, pues se cree que están contaminados con mercurio.

En mi opinión, siempre es preferible tomar pescado salvaje que no el criado en piscifactorías, ya que a estos peces se les alimenta con maíz u otros cereales y eso hace que aumente su contenido de grasas omega-6. Por otra parte, las piscifactorías no se encuentran en alta mar, sino cerca de la costa, donde es mucho más fácil que los peces se contaminen con las toxinas que produce el ser humano, como el PCB (compuesto químico muy dañino, anteriormente utilizado como refrigerante y también aislante, muy estable y persistente, no biodegradable). Aconsejo no tomar más de una vez al mes pescado de piscifactoría. En las tiendas de suplementos dietéticos y también en Internet es posible adquirir ácido graso omega-3 en forma líquida o también en gel en cápsulas. El líquido aporta una mayor concentración por dosis, suele ser más económico, y en la actualidad se encuentra con sabor a naranja o limón a fin de reducir su sabor a pescado. En este sentido, la mayoría de las personas prefieren las cápsulas, ya que no tienen sabor alguno.

Hay personas a las que el ácido graso omega-3 les repite. Para minimizar esta molestia, se debe tomar el aceite con las comidas, y, si el problema persiste, se pueden adquirir cápsulas con cubierta entérica. La cubierta de las cápsulas evita que éstas se abran hasta llegar al intestino delgado, evitando así gases en el estómago, que provocan los eructos. Las cápsulas de ácido graso omega-3 suelen dispensarse en dosis de 1.000 mg, pero eso indica el peso del aceite, y no la cantidad de DHA y EPA que contienen. Debe comprobarse en el prospecto cuantas cápsulas hay que tomar al día para que la dosis estándar sea de 500 a 1.000 mg de DHA y EPA combinados. Los pacientes que sufren artritis o alguna enfermedad del corazón pueden necesitar hasta 3.000 mg de la citada combinación.

Es aconsejable tomar al mismo tiempo vitamina E y ácido graso omega-3, ya que evita la oxidación de la vitamina E en el organismo, y el ácido graso omega-3 puede disminuir el nivel de vitamina E en el cuerpo.

¿Cuáles son sus efectos secundarios?

A algunas personas el ácido graso omega-3 les produce problemas digestivos, entre ellos el eructo, algo un tanto desconcertante, pues se produce cierto olor a pescado. Pero si se toma en forma de cápsulas y con las comidas, lo más probable es que este problema no aparezca.

Por otra parte, hay laboratorios que lo encapsulan de manera que el aceite no salga de la cápsula hasta que llega al intestino delgado. Dado que estos aceites también tienen un efecto fluidificante en la sangre, en el caso de estar tomando algún fármaco con esa propiedad hay que consultárselo al médico.

Si bien no es habitual, con la ingesta de ácido graso omega-3 puede producirse un aumento de colesterol LDL. En el caso de que los análisis de sangre muestren un aumento del colesterol, se puede tomar un suplemento de ajo para neutralizar ese posible efecto.

Lo cierto es que los problemas que pueden presentarse son pocos y de muy poca importancia, aunque puede ocurrir que algunas cápsulas contengan aceite rancio. Pero eso es algo fácil de comprobar, sólo hay que cortar el extremo de una cápsula y oler su interior, si el aceite está rancio, el fuerte olor que desprenderá nos advertirá enseguida de ello, y en ese caso la solución radica en conseguir otro frasco con cápsulas nuevas.

Finalmente, es importante comprobar la etiqueta para ver si el producto pasó los controles de sustancias contaminantes, como, por ejemplo, metales pesados.

ÁCIDO GRASO OMEGA-3
El médico naturista lo recomienda para...

◆ Alto nivel de triglicéridos

Tomar una dosis alta de ácido graso omega-3 puede reducir el alto nivel de triglicéridos, que es por sí mismo un factor de riesgo para sufrir enfermedades del corazón en más de un 50%. En realidad, no existe ningún fármaco que pueda reducir los triglicéridos tan bien como las dosis altas de ácido graso omega-3.

◆ Artritis

Se han realizado numerosos estudios en personas con artritis a las que se les ha administrado ácido graso omega-3, y los resultados han sido muy positivos. Para un tratamiento de choque con ácido graso omega-3, la dosis será de 6.000 mg diarios. Hay personas que necesitan dosis aún mayores, de modo que en el caso de sufrir una artritis grave hay que consultar con el médico cuál será la dosis óptima.

Si el ácido graso omega-3 resulta útil para combatir la rigidez articular y el dolor, es muy posible que se puedan llegar a reducir las dosis de fármacos. El tratamiento farmacológico de la artritis reumatoide se basa en prednisona, metotraxato (también usado para la quimioterapia) y los antiinflamatorios. Todas estas medicinas, cuando se utilizan durante un largo tiempo, pueden ocasionar problemas de toxicidad. Pero con el ácido graso omega-3 no hay toxicidad alguna, de modo que es un tratamiento muchísimo más benigno que los fármacos clásicos. En un estudio se comprobó que muchos pacientes que tomaban suplementos de ácido graso omega-3 pudieron dejar los antiinflamatorios sin que experimentaran ninguna recaída de artritis reumatoide. Asimismo, dedujeron que el ácido graso omega-3 equilibraba todo el sistema inmunológico.

Y un nuevo estudio publicado en el *Journal of Biological Chemistry* demostró que este aceite reduce la formación en el organismo de unas sustancias químicas llamadas prostanoides, que en exceso provocan inflamación.

A partir de los resultados del estudio se aconseja una dosis mínima de 3.000 mg diarios de EPA y DHA, necesarios para obtener los beneficios esperados, si bien yo recomiendo a todos mis pacientes esa dosis tan alta. Una vez se ha iniciado un tratamiento con ácido graso omega-3 hay que esperar al menos 12 semanas para empezar a notar su acción. Pero después uno puede seguir el tratamiento de manera indefinida.

Si bien se obtienen múltiples beneficios al tomar ácido graso omega-3, debo advertir que para tratar la artritis reumatoide es necesario seguir un tratamiento completo en el que el aceite sea un elemento más. Es importante mejorar la dieta y seguir los pasos necesarios para reducir las toxinas del organismo. He comprobado que los resultados más rápidos en cuanto a tratamientos de desintoxicación se obtienen cuando se combinan con ellos tratamientos homeopáticos. De todos modos, el ácido graso omega-3 es para algunas personas un buen tratamiento a largo plazo que contribuye a mantener bajo control las dolencias de tipo inflamatorio.

Los ácidos grasos esenciales del ácido graso omega-3, aunque no se ha estudiado bien, son de gran ayuda para disminuir la rigidez asociada a la osteoartritis, la forma más común de la artritis caracterizada por la degeneración de los cartílagos.

❧ Asma

El índice de enfermos de asma no deja de aumentar. Lamentablemente, el asma infantil también sigue aumentando de manera alarmante. Gran parte de la culpa la tienen la contaminación y los malos hábitos alimentarios.

Los ácidos grasos esenciales del pescado y el ácido graso omega-3 ayudan a eliminar las sustancias químicas inflamatorias relacionadas con esta enfermedad. Los estudios demuestran que los niños que toman pescado azul más de una vez a la semana tienen una tercera parte del riesgo de desarrollar asma que los niños que no toman pescado o comen de manera regular pescado que no es azul.

Los suplementos de ácido graso omega-3 son buenos tanto para niños como para adultos con asma. Tengo que volver a recordar que antes de que el antiinflamatorio natural del aceite surta efecto transcurren varios meses.

Cáncer

Los ácidos grasos omega-3 son importantes para tener un sistema inmunológico sano y que funcione a la perfección. Tomar una alimentación rica en ácidos grasos omega-3 y, además, ingerir suplementos de estos ácidos es una estupenda opción para protegerse de ciertos tipos de cáncer. Los investigadores creen que estos ácidos grasos ayudan a evitar el cáncer y también a disminuir o detener el crecimiento tumoral, especialmente los tumores compuestos de células cancerosas en las mamas, la próstata y el colon.

Aunque no se sabe a ciencia cierta por qué, existen evidencias que indican que los omega-3 protegen también de la leucemia, del linfoma de Hodgkin y del mieloma múltiple (cáncer de las células plasmáticas).

Depresión

Consumir pescado de manera habitual es una buena manera de evitar la depresión. A las personas que ya están luchando por superar una depresión les aconsejo que tomen suplementos de DHA concentrado.

El ácido graso omega-3 mejora los efectos secundarios de los antidepresivos; también es eficaz para combatir la depresión asociada al trastorno bipolar.

El cerebro está compuesto de un 60% de grasa, y requiere ácidos grasos esenciales, especialmente DHA, para funcionar debidamente. Se ha comprobado que las personas con un déficit de DHA son mucho más propensas a sufrir depresiones.

Dolores menstruales

Los suplementos de ácido graso omega-3 reducen los dolores menstruales debido al efecto antiinflamatorio que tienen.

Eccema

He podido comprobar que las semillas y el aceite de linaza combinados con GLA van muy bien para el eccema. También es útil tomar pescado rico en omega-3. El ácido graso omega-3 es también otra opción para tratar el eccema.

❧ Enfermedad de Crohn y colitis ulcerosa

Las enfermedades inflamatorias intestinales, como la de Crohn y la colitis ulcerosa, responden bien a los suplementos con ácido graso omega-3.

En un estudio sobre la colitis ulcerosa, los pacientes que tomaron este tipo de suplementos (con altas dosis de omega-3) pudieron dejar la mitad de la dosis de fármacos esteroides que tomaban. Una vez más, considero el ácido graso omega-3 como un componente importante dentro de un enfoque naturopático para tratar y paliar estas enfermedades del aparato digestivo. Entre otras cosas, se encuentran la reducción del estrés, la mejoría de las digestiones y el seguimiento de una dieta sana.

❧ Enfermedad pulmonar obstructiva crónica

Más de 17 millones de norteamericanos sufren este tipo de enfermedades respiratorias, entre las que se incluyen el asma, la bronquitis y el enfisema pulmonar.

El tabaquismo, como cabe esperar, es uno de los factores que multiplican las posibilidades de padecer una de estas enfermedades. Pero tanto fumadores como no fumadores pueden beneficiarse de tomar ácido graso omega-3 si lo hacen lo antes posible.

❧ Enfermedades cardiovasculares

Son muchos los estudios que respaldan los beneficios del ácido graso omega-3 y lo aconsejan como tratamiento preventivo de dolencias del sistema circulatorio y del corazón. Además de los estudios de población que demuestran que el consumo de este aceite reduce el índice de enfermedades cardiovasculares, existen cientos de estudios que avalan las estadísticas. El ácido graso omega-3 reduce el nivel de colesterol y el de triglicéridos, y también actúa como un fluidificante natural de la sangre, lo que hace descienda la presión arterial. Las grasas omega-3 de este aceite ayudan a prevenir las arritmias, desciende el riesgo de coágulos de sangre y combate la formación de placas arteriales o aterosclerosis.

Si bien el gobierno norteamericano se ha mostrado habitualmente un tanto reacio a refrendar el uso de los suplementos nutricionales, en 2004, la Agency for Healthcare Research and Quality (Agencia de investigación y calidad de los servicios sanitarios) expresó su pleno apoyo al uso del omega-3 con estas palabras: «El consumo de ácidos grasos esenciales omega-3, ya sea procedentes del pescado o de suplementos, reduce la mortalidad en general y mejora las secuelas de diversas patologías cardiovasculares». Un estudio realizado en Grecia en 2005 mostró que el consumo regular de pescado rico en omega-3 reducía los marcadores de inflamación, entre ellos los de la proteína C reactiva y la interleucina 6, factores de riesgo de enfermedades coronarias. En otro estudio, éste italiano, los pacientes que tomaron tan sólo 1 g diario de omega-3 durante los críticos tres meses posteriores a un infarto vieron reducido un sorprendente 42% el riesgo de sufrir otro ataque repentino. La Asociación norteamericana del corazón también recomienda tomar omega-3, y la ingesta diaria combinada de al menos 500 mg de EPA y DHA a fin de prevenir enfermedades cardiovasculares.

Se ha demostrado, asimismo, que el ácido graso omega-3 evita la oclusión de las arterias tras la angioplastia. Y también se ha podido comprobar que tiene un efecto de suave a moderado en la evolución de la aterosclerosis (formación de placas en las arterias) en quienes sufren una enfermedad arterial coronaria.

Esclerosis múltiple

El doctor Roy Swank, médico que creó un tratamiento natural para tratar la esclerosis múltiple, aconseja el ácido graso omega-3 y también el aceite de semilla de linaza. De hecho, recomienda que estos pacientes tomen pescado tres o más veces por semana. También fue uno de los defensores del aceite de hígado de bacalao, uno de los aceites de pescado más populares, como suplemento nutricional diario.

Esquizofrenia

Se ha sabido, a través de algunos estudios preliminares, que el EPA y el DHA resultan beneficiosos para tratar la esquizofrenia. Es necesario realizar más investigaciones sobre este tema, pero no me sorprendería en absoluto que los ácidos grasos esenciales pasaran a formar parte del tratamiento habitual de la esquizofrenia. El doctor Abraham Hoffer, de Victoria, Canadá, ya ha demostrado que un naturópata bien informado puede ofrecer un tratamiento completo de la esquizofrenia con medios naturales.

✤ Hipertensión arterial

La hipertensión arterial es uno de los mayores factores de riesgo a la hora de sufrir cardiopatías y derrames cerebrales. Existen numerosos estudios que demuestran que el ácido graso omega-3 reduce la tensión sanguínea. Considero que el ácido graso omega-3 funciona mejor cuando forma parte de un tratamiento natural en el que se combinan técnicas para reducir el estrés con un régimen en el que se incluyen hierbas como el espino albar, minerales como el magnesio y el calcio y un suplemento natural de CoQ_{10}.

✤ Inflamación intestinal

Generalmente, suelo recetar ácido graso omega-3 a pacientes que sufren la enfermedad de Crohn y colitis ulcerosa. Los estudios se han hecho en relación a su eficacia en esta dolencia, pero como parte de un protocolo antiinflamatorio general y natural, creo que el ácido graso omega-3 es un ingrediente satisfactorio.

Los estudios llevados a cabo con animales han demostrado que el ácido graso omega-3 incrementa el efecto de la quimioterapia en la lucha contra el cáncer. Asimismo, este ácido graso ha demostrado ser eficaz para el tratamiento de la caquexia, la atrofia muscular y pérdida de peso en las personas aquejadas de cáncer.

✤ Lupus

Según dos estudios piloto, el ácido graso omega-3 es beneficioso para los enfermos de lupus, una enfermedad de tipo autoinmune en la que el sistema inmunológico ataca al propio sistema. A estos pacientes les recomiendo comer regularmente pescado y suplementos de omega-3. Son necesarios de 6 meses a un año para poder comprobar los resultados, pero en ocasiones los efectos son extraordinarios.

✤ Protector renal

Las personas a las que les han trasplantado un órgano requieren seguir un tratamiento farmacológico de inmunodepresores. Estos fármacos son necesarios para evitar que el cuerpo rechace el órgano trasplantado, pero algunos de ellos (como la ciclosporina) son tan fuertes que pueden ocasionar efectos secundarios muy graves.

En el caso de los pacientes que han sufrido un trasplante de riñón, se ha demostrado que el funcionamiento renal se reanuda más rápidamente cuando toman un suplemento de ácido graso omega-3. Parece ser que este ácido graso protege los riñones del efecto dañino de los medicamentos inmunodepresores.

Psoriasis

Según diversos estudios, una dosis diaria de 10 a 12 g de ácido graso omega-3 contribuye a mejorar los síntomas de la psoriasis. Generalmente, suelo aconsejar ácido graso omega-3 y una dieta rica en pescado junto a otras terapias naturales para mejorar esta dolencia de tipo inflamatorio.

Resistencia a la insulina

La incapacidad de metabolizar de manera adecuada los hidratos de carbono hace que suba el nivel de azúcar en sangre y también la insulina (el componente que hace que el azúcar de la sangre llegue a las células). El resultado son muchas y diversas reacciones bioquímicas, una de las cuales es el aumento de peso.

Hay estudios clínicos que demuestran que los ácidos grasos omega-3 mejoran el aprovechamiento de la insulina. (Es curioso que un ácido graso esencial contribuya a disminuir la grasa corporal). Este efecto equilibrante en el funcionamiento de la insulina es también importante en relación a la diabetes.

Salud cognitiva

Según un estudio sueco publicado en 2006, un número de pacientes que se encontraban en la fase inicial de la enfermedad de Alzheimer y tomaron durante un período de 6 a 12 meses suplementos de omega-3 mostraron un índice de deterioro cognitivo más lento que los que no los tomaron. El Alzheimer, entre otros síntomas, presenta una inflamación cerebral, y el omega-3 es un potente antiinflamatorio. Hay también otros estudios que indican que estos aceites grasos esenciales ejercen un efecto positivo en el bienestar mental de las personas sanas, aumentan el buen humor y el ritmo cognitivo.

También ejerce efectos beneficiosos en las madres lactantes y sus hijos. En un pequeño estudio norteamericano se vio que los bebés de nueve meses de edad cuyas madres habían estado tomando durante el embarazo suplementos de omega-3 demostraban más habilidades para resolver ciertas dificultades, como recuperar un juguete cubierto con un trapo.

❧ Síndrome del ojo seco

Los estudios realizados en la población indican que dosis altas de ácidos grasos omega-3 disminuyen el riesgo de sufrir esta enfermedad.

❧ Trastorno de déficit de atención y trastorno de hiperactividad

Hay muchos niños en edad escolar a los que se les diagnostica trastorno de déficit de atención y trastorno de hiperactividad, y a veces son problemas relacionados con un desequilibrio nutricional. (El exceso de azúcar y algunos aditivos de la llamada comida basura son los principales responsables).

Los ácidos grasos esenciales son básicos para un buen funcionamiento cerebral, pero, ¿cuántos niños conocemos que coman pescado fresco tres veces por semana? Cuando no toman suficiente DHA y se atiborran de grasas saturadas, grasas trans y ácidos grasos omega-6, el inevitable resultado es un desequilibrio de ácidos grasos en el organismo.

Se sabe que los suplementos de DHA reducen la agresión en el caso de niños estresados. El DHA del ácido graso omega-3 contribuye a mejorar el equilibrio de las sustancias químicas cerebrales, a la vez que aporta los beneficios generales de un suplemento de ácidos grasos omega-3.

Se efectuó un pequeño estudio con un grupo de nueve niños que tenían trastorno de hiperactividad, una alteración caracterizada por falta de atención, hiperactividad y un comportamiento extremadamente impulsivo. Los niños tomaron dosis altas diarias de ácido graso omega-3, de 8 a 16 g, combinado con ácidos grasos omega-3 (EPA y DHA), durante ocho semanas. Los investigadores comprobaron que el comportamiento de los niños mejoró considerablemente, lo cual fue ratificado por un psiquiatra y los respectivos padres.

Para los niños que toman leche maternizada aconsejo un suplemento de omega-3, especialmente de DHA, para un adecuado desarrollo cerebral y de la retina. Los bebés que se alimentan con leche materna reciben esos importantísimos ácidos grasos directamente en la leche. Me imagino que muy pronto todas las leches maternizadas incorporarán un suplemento de DHA.

ÁCIDO HIALURÓNICO

Larry, un carpintero de 61 años de edad con osteoartritis en las rodillas, vino a mi consulta quejándose con estas palabras:

—Los medicamentos para las articulaciones, que en su mayoría se componen de sulfato de glucosamina, han ido bien a muchos de mis amigos, pero no a mí.

—Bueno –le contesté–, pues tendremos que seguir un tratamiento diferente. Yo he visto también buenos resultados con el ácido hialurónico, y especialmente en pacientes con artritis de rodilla. En el transcurso de seis a ocho semanas, deberá sentir menos rigidez y dolor.

Efectivamente, Larry sintió una clara mejoría en el período de tiempo que predije.

El ácido hialurónico es un componente natural de nuestro organismo. Está constituido por la unión de dos hidratos de carbono llamados ácido glucurónico-D y acetilglucosamina-N (una unidad disacárida), ensartados en una larga cadena lineal constituida por idénticas unidades disacáridas (un polisacárido). El ácido hialurónico es un componente presente en muchos tejidos conjuntivos del cuerpo, en las articulaciones, la piel y los ojos. Se encuentra también en los vasos sanguíneos y en el cordón umbilical. Se cree que su carencia contribuye al envejecimiento prematuro y a la enfermedad de esos tejidos.

El ácido hialurónico es un componente clave del líquido sinovial, el flujo que actúa como lubricante en las cavidades de las articulaciones éstas (como, por ejemplo, las de las rodillas y codos) están cubiertas por una membrana llamada membrana sinovial. Su función consiste en constituir una cápsula alrededor de los huesos y del líquido sinovial para evitar la fricción y el desgaste de las articulaciones y los huesos. Se trata de un efecto similar al de la lubricación con aceite de las partes móviles de un vehículo. Por otra parte, el líquido sinovial también actúa como amortiguador de golpes y para trasportar nutrientes al interior de la articulación. El cartílago, principal amortiguador de la articulación, no tiene vasos sanguíneos. Así pues, el líquido sinovial es vital para el transporte de nutrientes necesarios para curar y regenerar el cartílago y eliminar los productos de desecho. Finalmente, cabe señalar que el ácido hialurónico es un componente esencial del cartílago y necesario para la formación de cartílago sano. También es importante para retener líquido en los cartílagos. En la evolución de los dos tipos principales de artritis –la osteoartritis y la artritis reumatoide–, el líquido sinovial se descompone en pequeñas porciones y pierde parte de su poder lubricante y su capacidad de absorber golpes, y el cartílago se degenera debido a la inflamación y a la pérdida de líquido. El ácido hialurónico funciona contrarrestando esos efectos.

No es una sustancia nueva en el mundo de la medicina, y en Estados Unidos en 1997 se probó su efecto inyectándolo en pacientes con osteoartritis de rodillas. Entre sus efectos secundarios se encuentran los dolores en el lugar de la inyección, sarpullidos y contusiones, dolor en la articulación e hinchazón. Se considera que es un buen tratamiento alternativo para quien desea retrasar la intervención quirúrgica para sustituir el cartílago, y también para aquellos que no toleran los antiinflamatorios ni los analgésicos que generalmente se recetan para la osteoartritis. Los estudios realizados con el ácido hialurónico para la osteoartritis son variados. Según algunos pacientes con los que he hablado, las inyecciones les han sido muy eficaces para combatir los síntomas. Los veterinarios también han usado el ácido hialurónico para el tratamiento de la osteoartritis en animales.

En Estados Unidos, las inyecciones cuestan alrededor de unos 320 dólares cada una. El ácido hialurónico funciona bien como tratamiento único, pero también es eficaz combinado con los suplementos clásicos utilizados para combatir la artritis, como la glucosamina, el condroitin, el metilsulfonilmetano (MSM), el aceite de pescado y el S-adenosilmetionina (SAM).

En 2004, en la Conferencia anual de biología experimental, se presentó uno de los primeros estudios que demostraban que el ácido hialurónico se absorbe de manera eficaz en el flujo sanguíneo y en las articulaciones. Los investigadores administraron a ratas y perros una dosis oral de ácido hialurónico radioactiva que permitía seguir la trayectoria de la sustancia por medio de diagnóstico por imagen. El flujo sanguíneo de los animales absorbe el ácido hialurónico y así se distribuye a las articulaciones. Cabe suponer que en vista de estudios realizados en seres humanos con artritis el proceso será similar.

El ácido hialurónico se utiliza también para mantener la piel sana. El colágeno es como el adhesivo del tejido conjuntivo que hace que su estructura permanezca unida, a la vez que mantiene la elasticidad y el tono de la piel. El ácido hialurónico favorece la producción de colágeno y es esencial para mantener la humedad de las células de la piel y entre ellas.

Dosis

La dosis oral de ácido hialurónico varía en función del producto que se utilice. Conviene tener en cuenta que hay productos se presentan en forma de colágeno, que contiene ácido hialurónico. En los estudios realizados con un tipo de ácido hialurónico denominado colágeno hidrolizado de tipo II se utilizó una dosis diaria de 1.000 mg. Personalmente, con mis pacientes uso la vía oral, con dosis de 1.000 a 2.000 mg al día.

¿Cuáles son sus efectos secundarios?

Los efectos secundarios del ácido hialurónico a modo de suplementos por vía oral no son nada frecuentes. La vía tópica puede en raras ocasiones producir cierta irritación cutánea.

ÁCIDO HIALURÓNICO
El médico naturista lo recomienda para...

✤ Artritis

El ácido hialurónico se utiliza tanto en los casos de osteoartritis como en los de artritis reumatoide. Se realizó un pequeño estudio con 16 pacientes aquejados de osteoartritis en las rodillas o en las manos que estaban tomando inhibidores COX2 o bien otros fármacos antiinflamatorios no esteroideos. Ocho de los pacientes tomaron dos cápsulas diarias de colágeno hidrolizado tipo II de 1.000 mg, y los otros ocho tomaron un placebo. Al cabo de dos meses de tratamiento, el grupo del colágeno había experimentado una significativa mejoría respecto al dolor, movilidad articular e inflamación, mientras que el grupo que recibió placebo no mostró cambios destacables.

✤ Hematomas o magulladuras

He podido comprobar que el ácido hialurónico es eficaz en pacientes con la piel débil y propensa a hematomas a consecuencia del uso de prednisona, un medicamento que se utiliza como potente antiinflamatorio. Según parece, el AH fortalece el tejido conjuntivo, por lo que éste se recupera mejor de las contusiones.

✒ Problemas de envejecimiento y cutáneos

El ácido hialurónico suele utilizarse en inyecciones para el tratamiento médico de arrugas, líneas de expresión y problemas de acné, cicatrices y relleno de labios. Para mantener su eficacia, las inyecciones deben repetirse generalmente cada seis o nueve meses, aunque su efecto es más duradero que el de las inyecciones de colágeno. Entre los inyectables para rellenos cutáneos aprobados por la Agencia norteamericana de medicamentos se encuentran Hylaform y Restylane. Estos dos inyectables de AH deben ser administrados por cirujanos plásticos. En casos leves, se puede optar por la fórmula oral o bien la tópica, ambas disponibles en los establecimientos de productos sanitarios. En estudios preliminares se ha podido determinar que el AH inhibe una enzima que se encuentra en la piel y en los tejidos conjuntivos llamada hialuronidasa, la cual altera el ácido hialurónico. Además, intensifica la producción de fibroblastos, las células que producen colágeno, el cual es importante para reducir las arrugas y líneas de expresión.

ACÓNITO

—¿Doctor, hay algo natural que pueda tomarme cuando tengo un ataque de pánico?

Kristina era una paciente nueva, pero yo ya estaba al corriente de su historial de ansiedad crónica y ataques de pánico. Estaba acostumbrada a tomar muchos medicamentos que previamente había consultado con otros médicos, pero buscaba cierto alivio sin tener que tomar fármacos. Antes de aconsejarla, yo necesitaba más información acerca de la naturaleza de su ansiedad.

—Cuénteme algo más acerca de lo que le sucede –la animé.

—Pues, bien, a veces, cuando estoy en público o voy a reunirme con alguien, empiezo a sudar, el corazón me late muy deprisa, siento el cuerpo helado, y me invade una ola de miedo, ¡como si fuera a morirme!

El medicamento natural que me vino de inmediato a la mente fue el acónito, de nombre científico *Aconitum napellus*. Este remedio hace frente a los síntomas que acompañan a cierto tipo de ansiedad, como el miedo tremendo a morir, característico de los trastornos de pánico. En realidad, el acónito es uno de los principales tratamientos para los estados fóbicos, así como para los trastornos de ansiedad.

Aconsejé a Kristina sobre cómo y cuándo debía tomar acónito. Después, empezó a llevarlo siempre encima. Le dije que cuando sintiera que le sobrevenía un ataque de pánico –lo cual le sucedía con mucha frecuencia, prácticamente cada dos días–, debía tomarse una dosis de ese remedio.

Al cabo de unas cuantas semanas, en una visita de seguimiento, Kristina me dijo que el acónito la había ayudado a calmarse. Varias veces le sirvió para evitar un episodio de pánico con ese sentimiento de miedo a morir que siempre la acompañaba.

Yo le había explicado a Kristina que el acónito no iba a curarla, pero que, como ella misma descubrió, le iba a ser de gran ayuda. Además, satisfizo su deseo de encontrar una alternativa a los medicamentos para la ansiedad, que le habían dejado muchos efectos secundarios, entre ellos aturdimiento y una sensación, según ella, de «ir como una zombie».

En el trastorno de ansiedad de Kristina subyacían causas psicológicas y bioquímicas. El remedio homeopático no iba a hacer desaparecer esas causas, pero, sin embargo, lo que sí hizo fue aliviarla de los síntomas más agudos.

Eso por sí solo ya sería suficiente, pero hay muchos homeópatas que afirman que el acónito reporta también otros beneficios. En pacientes que han sufrido un evento violento o traumático, como un terremoto o un accidente de tráfico, los homeópatas han descubierto que el acónito ayuda a superar los síntomas del choque traumático.

El remedio homeopático
frente a la hierba medicinal

El medicamento homeopático llamado acónito es diferente de la planta del mismo nombre. En ocasiones, la medicina china utiliza la planta del acónito en dosis muy pequeñas. Pero el medicamento homeopático contiene acónito en una fórmula diluida casi infinitesimal, en una cantidad tan diminuta que muchos científicos se han quedado desconcertados ante los efectos curativos de la homeopatía.

En el remedio que tomó Kristina, la cantidad de acónito era equivalente a la de una gota del medicamento disuelta en una piscina llena de agua. Que esa pequeña disolución tenga un efecto curativo tan potente resulta muy extraño, pero una vez más, la homeopatía ha conseguido unos resultados que parecen ir en contra de toda lógica.

La homeopatía, a manera de resumen, se basa en la ciencia de «lo igual con lo igual se cura». Así, por ejemplo, una concentración alta de acónito puede producir resultados opuestos a los que desearíamos. Uno de mis colegas, por ejemplo, tomó demasiado acónito en hierba y de inmediato le invadió tal número de síntomas que tuvo un susto de muerte, entre ellos taquicardia, una importante hipertensión, sudores y una sensación de ansiedad y de muerte inminente. Sabemos ciertamente que el acónito, la planta, tomado en grandes dosis, es potencialmente letal. Pero en pequeñas concentraciones (dosis homeopáticas) produce unos síntomas totalmente *opuestos* a los que experimentó mi colega.

De ahí lo de «lo igual con lo igual se cura», una frase que se utiliza con mucha frecuencia para describir a la homeopatía. Si conocemos los síntomas que produce la hierba natural, tenemos las pautas para utilizar la preparación homeopática que cure esos síntomas. Es decir, una sustancia que en una persona sana causa ciertos síntomas puede emplearse para curar o mejorar esos mismos síntomas en una persona enferma.

Combatir al virus de la gripe

El acónito es uno de los remedios más comunes para combatir una enfermedad aguda e infecciosa como es la gripe, y yo he comprobado de primera mano sus buenos resultados. Recuerdo muy bien un día lluvioso e invernal en Portland, Oregon, en el que empecé a sentir los síntomas: primero, escalofríos; después, debilidad en brazos y piernas, y, finalmente, en todo el cuerpo. Al poco tiempo me empezó a subir la fiebre.

Pero en el inicio de esta gripe había algo extraño. Empecé a tener la sensación de que algo realmente serio me estaba pasando en el cuerpo y que me iba a suceder algo terrible. En otras palabras: las sensaciones físicas iban acompañadas de ansiedad mental y el inicio de cierta sensación de temor.

Era muy raro. Como médico cualificado que soy, no solía tener ninguna sensación de miedo, incluso estando enfermo. Quizás es porque generalmente tengo buena salud y confío en mi vitalidad. Sin embargo, esa vez...

Me pregunté qué me estaba pasando y mentalmente pasé lista: ¿Tendría alto el nivel azúcar en sangre? Había comido hacía poco, de modo que eso no parecía probable. ¿Estaba tenso y lo que me pasaba era una reacción de estrés que nunca había sentido anteriormente? Eso tampoco parecía probable, pues en esa época no estaba pasando por ninguna situación especialmente estresante.

Pronto caí en la cuenta de que ese miedo era en realidad un síntoma del inicio de la gripe. Para esa combinación de síntomas, la cura más eficaz seguramente sería acónito homeopático.

Yo sabía que si el acónito se toma en la primera fase de una gripe, un resfriado u otras enfermedades infecciosas, a veces detiene la dolencia. La primera dosis me hizo un efecto inmediato; en apenas cinco minutos, noté que había empezado a calmarme. A los 30 minutos me tomé otra dosis. La fiebre me bajó y volví a sentir fuerza en los músculos. Fue realmente una experiencia rara: en cuestión de minutos sentí que esa sensación de debilidad muscular y también los dolores empezaban a desaparecer.

Al final del día, fui capaz de retomar mi actividad normal como si nada hubiera pasado. ¡Gracias al poder de la homeopatía y al acónito había ganado la batalla al virus de la gripe!

Remedio infantil

En todas las casas debería haber un botiquín homeopático con acónito. Se trata de uno de los remedios más comunes para muchas de las dolencias infantiles, como infecciones de oído, dolores de garganta, laringitis, gripes y fiebre. Así, de buen seguro un médico homeopático recetaría acónito para la fiebre alta cuando ésta aparece de súbito; también si el niño llora, está inquieto y ansioso y si tiene una mejilla pálida y la otra roja.

Existen dos características claves para determinar si una dolencia requiere ser tratada con acónito.

La primera es que los síntomas aparecen generalmente con gran rapidez. Si, por ejemplo, se trata de fiebre, ésta surge en pocos minutos y la temperatura sube rápidamente.

La segunda característica es que la dolencia a menudo surge después de una exposición al viento, especialmente al viento frío.

Hay casos en los que un niño sufre una infección de oído después de haber estado al aire libre un día frío y ventoso. Yo recomendaría administrarle una o dos dosis de acónito entre la primera media hora o una hora después de iniciarse los síntomas. Es más que probable que el tratamiento evite que aparezca la infección.

Llevé el caso de un niño que lloraba de dolor a causa de una otitis y a los diez minutos de tomar el acónito homeopático se calmó por completo y se quedó dormido. Lo mejor de todo es que los síntomas no reaparecen. En ocasiones así uno dice: «¡Suerte de la homeopatía!».

Dosis

Disolver en la boca dos bolitas de potencia 30C cada 15 minutos para salir de un estado de choque, ansiedad, ataque de pánico o de una infección aguda como una gripe o una otitis. Si al cabo de una hora no se experimenta ninguna mejoría, se debe dejar el tratamiento y recurrir a otro.

Como el acónito es una ayuda significativa para aliviar la ansiedad, también es uno de los remedios principales para las mujeres en el momento del parto, cuando tienen la sensación de que se van a morir.

Nota: la dosis es la misma para cualquier edad.

¿Cuáles son sus efectos secundarios?

Al igual que sucede con cualquier otro medicamento homeopático, raramente aparecen efectos secundarios.

Sin embargo, si se toma acónito con demasiada frecuencia, pueden aparecer ciertos síntomas de ansiedad. Debe tomarse la dosis justa a fin de tener los síntomas bajo control y después reducirla o incluso dejar de tomarla.

AGARICUS BLAZEI

Cada vez es mayor el número de médicos y consumidores que valoran enormemente este hongo medicinal llamado *Agaricus blazei*. Es también conocido con los nombres de himematsutake, agarikusutake, kawarihiratake, cogumelo do sol y champiñón del sol. Estudios preliminares lo han señalado como una gran promesa, debido a su contribución a la mejora del sistema inmunológico de personas aquejadas de cáncer y hepatitis, a la reducción de los niveles de azúcar en enfermos diabéticos y también del nivel de colesterol. Este hongo se utiliza en Brasil como un remedio popular, así como en algunos países asiáticos, entre ellos Japón, Corea y Taiwán, por sus efectos medicinales, y se cultiva en Brasil, China y Japón. Se consume como alimento y también en forma de infusión.

Este tipo de hongo contiene el polisacárido complejo betaglucano –en la proporción más alta de todos los hongos medicinales–, el cual, según parece, activa muchos de los componentes del sistema inmunológico. Según se ha demostrado, también tiene propiedades antioxidantes. Los estudios realizados en animales han demostrado que tiene efectos antitumorales.

Si bien es necesario que se realicen más investigaciones en torno a este hongo medicinal, los estudios preliminares que se han realizado hasta el momento se muestran muy esperanzadores.

Dosis

Aconsejo una dosis diaria de 1.000 a 3.000 mg del extracto del producto.

¿Cuáles son sus efectos secundarios?

Agaricus blazei muestra ser bastante efectivo. Deben utilizarlo con precaución las personas diabéticas, ya que puede hacer descender los niveles de glucosa en sangre.

Por otra parte, deben evitarlos quienes estén tomando medicamentos inmunodepresores.

AGARICUS BLAZEI
El médico naturista lo recomienda para...

❧ Cáncer

Según informes, cerca de 500.000 japoneses utilizan extractos de *Agaricus blazei* para prevenir y tratar el cáncer. En un estudio realizado en 100 mujeres con cáncer de cuello uterino, de ovarios y de endometrio, en el que de manera aleatoria recibieron por vía oral extracto de *Agaricus blazei* o un placebo, además de sus otros tratamientos, los investigadores descubrieron una mejora en la actividad de las células naturales asesinas (*T Killers*, células del sistema inmunológico que eliminan las células cancerígenas). Por otra parte, en cuanto a los efectos secundarios asociados al tratamiento de la quimioterapia, como el apetito, la pérdida del cabello, la estabilidad emocional y la debilidad general, todas mostraron mejoría.

❧ Colesterol

Un estudio realizado en 90 mujeres, las cuales ingirieron un extracto de *Agaricus blazei* durante ocho semanas, mostró una reducción de un 11% del nivel de colesterol, así como pérdida de peso.

❧ Diabetes

Agaricus blazei se muestra muy prometedor como tratamiento complementario en la diabetes de tipo II. Un estudio efectuado en 72 personas con diabetes tipo II, a las que se les administraba durante 12 semanas un extracto de *Agaricus blazei*, mostró una reducción en la resistencia a la insulina. También se vio un incremento de la hormona adinopectina, la cual ayuda a regular la glucosa.

❧ Hepatitis C

Un gran número de las setas medicinales benefician la función hepática. Según un estudio efectuado con personas que padecían hepatitis C crónica, el extracto de *Agaricus blazei* redujo la enzima hepática GTP en el 80% de los participantes, tras haberlo estado tomando durante ocho semanas.

> **🌿 Hipertensión arterial**
> Se ha demostrado en diversos estudios que *Agaricus blazei* reduce la presión sanguínea sistólica y diastólica. Son necesarias más investigaciones que confirmen este efecto, pero este hecho puede ser un beneficio añadido para quienes toman *Agaricus blazei* para otros problemas médicos.

AGUA

Recuerdo que, cuando estaba estudiando medicina, me pasé unas tres semanas con continuos dolores de cabeza, mareos y me sentía aletargado. Parecía como si estuviera en las nubes. Aunque no podía explicarme todos estos síntomas, supuse que el creciente estrés de mis clases, además de todas aquellas horas de trabajo en la clínica, estaba empezando a pasarme factura.

Entonces, un día, cuando decidí que ya estaba cansado de sentirme así, me senté y analicé todo lo que había estado haciendo. Comía muy bien y hacía bastante ejercicio físico, por tanto, no parecía muy probable que estuviera sufriendo alguna carencia de tipo nutricional.

Pero mientras consideraba las posibles explicaciones, me fijé en alguien que estaba tomándose un vaso de agua en un dispensador cercano. Entonces fue cuando se me ocurrió: muchos de mis síntomas indicaban deshidratación. Era muy posible que lo que estaba experimentando se debiera a que no bebía suficiente agua.

Al repasar lo que había estado haciendo en los últimos días, me di cuenta de que, realmente, había estado bebiendo muy poca agua, quizás unos dos vasos al día en total. Eso no era suficiente, teniendo en cuenta que hacía deporte de manera regular, que vivía bajo cierto estrés y que hacía un trabajo mental. Decidí que era un buen momento para empezar a hacer justo lo que yo recomendaba a muchos pacientes: beber más agua.

Con la frase «médico, cúrate a ti mismo» revoloteando en mi cabeza, de inmediato decidí triplicar la cantidad de agua que estaba bebiendo. Tras ese pequeño descubrimiento, empecé a beber, más o menos, seis vasos al día.

Al cabo de tres días desaparecieron los síntomas. Fue un camino largo, di muchos rodeos, pero redescubrí algo tan simple como que el agua es una de las necesidades fundamentales para gozar de buena salud. Por lo general, pocos de nosotros corremos peligro de morir de sed, pero me imagino que muchos de nosotros estamos en baja forma debido a una sed no reconocida.

Camarero, ¡más agua!

Como probablemente aprendimos todos en el colegio, el agua está compuesta por dos moléculas de hidrógeno y una de oxígeno. Más de la mitad del peso total de nuestro cuerpo es agua y un recién nacido está constituido, aproximadamente, por tres cuartas partes de líquido y una cuarta parte de materia sólida.

El cerebro es, sorprendentemente, el depósito más grande de agua, pues en él se concentra en casi un 85 %.

En nuestros sistemas orgánicos, alrededor de dos tercios del agua proviene de lo que bebemos. El resto procede de los alimentos y de los restos «desechables» del metabolismo celular.

Nuestros cuerpos son, realmente, el centro del cauce de un río. El agua entra por diversas vías, sale por la orina (60 %), se evapora por la piel (20 %), escapa por las vías respiratorias (15 %) y se va con las heces (5 %).

El agua participa en cada actividad bioquímica del organismo y en muchos procesos se requiere como disolvente. Es un importante componente de la sangre (plasma) y de los fluidos, dentro y fuera de las células. Todos los tejidos del cuerpo, cartílagos y piel incluidos, son insaciables bebedores de agua.

El agua es como un espectáculo itinerante en el que los electrólitos se van moviendo y permiten a las células desarrollar sus funciones, al tiempo que generan actividad.

El agua es necesaria para la desintoxicación, pues los desechos corporales encuentran su vía de escape por medio de innumerables sitios –venas, arterias, glándulas y órganos–, que bombean, distribuyen y transportan fluidos de un lugar a otro.

Además de algunas responsabilidades termostáticas, el agua también aporta recursos para regular la temperatura.

Lubricante del organismo

Los humanos tenemos un mecanismo para la sed que se activa cuando se van reduciendo las reservas de agua de nuestro organismo. Los investigadores han señalado que, a menudo, hay un largo intervalo entre el momento en que el cuerpo se deshidrata realmente, y el instante en que se experimenta la sensación de sed. En otras palabras, cuando nos sentimos sedientos, *ya* estamos un poco deshidratados.

He mencionado antes los síntomas de deshidratación que experimenté yo mismo, pero hay otros. La sed, de hecho, es una señal, y siempre que sintamos la boca seca o «pegajosa» es que probablemente necesitemos líquidos. La orina de color oscuro es otro síntoma.

Muchas personas están en un constante estado de deshidratación leve. No se van a desmayar ni van a necesitar ser hospitalizados, pero ese pequeño estado de deshidratación puede minarles la vitalidad y contribuir a muchos de los síntomas que he observado antes.

Existen, por supuesto, situaciones que conducen, casi automáticamente, a la deshidratación. Si estás en un clima cálido, haciendo mucho ejercicio físico y no bebes demasiado, tus reservas de agua descienden con rapidez. Además, el consumo excesivo de sodio —por tomar una gran cantidad de alimentos salados, incluida la comida preparada—, extrae agua de los tejidos. (Siempre recuerdo los efectos del sodio un par de horas después de comer sushi con salsa de soja, o alimentos que contienen mucho sodio).

Los deshidratadores

Si se toman muchas bebidas con cafeína —café y refrescos, por ejemplo—, se puede estar seguro de tener cierto grado de deshidratación, a menos que también beba mucha agua. Las bebidas alcohólicas también tienen un efecto deshidratante.

Cualquier medicamento que se describe como diurético, o fármacos que tienen efectos diuréticos secundarios, requiere que se compense la pérdida de agua tomando más líquidos cada día.

Entre las dolencias que considero relacionadas con un consumo de agua insuficiente están los dolores de cabeza, los mareos, las palpitaciones, la hipertensión, la irritabilidad, el abotargamiento, las erupciones en la piel, el dolor de riñones y el cansancio. Otros médicos han observado todavía más enfermedades asociadas a la deshidratación, con trastornos que van desde la colitis y la artritis reumatoide, a la obesidad, el asma y las alergias.

Cuando recomiendo que la gente beba suficiente agua, soy muy consciente, obviamente, de que hay muchas personas preocupadas por la calidad del agua que beben. Cada año, miles de individuos sufren infecciones de parásitos y otros trastornos relacionados con el agua contaminada. Es fácil encontrar agentes químicos y contaminantes en muchas fuentes de agua potable. Incluso los productos químicos que se usan para purificar el agua –como, por ejemplo, el cloro– se han vinculado en algunos casos con cánceres como el de vejiga y con el agravamiento del asma. La contaminación por metales pesados, como el plomo, el mercurio y el aluminio, también constituyen un problema.

Aconsejo invertir en un sistema de filtrado de agua de alta calidad o bien tomar agua embotellada y analizada. También recomiendo analizar el agua del grifo.

Dosis

Es necesario beber, como mínimo, de seis a ocho vasos de agua al día. Si se toma café, por cada taza hay que consumir un vaso de agua.

Si el clima es cálido, hay que beber un vaso o dos de agua antes de hacer ejercicio físico, y más de ocho vasos a lo largo del día.

Las personas que siguen un programa de desintoxicación, a menudo necesitan aumentar el consumo de agua para ayudar a eliminar las toxinas del organismo.

¿Cuáles son sus efectos secundarios?

En raros casos, el exceso de consumo de agua puede provocar tensión en el corazón o los riñones. En el caso de sufrir una enfermedad renal o cardíaca, hay que consultar con el médico antes de beber cantidades de agua superiores a las normales.

Cuando no se ha estado bebiendo mucha agua y, de repente, se aumenta el consumo de agua, es posible sentirse hinchado. La hinchazón proviene de ingerir también aire, pero no pasará mucho tiempo hasta que el cuerpo se adapte a una mayor ingesta de agua.

AGUA

El médico naturista la recomienda para...

❧ Abotargamiento mental

Yo llamo a este síntoma «niebla mental», y muchas personas sabrán de inmediato a qué me refiero. La mente no está clara, y resulta difícil concentrarse. He visto que estos síntomas mejoran con el consumo de más agua.

❧ Aumento de peso y edemas

Si no se está permanentemente hidratado, el organismo retiene líquido. Esta afección, retención de líquidos, que se llama edema, contribuye al aumento de peso. Por tanto, en estos casos, aumentar el consumo de agua constituye un tratamiento importante.

❧ Dolor de cabeza

Los pacientes con leves dolores de cabeza están, en muchas ocasiones, deshidratados. A menudo lo describen como una sensación de aturdimiento.

❧ Dolor de riñones

Hay pacientes que sufren dolor de riñones cuando no beben suficiente agua.

Cualquier tipo de dolor de riñones debe tomarse en serio. Pero al mismo tiempo que se visita al médico para explicarle los síntomas, es aconsejable que tome más cantidad de agua. No puede hacerle ningún daño y podría llegar a ser la explicación del problema.

❧ Erupciones cutáneas

La piel es nuestro principal órgano de desintoxicación. Si no se recibe suficiente agua en el sistema para ayudar a la desintoxicación, se puede empezar a desarrollar todo tipo de erupciones en la piel. Aumentar el consumo de agua ayudará a expulsar algunas de las toxinas acumuladas en el cuerpo. Éste es el «primer auxilio», el más rápido que se me ocurre, para el tratamiento de erupciones en la piel.

✿ Fatiga

La fatiga o el cansancio inexplicable puede ser el resultado de la deshidratación. Muchas personas advierten que cuando beben más agua se sienten con más energía.

✿ Hipertensión arterial

Se puede pensar que cuando alguien bebe muchísima agua le aumenta la presión arterial, pero ocurre todo lo contrario. Cuando se está deshidratado, el cuerpo trata de compensarlo aumentando la presión arterial. Para cualquier persona con hipertensión arterial, es especialmente importante aumentar la ingesta de agua.

✿ Irritabilidad

Obviamente, hay muchas razones para sentirse irritado, pero si se cree que la deshidratación puede ser una posible causa, una forma rápida de averiguarlo es empezar a beber mucha más agua y observar si el estado de ánimo mejora.

✿ Mareos

Los mareos inexplicables pueden estar relacionados con la deshidratación. El agua es necesaria para tener una presión arterial normal. Cuando uno está deshidratado, la circulación es deficiente, lo que priva a las células de los nutrientes necesarios. El mareo es una de las consecuencias.

✿ Palpitaciones

De vez en cuando, un paciente describe una serie de palpitaciones de corazón. Estos episodios pueden mejorar o cesar por completo aumentando el consumo de agua.

AJENJO

El ajenjo (*Artemisia absinthium* y otras especies) es una planta con una larga historia en el tratamiento de diversas dolencias en China y Europa (y más recientemente en Estados Unidos). También se le conoce por el nombre común de artemisa. Entre sus usos tradicionales se encuentran el tratamiento de la fiebre, las inflamaciones, los problemas digestivos, los dolores de cabeza, las hemorragias y las infecciones parasitarias y otras, como la malaria.

El ajenjo ha sido objeto de controversias, ya que se trata de una sustancia aromática y colorante presente en la absenta, una bebida alcohólica que fue prohibida en Estados Unidos y en Europa a principios de 1900 debido a la creencia de que provocaba alucinaciones e, incluso, locura. Se cree que uno de los principios activos del ajenjo –una sustancia llamada tuyona–, tiene unas propiedades que alteran la mente. Pero algunos expertos cuestionaron la ciencia que subyace tras esa creencia y, en la década de 1990, Europa levantó la prohibición y el consumo de la absenta sin que se diera ningún incremento de las enfermedades mentales asociadas a su consumo. En 2007, el gobierno de Estados Unidos empezó a permitir que se importara al país absenta sin tuyona (el ajenjo como suplemento herbal ha estado disponible mucho tiempo en Estados Unidos, en tiendas de alimentos naturales, y también ha formado parte de las fórmulas de suplementos profesionales). Los productos que contienen ajenjo carente de tuyona se reconocen generalmente como «seguros» para su uso alimentario.

Nuevas investigaciones muestran que esta hierba es útil en la lucha contra algunas afecciones de salud. Mi experiencia con el ajenjo ha sido positiva. Lo he utilizado principalmente para tratar todo tipo de dolencias digestivas, como las infecciones del sistema digestivo y, más recientemente, para la enfermedad de Crohn.

Dosis

La dosis de ajenjo varía mucho en función del producto que se esté usando. Generalmente, se emplea en las fórmulas a base de hierbas chinas y occidentales que contienen otros muchos ingredientes. Para el tratamiento de la enfermedad de Crohn, se utilizan 750 mg de un tipo específico de extracto.

¿Cuáles son sus efectos secundarios?

En general, no he observado problemas con productos a base de hierbas que contengan ajenjo. La reacción más frecuente es el trastorno digestivo. Si se están tomando antiácidos o medicamentos antiepilépticos, hay que consultar con el médico, ya que se han observado interacciones negativas. Mujeres embarazadas y lactantes deben evitar el uso de ajenjo.

AJENJO
El médico naturista lo recomienda para...

◦❧ Cáncer
Algunas investigaciones sugieren que los extractos de ajenjo podrían aportar beneficios en el tratamiento del cáncer. Sin embargo, las investigaciones realizadas se han limitado a estudios a pequeña escala con células y ratones, de modo que no existe todavía suficiente información para evaluar adecuadamente este uso.

◦❧ Enfermedad de Crohn
Un estudio publicado el año pasado por médicos de la Escuela de Medicina de la Universidad de Yale determinó que el ajenjo reduce significativamente los síntomas de la enfermedad de Crohn, un tipo de enfermedad inflamatoria intestinal. En dicho estudio, se administró a 40 pacientes 750 mg de extracto de ajenjo (de nombre comercial SedaCrohn), o bien un placebo, dos veces al día durante 10 semanas. Al cabo de ocho semanas, 13 de los 20 pacientes (un 65%) que habían tomado ajenjo experimentaron una remisión casi completa de los síntomas. Como resultado de ello pudieron reducir el tratamiento con corticoides. La mayoría de los pacientes que tomó placebo vio cómo empeoraban sus síntomas.

◦❧ Infecciones parasitarias
El uso del ajenjo para el tratamiento de diferentes infecciones parasitarias tiene un largo historial en la medicina tradicional china y en la medicina naturópata occidental.

Personalmente he podido comprobar su efectividad en el tratamiento de muchas de esas enfermedades.

ꙮ Malaria

Se ha descubierto que una planta semejante al ajenjo –el llamado ajenjo dulce *(Artemisia annua)*–, es beneficioso en el tratamiento de la malaria, enfermedad causada por un parásito transmitido por un mosquito. *Artemisia annua* contiene artemisinina, un componente muy beneficioso que se ha hecho famoso por sus efectos contra la malaria al suprimir la capacidad del plasmodium (el parásito que causa la enfermedad) de multiplicarse en los glóbulos rojos. En 2008 se descubrió por medio de un estudio clínico que el índice de curación con la artemisinina extraída de la planta de ajenjo era comparable al de un tratamiento de siete días con fármacos. Otro estudio reveló que con la artemisinina los índices de curación eran del 74%, en comparación con el 91% conseguido con la quinina, el fármaco que se suele utilizar para combatir la malaria. Sin embargo, en los grupos tratados con artemisa los síntomas reaparecieron a un ritmo mucho más rápido

Si bien no es nada probable que la mayoría de nuestros compatriotas contraigan malaria, la enfermedad sigue siendo un problema importante en África y en todos los países en vías desarrollo. La Organización Mundial de la Salud ha aprobado el uso de compuestos a base de ajenjo para el tratamiento de la malaria, un signo de la eficacia y seguridad de esta planta medicinal.

AJO

No me extraña en absoluto que el ajo *(Allium sativum)* sea el suplemento alimenticio más vendido en Europa y en Estados Unidos. Me atrevería a decir que la mitad de mis pacientes de más de 50 años toman un suplemento a base de ajo, por consejo mío o no. Pero está realmente justificado que tanta gente tome ese tipo de suplemento o que coma más ajo para mejorar su salud, ya que se trata de una de las hortalizas más y mejor investigadas de todo el planeta.

Incluso mi abuela es una gran defensora del ajo. Cuando yo era niño, adoptó la costumbre de tomar ajo crudo cada día y sigue consevándola. Dice que siempre que siente cómo está a punto de contraer un catarro o un dolor de garganta, toma más ajo y no se pone enferma.

Se han realizado más de 200 estudios en seres humanos, y al menos unos 800 en animales, que contribuyen a entender los efectos beneficiosos del ajo. Muchos de esos estudios señalan que el ajo es una herramienta muy poderosa para combatir las enfermedades del corazón y el cáncer, por tanto, es muy natural que mucha gente se sienta inclinada a utilizar esta maravillosa planta, que además está clínicamente probada.

El ajo tiene muchas y extraordinarias propiedades, ya sea como alimento o en cápsulas. Los atributos medicinales del ajo hacen que éste sirva en el organismo de protector cardiovascular, regulador del nivel de colesterol, inhibidor de coágulos sanguíneos, reductor de la tensión arterial y corrector de la circulación sanguínea.

De hecho, se trata de la planta más importante que existe para proteger el organismo de enfermedades cardiovasculares e infecciosas, así como del cáncer.

Ardor beneficioso

Perteneciente a la familia de las liliáceas, el ajo pertenence al mismo género *(Allium)* que la cebolla. Su nombre latino es *allium*, en el que la partícula *all* es de origen celta y significa «caliente», «ardiente», debido a su sabor peculiar.

El ajo es un ingrediente básico en muchas y diferentes culturas, altamente reconocido por sus valiosas propiedades medicinales. Por medio de escritos sánscritos de más de 5.000 años de antigüedad, sabemos que los pueblos de Oriente Medio ya lo cultivaban y lo utilizaban como un remedio medicinal. Se comerció con él por todo Oriente Medio, y antiguos galenos griegos y romanos confiaban en las virtudes del ajo para tratar muchísimas enfermedades, entre otras los parásitos, las dolencias respiratorias, la falta de energía y los problemas digestivos. También llegó a ser un componente importante en la medicina tradicional china.

En 1858, Louis Pasteur confirmó las propiedades antibacterianas del ajo. En ambas guerras mundiales, los soldados se valieron de las maravillosas propiedades antisépticas de esta planta para prevenir la gangrena en las heridas.

Y en la segunda guerra mundial, los soldados rusos la utilizaron tanto que se ganó el nombre de «penicilina rusa».

Buenos componentes

En el ajo se han identificado muchos y diferentes componentes. Los dientes de ajo crudo contienen una gran cantidad de un componente rico en azufre llamado aliína, así como de la enzima alinasa. También destacan los aminoácidos, las vitaminas y minerales como el selenio y el germanio.

La alicina, producto de la conversión de la aliína por medio de la catálisis de la enzima alinasa, se descompone en el organismo en otras sustancias, entre ellas la denominada disulfuro de alilo. Este componente, junto a la alicina y otros «metabolitos» (productos resultantes del metabolismo), es responsable del fuerte olor que desprende el ajo y de su sabor picante, pero también de muchas propiedades medicinales. Pero estos procesos metabólicos sólo tienen lugar cuando se come el ajo crudo. El extracto de ajo envejecido es rico en componentes sulfurosos solubles en agua, como la S-alilcisteína (SAC) y la S-mercaptilcisteína (SAMC), la S-metilcisteína y los derivados de la gamma-glutamilcisteína. Si tomamos ajo crudo, obviamente su olor nos acompañará durante bastante tiempo, por esa razón muchas personas prefieren ingerir los componentes del ajo en cápsulas.

Dosis

El ajo crudo tiene efectos medicinales. No hay muchas personas dispuestas a masticar el ajo crudo, pero si se hace, la dosis aconsejada es de medio a un diente entero al día.

Comúnmente, el ajo se usa cocinado, pero como ya he comentado, algunas de sus propiedades se pierden cuando se calienta.

Siguiendo el camino más convencional, los suplementos del ajo se pueden encontrar fácilmente en las tiendas dietéticas, en algunos supermercados y en las farmacias, y con la gran ventaja de ser inodoros. Las cápsulas y las pastillas contienen ajo en polvo, mientras que las cápsulas de gelatina contienen aceite de ajo. Cada formulación contiene diferentes principios activos del ajo, y sus efectos medicinales son diferentes según el producto. El tipo de ajo del que se han publicado más estudios es el extracto de ajo envejecido.

Las potencias del contenido varían según el producto. La dosis común es de 600 a 900 mg diarios. En el caso del extracto de ajo envejecido la dosis será de 600 mg de una a dos veces al día.

¿Cuáles son sus efectos secundarios?

No se conoce ninguna toxicidad en el ajo. Sin embargo, hay personas que experimentan molestias digestivas tras comer ajo o tomar suplementos que lo contengan.

El ajo favorece la circulación sanguínea, por tanto, en el caso de tomar medicamentos para este fin, como la aspirina, la coumadina y otros, debe consultarse con el médico la conveniencia o no de tomar ajo en suplementos. Y si se va a someter a una intervención quirúrgica, también hay que comentárselo con anterioridad al cirujano, y éste le aconsejará qué hacer.

Las madres lactantes deben tener cuidado y no tomar demasiado ajo o muchos suplementos de esta planta, ya que se excreta en la leche materna y puede propiciar cólicos en el bebé.

AJO
El médico naturista lo recomienda para...

❧ Cáncer
Los estudios de población han demostrado que el ajo reduce el riesgo de desarrollar cáncer de colon, de esófago y de estómago. Un estudio realizado en 41.000 sujetos, hombres y mujeres, mostró que una o más dosis de ajo a la semana representaba un 35% menos de riesgo de sufrir cáncer de colon. Se cree que en cuanto a la prevención de este tipo de cánceres la clave está en los componentes sulfurosos del ajo, que contribuyen a controlar los carcinógenos.

❧ Coágulos sanguíneos
El ajo afecta de manera positiva y directa en la formación de coágulos sanguíneos. Se sabe que el ajo evita que se agrupen las plaquetas, las células responsables de la formación de coágulos. La excesiva agrupación de plaquetas (el término médico es agregación plaquetaria) está asociada a las enfermedades cardiovasculares, puesto que contribuye a la mala circulación sanguínea.

El ajo también contribuye a reducir el fibrinógeno, una proteína responsable de la formación de coágulos y que también está muy vinculada a las enfermedades cardiovasculares.

❧ Colesterol alto

Uno de los usos más extendidos del ajo es para prevenir las enfermedades cardiovasculares. Muchos estudios han demostrado que esta planta disminuye el colesterol total, y los científicos creen que esto se debe a que interviene en la producción de colesterol en el hígado.

Se han publicado más de 250 estudios científicos, la mayoría de los cuales indican que el ajo protege el sistema cardiovascular disminuyendo el colesterol y los triglicéridos e inhibiendo la formación de coágulos sanguíneos. En un informe general que incluye 16 destacados estudios sobre el ajo y un total de 952 pacientes, los investigadores informaron que el ajo hizo disminuir el nivel del colesterol en un 12% en un período comprendido entre uno y tres meses de tratamiento. En 11 de esos estudios se utilizó ajo en polvo en dosis diarias de entre 600 a 900 mg.

En las pruebas clínicas que medían los niveles de triglicéridos el ajo tuvo un efecto igualmente positivo, haciendo descender esos niveles hasta un 13%, sin que apareciera ningún efecto adverso en el nivel del colesterol HDL (el llamado «colesterol bueno»).

Otros estudios han mostrado que el ajo puede hacer disminuir el colesterol LDL (el «colesterol malo»), y al mismo tiempo incremental el HDL. Asimismo se ha podido ver que reduce la oxidación del colesterol, lo cual, según se ha sabido ahora, es una manera de controlar el desarrollo de las enfermedades cardíacas.

Por lo general, aconsejo a mis pacientes que tomen ajo al menos durante unos cuantos meses, ya que ése es el tiempo necesario para empezar a ver resultados significativos en los niveles de colesterol.

❧ Enfermedades cardiovasculares

Investigadores del Instituto de Enseñanza e Investigación del Centro Médico de Harbor, de la Universidad de California en Los Ángeles, han descubierto que un suplemento de extracto de ajo envejecido reduce o inhibe la formación de plaquetas en las arterias coronarias. En un ensayo clínico aleatorio de doble ciego con un grupo de control, que duró más de un año, se administraron 1.200 mg de extracto de ajo envejecido a un grupo de pacientes que habían sido sometidos a una intervención quirúrgica de bypass y estaban tomando estatinas (fármacos que disminuyen el nivel de colesterol en sangre). El grupo de control tomó un placebo. Por medio de una tomografía por haz de electrones, los investigadores pudieron evaluar la salud arterial de los pacientes. Transcurrido un año, se vio que el grupo de personas que había tomado el extracto de ajo envejecido mostraba una desaceleración de un 67% en la formación de calcificaciones en la arteria coronaria. En este mismo grupo se redujeron también los niveles de homocisteína y colesterol LDL, con, además, una tendencia a un incremento del colesterol HDL.

Hipertensión arterial

Una de las principales causas de un infarto es la hipertensión arterial, y se ha demostrado que el ajo es hipotensor, es decir, que reduce la tensión arterial. Clínicamente, yo no confiaría tan sólo en el ajo para reducirla, sino que lo combinaría con cambios de dieta y de estilo de vida, y también con suplementos de espino albar, ginkgo, magnesio y calcio.

Pérdida de elasticidad de la aorta

Un tratamiento prolongado con ajo ayuda a proteger la elasticidad de la aorta. La aorta es un gran vaso sanguíneo que sale del corazón, distribuye la sangre oxigenada y se ramifica en otras arterias para alimentar de sangre al resto del cuerpo. La rigidez de la aorta está asociada al envejecimiento del organismo, así como la hipertensión arterial y el desequilibrio en los niveles de colesterol.

La elasticidad es algo especialmente importante para evitar un aneurisma de aorta, anomalía que puede producir la muerte (si las paredes de los vasos sanguíneos se debilitan, pierden su integridad y flexibilidad, y la aorta puede romperse). En 1997, los investigadores que realizaron un estudio acerca de las propiedades del ajo llegaron a la conclusión de que «la ingesta de ajo tiene un efecto protector de la elasticidad de la aorta, lo cual disminuye con la edad».

Remedio antimicrobiano

El ajo ejerce una amplia actividad antimicrobiana contra virus, bacterias, hongos y lombrices. Considero que el ajo funciona mejor para reforzar el sistema inmunológico y las infecciones que para tratar las dolencias agudas, a excepción de las infecciones de las vías respiratorias, como amigdalitis, bronquitis y neumonía (muchos pacientes me han contado que cuando tienen una infección respiratoria toman mucho ajo y enseguida se sienten mejor). Esta planta es también un remedio excelente a largo plazo para quienes tienen un exceso de hongos o para las mujeres que tienen infecciones de hongos vaginales.

Los pacientes que tienen un sistema inmunológico deprimido, como los que padecen sida y tuberculosis, tienen muchas probabilidades de desarrollar otras infecciones causadas por diversos agentes. El ajo es una opción natural para protegerse de esos agentes infecciosos.

Resfriado común
Como el lector puede suponer, se ha podido demostrar que los suplementos de ajo, utilizados como medida preventiva, contrarrestan el resfriado común.

Toxicidad sistémica
El ajo es uno de los mejores alimentos y suplementos que existen para potenciar la desintoxicación. Su alto contenido en azufre ayuda al hígado a liberarse de algunas sustancias de manera que el organismo pueda metabolizarlas y excretarlas.

Verrugas y callos
Una de las maneras más sencillas de eliminar las verrugas es tratarlas con una solución de ajo tópica, aplicándola directamente sobre la piel. En un período de dos a cuatro semanas ya pueden verse los resultados. Se desconoce el mecanismo de esta cura, si bien se sabe que las verrugas están causadas por un virus y que el ajo tiene propiedades antibacterianas. También se ha demostrado que las soluciones tópicas de ajo funcionan para los callos de los pies.

ALCACHOFA

Los antiguos egipcios, los griegos y los romanos, e incluso la realeza del siglo XVI ya utilizaban la alcachofa como planta medicinal.

En la actualidad, la mayoría de las alcachofas, en Estados Unidos, se producen en el estado de California, mientras que en Europa se cultivan principalmente en Italia y España. De ellas se comen las hojas interiores y el «corazón».

Para los productos medicinales se utilizan principalmente las hojas, el tallo y la raíz.

Esta planta es histórica y popularmente conocida para tratar las enfermedades hepáticas y de la vesícula biliar, y, de hecho, existen estudios modernos que confirman que ciertos elementos de sus hojas, como los ácidos cafeoilquínicos, estimulan el flujo biliar. Esto ayuda a liberar las toxinas acumuladas en el hígado y también en la bilis de la vesícula. El buen flujo biliar implica una mejor digestión de las grasas y una disminución de los niveles de colesterol.

Dosis

En la mayoría de los estudios se han utilizado de 320 a 640 mg de extracto de hojas de alcachofa tres veces al día, aunque para el tratamiento del colesterol se han usado dosis mayores (de hasta 1.920 mg diarios).

¿Cuáles son sus efectos secundarios?

En los suplementos a base de alcachofa no son habituales los efectos secundarios.

Las personas alérgicas a las margaritas deben tener cuidado al tomar estos productos, ya que la alcachofa pertenece a la misma familia *(Compositae* o *Asteraceae)*. Por otra parte, las personas que sufran una obstrucción debida a cálculos biliares no deben utilizar el extracto de alcachofa, si bien las que tengan cálculos pequeños pueden beneficiarse de él al mejorar la saturación biliar. Las mujeres embarazadas y las que están amamantando a sus hijos deben abstenerse de utilizar este suplemento.

ALCAHOFA
El médico naturista la recomienda para...

~ Salud arterial

Está demostrado que tomar 20 ml al día de jugo de alcachofa mejora la función endotelial. El endotelio es el tejido interno de los vasos sanguíneos. La buena salud endotelial es primordial para evitar la aterosclerosis y las roturas arteriales.

~ Nivel de colesterol alto

En Alemania se realizó una prueba clínica aleatoria de doble ciego, conjuntamente entre diversos centros clínicos, con un total de 143 adultos con unos niveles de colesterol total superiores a los 280 mg/dl. Los participantes tomaron a diario 1.800 mg de extracto de alcachofa, o bien un placebo, durante seis semanas.

En el grupo que tomó el extracto de alcachofa, el colesterol total disminuyó un 18,5%, mientras que en el grupo que tomó un placebo descendió un 8,6%. Y lo más importante: el colesterol LDL se redujo un 22,9% frente a un 6,3% con placebo.

Se ha demostrado también que el extracto de alcachofa disminuye los triglicéridos. No en todos los estudios se ha reflejado un descenso del colesterol con el extracto de alcachofa.

Los estudios efectuados *in vitro* han mostrado que los flavonoides ricos en antioxidantes (como es el caso de los de las alcachofas) evitan la oxidación o el deterioro del colesterol LDL. Se cree que es un proceso importante en el desarrollo de la aterosclerosis.

~ Indigestión

El flujo biliar ayuda a digerir grasas, a la motilidad del tracto digestivo y a la buena eliminación de las toxinas. En una prueba clínica realizada con 553 personas aquejadas de diversos problemas digestivos, entre ellos la indigestión, se comprobó que la ingesta de 320 a 640 mg de extracto de alcachofa tres veces al día redujo diversos síntomas gástricos en más del 70% de los participantes en el ensayo.

ALOE

En el mundo existen más de 300 tipos diferentes de la planta del aloe, pero cuando se habla del «aloe» por lo general la gente se refiere al aloe vera (de nombre científico *Aloe barbadensis*). El aloe vera es una de las plantas más populares, ya que reporta grandes beneficios a la piel: alivia y suaviza la piel y activa el proceso de curación cuando existe algún tipo de quemadura solar.

Si uno se aplica aloe en forma de gel poco después de haber sufrido una quemadura solar, quedará muy impresionado de sus buenos resultados a la hora de curar la quemadura y evitar las ampollas. Resulta tan bueno para la piel que está en muchos productos cosméticos.

Pero el aloe vera tiene también propiedades medicinales cuando se utiliza oralmente. Puede tomarse su jugo para tratar problemas digestivos, como, por ejemplo, úlceras y la enfermedad inflamatoria intestinal (EII). Por otra parte, es bien conocida su eficacia para curar la artritis, la diabetes y el estreñimiento.

El aloe medicinal que se usa en forma de gel proviene de una parte diferente de la planta que el aloe que se toma por la vía digestiva. El gel se extrae de la parte central de las hojas, porción de la planta de donde proviene también el aloe concentrado, un tipo de gel de aloe en el que se ha eliminado el agua. El aloe concentrado, al igual que el gel de esa planta, es de uso tópico.

Para hacer el jugo de aloe vera, que por lo general se ingiere, se elimina el látex (que tiene un sabor amargo) y se diluye el gel con agua. También existe un producto llamado látex de aloe vera, aloe amargo o aloe fármaco. Éste se produce a partir de la piel y tiene un sabor amargo. El látex amargo actúa como un potente laxante.

Características del aloe

El aloe crece en la mayoría de las zonas climáticas cálidas y soleadas del planeta. Hace nada menos que 550 años antes de Cristo, los egipcios ya utilizaban aloe para tratar ciertas dolencias de la piel.

Se sabe, asimismo, de otras partes del mundo que han utilizado esta planta medicinal: los zulúes de Sudáfrica la empleaban para sanar heridas, y también los chinos. En la medicina ayurvédica, el látex amargo, de uso oral, es una de las medicinas que se usan para expulsar las lombrices.

Esta planta es también muy conocida por sus propiedades laxantes. Los colonos europeos en África, tras elogiar tales propiedades, la llevaron a Europa, donde rápidamente ganó popularidad. Desde Europa pasó después a América. Si en el siglo XIX se hubiera pedido a cualquier farmacéutico occidental que aconsejara un tipo de laxante, sin duda habría recomendado aloe.

La planta contiene numerosos y diferentes componentes que justifican sus diversas propiedades medicinales. Un grupo de ellos, llamado antraquinonas y que se encuentran en la piel que recubre la hoja, es el que aporta el látex amargo y proporciona su fuerte efecto laxante.

Otro ingrediente es un polisacárido (cadena larga de azúcares) llamado acemanano. Se sabe que este componente estimula el sistema inmunológico y tiene potentes efectos antivirales; se está investigando más con la esperanza de que sea eficaz contra el VIH y el cáncer.

Contiene, además, prostaglandinas y ácidos grasos (entre ellos el ácido gamma-linolénico), componentes que, según parece, le aportan algunas de sus propiedades cicatrizantes y antiinflamatorias.

También se encuentran en esta planta muchas y diferentes vitaminas, entre ellas la C, E, B_1, B_2, B_6, el ácido fólico, la colina y el betacaroteno. También es una fuente de minerales, como el zinc, mineral muy conocido también por sus propiedades cicatrizantes. El aloe contiene, además, 20 aminoácidos diferentes que ayudan a reparar los tejidos.

Los científicos aún ignoran cómo el aloe cura exactamente la piel de manera tan eficaz, aunque parece que las piezas del rompecabezas empiezan a encajar. Se sabe que estimula las células que fabrican el colágeno, la sustancia proteica que forma el tejido conjuntivo. Los polisacáridos tienen un efecto antiinflamatorio en la piel. El gel que reduce el dolor contiene ácido salicílico, el mismo componente activo de la aspirina, de modo que a ello pueden deberse sus efectos antiálgicos. Esa sustancia inhibe, además, muchas de las bacterias y hongos que se desarrollan en la piel.

Dosis

◦❧ Gel

El gel se puede aplicar generosamente sobre la piel. Se puede cortar una hoja de aloe y escurrir sobre la piel el gel que contiene. En cualquier establecimiento naturista, farmacia o almacén se pueden encontrar productos de aloe vera. Hay que tener en cuenta que la concentración de gel de aloe sea alta (80 % o más).

☙ Jugo

No hay demasiada información acerca de la dosis adecuada del jugo de aloe vera, el cual se debe ingerir. Recomiendo que se empiece con una cucharadita diaria y se vaya aumentando la dosis a 6 cucharaditas. Se aconseja no tomar más de un cuarto de litro al día. Las personas aquejadas del virus del sida toman aproximadamente de 800 a 1.600 mg diarios de acemanano, el agente antiviral presente en el aloe vera.

¿Cuáles son sus efectos secundarios?

En alguna ocasión, se ha informado de una reacción alérgica al gel de aloe vera, si bien yo nunca he visto este efecto secundario. Si alguien nota que la piel enrojece o empieza a picar, debe dejar la aplicación. A algunas personas les reseca la piel.

Utilizar *Aloe ferox* (el laxante) puede originar a menudo lo que se denomina «colon perezoso», proceso en el que la parte inferior del tracto intestinal hace una especie de huelga y deja que el aloe lleve a cabo el efecto laxante.

Son muy poco frecuentes los efectos secundarios del gel de aloe.

Las embarazadas y los niños menores de 13 años deben evitar por completo su uso.

En el caso de obstrucción intestinal no debe utilizarse nunca este componente de aloe vera.

ALOE
El médico naturista lo recomienda para...

☙ Aftas

Un estudio realizado a partir de una fórmula de acemanano en gel –derivado del aloe vera– ha demostrado que ésta es más eficaz y rápida para sanar las aftas que la medicación convencional (Orabase). En un estudio efectuado con 31 niños con aftas, los investigadores consiguieron muy buenos resultados, con un promedio de cuatro sobre cinco. La mejoría suele empezar al segundo día del tratamiento (aunque todavía no he recetado aloe para las aftas, los estudios son convincentes, y la próxima vez que tenga un afta lo probaré yo mismo).

Ampollas o llagas en la nariz y la boca producidas por un resfriado

El aloe vera en un estudio ha mostrado que, comparado con un placebo, aumenta el ritmo de curación de estas molestias. Se aplica aloe en forma de gel o crema sobre las llagas tres veces al día.

Asma

El extracto de aloe vera ayuda a combatir el asma, si bien antes de comprobar sus efectos se necesitan 6 meses o más de tratamiento. La información que tengo al respecto no es, sin embargo, de primera mano. Nunca he utilizado aloe para tratar a pacientes con esta dolencia, y tampoco conozco a nadie asmático que haya utilizado el extracto como remedio.

Colesterol alto

Consumir diariamente, durante 12 semanas, de 10 a 20 ml de zumo de aloe vera puede reducir el colesterol total en un 15%, el LDL en un 18% y los triglicéridos en aproximadamente un 30%.

Diabetes

En Tailandia, los investigadores estudiaron los efectos del aloe vera en 77 personas diagnosticadas de diabetes mellitus (tipo II). A los participantes en el estudio se les dio una cucharada de jugo de aloe vera o bien una cucharada de una sustancia inactiva con el mismo aspecto y sabor que el aloe. Tras tomar dos dosis diarias durante 42 días, las personas que bebieron el jugo de aloe vera experimentaron un notable descenso del nivel de azúcar en sangre en comparación con las que tomaron la «falsa» medicina (un placebo). Y, además, los pacientes tratados tuvieron niveles menores de triglicéridos, lo que significa que su sangre estaba en mejores condiciones y que eran menos propensos a sufrir una aplejía o un infarto. Personalmente considero que es necesario realizar más estudios, pero no cabe duda de que esta investigación abre la puerta a nuevas posibilidades.

✢ Infecciones víricas y sida

El componente antiviral llamado acemanano tiene un efecto antiviral en el sarampión, la gripe y los virus del herpes simple. La inyección de acemanano, según un estudio, es muy eficaz contra el virus de la leucemia felina: tras 12 semanas de tratamiento, el 71% de los gatos sobrevivió a esta enfermedad, generalmente letal.

El acemanano, en combinación con el AZT para el tratamiento del sida, está mostrando signos esperanzadores. Esta combinación permite al enfermo de sida utilizar dosis menores de AZT, lo cual reduce el riesgo de toxicidad y de sufrir efectos secundarios. Los estudios acerca del uso aislado del acemanano en el tratamiento del sida no han sido en absoluto concluyentes.

✢ Psoriasis

Esta enfermedad es difícil de curar y su tratamiento —ya sea convencional o por métodos naturales— constituye todo un reto. Un estudio mostró que la crema de aloe vera al 0,5% utilizada durante cuatro semanas actuó de manera muy eficaz en las lesiones psoriásicas. El aloe vera en forma de crema curó a cuatro de cada cinco participantes, mientras que el índice de mejoría entre los que habían utilizado un placebo fue tan sólo de un 6% aproximadamente.

Las lesiones psoriásicas suelen ser escamosas y secas. Imagino que el efecto emoliente y antiinflamatorio del aloe fue lo que originó tan buenos resultados en este estudio. Según mi experiencia, el aloe no ayuda a todos los pacientes con psoriasis, pero sí a un sorprendente número de ellos.

✢ Quemaduras y heridas

La mayoría de las ocasiones en las que recomiendo aloe vera en forma de gel es para tratar quemaduras. Este remedio tópico está igualmente indicado para las quemaduras domésticas en la cocina y las insolaciones, así que es muy bueno tener un poco de gel en la cocina y también en la bolsa de la playa. Su efectividad a la hora de curar los tejidos cutáneos es espectacular.

✿ Úlceras y enfermedad inflamatoria intestinal

En los últimos años, el aloe vera se ha popularizado para el tratamiento de úlceras. Uno de sus componentes, el emodin, puede acabar verdaderamente con la bacteria *H. pylori*, implicada en la aparición de úlceras estomacales.

De manera anecdótica, muchas personas me han comentado que las ha ayudado a aliviar los perseverantes síntomas de las úlceras. Por otra parte, el aloe vera está ganando también popularidad por su acción frente a las enfermedades inflamatorias del tracto digestivo, como la enfermedad de Crohn y la colitis ulcerosa. Se ha mostrado en un estudio que personas con colitis ulcerosa de grado leve a moderado vieron reducidos sus síntomas de manera significativa tras consumir de 25 a 50 ml diarios de jugo de aloe vera dos veces al día.

AMINOÁCIDOS

Los aminoácidos son las sustancias que forman las proteínas y son esenciales para la vida. Prácticamente todas las estructuras corporales requieren aminoácidos, incluidos las enzimas, las hormonas, los músculos, la piel, las uñas y el tejido conjuntivo.

Cuando tomamos alimentos que contienen proteínas, el cuerpo se reabastece a partir de la descomposición de las mismas por medio del proceso digestivo y obteniendo los aminoácidos que luego absorbe en el flujo sanguíneo. El cuerpo utiliza los aminoácidos allá donde más los necesita.

Si se produce una carencia de estas sustancias debido a la alimentación, a problemas digestivos o a una predisposición genética, se pueden tomar suplementos de aminoácidos y obtener así sus beneficios. Además, ciertas enfermedades, según se ha comprobado, mejoran de manera espectacular con un tratamiento específico de aminoácidos.

Existen ejemplos clásicos en los que los aminoácidos ayudan a combatir la enfermedad. La lisina inhibe el virus del herpes, mientras que la arginina ayuda a curar las quemaduras. El triptófano reduce la depresión y la ansiedad, la histidina mejora las alergias, y la taurina es eficaz para los problemas cardíacos. Si bien éstos son los usos médicos de los aminoácidos más conocidos, existen otros cientos de ellos.

Los aminoácidos son esenciales para el proceso de ejecución en cadena que empieza con las «órdenes» que se emiten en el ADN, el material genético fundamental de nuestras células. Por medio de la activación de los aminoácidos, nuestro cuerpo fabrica o repara tejidos y órganos. Así pues, nuestra salud está determinada, al menos en parte, por la manera en que el cuerpo utiliza estas sustancias. Cuando existe una carencia de ellos, o cuando se conectan de manera inadecuada (como en el caso de defectos genéticos), puede surgir una enfermedad.

Existen aproximadamente 20 aminoácidos que componen más de 50.000 estructuras proteicas diferentes en el cuerpo. Se requieren enzimas, vitaminas y minerales para que por las vías metabólicas los aminoácidos se conviertan en estructuras corporales, las cuales no sólo incluyen órganos completos, como el estómago, el corazón o los nervios, sino también sustancias tan delicadas y efímeras como las hormonas y las enzimas. En situaciones de estrés, exposición a tóxicos medioambientales, enfermedades u otras situaciones, aumenta el requisito de ciertos aminoácidos.

Los nueve más importantes

Hay nueve aminoácidos esenciales que adquirimos a través de la dieta, ya que nuestro organismo no puede sintetizarlos. Son los siguientes: fenilalanina, triptófano, metionina, lisina, leucina, isoleucina, valina, histidina y treonina. Si la flora o las bacterias intestinales son sanas, ayudan a sintetizar estos aminoácidos esenciales, y eso es algo que necesitamos; en otras palabras: sin ellos moriríamos. Cuando podemos disponer de los aminoácidos esenciales, nuestro cuerpo puede sintetizar, asimismo, aminoácidos no esenciales, siempre que disponga de ciertas vitaminas (como la B_6), minerales (magnesio, por ejemplo), y enzimas a partir de esas reacciones metabólicas. Entre los aminoácidos no esenciales se encuentran la tirosina, la taurina, la cistina, la arginina, la ornitina, el ácido glutámico, la glutamina, la prolina y la glicina.

Fuentes alimentarias

Los aminoácidos se encuentran en los alimentos que contienen proteínas, como carnes, huevos, leche y pescados (productos de origen animal), y en los frutos secos, soja, trigo y otros cereales (productos vegetales). A las proteínas de origen animal se les llama proteínas «completas», porque contienen todos los aminoácidos esenciales. Pero incluso las personas vegetarianas pueden obtener todos los aminoácidos esenciales si combinan cuidadosamente los alimentos que ingieren durante un período de 24 a 48 horas. El alga espirulina contiene todos los aminoácidos esenciales. La soja es prácticamente una planta proteica completa. Los vegetarianos estrictos pueden combinar los cereales integrales y las legumbres a fin de conseguir todos los aminoácidos esenciales, por ejemplo, la manteca de cacahuete con el pan integral o el arroz integral con alubias.

Tratamiento con aminoácidos

Los tratamientos a base de aminoácidos están ocupando un papel muy importante en la medicina nutricionista. Estas sustancias están disponibles como suplementos, siendo los más comunes los llamados aminoácidos desestructurados o de forma libre; esta denominación se refiere al hecho de que han sido «liberados» de su cadena proteica en alimentos como la soja o la melaza.

Los diferentes aminoácidos tienen distintos efectos. Los hay que actúan directamente como neurotransmisores. El GABA (ácido gamma-aminobutírico), por ejemplo, tiene un efecto inhibidor o calmante en el organismo. Otros aminoácidos son precursores que el cuerpo convierte en neurotransmisores. El triptófano, por ejemplo, se convierte en serotonina, un neurotransmisor que evita la depresión.

Tanto las personas adultas como las ancianas se benefician frecuentemente de los aminoácidos. Dos estudios realizados con ancianos mostraron unos extraordinarios resultados tras la ingesta de suplementos de aminoácidos múltiples administrados en dosis diarias de 8 a 11 gramos. En uno de estos estudios, publicado en el *American Journal of Cardiology*, se revela que la toma diaria de suplementos de aminoácidos condujo a un aumento significativo de la masa muscular al cabo de seis meses, y aún mayor a los 16 meses. Los resultados del otro estudio fueron similares. Los suplementos de multiaminoácidos, disponibles en la mayoría de los establecimientos de productos dietéticos, suelen incluir de ocho a once aminoácidos diferentes.

La forma conocida como aminoácidos ramificados es un grupo de tres aminoácidos esenciales, leucina L, isoleucina L y valina L. Los aminoácidos ramificados son importantes para la formación de masa muscular y para curar heridas. La diferencia radica en que estos aminoácidos se metabolizan en los músculos y no en el hígado.

Dosis

Los aminoácidos pueden adquirirse de manera individual o bien en fórmulas combinadas; éstos últimos se toman comúnmente para causas inespecíficas, como, por ejemplo, para recuperarse de un ejercicio físico agotador o para reforzar el sistema inmunológico. Los aminoácidos por separado se utilizan por razones terapéuticas. La lisina, por poner un ejemplo, se usa específicamente para el tratamiento del herpes.

Los aminoácidos se presentan de maneras diferentes. La mejor forma para el organismo es la L, en comparación con la forma D o la DL. La excepción es la metionina DL o la fenilalanina DL (La FDA –Agencia de Alimentos y Medicamentos Americana– prohíbe la venta de las formas D y DL, a excepción de las dos formas señaladas). Estas sustancias están disponibles en polvo, líquido o cápsulas. La dosis típica es de 500 mg de una a tres veces al día, o bien la que recomiende el médico. En algunos casos, se usan dosis más altas para unos determinados fines terapéuticos. (Un ejemplo es la arginina, la cual se emplea en dosis de 8.000 mg diarios para tratar la insuficiencia cardíaca).

Por lo general se necesitan al menos unas cuantas semanas para apreciar los resultados, pero hay casos en los que bastan apenas unos minutos. He tenido pacientes que me han contado que han sentido un cambio de energía o de humor a los 30 minutos de tomar aminoácidos con el estómago vacío. Como sucede con cualquier suplemento, generalmente, cuanto más tiempo hace que se sufre una enfermedad para la que está tomando un aminoácido (o una combinación de ellos) más tiempo se tarda en sentir alguna mejoría.

La mejor manera de tomar los aminoácidos es con el estómago vacío para potenciar su absorción. Si se toman con los alimentos, se establece una lucha entre ellos para ser absorbidos.

Suelo aconsejar que antes de empezar un tratamiento con aminoácidos se busque la ayuda de un médico nutricionista. Existen análisis de sangre (plasma) y orina que ayudan a identificar las deficiencias o desequilibrios que pueda haber en el recuento de aminoácidos, y ello permite llevar a cabo un tratamiento específico.

¿Cuáles son sus efectos secundarios?

Los problemas digestivos (diarrea, estreñimiento o gases) son los efectos secundarios más comunes, aunque la mayoría de los usuarios no los experimentan.

CASOS EN LOS QUE LOS AMINOÁCIDOS PUEDEN SERVIR DE AYUDA

A continuación señalamos algunos aminoácidos utilizados comúnmente y las dolencias para las que están indicados.

Aminoácidos	Usos
Arginina	Colesterol alto, insuficiencia cardíaca congestiva, angina de pecho, impotencia, procesos de cicatrización, bajo recuento de espermatozoides
Beta-alanina	Resistencia física, masa muscular
Fenilalanina	Dolor, pérdida de peso
GABA	Estados de ansiedad, depresión, ataques, hipertensión, hiperactividad
Glutamina	Procesos de cicatrización, inflamación intestinal, aumento de la permeabilidad intestinal
L-ornitina	Resistencia física, masa muscular
Lisina	Herpes, osteoporosis (para más información, véase el término Lisina)
Tirosina	Depresión, hipotiroidismo
Triptófano	Depresión, estados de ansiedad, insomnio, migrañas, síndrome premenstrual

En el caso de sufrir fenilcetonuria (una enfermedad genética), no se debe tomar fenilalanina DLPA. Si se está tomando un tipo de antidepresivos conocidos como *inhibidores de la MAO* (monoaminooxidasa) o medicamentos para combatir la hipertensión arterial, no hay que tomar fenilalanina, tirosina o triptófano. Las personas con enfermedades renales o hepáticas no deben tomar aminoácidos a menos que su médico se lo indique. Si se está al cuidado de una persona que tiene una enfermedad mental –o si es uno mismo el que tiene un historial de enfermedad mental–, hay que pedir consejo médico antes de utilizar un tratamiento con aminoácidos. En el caso de sufrir un herpes hay que evitar utilizar arginina.

Las embarazadas no deben tomar suplementos de aminoácidos a menos que su médico así lo indique.

ANDROGRAPHIS

La planta *Andrographis paniculata*, llamada generalmente *andrographis*, ha ido ganando popularidad entre los nutricionistas y el público en general como tratamiento preventivo y curativo del resfriado común y la gripe. También se denomina equinácea india, si bien botánicamente no tiene ninguna relación con la equinácea. En Asia e India se utiliza tradicionalmente para el tratamiento de enfermedades infecciosas.

Según los estudios, *andrographis* tiene componentes antioxidantes, antibacterianos, antiinflamatorios, anticancerígenos, antihipertensores, antiálgicos y antiulcerosos.

Se han efectuado numerosos estudios acerca de la combinación de *andrographis* y el ginseng siberiano *(Eleutherococcus)*. A esta combinación se le denomina Kan Jang.

Dosis

Para el resfriado común se toman 100 mg dos veces al día del extracto normalizado. También se comercializa combinada con ginseng siberiano *(Eleutherococcus)* para tratar el resfriado común, la combinación Kang Jang, en cuyo caso la dosis es de 400 mg tres veces al día.

¿Cuáles son sus efectos secundarios?

Pueden aparecer problemas digestivos, los cuales se reducen tomando *andrographis* con las comidas o en dosis inferiores. En un ensayo clínico realizado con personas con sida que tomaron dosis normalizadas muy altas, los enfermos informaron de dolores de cabeza, fatiga, cierto sabor amargo/metálico y altos niveles de enzimas hepáticas. Estos síntomas suelen darse en personas que no tienen sida. Quienes estén tomando medicamentos diluyentes de sangre deben tener cuidado, ya que *andrographis* tiene propiedades anticoagulantes. Las embarazas y las mujeres que estén dando de mamar no deben tomar *andrographis*.

ANDROGRAPHIS
El médico naturista la recomienda para...

Faringoamigdalitis
Andrographis, según un estudio, se ha mostrado similar en cuanto a efectividad al acetaminofeno (paracetamol) en el tratamiento de la faringoamigdalitis (infección de garganta y amígdalas).

Gripe
Un estudio realizado con 540 personas comparó el uso de Kan Jang con el de los fármacos antivíricos de uso común, como el Amantadine. Se administraron 88,8 mg de *andrographis*, más 10 mg de ginseng siberiano a 71 personas tres veces al día, en tanto que 469 pacientes tomaron la medicación antivírica convencional en un período de 3 a 5 días. En el grupo que tomó Kan Jang, un 30,1 % llegó a tener una gripe difícil, en comparación con el 67,8 % del otro grupo. Mientras quienes tomaron Kan Jang experimentaron una menor duración de los síntomas (la gripe duró de 6 a 7 días aproximadamente) el resto de pacientes tuvieron síntomas durante 9 o 10 días. En la segunda parte del estudio, la baja laboral de las personas del grupo de Kan Jang duró menos (7,2 días) que la del otro grupo (9,8 días). Por otra parte, el grupo de Kan Jang tuvo menos complicaciones posgripales que el otro.

> **❧ Resfriado común**
> *Andrographis*, especialmente la combinada con ginseng siberiano (*Eleutherococcus*), ha demostrado mejorar considerablemente los síntomas del resfriado común cuando se toma dentro de las 72 horas del inicio de los mismos. Esta combinación, llamada Kan Jang, se ha mostrado también muy eficaz en las infecciones de vías respiratorias altas, entre ellas la sinusitis.

ANTIOXIDANTES

El término *antioxidante* se ha convertido en una palabra de moda en los medios de comunicación. Cualquiera que oiga la radio, mire la televisión o lea las revistas o los periódicos ha oído hablar de los antioxidantes.

Pero ¿qué son los antioxidantes y qué hacen? Cuando oigo hablar a la gente acerca de ellos oigo cosas como que «ayudan a prevenir o frenar el proceso de envejecimiento» o que «mejoran la función inmunológica»; pues bien, esas personas van bien encaminadas.

A fin de entender qué son los antioxidantes, en primer lugar hablaremos del término *radical libre*. Un radical libre es una molécula inestable a la que le falta un electrón (partícula con carga eléctrica), es muy reactiva y potencialmente dañina para los tejidos y órganos del cuerpo humano.

Los radicales libres buscan otras moléculas para modificarlas, robarles el electrón que les falta a cada uno de ellos, y en este proceso cada radical libre crea otro nuevo radical libre. Estas moléculas –los radicales libres– son un subproducto natural de la producción de energía que los bioquímicos llaman oxidación. De ahí el término *antioxidante*, que significa «contra la oxidación».

VIDA Y RADICALES

Es imposible eludir los radicales libres. Cuando las células «queman» oxígeno a modo de combustible para producir energía, los radicales libres son uno de los subproductos de este proceso metabólico generador de vida. Las investigaciones han demostrado que los radicales libres están relacionados con la mayor parte de las enfermedades, entre ellas la artritis, el cáncer, las cataratas, la fatiga crónica, las dolencias cardíacas, el Parkinson e incluso el proceso de envejecimiento. Los radicales libres tienen también efectos beneficiosos en el organismo, como matar virus. Sin embargo, cuando los niveles son demasiado altos, el cuerpo no los puede neutralizar y pueden producirse daños celulares.

Nuestro organismo produce ciertos antioxidantes para luchar contra esa continua avalancha. Existen otros antioxidantes que se encuentran de forma natural en los alimentos, entre ellos en las vitaminas, los minerales y los fitonutrientes. Por consiguiente, podemos consumir valiosos antioxidantes que están presentes en los alimentos y que nos ayudan a deshacernos de los radicales libres. Por otra parte, podemos evitar alimentos que producen radicales, como los de la comida rápida, la cual está repleta de grasas insanas, como las de los aceites hidrogenados.

Por lo general, lo mejor es evitar los aceites hidrogenados (presentes en las margarinas, los aceites vegetales comestibles y las comidas preparadas) y las grasas saturadas (presentes en las carnes rojas y en los productos lácteos), las cuales llevan a la producción de radicales libres.

Además de tomar una dieta que favorezca los antioxidantes, podemos tomar suplementos antioxidantes que nos garanticen los niveles adecuados de estas sustancias.

¿Por qué tanto alboroto acerca de los suplementos antioxidantes? Bueno, los antioxidantes se encuentran principalmente en los vegetales, pero ¿cuánta gente come siete o más piezas de fruta y de vegetales al día? Se aconseja tomar cinco porciones diarias, pero para tener una buena salud y evitar enfermedades como el cáncer, deberíamos tomar de siete a diez diarias. Según los estudios hay pocas personas que lleguen a tomar ni siquiera tres raciones diarias de manera regular.

Problemas de contaminación

Existen razones de peso que justifican por qué los antioxidantes aparecen tanto en las noticias. La contaminación se ha incrementado, y también la carga de estrés corporal que crean los radicales libres. La contaminación industrial, que altera nuestras aguas, nuestro aire y nuestros alimentos, ha contribuido a una mayor exposición a los radicales libres y a una mayor necesidad de antioxidantes.

La radiación solar también produce radicales libres. Una exposición excesiva a los rayos solares lleva a una carga de radicales libres mayor de la que pueden soportar los sistemas antioxidantes de nuestro organismo. El resultado de ello es la aparición de cáncer de piel, arrugas y cataratas. A medida que disminuye la capa de ozono, aumenta la intensidad de la radiación solar y los daños que causan los radicales libres.

Los hábitos malsanos de la vida cotidiana, como el tabaquismo y el consumo de alcohol, contribuyen también a los daños que ocasionan los radicales libres; aunque, claro está, estos factores se pueden controlar.

Incluso los deportistas profesionales son proclives a los daños desmesurados de los radicales libres como consecuencia de entrenamientos excesivos. Los corredores de maratón y los triatletas son ejemplos de ello. Es bien sabido que tras entrenamientos exhaustivos y competiciones, muchos de estos atletas enferman de infecciones o fatiga crónica. Los altos niveles de radicales libres son los culpables de muchas de esas enfermedades. Los suplementos antioxidantes pueden ser de ayuda a la hora de proteger a esos deportistas.

Hay enfermedades, como la diabetes, que llevan a una mayor producción de radicales libres. Otro problema es la salud digestiva. El resultado de malas digestiones y mala absorción de los alimentos supone el desarrollo de toxinas metabólicas, y, por consiguiente, de radicales libres. Los fármacos incrementan con frecuencia la formación de radicales libres, ocasionando daños en el hígado y los riñones. Aconsejo a las personas que toman medicación farmacológica que aumenten la ingesta de antioxidantes a fin de prevenir tales efectos secundarios.

Los radicales libres, paradójicamente, tienen también su lado bueno. Las células del sistema inmunológico usan radicales libres para destruir bacterias, virus y otros microbios invasores; es un hecho que nuestro sistema inmunológico utiliza radicales libres para matar células cancerosas. Nuestro organismo también emplea los radicales libres como mensajeros, ya que ayudan a regular la presión sanguínea y realizan otras funciones importantes. Así pues, la clave está en mantener un equilibrio entre la cantidad de radicales libres y una abundancia de antioxidantes que los controle.

Protección del código genético

Una de las funciones más importantes de los antioxidantes es proteger el código genético de nuestras células, el llamado ADN. Esto es importante porque el ADN es quien controla las actividades celulares que tienen lugar en nuestro organismo. Entre una de las funciones primordiales del ADN está la división celular.

Según una teoría puntera, el cáncer se inicia cuando se produce un daño oxidativo en el ADN, lo cual lleva a una división celular descontrolada; dicho de otro modo, a la formación de tumores. Esta teoría explica, por ejemplo, por qué los fumadores son mucho más propensos a sufrir cáncer de pulmón que los no fumadores. Si inhalamos el humo de los cigarrillos, o cualquier otro tipo de humo, en este caso, el ADN de los pulmones resulta dañado.

Pero incluso sin que haya una clara alteración en nuestras defensas, los científicos consideran que cada célula del ADN recibe diariamente miles de «embates oxidativos» al día. Así pues, los antioxidantes son primordiales para nuestra supervivencia y necesitan toda la ayuda posible de las enzimas celulares que protegen a las células del ADN de la oxidación.

Análisis erróneos acerca de los antioxidantes

Unos investigadores daneses analizaron los datos de 68 estudios previos, en los que participaron más de 200.000 personas, a fin de determinar los efectos de distintos suplementos antioxidantes comunes sobre la mortalidad. Los resultados aparecieron en el *Journal of American Medical Association* en febrero de 2007. Las conclusiones que sacaron fueron: «Los tratamientos con betacaroteno, vitamina A y vitamina E pueden incrementar la mortalidad». Este estudio es un claro ejemplo de cómo se pueden seleccionar unos datos para presentar de manera sesgada unos resultados. Así, por ejemplo, de los más de 800 estudios sobre antioxidantes disponibles para su evaluación, se eligieron menos de 70 de ellos. La duración media de los antioxidantes que participaban era de sólo de 2,7 años, muy poco tiempo para determinar su efecto sobre la mortalidad. Muchos de los estudios analizados eran muy poco representativos de los típicos regímenes de ingesta de suplementos antioxidantes. En un estudio, por ejemplo, participaron pacientes que tomaron una única dosis de 200.000 unidades de vitamina A, que es una dosis enorme y potencialmente tóxica en comparación con la dosis diaria recomendada: de 3.500 a 5.000 unidades para adultos y una dosis óptima de 10.000 a 50.000 unidades al día.

Por otra parte, en muchos de los estudios analizados, la vitamina E y el betacaroteno eran sintéticos, si bien está demostrado que esos suplementos no reproducen por completo los efectos de sus equivalentes naturales. Pongo en duda que se pueda ni siquiera encontrar vitamina E sintética en un establecimiento de productos para la salud. No es de sorprender que los autores del estudio sean los mismos que publicaron en 2004 un estudio en el que se atacaba a los antioxidantes, sin destacar ninguno de los numerosos estudios positivos. Balz Frei, médico, profesor de bioquímica y biofísica en la Oregon State University y director del prestigioso Linus Pauling Institute, dice: «Se trata de un estudio erróneo con datos erróneos [...] La totalidad de las pruebas indica que, lejos de causar daño, los antioxidantes tomados con los alimentos o los suplementos aportan muchos beneficios para la salud, entre ellos la prevención de enfermedades cardiovasculares, de algunos tipos de cáncer, de enfermedades de la vista y de dolencias neurodegenerativas. Y, además, son la clave para potenciar el sistema inmunológico y la resistencia a las infecciones». Estoy completamente de acuerdo con él.

Dosis

Sin lugar a dudas, la mejor manera de abastecerse de antioxidantes es por medio de la alimentación. Los fitonutrientes y, por supuesto, las vitaminas y los minerales de los alimentos son nuestros mejores suministradores de antioxidantes. Los suplementos antioxidantes son también beneficiosos. Las dosis de antioxidantes recomendadas varían de acuerdo con la salud de la persona que los tome. La dosis de antioxidantes para las vitaminas E y C será mucho más alta para una persona con diabetes que para otra que no la tenga. En la Tabla 1 relaciono la dosis diaria general de antioxidantes. Éstas son dosis para una persona que desea tomar estas sustancias para tener una buena salud y prevenir las enfermedades.

Es más importante tomar regularmente una serie completa de antioxidantes que tan sólo unos cuantos en dosis más altas. Hay que tener en cuenta que todos ellos funcionan juntos, como un equipo. Me he encontrado con muchas personas que tomaban uno o unos cuantos antioxidantes concretos sólo porque lo habían leído en algún anuncio de una empresa que

TABLA 1

Fuentes de antioxidantes

Existen muchas vitaminas, minerales y fitonutrientes conocidos por su poder antioxidante. En la lista que sigue, se encuentran algunos de los antioxidantes más populares y ciertas enfermedades que pueden ayudar a prevenir o controlar (para más información acerca de algunos de ellos, *véanse* otros apartados).

Sustancia	Indicaciones	Dosificación
Suplementos nutricionales		
Vitamina A	Cáncer, inmunodeficiencia, infecciones respiratorias, vista	1.500 a 5.000 U.I.
Vitamina C	Artritis, cáncer, dolencias cardíacas, enfermedades de la piel, resfriado común, diabetes, hipertensión, enfermedad hepática	500 a 3.000 mg
Vitamina E	Artritis, cáncer, dolencias cardíacas, Alzheimer, tabaquismo	400 a 800 U.I.
Selenio	Cáncer, dolencias cardíacas, infecciones víricas, VIH	200 a 400 mcg
Carotenoides	Cáncer, vista, problemas en la piel	Complejo carotenoide 25.000 U.I.
Ácido lipoico	Artritis, cataratas, apoplejía, dolencias cardíacas, enfermedades hepáticas, diabetes, sida, Alzheimer, radioactividad	50 a 300 mg
Extracto de pepitas de uva	Venas varicosas, infarto	50 a 150 mg (extracto de corteza de pino)
Coenzima Q_{10}	Cardiopatías, fatiga crónica, hipertensión, cáncer, enfermedades de las encías	50 a 300 mg
Luteína	Problemas de la vista (cataratas, degeneración macular)	6 mg al día
Licopeno	Cáncer de próstata	30 mg al día
Suplementos de hierbas		
Ginkgo biloba	Alzheimer, pérdida de memoria relacionada con la vejez, problemas circulatorios, asma	120 a 240 mg de un extracto normalizado al 24%
Cardo mariano	Cáncer, enfermedades hepáticas	450 mg de un extracto de sylmarin al 85%
Cúrcuma	Cáncer, enfermedades hepáticas	900 a 1.800 mg de curcumina

fabrica este tipo de suplementos. El máximo beneficio de los antioxidantes se consigue por medio de una dieta equilibrada, un complejo vitamínico de amplio espectro o un suplemento conjunto de antioxidantes. La excepción de esta regla está en alguien que debido a una dolencia específica, necesite una dosis mayor de un antioxidante concreto.

¿Cuáles son sus efectos secundarios?

En dosis normales no hay problema alguno con los efectos secundarios. Las dosis altas de vitaminas liposolubles, como la vitamina A, pueden acarrear efectos secundarios, especialmente si se sufre una dolencia renal o hepática.

Consejos específicos para determinados casos

Además de un complejo multivitamínico de amplio espectro, aconsejo tomar los siguientes antioxidantes, de modo que la dosis diaria total (teniendo en cuenta los que hay en el complejo multivitamínico) sea igual a la dosis recomendada.

❧ Pacientes con artritis

El proceso oxidativo lleva a la destrucción de tejidos articulares como los cartílagos. Se ha comprobado que estos antioxidantes previenen o desaceleran esta degeneración:

> Ácido lipoico: 100 mg
> Vitamina C: de 1.000 a 3.000 mg
> Vitamina E: de 400 a 800 U.I.
> Selenio: 200 mcg
> Extracto de pepitas de uva o extracto de corteza de pino: de 100 a 200 mg

❧ Deportistas

Los suplementos siguientes se recomiendan a los deportistas para que se recuperen más rápidamente de sus entrenamientos. Los estudios realizados han demostrado que las vitaminas C y E ayudan a reducir los dolores musculares que siguen a la actividad física.

Vitamina C: 1.000 mg
Vitamina E: de 400 a 800 U.I.
Coenzima Q_{10}: de 50 a 100 mg
L-carnitina: de 500 a 2.000 mg
Ácido lipoico: 100 mg

Enfermos de cáncer

Para quienes tengan una gran predisposición genética a sufrir cáncer o para aquellos que deseen seguir un protocolo de prevención más agresivo, recomiendo lo siguiente:

Ácido lipoico: 100 mg
Complejo vitamínico E: de 400 a 800 U.I.
Tocotrienoles: 100 mg
Coenzima Q_{10}: 300 mg
Extracto de cúrcuma: de 900 a 1.800 mg de curcumina
Complejo carotenoide: 25.000 U.I.

QUIMIOTERAPIA Y ANTIOXIDANTES

Muchos oncólogos temen que los suplementos con antioxidantes (nutrientes que neutralizan las moléculas con carga negativa denominadas radicales libres) puedan disminuir la efectividad de la quimioterapia. Recientemente, investigadores de tres institutos oncológicos examinaron 19 estudios en los que participaban 1.554 sujetos que tomaban de manera regular uno o más suplementos antioxidantes (glutatión, melatonina, N-acetilcisteína, ácido elágico y/o vitaminas A, C, y E). El resultado fue que en 17 de los ensayos, los pacientes que tomaban antioxidantes tuvieron un índice de supervivencia y/o una respuesta tumoral significativa o ligeramente superior en comparación con los grupos de control. En 17 estudios se describieron efectos secundarios adversos de la quimioterapia, y en 15 de ellos los pacientes que tomaban antioxidantes experimentaron efectos secundarios similares o reducidos. Los enfermos de cáncer que sigan un tratamiento de quimioterapia deberán consultar con sus oncólogos o sus médicos nutricionistas la información más reciente acerca de la interacción de los antioxidantes con ese tipo de terapia.

❦ Pacientes que siguen un tratamiento de desintoxicación

Las personas que siguen un programa de desintoxicación pueden beneficiarse de los antioxidantes. El propio proceso de desintoxicación crea radicales libres que necesitan desintoxicarse con antioxidantes.

Vitamina C: de 500 a 1.000 mg
Vitamina E: 400 U.I.
Ácido lipoico: 100 mg
Cardo mariano (85% silimarina): 450 mg
Complejo carotenoide: 25.000 U.I.
Selenio: 200 mcg
Té verde: de 2 a 5 tazas diarias
NAC (N-acetilcisteína): 1.200 mg diarios

❦ Diabetes

Los diabéticos necesitan una mayor cantidad de nutrientes. Para ellos son muy importantes los siguientes antioxidantes:

Vitamina E: U.I.
Ácido lipoico: 100 a 600 mg
Vitamina C: 1.000 a 3.000 mg
Coenzima Q_{10}: de 100 a 300 mg

❦ Colesterol alto e infarto

Los niveles altos de colesterol no constituyen por sí mismos un problema en cuanto a las enfermedades cardíacas se refiere. El problema surge cuando el colesterol, especialmente el denominado LDL, se oxida, entonces la respuesta inflamatoria por parte del sistema inmunológico lleva a la formación de placas en las arterias. Para evitar la oxidación del colesterol son muy importantes los siguientes antioxidantes:

Vitamina E (combinada): 400 a 800 U.I.
Tocotrienoles: 100 a 400 mg
Vitamina C: 500 a 1.000 mg
Coenzima Q_{10}: 100 mg
Extracto de pepitas de uva o extracto de corteza de pino: de 50 a 100 mg
Té verde: de 1 a 3 tazas diarias

ALIMENTOS ACONSEJADOS

Existen muchas frutas y verduras con un alto contenido en antioxidantes, y cuantas más incluyamos en nuestra dieta, mejor. A continuación se enumeran algunas de las más destacadas.

- Uvas, fresas, cerezas y arándanos contienen unos fitonutrientes llamados flavonoides que tienen una enorme actividad antioxidante.
- El vino tinto y el zumo de uva negra tienen también flavonoides que actúan como protectores contra las enfermedades cardíacas.
- Las frutas cítricas —entre ellas las naranjas, los limones y las limas— contienen todas ellas flavonoides.
- Las zanahorias contienen los carotenoides, que ayudan a prevenir el cáncer. Esos carotenoides se encuentran también en las naranjas y en un tipo de calabazas de color amarillo.
- Los vegetales crucíferos, entre ellos el brócoli, la coliflor, la calabaza, la col rizada y las coles de Bruselas, contienen diversos antioxidantes (tienen también fitonutrientes anticancerígenos como el indol y el sulforafano).
- Los ajos y las cebollas contienen antioxidantes que ayudan a prevenir el cáncer y las cardiopatías.
- Los tomates son ricos en el antioxidante llamado licopeno, que ayuda a prevenir el cáncer de próstata.
- El té contiene polifenoles, un potente antioxidante que protege al organismo del cáncer y de las enfermedades cardíacas. Tanto el té verde como el negro contienen polifenoles (el té verde en mayor concentración).

❧ Fumadores

Fumar es una manera segura de despojar al cuerpo de antioxidantes. Los suplementos antioxidantes pueden ayudar a reducir, aunque no a eliminar, algunos de los efectos dañinos del tabaquismo. Cuando los fumadores toman antioxidantes, lo primero que notan es una mayor energía. Esto se debe probablemente a que estas sustancias ayudan al organismo a desintoxicarse de los perniciosos componentes químicos, lo cual libera la producción de energía de las células.

Vitamina C: de 1.000 a 2.000 mg
Ácido lipoico: 100 mg
Coenzima Q_{10}: 100 mg
Vitamina A: de 1.500 a 5.000 U.I.
Selenio: 200 mcg
Tocotrienoles combinados: 100 mg
Complejo carotenoide: 25.000 U.I.
Té verde: de 1 a 3 tazas diarias

APIS

—A Verónica le acababan de diagnosticar artritis reumatoide en las manos. El dolor y la rigidez le impiden a veces escribir –dijo la madre de Verónica, quien había acompañado a su hija a mi consulta.

—¿Cómo es ese dolor? –pregunté a Verónica, que sólo tenía 10 años.

—A veces lo siento como si me quemara y a veces siento escozor –me contestó.

Le puse una dieta especial de seis semanas. Lamentablemente, no funcionó como yo esperaba, A la siguiente visita le receté *Apis*, un remedio homeopático que está indicado en casos de artritis en los que aparecen dolores de quemazón y escozor.

Al cabo de dos semanas, la madre de Verónica me telefoneó para decirme que a la niña se le había pasado el dolor.

—Estupendo –le dije–, pero Verónica tiene que seguir tomando *Apis*; necesitamos más tiempo para asegurarnos de que el efecto dura.

Hice que Verónica siguiera el tratamiento otros tres meses. La última vez que hablé con su madre hacía cuatro años que había iniciado el tratamiento. La artritis de Verónica no ha vuelto a aparecer.

ACERCA DE *Apis*

Apis es un remedio que se extrae de las abejas, del aguijón y también del animal. Pensemos en los síntomas que produce la picadura de estos animales: escozor, quemazón, hinchazón y picores. Éstos son los síntomas que hacen efectivo el *Apis*, por tanto, un médico homeopático puede recetarla para las picaduras, las reacciones alérgicas –incluida la urticaria–, la artritis, las infecciones urinarias, las dolencias renales, el herpes, la irritación de garganta y el dolor de ovarios.

Apis también está indicada cuando los síntomas van acompañados de falta de sed, respuesta negativa al calor y respuesta positiva a la aplicación de compresas frías.

Dosis

En los casos agudos, como una picadura de abeja o una reacción alérgica, aconsejo tomar la dosis de la fórmula homeopática de potencia 30C cada quince minutos. Después hay que esperar y comprobar si el remedio actúa. Otra opción es tomar una dosis de una potencia mayor, como 200C.

Para erupciones cutáneas, dolores de garganta y otras dolencias que no sean tan agudas, recomiendo tomar potencias de 6C, 12C o 30C dos veces al día, de tres a cinco días, o tanto como sea necesario para seguir mejorando.

¿Cuáles son sus efectos secundarios?

No existen efectos secundarios en el caso del *Apis*. O cura o bien no hace efecto alguno. Cabe destacar que precisamente por eso los niños también lo pueden tomar.

APIS
El médico naturista lo recomienda para...

Artritis
Si se notan las articulaciones hinchadas con un dolor que quema o pica, y si se advierte mejoría con la aplicación de compresas frías, lo más probable es que esta dolencia disminuya con *Apis*.

❧ Dolor causado por una inyección

Este remedio ayuda a aliviar el dolor que produce una inyección, como el que puede acaecer después de una vacuna.

❧ Dolor de ovarios

El *Apis* es específico para los quistes de ovario del lado derecho, donde se producen dolores y quemazón.

No sólo reduce el dolor sino que, además, el *Apis* ayuda a deshacer los quistes.

❧ Enfermedad renal

El *Apis* se utiliza en las enfermedades renales agudas, como la glomerulonefritis o nefritis aguda, en la que se produce pérdida de proteína por la orina e inflamación orgánica.

❧ Herpes

El *Apis* es un remedio de uso corriente para las infecciones de herpes. Los herpes que aparecen en la boca –irritaciones que pican y duelen y que forman una vesícula– se curan rápidamente con *Apis*. También se utiliza en el tratamiento del herpes genital.

❧ Herpes zóster

El *Apis* es uno de los principales remedios homeopáticos para el tratamiento del herpes zóster, especialmente cuando causa picor o quemazón. Ayuda a aliviar los dolores y a curar el herpes.

❧ Infecciones del tracto urinario

Este tipo de infecciones se tratan con *Apis*, el cual está especialmente indicado para las infecciones de vejiga que producen escozor al orinar. Si la infección atañe al riñón derecho, es más que probable que este tratamiento funcione bien.

❧ Irritación de garganta

El *Apis* es muy eficaz para aliviar el dolor y la inflamación de garganta, sobre todo si se producen unas características especiales, como, por ejemplo, quemazón (que se alivia con las bebidas frías) y una campanilla inflamada y de color rojo brillante.

◦ Meningitis

Los síntomas de esta enfermedad incluyen rigidez de nuca, fiebre alta y pupilas dilatadas. Este tratamiento homeopático funciona mejor en los pacientes que empeoran cuando se les aplica calor. Se puede utilizar combinado con el tratamiento convencional.

◦ Picaduras de abejas

El *Apis* alivia de inmediato el dolor de una picadura de abeja. Ésta es la prueba del principio homeopático de «lo similar cura lo similar». Se debe tomar lo más pronto posible para evitar que empeoren la hinchazón y otros síntomas. Es un remedio que hay que tener en el botiquín de casa.

◦ Reacciones de tipo alérgico

Las reacciones alérgicas que ocasionan urticaria o dolores de quemazón y picor que van moviéndose por todo el cuerpo mejoran rápidamente con *Apis*. Esta sustancia mejora también otros síntomas de reacciones alérgicas, como la inflamación de garganta y ojos.

Nota: en el caso de reacciones alérgicas hay que acudir a un centro médico de urgencias, especialmente si se nota hinchazón en la lengua, en la garganta o en la cara y/o problemas respiratorios.

◦ Toxemia del embarazo

En el caso de la toxemia del embarazo, con proteína en la orina, presión sanguínea alta y mucha inflamación en el cuerpo, el *Apis* resulta un tratamiento adecuado.

ARÁNDANO COMÚN

—El oculista me ha dicho que tengo mal la vista, me imagino que es cosa de la vejez –me dijo Maureen, con 72 años.

—Bueno, a la vejez se la culpa de muchas cosas –le dije–. Cuénteme que le pasa en los ojos.

—Pues que ya no leo también como solía –contestó Maureen–. Pero lo que realmente me preocupa es que el médico me ha dicho que estoy desarrollando cataratas. Dice que si sigo así, dentro de uno o dos años tendré que operarme de cataratas, ¡y yo no quiero operarme de nada!

—Deje que le eche un vistazo –le dije.

Mientras observaba los ojos de Maureen con el oftalmoscopio, vi algo turbio en cada lente. Pero no creí que operar fuera necesario, y así se lo dije.

—En comparación con mucha gente de su edad, tiene los ojos bastante bien. Si ahora le hacemos seguir un protocolo adecuado y completo podríamos detener que fuera a más el proceso de las cataratas.

—¿De qué se trata eso que puede ayudarme? –me preguntó Maureen.

—De un montón de buenas cosas –le dije–. Usted necesita tomar más frutas y verduras en la dieta habitual, y además algunos antioxidantes. Uno de los principales suplementos que necesita tomar de manera regular son los arándanos.

Por fortuna, fue fácil convencer a Maureen de que probara esta planta. Ya había oído hablar de ella a través de un amigo, y se preguntaba qué tal funcionaría. Lo que le expliqué le confirmó que podría serle útil.

Diez meses después, Maureen fue al oftalmólogo a que le revisara la vista. Éste le dijo que las cataratas no habían empeorado en absoluto, y que, en todo caso, habían mejorado ligeramente. No tuve ninguna duda de que el extracto de arándanos le estaba siendo beneficioso a Maureen.

Un fruto probado y puro

El arándano común *(Vaccinium myrtillus)* es una de las plantas más populares en Europa y Norteamérica. A millones de europeos les encantan la mermelada de arándanos y muchos comen las bayas. Miles de personas confían en sus efectos medicinales en la vista, así como su efecto tónico en el sistema circulatorio.

La fruta del arándano se usa medicinalmente desde la edad media, y se ha utilizado para tratar el escorbuto (los arándanos son muy ricos en vitamina C y en flavonoides). Se sabe que sus hojas y su fruto tienen poder astringente. A ello se debe que se empleara y se emplee todavía en la actualidad para combatir la diarrea y las infecciones urinarias. También se utiliza para la diabetes, las venas varicosas y otras dolencias de tipo circulatorio.

La Comisión E, guía terapéutica alemana de hierbas medicinales, enumera la planta del arándano común y la cataloga como eficaz en el tratamiento de la diarrea aguda y las inflamaciones leves de las membranas mucosas de la boca y la garganta. El interés por la planta del arándano se acentuó durante la segunda guerra mundial, cuando los pilotos de la Royal Air Force británica aseguraron que el consumo de mermelada de arándanos mejoraba su visión nocturna y su precisión en las jornadas de bombardeos. Casi 20 años después, los científicos empezaron a estudiar esta planta y sus efectos en la vista.

Un pigmento potente y especial

Los investigadores han llegado a la conclusión de que los antocianósidos, unas sustancias de gran efecto antioxidante, son los responsables de muchas de las propiedades curativas de los arándanos. Ese poder antioxidante es el que reduce el deterioro y descomposición celular; gracias a él los antocianósidos mejoran la circulación sanguínea a través de los capilares.

Los arándanos fortalecen las paredes capilares, evitando así la formación de hematomas, hemorragias, venas varicosas y problemas circulatorios. Por otra parte, una mejor circulación sanguínea permite que los valiosos nutrientes lleguen de manera más fluida a estructuras especiales, como, por ejemplo, la retina del ojo. A ello se debe que problemas de la vista como las cataratas, la degeneración macular y la mala visibilidad nocturna pueden evitarse con estos frutos.

Los pigmentos especiales de los arándanos tienen, además, un efecto antiinflamatorio natural, lo cual los hace especialmente útiles en enfermedades como la artritis reumatoide.

Dosis

Yo aconsejo, para la mayoría de los adultos, tomar un extracto estándar de un 25% de antocianósidos de 160 mg dos veces al día. Para personas adultas con problemas más graves, la dosis se puede aumentar a 160 mg tres veces al día. Así, por ejemplo, en el caso de inflamación de venas varicosas (flebitis), la dosis deberá ser de 480 mg diarios durante una semana o más, hasta que la inflamación disminuya, y después la dosis de mantenimiento será de 320 mg. La mayoría de mis pacientes notan mejoría con 320 mg y en dosis prolongadas.

En el tratamiento con arándanos, la presentación más común es en cápsulas. También está disponible en tintura y en comprimidos. Como he mencionado anteriormente, los europeos utilizan los arándanos como fruta, pero para obtener el mismo beneficio que una cápsula se necesitaría una gran cantidad de estos frutos: ¡para igualar la cantidad contenida en 320 mg de un extracto normalizado de arándanos, tendríamos que comer tres tazones!

Casualmente se han encontrado en la uva tinta el mismo tipo de antioxidantes que en los arándanos, unos antioxidantes que han demostrado reducir el riesgo de sufrir enfermedades cardíacas (tanto el vino tinto como el zumo de uva tinta contienen estos antioxidantes recomendados con frecuencia).

¿Cuáles son sus efectos secundarios?

No se conoce ninguna toxicidad en los arándanos, aunque hacen que la sangre sea más fluida. Por consiguiente, si se está tomando una medicación anticoagulante, es importante avisar al médico de que se está tomando extracto de arándanos. Es posible que en ese caso el facultativo recete una dosis inferior del anticoagulante farmacológico.

ARÁNDANO COMÚN
El médico naturista lo recomienda para...

Cataratas
En la actualidad es muy frecuente la intervención quirúrgica de cataratas. El deterioro oxidativo del cristalino está asociado a la exposición a la luz solar y al desarrollo de cataratas. Los arándanos y sus propiedades antioxidantes son muy efectivos para las personas que sufren cataratas.

Obviamente, es mucho más sensato tomar estos frutos como prevención o bien en una primera fase de la aparición de cataratas y no esperar al final de su desarrollo. Para el tratamiento de esta enfermedad ocular, recomiendo, asimismo, tomar otros antioxidantes, como las vitaminas A, C, E, selenio, carotinoides, zinc y otros, junto a los arándanos para un tratamiento más agresivo.

El efecto de la vitamina E y de los arándanos a la hora de prevenir el progreso de las cataratas quedó patente en un análisis clínico aleatorio de doble ciego controlado por placebo. Este estudio de calidad demostró que una combinación de arándanos (360 mg) y vitamina E (100 mg) en dosis diaria durante cuatro meses evitaba el avance de las cataratas en un 97% de los 50 individuos con principio de cataratas seniles que se prestaron a la investigación. La ventaja añadida fue que no aparecieron efectos secundarios. Este estudio resultó esperanzador al mostrar que muchas personas con cataratas en una primera fase pueden evitar pasar por una intervención quirúrgica con unos suplementos sin riesgo como son los arándanos y la vitamina E.

❧ Degeneración macular

La mácula es una porción de la retina que se encuentra en la parte posterior del ojo y es responsable de la agudeza visual. La degeneración de la macula lleva a una lenta o repentina pérdida de la visión central, y es una de las principales causas de ceguera en personas mayores de 55 años.

Existen dos tipos de degeneración ocular, la seca y la húmeda. En la húmeda se da una formación anormal de vasos sanguíneos en la parte posterior del ojo. El tratamiento con arándanos es el más indicado para la degeneración macular seca, que es la más frecuente. Según parece, el daño que causan los radicales libres, derivado del tabaquismo y la luz solar, es la causa subyacente de la degeneración macular. Entre los factores de riesgo se encuentran también la hipertensión y la aterosclerosis. El efecto antioxidante de los arándanos puede proteger de esta enfermedad ocular.

El protocolo que yo sigo en los casos de degeneración macular es recetar a los pacientes un suplemento de antioxidantes (luteína, zinc, carotenoides, vitamina C y A, y pepitas de uva) junto a extracto de arándanos y de *Ginkgo biloba*.

Diarrea

Los médicos europeos aconsejan tomar arándanos para el tratamiento de la diarrea aguda, aunque yo no los he utilizado nunca para ese fin. Se sabe que tienen un efecto astringente sobre las membranas de las mucosas, lo cual mitiga la diarrea. La comisión E alemana la recomienda en los casos de «diarrea agua inespecífica».

Fatiga visual

Muchos de mis pacientes se quejan de cansancio de la vista y de dolores de cabeza como consecuencia de pasarse horas trabajando delante del ordenador. La mayoría de ellos observan que tiene los ojos mucho mejor después de haber tomado arándanos. Mis pacientes me informan de que su vista mejora, sienten los ojos menos cansados y enrojecidos y de que suelen tener menos dolores de cabeza. Los arándanos son beneficiosos para todos aquellos que tienen que pasar muchas horas delante de la pantalla de un ordenador (aunque para quienes tengan que sentarse delante de un ordenador muchas horas al día, recomiendo también las nuevas pantallas planas, que emiten menos radiaciones y avisan de vez en cuando de que hay que descansar.

Glaucoma

El glaucoma es una enfermedad que causa presión en los tejidos intraoculares. Ello se debe a la falta de drenaje y acumulación de fluido en el globo ocular.

El glaucoma es una enfermedad grave y la segunda causa de ceguera después de la degeneración macular. Los arándanos tienen un efecto protector del glaucoma al aumentar la fortaleza de los tejidos oculares. Aunque no hay estudios que avalen esta propiedad, son muchos los médicos holísticos que aconsejan tomar arándanos para combatir esa enfermedad.

Hemorroides

Los arándanos fortalecen las paredes capilares y, por consiguiente, evitan la acumulación de fluido en los vasos sanguíneos y en los tejidos que los rodean. Además, estimulan la circulación a través de los vasos. Estas funciones hacen de los arándanos un suplemento muy eficaz para la prevención y tratamiento de las hemorroides.

Me quedé muy impresionado por un estudio realizado con 51 mujeres embarazadas que tomaron extracto de arándanos. El extracto les mejoró considerablemente el dolor, la quemazón y el picor asociados a las hemorroides. Tras leer este estudio, he tenido en cuenta los arándanos para la prevención y el tratamiento de esta dolencia, así como de venas varicosas en las embarazadas.

Retinopatía

Los arándanos han mostrado ser beneficiosos para quienes sufren enfermedades en la retina, lo cual es común en las personas con diabetes o hipertensión arterial.

Varices

Muchas de mis pacientes a partir de los 40 años desean un tratamiento natural para las varices. Los arándanos mejoran la circulación sanguínea, de modo que constituyen una de las mejores plantas para ello. En el mismo estudio en el que los investigadores examinaron la capacidad de los suplementos de arándanos para reducir los síntomas de hemorroides en las embarazadas, los médicos vieron que también mejoraba las venas varicosas.

Muchos de mis pacientes que han tomado esta planta para tratarse las varices me han contado que el aspecto de sus varices mejoró perceptiblemente y que también evitó que se extendieran. Los arándanos funcionan muy bien en combinación con el extracto de castaño de Indias y el de pepitas de uva (o extracto de corteza de pino) para el tratamiento de las varices.

Visión nocturna

Las investigaciones llevadas a cabo han mostrado que los arándanos mejoran la producción de energía en los ojos, algo esencial para tener una buena visión nocturna. El extracto de arándanos mostró una mejoría relevante en la capacidad de los pilotos de adaptarse a los cambios de luz. Si bien un estudio ha puesto en entredicho esta suposición, sabemos que los arándanos han ayudado a la gente en el pasado. Y puesto que no es una sustancia tóxica, no hay razón por la que el lector no lo pruebe un tiempo y descubra si mejora su visión nocturna.

ARÁNDANO ROJO AMERICANO

Durante décadas, los profesionales de la medicina convencional se mofaron de la idea de que el zumo de arándano rojo americano pudiera acabar con las infecciones urinarias. Era algo que se contemplaba tan sólo como un remedio popular.

Estas bayas *(Vaccinium macrocarpon)* tienen un magnífico historial curativo, y muchas personas han dado buena cuenta de sus propiedades medicinales. Si bien a mí me gusta examinar los estudios científicos, las numerosas historias de sus propiedades se suman a la evidencia empírica. Ahora las investigaciones han sobrepasado a la historia popular de los arándanos. En la última década, numerosos estudios han demostrado que los arándanos son bastante efectivos a la hora de evitar las infecciones urinarias y también prevenirlas.

Los indios nativos americanos, así como los antiguos europeos, han utilizado los arándanos con propósitos medicinales durante mucho tiempo. No los contemplaban como una cura para las infecciones urinarias, sino que iban más allá y los utilizaban para tratar ataques de la vesícula biliar, problemas de hígado y de estómago, y para prevenir el escorbuto (tanto la vitamina C como los flavonoides, sustancias presentes en los arándanos, ayudan a prevenir el escorbuto).

En la actualidad, millones de personas de todo el mundo utilizan el zumo de arándanos y los suplementos de estas bayas, y el colectivo médico lo ha llegado a aceptar.

En los últimos años hay muchos más médicos convencionales que aconsejan arándanos a sus pacientes.

Los frutos llamados arándanos provienen de un arbusto del género *Vaccinium* que cuenta con numerosas especies (arándano común, arándano negro, etcétera). El arándano rojo americano crece en entornos pantanosos.

Personalmente, recomiendo los arándanos rojos para la prevención y tratamiento de las infecciones del aparato urinario y de la próstata. Las investigaciones realizadas demuestran que estos frutos inhiben el crecimiento de la bacteria *E. coli,* responsable de la mayoría de las infecciones del tracto urinario. En cuanto a fuente alimenticia, los arándanos rojos aportan vitamina C y flavonoides y están especialmente indicados para personas con venas varicosas y cataratas que necesitan un aporte mayor de estas sustancias.

Dosis

❧ Zumo

Es importante beber zumo de arándanos que no contenga azúcar. El zumo corriente –el que se encuentra en la mayoría de las estanterías de los supermercados– está endulzado con azúcar, sustancia que inhibe el sistema inmunológico y aumenta las bacterias dañinas.

A cualquier persona que sufra una infección urinaria le aconsejo que tome 250 ml de zumo de arándanos rojos (una taza) sin azúcar de cuatro a cinco veces al día. Si resulta demasiado ácido, puede diluirse con un poco de agua. En caso de tratamiento y prevención de infecciones urinarias crónicas, aconsejo tomar a diario una o dos tazas de zumo de arándanos sin azúcar.

❧ Cápsulas y comprimidos

Si se toma arándano rojo en cápsulas, la dosis variará en función de la potencia del producto. Antes, las cápsulas tenían una concentración tan baja de arándanos que había que tomar ocho o más para conseguir el mismo efecto terapéutico que cuatro tazas de zumo. Hoy en día, tanto las cápsulas como los comprimidos tienen una concentración más alta, de modo que para obtener un efecto terapéutico hay que tomar de tres a cuatro.

¿Cuáles son sus efectos secundarios?

No se han descrito efectos secundarios, pero yo recomendaría a los diabéticos que antes de tomar zumo de arándanos rojos durante un período prolongado lo consultaran con su médico. Los azúcares naturales de la fruta pueden causar problemas con el nivel de azúcar en sangre. Sin embargo, si se tiene diabetes, se pueden evitar las subidas de azúcar tomando zumo de arándanos rojos durante las comidas.

ARÁNDANO ROJO AMERICANO
El médico naturista lo recomienda para...

✦ Infección de próstata

Las infecciones de próstata, llamadas prostatitis, son más comunes en los hombres que tienen hiperplasia de la glándula prostática, cosa que sucede aproximadamente a la mitad de los hombres mayores de 50 años. *E. coli* es la bacteria que más comúnmente se asocia a las infecciones de próstata.

La próstata que aumenta de tamaño presiona sobre la uretra y ello hace que disminuya el caudal de orina. Como consecuencia, es más probable que las bacterias y otros microbios se desarrollen en la uretra y provoquen una infección. Los arándanos rojos pueden ayudar a evitar este problema.

✦ Infecciones de los conductos urinarios

Hasta hace tan sólo una década se creía que el zumo de arándanos rojos evitaba las infecciones urinarias al hacer descender el pH de la orina. Un pH más bajo hace que el entorno resulte más inhóspito para la bacteria *E. coli*.

No obstante, estudios realizados en la década de 1990 demostraron que las sustancias fotoquímicas de los arándanos rojos —llamadas proantociandinas— evitan que las bacterias ataquen las paredes de la vejiga y de los conductos urinarios. Se descubrió, asimismo, que la fructosa contribuía a evitar que ciertas cepas de *E. coli* se adhirieran a las células del tracto urinario.

Finalmente, un estudio publicado en 1998 en el *New England Journal of Medicine* demostró que los arándanos evitan que las fimbrias (brazos y manos de las bacterias) se peguen a las paredes del tracto urinario. (En la investigación se descubrió que había otras bayas que cumplían una acción similar).

Aconsejo tomar zumo de arándanos rojos o extracto del fruto a manera de suplemento a aquellas personas que estén tomando antibióticos para combatir una infección del aparato urinario, especialmente si tienen una infección renal. Este uso combinado optimiza la posibilidad de una recuperación rápida.

En 1994, en un estudio publicado en el *Journal of the American Medical Association* se descubrió que el consumo continuado de zumo de arándanos rojos reducía de manera significativa la frecuencia de bacterias y pus en la orina de mujeres ancianas. En este estudio, de seis meses de duración, 153 mujeres bebieron algo menos de medio litro de zumo de arándanos al día –junto al consabido «grupo de control», que tomaba un placebo con un sabor similar al del zumo–, observándose una mejoría al cabo de un período de cuatro a ocho semanas.

Se descubrió que el consumo de 500 mg de extracto de arándanos rojos en cápsula era prácticamente igual de efectivo que el antibiótico trimetoprima a la hora de prevenir las infecciones del aparato urinario en mujeres con un historial de infecciones de orina. La ventaja del extracto de arándanos rojos sobre los antibióticos es que el primero no destruye la flora del organismo, cosa que podría acarrear un exceso de hongos y problemas digestivos.

ARGININA

Conocida sobre todo por su capacidad para dilatar los vasos sanguíneos, la arginina (también llamada L-arginina) mejora la tensión arterial y la circulación sanguínea. Sin embargo, este aminoácido tiene otros muchos beneficios para un buen número de dolencias, además del sistema cardiovascular.

La arginina se encuentra en la alimentación, en productos como la carne roja, el pollo, el pescado, los productos lácteos, los frutos secos, las semillas, la soja y sus derivados, las legumbres y el chocolate. Nuestro organismo puede también sintetizarla a partir de los aminoácidos L-ornitina y L-citrulina.

La arginina juega un papel clave en la producción de óxido nítrico, el cual dilata las células y mejora el flujo sanguíneo en las arterias, entre ellas las esenciales arterias coronarias. Entre otros beneficios en el sistema cardiovascular destacan su efecto licuador de la sangre, la reducción de los radicales libres y la inhibición de la enzima que transforma la angiotensina (lo que produce un descenso de la presión sanguínea).

Los diabéticos son más proclives a tener un nivel excesivamente bajo de arginina y deben considerar tomarla como suplemento.

Dosis

La dosis óptima es de 5 a 20 g al día, dependiendo de la dolencia que se esté tratando. Se pueden conseguir mejores resultados simultaneando la toma de extracto de corteza de pino en dosis de 120 mg al día. Asimismo, la arginina de absorción lenta aporta más efectos terapéuticos debido a la corta vida (actividad en el organismo) de la L-arginina.

¿Cuáles son sus efectos secundarios?

Algunas personas acusan problemas digestivos. En un estudio de la Johns Hopkins University Medical Center, se administraron suplementos de L-arginina (en dosis de hasta 3.000 mg tres veces al día) a 55 participantes, mientras que a otros 59 se les dio un placebo. El estudio se interrumpió debido a que a los seis meses se produjeron seis muertes entre los participantes que tomaban L-arginina, y ninguna en el grupo que tomaba un placebo. En respuesta a ello, los investigadores recomendaron no tomar este suplemento en el caso de haber sufrido un infarto. Hay que precisar que las seis muertes pudieron deberse al azar. Dos de los participantes murieron de un infarto o a causa de sus complicaciones; dos a consecuencia de infecciones sanguíneas ajenas a la L-arginina; y las otras dos por causas desconocidas.

En todo caso, estoy de acuerdo en que las personas que hayan sufrido un ataque al corazón no deben tomar L-arginina, al menos hasta que se efectúen más estudios clínicos. Pero quienes no tengan antecedentes de infartos, considero que tomar 3.000 mg de L-arginina al día en tres dosis es seguro y eficaz para tratar la hipertensión y la insuficiencia cardíaca congestiva, así como para mejorar el flujo sanguíneo en los diabéticos.

ARGININA
El médico naturista la recomienda para...

🕊 Alteración del sistema arterial periférico
El dolor muscular en las extremidades inferiores debido a la claudicación intermitente, un trastorno de la patología arterial periférica caracterizado por calambres y dolores intensos y que se debe a una mala circulación sanguínea, puede mejorar con la L-arginina.

🕊 Angina de pecho
Existen diversos estudios que avalan el hecho de que la ingestión oral de L-arginina reduce los síntomas de la angina de pecho (dolor y presión en el pecho) y mejora la tolerancia al ejercicio físico y la calidad de vida.

🕊 Cistitis intersticial
La L-arginina es uno de los pocos tratamientos naturales estudiados para esta dolorosa enfermedad que afecta a la vejiga y al suelo pélvico. Está demostrado que reduce el dolor asociado a esta dolencia. Debe tenerse en cuenta que no se producen resultados significativos hasta transcurridos tres meses de tratamiento.

🕊 Disfunción eréctil
En un estudio aleatorio de doble ciego controlado con placebo se examinaron los efectos de 5 g diarios de L-arginina oral durante seis semanas en 50 hombres con disfunción eréctil.

El 31% de los que tomaron L-arginina comparados con 2 de 17 controles mostraron una significativa mejora subjetiva de la función sexual. Cabe señalar, asimismo, que los nueve pacientes tratados con L-arginina, los cuales experimentaron mejoría, habían tenido inicialmente un nivel bajo de óxido nítrico en la orina, y ese nivel al final de la prueba se había duplicado.

Tomar extracto de corteza de pino en una dosis de 40 mg tres veces al día puede mejorar la acción de una dosis menor (1,7 g diarios) de L-arginina.

🌿 Hipertensión arterial

La L-arginina reduce la presión sanguínea de individuos con buena salud y también de aquellos que tengan diabetes tipo II. He observado que la L-arginina de absorción lenta es la que mejor funciona en estos casos.

🌿 Insuficiencia cardíaca congestiva

La L-arginina combinada con el tratamiento convencional mejora ciertos análisis, como los que se refieren a una mejor filtración renal y eliminación de líquidos, en personas aquejadas de insuficiencia cardíaca respiratoria. Antes de añadir este aminoácido al tratamiento que siga, el paciente debe consultarlo con su cardiólogo.

🌿 Pérdida de peso relacionada con el sida

En un estudio clínico de doble ciego y de ocho semanas de duración se comprobó que la L-arginina como suplemento oral combinada con hydroximetilbutirato y glutamina incrementó la masa corporal y mejoró el sistema inmunológico.

🌿 Úlceras en los pies de personas diabéticas

Unas investigaciones preliminares de sumo interés han probado que la aplicación tópica de L-arginina (5 g diarios) en los pies mejora la circulación de las personas que sufren diabetes.

ÁRNICA

Si yo tuviera que elegir un único medicamento homeopático para que los homeópatas lo utilizaran en su profesión, éste sería sin duda el árnica *(Árnica montana)*.

Incluso el más intransigente de los escépticos cambiaría de opinión si observara lo que este remedio homeopático puede hacer. Dudo que exista ninguna otra medicina que pueda aliviar de una manera tan efectiva y demostrable los efectos de un traumatismo. He recetado árnica a muchos familiares, así como a muchos pacientes, y prácticamente todos sin excepción me han dicho que los resultados han sido «¡milagrosos!».

No hace mucho tiempo, me telefoneó mi hermana y, con una voz llena de desconcierto, me preguntó si podía ayudar a mi sobrino de cuatro años. Con unos llantos de fondo, me contó que el niño, corriendo por la casa, había tropezado y se había golpeado fuertemente la cabeza contra una tabla. Enseguida le había salido un chichón enorme encima de un ojo.

Por lo general, cuando me llaman pidiendo ayuda suelo darme un tiempo y pensar lo que voy a aconsejar que hagan, pero en este caso, un accidente común en los niños, lo único que necesitaba saber es si el pequeño estaba del todo consciente. Los llantos de fondo contestaron mi pregunta.

Le dije a mi hermana que le diera una dosis de árnica de su botiquín homeopático y que me llamara al cabo de quince minutos.

Me llamó y sus primeras palabras fueron «¡Es increíble!».

Los llantos habían cesado.

—Apenas puedo creerlo –siguió hablando mi hermana–. Le he dado el árnica y al cabo de uno o dos minutos iba viendo realmente como iba bajando el chichón. ¿Es eso posible?

—Sí –le contesté–. Yo también lo he visto con mis propios ojos.

Efectivamente, lo había visto, y muchas veces.

Una respuesta natural

El árnica es siempre eficaz para recuperarse de un traumatismo, ya sea una caída, un golpe, una distensión muscular o un proceso postoperatorio. Este medicamento no sólo contribuye a evitar que el golpe vaya a más, sino que además alivia el dolor.

Conmoción cerebral

Es una pena que en las salas de urgencias no se utilice el árnica homeopática. Es especialmente útil en el caso de las conmociones cerebrales. Si bien existen muchos medicamentos que alivian el dolor, no conozco otro que acelere tanto el proceso de recuperación de una conmoción, un estado en que el cerebro está realmente contusionado. El árnica desempeña un papel crucial en este tipo de problemas, tremendamente eficaz en los casos de traumatismos craneales o conmociones, ya sean a consecuencia de un accidente automovilístico, una colisión o una caída.

Pero el árnica no sólo alivia el dolor, sino que además ayuda al paciente a reorientarse cuando se siente confuso. Ayuda a reducir la inflamación cerebral que tiene lugar cuando se ha producido un traumatismo grave, y por ello precisamente recomiendo que se tenga siempre en el botiquín casero. Debe tenerse siempre a mano, en casa, en la oficina y en el automóvil para cualquier urgencia. Es muy útil.

Recuperación muscular

El árnica sirve de gran ayuda cuando los músculos están doloridos a consecuencia de un exceso de ejercicio físico. Recuerdo perfectamente cómo me sentí tras hacer una tanda de ejercicios, después de haber estado un buen tiempo sin moverme. Fui al gimnasio e hice mucho levantamiento de pesas para ejercitar el tórax y los brazos. Al día siguiente, apenas podía abrir mi maletín sin lanzar un gemido. Parecía como si me hubieran golpeado los músculos con un bate de béisbol.

¡El médico acude al médico! Después de un par de dosis de árnica, se me calmaron los dolores, y por la tarde de ese mismo día apenas sentía un rastro del gran malestar que había experimentado. Fue una lección, claro está; aprendí que tenía que ponerme en forma de una manera más gradual. Sin embargo, hasta el deportista más preparado puede experimentar ocasionalmente algún tirón, alguna distensión o agujetas. Siempre que la causa del malestar corporal sea el exceso de deporte, el árnica resulta de gran ayuda; conozco a bastantes deportistas de élite que tienen a mano árnica para utilizarla llegado el momento.

Postoperatorio

Según un estudio del *Archives of Facial Plastic Surgery*, el árnica homeopática reduce considerablemente la zona afectada en una cirugía plástica.

Dosis

La dilución más común es la 30C, pero puede utilizarse cualquier potencia que se tenga a mano. Hay que disolver dos bolitas debajo de la lengua cada 15 minutos para aliviar el traumatismo. Con dos o tres dosis será suficiente.

Nota: la dosis es la misma para cualquier edad.

¿Cuáles son sus efectos secundarios?

Si bien apenas hay efectos secundarios, es mejor no utilizar árnica de manera regular, pues puede disminuir la respuesta al tratamiento. Así, por ejemplo, yo no aconsejaría tomarla después de cada sesión si se hace ejercicio físico regularmente; debe ingerirse cuando es realmente necesario, en el caso de contusiones fuertes o accidentes traumáticos.

El árnica no interfiere con la toma de analgésicos o de cualquier medicamento que se prescriba en caso de accidente.

Advertencia: no hay que confundir la hierba árnica con el árnica homeopática. La hierba árnica (disponible en forma de crema y de tintura) es de uso tópico y se aplica sobre la piel intacta, sin herida, para aliviar los dolores musculares, y no debe ingerirse.

ARROZ DE LEVADURA ROJA

«Mis niveles de colesterol total y de lipoproteínas de baja densidad (LDL) están por las nubes. Mi médico insiste en que tome un medicamento a base de estatinas para reducir esos niveles, pero conozco a mucha gente que sufre efectos secundarios de estos medicamentos. ¿Hay alguna alternativa?», me preguntó Melvin, un gestor inmobiliario que tenía predisposición genética a altos niveles de colesterol. Lo que le propuse fue tomar extracto de arroz de levadura roja, que en el transcurso de dos meses contribuyó a normalizar sus niveles de colesterol.

El colesterol es una sustancia esencial presente en todas las células del organismo. Los pacientes se sorprenden cuando se enteran de que alrededor del 85 % del colesterol que tenemos en el cuerpo se elabora en el hígado y, en menor grado, en el intestino delgado. El resto lo aporta la alimentación. El colesterol circula en la sangre dentro de unos receptáculos portadores llamados lipoproteínas, que llevan grasa (lípido) por dentro y proteína por fuera.

A mi juicio, se habla demasiado con respecto a los altos niveles de colesterol, especialmente del colesterol total. Es cierto que no conviene que los niveles de LDL, y más concretamente de subpartículas como las VLDL (lipoproteínas de muy baja densidad), sean demasiado altos. Cuando el colesterol de este tipo resulta dañado por la oxidación, contribuye a la inflamación en el interior de las arterias y la consiguiente acumulación de placa. Asimismo, es beneficioso tener altos niveles de HDL (lipoproteínas de alta densidad), que ayudan a eliminar el colesterol de las arterias.

Parece que los niveles de colesterol LDL establecidos en 2004 por el Programa Nacional de Educación sobre el Colesterol, de los Institutos Nacionales de la Salud de EE.UU., hacen que casi todos los adultos sean candidatos predestinados a medicarse a base de estatina. Más tarde se supo que ocho de los nueve autores de la nueva recomendación en materia de estatina mantenían vínculos económicos con fabricantes de estatinas, algo que no habían dicho. ¿Quién decía que está garantizada la objetividad?

Para los pacientes que realmente necesitan reducir el nivel de colesterol debido a factores genéticos, les recomiendo un cambio de alimentación, ejercicio y la ingesta de suplementos con arroz de levadura roja, aceite de pescado y niacina. Sin duda vale la pena tomar arroz de levadura roja antes que cualquier fármaco reductor del colesterol, que suelen venir acompañados de muchos riesgos, como lesiones hepáticas, colapso muscular, dolores musculares y articulares, pérdida de memoria y mayor riesgo potencial de sufrir cáncer.

El arroz de levadura roja se ha utilizado históricamente como colorante alimentario y conservante de pescado y carne en las cocinas china y japonesa. Se trata de un arroz fermentado con la levadura *Monascus purpureus*.

El arroz de levadura roja contiene un ingrediente llamado monacolina K, que inhibe la acción de una enzima en el hígado (HMG-CoA reductasa), implicada en la síntesis de colesterol. Se supone que tiene un efecto similar al de los medicamentos a base de estatina, como la lovastatina (Mevacor). Sin embargo, en los estudios con arroz de levadura roja no se han descrito problemas relacionados con altos niveles de enzimas hepáticas o dolor o debilidad muscular.

La cantidad de monacolina K en el arroz de levadura roja es mínima en comparación con la que hay en la lovastatina. Puede que otros ingredientes del arroz de levadura roja, como una familia de otras ocho monacolinas, esteroles y ácidos grasos, también contribuyan a su potente acción reductora de los niveles de colesterol.

Dosis

La cantidad empleada en estudios publicados es de 1.200 a 2.400 mg diarios. Yo suelo empezar administrando a los pacientes 1.200 mg dos veces al día y repetir el análisis al cabo de dos a tres meses. Algunos pacientes son capaces de mantener bajos niveles de colesterol con 1.200 mg diarios.

¿Cuáles son sus efectos secundarios?

Pueden producirse leves efectos secundarios, como ardor de estómago, mareos y flatulencia, aunque mis pacientes no los experimentan muy a menudo. Aquellas personas que sufran algún trastorno hepático deberían utilizar el extracto de arroz de levadura roja con precaución, aunque hasta ahora no se han detectado problemas hepáticos en los estudios con el producto. Dado que no se sabe si es seguro durante el embarazo y la lactancia, conviene que las mujeres eviten tomarlo en estas situaciones. Recomiendo a quienes toman extracto de arroz de levadura roja que lo complementen con de 50 a 100 mg de coenzima Q_{10} para prevenir toda posible deficiencia.

ARROZ DE LEVADURA ROJA

EL MÉDICO NATURISTA LA RECOMIENDA PARA...

Cáncer

Un estudio muy interesante publicado en el *American Journal of Cardiology* concluyó que los enfermos del corazón que tomaban arroz de levadura roja tenían un 48% menos probabilidades de morir por otras causas, como el cáncer, que los miembros del grupo placebo. Esto se debe tal vez al efecto antiinflamatorio del suplemento.

Cardiopatía

El mismo *American Journal of Cardiology* examinó el efecto del extracto de arroz de levadura roja en el riesgo de sufrir una cardiopatía en pacientes chinos con antecedentes de enfermedad cardiovascular. En el ensayo participaron 1.445 personas de 65 a 75 años de edad. Durante cuatro años, alrededor de la mitad de ellas recibieron 600 mg de Xuezhikang (un extracto de arroz de levadura roja) dos veces al día, mientras que los demás tomaron un placebo dos veces al día. En el grupo de tratamiento, la tasa de nuevos accidentes coronarios, incluidos los infartos no mortales, casos de muerte súbita por causas cardíacas y otros fallecimientos relacionados con el corazón, se redujo casi un 37%. Quienes tomaban extracto de arroz de levadura roja tenían un 48% menos probabilidades de morir de derrame cerebral que los miembros del grupo placebo.

Niveles altos de colesterol

A menudo recomiendo el extracto de arroz de levadura roja a los pacientes con niveles de colesterol elevados por causas genéticas, especialmente de LDL. En mi opinión, su uso es preferible al de las medicaciones a base de fármacos reductores del nivel de colesterol. Investigadores de la Escuela de Medicina de la UCLA (Universidad de California en Los Ángeles) hallaron que el arroz de levadura roja reduce significativamente los niveles de colesterol. En el estudio de doble ciego de 12 semanas de duración participaron 83 personas sanas (46 hombres y 37 mujeres de 34 a 78 años de edad) con altos niveles de colesterol. Se les administró arroz de levadura roja en dosis de 2.400 mg dos veces al día o un placebo y se les indicó que consumieran una dieta similar a la del paso I de la American Heart Association. En las semanas 8.ª y 12.ª, los niveles de colesterol total, LDL y triglicéridos se habían reducido significativamente en el grupo que tomaba el suplemento de extracto de arroz de levadura roja en comparación con el grupo placebo. No hubo diferencias en los niveles de HDL entre los dos grupos. En el estudio no se observaron efectos secundarios problemáticos. Yo he visto en muchos casos descensos de 30 a 40 puntos en el nivel de colesterol total, y he tenido pacientes cuyo nivel de colesterol ha disminuido hasta 100 puntos. Los niveles de LDL también pueden descender de 30 a 40 puntos o más.

ARSENICUM ALBUM

La homeopatía es uno de los tratamientos más fascinantes y efectivos que hay, y si bien es una de las terapias más difíciles de aprender, lo cierto es que también es una de las más gratificantes. Curiosamente, decenas de miles de médicos convencionales (y cientos de miles de otros profesionales de la salud) de todo el mundo utilizan la homeopatía como práctica habitual en sus consultas.

Millones de personas se benefician de la homeopatía. En Alemania, aproximadamente un 40% del total de médicos prescriben a sus pacientes tratamientos homeopáticos o les derivan a médicos que lo hacen. Según Dana Ullman, coautora del libro *Everybody's Guide to Homeopathic Medicines*, en India hay más de 70.000 médicos homeópatas oficiales.

Otro país con un gran número de seguidores de esta ciencia es Gran Bretaña, sede del Royal London Homeopathic Hospital. La propia familia real viene recurriendo a la homeopatía desde 1930. En Francia, más de 6.000 médicos la practican y más de 18.000 farmacias venden productos homeopáticos.

En Estados Unidos, la homeopatía es una de las líneas del comercio minorista de productos dietéticos que experimenta el mayor crecimiento. Famosos de Hollywood, como Lindsey Wagner y Jane Seymour, abogan abiertamente por la homeopatía y divulgan los beneficios que han obtenido en sus tratamientos.

Sin embargo, en Estados Unidos hay muchos médicos que se resisten a la homeopatía. Cambiarían de opinión al ver los efectos beneficiosos de un remedio como el *Arsenicum*.

Aunque la raíz de esta palabra, «arsénico», haga pensar en el veneno que lleva este nombre, esta medicina homeopática no tiene ninguno de sus efectos dañinos.

Médicos homeópatas europeos y norteamericanos llevan más de dos siglos recetando *Arsenicum* a sus pacientes sin que se haya dado ni un solo caso de envenenamiento.

Espectacular alivio físico

La mujer de uno de mis pacientes me llamó una vez alrededor de la medianoche. Su marido estaba sufriendo una intoxicación alimentaria.

Estaba tirado en el suelo del cuarto de baño, desesperado, aquejado de vómitos y diarrea. Era comprensible que quisiera quedarse en el baño.

Al oír que sufría esos dos síntomas a la vez, le receté el medicamento homeopático *Arsenicum*. La afección del hombre se mitigó después de una dosis, reduciéndose la diarrea y los vómitos, y esa noche el paciente consiguió dormir, algo que necesitaba.

Aconsejo tomar *Arsenicum* cuando los síntomas físicos incluyan escalofríos, empeoren entre las 12 y las 14 horas, los dolores intensos se alivien con calor y la sed se calme con sorbitos de agua.

Suelo recetar *Arsenicum* para la ansiedad, el asma, la diarrea, las intoxicaciones alimentarias y las alergias, aunque puede utilizarse para muchas otras dolencias.

Espectacular alivio psicológico

El *Arsenicum* no sólo ayuda a superar los síntomas físicos, sino también los psicológicos.

Jolene era una paciente que respondía bien al *Arsenicum*. Padecía frecuentes crisis de ansiedad y angustia, le costaba mucho relajarse y estaba constantemente en movimiento. Le preocupaban muchas cosas, pero en especial su salud. Ningún médico le encontraba dolencia alguna, pero fue pasando durante años de un facultativo a otro para asegurarse de que no tenía nada. Jolene solía lavarse las manos muchas veces al día, sobre todo después de saludar a alguien, pues temía contagiarse de algún germen. Sus preocupaciones acerca de la salud y la ansiedad general que sufría le causaban insomnio.

Tras hablar con ella, le receté *Arsenicum*. Le preocupaba muchísimo tomar ese medicamento por miedo a sus efectos secundarios, de modo que le hice tomar la primera dosis en mi consulta, cosa que pareció aliviar sus preocupaciones.

Pasado un tiempo, el insomnio de Jolene fue mejorando poco a poco. Cuatro meses más tarde, me dijo que se enontraba más calmada en general y que también sentía menos ansiedad. Si bien la ansiedad y los miedos siguen siendo un problema para ella, Jolene funciona mejor y, lo que es más importante, tiene una mayor paz mental.

El *Arsenicum* es un gran medicamento para las personas exigentes y que necesitan controlarlo siempre todo.

Dosis

Para aliviar síntomas agudos, como una diarrea o un ataque de ansiedad, se disuelven en la boca dos gránulos de potencia 30C (fuerte) cada cuarto de hora. Si al cabo de una o dos horas no mejoran los síntomas, se deja de tomar y se cambia de tratamiento. Para las dolencias crónicas, el médico homeópata es quien debe establecer el tratamiento.

Nota: la dosis es la misma para cualquier edad.

¿Cuáles son sus efectos secundarios?

Como ocurre con todos los medicamentos homeopáticos, los efectos secundarios no son ningún problema. Pero si se toma *Arsenicum* con demasiada frecuencia, pueden agravarse los síntomas que se están tratando o provocar otros relacionados con el remedio, como la ansiedad o el insomnio.

Hay que probar *Arsenicum* durante unos cuantos días; si los síntomas mejoran se seguirá una semana más y después se interrumpirá el tratamiento.

Si los síntomas vuelven a producirse, se tomará lo necesario para aliviarlos. Cuando los síntomas empeoren, o si no se está seguro de que ése sea el tratamiento correcto, debe dejarse de tomar y consultar a un médico homeópata.

ARSENICUM ALBUM
El médico naturista lo recomienda para...

❧ Alergias

Arsenicum es uno de los mejores remedios para la alergia al polen. Está especialmente indicado para los síntomas de ojos llorosos, quemazón, o el moqueo constante que deja el labio superior rojo y excoriado. También es un buen medicamento para las personas que sufren sensibilidad múltiple a productos químicos.

∽ Ansiedad

Muchos pacientes que sufren ansiedad encuentran mejoría en el *Arsenicum*. Las personas a las que sus miedos y fobias interfieren en sus vidas necesitan este medicamento. Suelen ser individuos muy perfeccionistas que precisan que las cosas sean tal como ellos quieren. Un síntoma clave es despertarse con ataques de ansiedad o pánico entre las 24 y las 2 horas; estas personas suelen ser muy inquietas y necesitan mucho tiempo para relajarse debido a sus miedos e inquietudes.

∽ Asma

El *Arsenicum* es el remedio más común para tratar y evitar el agravamiento de los ataques asmáticos. Recomiendo tomarlo al inicio de los síntomas de asma, y si no se siente alivio inmediato (en unos pocos minutos) debe recurrirse a un fármaco broncodilatador. También puede utilizarse conjuntamente con éste a fin de conseguir que los síntomas mejoren más rápidamente.

Advertencia: no conviene dejar de utilizar el broncodilatador si no lo aconseja el médico.

∽ Cáncer

Los médicos homeópatas utilizan el arsénico como un suplemento clave en el tratamiento del cáncer. Muchos de ellos han observado que los intensos dolores que acompañan a algunos tipos de cáncer se ven aliviados con *Arsenicum*, incluso en los casos en los que los analgésicos no surten efecto.

∽ Diarrea

El *Arsenicum* se emplea en los casos agudos de diarrea, especialmente cuando las heces son líquidas e intensas. También resulta muy eficaz en los casos de diarrea crónica, como sucede en las colitis. A menudo, la diarrea se ve agravada por la ansiedad, las bebidas frías y la ingesta de fruta. El *Arsenicum* es el tratamiento perfecto, percibiéndose una mejoría con sólo una o dos dosis.

La diarrea aguda es en todo el mundo una de las causas principales de la mortalidad infantil. Se da sobre todo en países del tercer mundo, donde la poca salubridad, la malnutrición y una deficiente asistencia médica son algo común.

El tratamiento de hidratación oral puede evitar la muerte por deshidratación, pero ello no reduce la duración de los episodios. En junio de 1991, en Leon, Nicaragua, se realizó un estudio clínico aleatorio de doble ciego con niños afectados de diarrea aguda; en él se trataba de comparar el tratamiento homeopático con un placebo. Ochenta y un niños de edades comprendidas entre los seis meses y los cinco años participaron en el estudio. A cada niño se le administró un medicamento homeopático individualizado (algunos tomaron *Arsenicum*) y se les hizo un seguimiento diario durante cinco días. También se les aplicó el tratamiento estándar de rehidratación oral. En los niños que recibieron el tratamiento homeopático la duración de la diarrea fue estadísticamente bastante menor.

Gripe

Aunque la cepa de gripe sea la misma, las personas tienen síntomas gripales distintos. Los síntomas dependen en parte de cómo reacciona el cuerpo ante la infección. El *Arsenicum* es eficaz para el virus de la gripe que ataca con diarrea y vómitos al mismo tiempo. Los escalofríos y el malestar son también característicos del tipo de gripe que requiere este remedio.

Los medicamentos homeopáticos cuestan a veces muchísimo menos que los fármacos convencionales. No son tóxicos y son muy eficaces contra las bacterias, los virus y los parásitos que ocasionan la diarrea. Por otra parte, los antibióticos tan sólo combaten la diarrea bacteriana.

Toxicidad del arsénico

Un estudio realizado con ratones envenenados con trióxido de arsénico demostró que el *Arsenicum* homeopático tiene un efecto protector en las enzimas hepáticas y en otros indicadores metabólicos. Yo he utilizado el *Arsenicum* en el tratamiento de pacientes intoxicados con metales venenosos, como arsénico, mercurio y plomo.

Úlceras

Las úlceras y la gastritis (inflamación del estómago) pueden aliviarse con *Arsenicum*, especialmente cuando los dolores de estómago se atenúan bebiendo leche. Después del remedio *Nux vomica*, el *Arsenicum* es el tratamiento más común en estos casos.

ASHWAGANDHA

Según la tradición de la medicina ayurvédica, practicada en India durante miles de años, la planta ashwagandha *(Withania somnifera)* se utiliza en el tratamiento de la fatiga, enfermedades crónicas, impotencia y pérdida de memoria. En la actualidad, en el siglo XXI, en Estados Unidos, esta respetada planta tiene una nueva e incluso más brillante reputación como tratamiento para el estrés.

Esta planta, también conocida como ginseng indio, cereza de invierno o withania, tiene gran similitud con el ginseng chino. En la medicina ayurvédica se utiliza también para tratar otras muchas enfermedades, además de las anteriormente mencionadas, entre las que se incluyen el asma, la psoriasis, la artritis y la infertilidad. Los médicos ayurvédicos la prescriben de manera específica atendiendo a los diferentes tipos constitucionales. A menudo se administra acompañada de las llamadas hierbas calientes, como la raíz de jengibre, a fin de intensificar su efecto tónico.

La raíz de la ashwagandha difiere del ginseng chino en su suave acción sedante. Esto la hace muy adecuada para el tipo de persona A, es decir, para quien siempre está «en marcha», hasta el punto de que es proclive a caer exhausta.

Multitónico

Los estudios demuestran que esta planta es un excelente adaptógeno que ayuda al organismo a sobrellevar el estrés mental y físico. Está asimismo demostrado que la ashwagandha ayuda a las personas que sufren agotamiento como resultado de un estrés crónico, que tienen debilidad inmunológica (en el caso del cáncer, por ejemplo), y que actúa como tónico en las enfermedades crónicas, especialmente en las inflamatorias.

Esta planta tiene, además, efectos beneficiosos en todos los sistemas del organismo, es excepcional en su función tónica sobre el sistema nervioso y tiene efectos sedantes y antiepilépticos. Pone en marcha diferentes componentes del sistema inmunológico para luchar contra los microbios invasores y, en el caso de un proceso inflamatorio, tiene un efecto armonizador.

Diversos estudios en animales y también *in vitro* han concluido que esta planta produce una actividad antitumoral. Se ha demostrado, asimismo, que tiene efectos antioxidantes, por lo que protege las células cerebrales (lo que explica que contribuya a evitar la pérdida de memoria) y estimula la producción de glóbulos rojos. Se dice que la ashwagandha es rica en hierro, de tal modo que es una opción para el tratamiento de la anemia ferropénica.

Los estudios realizados en animales han demostrado que incrementa los niveles de hormonas tiroidales.

En esta planta se han identificado, aislado y extraído más de 35 componentes químicos, entre los que cabe citar alcaloides, lactonas esteroidales, saponinos y withanólidos.

La planta ashwagandha se ha utilizado en muy pocos estudios en humanos, teniendo mucho más peso los numerosos estudios en animales y de laboratorio. Sin embargo, sigue siendo popular y muy valorada gracias a los miles de años de utilización en la medicina ayurvédica.

Dosis

La dosis normal en una persona adulta es de 1.000 a 3.000 mg al día de la raíz de la planta, o de 250 a 500 mg de un extracto estándar de 8 % de withanólido.

¿Cuáles son sus efectos secundarios?

Dado que la ashwagandha no es estimulante, apenas tiene efectos secundarios. Una dosis alta puede producir molestias digestivas.

ASHWAGANDHA
El médico naturista la recomienda para...

~ Anemia y retraso del crecimiento
Se ha sabido a través de dos estudios realizados con humanos y varios con animales que la ashwagandha incrementa la hemoglobina –el recuento de glóbulos rojos– y los niveles de hierro en el suero sanguíneo.

En un ensayo clínico que se llevó a cabo durante 60 días de forma continuada, 58 niños sanos de edades comprendidas entre los 8 y los 12 años tomaron leche tratada con ashwagandha reconstituida (2.000 mg al día). La planta mejoró los factores de la salud que contribuyen al crecimiento, lo que supuso a un aumento de la hemoglobina y de la albúmina. Los investigadores llegaron a la conclusión de que la ashwagandha potencia el crecimiento en la infancia, observando también que los niños del estudio eran menos propensos a desarrollar anemias.

❧ Artritis

En las recetas de la medicina ayurvédica se utiliza la ashwagandha para tratar la artritis y las dolencias que implican inflamación. En un estudio aleatorio de doble ciego, controlado con placebo, se administró a 42 personas aquejadas de osteoartritis un remedio a base de hierbas que contenía ashwagandha (además de boswellia, cúrcuma y zinc), durante tres meses. Se comparó el estado de salud con el de un grupo de control que tomó un placebo.

❧ Envejecimiento

Durante todo un año, 101 hombres voluntarios en buen estado de salud, de 50 a 59 años de edad, tomaron 3.000 mg de ashwagandha en polvo, o bien un placebo. Esta planta produjo unos efectos en el organismo que hicieron retrasar los efectos del envejecimiento en los participantes del estudio. Todos ellos mostraron un considerable aumento en la hemoglobina (recuento de glóbulos rojos o hematíes). Asimismo se percibieron mejorías en el calcio de las uñas y en el colesterol, mientras que cerca de un 72% constató una mejoría en las funciones sexuales.

❧ Estrés

Según parece, la ashwagandha ayuda al organismo a sobrellevar los efectos del estrés de manera más eficaz, y estoy seguro de que llegará a ser tan popular como el ginseng a la hora de enfrentarse a este problema ya demasiado común. Un prueba cínica de doble ciego, control-placebo, realizada con personas que antes de realizar el estudio sufrían ya un nivel muy alto de estrés crónico, demostró que el extracto de ashwagandha tiene unos efectos antiestrés excepcionales. Los investigadores descubrieron que quienes tomaron ashwagandha vieron reducidos en un 69,9% los síntomas relacionados con el estrés, mientras que los del grupo del placebo no experimentaron cambios significativos. Se produjeron mejorías considerables en los síntomas que rodean al estrés, entre ellos la irritabilidad, la ansiedad, el insomnio, la falta de concentración, la fatiga, los sudores, dolores de cabeza, dolores musculares y palpitaciones. Por otra parte, la ashwagandha ha demostrado su capacidad de disminuir la hormona cortisol y de aumentar la hormona adrenal DHEA, un efecto sustancial a la hora de combatir el estrés crónico.

Fatiga

La planta ashwagandha se ha utilizado históricamente para tratar la fatiga crónica, especialmente en pacientes que mostraban signos de agotamiento nervioso. Un ensayo clínico de doble ciego, controlado con placebo, demostró el poder de esta planta para potenciar la energía y mejorar la salud general. Las personas que tomaron la forma normalizada de ashwagandha experimentaron un aumento de energía del 79%, en comparación con el grupo que tomó un placebo.

Insomnio

En otro de estos estudios se demostró que el extracto de ashwagandha mejora el insomnio. Esto se debe a su efecto compensatorio sobre hormonas del estrés como el cortisol y el DHEA.

La fórmula herbal redujo de manera considerable la intensidad de los dolores y el grado de invalidez de los pacientes. Sin embargo, no se registraron grandes cambios en el proceso inflamatorio. En un estudio más reciente, de doble ciego y controlado con placebo, con individuos que tomaron un extracto de ashwagandha, se registró una reducción del 36,6% de la proteína reactiva C, comparándolo con el grupo del placebo. La proteína reactiva C es un marcador de la inflamación sistémica. Por otra parte, los dolores musculares de redujeron en un 70,6%.

Problemas de memoria

Algunos médicos holísticos aconsejan la ashwagandha por su efecto beneficioso en el cerebro. Esta planta ayuda a mejorar la capacidad de razonar y resolver problemas, y también la memoria. Los médicos ayurvédicos, familiarizados con sus buenos resultados, la aconsejan a los pacientes que empiezan a tener problemas de pérdida de memoria. Los estudios realizados con ratas han demostrado que mejora la función cognitiva.

ASTRÁGALO

Jerry se había sometido a quimioterapia para combatir un cáncer y de inmediato experimentó las secuelas del tratamiento continuado. Además de los efectos secundarios, como, por ejemplo, las náuseas, la quimioterapia contribuye a destruir el sistema inmunológico.

Sin lugar a dudas, Jerry iba a seguir con las sesiones de quimioterapia para poder controlar y, con suerte, erradicar el cáncer que sufría. No obstante, al mismo tiempo Jerry se preguntaba qué podía hacer para proteger el sistema inmunológico mientras seguía el tratamiento.

Me había encontrado en situaciones similares muchas veces, de modo que estaba preparado para responder a Jerry acerca de qué podía tomar que le ayudara a tolerar mejor la devastación de la quimioterapia. Como le expliqué, es muy importante asegurarse de que la concentración de células inmunes buenas, los llamados glóbulos blancos, no cayera en picado. Si existía una carencia de esas células inmunes, podrían sobrevenir graves infecciones secundarias.

—Mi consejo es que tome raíz de astrágalo –le dije.

Esta planta china *(Astragalus membranaceus)* es uno de los mejores tónicos para el sistema inmunológico. Es de uso común en China, Japón y actualmente en algunos hospitales estadounidenses para proteger a los pacientes de los efectos secundarios de los tratamientos con quimioterapia.

Siguiendo mi consejo, Jerry empezó de inmediato a tomar la dosis recomendada de astrágalo. Me informó de que los oncólogos que le atendían estaban sorprendidos de lo bien que toleraba las sesiones de quimioterapia en los últimos meses.

Al acabar las sesiones, cuando parecía que el cáncer remitía, Jerry me consultó de nuevo.

—¿Debo dejar de tomarlo?

Mi respuesta fue inmediata: —¡No, de ninguna manera!

De hecho le aconsejé algunos otros suplementos desintoxicantes y estimulantes del sistema inmunológico a fin de reforzar y aumentar las propiedades de la raíz de astrágalo.

—Es necesario que siga fortaleciendo el sistema inmunológico –le recordé.

Planificamos una dieta complementaria que debería mantener durante un año, que además de servir de contrafuerte le ayudara a evitar al mismo tiempo la reaparición del cáncer.

Un tesoro chino

Tras estudiar medicina oriental, tengo un respeto enorme por las plantas medicinales chinas y su poder curativo. Entre las más apreciadas de estas hierbas se encuentra el astrágalo, también llamado Huang qi.

Una traducción aproximada de Huang qi sería «energía amarilla», que es el color que tiene su raíz, la cual crece silvestre en el norte de China, en Taiwán, Mongolia, Japón y Corea. (En los últimos años, el astrágalo se cultiva comercialmente en Estados Unidos). Como sucede con numerosas plantas asiáticas, el astrágalo se utiliza por sus propiedades medicinales desde hace miles de años.

En la medicina tradicional china, los herboristas y los médicos asiáticos recetan astrágalo para ayudar a prevenir los resfriados y las infecciones de las vías respiratorias altas. Es eficaz en personas propensas a sufrir asma. Esta planta también se conoce como remedio contra la pérdida de apetito, las malas digestiones y la diabetes.

Los médicos chinos tradicionales a veces la recomiendan para los prolapsos orgánicos, es decir, problemas como los prolapsos uterinos y las hemorroides. Además, el astrágalo funciona como un diurético natural, ayudando a excretar el exceso de líquidos y a aliviar problemas como los edemas. También se conoce por curar las ulceraciones cutáneas y mejorar las causas que subyacen en una musculatura débil (debida a malas digestiones).

Como sucede con la mayoría de las hierbas chinas, el astrágalo se usa generalmente acompañado de otras hierbas, es decir, en una fórmula herbal, constituyendo un perfecto suplemento en un plato de sopa o de arroz. En realidad, en China es habitual usar la raíz de astrágalo en la cocina, como un ingrediente más.

Principios activos

No se sabe a ciencia cierta cuáles son exactamente los componentes del astrágalo que estimulan el sistema inmunológico. Es posible que sean unas moléculas similares al azúcar llamadas polisacáridos, que estimulan las células inmunes «buenas». El astrágalo contiene también unas sustancias llamadas saponinas que tienen un efecto estimulante del sistema inmunológico similar.

Tónico inmunitario

El astrágalo es una de las mejores plantas que existen en el mundo para potenciar el efecto protector del sistema inmunológico. ¿Cómo funciona en realidad? De manera parecida a la equinácea, el astrágalo aumenta los niveles de ciertas células inmunes que combaten a los virus y a otros intrusos del organismo. Esto incluye a los macrógafos, que son en cierta manera como los comecocos que circulan por ahí comiendo deliciosos microbios.

También activa las llamadas células asesinas naturales, que a modo de intrépidos guerreros atacan y destruyen células cancerosas y virus. Esto es muy importante, si se tiene en cuenta que nuestro organismo desarrolla células cancerosas de manera regular y que es el sistema inmunológico quien las mantiene a raya.

El astrágalo estimula, además, la secreción de una potente sustancia antivírica llamada interferón, que evita que los virus se reproduzcan. En un estudio revelador se observó a 28 personas durante más de dos meses y se comprobaron sus niveles de interferón. En comparación con otro grupo controlado, los que tomaron astrágalo experimentaron un aumento significativo de la producción de interferón; y esos niveles permanecieron elevados dos meses después de haber finalizado la prueba.

Lo que considero interesante es que durante muchos años las investigaciones médicas llevadas a cabo han estado intentando utilizar formas sintéticas de interferón para mejorar el sistema inmunológico. A personas enfermas de cáncer o de hepatitis C se les administra generalmente interferón, pero muchas de ellas se ven obligadas a dejar de tomarlo debido a sus numerosos efectos secundarios. Yo sugeriría que los investigadores centraran su interés en encontrar los principios activos de plantas como el astrágalo, que estimulan la producción del interferón natural del organismo, en vez de intentar emularlo artificialmente. Incluso sería mejor estudios convencionales acerca del uso de toda la planta.

Se ha comprobado, asimismo, que el astrágalo tiene un efecto beneficioso en la médula, el núcleo de los huesos donde maduran las células blancas o leucocitos. Los estudios realizados con animales han demostrado que el astrágalo aumenta el ejército de células blancas que se necesita para combatir a los microbios que invaden el organismo.

Finalmente, el astrágalo estimula la producción de anticuerpos en nuestro organismo. Éstos rodean a los invasores y hacen señales al sistema inmunológico para que destruya a los intrusos más comunes: bacterias, virus, hongos y otros microbios.

Dosis

La dosis habitual en el caso de la tintura de astrágalo es de unas 20 a 30 gotas, tres veces al día. Tomado en cápsulas, la dosis aconsejada es de 1.000 mg tres veces al día.

En la medicina tradicional china se emplean de 8 a 15 g de raíz en decocción, es decir, hervida en agua para extraer los ingredientes activos que mantienen y estimulan el sistema inmunológico.

¿Cuáles son sus efectos secundarios?

El astrágalo, en dosis muy altas, puede producir indigestión. En la medicina china, no se receta astrágalo a secas ni en dosis muy altas, sino que foma parte de una formulación si el paciente tiene cierto tipo de fiebre. En el caso de las enfermedades autoinmunes debe emplearse con precaución. Aparte de esto, se considera que es una planta segura para usar en cualquier momento.

ASTRÁGALO
El médico naturista lo recomienda para...

~ Cáncer

El astrágalo es con frecuencia una planta clave, tanto en las fórmulas herbales chinas como en las occidentales, para potenciar el sistema inmunológico de los enfermos de cáncer, ya que estimula la actividad de las células inmunes, como las macrófagas y las asesinas, conocidas por destruir las células cancerosas.

En un interesante estudio llevado a cabo en el Centro Médico de la Universidad de Texas, en Houston, los investigadores descubrieron que el astrágalo potencia o restaura la función de los leucocitos que extrajeron a personas con cáncer. Algunas de las células dañadas mejoraron de tal manera que llegaron a ser más activas que las células normales que se habían extraído a personas sanas.

Como he mencionado anteriormente es muy poco frecuente que se administre astrágalo de manera aislada, lo cual es muy complicado cuando se intenta averiguar qué hace la planta por sí misma.

Tradicionalmente, esta planta es tan sólo una más del conjunto de hierbas que, combinadas, estimulan el sistema inmunológico. Según mi propia experiencia, estas fórmulas tradicionales son las más eficaces. Sin embargo, he visto mejorar a pacientes que sólo habían tomado astrágalo, y algunos estudios avalan que es efectivo por sí solo.

El uso más frecuente es el de Jerry: usarlo para combatir los efectos secundarios de la quimioterapia. En las clínicas oncológicas de China y Japón, los médicos suelen confiar en el astrágalo para reducir los daños potenciales de la quimioterapia, haciendo que la médula ósea produzca un mayor número de leucocitos. Existen estudios preliminares que demuestran que el astrágalo, cuando se toma con aligustre *(Ligustrum lucidum)* puede llegar a aumentar el índice de supervivencia de pacientes con cáncer de mama tratadas de manera convencional.

Por otra parte, según parece, el astrágalo protege el hígado. En una prueba clínica, el astrágalo demostró proteger el hígado de la toxina llamada tetracloruro de carbono.

❧ Digestiones

En la medicina china se conoce el astrágalo como tónico digestivo. Si bien yo personalmente no lo he utilizado nunca de manera aislada para tratar los problemas digestivos, es un componente integral en las fórmulas chinas.

❧ Resfriado común e infecciones de las vías respiratorias altas

Si se es propenso a los resfriados y a las infecciones de las vías respiratorias altas, como la bronquitis, el astrágalo es una planta excelente. En un estudio realizado en China con 1.000 personas con un bajo nivel de defensas se determinó que tras tomar astrágalo, tanto en forma de aerosol nasal como en comprimidos, se resfriaron menos y sus síntomas fueron menos graves. Al revisar todos estos estudios, me he dado cuenta de que una planta como el astrágalo puede ahorrarle a una persona perder tiempo para el trabajo y también en la dedicación a su familia. Se ha demostrado, asimismo, que es eficaz en el tratamiento de la bronquitis crónica.

B

BAÑO DE ASIENTO

—Comenzaré inmediatamente con la dieta y las medicinas que acaba usted de recetarme. ¿Hay algo más que deba hacer? –me preguntó Bill, profesor de enseñanza media de 54 años de edad, que vino a mi consulta por su problema con las hemorroides.

—Sí, hay algo –contesté–, y le procurará algún alivio inmediato. Le aconsejo que tome un baño de asiento.

—¿Un baño de asiento? No he vuelto a oír esta expresión desde que era adolescente –observó Bill.

—Algunas de esas viejas terapias son las más eficaces –repuse–. Además, no le cuesta ni un centavo.

—Eso ya me gusta. ¿Cómo he de hacerme ese baño de asiento?

—Muy fácil.

Le expliqué que lo que le convenía era tomar un baño de asiento caliente alternándolo con uno frío, de modo que necesitaría dos palanganas de plástico o de metal suficientemente grandes como para poder sentarse cómodamente dentro de ellas.

—Llena una palangana de agua caliente –entre 37 y 41 °C–, pero procure que no esté demasiado caliente, sino justo soportable. Llene la segunda palangana de agua fría, tan fría como pueda usted soportarla.

Le recomendé que se sentara en la palangana caliente de tres a cinco minutos y luego en la fría durante unos 30 segundos.

—Hágalo tres o cuatro veces seguidas. Asegúrese de que la última palangana en que se siente sea la fría. Luego salga y séquese.

Y le recomendé otra cosa más:

—Añada 30 gramos de avellano de bruja al agua de cada palangana.

—No me gusta nada lo del agua fría –dijo Bill.

—Le creo; pero de hecho es el agua fría la que realmente ayuda a mejorar la circulación a las hemorroides y alivia mucho la congestión y el dolor, y por eso es la parte más importante del tratamiento.

—¿Cuántas veces he de hacerlo? – preguntó Bill.

—Tome un bajo de asiento todos los días durante la próxima semana, y después de dos a tres por semana durante un mes.

Tres días después, Bill me llamó para informarme de que el dolor punzante de las hemorroides había disminuido y señaló, además, que había dejado de sangrar después del segundo baño.

Agua balsámica

El baño se asiento alternativo es una forma de hidroterapia. Al usar el agua para transmitir calor o frío, uno puede manipular la circulación hacia la pelvis y los órganos del bajo vientre. Al aumentar el flujo sanguíneo en esta parte del organismo, las células inmunitarias también acceden a los nutrientes que contiene la sangre y que contribuyen a la curación. El dolor y la inflamación ceden cuando mejora la circulación.

Por supuesto, se puede probar con un baño de asiento de una sola temperatura, utilizando agua caliente o fría, según el caso.

Dosis

En casos agudos conviene tomar un baño de asiento dos veces al día, y en casos crónicos de dos a siete veces a la semana. Aconsejo reposar después de cada baño de asiento, y es probable que uno prefiera evitar toda actividad física durante una o dos horas después, hasta que el flujo sanguíneo recupere la normalidad. Lo mejor es adquirir una bañera de plástico especial para baños de asiento y colocarla en el cuarto de baño. Estas bañeras están diseñadas de manera que la circulación se centre en los glúteos. Si no se consigue ninguna, se puede utilizar la bañera normal de casa. Se llena la bañera de agua hasta que el nivel alcance justo por debajo del ombligo cuando uno está sentado en ella.

Cómo hacerlo: conviene utilizar un termómetro para medir la temperatura del agua. Para alternar entre el agua caliente y fría hay que tener preparados dos cubos de agua o utilizar la bañera de asiento adquirida por un lado y la bañera de la casa por otro. En el recuadro siguiente figuran indicaciones para que cada uno elija la bañera de asiento más idónea para su estado.

¿Cuáles son los efectos secundarios?

Los baños de asiento tomados regularmente son seguros. Por supuesto, hay que tener cuidado al meterse en la bañera y volver a salir, y toda persona que necesite ayuda debería tener a alguien cerca.

En caso de padecer diabetes, problemas del corazón o hipertensión arterial conviene consultar previamente al médico, pues el baño de asiento puede alterar la tensión sanguínea, el pulso o los niveles de glucosa.

BAÑO DE ASIENTO
El médico naturista lo recomienda para...

⁕ Dolor abdominal o uterino, dolor lumbar, insomnio, hemorroides, espasmos musculares
Añádanse al agua dos tazas de sales de Epsom.
   Tratamiento con agua caliente entre 37 y 41 °C de 5 a 8 minutos, una o dos veces al día.

⁕ Estreñimiento, hiperplasia prostática, prolapso uterino o rectal
Tratamiento con agua fría entre 13 y 24 °C de 5 a 8 minutos, una o dos veces al día.

⁕ Infección aguda de la vejiga, picor en el recto, infección aguda de los conductos urinarios
Tratamiento con agua tibia entre 33 y 36 °C de 15 minutos a 1 hora (según el grado de confort), una o dos veces al día.

⁕ Infecciones vaginales, prostatitis, jaqueca, recuperación posparto, infección crónica de los conductos urinarios
Tratamiento alternativo: agua templada de 3 a 5 minutos y agua fría de 30 a 60 segundos. Repítase tres veces al día.

BARDANA

—En esta fórmula desintoxicante hay raíz de bardana, yo nunca he oído hablar de eso. ¿Para qué sirve, doctor Stengler? –me preguntó Wendy, una de mis pacientes.

—La bardana es una planta magnífica para desintoxicar el organismo –le contesté–. En su caso, creo que le irá bien para su eccema crónico. Si conseguimos que digiera usted mejor y que el hígado filtre mejor las toxinas, también mejorará la piel. La bardana ejerce todas esas funciones.

La bardana *(Articum lappa)* es un excelente depurativo que secunda la función del hígado, nuestro principal órgano depurador. También ayuda a los riñones en su función depuradora y elimina las impurezas de la sangre, como las bacterias malignas y las levaduras. El drenaje linfático es una función depurativa del organismo que está subestimada, función a la que también contribuye la bardana. Las semillas de esta planta actúan como un diurético natural que depura las toxinas solubles en agua.

Principios activos de la bardana

La bardana ilustra el tipo de hierbas medicinales calificadas como «rehabilitadoras». Una hierba rehabilitadora es la que mejora la salud general equilibrando y tonificando las funciones del organismo; mejora asimismo las funciones metabólicas al actuar sobre el proceso digestivo y de eliminación. A veces este tipo de plantas se denominan «purificadoras de la sangre», ya que ayudan a limpiar el hígado y la sangre. Suelen ser ricas en minerales, fitonutrientes y otras sustancias que estimulan el metabolismo y la curación.

También se alude a ellas como «tónicos», pues tonifican y optimizan diferentes sistemas orgánicos. De manera indirecta aportan energía al mejorar el estado de salud general; y dado que potencialmente apenas son tóxicas pueden utilizarse durante largos períodos de tiempo.

La bardana es originaria de Asia y Europa, y se cultiva en Estados Unidos. Los fitoterapeutas y los naturópatas norteamericanos utilizan principalmente las raíces por sus propiedades medicinales, pero también se usan las hojas y los frutos de la planta. La especie común de la bardana *(Arcticum minus)* también es eficaz.

La raíz de bardana contiene muchos y diferentes elementos, entre ellos inulina, fitosteroles, poliacetilenos, ácido ártico, ácidos volátiles, taninos, vitamina A, hierro, calcio, sodio y otros minerales. Se dice que es «refrescante» en virtud de su efecto sobre la temperatura corporal.

La bardana es una planta excelente para problemas cutáneos como acné, eccema, psoriasis y erupciones. Su función de equilibrador hormonal la hace especialmente útil en el tratamiento del síndrome premenstrual, y también para aliviar los síntomas de la menopausia. Se utiliza, asimismo, para la diabetes, la artritis y la gota. Además de mejorar las digestiones y ayudar a desintoxicar el sistema linfático, la bardana tonifica el sistema urinario y mejora las fiebres y los problemas de garganta.

Dosis

Recomiendo en adultos tomar una dosis de 20 a 30 gotas (0,5 mg), o bien de 300 a 500 mg en cápsulas de dos a tres veces al día con las comidas.

¿Cuáles son sus efectos secundarios?

La bardana es una planta muy segura, aunque con unas cuantas salvedades. Quienes sufren diarrea crónica deben empezar el tratamiento con una dosis muy baja, ya que la bardana estimula los órganos digestivos. En algunas personas, su uso prolongado puede causar irritaciones en el tracto urinario. No debe tomarse durante el embarazo.

BARDANA
El médico naturista la recomienda para...

Acné y problemas cutáneos

La bardana es mi planta favorita para el tratamiento del acné, junto al sauzgatillo *(Vitex agnus-castus)* y el cardo mariano, que le siguen de cerca. He visto resultados impresionantes de la bardana en acnés de tipo leve a moderado, y compruebo que de manera sistemática ayuda a mis pacientes.

Esta planta funciona bien porque trata todos los problemas fundamentales del acné: desequilibrio hormonal, malas digestiones, escasa actividad hepática, bacterias en el intestino y la piel, un crecimiento excesivo de levaduras y toxicidad general.

La mejoría suele aparecer al cabo de un período de cuatro a seis semanas de uso continuo, si bien es posible que los adolescentes necesiten algo más de tiempo antes de apreciar los resultados.

También es una de las mejores plantas para tratar el eccema.

Junto a la zarzaparrilla, la bardana es una de las mejores plantas para combatir la psoriasis. Para afrontar de manera más contundente la psoriasis, yo recomendaría aunar en un mismo tratamiento la bardana y la zarzaparrilla.

Cáncer

La bardana se encuentra frecuentemente en Occidente formando parte de las fórmulas de hierbas medicinales para tratar el cáncer. Puesto que el cáncer puede ser una enfermedad compleja, muchos investigadores han detectado una conexión entre esta enfermedad y «toxicidad» en el organismo.

La bardana contribuye a la desintoxicación del cuerpo y fortalece el sistema inmunológico. Por otra parte, sus propiedades como sustancia equilibradora hormonal pueden ser muy beneficiosas para los cánceres relacionados con las hormonas. (Las investigaciones acerca del cáncer y las terapias naturales son muy limitadas).

Diabetes

Los estudios realizados en animales han demostrado que la bardana mejora la tolerancia a la glucosa. Ello se atribuye a la inulina, una sustancia que constituye entre el 20 y el 40% de la raíz de esta planta.

Estreñimiento

El movimiento intestinal es más fácil cuando el hígado y la vesícula segregan más bilis, por ello es tan apropiado tomar bardana con las comidas a fin de mejorar la digestión y la eliminación de los alimentos.

✿ Fiebre e infección

La bardana es «refrescante». Sus semillas son especialmente eficaces para reducir la fiebre. También se utiliza para los casos de garganta irritada y llagas en la boca.

✿ Indigestión

Como hierba amarga que es, la bardana estimula los órganos digestivos y hace que trabaje de manera más eficaz. Con el tiempo, esta planta ayuda a reforzar el sistema digestivo y a mejorar las digestiones.

✿ Infecciones del tracto urinario

La bardana se utiliza para sustentar la función renal y para tratar las infecciones crónicas de los conductos urinarios.

✿ Síndrome premenstrual y menopausia

El hígado metaboliza las hormonas del organismo, cuanto mejor funciona, mejor es el equilibrio hormonal en su conjunto. El síndrome premenstrual es consecuencia de un desequilibrio hormonal, cosa que la bardana ayuda a corregir. Atendiendo a su condición de hierba «refrescante», reduce los sofocos comunes en la menopausia.

BOSWELLIA

En las noticias, hace algún tiempo, se habló de un famoso jugador de baloncesto al que se le había diagnosticado una rara enfermedad renal. La dolencia le obligó a dejar el deporte, al menos temporalmente, mientras quedaba a la espera de saber si era candidato a un trasplante de riñón. A partir de la trágica noticia de los problemas de salud de este jugador, se centró la atención en el uso prolongado de los antiinflamatorios, los cuales se recetan de manera habitual a muchos deportistas profesionales. Son muchas las personas que también los toman y pueden correr el riesgo de desarrollar problemas renales, hepáticos y gastrointestinales.

Aquellos que hayan estado tomando antiinflamatorios deben saber que plantas como la boswellia o planta del incienso son una alternativa efectiva y mucho más segura.

Mi conocimiento acerca de los remedios con plantas medicinales, como el caso de ésta, proviene de la experiencia con tratamientos naturales que se remontan a muchas generaciones atrás. La boswellia es una de las valiosas plantas que tuvo su origen en la medicina ayurvédica. Se utiliza con frecuencia en los procesos inflamatorios de enfermedades como la artritis reumatoide, la osteoartritis y la espondilitis cervical. Se ha estado usando en la medicina ayurvédica tradicional para combatir la diarrea, los problemas crónicos pulmonares, los trastornos de la menstruación y problemas de la piel.

Si bien fue en India donde se inició el uso de la boswellia, en la actualidad es muy común en Occidente, especialmente en Europa y Norteamérica.

Boswellia serrata, un arbusto que crece en India, el norte de África y en Oriente Medio, es pariente cercana de la planta del incienso *(Boswellia carteri)*, la cual contiene unos compuestos similares. Al descortezar un arbusto de boswellia, del tronco surge una resina gomosa con unos constituyentes que incluyen aceites y ácidos triterpénicos.

Entre esos ácidos triterpénicos se encuentran los ácidos boswélicos, y se sabe que gran parte de las propiedades antiinflamatorias provienen de ellos.

Cuando se busca boswellia entre los estantes de un establecimiento, se debe buscar un extracto normalizado de ácidos boswélicos.

Se cree que los ácidos boswélicos afectan a la síntesis de leucotrienos, lo que explica por qué produce un efecto calmante. Los leucotrienos son unos componentes de tipo hormonal que causan dolor e inflamación.

Dosis

Recomiendo tomar de 1.200 a 1.500 mg de un extracto normalizado de un 60 a un 65 % de ácidos boswélicos, dos o tres veces al día.

¿Cuáles son sus efectos secundarios?

Se cree que la boswellia es una planta muy segura. Los estudios realizados con animales no han mostrado problemas de toxicidad. Se sabe que en ocasiones puede producir leves problemas digestivos. No se han establecido consideraciones acerca de la seguridad en mujeres embarazadas y lactantes, por tanto, hasta que no se hagan las pruebas correspondientes, yo aconsejaría que las embarazadas se abstuvieran de tomar boswellia.

BOSWELLIA
El médico naturista la recomienda para...

❧ Artritis

Tradicionalmente, la boswellia se ha utilizado tanto para la artritis reumatoide como para la osteoartritis. Pero existen, además, muchos otros tipos de artritis, y la boswellia es en la actualidad bastante popular en el campo de la salud natural como antiinflamatorio para todos esos diferentes procesos.

Un investigador que examinó 11 estudios clínicos alemanes descubrió que la boswellia había resultado beneficiosa a 260 personas que no habían respondido bien a los tratamientos convencionales. Los científicos revelaron que el extracto normalizado de boswellia reducía considerablemente la inflamación y el dolor, y que generalmente aminoraba la rigidez matutina de las personas que sufren artritis reumatoide.

Pero todavía más sorprendente fue descubrir que algunas personas pudieron reducir la ingesta de antiinflamatorios no esteroideos (AINE). La dosis que se utilizó en la mayoría de los estudios fue de 1.200 a 1.500 mg de extracto de boswelia en cápsulas, de dos a tres veces al día, de modo que las personas tomaban un total diario de 3.600 a 4.500 mg del extracto.

En India, los investigadores descubrieron que esta planta funcionaba tan bien como el fármaco antiinflamatorio llamado Valdecobix. El estudio se hizo con 66 participantes (de edades comprendidas entre los 40 y los 70 años) con osteoartrosis en las rodillas; de ellos, durante seis meses, unos tomaron extracto de boswellia (333 mg tres veces al día) y otros, Valdecoxib (10 mg una vez al día). A los dos meses, los que tomaron boswellia experimentaron una considerable reducción en sus dolores y rigidez, y esos beneficios duraron hasta un mes después de haber dejado de tomar el extracto de boswellia.

Los participantes que tomaron Valdecobix notaron mejoría al cabo de un mes, pero ésta sólo duraba mientras tomaban el fármaco. Los autores de este estudio concluyeron que: «Teniendo en cuenta la seguridad, eficacia y duración de la acción [...] el extracto de boswellia superó al Valdecobix».

Otro estudio aleatorio controlado y de doble ciego mostró que el extracto de boswellia era muy eficaz y seguro para tratar la osteoartritis en las rodillas.

Es importante resaltar que los AINE, los fármacos que más habitualmente se toman para la artritis, ayudan a aliviar el dolor y la inflamación pero pueden potenciar la degeneración de los cartílagos. La boswellia no produce esa degradación, en realidad lo hace con el deterioro del cartílago creando una especie de elementos constitutivos llamados glicosaminoglicanos.

Son necesarias más investigaciones para saber si la boswellia disminuye o detiene el proceso de la enfermedad que subyace en la artritis, pero lo que sí sabemos es que la boswellia funciona muy bien en combinación con el sulfato de glucosamina y el metilsulfonilmetano (MSM), para tratar la osteoartritis.

Artritis reumatoide

Los estudios clínicos son contradictorios respecto a la eficacia de la boswellia en esta enfermedad, aunque personalmente considero que, junto a otros nutrientes naturales, como el MSM, el ácido graso omega-3, uña de gato y cúrcuma, es eficaz.

Asma

Estudios preliminares han demostrado que el extracto de boswellia ayuda a reducir la frecuencia de los ataques de asma y mejora la respiración de las personas asmáticas.

Colitis ulcerosa

La boswellia es eficaz para aliviar la inflamación asociada a la enfermedad inflamatoria intestinal (IBD, según sus siglas en inglés). En un ensayo clínico llevado a cabo con 42 personas con síntomas de colitis ulcerosa, los investigadores descubrieron que el extracto de boswellia era tan eficaz en cuanto a la remisión de los síntomas como el fármaco sulfasalazina, de gran potencia.

Enfermedad de Crohn

Debido a los efectos antiinflamatorios en el tracto digestivo, la boswellia ha demostrado ser eficaz en los casos de enfermedad de Crohn.

> **❧ Lesiones**
>
> La boswellia, junto a otras sustancias con propiedades antiinflamatorias (como la bromelina, la vitamina E y el MSM), se debe tener en cuenta para la prevención y el tratamiento de las lesiones deportivas y otros problemas musculares y articulares.

BROMELINA

—Mark, tienes que ver el moretón que tengo en la espalda. ¡Es enorme!

Mi amigo Les se agenciaba esos hematomas en la cancha de juego: se encontraba de lleno en las semifinales de hockey. Ya había tenido antes hematomas así y lo más seguro es que volvería a tenerlos, a no ser que dejara ese deporte.

—¿Te queda aún bromelina? –le pregunté, recordándole que sólo hacía una semana que le había dado ese remedio.

—Ah, sí, aún me queda algo.

Me he dado cuenta de que hay mucha gente que se olvida de que tiene a mano suplementos que en un momento dado pueden ser justamente lo que necesitan.

—¿Qué tal si te tomas dos pastillas cada dos horas? –le sugerí.

No habían pasado ni dos días cuando Les vino a verme para decirme que el hematoma y el dolor de hombros le habían mejorado extraordinariamente.

No me sorprendí en absoluto, eso era lo que esperaba de la bromelina.

Imitación de la piña

La bromelina es en realidad un grupo de enzimas proteicas derivadas de la piña, cuyas propiedades curativas ya se describieron en la bibliografía médica por primera vez nada menos que en 1876. Si bien las enzimas activas se encuentran en el fruto y también en el tallo, los productos que se comercializan como suplementos naturales se extraen exclusivamente del tallo.

SACAR EL MÁXIMO PARTIDO DE LOS ANTIBIÓTICOS

La bromelina se utiliza en muchos países para aumentar la absorción y sacar el máximo partido a los antibióticos.

En una prueba clínica se administró bromelina combinada con los antibióticos correspondientes a 53 pacientes hospitalizados. Las enfermedades de tales pacientes abarcaban gran variedad de problemas de salud: neumonía, bronquitis, infecciones cutáneas de estafilococos, tromboflebitis, celulitis, pielonefritis (infección renal) y abscesos en el recto. Del total de pacientes, 23 habían recibido tratamiento antibiótico sin éxito alguno. La bromelina se administró cuatro veces al día, bien junto a los antibióticos, bien sola.

A fin de establecer una comparación, se trató a un grupo de control de 56 pacientes sólo con antibióticos.

De los 23 enfermos que no habían tenido ningún resultado con los antibióticos, 22 respondieron favorablemente al tratamiento combinado. Los pacientes que recibieron el tratamiento combinado de bromelina y antibióticos experimentaron el mismo índice de mejoría en todas las enfermedades.

Para los médicos implicados en el estudio, esto fue una verdadera revelación. Muchos de ellos no sabían que la bromelina podía potenciar los efectos de los antibióticos de esa manera.

Confío en que en un futuro cercano veamos estudios de mayor alcance. Esos resultados prometedores indican que se podrán tomar dosis menores de antibióticos si los simultanean con la bromelina.

(Existe un gran número de médicos deseosos de reducir el desenfrenado uso de antibióticos, lo cual presagia nuevas cepas de bacterias resistentes).

Quienes tienen un sistema inmunológico débil o en situación comprometida pueden obtener grandes beneficios de la combinación de bromelina y antibióticos.

Niños, ancianos y enfermos de sida son especialmente unos buenos candidatos para estos tratamientos combinados.

La bromelina se utiliza para numerosas funciones: como digestivo, anticoagulante natural, antiinflamatorio, agente mucolítico, para mejorar el sistema inmunológico y para la salud de la piel. También se usa para mejorar la absorción de ciertos suplementos (como la glucosamina) y fármacos como los antibióticos.

Una de las extraordinarias características de la bromelina es reducir la inflamación en personas que padezcan artritis o enfermedades cardíacas.

También ayuda a controlar el proceso inflamatorio que se produce tras una lesión. Deshace los coágulos de sangre del lugar de la lesión, de modo que la hinchazón se reduce y, al mismo tiempo, mejora la circulación sanguínea en la zona o la inflamación. La bromelina también ayuda a controlar algunos de los agentes químicos naturales que produce el organismo y que tienden a aumentar la reacción inflamatoria tras una lesión.

Dosis

La dosificación de la bromelina, según el suplemento que se tome, se indica de dos maneras diferentes.

Una de ellas se indica en unidades de coagulación de la leche (MCU, según sus siglas en inglés), que es la unidad de medida de la actividad enzimática; y la otra se indica en unidades de digestión de la gelatina (GTU, según sus siglas en inglés).

Hay que buscar productos normalizados de 2.000 MCU por 1.000 mg o bien de 1.200 GDU por 1.000 mg.

La mayoría de las personas requieren una dosis de 500 mg tomados entre las comidas y tres veces al día.

¿Cuáles son sus efectos secundarios?

Los efectos secundarios de la bromelina son muy poco frecuentes; sin embargo, las personas sensibles pueden tener reacciones alérgicas.

En algunos pacientes que han tomado dosis cercanas a los 2.000 mg se han observado palpitaciones y un aumento del ritmo cardíaco.

BROMELINA
El médico naturista la recomienda para...

ᅟ Artritis
La bromelina es un componente muy conocido en las fórmulas naturales para combatir la artritis. Es eficaz tanto para la osteoartritis como para la artritis reumatoide.

ᅟ Cáncer
Se han realizado varios estudios para determinar la correlación entre el tratamiento con bromelina y la recuperación de un cáncer o su desaparición. En uno de esos estudios, se administró a 12 pacientes con tumores de ovarios y mamas 600 mg diarios de bromelina durante seis meses (algunos tratamientos siguieron varios años). Se informó de la resolución de masas cancerosas y disminución de metástasis.

En los casos en que se ha administrado bromelina en dosis de más de 1.000 mg al día combinadas con fármacos quimioterapéuticos, como 5-FU (fluorouracil) y vincristina, se ha informado de regresión tumoral.

Si bien no considero que la bromelina sea una de las plantas anticancerígenas más potentes, sí creo que es digna de más investigaciones. Quienes están utilizando quimioterapia para combatir un cáncer deben saber que añadir bromelina a ese procedimiento les ofrece un tratamiento más eficaz.

ᅟ Enfermedades cardiovasculares
Los médicos holísticos han expresado gran interés en usar bromelina para el tratamiento y prevención de las enfermedades cardiovasculares. Sabemos que la bromelina ayuda a destruir las placas fibrosas de las arterias, permitiendo así una mejor circulación sanguínea. En teoría, al menos, ésta es una manera segura de ayudar a prevenir los derrames cerebrales.

Cuando realizamos pruebas rutinarias para determinar si un paciente corre el riesgo de sufrir una enfermedad cardiovascular, la fibrina es uno de los indicadores que empezamos a examinar (dicho de otro modo: mucha fibrina en sangre es un indicador de que puede aparecer por alguna parte un derrame cerebral). Es muy significativo que la bromelina pueda «deshacer» la fibrina. En una prueba clínica, se administró bromelina a 14 pacientes con angina (dolor en el pecho) en dosis de 400 a 1.000 mg diarios, y el resultado fue la desaparición de síntomas en todos los pacientes entre 4 y 90 días.

La bromelina tiene, además, la virtud de deshacer la placa, los depósitos grasos que reducen el flujo sanguíneo a través de las arterias. La enzima ha demostrado que disuelve la placa arterioesclerótica de las arterias coronarias de las cobayas. Son necesarios más ensayos clínicos, pero he hablado con muchos médicos que han comprobado que los corazones de sus pacientes mejoraban con la bromelina.

Lesiones

Una de las aplicaciones más conocidas de la bromelina es el tratamiento de lesiones; en el caso de los hematomas reduce el dolor y la hinchazón de manera definitiva. En una prueba clínica realizada con 74 boxeadores que de manera regular sufrían golpes y lesiones en cara, labios, orejas, pecho y brazos, se administró a todos ellos bromelina cuatro veces al día. Al cuarto día, los signos de los golpes habían desaparecido en 58 del total de boxeadores.

Un grupo controlado de 72 boxeadores recibió un placebo (una cápsula llena de sustancias inertes). En ese grupo, 62 de los boxeadores tardaron de 7 a 14 días en ver desaparecer las lesiones (sólo 10 de ellos se libraron de ellas al cabo de cuatro días).

Mucosidad en vías respiratorias

La bromelina actúa como mucolítico, es decir, disuelve la mucosidad de las vías respiratorias. Si un paciente tiene bronquitis u otro tipo de dolencia respiratoria, comprobará que tomar bromelina le ayudará a expulsar la mucosidad más fácilmente. Por esas mismas razones, tomar bromelina ayuda a mejorar los problemas de la sinusitis.

Problemas digestivos

Durante mucho tiempo la bromelina se ha utilizado para ayudar al sistema digestivo a descomponer las proteínas, y en la actualidad existen muchas fórmulas digestivo-enzimáticas que cuentan por lo común con la bromelina como ingrediente clave. Ya sea de manera aislada o bien combinada con fórmulas enzimáticas, la bromelina puede ser de gran ayuda para personas con dolencias digestivas, como la colitis o el síndrome del intestino irritable (SII). Por otra parte, sabemos que un mal catabolismo de las proteínas conduce a reacciones inmunológicas que a su vez llevan a procesos inflamatorios como la artritis.

Quemaduras

Una crema especial de bromelina ha demostrado ser eficaz para eliminar los restos de quemaduras y también para acelerar la curación de la piel quemada.

Recuperación de una intervención quirúrgica

La bromelina es un suplemento muy valioso para ayudar a los pacientes a recuperarse con mayor rapidez de una intervención quirúrgica.

Según un estudio clínico, el suplemento de bromelina permitió a personas aquejadas de artritis reumatoide reducir los fármacos corticosteroides. Por otra parte, estos enfermos experimentaron una mejoría notable con respecto a la movilidad articular y también advirtieron menos inflamación. Este estudio es muy alentador, ya que muchas personas sufren efectos secundarios con el tratamiento de corticosteroides, por lo que cuanto menos medicamentos tomen, mejor se sentirán. Si los suplementos de bromelina pueden reducir la cantidad de esteroides que se requiere, el riesgo de efectos secundarios también se limita. Además, se ha demostrado que la bromelina reduce los ligeros dolores de rodillas en personas sanas.

Mi experiencia me dice que la mayoría de las personas con artritis pueden mantener una buena calidad de vida si tienen la oportunidad de probar la bromelina y otros productos naturales.

Según una prueba clínica, los pacientes a los que se les administró suplementos de bromelina de 2 a 4 días antes de una intervención se recuperaron más rápidamente del dolor y la inflamación que aquellos que no habían tomado la enzima. Esos pacientes tardaron un promedio de 1,5 días en verse libre de dolores, mientras que los que no tomaron nada tardaron unos 3,5 días. Sin la bromelina, la inflamación tardó en desaparecer una media de 6,9 días, pero quienes tomaron esta enzima sólo necesitaron unos 2 días para librarse de la inflamación.

En mi opinión, los suplementos como la bromelina deben administrarse de manera automática a todas las personas que se estén recuperando de una intervención quirúrgica. Sólo hay que pensar en los días de sufrimiento que pueden ahorrarse los pacientes.

⁕ Tromboflebitis
Según estudios clínicos, la bromelina ha demostrado ser muy eficaz en el tratamiento de coágulos de sangre en las venas, lo que comúnmente se llama tromboflebitis.

⁕ Varices
La bromelina es eficaz en el tratamiento de las venas varicosas. No la considero tan eficaz como el castaño de Indias y algunas otras hierbas, pero, de hecho, también ayuda.

C

CALCIO

Todos los anuncios que se hacen de la leche advierten de que necesitamos el calcio de la leche de vaca para tener unos huesos fuertes y una dentadura sana. Eso es bastante cierto, ya que el calcio es primordial para la fortaleza de los huesos –además de otros minerales–, y es verdaderamente beneficioso para los dientes. Pero existen más fuentes de calcio distintas de la leche, y muchas de ellas son en realidad *mejores* que ésta.

Pero antes de repasar las fuentes del calcio, vamos a echar un vistazo al mineral en sí.

Cada célula de nuestro organismo requiere calcio para poder llevar a cabo una multitud de funciones.

Este mineral es el que nos ayuda a contraer los músculos, mantiene los nervios en forma, facilita la división celular, y ayuda a organizar la liberación de los neurotransmisores, las señales químicas que circulan a toda velocidad entre las células nerviosas. Entre otros innumerables servicios, el calcio colabora en el ritmo cardíaco, en la coagulación de la sangre y en la actividad hormonal. Es un factor clave en las reacciones enzimáticas y en la motilidad del esperma.

El calcio es tan importante que constituye el 2 % de nuestro peso corporal, más que cualquier otro mineral. Es algo incuestionable: para contar con una buena salud y vitalidad necesitamos consumir y absorber de manera regular la cantidad suficiente de calcio.

Notables deficiencias

En algunos países se sufre una epidemia por falta de calcio. Tan sólo el 10 % de las personas adultas toman la dosis diaria recomendada de este mineral. Nuestros hijos tampoco ingieren suficiente calcio. Un 70 % de los muchachos adolescentes y un 90 % de las muchachas toman menos

TABLA 2

Calcio

Para quien tenga intolerancia a la lactosa o cualquier otro problema con los productos lácteos, éstos son algunos alimentos alternativos que permiten satisfacer las necesidades diarias de calcio que el organismo necesita.

Alimento	Ración	Calcio (en mg)
Wakame (alga)	½ taza	1.700 mg
Agar (alga)	¼ taza	1.000 mg
Nori (alga)	½ taza	600 mg
Kombu (alga)	¼ taza	500 mg
Sardinas con espinas	½ taza	500 mg
Salmón	100 g	150 mg
Tempeh	1 taza	340 mg
Collard greens	1 taza	355 mg
Leche	1 taza	300 mg
Arroz enriquecido con calcio o leche de soja	1 taza	300 mg
Almendras	1 taza	300 mg
Espinacas	1 taza	280 mg
Yogur	1 taza	270 mg
Semillas de sésamo	¼ taza	250 mg
Col rizada	1 taza	200 mg
Brócoli	1 taza	180 mg
Tofu	1 taza	150 mg
Nueces	¼ taza	70 mg
Judías pintas	1 taza	60 mg
Lentejas	1 taza	50 mg

de la dosis mínima recomendada en las directrices estándar de nutrición. Esta deficiencia es especialmente alarmante entre la población juvenil femenina, ya que las mujeres son más propensas a sufrir pérdida de masa ósea, y las posmenopáusicas que no han tomado suficiente calcio en años anteriores tienen los huesos frágiles.

En cuanto a las mujeres posmenopáusicas parecen ajenas al riesgo de sufrir carencia de calcio. La mayoría de las mujeres norteamericanas, por ejemplo, toman 600 mg de calcio al día, una cantidad bastante por debajo de los 1.200 mg diarios que recomienda la National Academy of Sciencies (Academia Nacional de Ciencias). ¿No es sospechoso que aproximadamente una de cada tres mujeres menopáusicas puedan sufrir osteoporosis?

Esta afección llega a causar más de 1,5 millones de fracturas al año.

Aquí aparece la pregunta que nutricionistas y médicos se hacen continuamente: dado que necesitamos más calcio, ¿cuáles son las mejores fuentes?

La mayoría de los médicos convencionales dirían de inmediato que la leche de vaca. Es cierto, la leche contiene calcio. Un cuarto de litro de leche entera contiene 302 mg de calcio, por lo que, en teoría, una mujer posmenopáusica podría obtener el calcio requerido con tan sólo cuatro vasos de leche al día.

Pero no es así de fácil. En primer lugar, hay personas que no toleran demasiado bien la leche de vaca. Cuando falta la enzima llamada lactasa –lo cual sucede a muchas personas–, es difícil digerir el azúcar de la leche (lactosa) y se es propenso a sufrir síntomas de flatulencia, hinchazón, náuseas, retortijones y diarrea. Según *The Merck Manual,* el 75 % de los adultos tienen deficiencia de lactasa en algún grado. Los individuos de ascendencia del noroeste de Europa, alrededor de un 20 %, tienen mucha menos deficiencia de lactasa, pero esa cifra representa una proporción muy pequeña en comparación con la población mundial. En el otro extremo, el 100 % de la población china tiene deficiencia de lactasa, por lo que de algún modo todos los chinos tienen intolerancia a la lactosa. Aproximadamente un 75 % de afroamericanos tienen deficiencia de lactasa, así como un gran número de individuos con ascendencia mediterránea.

Otro problema es que la leche de vaca y los productos derivados de ella suelen producir un exceso de mucosidad. He visto cómo muchos pacientes con sinusitis crónica y problemas de vías respiratorias altas (incluidos el asma y la bronquitis) mejoraban tan pronto como prescindían de la ingesta diaria de productos lácteos. Lo mismo sucede con los niños que tienen infecciones de oído recurrentes, ya que ese tipo de infecciones empeoran cuando el niño tiene demasiada mucosidad.

Hay algunos investigadores que sospechan que existe una relación entre la leche de vaca y el endurecimiento de las arterias, mientras que otros que creen que la leche puede ser una de las causas de enfermedades autoinmunes como el lupus y la artritis reumatoide. Se sabe también que el consumo de leche de vaca es un factor común de anemias por falta de hierro, ya que puede crear las condiciones que provocan hemorragias internas. (La anemia aparece cada vez que hay una pérdida excesiva de sangre).

Los niños que toman alrededor de tres cuartos de litro de leche de vaca entera al día tras el primer año de vida tienen un riesgo adicional de sufrir deficiencia de hierro, puesto que la leche que contiene poco hierro llega a sustituir a otros alimentos con un mayor contenido en hierro y puede causar hemorragias gastrointestinales ocultas.

Hay estudios que demuestran que la leche de vaca es una de las principales causas de estreñimiento en los niños.

¿Estamos perdiendo calcio?

Si bien la leche no es ni mucho menos la heroína dispensadora de calcio que se ha dado a entender que es, existen otros muchos alimentos que son mucho más villanos de lo que creemos.

Hay muchos alimentos, bebidas y hábitos que pueden provocar pérdida de calcio. Se ha comprobado que los refrescos, el sodio, el alcohol y el azúcar fomentan la excreción de calcio en la orina. También es probable que se pierda más calcio cuando se toma una dieta alta en proteínas animales.

El tabaco provoca, asimismo, pérdida de calcio. Por otra parte, se ha demostrado que el desequilibrio hormonal y una mala función digestiva pueden contribuir a una deficiencia de este mineral.

Debemos tener en cuenta los factores de la dieta que *mejoran* la absorción del calcio: la vitamina D, la C, y el magnesio están entre los nutrientes que ayudan a la absorción celular del calcio y a su provecho en el organismo.

Dosis

La National Academy of Sciences recomienda las siguientes dosis diarias de calcio, tanto para hombres como para mujeres. A mi entender, éstas son las dosis que se deben tomar como mínimo, pero la mayoría de las personas harán bien en tomar algo más. En particular, considero que los niños de hasta ocho años de edad deben tomar unos 500 mg diarios de suplemento cálcico.

Ingesta dietética de referencia

De 0 a 6 meses: 300 mg
De 6 a 12 meses: 500 mg
De 1 a 10 años: de 600 a 800 mg
De 11 a 18 años: de 800 a 1.000 mg
De 18 años en adelante: de 800 a 1.500 mg
Embarazadas y madres en período de lactancia: 400 mg más

Para tomar un suplemento de calcio recomiendo el citrato de calcio, el malato de citrato de calcio, la hidroxiapatita microcristalina o el quelato de calcio. Los estudios clínicos han demostrado que estas fórmulas son las que mejor absorbe el organismo.

La fórmula del carbonato de calcio no se absorbe tan bien y es un antiácido, por tanto, interfiere en el ácido estomacal que se necesita para la absorción del calcio. En caso de utilizar el carbonato cálcico, las dosis requeridas son más altas debido a la menor absorción.

Hay que asegurarse de que la marca registrada sea de calidad, ya que se ha comprobado que ciertos suplementos de calcio contenían plomo. Por otra parte, hay que evitar la dolomita, la harina de huesos y el calcio de coral: se tratan de suplementos cálcicos difíciles de absorber y algunos de ellos están contaminados con plomo.

Para adultos y niños aconsejo tomar de 500 a 1.000 mg diarios de un suplemento cálcico que sea de buena calidad. Lo más probable es necesitar esta dosis como mínimo, sea cual sea la ingesta de calcio de la dieta común, ya que este mineral suele ser deficitario. Hay que tener en cuenta que hay que tomar también un suplemento multivitamínico de alta potencia que contenga las vitaminas y minerales necesarios para absorber y utilizar el calcio de manera eficaz.

Un mineral muy importante en los suplementos cálcicos es el magnesio, pues es de los que mejor ayuda al organismo a absorber el calcio y a sacarle el mayor provecho posible. El magnesio se debe tomar diariamente, la mitad o la misma cantidad que de calcio; de tomarlo de manera aislada, se encuentra de muchas maneras: citrato de magnesio, aspartato de magnesio, fumarato, glicina, y succinato de magnesio. Se precisan cada día de 500 a 600 mg diarios de magnesio y de 1.000 a 2.000 U.I. de vitamina D.

Los suplementos cálcicos se absorben mejor si se toman con las comidas. El organismo segrega ácido clorhídrico cuando se está comiendo, que ayuda en el proceso de absorción.

¿Cuáles son sus efectos secundarios?

Hubo un tiempo en que los médicos pensaban que una ingesta alta de calcio podía incrementar el riesgo de formación de piedras en el riñón, pero los estudios realizados han demostrado que no es así, especialmente en el caso del citrato de calcio. Cualquier dosis inferior a 2.000 mg es totalmente segura. Las personas diagnosticadas con problemas de tiroides, sobre todo con hipertiroidismo, no deben tomar suplementos cálcicos a menos que lo hagan supervisados por un médico. En el caso de sufrir una enfermedad renal, también es necesario seguir los consejos médicos.

El calcio no interfiere en la absorción del hierro y el zinc. En caso de necesitar tomar estos minerales en dosis altas, lo mejor es hacerlo a diferentes horas del día, de forma independiente al calcio. Así, por ejemplo, si se está tomando hierro para superar una anemia, éste se tomará solo y un par de horas antes o después del calcio.

CALCIO
El médico naturista lo recomienda para...

❧ Acidez o ardor de estómago
Está demostrado que el carbonato cálcico reduce los síntomas de ardor de estómago, ya que neutraliza el ácido estomacal. Si bien funciona bien para

este propósito, tomarlo de manera continuada no es bueno para la salud general del organismo, pero su uso ocasional es correcto para combatir la acidez.

❧ Cáncer de colon

El cáncer de colon, después del de pulmón, es uno de los cánceres más graves. Numerosos estudios realizados tanto en animales como en seres humanos han demostrado que tomando más calcio en los alimentos, y también por medio de suplementos, se disminuye el riesgo de sufrir cáncer de colon.

❧ Diabetes

Estudios comparados de población indican que una mayor ingesta de calcio en la dieta y también en suplementos –solos o combinados con vitamina D– se asocia a un riesgo menor de sufrir diabetes de tipo II.

❧ Dolores de crecimiento

He sabido que casi el 90% de los dolores de crecimiento en los niños están relacionados con una falta de calcio, magnesio o vitamina D, y a veces de las tres sustancias juntas. Lamentablemente, hay muchos médicos de familia que no consideran que esto sea así, cuando en realidad es un problema tremendo en la infancia.

❧ Embarazo

El calcio parece reducir el riesgo de sufrir hipertensión arterial ocasionada por el embarazo. También disminuye el riesgo de una dolencia llamada preeclampsia y que se da solamente en el embarazo, la tensión arterial alta combinada con retención de líquidos, y el aumento de pérdida de proteína por la orina. Aconsejo a las embarazadas tomar calcio para evitar estas dolencias y también los calambres y espasmos musculares tan frecuentes a lo largo del embarazo.

❧ Espasmos y calambres musculares

Habitualmente, bajo los problemas musculares subyace una falta de calcio. Una vez más podemos señalar que funciona muy bien combinado con el magnesio y el potasio. He podido comprobar que personas que sufrían espasmos musculares crónicos con frecuencia se han librado de ellos al cabo de una o dos semanas de tomar suplementos de calcio y magnesio. También la combinación de calcio y magnesio es eficaz para combatir los calambres musculares que experimentan las embarazadas.

◆ Hipertensión arterial

El calcio es, indudablemente, uno de los suplementos que deben recomendarse para el problema de la hipertensión arterial. Los estudios clínicos demuestran que este mineral tiene un efecto benigno sobre la tensión arterial alta. Se sabe que el calcio contribuye a relajar las células musculares que cubren las paredes de los vasos sanguíneos, con lo que se reduce la tensión arterial. Considero que funciona muy bien cuando se combina con magnesio, potasio, vitamina C y la coenzima Q_{10}.

◆ Osteoporosis

El calcio fluye constantemente dentro y fuera de los huesos. La densidad ósea disminuye si no se cuenta con la dosis adecuada de calcio que forman la masa cálcica que se pierde a diario. Existen estudios clínicos que demuestran que los suplementos cálcicos limitan la pérdida de masa ósea.

El *New England Journal of Medicine* informó de que las mujeres posmenopáusicas que tomaban un suplemento de 1.000 mg de calcio en su dieta diaria experimentaban un 43% de reducción en el índice de pérdida de masa ósea, comparado con mujeres en las mismas condiciones que no tomaban ese suplemento.

◆ Pérdida de dientes en ancianos

Está demostrado que el calcio y la vitamina D combinados ayudan a evitar la pérdida de dientes en la vejez.

◆ Pérdida de peso

Un estudio aleatorio de doble ciego controlado con placebo realizado con 36.288 mujeres posmenopáusicas entre los 50 y los 79 años mostró que las mujeres que tomaron 1.000 mg de calcio y vitamina D fueron menos proclives a engordar en comparación con las que tomaron un placebo. Otros estudios han mostrado que el calcio de la dieta diaria o el tomado en forma de suplementos puede ayudar a perder peso y masa corporal.

> **♣ Problemas circulatorios y enfermedades del corazón**
> Al tomar suplementos cálcicos se excretan más grasas saturadas, lo cual es un factor que contribuye de manera significativa a la aparición de enfermedades cardíacas. Pero, al mismo tiempo, el calcio disminuye la absorción de colesterol, y, por tanto, los niveles de colesterol en sangre descienden. Puesto que el calcio elimina grasas y reduce el nivel de colesterol, puede reducir el riesgo de sufrir infartos o apoplejías.
>
> **♣ Síndrome premenstrual**
> Se sabe que el calcio combinado con el magnesio y la vitamina B_6 ayuda a aliviar el síndrome premenstrual. Con tan sólo uno o dos ciclos de ingesta de estos suplementos se experimenta una reducción importante de estos síntomas.

CALÉNDULA

Una de las plantas más prácticas para tener en el botiquín casero es *Calendula officinalis,* la llamada caléndula o maravilla. Suelo aconsejar de manera rutinaria esta planta para los cortes, los raspones, los eccemas y las infecciones en la piel. Un fin de semana me llamó un paciente que estaba bastante preocupado por una infección que tenía en la pierna. Se había hecho un corte en una piscina y ahora ya tenía una marca roja, signo de infección. Dado que se trataba de una persona con diabetes de tipo II, ambos sabíamos que era más propenso a las infecciones. Le aconsejé que se aplicara extracto líquido de caléndula cada dos horas, en horas de vigilia. Al día siguiente, cuando quedé con él, estaba contento porque le había desaparecido la marca rojiza, y en unos cuantos días tuvo la pierna bien sin un solo problema. Es sorprendente que se hayan hecho tan pocos estudios acerca de la caléndula. Otros médicos holísticos piensan como yo que es una planta muy eficaz, sobre todo para algunas dolencias de la piel.

Las hojas y flores de la caléndula se han utilizado tradicionalmente por sus propiedades medicinales. En la actualidad, la mayoría de los productos contienen extractos de flores de caléndula. Esta planta se ha usado siempre para tratar todo tipo de dolencias cutáneas, entre otras: varices, úlceras, picaduras de abeja e inflamaciones de todo tipo. También se ha empleado oralmente para curar inflamaciones de los tejidos del tracto digestivo, desde el interior de la boca (gingivitis) hasta úlceras de estómago o intestino y hemorroides.

Por otro lado, también se ha usado de manera tópica para el tratamiento de la conjuntivitis.

La caléndula es muy rica en unos pigmentos antiinflamatorios llamados flavonoides, muy apreciados por sus efectos cicatrizantes. Contiene también carotenoides, antioxidantes importantes para la salud de la piel, y unas sustancias llamadas saponinas triterpenoides.

Dosis

La caléndula está disponible para su uso tópico en diversas formas, como cremas, bálsamos, jabones y geles. Esto hace muy fácil su aplicación en el caso de problemas en la piel; generalmente suelo aconsejar aplicarla cuatro veces al día en casos agudos y dos veces en problemas crónicos, como el eccema. También se encuentra como tintura, o en infusión, para enjuagues bucales, para su ingestión o para uso tópico. La dosis oral habitual es una taza de té dos o tres veces al día. La caléndula también se puede adquirir en forma de glóbulos homeopáticos, y se utiliza para problemas cutáneos, especialmente infecciones.

¿Cuáles son sus efectos secundarios?

No suelen darse efectos secundarios. Muy rara vez aparecen alergias a la caléndula, aunque yo no he visto que esto sea un problema común. Las personas que tienen alergia a la ambrosía deben tener especial cuidado.

CALÉNDULA
El médico naturista la recomienda para...

✿ Celulitis
La celulitis es una infección bacteriana de la piel que con frecuencia se inicia en las piernas. Puede llegar a ser grave, extenderse rápidamente por todo el cuerpo y requerir tratamiento médico. Aunque se tomen antibióticos, en estos casos se puede usar la caléndula tópicamente. Personalmente he utilizado para esta dolencia la forma homeopática de la planta.

✿ Conjuntivitis
La conjuntivitis es una infección vírica o bacteriana de la conjuntiva del globo ocular y de los párpados. La caléndula tiene una acción antiséptica y reduce la sensación de ardor o picor. Considero que es muy eficaz combinada con eufrasia y una solución salina para aplicar en el interior del ojo. La proporción es de cinco gotas de cada planta en unos 230 mg de solución salina; esto se aplica unas cuatro veces al día.

✿ Dermatitis por radiación
En el *Journal of Clinical Oncology* se publicó un estudio realizado con 254 pacientes que habían sido intervenidas quirúrgicamente de cáncer de mama y posteriormente habían recibido radioterapia. Tras cada sesión, de manera aleatoria, se administraba a las pacientes (a 128 de ellas) en la zona irradiada bien un fármaco analgésico de uso tópico, llamado Trolamine, o bien caléndula (a 126 pacientes). En las mujeres que recibieron caléndula, la incidencia de inflamación aguda de la piel, de grado 2, fue considerablemente menor (41%) que en las que recibieron el medicamento (63%). Además, las pacientes de la caléndula siguieron el tratamiento de radioterapia con menos interrupciones y experimentaron un descenso importante del dolor originado por las radiaciones.

✿ Eccemas
La caléndula es muy útil en los eccemas leves que aparecen por primera vez, y ayuda a controlar los casos de eccema crónicos aunque no de manera espectacular.

Erupciones

Uno de los primeros tratamientos naturales que hay que elegir para cualquier tipo de erupción es el de la caléndula, ya que en la mayoría de los casos reporta un gran beneficio. Obviamente, la causa que subyace (alergia de contacto, sensibilidad a ciertos alimentos, etcétera) debe tratarse para curarla por completo.

Grietas en los pezones

Las madres lactantes que sufren de sequedad, grietas, irritación o heridas en los pezones pueden aplicarse caléndula en los mismos. La caléndula en forma de gel va muy bien para esos casos; yo se la he recetado a varias pacientes y les ha funcionado perfectamente, sin tener que recurrir a otro tratamiento.

Quemaduras

Las quemaduras leves mejoran con la aplicación tópica de caléndula. Ayuda a curar y calmar las quemaduras. El aceite de hipérico es más efectivo para las quemaduras; se pueden utilizar ambas cosas a la vez.

Úlceras

La caléndula es una planta que se ha utilizado por lo general para combatir las úlceras de estómago y las enfermedades inflamatorias intestinales, como la colitis ulcerosa. Por lo que a mí respecta, no la he empleado en esos casos, pero según parece es bastante seguro hacerlo. Un estudio preliminar publicado en el *International Journal of Tissue Reactions* demostró que el ungüento de caléndula es estadísticamente relevante a la hora de acelerar el proceso de cicatrización de las heridas.

Varices

La aplicación tópica de caléndula sobre venas hinchadas contribuye un poco a reducir el tamaño de las mismas.

CANELA

En los últimos años, las especias han sido un tema de interés en los medios de comunicación. Desde tiempos bíblicos, la canela ha sido considerada una especia medicinal. Los antiguos egipcios la utilizaban como hierba medicinal y sustancia para embalsamar. Esta especia no sólo aporta a las comidas un estupendo sabor, sino que además proporciona efectos beneficiosos para la salud. La canela se extrae de la corteza interior de un árbol de hoja perenne procedente del sur de India y de Sri Lanka. Una vez extraída la corteza interior del árbol, se guarda enroscada en tubos. Se utiliza como especia y como sustancia para dar sabor en productos cosméticos y farmacéuticos. En India y China ha constituido durante siglos un componente importante en los tratamientos tradicionales. En la medicina ayurvédica india y en la medicina tradicional china se emplea para tratar dolencias digestivas, infecciones, artritis, problemas menstruales y para mejorar la circulación de la sangre. También en Alemania y Norteamérica la canela es muy popular como suplemento saludable para reducir el nivel de glucosa. Para la alimentación se utiliza en polvo o en rama.

Es importante tener en cuenta que existen más de 200 variedades de canela, siendo las más populares la canela ceilandesa *(Cinnamomum zeylandicum y Cinnamomum verym)* y la canela china *(Cinnamomum aromatic)*. Con frecuencia se denomina «canela auténtica» la especie *Cinnamomum zeylandicum,* la cual se produce en Sri Lanka, India, Brasil, Madagascar y en la zona caribeña. A la variedad china se le llama también «canela de cassia», y se produce en China, Indonesia y Vietnam, siendo más popular en Norteamérica, quizás por ser mucho más económica. Alguna de la canela que se vende en polvo es una mezcla de diferentes especies.

La variedad más estudiada como suplemento es un extracto soluble de la canela *Cinnamomum Burmannii,* el cual se normaliza en unos principios activos llamados polímeros de tipo A.

La canela contiene diversos ingredientes con efectos terapéuticos, entre ellos destacan los aceites volátiles como el cinamaldehído, el eugenol y el ácido transcinámico. Se sabe que sus ácidos esenciales tienen efectos antifúngicos, antivíricos y bactericidas, así como propiedades antioxidantes.

La canela contiene, además, componentes fenólicos y taninos, tales como las catequinas.

Dosis

En cuatro estudios realizados con canela en polvo se han utilizado de 1 a 6 g diarios de esta especie para reducir el colesterol y los niveles de glucosa en sangre. En cuanto a suplementos, el más estudiado es el extracto soluble en agua llamado Cinulina PF, disponible en varias marcas comerciales. La dosis es de 250 mg, antes de las comidas, dos veces al día.

En cuanto a la tintura de canela, la dosis es de 3 a 6 ml, tres veces al día. En infusión o decocción la dosis es de 0,5 a 1,5 g en 150 ml de agua, tres veces al día.

¿Cuáles son sus efectos secundarios?

La canela se tolera bien. Es probable que las personas que toman medicación para la diabetes requieran una dosis menor, puesto que la canela puede reducir el nivel de glucosa en sangre. En cantidades extremas puede tener efectos anticoagulantes, aunque es poco probable que nadie consuma una cantidad tan grande como para tener ese problema. Faltan estudios en embarazadas y madres lactantes, por lo que en estos grupos debe evitarse los suplementos con canela.

CANELA
El médico naturista la recomienda para...

❧ Circulación sanguínea
La canela se emplea en las recetas a base de hierbas en Asia y en Occidente para potenciar la circulación sanguínea. Mis pacientes me dicen que sienten realmente una sensación de calor, especialmente en manos y pies.

❧ Colesterol
En una prueba clínica realizada con 60 personas aquejadas de diabetes de tipo II se procedió de manera aleatoria a repartirlas en seis grupos.

Tres de los grupos tomaron de 1 a 6 g de canela en cápsulas, mientras que los otros tres grupos tomaron un placebo. Los investigadores vieron que, al cabo de 40 días, los que ingirieron de 1 a 6 g de canela experimentaron una reducción del 23 al 30% del nivel de triglicéridos en ayunas, del 7 al 27% del colesterol LDL, y del 12 al 26 % del colesterol total. Por el contrario, en los grupos que tomaron un placebo no se detectaron cambios significativos. Sin embargo, no todos los estudios han reflejado efectos tan beneficiosos.

Diabetes

En un estudio realizado en 2003 y publicado en *Diabetes Care* se descubrió que la toma de 6 g de canela en polvo al día reducía el nivel de glucosa en ayunas entre un 18 y un 29%. Sin embargo, otros estudios no encontraron ningún cambio apreciable en cuanto a un descenso del azúcar en sangre.

Un pequeño estudio del *American Journal of Clinical Nutrition*, realizado en 2009, señalaba que 3 g de canela reducen el nivel de insulina tras tomar un pudín de arroz con esta especie sin que descienda de manera apreciable el nivel de glucosa en sangre. Es probable que en un período de tiempo más largo los niveles de glucosa de los participantes hubieran descendido. Son necesarias más investigaciones para confirmar los efectos de la canela en polvo a ese respecto.

Se ha demostrado que un extracto especial de canela llamado cinulina PF hace descender considerablemente el azúcar en sangre en ayunas en un estudio comparativo con un placebo. También se demostró estadísticamente un descenso de la grasa corporal, un aumento de la masa corporal magra, una menor presión sistólica y mejoras en diversas mediciones de antioxidantes.

Digestión

La guía fitoterapéutica alemana conocida como Comisión E, que engloba el uso de las plantas medicinales, aprobó el uso oral de la canela para tratar la pérdida de apetito, los espasmos gastrointestinales ligeros, las inflamaciones y las flatulencias. Se ha demostrado también que la canela estimula la movilidad intestinal y ayuda a descomponer las grasas. En los tratamientos asiáticos y occidentales la canela forma parte de las fórmulas digestivas.

✿ Dolores menstruales y hemorragias severas

La corteza del árbol de la canela se emplea de manera muy común, sobre todo en China, para tratar dolencias femeninas como dolores menstruales y hemorragias fuertes.

✿ Fiebre y resfriados

La canela en rama se usa en Asia para combatir el resfriado común y otras dolencias de las vías respiratorias altas, y también para la fiebre.

CANTHARIS

Una noche me telefoneó una pariente y me dijo que su marido, Darrell, se había quemado en un accidente laboral y tenía muchos dolores.

Darrell trabajaba en una planta petrolera, con compresores, y una de las cañerías reventó y el vapor que salió le quemó un muslo. El dolor era insoportable.

Todo esto sucedió en pleno invierno, con una temperatura de unos $-15\,°C$. Aunque el dolor era muy fuerte, Darrell consiguió quitarse los pantalones vaqueros, subirse a su camión y conducir hasta el hospital, que estaba a unos 32 kilómetros. Y así fue como, alrededor de las 7 de la tarde de una fría tarde invernal, un hombre llegó en ropa interior a la sala de urgencias de un hospital de Alberta.

A Darrell le aplicaron una crema para quemaduras de segundo grado y le pusieron una inyección de morfina. Su mujer le recogió en el hospital y Darrell se fue a casa con algunos analgésicos, y también antibióticos para prevenir una posterior infección bacteriana.

Cuando me llamó la esposa de Darrell ya habían pasado muchas horas desde que dejaron el hospital, pero los fármacos para el dolor no le habían servido de ayuda.

Le aconsejé que tomara la *Cantharis* homeopática que tenían en el botiquín casero. Treinta minutos después, les llamé para ver cómo estaba Darrell.

Me dijo que el dolor había disminuido de manera espectacular. Después supe que poco después de mi llamada, Darrell se durmió y estuvo descansando tranquilamente toda la noche.

Al día siguiente, cuando los médicos que habían atendido a Darrell en la sala de urgencias lo visitaron, le preguntaron cómo había soportado el dolor a lo largo de la noche. —Dejé de tomarme los medicamentos que me dieron porque no me hacían nada –dijo Darrell–; en su lugar he estado tomando esto. ¡Y no siento ni el más mínimo dolor!

Los médicos lo miraron incrédulos, no tenían ni idea de lo que era *Cantharis*.

Un insecto benigno

En mi opinión, muchos quemados se ahorrarían muchísimos dolores y desesperación si los médicos de urgencias conocieran bastante más acerca de remedios homeopáticos como *Cantharis*.

Este preparado se extrae de un insecto de la familia de los coleópteros, también conocido por el nombre de «mosca española». El insecto en cuestión contiene un compuesto químico llamado cantaridina, el cual puede producir ampollas y causar graves inflamaciones en la piel. Según el principio homeopático de «lo similar con lo similar se cura», esta sustancia es perfecta para utilizarla como dilución homeopática para curar las quemaduras. Es muy eficaz para las quemaduras de segundo grado, el tipo de lesiones que producen ampollas en la piel. También calma el dolor y ayuda a cicatrizar las quemaduras de tercer grado, que son las más graves.

Los médicos homeópatas hablan de casos de pacientes hospitalizados con quemaduras de las más graves que han mejorado con *Cantharis*. Otros remedios homeopáticos a tener en cuenta en estos casos son *Arsenicum* y *Urtica urens*.

Dosis

Cantharis se suele usar para las quemaduras graves y para infecciones de vejiga. Yo aconsejo tomar las dosis más altas. Para uso tópico hay que emplear una potencia de 200C o mayor. En la mayoría de farmacias y establecimientos de productos para la salud, la potencia más alta que se puede obtener normalmente es de 30C, pero ésta también es eficaz, aunque tiene que tomarse con mayor frecuencia, y en vez de dos pasar a cuatro dosis al día. En caso de que no funcione, debe pedirse al médico homeópata una potencia más alta.

¿Cuáles son sus efectos secundarios?

Nunca he oído hablar de efectos secundarios de *Cantharis*. Si no causa efecto, no hay que temer ningún efecto secundario, simplemente debe probarse otro remedio.

CANTHARIS
El médico naturista la recomienda para...

☙ Infecciones de las vías urinarias

Cantharis es muy eficaz en la primera fase de una infección de vías urinarias, especialmente cuando se tiene una sensación de quemazón al orinar. Hay quien describe esa sensación como si cada gota que pasa fuera de agua hirviendo.

Cantharis se receta cuando se orina un poco de sangre, lo cual sucede a menudo con las infecciones de vejiga o cuando se pierde orina debido a la infección. Puede combinarse con antibióticos para acelerar el proceso de recuperación y reducir el dolor de la micción, y sobre todo si la infección se ha extendido a los riñones.

☙ Quemaduras

Si bien *Cantharis* es muy eficaz para el tipo de quemaduras con ampollas, he podido comprobar que también lo es en los casos de quemaduras graves. Unos días antes de mi boda, uno de mis mejores amigos sufrió una insolación y tenía un aspecto horrible (no le ayudó mucho mi comentario de que parecía un salmón al horno, pero era cierto: tenía el torso de color escarlata). Tomó una dosis alta de *Cantharis* (y también aloe vera en forma de gel) y pudo llegar a tiempo a la iglesia. Increíblemente, no le aparecieron ampollas, no cambió la piel y no tuvo los típicos dolores de las quemaduras.

> En el caso de quemaduras que ocupan una gran extensión de piel, se aconseja disolver dos gránulos de la *Cantharis* homeopática en una botella de agua purificada, y con un espray ir rociando la piel a lo largo del día.

CARALLUMA FIMBRIATA

—Lo único que necesito es algo que me ayude a controlar el apetito, sé que puedo perder peso. Hago ejercicio físico, como alimentos bastante saludables, pero nunca consigo sentirme satisfecha con lo que como... ¡de modo que sigo comiendo!

—Existen muchos suplementos y fármacos que se pueden tomar para reducir el apetito, pero la gran mayoría son perjudiciales para la salud –le dije.

—Pero hay uno que yo he utilizado de manera satisfactoria con mis pacientes, y que además es muy seguro. Se llama caralluma.

La caralluma es un arbusto que crece en los bordes de los caminos, en India y también en otras partes de mundo, en África, las islas Canarias, Arabia, Europa sudoriental, Sri Lanka y Afganistán. Durante siglos se ha consumido como un vegetal, crudo o cocido. Los cazadores tribales la tomaban para saciar el hambre y la sed en sus largos viajes. El Ministerio de Sanidad de India lo cataloga entre las plantas medicinales como «alimento de la hambruna».

Un productor de plantas medicinales indio ha llevado a cabo algunas investigaciones interesantes sobre esta planta y la ha utilizado en forma de suplemento. Descubrió que 1.000 mg de un extracto de caralluma equivale a 100 g de caralluma cruda consumida como alimento que quita el hambre y la sed. Se cree que este efecto supresor del hambre y la sed se debe a unos componentes de la caralluma llamados glucósidos de pregnano que ejercen este efecto en el cerebro.

Dosis

Se toman 500 mg dos veces al día, 30 o 45 minutos antes de las comidas, por lo general del desayuno y del almuerzo.

¿CUÁLES SON SUS EFECTOS SECUNDARIOS?

Alguna vez se han descrito problemas digestivos y dolor de cabeza. Las molestias digestivas suelen desaparecer al cabo de una semana de estar tomando el suplemento de caralluma. No es aconsejable para las embarazadas o madres lactantes. Los niños deben tomarlo sólo bajo supervisión médica.

CARALLUMA FIMBRIATA
EL MÉDICO NATURISTA LA RECOMIENDA PARA...

Suprimir el apetito y reducir peso

He sabido que aproximadamente un 80% de los pacientes que desean perder peso experimentan una notable reducción del mismo con el extracto de caralluma. Se han efectuado dos estudios con caralluma para determinar su efecto en la supresión del apetito y en la pérdida de peso. En el primer estudio, realizado en el St. John's National Academy of Health Sciences de Bangalore, India, participaron 50 personas que caminaban 30 minutos al día y tomaban caralluma o un placebo. Las que tomaron caralluma notaron un promedio de pérdida de peso ligeramente mayor al cabo de ocho semanas (0,870 g) que el grupo del placebo (0,508 g). Sin embargo, la disminución del diámetro de la cintura fue de un promedio de 6,9 cm en el grupo que tomó caralluma contra tan sólo 3,27 cm en el grupo que tomó un placebo. La pérdida de contorno abdominal está relacionada con la reducción de grasa en el organismo.

En el segundo estudio, llevado a cabo en Western Geriatric Research Institute de Los Angeles, California, los pacientes con sobrepeso tomaron una dosis regular de caralluma o de placebo durante cuatro semanas. Se advirtió a los participantes que no cambiaran su actividad diaria (ejercicios) ni la ingesta habitual de alimentos durante las cuatro semanas previas al inicio del tratamiento ni tampoco en las cuatro semanas que duraba el mismo. De los 18 pacientes que tomaron caralluma y completaron el tratamiento, 15 perdieron peso; 11 perdieron un promedio de 2,73 kg, siendo la cifra más elevada de 4,09 kg. Los otros 4 participan-

> tes perdieron entre 0,5 y 1 kg. De los pacientes que tomaron placebo y completaron la prueba, tres ganaron 0,5 kg cada uno, uno perdió esa misma cantidad de peso y los otros dos abandonaron la prueba debido a pequeñas molestias digestivas.

CARBÓN VEGETAL *(CARBO VEGETABILIS)*

Toni llevaba varios meses sufriendo problemas digestivos. Tenía hinchazón, flatulencia y –lo más problemático– muchos eructos. Curiosamente, podía estar eructando todo el día, cientos de veces, y eso le resultaba embarazoso, como es de suponer. Su médico de familia le hizo varias pruebas y no halló nada anormal. Le aconsejó que cambiara de alimentación, si bien no le precisó en qué debía consistir el cambio. En realidad, Toni había probado varias dietas, pero no había conseguido mejorar sus problemas digestivos. Cuando acudió a mí y me preguntó si yo tenía algo que pudiera ayudarla, le contesté: «Tengo precisamente la medicina adecuada», y se lo dije seguro de que en tan sólo unas pocas semanas mejoraría considerablemente tomando el remedio homeopático llamado *Carbo vegetabilis*.

El carbón vegetal no sólo ayuda a mejorar las molestias digestivas, sino que también es eficaz en muchas dolencias pulmonares, entre ellas el asma, la bronquitis y la neumonía. Quienes requieren este tratamiento con frecuencia sienten, además, una «sensación de debilidad». Este producto homeopático está compuesto de carbón vegetal, es decir, de carbón obtenido de quemar madera.

Dosis

El remedio homeopático de potencia 30C es el que se encuentra de manera habitual en los establecimientos de productos para la salud. En el caso de dolencias agudas, se tomarán dos glóbulos de potencia 30C cuatro veces al día durante tres días. En el caso de dolencias crónicas, la dosis será la misma pero dos veces al día, de dos a cuatro semanas. Se dejará de tomar si los síntomas vuelven a aparecer.

¿Cuáles son sus efectos secundarios?

En este remedio homeopático, nunca he visto ningún efecto secundario. Por lo general, funciona o no funciona, nada más.

Cabe destacar que, al igual que cualquier otra medicina homeopática, si se toma de manera continuada, puede ocasionar los mismos síntomas que se intentan tratar.

CARBÓN VEGETAL (CARBO VEGETABILIS)
El médico naturista lo recomienda para...

Ansiedad / ataques de pánico
El carbón vegetal puede ser útil para los casos agudos de ansiedad y ataques de pánico, así como para los sentimientos de ansiedad sumados a la falta de respiración y la necesidad de abanicarse o salir a respirar a un espacio abierto.

Asma
Aunque no cura el asma, este remedio ayuda a reducir sus síntomas como la falta de respiración y la necesidad de estar al aire libre. También ayuda a aquellas personas asmáticas que por la noche sienten que les falta el aire y tienen que sentarse.

Bronquitis y neumonía
Además de aliviar los síntomas del asma, *Carbo vegetabilis* es muy eficaz en las infecciones pulmonares en las que se produce falta de aire y deseos de respirar aire fresco o abanicarse. Este tratamiento puede combinarse con antibióticos.

Insuficiencia cardíaca congestiva
Carbo vegetabilis mejora ciertos síntomas como, por ejemplo, falta de respiración, manos y pies fríos y un aspecto que se podría describir como abotargado.

> **Molestias digestivas**
> Existen muchas maneras de utilizar el carbón vegetal parar tratar las dolencias digestivas. Del mismo modo que el carbón activado se utiliza medicamente para reducir los gases y evitar las toxinas, la preparación homeopática se emplea para diversas molestias gastrointestinales, entre ellas los eructos, el reflujo ácido, la hinchazón abdominal etcétera.

CARDO MARIANO

Muchísimas personas en el mundo occidental tienen demasiadas toxinas en el cuerpo y el hígado sobrecargado.

Si se hace un repaso exhaustivo de las toxinas existentes en nuestro entorno, las causas de estos problemas de salud saltarán a la vista. De acuerdo con la Agencia de Protección Ambiental de Estados Unidos, entre los años 1987 y 1994 se liberaron más de mil millones de kilogramos de toxinas al medio ambiente, teniendo únicamente en cuenta los residuos industriales. Si a esa cifra se añaden los medicamentos que consumimos –sin receta y con ella–, además de los aditivos de muchos productos alimenticios, nuestros cuerpos se enfrentan a una cantidad asombrosa de productos químicos para los que no estamos preparados.

De ahí la necesidad del cardo mariano *(Sylibum marianum)*. En un momento u otro, casi todo el mundo puede beneficiarse de esta potente hierba que tiene la capacidad de proteger y revitalizar el hígado, nuestro principal órgano de desintoxicación.

Evaluación del cardo mariano

El cardo mariano se utiliza desde hace más de 2.000 años por sus propiedades medicinales. En el transcurso de estos dos milenios, los herboristas han llegado a admirar el efecto beneficioso que puede surtir en el hígado y la vesícula. En Alemania, donde los médicos recetan rutinariamente tratamientos a base de hierbas, es uno de los principales tratamientos para los problemas de hígado, cosa que puede resultar novedosa en Estados Unidos. Sin embargo, incluso en este país, el cardo mariano llama cada vez más la atención de profesionales de la salud y del público en general.

El cardo mariano tiene una savia blanca que deja marcas en la hoja, y su aspecto es el de un típico cardo espinoso. Crece en estado silvestre en zonas de Europa, Rusia, Asia y el norte de África. Los colonizadores ingleses lo llevaron a Norteamérica.

Las propiedades medicinales del cardo mariano se encuentran en las semillas, que contienen un grupo de flavonoides que colectivamente se denominan silimarina, que son: silibina, silidianina y silicristina.

Un tema complejo

Todos los flavonoides del complejo silimarina tienen la capacidad combinada de los antioxidantes capaces de prevenir los daños producidos por los radicales libres de las sustancias tóxicas que entran en el hígado. Se ha comprobado que la silimarina es un antioxidante diez veces más potente que la vitamina E, la más conocida por su poder antioxidante. La silimarina tiene la capacidad única de frenar el ritmo en que el hígado absorbe las sustancias tóxicas.

Además, el cardo mariano es una de las pocas sustancias capaces de aumentar el contenido de glutatión del hígado, cosa que es relevante porque el glutatión, que es uno de los principales antioxidantes del organismo, y es esencial para una desintoxicación eficaz. Asimismo, el cardo mariano aumenta los niveles de otro potente antioxidante denominado superóxido dismutasa (SOD).

El cardo mariano estimula la regeneración de las células del hígado y de los riñones, por lo que resulta valioso para enfermedades como la hepatitis, el hígado graso y la cirrosis hepática. El tratamiento con cardo mariano es básico para cualquier persona intoxicada por haber comido el hongo *Amanita phalloides*. En 49 casos registrados de personas intoxicadas con este hongo, a las que se administró una forma inyectable de cardo mariano (silibina), los médicos notificaron una recuperación completa, aunque el tratamiento se hubiera administrado 36 horas después de producirse la intoxicación.

Además, se ha comprobado que el extracto de cardo mariano estimula la regeneración de las células renales.

El cardo mariano es también una de las mejores hierbas para estimular el flujo biliar, esencial para una buena digestión. Por este motivo, es útil para mejorar la digestión de las grasas, así como para mejorar la evacuación de los intestinos.

Dosis

Recomiendo tomar una cápsula de 200 a 250 mg de extracto estándar (con un 80-85% de silimarina) tres veces al día, lo que equivale a una dosis de 480 a 600 mg de silimarina al día.

Si se padece problemas digestivos, conviene tomar el suplemento 15 minutos antes de la comida o junto con ella. Existe una forma especial de cardo mariano relacionada con la fosfatidilcolina, también llamada fitosoma y que aumenta la absorción. La dosis para la forma de tintura es de 20 a 30 gotas tres veces al día.

¿Cuáles son sus efectos secundarios?

La única preocupación relevante con respecto al cardo mariano es que una dosis muy alta puede hacer que las deposiciones sean más líquidas debido a un mayor flujo biliar. Si se tiene un sistema digestivo sensible, es mejor empezar con una cápsula y gradualmente aumentar la dosis.

CARDO MARIANO
El médico naturista lo recomienda para...

Alergias
Si se padece alergias crónicas, especialmente sensibilidad química múltiple, es posible que se responda bien al cardo mariano, que permite al hígado procesar los alérgenos ambientales con más eficacia.

Cálculos biliares
El cardo mariano mejora el flujo biliar y, por tanto, reduce la saturación de colesterol en la bilis. (Una alta saturación de colesterol en la bilis pro-

duce la formación de cálculos biliares). Dicho esto, recomiendo precaución a quien se le hayan diagnosticado cálculos biliares de moderados a grandes. Conviene que utilice cardo mariano u otras hierbas estimulantes de la bilis bajo supervisión de un profesional sanitario.

↪ Circulación

Los herboristas y médicos naturópatas utilizan tradicionalmente el cardo mariano para tratar las hemorroides y las venas varicosas. La sangre fluye continuamente a través del hígado, y si se tiene un «hígado lento» que no procesa la sangre de un modo eficiente, ésta tiende a acumularse en el recto y en las venas de las piernas. En teoría, al menos, mejorar la función del hígado y del metabolismo también mejora el ritmo en que la sangre de las venas retorna al corazón, por lo que disminuyen los problemas de hemorroides y de varices.

Para estas enfermedades no he utilizado solamente cardo mariano, sino que, en ocasiones, lo incorporo a un protocolo global.

↪ Cirrosis

La cirrosis causa un grave daño al hígado. Los efectos del alcoholismo, de las drogas o de infecciones hepáticas como la hepatitis pueden dejar cicatrices en el tejido del hígado. Si un análisis de sangre revela un número elevado de enzimas hepáticas, probablemente existe una cirrosis o cicatrización hepática.

En un estudio controlado que se realizó a 105 personas que tenían cirrosis, los investigadores hicieron una comparación entre quienes tomaron 420 mg de silimarina y quienes tomaron (sin saberlo, por supuesto) un placebo. Tras un período de 41 meses como promedio se descubrió que entre las personas del grupo que tomaron placebo se registraba una tasa de mortalidad dos veces superior a la del grupo de la silimarina. Aunque los investigadores reconocieron que el cardo mariano no cura la cirrosis, este estudio demostró fehacientemente que la silimarina puede mejorar el índice de supervivencia de personas con cirrosis.

↪ Depresión

Una de las formas tradicionales de contribuir a aliviar la depresión consiste en mejorar la función hepática; esto cobra sentido si se tiene en cuenta cómo influye la bioquímica del organismo cuando metaboliza hormonas y neurotransmisores. En la medicina tradicional china y la medicina naturista, los médicos y acupuntores integran habitualmente el cardo mariano en otras terapias concebidas para mejorar la función hepática.

✦ Desequilibrio hormonal

Aunque no se considera un equilibrador hormonal, el cardo mariano puede ser beneficioso indirectamente porque mejora la función hepática y el metabolismo de las hormonas, y, por tanto, es útil para enfermedades como el síndrome premenstrual o incluso el aumento de la próstata.

✦ Desintoxicación

Para todos es beneficioso desintoxicarse. Tomar suplementos de cardo mariano durante un mes o dos es bueno para el hígado, y, por supuesto, los resultados son aún mejores si se combina con un buen programa de alimentación saludable y ejercicio. Además, beneficia al sistema inmunológico porque se le descarga de toxinas.

De hecho, no me fiaría mucho de un preparado de desintoxicación que no contenga cardo mariano. Realiza una tarea tan magnífica que incluso los suplementos desintoxicantes de más calidad lo incluyen como uno de los ingredientes principales del preparado.

✦ Diabetes

En un estudio publicado en *Phytotherapy Research* se concluyó que el cardo mariano reducía los niveles de azúcar en sangre en personas con diabetes de tipo II. Cincuenta y una personas, hombres y mujeres de 40 a 65 años de edad, tomaron 200 mg de silimarina (extracto de cardo mariano) tres veces al día antes de las comidas, o un placebo, además de su medicación habitual para la diabetes. Al cabo de cuatro meses, en el grupo de la silimarina, el nivel medio de glucosa en sangre en ayunas (la concentración de azúcar en sangre ocho horas después de la última comida) descendió un 15%, frente al aumento del 13% registrado en el grupo que tomó placebo. Además, en las personas que consumieron silimarina disminuyeron los niveles de grasas en sangre, que son indicadores de enfermedades cardiovasculares, incluido el colesterol total, el colesterol «malo» LDL, los triglicéridos y los niveles de enzimas hepáticas. Los participantes que tomaron placebo no experimentaron cambios en los niveles de lípidos en sangre. No se informó de ningún efecto secundario.

❧ Enfermedades de la piel

Los casos crónicos de sarpullidos en la piel, acné, eccema e incluso algunos tipos de psoriasis pueden mejorar mucho si se toma cardo mariano. A la vez que mejora la capacidad desintoxicadora del hígado, el cardo mariano ayuda a eliminar toxinas del flujo sanguíneo, y, a su vez, a prevenir erupciones en la piel. Por este motivo, a veces se le llama «depurador de la sangre».

❧ Estreñimiento

La estimulación de la secreción biliar que produce el cardo mariano mejora la evacuación. Para personas que comen bastante fibra, toman suficientes líquidos y, sin embargo, sus intestinos se mueven lentamente, les recomiendo suplementos de cardo mariano para aumentar el flujo biliar.

❧ Hepatitis (vírica)

Está demostrado que la silimarina es eficaz para tratar la hepatitis vírica aguda y crónica. En un estudio sobre la hepatitis vírica crónica, la silimarina no sólo redujo el elevado número de enzimas hepáticas, sino que también hizo retroceder el daño celular, tal y como se comprobó en una biopsia hepática.

Numerosos pacientes míos con hepatitis B y C han respondido favorablemente al suplemento de cardo mariano. He advertido que ayuda a normalizar o reducir el número elevado de enzimas hepáticas. Asimismo, cosa que es igual de importante, el paciente tiene mejor aspecto y se siente más lleno de energía.

Con unos resultados tan alentadores, creo que el tratamiento con cardo mariano se extenderá mucho más. Se calcula que 3,9 millones de norteamericanos y hasta el 3 % de la población mundial están infectados con hepatitis C, y los tratamientos médicos convencionales con interferón alfa suelen ser un fracaso.

Además del cardo mariano, existen otros suplementos seguros y eficaces que me parecen mejores opciones para un tratamiento a largo plazo de la hepatitis C. Entre ellos, recomiendo el regaliz, el *reishi* y el selenio.

❧ Indigestión

Una de las principales funciones de la bilis es digerir las grasas. Cuando los pacientes me dicen que padecen indigestión inmediatamente después de haber comido alimentos fritos o grasos, sé que tienen una producción biliar deficiente. Les recomiendo tomar cardo mariano con las comidas durante varios meses.

❧ Protección hepática

A las personas que deben tomar medicamentos recetados durante largos períodos de tiempo les recomiendo tomar suplementos de cardo mariano, porque esos medicamentos pueden dañar el hígado, y el cardo mariano parece ofrecer cierta protección frente a este efecto secundario.

En un estudio de doble ciego y controlado con placebo que se realizó con un total de 60 personas, los investigadores descubrieron que la silimarina protege frente al consumo prolongado de fármacos administrados para enfermedades mentales. Los beneficios se pusieron de manifiesto con dosis de 800 mg al día de silimarina. Se comprobó que estas dosis reducían los niveles en sangre del MDA (malondialdehído), el «indicador» de que el hígado ha sido dañado debido al consumo prolongado de fármacos psicotrópicos.

Además, recomiendo cardo mariano a toda persona expuesta a toxinas en el lugar de trabajo. Un ejemplo clásico sería un soldador, que se expone a humos y otros contaminantes. Las personas que no pueden dejar de fumar pueden limitar el daño del hígado con suplementos de cardo mariano.

Suelo recomendar el extracto de cardo mariano a personas sometidas a tratamientos de quimioterapia o radiológico contra el cáncer. Estos tratamientos generan productos residuales que el hígado ha de metabolizar antes de poder eliminarlos con seguridad.

❧ Recuperarse del alcoholismo y la drogadicción

Al recuperarse una persona de una adicción, el hígado trabaja horas extra para limpiar los tejidos y regenerar los suyos propios, y el cardo mariano ayuda en ambos procesos. Asimismo, opino que contribuye a mejorar el estado de ánimo y los niveles de energía, que son esenciales en este proceso de recuperación.

CAROTENOIDES

—Como puede ver, adoro el sol, de modo que sé que me va a aconsejar que use cremas solares –me dijo Barb, una mujer de 35 años monitora de gimnasia. Me aseguró que ya los usaba y que además estaba intentando limitar el tiempo que pasaba tomando el sol–. Pero además de eso, ¿qué puedo hacer…?

—Yo le aconsejo antioxidantes –le respondí–. Tomar una dieta rica en frutas y verduras es lo mejor que puede hacer. El suplemento multivitamínico que toma tiene muchos antioxidantes, pero además le aconsejo un complejo variado de carotenoides. Éstos actúan como antioxidantes para proteger la piel y ayudan a absorber los rayos ultravioleta.

—El complejo multivitamínico que tomo contiene betacaroteno, ¿es eso un carotenoide? –me preguntó Barb.

—Sí, sí lo es.

Pero yo quería que supiera que necesitaba algo más que eso.

—La mayoría de los complejos multivitamínicos contienen un buen complejo de carotenoides –le comenté–. Además del betacaroteno existen otros más. La verdad es que es mejor tomar una combinación de varios de ellos que limitarse a uno solo.

Los investigadores estiman que en la naturaleza hay más de 700 carotenoides diferentes. Las frutas y verduras son ricas en estos elementos, especialmente las que son de colores vivos, como el rojo, amarillo, naranja, morado y verde oscuro.

¿Qué son los carotenoides?

Los carotenoides son unos pigmentos liposolubles que aportan una brillante coloración a las verduras y las frutas que los contienen. Además de proporcionarles color, protegen a las plantas de los oxidantes en el proceso de la fotosíntesis.

El betacaroteno es el carotenoide más conocido, pero no el más potente. Entre los carotenoides que últimamente han sido objeto de investigación se encuentran el alfacaroteno, la criptoxantina, la luteína, el licopeno y la zeaxantina.

Algunos carotenoides se convierten en vitamina A, pero otros no. Fundamentalmente, la naturaleza ha previsto que tomemos una mezcla de ellos.

Por lo general, cuanto más colorido es el alimento, mayor concentración de carotenoide tiene. Así, por ejemplo, una zanahoria de color naranja pálido tiene menos betacaroteno que una de color naranja intenso. Entre los alimentos que contienen estos pigmentos están las zanahorias, las calabazas, los boniatos, el brócoli, los guisantes, las berzas, la col rizada, los pimientos (de todos los colores), las espinacas, los albaricoques, los melones, las papayas, los melocotones, las mandarinas, los tomates, las sandías y las cerezas.

Muchos suplementos están constituidos por una combinación de carotenoides extraídos del alga *Dunaliella salina*, originaria de los mares de Australia.

UN AMPLIO ABANICO DE EFECTOS BENEFICIOSOS

En general, los carotenoides tienen un efecto protector frente a una gran variedad de cánceres y enfermedades cardiovasculares. Además, fortalecen el sistema inmunológico y actúan como antioxidantes.

Se sabe que existen unos carotenoides específicos que favorecen a unos determinados órganos del cuerpo. Así, por ejemplo, los carotenoides luteína y zeaxantina (muy abundantes en las espinacas y las verduras de hojas verde oscuro) parece ser que realizan un papel importante como protectores contra la degeneración macular. El licopeno es un carotenoide muy abundante en los tomates y que, según parece, protege del cáncer de próstata.

Estos pigmentos son muy importantes para un adecuado funcionamiento pulmonar, ya que eliminan los radicales libres de la contaminación del aire. En un ensayo clínico realizado con 528 personas de edades comprendidas entre los 65 y los 85 años se descubrió que los individuos con altos niveles de betacaroteno, licopeno y alfacaroteno en sangre tenían una función pulmonar considerablemente mejor que aquellos que contaban con niveles más bajos.

Otros estudios han mostrado que los carotenoides ayudan a prevenir los efectos perjudiciales en la piel de los rayos ultravioleta. Un estudio reciente mostró que 25 mg de un complejo de carotenoides naturales protegían de las quemaduras solares después de ocho semanas de tratamiento con ese suplemento. (En cambio, la combinación de carotenoides y vitamina E funcionó mejor con el mismo objetivo después de cuatro semanas de tratamiento).

Dosis

Mi consejo es tomar una cápsula de un combinado de carotenoides. Se puede encontrar un combinado de ellos junto a un complejo multivitamínico de alta potencia, o bien por separado. En un combinado de carotenoides, la mezcla será similar a la siguiente:

Betacaroteno: 25.000 U.I.
Licopeno: 5.000 mcg
Alfacaroteno: 492 mcg
Criptoxantina: 115 mcg
Zeaxantina: 98 mcg
Luteína: 74 mcg

Existen determinadas dolencias que requieren dosis más altas de carotenoides específicos.

Cabe señalar que para que los carotenoides se transformen en vitamina son necesarios el zinc, la vitamina C y la hormona tiroidea.

Obsérvese que los carotenoides son de gran ayuda a la hora de evitar muchos problemas de salud, especialmente los que se citan más adelante.

¿Cuáles son sus efectos secundarios?

Los carotenoides no son tóxicos. En el caso de tomar una dosis demasiado alta, puede producirse una coloración amarillenta de la piel (carotenemia).

CAROTENOIDES
El médico naturista los recomienda para...

Cáncer
La buena documentación de estudios de población avala que las dietas ricas en carotenoides tienen un efecto protector contra diversos cánceres.

El licopeno, de manera específica, parece tener un potente efecto preventivo del cáncer de próstata.

Curiosamente, el licopeno es el carotenoide que más abunda en la glándula prostática. Los investigadores opinan que el licopeno se absorbe mejor guisado, por ejemplo, como salsa de tomate, que crudo.

En una prueba clínica realizada en Harvard con 48.000 médicos varones se descubrió que los individuos que consumían alimentos con bastante tomate (salsa de tomate, pizza y otros) al menos 10 veces por semana tenían un 35% menos de riesgo de contraer cáncer de próstata que aquellos que tomaban menos de ración y media a la semana de esos alimentos ricos en licopeno.

Hay hombres que me han preguntado si es razonable tomar un suplemento de licopeno en el caso de cáncer de próstata. Se ha realizado un estudio clínico sobre ello. En dicho estudio, los investigadores se centraron en 30 individuos con un cáncer de próstata localizado que estaban en lista de espera para someterse a una extirpación de la próstata. Durante tres semanas previas a la intervención quirúrgica se les administró a los participantes de manera aleatoria 30 mg de licopeno o bien un placebo, es decir, una píldora de azúcar que se asemejaba al licopeno. Una vez realizada la intervención, los exámenes que se llevaron a cabo probaron que los individuos que habían seguido el tratamiento con licopeno tenían tumores más pequeños que aquellos que el grupo que había tomado el placebo. Además, el indicador que se utiliza en medicina para determinar la presencia del cáncer de próstata, el llamado «antígeno prostático específico» (PSA), había descendido en quienes habían tomado licopeno.

En otro estudio se mostró que las dietas altas en luteína dieron como resultado un 17% menos de riesgo de sufrir cáncer de colon, cifra que en los jóvenes que seguían esa dieta era del 34%.

En cuanto al betacaroteno, muchos estudios clínicos han demostrado su efecto protector, especialmente en las primeras etapas de cáncer de boca y esófago, si bien esos mismos estudios han determinado que la protección no es suficiente para evitar el cáncer de pulmón de los fumadores.

Por lo general, en cuanto a la prevención del cáncer se refiere, es de valorar positivamente una dieta rica en carotenoides. En el caso de optar por tomar suplementos, en mi opinión los suplementos de una combinación de carotenoides son los más adecuados. Para los pacientes con cáncer de próstata, lo más acertado es una dosis mayor de licopeno, de 30 mg al día.

❧ Degeneración macular

Esta dolencia es la causa principal de ceguera en Estados Unidos. La mácula –parte de la retina especializada en la agudeza visual– se deteriora. Los estudios de población muestran que el riesgo de desarrollar la degeneración macular relacionada con la edad avanzada se reduce de manera considerable en las personas que siguen una dieta rica en frutas y vegetales que contengan betacaroteno.

La luteína y la zeaxantina son dos carotenoides que se muestran más relevantes si cabe. Se encuentran en las verduras de hojas verde oscuro, como las espinacas, la col rizada y las berzas. Su función en la mácula es absorber la luz y proteger los ojos de sus efectos nocivos.

Un sondeo llevado a cabo en 876 personas mayores mostró que si ingerían estos dos carotenoides en dosis altas tenían un 56% menos de probabilidades de desarrollar una degeneración macular.

❧ Enfermedades cardiovasculares

Los carotenoides también parecen desempeñar un papel importante en la prevención de enfermedades cardiovasculares. Ello puede atribuirse a su efecto protector, puesto que ayudan a evitar la oxidación del colesterol.

En una prueba clínica se mostró que una dieta rica en carotenoides puede reducir el riesgo de sufrir angina de pecho. La investigación probó que las personas con los niveles más altos de alfacaroteno, betacaroteno y betacriptoxantina tenían como promedio un 50% menos de probabilidades de sufrir una angina de pecho.

❧ Insolación

El licopeno es un carotenoide excelente para prevenir las quemaduras provocadas por la insolación. Tomar frutas y verduras ricas en licopeno, así como suplementos del mismo, ayuda a reducir la rapidez con que muchas personas enrojecen tras una exposición solar.

❧ Osteoporosis

Se cree que los bajos niveles de carotenoides pueden predisponer a sufrir osteoporosis, si bien son necesarios más estudios para confirmar esa relación.

CÁSCARA SAGRADA

Jack, un escritor de 42 años, me dijo:

—Esto es algo muy poco habitual en mí... ¡llevo tres días sin hacer de vientre y tengo el abdomen hinchado! Dentro de unos días tengo que viajar a Washington y estoy preocupado.

—Bien, vamos a darte un poco de cáscara sagrada para que en un día o dos tus intestinos se pongan en marcha –le contesté, asegurándole que la situación se arreglaría rápidamente.

La cáscara sagrada se encuentra en prácticamente todos los establecimientos de productos naturales y herbolarios. Esta hierba se ha utilizado tradicionalmente para tratar el estreñimiento agudo. Es originaria de British Columbia (Canadá), Washington, Oregón y el norte de California. La cáscara sagrada seca y madura es rica en unos glucósidos de hidroxiantraquinona llamados cascarósidos, sustancias que estimulan la motilidad intestinal, de modo que facilitan la deposición.

Dosis

La mayoría de la gente utiliza la hierba en cápsulas. Por lo general, basta con tomar de 500 a 1.000 mg dos veces al día para que los intestinos se pongan en marcha en uno o dos días. En tintura, se toman de ½ a 1 cucharadita dos veces al día. En caso de no conseguir mejorar el estreñimiento en el transcurso de cuatro días, o bien llegar a tener dolores abdominales, se debe consultar al médico. Cuando se sufre estreñimiento, es importante asegurarse de beber una cantidad suficiente de agua, de 2 a 2,5 litros diarios.

¿Cuáles son sus efectos secundarios?

Las mujeres embarazadas y las madres en período de lactancia no deben tomar esta planta. Los niños menores de 10 años lo harán sólo bajo prescripción facultativa. Quienes sufran dolores abdominales y dolencias intestinales de tipo inflamatorio, como la colitis ulcerosa y la enfermedad de Crohn, deben asimismo evitar esta planta. No debe tomarse durante demasiado tiempo, máximo una semana, ya que su uso continuado puede dar como resultado que el colon se torne perezoso y la función intestinal empeore. Si los movimientos intestinales son demasiado frecuentes y las deposiciones son continuas durante períodos largos, puede producirse un desequilibrio electrolítico, como, por ejemplo, una deficiencia de potasio.

CÁSCARA SAGRADA
El médico naturista la recomienda para...

❧ Estreñimiento

Personalmente sólo receto cáscara sagrada en caso de estreñimiento agudo. Muchas personas me han contado que utilizan la cáscara sagrada de manera habitual y continua para combatir el estreñimiento. Considero que es un error, pues no es así como se trata la raíz de ese problema, y finalmente lo que consiguen es que los intestinos se vuelvan perezosos. En vez de ello, deben centrarse en tomar una adecuada cantidad de fibra y de agua, hacer ejercicio físico y evitar intolerancias alimentarias, desarrollar unos mecanismos de resistencia al estrés y restablecer el equilibrio de la flora intestinal, todo lo cual ayuda a mejorar el estreñimiento. Sin embargo, la cáscara sagrada es un buen tratamiento para el estreñimiento agudo y se puede encontrar fácilmente en herbolarios y tiendas de productos para la salud.

CASTAÑO DE INDIAS

La mayoría de mis pacientes que tienen varices han leído acerca de multitud de remedios y han probado muchas pastillas y demás medicamentos. Lo que más suelen preguntarme es: «¿Si tuviera que elegir usted un tratamiento natural para las varices, cuál sería?».

La lista de posibilidades es bastante extensa. He obtenido buenos resultados con ginkgo, pepitas de uva, arándanos, espino albar, hamamelis, extracto de corteza de pino y vitamina C, pero el primer puesto de la lista lo ocupa el castaño de Indias.

A medida que envejece la generación de los que nacieron en los años de posguerra, problemas como las varices pasarán a ser objeto de atención creciente por parte de las sociedades médicas y los centros de salud natural. Esta dolencia aparece cuando empiezan a debilitarse las minúsculas válvulas de las venas, y en vez de ayudar al retorno del flujo sanguíneo al corazón dejan que la sangre se estanque. La consecuencia de ello es un ensanchamiento y congestión de las venas, especialmente en las piernas, donde la gravedad ejerce un fuerte empuje hacia abajo.

Las venas varicosas no son por lo general dolorosas, pero sí cuando el problema degenera en una tromboflebitis, en cuyo caso las venas se hinchan, se inflaman y producen dolor. En esta enfermedad –comúnmente llamada flebitis– existe el riesgo de que se formen coágulos sanguíneos, lo cual es ciertamente grave.

Por fortuna, las semillas del castaño de Indias *(Aesculus hippocastinum)* producen un efecto tónico en las venas y en todo el sistema circulatorio. Por otra parte, el castaño de Indias tiene propiedades antiinflamatorias naturales, por lo que también resulta muy eficaz para combatir los edemas, las magulladuras, la artritis y los dolores de espalda.

Si bien las semillas del castaño de Indias son la base de su potencial, no aconsejo en modo alguno que se consuman tal cual; para poder hacerlo, tienen que pasar previamente un proceso especial que elimine en ellas las sustancias perjudiciales para el consumo humano.

Historial popular del castaño de Indias

Como muchas de las plantas populares de nuestros días, el castaño de Indias tiene un rico historial en Europa.

De hecho, su principio activo más importante, la escina, es un medicamento registrado en Alemania. Los médicos alemanes lo recetan para tratar los edemas y las lesiones musculares, y también se administra en inyección para los traumatismos craneales. No es, pues, de sorprender que la Comisión E de este país haya aprobado el castaño de Indias para la dolencia llamada «insuficiencia venosa», que no es otra cosa que falta de flujo sanguíneo en las venas. La citada comisión refrenda, asimismo, su uso para tratar los calambres nocturnos, la hinchazón y el picor de piernas.

El castaño de Indias es un árbol originario de Asia, pero se encuentra también en Estados Unidos y Europa. Las semillas se obtienen de los frutos, los cuales maduran en otoño.

Su mecanismo de acción es muy interesante. La escina, uno de sus principios activos, fortalece las paredes de las venas, de las válvulas y también de los capilares. Esta sustancia disminuye la permeabilidad de los vasos sanguíneos más diminutos, los capilares, evitando así que ciertas enzimas rompan las paredes de éstos. Los estudios realizados han demostrado que tales enzimas están mucho más presentes en las personas con venas varicosas, lo que presumiblemente acelera el deterioro de las paredes capilares, de modo que la escina ayuda a frenar ese proceso.

Se sabe que el castaño de Indias mejora también la circulación sanguínea y reduce los edemas al favorecer que el flujo sanguíneo pase de los tejidos a los capilares. Este proceso es importante, pues hay un excesivo flujo en los tejidos alrededor de las venas y en el interior de las mismas, y cuando éstas se dilatan el mecanismo circulatorio es menos eficaz.

Para finalizar, cabe destacar que el castaño de Indias contiene pequeñas cantidades de una sustancia anticoagulante llamada coumadina (warfarina). Cuando la sangre es más fluida, circula mejor, lo cual explica por qué el castaño de Indias ayuda a mejorar la circulación y alivia la congestión.

Dosis

Aconsejo a los pacientes la misma dosis utilizada en los ensayos clínicos: 600 mg diarios en capsulas normalizadas de castaño de Indias. Esto equivale a 100 mg diarios del principio activo escina. También existe un gel para uso tópico.

¿Cuáles son sus efectos secundarios?

Sus efectos secundarios son muy poco frecuentes. Un porcentaje mínimo de personas tiene molestias digestivas y algunos pacientes han manifestado experimentar picores en la piel y cefaleas. Dado el efecto anticoagulante del castaño de Indias, en el caso de estar tomando fármacos con ese mismo efecto o tener algún problema de tipo sanguíneo hay que consultar con el médico antes de tomarlo por cuenta propia. Si preocupa especialmente ese tipo de trastornos, puede utilizarse el gel con castaño de Indias directamente sobre la piel, en vez de ingerirlo.

CASTAÑO DE INDIAS
EL MÉDICO NATURISTA LO RECOMIENDA PARA...

Dolor de espalda

En Europa, los médicos utilizan el castaño de Indias para aliviar los dolores de espalda. Si bien yo no lo he usado para ese problema, sí he tratado a pacientes con la fórmula homeopática llamada aesculus. (El aesculus es específico para el dolor que se produce en la parte baja de la espalda y en las caderas).

Hemorroides

Las hemorroides son un conjunto de dilataciones de venas varicosas hinchadas y protuberantes. El castaño de Indias es un tratamiento popular que suelen recetar naturópatas y fitoterapeutas para disminuir las hemorroides y aliviar el escozor y los dolores.

Varices

La mayor parte de los estudios que se han hecho del castaño de Indias se han centrado en el tratamiento de las varices. En un ensayo clínico realizado con 240 personas se comprobó que el tratamiento natural era igual de eficaz que la mayoría de los tratamientos convencionales a base de diuréticos (medicamentos que provocan un aumento de la micción a fin de eliminar líquidos del organismo) en dosis diarias, vendas y medias compresivas, etcétera.

En el ejercicio de mi profesión he podido ver buenos resultados en pacientes con varices de grado medio a grave, y en estos casos es especialmente aconsejable el castaño de Indias, pues las varices pueden derivar en tromboflebitis. También aconsejo tomarlo a las personas operadas de varices a fin de que no vuelvan a tenerlas.

CAYENA

Los amantes del sabor picante la adoran, los que sienten dolores la necesitan y los que sufren enfermedades cardíacas confían ciegamente en ella.

La cayena, pimienta roja o chile es la baya de la planta llamada *Capsicum annuum longum*. La cayena, que literalmente significa «picar», proporciona un sabor picante y fuerte que la hace extremadamente popular entre las especias. A nivel medicinal, la cayena se emplea para estimular la digestión y la circulación sanguínea. Su uso tópico se ha popularizado para reducir el dolor y la irritación.

El color rojo es el típico color de la cayena, aunque hay otras variedades que van del color amarillo al violeta y anaranjado. Todas suelen ser picantes, a excepción del pimentón dulce, una variedad de *Capsicum anuum* más suave y de sabor más dulce. El grado de picor del capsicum seco y/o el extracto de oleorresina, que se calcula en unidades de calor, es lo que determina el valor y uso de la cayena.

Los pimientos de cayena se consumen en Sudamérica y en la India desde hace miles de años. Curiosamente, el nombre azteca de la cayena es «chili». En el siglo xv, el doctor Diego Álvarez Chanca, quien acompañó a Cristóbal Colón, llevó semillas de cayena de las islas caribeñas a Italia, desde donde se extendió a África, India, parte de Europa y a las zonas más templadas del planeta.

La cayena se ha utilizado tradicional y popularmente en tratamientos diversos, entre ellos asma, fiebre, infecciones del aparato respiratorio, mala circulación sanguínea, problemas digestivos y de garganta y cánceres. Su uso tópico se ha destinado a tratar dolores musculares y de dientes. En China y Japón se ha empleado para combatir la congelación y la inflamación muscular. Los fitoterapeutas la incluyen en fórmulas destinadas a mejorar la absorción y la circulación de otras plantas y suplementos en el organismo.

La capsaicina es un componente activo de la cayena, sustancia responsable del calor que proporciona esta especia. Su uso tópico y también oral ayuda a aliviar el dolor, reduce la sustancia P (llamada así por la inicial P de la palabra «pain», dolor en inglés) de las neuronas sensoriales, y finalmente bloquea la transmisión de los impulsos dolorosos. Las cremas y geles que contienen capsaicina han sido aprobadas por la FDA (Agencia norteamericana de fármacos y alimentos) para el tratamiento de la artritis y de dolores como los que provoca la neuropatía diabética.

Las investigaciones realizadas han demostrado que la cayena tiene propiedades antioxidantes, reduce el colesterol y fluidifica la sangre al reducir la agregación plaquetaria.

La cayena es una especia tan fuerte que parece imposible que se pueda usar para calmar el dolor. Sin embargo, muchos médicos holísticos y también los convencionales aconsejan su uso tópico para aliviar los dolores articulares y musculares.

Cuando se aplica la cayena por primera vez, uno puede sentir una sensación de quemazón y escozor aumentada por la sustancia P, pero con el uso continuado esa sensación disminuye, al mismo tiempo que la actividad de esa sustancia también lo hace.

Hay personas, entre las que me incluyo, que cuando toman cayena o un suplemento de cayena experimentan irritación en el estómago. Sin embargo, he comprobado que no se trata de una reacción generalizada, sino que depende de cada individuo. Sin embargo, sea cual sea la reacción, no existe ningún indicio de que la cayena dañe el sistema digestivo; sino que, por el contrario, según un estudio lo que hace la capsaicina de esta especia es inhibir el desarrollo de la bacteria *Helicobacter pylori*, relacionada en numerosos casos de úlceras estomacales.

La cayena ha recibido también grandes elogios como producto natural que mejora la circulación sanguínea. Numerosos fitoterapeutas y empresas dedicadas a los suplementos naturales afirman que la cayena ayuda a «limpiar» las arterias y a revertir los efectos de la arteriosclerosis. Bien es cierto que antes de dar como buenos estos efectos deben realizarse más estudios, pero personalmente creo en los efectos beneficiosos de la cayena en los casos de cardiopatías y problemas cardiovasculares a partir de las reacciones de mis pacientes.

Es bien conocido, asimismo, que se trata de una fuente importante de antioxidantes, como la vitamina A y C, y de agentes fitoquímicos que protegen del daño celular. Hay estudios de laboratorio que la muestran como reductora del colesterol y como un agente natural que fluidifica la sangre.

Muchos herboristas y naturópatas utilizan la cayena en sus fórmulas para tratar los problemas de garganta, las infecciones del sistema respiratorio y la sinusitis. También reduce la congestión e inflamación de esas zonas del organismo.

Dosis

Para uso interno se toman de 5 a 10 gotas disueltas en agua, o bien una cápsula de 400 o 500 mg tres veces al día. Para uso tópico, se usa una crema normalizada de 0,025 a 0,75 % de capsaicina que se aplica en la zona dolorida de una a cuatro veces al día.

¿Cuáles son sus efectos secundarios?

Hay personas que experimentan molestias digestivas cuando consumen cayena.

Los estudios clínicos han demostrado que es muy segura cuando se aplica en forma de crema, si bien hay quien en un principio nota cierta quemazón en la piel, que desaparece al cabo de tres o cuatro días.

Precaución: no se debe aplicar la crema cuando hay una herida, y tampoco cerca de los ojos.

En el caso de estar tomando medicamentos para fluidificar la sangre, antes de tomar cayena se debe consultar al médico, ya que ésta tiene esos mismos efectos.

CAYENA
El médico naturista la recomienda para...

Artritis

Los ensayos clínicos realizados demuestran que la crema de capsaicina es eficaz para la osteoartritis. Sin embargo, hay que tener en cuenta que es un tratamiento que alivia el dolor, pero no actúa sobre el proceso degenerativo del cartílago. Los suplementos que contienen sulfato de glucosamina y antioxidantes (selenio, vitamina C, ácido alfa-lipoico) ayudan a regenerar los tejidos de los cartílagos y pueden utilizarse conjuntamente.

La crema de capsaicina también puede ser útil en los casos de artritis reumatoide.

✤ Cardiopatías

Se ha comprobado, asimismo, que la cayena limita el riesgo de sufrir una enfermedad coronaria, ya que reduce los niveles de colesterol y de los triglicéridos. A pesar de la falta de estudios que confirmen estos efectos, cientos de personas manifiestan los extraordinarios beneficios que han experimentado tras utilizar suplementos de cayena.

Dado que es un fluidificante natural de la sangre, la cayena ayuda a mejorar la circulación arterial de todo el organismo. Se trata de una sustancia excelente para añadir a las fórmulas de plantas destinadas a tratar las dolencias cardiovasculares.

✤ Herpes

Los herpes pueden llegar a ocasionar dolores insoportables. He asistido a pacientes que ni siquiera podían tumbarse de lado en la camilla debido a los dolores que sentían. Incluso esos «casos extremos» pueden, por fortuna, beneficiarse del tratamiento de la cayena.

Según estudios controlados, la capsaicina ha aliviado los dolores herpéticos en aproximadamente un 50% de los casos. Personalmente, suelo combinar este tratamiento con otros, entre ellos las inyecciones de vitamina B_{12}, la acupuntura y los remedios homeopáticos. Para aliviar los dolores se utiliza la capsaicina en crema, mientras que los otros tratamientos funcionan oralmente en la curación a largo plazo.

✤ Neuropatía diabética

La neuropatía diabética es la afectación de los tejidos nerviosos; consecuencia de la diabetes, se caracteriza por el dolor y una sensación anómala, de entumecimiento, en piernas y pies. A través de diversos estudios, los investigadores han descubierto que la capsaicina es eficaz a la hora de calmar esos dolores. En una prueba clínica en la que intervinieron 48 pacientes con una neuropatía diabética de moderada a grave, se demostró que el 90% de los que siguieron el tratamiento con capsaicina experimentaron una mejoría en cuanto a dolores al cabo de ochos semanas. Recordemos que la capsaicina es un componente activo de la cayena.

Existen otros estudios que han confirmado también estas propiedades, de modo que se puede afirmar que la cayena es una manera sencilla y no tóxica de aliviar los dolores nerviosos cuando se sufre una neuropatía diabética grave. Para que el tratamiento sea aún más efectivo, aconsejo añadir al mismo ácido alfa-lipoico (ALA), vitamina B_{12} y *Ginkgo biloba*, elementos que actúan internamente para revertir esta dolorosa enfermedad.

ᴥ Psoriasis

Esta dolorosa e irritante enfermedad de la piel es una de las dolencias más problemáticas de tratar, ya que sus brotes son persistentes y aparecen en cualquier momento. Los mejores tratamientos a largo plazo incluyen plantas, suplementos medicinales y diversas terapias que ayudan a equilibrar la salud del enfermo. Sin embargo, los tratamientos tópicos con capsaicina han demostrado, asimismo, ser muy efectivos.

En los casos difíciles, la capsaicina es un tratamiento que debe tenerse en cuenta.

ᴥ Recuperación de intervenciones quirúrgicas

Las intervenciones quirúrgicas ya son de por sí bastante traumáticas, pero si a ellas se añaden los dolores nerviosos posteriores, uno puede llegar a sentirse totalmente abatido. Afortunadamente, la capsaicina en crema ha demostrado muy buenos resultados en pacientes que tienen dolores neurológicos y postoperatorios de larga duración.

Numerosos estudios avalan esta recomendación. En un estudio realizado con 23 pacientes que habían sido intervenidos quirúrgicamente (mastectomías a causa de cáncer de mama), los investigadores afirmaron que la crema de capsaicina al 0,075% les redujo los dolores significativamente. Estos estudios sobre el dolor son muy esperanzadores, pues con frecuencia los médicos ignoran cómo tratar los dolores nerviosos posquirúrgicos si no es con más cirugía o con analgésicos que en su mayoría provocan efectos secundarios. (Hay otros tratamientos naturales que funcionan bien, entre ellos la acupuntura y los remedios homeopáticos, como el hipérico).

CEBOLLA

A menudo, los médicos naturistas se centran en la búsqueda de algo «nuevo». Es emocionante descubrir un potente suplemento curativo que se está investigando o creando por primera vez, o el poder curativo recién descubierto de algún alimento.

No obstante, a veces lo ya conocido es el mejor descubrimiento. Existen ciertos alimentos que llevamos consumiendo durante siglos y cuyos potentes efectos medicinales no son un secreto; su historia merece ser contada otra vez.

Éste es el caso de la humilde cebolla *(Allium sativum)*.

La mayor parte de las culturas de todo el mundo utilizan la cebolla como condimento que aporta un sabor picante a muchos platos. Además, ha sido una medicina durante varios siglos, en particular en China y en la tradición ayurvédica. Sin embargo, independientemente de que se consuman cebollas por su sabor o por sus propiedades medicinales, es indudable que se aporta grandes beneficios con cada bocado.

Durante la guerra civil estadounidense, el general Ulysses S. Grant solicitó y recibió un envío de cebollas para tratar a los soldados con disentería.

Tan sólo hace una generación, era común que las personas hicieran una cataplasma de cebolla para curar los dolores de garganta, una práctica que demuestra su utilidad desde los hábitats salvajes naturales hasta los paisajes urbanos de Norteamérica.

Hoy en día, los científicos que han examinado los componentes de la cebolla común han descubierto que, de hecho, tiene propiedades medicinales muy similares a las del ajo. Tiene cualidades antimicrobianas, reduce la presión arterial y el colesterol alto, y ayuda a reducir los niveles de azúcar elevados.

Las cebollas contienen docenas de ingredientes medicinales muy beneficiosos, entre ellos:

- Compuestos de azufre llamados tiosulfinatos, de los que se piensa que tienen potentes efectos antiinflamatorios y que ayudan a desintoxicar.
- Flavonoides.
- Ácidos fenólicos, esteroles, pectina y aceites volátiles.
- Vitamina C.

No es necesario limitarse a un tipo particular de cebolla. Otros miembros de la familia *Allium* también son beneficiosos. Las cebolletas, también llamadas cebollas de primavera o tiernas, contienen incluso más vitamina C que las cebollas blancas o amarillas. Las cebolletas son muy ricas en folato, que es uno de los nutrientes esenciales. Las cebollas pequeñas o escalonias son muy ricas en vitamina A.

Se ha demostrado que las cebollas tienen notables efectos antioxidantes. Constituyen una buena fuente del flavonoide llamado quercetina, que es un potente antioxidante. Se calcula que una cebolla de tamaño mediano contiene hasta 50 mg de quercetina. Si se comen cebollas todos los días es posible obtener cantidades terapéuticas de este antioxidante.

Dosis

Es recomendable elegir cebollas firmes y de cuello corto con hojas exteriores frágiles y evitar las que tienen manchas oscuras o brotes. Para mantener una buena salud, intente comer el equivalente a la cantidad de ½ a 1 taza de cebollas picadas todos los días.

Las cebollas crudas contienen cantidades mayores de productos químicos que sirven para combatir enfermedades, pero cocinadas también son beneficiosas.

¿Cuáles son sus efectos secundarios?

Aparte del picor y del lagrimeo de los ojos al cortarlas, algunas personas experimentan molestias digestivas y ardores con las cebollas. Si se padece asma, hay que tener cuidado con las cebollas en vinagre, porque es posible que contengan sulfitos que pueden desencadenar ataques de asma.

Otro efecto secundario es el «aliento a cebolla». Si se toma una ramita de perejil con las comidas puede evitarse el mal aliento asociado a las cebollas.

CEBOLLA

El médico naturista la recomienda para...

Asma

Las cebollas se han utilizado tradicionalmente para tratar el asma. En estudios con animales se ha demostrado que los productos fitoquímicos de las cebollas, como, por ejemplo, los tiosulfinatos y los cepenos, inhiben los compuestos inflamatorios asociados a la inducción del asma.

Los médicos nutricionistas suelen prescribir elevadas dosis de quercetina suplementaria (de 1.500 a 3.000 mg) para ayudar a prevenir el asma. Como ya he mencionado, la cebolla es una fuente natural de quercetina. Si se precisa una dosis más alta, las cebollas no pueden competir con un suplemento (habría que comer demasiadas), pero para quien padezca asma, es útil obtener toda la quercetina posible con la dieta.

Cáncer

En un estudio francés realizado con 345 mujeres se descubrió que el riesgo de contraer cáncer de mama disminuía en proporción a un mayor consumo de fibra, ajo y cebolla.

En un estudio se examinó la relación entre la ingesta vegetal de *Allium* (incluida la cebolla) y el cáncer de esófago y estómago en la ciudad de Yangshong, una de las zonas de mayor riesgo de contraer estos tipos de cáncer en la provincia de Yiangsu, en China. Los investigadores indicaron que los vegetales del género *Allium*, al igual que las verduras crudas, pueden tener un gran efecto protector, no sólo frente al cáncer de estómago, sino también frente al de esófago.

En estudios con animales se ha demostrado que la quercetina, que al parecer es una de las sustancias activas clave de las cebollas, protege frente al cáncer de colon.

Colesterol e hipertensión arterial

En diversos estudios clínicos, los investigadores han concluido que las cebollas reducen los niveles de colesterol y triglicéridos. Comer mucha cebolla también puede ayudar a reducir la tensión arterial. De hecho, si veo a alguien que padece este trastorno, le animo a introducir cebollas en su dieta diaria durante un largo período de tiempo. Media cebolla al día, cruda o cocinada, puede ser beneficiosa. Por supuesto, no hay que esperar mejoras inmediatas, pero con el tiempo los ingredientes de las cebollas aportan ventajas acumulativas.

Diabetes

Se han hecho estudios que demuestran que la cebolla reduce los niveles de azúcar en sangre. Junto con el ajo, las cebollas son un alimento excelente que deben consumir con regularidad las personas que padecen esta enfermedad.

❧ Inmunidad

La cebolla sirve para proteger frente a infecciones por bacterias, hongos y lombrices. Es excelente como ingrediente en una sopa o caldo para el dolor de garganta y las infecciones de las vías respiratorias altas.

CHLORELLA

La chlorella es uno de los alimentos dietéticos más populares por sus efectos saludables. Recuerdo haber utilizado este producto hace más de veinte años para reforzar la desintoxicación y el nivel de energía del organismo. La chlorella es un alga verde, unicelular, que crece en aguas frescas. De los miles de diversas especies de algas que existen, aproximadamente unas quince son comestibles, y unas cuantas de ellas son medicinales. El nombre de chlorella proviene del griego *chloros*, que significa «verde», y del sufijo latino *ella*, que significa «pequeño».

La chlorella, como suplemento alimentario, está disponible en diferentes formas, de las que las dos más comunes son los comprimidos y el líquido. También se encuentran en suplementos de diversas hierbas combinadas, en forma de cápsulas, polvos, gránulos y líquidos. Los productos más fiables utilizan un proceso de elaboración que descompone las paredes celulares para que la chlorella se pueda digerir.

Este alga contiene un centro motor de nutrientes y una fuente importante de clorofila, proteína (hay productos que contienen de ½ a ¾ g de proteína por cada 3 g de chlorella), hidratos de carbono, lípidos, fibras, ácidos nucleicos, vitaminas y minerales. De manera específica podemos decir que está compuesta de varios aminoácidos esenciales, así como de vitamina C, betacaroteno, clorofila, luteína, tiamina (B_1), riboflavina (B_2), pirodoxina (B_6), niacina, ácido pantoténico, ácido fólico, biotina, colina, vitamina K, ácido lipoico, inositol, fósforo, calcio, zinc, yodo, magnesio, hierro, cobre, proteínas, fibra dietética, ácidos grasos omega y vitamina B_{12}.

Los análisis y los estudios en animales indican que la chlorella desarrolla funciones antitumorales, antibacterianas, antifúngicas y antivirales.

Dosis

Deben seguirse las indicaciones de cada prospecto, ya que cada producto tiene una concentración diferente. En los estudios realizados se han utilizado dosis de hasta 10 g en cápsulas.

¿Cuáles son sus efectos secundarios?

No he encontrado comúnmente efectos secundarios en la chlorella. Pueden producirse molestias digestivas, pero por lo general desaparecen con el tiempo y reduciendo la dosis.

Hay un pequeño porcentaje de personas que experimentan cierta fatiga al inicio del tratamiento, se supone que debida al efecto desintoxicante de la chlorella. Es posible que las heces sean de color verde a causa de la clorofila que contiene el alga.

CHLORELLA
El médico naturista la recomienda para...

🌿 Colitis ulcerosa

Esta enfermedad es un proceso inflamatorio que implica la ulceración de las mucosas intestinales del colon y el recto. En una prueba piloto de dos meses de duración se estudió el efecto de la chlorella –con dosis de comprimidos de 10 g y 100 ml de extracto líquido– sobre pacientes con colitis ulcerosa. Quienes completaron el estudio se sometieron a un examen sigmoidoscópico que mostró una inflamación considerablemente menor. Los pacientes cumplimentaron un cuestionario que reveló una calidad de vida mucho mayor en el tiempo que duró el estudio.

Expresión génica y protección de la salud

Existe un campo relativamente nuevo de la ciencia denominado nutrigenómica que estudia cómo el uso de los alimentos y los nutrientes afectan favorablemente a la expresión génica. Durante un período de 16 semanas se estudió el uso de la chlorella en 17 personas con factores de riesgo de enfermedades derivados de un estilo de vida determinado y 17 personas sanas. Se les realizaron análisis de sangre y perfiles de la expresión génica antes y después de ingerir chlorella. Los investigadores que llevaron a cabo el estudio confirmaron que en ambos grupos la ingesta chlorella determinó una notable reducción en el porcentaje de grasa corporal, en el nivel de colesterol total y en los niveles de glucosa en sangre en ayunas. Por otra parte, en los análisis de expresión génica se vieron los efectos de la chlorella, entre ellos las vías de señalización de la insulina asociadas al descenso de los niveles de glucosa.

Fatiga

La chlorella es un buen suplemento para la nutrición y desintoxicación de las personas que sufren fatiga. Sirve de suplemento a otros nutrientes que se recomiendan en este libro para un tratamiento completo de nutrición que combata esos síntomas. Hay pacientes que sufren fatiga y no toleran los suplementos energéticos; en esos casos, al ser la chlorella un suplemento alimentario, las personas con ese tipo de intolerancia lo suelen asimilar bastante bien.

Fibromialgia

Ésta es una enfermedad dolorosa y crónica que afecta a los músculos y tendones y presenta unos puntos de mayor sensibilidad al dolor. En un estudio de doble ciego con grupos cruzados y controlado con placebo, publicado en *Phitotherapy Research*, se descubrió que la chlorella era eficaz, en cuanto que aliviaba los síntomas de la fibromialgia. Los participantes en el estudio recibieron 10 g de chlorella en cápsulas y 100 ml de chlorella líquida, o bien un placebo, además de 100 ml de chlorella líquida. Otra prueba clínica demostró también los beneficios de esta alga.

Hipertensión arterial

Un estudio clínico mostró que los suplementos de chlorella estabilizan la presión sanguínea en las personas que sufren una hipertensión de leve a moderada. Si bien la chlorella no es un suplemento primordial, yo la utilizo para tratar la hipertensión arterial y puede ser un suplemento añadido. También puede ser una buena opción para aquellas personas que tienen hipertensión arterial a consecuencia de una acumulación tóxica de metales como el mercurio y el cadmio.

❧ Lactancia

Las dioxinas son toxinas químicas que se forman a partir de la combustión de restos de material sanitario (plásticos de PVC o policloruro de vinilo) y en las plantas incineradoras que queman carbón, madera o aceite. Las dioxinas se asocian a una serie de problemas de salud, entre ellos el cáncer, problemas de desarrollo y de aprendizaje en los niños y trastornos hormonales.

También pueden pasárselas a sus bebés las madres que dan de mamar. La mayoría de las dioxinas presentes en el cuerpo humano provienen de los alimentos. En un estudio realizado en Japón se administró a una madre gestante sana seis gramos de chlorella durante seis meses y después se investigaron los efectos en la concentración de dioxinas y de IgA (anticuerpo beneficioso del sistema inmunológico) en la leche materna. Los investigadores comprobaron que el suplemento de chlorella redujo los niveles de dioxinas e incrementó los de IgA.

❧ Metales tóxicos

Pequeños estudios realizados en seres humanos y también en animales han demostrado que la chlorella ayuda a que el organismo se desintoxique del efecto de metales como el mercurio y el cadmio.

❧ Tratamiento complementario del cáncer

La chlorella es un suplemento nutricional suave que sirve de apoyo al tratamiento convencional de cáncer que el paciente sigue. Gracias a la concentración clorofílica y a los nutrientes que posee, considero que la chlorella hace más eficaz la desintoxicación de los desechos celulares que genera este tipo de tratamiento.

En un estudio se puso de manifiesto que tomar cápsulas de chlorella (hasta unos 20 g junto a 150 ml de extracto líquido al día) puede servir para que los enfermos con tumores cerebrales (gliomas) toleren mejor la quimio y radioterapia.

> ### ~ Vegetarianismo
>
> Los vegetarianos toman a menudo suplementos de chlorella para incrementar el nivel de vitamina B_{12}. Un estudio publicado en el *Journal of Nutrition* mostró que el alga nori y la chlorella aumentaban el nivel en sangre de esta vitamina. Sin embargo, hay especialistas que cuestionan que este tipo de vitamina B_{12} sea una forma adecuada para el organismo. Es necesario realizar más investigaciones para que se pueda confirmar si los suplementos de chlorella son realmente la fuente primordial de la vitamina B_{12}.

CIMICIFUGA RACEMOSA

—¡Tengo sofocos todo el día, me están volviendo loca! Los médicos a los que he acudido me han recomendado que tome hormonas. ¿No podría recomendarme usted otra cosa?

Kristy, de 50 años, una de mis pacientes, tenía la menopausia y no quería saber nada de la receta estándar de hormonas sintéticas.

Le pregunté si había oído hablar de la *Cimicifuga*.

—Pues sí –dijo Kristy–, ¿pero, funciona realmente? Recuerde que tengo sofocos todo el día, ¡necesito algo fuerte!

—No creo que la defraude.

Dos semanas después hablé con Kristy y me dijo que los sofocos le habían disminuido a unos tres al día. Y aproximadamente a las seis semanas de haber iniciado el tratamiento volví a verla y me informó de que no había tenido ningún otro sofoco. Como ventaja adicional, Kristy sufría menos depresión y menos insomnio, dos problemas que habían comenzado con la menopausia.

Éstos son los resultados que cabe esperar de la *Cimicifuga*, pero como se verá más adelante, esta planta, que tiene efectos específicos en la menopausia, también es eficaz en otros aspectos.

UN EXAMEN MÁS DETALLADO

Cimicifuga racemosa se conoce también por los nombres de hierba de San Cristóbal o cohosh negro, debido al color de sus raíces y a que son la parte de la planta que se utiliza. Pertenece a la familia de los ranúnculos y crece silvestre en los bosques del este de Estados Unidos. Existen otras especies similares en China, Japón, Corea y Siberia. Establecimientos europeos comercializan actualmente esta planta y suministran la materia prima a la industria estadounidense.

Los nativos indios norteamericanos, sobre todo los iroqueses y los cherokees, usan la *Cimicifuga* para muchas cosas, entre otras para los problemas menstruales, los partos, la artritis, los músculos doloridos, los resfriados y los problemas de las vías respiratorias altas, y las mordeduras de serpientes.

También la usaban los «médicos eclécticos», como se llamaba en el siglo XVIII y principios del XIX a los fitoterapeutas.

Los naturópatas la emplearon también más tarde, en el siglo XX, para los dolores de cabeza, los problemas de corazón y también como tónico digestivo.

A la *Cimicifuga* se le llamaba también «espantamosquitos», pues el fuerte olor que desprenden sus flores es un repelente natural de mosquitos.

A principios del siglo XX, la *Cimicifuga* se importó a Alemania, y a partir de la década de 1940, los investigadores alemanes tuvieron una gran influencia en los usos de la planta y en su validación científica. Hoy en día, esta planta es el tratamiento herbal más popular para combatir los síntomas de la menopausia. Está disponible en todas partes, en las tiendas de productos naturales, en farmacias, en almacenes e incluso en Internet.

Principios activos

La mayoría de los estudios realizados con *Cimicifuga racemosa* se han hecho utilizando un extracto de 2,5 % de glucósidos triterpenos, que incluye acteína y cimicifugósido. Los investigadores no se han puesto de acuerdo en el modo exacto en que esta planta mejora los síntomas de la menopausia. Existen ciertas publicaciones que afirman que tomar *Cimicifuga racemosa* hace disminuir la hormona LH (hormona luteinizante).

Durante la menopausia, descienden los niveles de estrógenos y progesterona, al tiempo que la glándula pituitaria eleva los niveles de la hormona LH. Se cree que el aumento de esta hormona es una de las causas de los síntomas de la menopausia. La inhibición de liberación de la hormona LH que efectúa la glándula pituitaria es un factor determinante en el alivio de los síntomas de ese período. Según algunos investigadores, los agentes químicos de la *Cimicifuga* que equilibran los estrógenos –llamados fitoestrógenos–, también pueden contribuir a aliviar esos síntomas, pero las últimas investigaciones no lo han confirmado.

Dosis

Los suplementos de *Cimicifuga racemosa* están disponibles en cápsulas, comprimidos y tinturas. También se encuentra como infusión, aunque no es muy común.

Como dosis estándar recomiendo un extracto normalizado al 2,5 % de glucósidos triterpenos. La dosis típica para aliviar los síntomas de la menopausia es de 80 mg en comprimidos u 80 gotas de tintura. La mayoría de las mujeres suelen notar mejoría a las cuatro semanas de iniciar el tratamiento, otras pueden llegar a notarla con sólo 20 o 40 mg de extracto de *Cimicifuga*.

Para los síntomas más agudos o para las mujeres que no notan mejoría con 80 mg, recomiendo una dosis diaria de 160 mg. Con el tiempo, generalmente a los seis meses o más, puede reducirse la dosis a 80 mg. Para casos de fibromialgia o artritis se utiliza una dosis similar.

Duración del tratamiento

La duración de los síntomas de la menopausia varía en cada mujer. Hay mujeres que, según me han contado ellas mismas, han tenido sofocos y otros síntomas durante más de cinco años.

¿Durante cuánto tiempo hay que tomar la *Cimicifuga*? Hay muchos libros que citan la Comisión E, la guía terapéutica herbal alemana, la cual afirma que no debe tomarse esta hierba más de seis meses. Esta recomendación parece basarse en que no hay estudios que demuestren si su uso a largo plazo puede acarrear efectos secundarios. Sin embargo, es importante destacar que no existe ninguna información que demuestre que su uso prolongado sea perjudicial.

Se ha utilizado históricamente durante largos períodos de tiempo sin problemas, por lo que tengo que disentir con la Comisión E en esto. Yo y otros especialistas de la fitoterapia no vemos ningún problema en recetar esta planta durante un largo período. Sin duda es más segura que el tratamiento hormonal sustitutorio.

¿Cuáles son sus efectos secundarios?

Si bien los efectos secundarios no son habituales, existe un pequeño porcentaje de pacientes que han tenido molestias digestivas. Esto puede corregirse tomándola con las comidas.

Los ensayos clínicos efectuados con más de 1.700 pacientes durante un período de tres a seis meses han demostrado una excelente tolerancia a esta planta. Si se toman dosis más altas pueden producirse dolores de cabeza y mareos. Durante el embarazo o la lactancia no debe tomarse *Cimicifuga racemosa*.

La prensa y los medios crearon de manera unánime un gran revuelo acerca del informe negativo sobre la planta que realizó la Agencia de sustancias terapéuticas (ATGA), un organismo de Australia. En el informe se argüía que preocupaba la posible relación entre *Cimicifuga* y las dolencias hepáticas.

La prensa norteamericana mayoritaria se hizo eco de la noticia y en algunos casos describió la planta como peligrosa.

Pero ¿merece credibilidad esa advertencia de la ATGA? Veamos cómo ese organismo regulador llegó a esa conclusión acerca de *Cimicifuga*. En el informe se citan 47 casos de toxicidad hepática entre usuarios de esta planta en todo el mundo. En Australia fueron hospitalizados cuatro pacientes, y dos de ellos requirieron un trasplante de hígado. Pero la ATGA no reveló qué criterios se utilizaron para interpretar esos datos. Así, por ejemplo, el organismo no dijo qué marcas o qué dosis se utilizaron en esos casos o si esos productos se analizaron a fin de confirmar su contenido. Algunos de los productos del informe de la ATGA contenían varias plantas, no sólo *Cimicifuga*. Todo ello hace difícil valorar en su medida la advertencia de ese organismo australiano. Y, lo que es más, de manera contradictoria la ATGA publicó: «Teniendo en cuenta el uso generalizado de *Cimicifuga racemosa*, la incidencia de la reacción hepática parece ser muy baja». Esta afirmación casa con las conclusiones a las que llegó en 2004 el Instituto Nacional de la Salud de Estados Unidos, según las cuales no hay evidencias de que la planta cause ninguna toxicidad hepática.

Seguridad en casos de cáncer

Hay estudios clínicos que muestran que *Cimicifuga* es una planta segura para que la tomen mujeres con un historial de cáncer de mama o uterino. Uno de esos estudios mostró que la planta no tiene los mismos efectos que los estrógenos, es decir, no desarrolla las células del cáncer de mama como sí ocurre con los estrógenos. En realidad, *Cimicifuga* hace exactamente lo contrario: inhibe el crecimiento de las células cancerosas. Como ejemplo, un estudio realizado en 2007 y publicado en *Maturitas,* una publicación europea de temas de salud, mostró que el extracto de *Cimicifuga racemosa* no sólo no tiene efectos sobre las hormonas sino que además disminuye la formación de estrógenos en el tejido mamario normal. Por otra parte, un estudio muy interesante, patrocinado por el Instituto Nacional de la Salud norteamericano, relacionado con *Cimicifuga* y el cáncer y publicado en 2007 en el *International Journal of Cancer,* comparó los resultados obtenidos en 949 mujeres con cáncer de mama a las que se administró un suplemento de *Cimicifuga* con los de 1.524 mujeres más que formaban parte del estudio y que tomaron un placebo. ¡Se descubrió que las mujeres que tomaron *Cimicifuga* tenían un 61% menos riesgo de sufrir cáncer de mama!

Estos resultados ponen de relieve la observación que recalco acerca de los efectos hormonales de la planta. Ésta modifica los niveles hormonales que están presentes en el cuerpo, así como los receptores celulares de las hormonas, en vez de abastecer al organismo de más hormonas, como sucede en el tratamiento hormonal sustitutorio.

CIMICIFUGA RACEMOSA
El médico naturista la recomienda para...

❧ Ansiedad y depresión

Cimicifuga es eficaz en los casos de ansiedad y depresión asociados a la menopausia. En el estudio citado anteriormente, un 85% de las 629 mujeres menopáusicas que tomaron extracto de *Cimicifuga* mejoraron de sus problemas de ansiedad e irritabilidad, casi un 83% mejoraron de la depresión, y de éstas un 46% ya no tuvieron ningún síntoma más de depresión.

Otra prueba clínica mostró que *Cimicifuga* mejoraba de manera más efectiva la ansiedad y la depresión de mujeres menopáusicas que el ansiolítico diazepam. Esto es algo extraordinario, teniendo en cuenta que el diazepam es un sedante muy potente. Pero la relación tiene sentido, ya que el desequilibrio hormonal conduce a un desequilibrio químico en los neurotransmisores cerebrales (mensajeros). Equilibrando con la *Cimicifuga* los niveles hormonales de estrógenos y progesterona, se consigue indirectamente equilibrar la química cerebral y aliviar síntomas como la ansiedad y la depresión.

Artritis y fibromialgia

Cimicifuga racemosa tiene un efecto antiinflamatorio natural. Esto la hace muy útil a la hora de reducir el dolor, la rigidez y las molestias asociadas a todo tipo de artritis. Los dolores artríticos son también muy comunes durante la menopausia. Los cambios hormonales pueden producir desequilibrios circulatorios e inmunitarios que, a su vez, pueden provocar inflamaciones articulares.

Es también una de las mejores plantas para los casos de fibromialgia, dolencia en la que los dolores musculares son más comunes que los articulares. La planta tiene un efecto relajante y reduce parte de los dolores que suelen sufrir invariablemente las personas aquejadas de fibromialgia. La franja de edad comprendida entre los 25 y los 45 años es la más común entre las mujeres que sufren esta enfermedad.

Personalmente he descubierto una clara conexión entre el desequilibrio hormonal y la fibromialgia. Considero que el papel de equilibrio hormonal que aporta el consumo de *Cimicifuga* es una de las razones principales por las que esta planta mejora la fibromialgia.

Dolores y síndrome premenstrual

Cimicifuga relaja los músculos blandos del útero, lo cual ayuda a reducir los dolores menstruales. Si bien no tiene un efecto tan antiespasmódico como *Viburnum opulum* o bola de nieve, lo cierto es que ayuda a aliviar los dolores asociados al síndrome premenstrual y a la dismenorrea (menstruación dolorosa).

Síntomas de la menopausia

Cimicifuga racemosa es una de las mejores terapias naturales que pueden utilizar las mujeres para aliviar los síntomas de la menopausia. Todos los estudios clínicos realizados con la planta que he visto la relacionaban con la ayuda a las mujeres menopáusicas. La gran mayoría de las pruebas clínicas se han llevado a cabo en Alemania, y los resultados han sido, como poco, espectaculares. Al menos hay ocho de ellos que muestran su contribución al alivio de los síntomas de la menopausia, entre ellos los sofocos.

En una prueba realizada con 629 mujeres menopáusicas que tomaron extracto de *Cimicifuga racemosa* de seis a ocho semanas, el 80% de ellas experimentaron mejorías en las cuatro primeras semanas del tratamiento. Estos resultados son muy admirables, teniendo en cuenta que en el caso de las hormonas sustitutorias, las mejorías no aparecen hasta al cabo de entre cuatro y ocho semanas. Entre los síntomas sensiblemente claros de mejoría citaban el nerviosismo y la irritabilidad, los sofocos, dolores de cabeza, insomnio, vértigos, palpitaciones y zumbidos en los oídos.

En otro interesante estudio de doble ciego participaron 80 mujeres menopáusicas durante 12 semanas. A estas mujeres se les administró *Cimicifuga*, estrógeno sintético o un placebo. De ellas, las que tomaron *Cimicifuga* fueron las que experimentaron mejores resultados en cuanto al alivio de los síntomas de la menopausia; entre otros, menos ansiedad y menos sofocos.

Las mujeres que conservan todavía los ovarios pueden cambiar el tratamiento hormonal sustitutivo por el extracto de *Cimicifuga*. Yo lo he hecho con varias mujeres, reduciendo lentamente las hormonas de sustitución a la vez que empezaba a administrarles extracto de *Cimicifuga* o bien una receta para la menopausia que contenía esta planta. Diversos investigadores han estudiado a mujeres que estaban pasando de las hormonas a la *Cimicifuga*. En un estudio clínico se hizo un seguimiento de 50 mujeres que estaban tomando tratamientos hormonales para aliviar los síntomas de la menopausia. De las 50, 28 pudieron realizar el cambio sin tener que tomar hormonas complementarias.

Mis pacientes me han contado que se han sentido mejor, tanto física como mentalmente, cuando han hecho el cambio de hormas sintéticas a un tratamiento natural como es el extracto de *Cimicifuga racemosa*. Psicológicamente, se sienten más seguras dejando de tomar hormonas que, según se dice, producen cáncer y otras enfermedades.

Hay que tener en cuenta que no está demostrado que la *Cimicifuga* reduzca el riesgo de sufrir osteoporosis o dolencias cardíacas. Son éstos unos factores que necesitan contemplarse aisladamente.

> *Cimicifuga* es eficaz también para combatir los dolores menstruales, y puede formar parte de las fórmulas contra el síndrome premenstrual.

COENZIMA Q_{10}

Cuando alguien menciona la coenzima Q_{10} (también llamada CoQ_{10}) me vienen a la mente varias imágenes. Una de ellas es la de un corazón: veo a ese músculo grande y rojo contrayéndose y expandiéndose. Dentro de él, en sus células, se dan unas pequeñas explosiones donde se crea energía. En el interior de esas células veo la bujía, y esa bujía es la CoQ_{10}.

Sin la coenzima Q_{10}, las células del corazón no podrían producir la energía llamada ATP. Si bien la CoQ_{10} tiene en el corazón el centro de operaciones más famoso, esta enzima se encuentra también en otras células del organismo, y en todas ellas es importante para la producción de energía.

Pero el corazón es el que más sufre cuando existe una carencia de CoQ_{10}, late más despacio, se contrae más débilmente y su ritmo falla. Cuando un corazón no tiene suficiente CoQ_{10} para mantener una conducción eléctrica adecuada sufre la privación y, obviamente, todo el sistema circulatorio se resiente.

Por fortuna, cuando una nueva CoQ_{10} entra en escena, la recuperación es rápida y notable. Una vez la CoQ_{10} llega a las células del corazón, retorna la vida: el corazón vuelve a tener unas contracciones regulares y rítmicas, los tejidos reciben más oxígeno a medida que la circulación sanguínea mejora y la energía abunda.

Restablecimiento de los vasos sanguíneos

La CoQ_{10} no sólo mejora las células coronarias, sino que también renueva los caminos y senderos de nuestros vasos sanguíneos. Sujetas al bombeo constante de la sangre que fluye en su interior, nuestras arterias y venas pueden deteriorarse con el tiempo a medida que la presión sanguínea aumenta. Cuando esos vasos sanguíneos absorben parte de la coenzima Q_{10} que circula por el cuerpo, las paredes de los vasos se relajan y la tensión sanguínea desciende. El flujo de la sangre llega a su nivel óptimo, ni muy rápido ni muy lento, lo justo para aportar oxígeno y nutrientes a los tejidos.

Las paredes de los vasos sanguíneos están más a salvo cuando la presión arterial es menor, de ahí que se haga hincapié en mantener «una tensión arterial normal». Cuando la tensión arterial aumenta, también lo hace el riesgo de sufrir un infarto o un derrame cerebral.

Una sustancia omnipresente en el organismo

Es justo, dados sus múltiples beneficios en el organismo y en tantos lugares del mismo, que a la CoQ_{10} se la denomine, en la jerga médica, ubiquinona. Sustancia ubicua que se encuentra en todas las células del organismo, la CoQ_{10} fue descubierta en 1957 por unos científicos de la empresa farmacéutica Merck. El número 10 se lo dieron por su estructura bioquímica (son 10 las unidades isoprenoides que forman su cadena lateral), pero aparte de darle el nombre no hicieron mucho más por descubrir sus propiedades.

En 1963, los japoneses empezaron a probar la CoQ_{10} en seres humanos, y hacia 1976, los hospitales la aceptaron como medicamento. Peter Mitchell recibió el premio Nobel de química en el año 1978 por sus estudios acerca de la producción energética del cuerpo humano, lo que llevó a formular diversas hipótesis acerca del funcionamiento de la CoQ_{10} y de su relación con las enfermedades cardíacas.

A partir de ese momento se realizaron cientos de estudios clínicos en Japón, Estados Unidos y otros países (la mayoría de las investigaciones las realizó el doctor Karl Folkers, de la Universidad de Texas, a quien a menudo se le denomina «padre de la coenzima Q_{10}»). A mediados de 1990, la industria de productos para la salud la aceptó y popularizó mayoritariamente como suplemento para mejorar la salud cardíaca. Pero, por desgracia, aún hay en la actualidad muchos cardiólogos que no recetan la CoQ_{10}.

La coenzima Q_{10} se encuentra en cantidades importantes en la carne y el pescado. Los frutos secos también son una buena fuente de esta coenzima, y también algunos vegetales, como el brócoli y las espinacas. El cuerpo produce la CoQ_{10} a partir del aminoácido tirosina, producción que requiere la acción de las vitaminas C, B_2, B_6, B_{12}, ácido fólico, niacina y ácido pantoténico. Otra función muy importante de la CoQ_{10} es que contribuye a reciclar la vitamina E.

SUPLEMENTO PARA DEPORTISTAS

Si bien el ejercicio físico es algo verdaderamente importante y saludable, los deportistas profesionales lo practican tanto que sus organismos producen lo que se denomina desechos metabólicos, productos entre los que se encuentran los radicales libres.

Tomando pequeñas cantidades de antioxidantes, como la CoQ_{10}, el organismo contrarresta algunos de los efectos de esos radicales libres. Los deportistas llegan a sentir más resistencia a la fatiga y al derrumbe del sistema inmunológico. Así pues, todo aquel que siga una actividad física rigurosa debería tomar como suplemento al menos una pequeña cantidad de CoQ_{10}.

Dosis

Si se goza de buena salud, pero se desea tomar CoQ_{10} de manera preventiva, yo recomendaría ingerir de 50 a 100 mg diarios. Es razonable tomar un suplemento de CoQ_{10} sea cual sea el estado de salud que uno tenga, pues a cualquiera le puede sorprender una enfermedad cardiovascular (es la principal causa de muerte en el mundo occidental), y, además, esta coenzima es uno de los mejores antioxidantes para toda la red cardiovascular del organismo.

Si uno tiene una enfermedad cardiovascular o cualquier otra patología grave (por ejemplo cáncer), conviene que tome de 300 a 450 mg de CoQ_{10} al día.

Esta enzima está disponible en diversas formas, en cápsulas blandas de gel, en píldoras sublinguales y en cápsulas de polvos. En la actualidad también existe la CoQ_{10} en crema, que evita el envejecimiento de la piel.

La coenzima Q_{10} se ingiere preferiblemente con las comidas.

¿Cuáles son sus efectos secundarios?

La coenzima Q_{10} es muy segura, aunque no se conocen sus efectos en embarazadas y madres que dan de mamar, ni las dosis más altas en niños. Hasta que haya sido comprobado, recomiendo que estos grupos no la tomen a menos que tengan un problema médico urgente, como una dolencia cardíaca que justifique su uso (y, en ese caso, siempre bajo prescripción médica).

Es posible que la CoQ_{10} interfiera en la acción del fármaco Coumadin, un anticoagulante. En el caso de que se esté tomando, hay que hacérselo saber al médico para que éste controle la acción de la enzima Q_{10}, dada su capacidad de coagulación de la sangre. Personalmente, no he visto nunca una interacción negativa entre el Coumadin y la CoQ_{10}, pero se han descrito diversos problemas médicos al respecto. Por otra parte, algunos pacientes me han comunicado que han sufrido insomnio al tomar la CoQ_{10} por la noche, quizás debido a su efecto energético.

COENZIMA Q_{10}
El médico naturista la recomienda para...

∞ Angina de pecho

Cuando uno tiene síntomas de esta enfermedad, siente realmente como si le estuvieran exprimiendo el corazón, o la sensación de una gran presión en el pecho. La angina de pecho está casi siempre causada por la falta de sangre al corazón. Debido a que las arterias están en parte bloqueadas por la placa grasa –formación relacionada con un nivel alto de colesterol–, el corazón no cuenta con el suficiente flujo sanguíneo para que el músculo cardíaco tenga el oxígeno requerido. Los espasmos de las arterias coronarias también producen angina de pecho.

Se han efectuado diversos estudios de la CoQ_{10} como una sustancia efectiva para tratar esta enfermedad. Si bien los fármacos son eficaces para tratar los episodios agudos de angina de pecho, un suplemento de CoQ_{10} es una buena elección para prevenir futuros ataques de esta dolencia. He visto resultados excepcionales en pacientes con un historial de angina de pecho; a veces aconsejo tomar sólo la CoQ_{10}, pero a según qué pacientes les receto una combinación de esta enzima con magnesio, extracto de espino blanco y extracto de cactus (*Cereus grandiflorus*).

◦❀ Arritmia

Las personas que sufren arritmia cardíaca la explican como una sensación de que el corazón pierde el compás. La coenzima Q_{10} produce un efecto estabilizador en el sistema de conducción eléctrica del corazón, lo que ayuda a evitar la arritmia cardíaca. Los estudios clínicos han demostrado que es efectiva en una cuarta parte de los casos en los que los pacientes tienen un tipo de arritmia relacionada con unas contracciones ventriculares prematuras.

Para tratar este tipo de arritmias también están indicados los suplementos de magnesio, L-carnitina y potasio.

◦❀ Aterosclerosis

Cuando el colesterol y otras sustancias grasas entran en un proceso de oxidación en las arterias, las paredes de los vasos sanguíneos empiezan a deteriorarse. Como resultado de ello se forma la placa grasa y el sistema inmunológico reacciona a lo que está sucediendo en el interior de los vasos sanguíneos. Si el proceso continúa de manera inalterable, tiene lugar un bloqueo llamado comúnmente «endurecimiento de las arterias» o aterosclerosis. Pero este proceso puede disminuir o detenerse con un cambio de dieta drástico y un tratamiento con la coenzima Q_{10} para inhibir la oxidación del colesterol y otras sustancias grasas en el organismo.

◦❀ Cáncer

Los investigadores han descubierto que cualquier cosa que hagamos para reforzar el sistema inmunológico también ayudará a combatir el cáncer, y se sabe que la CoQ_{10} es un nutriente necesario para contar con un sistema inmunológico sano. Numerosos médicos holísticos aconsejan para el tratamiento del cáncer tomar dosis elevadas de CoQ_{10} (300 mg o más), combinadas con otras terapias. En cinco casos bien documentados de cáncer de mama se comprobó que la enfermedad había revertido con dosis altas de CoQ_{10} (390 mg). Lógicamente, son necesarios más estudios acerca de la CoQ_{10} y el cáncer, pero es bastante razonable utilizar esta enzima en el caso del cáncer como tratamiento complementario.

◦❀ Diabetes

Se ha comprobado que las personas con diabetes tienen unos niveles bajos de CoQ_{10}. En teoría, esos pacientes tienen una mayor necesidad de esta sustancia debido a que esa enfermedad requiere más antioxidantes. Aconsejo a los diabéticos tomar CoQ_{10} como parte de un régimen antioxidante.

✏ Distrofia muscular

Este término médico alude al grupo de enfermedades genéticas caracterizadas por una progresiva debilidad muscular. El doctor Folkers ha mostrado en dos pequeños estudios que la coenzima Q_{10} mejora el rendimiento físico de las personas que sufren esta enfermedad, y recomienda a los pacientes con distrofia muscular que tomen de manera regular un suplemento de CoQ_{10}, dado que se ha comprobado que es una sustancia segura que mejora la calidad de vida de esos pacientes. Vale la pena probarla, y yo recomendaría, además, completar el tratamiento con L-carnitina.

✏ Efectos adversos de fármacos

Existen diversos medicamentos que diezman la coenzima Q_{10} del organismo. La adriamicina es un fármaco que se utiliza en la quimioterapia de varios tipos de cáncer y que puede ocasionar daños irreversibles en el corazón y también infartos. La coenzima Q_{10} funciona como un antioxidante y protege al corazón de los efectos dañinos de esta sustancia de la quimioterapia. Un estudio realizado en niños con cáncer demostró que tomando 200 mg diarios de CoQ_{10}, ésta ejercía un efecto protector en el organismo de esos niños.

Los bloqueadores beta son un tipo de medicamentos que también diezman la CoQ_{10}. Son unos medicamentos que se utilizan generalmente para problemas de salud como la hipertensión arterial y las arritmias cardíacas. Curiosamente, los bloqueadores beta pueden producir insuficiencia cardíaca congestiva, aunque no se sabe si ese problema es un efecto secundario de los bloqueadores beta o si bien es una consecuencia de la disminución de la CoQ_{10}. Es necesario que se realicen más investigaciones acerca de este tema, por lo que lo más prudente hasta que llegue ese momento es tomar un suplemento de CoQ_{10} siempre que se esté siguiendo un tratamiento con bloqueadores beta.

Millones de personas toman medicamentos para bajar el nivel de colesterol, y se ha demostrado que muchos de ellos producen efectos secundarios. Si se está tomando un tipo de fármacos conocidos como inhibidores de la HMG-CoA reductasa −tales como Atorvastin, Mevacor, Pravachol, y Zocor−, es muy importante seguir un tratamiento complementario de la CoQ$_{10}$. Estos medicamentos inhiben la enzima HMG CoA reductasa, necesaria para que el hígado produzca colesterol. Esta misma enzima está también involucrada en la síntesis de la CoQ$_{10}$. Si se toman muchos fármacos de estos, puede producirse una reducción de los tejidos. Según un estudio clínico, las personas que tomaban Atorvastina (Lipitor®) experimentaban una reducción del nivel en sangre de la CoQ$_{10}$ de un 50% al cabo de 30 días.

Para quienes tomen este tipo de medicamentos, recomiendo una dosis adicional de 100 a 200 mg de CoQ$_{10}$. (También aconsejo tomar protectores hepáticos como el ácido alfa-lipoico y el cardo mariano).

Algunos medicamentos psicoactivos, entre ellos los antidepresivos tricíclicos y las fenotiazinas, reducen también el nivel de la coenzima Q$_{10}$. Hay algunas cardiopatías, como las arritmias, la insuficiencia cardíaca congestiva y los infartos que se asocian al uso de esos medicamentos. Tomar CoQ$_{10}$ ayuda a protegerse de la acción adversa de tales fármacos.

❧ Enfermedad de Parkinson

Según un estudio realizado en la Universidad de California en San Diego, un suplemento de CoQ$_{10}$ de hasta 1.200 mg diarios hizo que se desarrollara una menor discapacidad en los individuos que lo tomaron que en aquellos que tomaron un placebo.

❧ Enfermedades periodontales

Existen diversos estudios que muestran que la CoQ$_{10}$ mejora la salud de las encías, un descubrimiento importante, ya que en Estados Unidos más de 30 millones de personas sufren problemas de encías. En teoría, esta coenzima mejora la oxigenación de los tejidos de las encías y, además, fortalece el sistema inmunológico. Así pues, esta sustancia no sólo ayuda a sanar las encías, sino que además elimina las bacterias que producen la inflamación de aquéllas y su deterioro.

La CoQ$_{10}$ es muy efectiva en el caso de encías que sangran crónicamente debido a una gingivitis. Aconsejo tomar esta enzima como suplemento durante varios meses y después consultar con el dentista. La CoQ$_{10}$ está disponible como dentrífico especial para las personas con problemas en las encías.

Hipertensión arterial

La coenzima Q_{10} es una gran ayuda para combatir la hipertensión arterial. En un estudio publicado en *Pharmacotherapy* se demostró que el 50% de los pacientes con ese problema, después de tan sólo cuatro meses de haber empezado a tomar CoQ_{10}, podían dejar de tomar entre uno y tres medicamentos para la presión sanguínea.

Infarto

La ingesta de 120 mg de CoQ_{10} al día disminuye el riesgo de sufrir problemas cardíacos en personas que han tenido un reciente infarto y tenían riesgo de trombosis. Cuando se ha administrado la CoQ_{10} en el período de 72 horas tras un ataque cardíaco y se ha mantenido ese suplemento durante un año, el riesgo de sufrir problemas de corazón ha descendido de manera muy significativa, incluidos los infartos mortales. Si el lector, o bien algún familiar, ha tenido recientemente un ataque al corazón, le aconsejo que hable con su médico de la conveniencia de tomar de inmediato un suplemento de CoQ_{10}.

Infertilidad masculina

Se ha demostrado que la coenzima Q_{10} mejora la fertilidad potencial del esperma. Es posible que ello se deba a que la CoQ_{10} es una sustancia energizante que puede que literalmente ayude al esperma a moverse con mayor rapidez o más energía.

La CoQ_{10} es una buena opción para tratar los casos de recuento bajo de espermatozoides o de escasa motilidad. Cuando lo receto en estos casos, suelo incorporar también otros suplementos, como el aminoácido arginina, las vitaminas B_{12}, C y E, zinc y L-carnitina.

Insuficiencia cardíaca congestiva

Al sufrir este trastorno, el corazón deja simplemente de bombear y el sistema respiratorio se queda sin sangre. Los síntomas más comunes son: insuficiencia respiratoria, cansancio y retención de líquidos en pulmones y piernas. La coenzima Q_{10} es indispensable para todos los enfermos con insuficiencia cardíaca congestiva. En combinación con los medicamentos convencionales para esta dolencia, los estudios realizados demuestran que la CoQ_{10} mejora la calidad de vida del paciente, reduce los índices de hospitalización y también los síntomas habituales: insuficiencia respiratoria, edema periférico, aumento del tamaño del hígado e insomnio. Por otra parte, en una prueba clínica con hombres y mujeres con bajos niveles de CoQ_{10} en el plasma y una disminución en la fracción de eyección (proporción de sangre que bombea el corazón) se estudió la relación de estos factores con un tratamiento de CoQ_{10}. Al cabo de tres meses, los individuos del estudio experimentaron un incremento de un 24 a un 50% en el rendimiento funcional del ventrículo izquierdo. Aconsejo a las personas aquejadas de insuficiencia cardíaca congestiva que sigan un tratamiento a base de 300 a 600 mg diarios de la coenzima Q_{10}, bajo control médico.

Migrañas

La CoQ_{10} es un suplemento extraordinario para combatir las migrañas. En un estudio clínico de la Universidad Thomas Jefferson se hizo un seguimiento a 31 pacientes con migrañas a los que se les administraron diariamente 150 mg de CoQ_{10}. A los tres meses de tratamiento, los participantes del ensayo manifestaron que el promedio de ataques de migraña al mes cayó de un 4,85 a un 2,81%, mientras que los días de duración de los ataques disminuyeron considerablemente. Un estudio diferente de doble ciego, con control y placebo, llevado a cabo por la misma institución, contó con 42 participantes a los que se les administró bien un placebo, bien 100 mg de CoQ_{10} tres veces diarias durante tres meses. En un 47% de los pacientes que tomaron CoQ_{10} la frecuencia de las migrañas disminuyó la mitad, frente al 14% de los que tomaron el placebo. Asimismo, los pacientes que tomaron CoQ_{10} manifestaron haber tenido menos náuseas.

Miocardiopatía

Esta enfermedad del corazón consiste en una alteración de las contracciones del miocardio. Pueden ocasionarlas diversos factores, como infecciones virales, deficiencias nutricionales y reacciones autoinmunes. La evolución de esta dolencia puede llevar a una insuficiencia cardíaca congestiva, en la que el corazón pierde la capacidad de bombear (si este músculo no inicia el bombeo de nuevo, la insuficiencia es fatídica).

Se realizó un estudio con 34 pacientes con una miocardiopatía grave a los que se les administró 100 mg diarios de CoQ_{10}. Un 82% de ellos mostraron una mejoría –según las pruebas que siguieron– tras el tratamiento. El índice de supervivencia de dos años fue de un 62% en comparación con un segundo grupo de pacientes que siguió solamente el tratamiento convencional (en el último grupo, el índice de supervivencia fue de tan sólo un 25%).

◈ Pérdida de cabello como efecto secundario de la warfarina (Coumadin®)

Según algunas investigaciones preliminares, la CoQ_{10} puede ayudar a evitar la pérdida de cabello ocasionada por el fármaco warfarina (Coumadin®).

◈ Prolapso de la válvula mitral

El prolapso de la válvula mitral es el término que se utiliza para indicar que una de las válvulas del corazón no se cierra adecuadamente cuando éste se contrae y se expande. La coenzima Q_{10} ayuda a combatir esta anomalía. Según un estudio publicado en el boletín médico *Molecular Aspects of Medicine*, un 87% de los pacientes con prolapso de la válvula mitral que tomaron 2 mg de CoQ_{10} al día, por kilo de peso corporal, durante ocho semanas experimentaron el restablecimiento de sus funciones coronarias.

◈ Rendimiento físico

La CoQ_{10} puede ser una gran ayuda para los deportistas. Se realizó un estudio aleatorio de tres vías de aplicación de doble ciego controlado con placebo, con 17 voluntarios sanos, y en el ensayo se observó el efecto del nivel de cansancio y la administración de 300 mg diarios de CoQ_{10}. Los investigadores advirtieron que la CoQ_{10} reduce el cansancio y mejora el rendimiento físico.

◈ Síndrome de fatiga crónica

Según un pequeño estudio llevado a cabo en la Universidad de Iowa, un suplemento de CoQ_{10} resultó efectivo en el 69% de los participantes que sufrían el desconocido síndrome de fatiga crónica. Quienes sufren fatiga suelen notar alguna mejoría cuando toman la coenzima.

Tomar 120 mg diarios de CoQ_{10} durante 12 semanas hace descender considerablemente la presión sanguínea sistólica cerca de un 26% en algunas personas con hipertensión sistólica aislada. La coenzima Q_{10} puede hacer disminuir la presión arterial también en pacientes con diabetes de tipo II y en quienes se medican para la hipertensión arterial.

COMPLEJOS VITAMÍNICOS

Hace unos años, los pacientes solían preguntarme si los complejos vitamínicos eran realmente necesarios dentro de un programa de salud preventivo. Hoy en día, tras la publicación de numerosos estudios actuales sobre las deficiencias nutricionales de la población, muchas personas creen que a causa de ello se hallan en situación de riesgo. El consumo habitual de suplementos multivitamínicos es actualmente mucho más común.

Para lograr una salud óptima es preciso ingerir de manera regular ciertas cantidades de vitaminas y minerales. El consumo de referencia alimenticio (CRA) se emplea a modo de orientación desde 1941. El objetivo del CRA es reducir la incidencia de enfermedades causadas por graves deficiencias nutricionales.

Un ejemplo claro es el escorbuto. En su momento fue el azote de marineros y exploradores árticos, que debían pasar largos períodos de tiempo sin fuentes de vitamina C (como las frutas y verduras frescas). El escorbuto ha sido prácticamente erradicado porque resulta fácil encontrar vitamina C en condiciones normales. Si se obtiene al menos el CRA de vitamina C, se tiene una garantía prácticamente total de la ausencia de problemas causados por la deficiencia de la vitamina C como el escorbuto.

Los médicos nutricionistas somos críticos con el CRA porque no suele promover una buena salud o tener en cuenta las necesidades nutricionales de forma individual. Si bien las directrices pueden ser suficientes para la mayoría de las personas, otras precisan cantidades diarias más elevadas de ciertas vitaminas y minerales que las calificadas como «aceptables» en las orientaciones del CRA.

Por ejemplo, las personas con homocistinuria (una enfermedad genética en la que el aminoácido metionina se convierte en un compuesto potencialmente tóxico, llamado homocisteína) tienen mucho más riesgo de sufrir una cardiopatía y un derrame cerebral. Estas personas necesitan cantidades más elevadas de vitaminas B_6 y B_{12} y ácido fólico para prevenir la acumulación de ese metabolito tóxico.

OTROS FACTORES

El medio ambiente también es un factor. Las personas que suelen estar expuestas a toxinas ambientales necesitan antioxidantes como la vitamina C en cantidades más elevadas que los especificados por el CRA. Los deportistas o las personas que realizan mucho esfuerzo físico requieren cantidades más altas de vitaminas y minerales.

Asimismo, cada vez se es más consciente de que ciertos medicamentos agotan las reservas de vitaminas y minerales del organismo. Por ejemplo, la píldora anticonceptiva y varios tipos de antibióticos acaban con las vitaminas B_6 y B_{12} y el ácido fólico. Los fármacos para reducir el colesterol como Lipitor consumen la coenzima CoQ_{10}.

En fase de crecimiento

Todas las mujeres embarazadas deberían tomar vitaminas prenatales, que la mayoría de los ginecólogos ya recomiendan. No sólo sirven para mantener una buena salud para la embarazada y evitar enfermedades como la anemia, sino que también podrían aportar beneficios de larga duración al bebé. Es muy importante que las mujeres en edad fértil tomen un complejo vitamínico antes de quedarse embarazadas, porque el ácido fólico y la vitamina B_{12} ayudan a prevenir defectos congénitos.

La mayoría de los niños deberían tomar un espectro completo de vitaminas. Para el crecimiento y el desarrollo se precisan una amplia variedad de vitaminas y minerales. Tiene más sentido prevenir que tratar una enfermedad asociada a la nutrición. En un estudio se examinó el efecto de un complejo vitamínico en la inteligencia de 60 niños de 12 y 13 años. A cada uno de ellos se les administró durante ocho meses un complejo vitamínico o un placebo. Solamente el grupo que tomó el complejo vitamínico mejoró su inteligencia no verbal.

Seguro de buena salud

Me gusta comparar los complejos vitamínicos con los seguros. Teniendo en cuenta que se necesitan vitaminas y minerales para vivir, y que si se toman de manera adecuada no producen efectos tóxicos, tiene sentido suscribir uno.

Uno de los problemas que surgen con los complejos vitamínicos es que no se suele notar la diferencia cuando se toman. En otras palabras, algunas personas que los toman no perciben un gran aumento de la energía o una mejora del estado de ánimo o de la concentración. Todo ello, obviamente, depende de la salud de la persona y de la potencia y calidad del complejo vitamínico.

Conviene recordar que la mayor parte de las enfermedades crónicas tardan años en desarrollarse. Las deficiencias nutricionales prolongadas suelen situarse en la raíz de esas enfermedades.

El sistema inmunológico necesita muchas vitaminas y minerales para funcionar de manera óptima, sobre todo en las personas mayores. En un estudio se examinó el efecto de un complejo vitamínico en la función inmunitaria de los ancianos. Quienes recibieron el suplemento multivitamínico sufrieron muchas menos infecciones que los que tomaron placebo.

En otro estudio se comprobó que un suplemento multivitamínico y de oligoelementos producía indicadores de células inmunitarias más fuertes, en comparación con un placebo, que provocó una disminución de los parámetros de las células inmunitarias. Asimismo, se ha demostrado que tomar de manera rutinaria un complejo vitamínico reduce las inflamaciones; mejora el estado de ánimo; previene defectos congénitos; reduce el riesgo de enfermedades cardíacas, las cataratas y el declive cognitivo; y frena el deterioro del ADN asociado a la edad.

Muchos de mis pacientes que no tienen enfermedades graves advierten mejoras como un cabello y unas uñas más sanas, una piel más saludable y menos deseos de comer dulces y comida basura. Sin embargo, no he visto, ni tampoco lo espero, que los complejos vitamínicos por sí mismos influyan de manera notable en las enfermedades existentes. Por ejemplo, sería muy raro que un paciente con artritis que empieza a tomar un complejo vitamínico advierta que sus dolores se alivian significativamente.

Dosis

El término *multivitamínico* se refiere a un suplemento que contiene las vitaminas y minerales esenciales. Aconsejo algún complejo que contenga un amplio abanico de vitaminas y minerales. Podemos pedir a nuestro médico naturista o al farmacéutico que nos recomiende un producto de alta calidad. Existe una amplia gama de productos en el mercado, que varían de calidad y potencia. A continuación, figura un ejemplo de un preparado con el espectro completo de vitaminas y minerales para un adulto:

Vitaminas

Vitamina A: de 1.000 a 5.000 U.I.
Betacaroteno: de 2.500 a 25.000 U.I. (un complejo mixto de carotenoides es incluso mejor)
Vitamina D: de 400 a 1.000 U.I.
Vitamina E (d-alfa tocoferol): de 200 a 400 U.I. (los tocoferoles mixtos son mejores)
Vitamina K: de 65 a 200 mcg
Vitamina C: de 100 a 1.000 mg
Vitamina B_1 (tiamina): de 10 a 100 mg
Vitamina B_2 (riboflavina): de 10 a 50 mg
Vitamina B_3 (niacina): de 10 a 100 mg
Niacinamida: de 10 a 50 mg
Vitamina B_5 (ácido pantoténico): de 25 a 100 mg
Vitamina B_6 (piridoxina): de 25 a 100 mg
Ácido fólico: de 400 a 800 mcg
Vitamina B_{12}: de 200 a 400 mcg
Colina: de 10 a 100 mg
Inosito: de 10 a 100 mg

Minerales

Calcio: de 250 a 1.000 mg
Magnesio: de 250 a 500 mg
Cromo: de 200 a 400 mcg
Cobre: de 1 a 2 mg
Manganeso: de 5 a 15 mg
Molibdeno: de 10 a 25 mcg
Selenio: 200 mcg
Boro: de 1 a 3 mg (no autorizado en preparados canadienses)
Sílice: de 1 a 20 mg
Vanadio: de 50 a 100 mcg
Zinc: de 15 a 30 mg

Personalmente, prefiero las cápsulas y los polvos a los comprimidos porque se absorben mejor, aunque algunos comprimidos se absorben bien (depende de la marca). La mayoría de los complejos vitamínicos de gran potencia han de tomarse en dosis de 2 a 6 cápsulas o de 2 a 4 comprimidos al día. Aparte de la buena calidad, el factor más importante es la constancia a la hora de tomar un complejo vitamínico.

¿Cuáles son sus efectos secundarios?

Algunas personas pueden experimentar molestias digestivas, lo que puede evitarse si el suplemento se toma con las comidas y se consume un producto de buena calidad. Además, los usuarios pueden ser sensibles a alguno de los ingredientes del complejo vitamínico. Este riesgo es más probable con marcas baratas que emplean rellenos, colorantes u otros productos químicos añadidos. Conviene elegir un preparado multivitamínico hipoalergénico.

Le recomiendo que evite un complejo que contenga hierro, a menos que su médico haya comprobado que tiene anemia por falta de hierro. Existe la sospecha de que los suplementos de hierro causan daños por oxidación en personas que no tienen déficit de hierro.

Las mujeres embarazadas no deberían tomar dosis de vitamina A superiores al tramo de 2.500 a 5.000 U.I.

Alguna vez viene a verme algún paciente que no tolera los complejos vitamínicos; a ellos les suelo recomendar que empiecen con un complejo de dosis más bajas (por ejemplo, con un preparado en el que cuatro cápsulas equivalen a una dosis diaria, que empiecen con una cápsula al día y poco a poco aumenten la dosis), o que tomen suplementos de alimentos integrales.

El hígado de algunas personas no acepta dosis altas de vitaminas y minerales, y es posible que, antes de tomar un complejo vitamínico, precisen someterse primero a un programa de desintoxicación.

CORDYCEPS SINENSIS

Cordyceps es una sustancia que he utilizado durante años con cientos de pacientes para combatir la fatiga y revitalizar la libido. La primera vez que se oyó hablar de ella en Estados Unidos fue en 1993, cuando un grupo de atletas chinos consiguió superar nueve récords mundiales en unos campeonatos mundiales de atletismo en Alemania. El entrenador chino afirmó que este suplemento había beneficiado extraordinariamente a su equipo. Deportistas de todo el mundo empezaron a tomar *Cordyceps sinensis* para tener más energía y resistencia, y su popularidad llegó pronto al gran público.

Catalogado como hongo medicinal, *Cordyceps* es un hongo que crece silvestre y adquiere los nutrientes de diversos tipos de orugas, de ahí que popularmente se la denomine seta de las orugas, aunque también se llama lombriz de invierno y pasto de verano. En la naturaleza se encuentra en zonas altas, en las cumbres de las montañas de China, Nepal y el Tíbet, si bien se produce comercialmente, con métodos modernos de fermentación, en China y Estados Unidos.

La mayoría de los estudios acerca de *Cordyceps sinensis* se han hecho a partir de una variedad silvestre conocida como Cs-4. Según la medicina tradicional china, es beneficiosa para los canales de los pulmones y riñones. En China, los ancianos la toman como tónico para el rejuvenecimiento y la resistencia física.

Dosis

De 800 a 1.600 mg diarios del extracto normalizado de *Cordyceps sinensis*, variedad Cs-4.

¿Cuáles son sus efectos secundarios?

Las personas que se han sometido a un trasplante de órganos y toman fármacos inmunosupresores no deben tomar *Cordyceps sinensis*, y las que toman anticoagulantes deben usarlo con precaución debido a que tiene un ligero efecto anticoagulante.

CORDYCEPS SINENSIS
El médico naturista la recomienda para...

✏ Apetito sexual
La medicina tradicional china ha utilizado tradicionalmente *Cordyceps* para estimular el apetito sexual, lo cual ha sido demostrado en estudios clínicos realizados en China. Se trata de un tratamiento no hormonal que ayuda a quienes tienen la libido baja.

✏ Cansancio
He comprobado que *Cordyceps* es de gran ayuda para las personas que sufren cansancio, entre ellas las diagnosticadas con el síndrome de fatiga crónica.

Cordyceps ha demostrado ser eficaz en personas mayores que sufren fatiga, intolerancia al frío, mareos y problemas de memoria, entre otros síntomas. Los estudios realizados en animales indican que *Cordyceps* mejora la producción de adenosintrifosfato (energía celular). Asimismo, parece mejorar la función de la glándula adrenal.

✏ Dolencias pulmonares
Cordyceps es beneficioso en el tratamiento del asma, la bronquitis crónica y otras dolencias respiratorias. Yo lo he utilizado con buenos resultados como parte de un tratamiento holístico en pacientes aquejados de bronquitis crónica y obstrucción pulmonar crónica.

✏ Hepatitis B
Según un ensayo clínico, el extracto de *Cordyceps* mejora la función hepática de las personas afectadas de hepatitis B crónica.

✏ Salud coronaria
Los estudios realizados en animales y en humanos han demostrado que *Cordyceps* reduce el colesterol y el nivel de los triglicéridos, a la vez que incrementa el llamado colesterol bueno (HDL). Es también recomendable para aquellas personas que sufren insuficiencia cardíaca congestiva al mejorar la circulación arterial.

ೞ Toxicidad e insuficiencia renal

La ciclosporina es un fármaco que se utiliza como inmunodepresor en pacientes que se hayan sometido a un trasplante. Esta medicación, potencialmente, puede dañar los riñones. Según un estudio, *Cordyceps*, en dosis de 3.000 mg, disminuye la toxicidad renal en pacientes que a causa de un trasplante toman ciclosporina. En otro ensayo clínico se vio que *Cordyceps* actuaba también como protector renal en los pacientes que tomaban antibióticos aminoglicósidos.

CORIOLUS VERSICOLOR

—Hace algunos meses me sometí a una intervención quirúrgica para la extirpación de un tumor canceroso en el colon. Desde entonces, mi dieta ha mejorado notablemente. ¿Me recomienda algún suplemento que me ayude a fortalecer el sistema inmunológico y evite una posible recidiva? –me preguntó Don, un agente inmobiliario.

—Uno de los mejores suplementos que puede y debe tomar –le contesté–, es *Coriolus*, llamado también cola de pavo, el cual no sólo fortalece el sistema inmunológico, sino que además ha demostrado que mejora esa enfermedad.

Revisé junto con Don diversas publicaciones acerca de *Coriolus* y rápidamente me dijo que deseaba empezar a tomarlo de inmediato.

Coriolus es un hongo que se ha estudiado en profundidad, ha sido objeto de más de 400 estudios publicados y se emplea de manera habitual en China y Japón, debido a sus propiedades autoinmunes. En Occidente, en estos últimos años, ha llegado a ser muy conocido tanto por médicos holísticos como por pacientes.

Este hongo tiene un historial interesante. Hace más de cuatro décadas, un ingeniero químico que trabajaba para una empresa farmacéutica japonesa vio que un vecino con un cáncer terminal de estómago tomaba *Coriolus* como tratamiento tradicional para el cáncer. El ingeniero convenció a su empresa para que estudiara el hongo y, con el tiempo, desarrolló un extracto del mismo llamado polisacárido K (PSK). La letra K corresponde a la primera letra de Kureha Chemical, el nombre de la empresa que desarrolló el PSK y, posteriormente, un fármaco anticancerígeno llamado Krestin, el cual llegó a convertirse en un medicamento muy famoso en Japón. Más tarde, unos investigadores chinos desarrollaron un extracto propio llamado polisacárido péptido (PSP).

Coriolus crece en todo el mundo. En Occidente se le conoce por el nombre de «cola de pavo» por su colorido sombrero en forma de abanico; también se denomina *Trametes versicolor*. En Japón es un remedio popular contra el cáncer, mientras que en la medicina tradicional china se utiliza para tratar las infecciones pulmonares y la hepatitis.

Coriolus contiene una cadena especial de azúcares llamados polisacáridos o beta glucanos, los cuales son absorbidos en el flujo sanguíneo y estimulan la respuesta del sistema inmunológico. Por otra parte, son, según parece, tóxicos para las células cancerosas.

Dosis

La dosis recomendada será de 1.500 a 2.000 mg del extracto dos veces al día.

¿Cuáles son sus efectos secundarios?

El extracto de este hongo es bastante inocuo. Las personas que se hayan sometido a un trasplante y tomen inmunodepresores no deben tomarlo.

CORIOLUS VERSICOLOR
El médico naturista lo recomienda para...

Radioterapia y quimioterapia complementarias

Uno de las cosas que más aprecio es que, como han demostrado los estudios clínicos realizados en humanos, reduce los efectos secundarios producidos por la quimioterapia y la radioterapia de una manera segura y eficaz. Así, por ejemplo, en un estudio publicado en la revista

The Lancet se investigó el efecto de los polisacáridos de *Coriolus* (PSK) sumados a la quimioterapia estándar aplicada a pacientes sometidos a una intervención quirúrgica para extirpar parte del estómago. A un total de 262 pacientes, de manera aleatoria, se les asignó un tratamiento estándar solo o con PSK, con un seguimiento mínimo de cinco años. El índice de supervivencia del grupo que tomó PSK junto a la quimioterapia fue al cabo de cinco años de un 73 %. En el grupo de pacientes que recibió sólo la quimioterapia ese índice fue de un 60 %. Los investigadores llegaron a la conclusión de que «el PSK tuvo un efecto reconstituyente en los pacientes que habían sufrido un efecto inmunodepresor debido a una reciente intervención quirúrgica y la posterior quimioterapia».

En otro estudio realizado en la Universidad de Shanghai, se investigó si los polisacáridos de *Coriolus* (PSP) tenían algún efecto beneficioso a la hora de tratar los efectos secundarios de la quimioterapia o la radioterapia. El estudio se hizo con 650 personas con cáncer que seguían ambas terapias y a las que se les administró bien PSK, bien un placebo. Se supervisaron los efectos secundarios de los participantes y los investigadores llegaron a la conclusión de que quienes recibieron el PSP tuvieron muchos menos efectos secundarios que quienes tomaron un placebo.

◆ Tratamiento complementario del cáncer

A diferencia de otros muchos suplementos, de éste se tienen datos derivados de estudios realizados con humanos en el tratamiento complementario de diversos cánceres. Comúnmente se utiliza principalmente en personas que están siguiendo un tratamiento de cáncer esofágico, pulmonar, estomacal y de colon. En un estudio llevado a cabo durante 10 años con 185 personas con cáncer de pulmón de células no pequeñas y que recibían un tratamiento de quimioterapia se descubrió que el PSK protegía y reforzaba el sistema inmunológico. El resultado del estudio fue que «como resultado de administrar PSK como tratamiento complementario a pacientes con carcinoma de pulmón que mostraron una satisfactoria reducción del tumor tras la radioterapia, el índice de supervivencia de pacientes en fases I y II, y también en fase III, fue de un 39 y un 22 %, respectivamente, en comparación con el 16 y el 5 % en el grupo al que no se le administró el suplemento. Estas diferencias son estadísticamente elocuentes». Por otra parte, los pacientes de más de 70 años que recibieron conjuntamente la

> radioterapia y el PSK tuvieron un índice de supervivencia muy superior al que los que tan sólo recibieron radioterapia.
>
> En otra prueba clínica, aleatoria de doble ciego y con una duración de 10 años, los investigadores estudiaron los efectos del *Coriolus* (PSK) en 56 pacientes, y también en otros 55 pacientes que recibieron un placebo, todos ellos tras someterse a intervenciones quirúrgicas de cánceres colorrectales. El índice de pacientes en los que remitió la enfermedad fue significativamente más alto (más del doble) en el grupo del PSK que en el grupo del placebo.

CROMO

—Mark, he estado haciendo los ejercicios que me recomendaste y voy bastante bien con la dieta, aunque tengo un pequeño problema: bueno, en realidad se trata de un gran problema. No puedo dejar de tomar dulces. ¡Me paso el día pensando en comer golosinas!

Susan, una mujer de 33 años de edad y madre de tres hijos, se había fijado el objetivo de perder los nueve kilos que había ganado durante los embarazos, pero su chifladura por los dulces –un problema ciertamente bastante común– se lo estaba poniendo muy difícil.

—Déjame darte un poco de cromo para ayudarte a regular el azúcar en sangre» –le dije–. Puede que tu deseo de tomar dulces se deba a que tu organismo necesita compensar un nivel bajo de azúcar en sangre.

Cualquier tipo de dulces, ya sea chocolate, caramelos o refrescos, proporciona un efecto instantáneo de «fijación de la glucosa en sangre». Lamentablemente, esos alimentos causan, además, un desequilibrio del azúcar en sangre y un aumento de los niveles de insulina, lo que lleva a una acumulación de grasas en el organismo. (La insulina es la hormona que produce nuestro organismo para ayudar a que las células abran las puertas al azúcar en sangre y, por consiguiente, al almacenamiento de grasas).

Cuando Susan me oyó decir que el cromo le ayudaría a reducir su ansiedad por los dulces, contestó de manera predecible: «¡Magnífico, me gustaría empezar ahora mismo!».

Cuatro semanas después, me informó de que estaba mucho mejor con respecto a su ansiedad desmedida por los dulces. «El cromo ha funcionado», fueron sus palabras.

El poder de los oligoelementos

El cromo es un oligoelemento, una sustancia que nuestro organismo requiere en cantidades muy pequeñas. Mientras que necesitamos muchos miligramos de algunas vitaminas y minerales, un oligoelemento como el cromo sólo lo necesitamos en dosis muy pequeñas, en microgramos, es decir, en una milésima parte de esas otras sustancias.

El cromo facilita a las células la captación de la glucosa (azúcar en sangre) y que ésta se transforme en energía. Hay que reconocer que la hormona de la insulina es la sustancia primordial para transportar la glucosa a las células, pero el cromo se asocia de manera admirable a ella para desempeñar esa función.

Sin insulina puede aparecer una enfermedad tan grave como la diabetes de tipo I, comúnmente llamada diabetes juvenil. Esta dolencia se produce cuando el páncreas no segrega suficiente insulina, y las personas que la sufren necesitan inyectarse regularmente esta sustancia con el fin de que las células consigan de manera regular e inmediata el suplemento de glucosa necesario.

La diabetes de tipo II (aparece en la edad adulta y es no insulinodependiente) suele darse a una edad madura y presenta una patología diferente. No se trata de una enfermedad en la que exista una falta de insulina; por el contrario, en ella las células son insensibles a esta hormona. Cuando la insulina no se abre paso en la célula, la glucosa no puede penetrar en ella. Es como un taxi parado ante la puerta de un edificio, los pasajeros no pueden salir del vehículo y entrar en el edificio.

El cromo –junto a otro oligoelemento llamado vanadio– es la clave para contribuir a que las puertas se abran. Al mejorar la acción de la insulina, los oligoelementos ayudan a que la glucosa penetre en las células.

Pero el cromo, además de jugar el papel de «factor de tolerancia a la glucosa», como a veces se le denomina, es útil para otras diversas aplicaciones. Cada día sabemos más cosas acerca de una dolencia llamada síndrome X, que es de origen genético; las personas que la sufren no pueden metabolizar demasiado bien los hidratos de carbono (entre ellos el azúcar). Quien tiene un nivel alto de azúcar en sangre a consecuencia del síndrome X, también tiene un nivel alto de insulina, lo cual conlleva una propensión a tener muchos problemas de salud, entre otros: obesidad, hipertensión arterial, cansancio y cardiopatías. Por citar sólo unos cuantos. Los minerales como el cromo son una bendición para las personas con síndrome X, ya que optimiza la capacidad celular de metabolizar los hidratos de carbono.

El cromo se encuentra en los cereales integrales, por lo que carecer de él es bastante común, ya que la mayoría de los alimentos preparados o empaquetados han pasado por un proceso de refinamiento y no contienen el cromo necesario. La carne y la levadura de cerveza son alimentos muy ricos en cromo.

Dosis

Si no se tiene problemas con el azúcar en sangre y ni exceso de peso, pero se desea tomar un suplemento extra de cromo tan sólo para probar cómo sienta, aconsejo tomar 200 mcg al día. Muchos de los suplementos vitamínicos que existen contienen esa cantidad, pero cuando se toma un suplemento con cromo para tratar específicamente el exceso de peso, la cantidad a tomar será por lo general de 400 a 600 mcg diarios.

Cuando existen problemas de diabetes o de azúcar en sangre (hipoglucemia, por ejemplo), la dosis aconsejada es de 400 a 1.000 mcg al día. De todas formas, cualquier persona que tome esas dosis deberá someter a control médico tanto su nivel de azúcar en sangre como su medicación.

El picolinato de cromo es el tipo de cromo que más se ha investigado en estudios serios. Funciona mano a mano con el oligoelemento vanadio en la regulación del azúcar en sangre.

¿Cuáles son sus efectos secundarios?

Según parece, las dosis de menos de 1.000 mcg son seguras y no son tóxicas. Sin embargo, si se está tomando medicación para la diabetes, la adición de cromo puede afectar a las dosis farmacológicas. Con frecuencia, es necesario reducir las dosis farmacológicas que se toman para la diabetes (insulina o medicamentos para la diabetes de tipo II), ya que, de no hacerlo así, el nivel de azúcar en sangre puede descender demasiado. Por todo ello es primordial que los diabéticos consulten con su médico antes de comenzar a tomar un suplemento de cromo.

CROMO
El médico naturista lo recomienda para...

◆ Colesterol y triglicéridos

Está demostrado que el cromo hace descender el colesterol total y los triglicéridos en aproximadamente un 10% de los diabéticos de tipo II y también en las personas que no tienen diabetes. Ambos efectos contribuyen a reducir el riesgo de sufrir un infarto. Además, el cromo incrementa el colesterol bueno o HDL. Aun cuando la mejoría no es espectacular, tiene sentido tomar cromo para mejorar la salud del corazón.

◆ Depresión

Los estudios realizados muestran que los suplementos de cromo contribuyen a mejorar el estado de las personas con una depresión ligera (trastorno distímico) y también en aquellas con depresión atípica.

◆ Diabetes e hipoglucemia

No hay duda de que cualquier persona que tenga diabetes o hiperglucemia debería tomar un suplemento de cromo. Estudios realizados en personas con diabetes de tipo II han confirmado que el cromo hace que las células se vuelvan más sensibles a la insulina. Con frecuencia, estos enfermos tienen una carencia crónica de cromo, lo que según parece les hace más susceptibles a la enfermedad.

Así, por ejemplo, en un estudio realizado con 29 individuos con sobrepeso que además tenían una historia familiar de diabetes, los investigadores, utilizando los métodos acostumbrados, les administraron 1.000 mcg (1 mg) de cromo al día a un grupo de ellos, mientras que el otro tomó un placebo. Al cabo de cuatro meses se volvió a analizar a todos los pacientes y se comprobó que los que habían tomado cromo experimentaron un 40% menos de resistencia a la insulina. Esa misma mejoría se mantuvo al cabo de ocho meses. Este estudio indica la conveniencia de que las personas con un importante historial familiar de diabetes empiecen a tomar cromo como prevención, sobre todo en el caso de que tengan sobrepeso.

En la revista *Diabetes Care* se publicó un estudio llevado a cabo con 37 personas aquejadas de diabetes de tipo II. De manera aleatoria, algunas de ellas recibieron un fármaco para la diabetes y un placebo, y otras tomaron el mismo fármaco, más un suplemento de cromo de 1.000 mcg durante seis meses.

Quienes tomaron el fármaco más el cromo experimentaron una importante mejoría en cuanto a la sensibilidad a la insulina y el control de glucosa. Quienes tomaron el fármaco y el placebo aumentaron significativamente de peso, de grasa porcentual en el cuerpo y de grasa abdominal total. En otro estudio se observó el efecto del cromo en personas mayores, de 75 años de media, aquejadas de diabetes. De los participantes en la prueba algunos recibieron 200 mcg dos veces al día durante tres semanas. El otro grupo era el de control. Al final del estudio, se vieron diferencias considerables en el nivel de absorción rápida de la glucosa en sangre en comparación con el grupo base (190 mg/dl frente a 150mg/dl).

Tras investigaciones como ésta, los argumentos para tomar cromo son muy convincentes. Los oligoelementos no son tóxicos, por tanto, ¿por qué no probar este tratamiento natural (además de cambiar el estilo de vida), si nos puede ayudar a prevenir esta enfermedad?

Cuando empecé a ejercer, hace ya más de 16 años, visité a un paciente que mostraba los primeros síntomas de una retinopatía diabética —una dolencia ocular que puede conducir a la ceguera— que está directamente relacionada con un alto nivel de azúcar en sangre. A partir de lo que el paciente me contó, me di cuenta de que hacía una dieta que variaba enormemente día tras día, lo que me indujo a pensar que podría irle bien tomar un suplemento de cromo de 400 mcg al día. Seis meses después, el paciente me dijo que el médico que lo llevaba ya no veía ningún indicio de retinopatía, y le indicó que simplemente siguiera haciendo lo que hacía. «Se trata de una rara reversión de la enfermedad», le dijo.

Perder peso

Estudios llevados a cabo en seres humanos que tomaron un suplemento de cromo en dosis de 200 a 400 mcg han demostrado que este mineral es de gran utilidad para las personas que quieren perder peso e incrementar la masa muscular. Es preciso realizar estudios más extensos, pero mientras he podido ver que este tratamiento ha servido de ayuda a un 50% de los pacientes que he tratado con una dosis similar. Hay que recordar que son necesarios un par de meses antes de que se empiecen a ver sus efectos.

> Estos suplementos funcionan mejor si se acompañan de una buena dieta regular y de algo de ejercicio físico.
>
> ### ~ Síndrome de ovario poliquístico
> El cromo, en dosis diarias de dos tomas de 500 mcg ha demostrado servir de ayuda en mujeres con síndrome de ovario poliquístico, ya que ayuda a equilibrar la glucosa del organismo. La resistencia a la insulina es el problema base de esta enfermedad y el cromo es de gran ayuda.

CÚRCUMA

En la India, casi todas las casas y restaurantes están invadidos por el olor de la cúrcuma, una especia de un color anaranjado que forma parte del curry. El pueblo indio toma cúrcuma porque le gusta su sabor, pero cada vez más se ha ido extendiendo la evidencia de que esta especia aporta mucho más que sabor. Hace ya miles de años que la medicina ayurvédica, y también la china, consideran la cúrcuma como una sustancia curativa para quien padece flatulencias ocasionadas por un trastorno hepático; y actualmente las investigaciones llevadas a cabo han demostrado las propiedades de esta vigorosa especia para disminuir los índices de los cánceres de mama, próstata, pulmón y colon, y también para dolencias inflamatorias intestinales, la enfermedad de Crohn, la de Alzheimer y la fibrosis quística.

La cúrcuma es un polvo que se extrae de la raíz de una planta llamada *Curcuma longa* que crece en Asia meridional. El principio activo de la planta, lo que cura, es un pigmento amarillo llamado curcumina. Se trata de una potente sustancia antiinflamatoria que, sin embargo, no tiene los efectos secundarios de los antiinflamatorios. La curcumina es un gran antioxidante: localiza y reduce los radicales libres, moléculas que causan enfermedades y dañan el organismo.

La cúrcuma pertenece a la familia del jengibre. La parte de esta planta que se utiliza por sus efectos curativos, bien sea cocida, secada o en polvo, es el rizoma. Se cultiva desde hace mucho tiempo en la India, China y en otros países tropicales. La India es el mayor productor de cúrcuma, con un 94% de la producción mundial.

A lo largo de la historia cultural de Asia, la cúrcuma se ha utilizado con diferentes propósitos: especia, tinte, conservante y medicamento. Muchas de sus aplicaciones sanitarias provienen de las medicinas china y ayurvédica, que la utilizan para tratar dolencias hepáticas, problemas digestivos y menstruales, y en cataplasmas para los esguinces y la artritis. En Occidente se conoce como uno de los principales ingredientes del curry, y como colorante en la mostaza amarilla.

El calmante amarillo

La cúrcuma tiene muchos principios activos. Un grupo de ellos, los curcuminoides, son muy importantes por sus efectos antiinflamatorios y antioxidantes; son las sustancias que dan a la cúrcuma su color amarillo anaranjado y constituyen, además, un magnífico colorante.

La curcumina es uno de los curcuminoides que más investigaciones ha generado; su efecto antioxidante es comparable a los de las vitaminas C y E. De manera similar a la capsaicina de la cayena, la curcumina reduce la sustancia P, un neurotransmisor, lo que hace que el mensaje de dolor no pase a los nervios.

La cúrcuma contiene, además, aceites esenciales con efectos medicinales.

Efectos beneficiosos

No se sabe a ciencia cierta en qué modo la cúrcuma reduce la inflamación en el organismo. Los investigadores creen que la curcumina y los aceites esenciales juegan un papel relevante en ello. Hay estudios clínicos que confirman que los extractos de la cúrcuma tienen unos efectos antiinflamatorios muy importantes.

Así, por ejemplo, en un estudio se examinó a 40 pacientes varones que sufrían molestias e inflamación en el cordón espermático tras una intervención quirúrgica como consecuencia de una hernia o un hidrocele. En el sexto día del estudio se descubrió que la curcumina actuó reduciendo la inflamación prácticamente de la misma manera que el fármaco llamado phenylbutazone.

La cúrcuma y su componente curcumina reducen el nivel de colesterol e incrementan el colesterol bueno o HDL. Además, reducen los peróxidos lipídicos (sustancias oxidantes que pueden dar lugar a una aterosclerosis). La cúrcuma inhibe la aglutinación plaquetaria, lo cual, según se cree, evita el riesgo de sufrir un derrame cerebral.

Dosis

La cúrcuma es excelente para añadir a la dieta. Como suplemento nutricional, la dosis común en un adulto es de 450 a 600 mg de curcumina, pero se pueden llegar a tomar hasta 2 gramos diarios. Como condimento no importa usarla generosamente. A mis pacientes, sobre todo a los mayores de 50 años, les suelo aconsejar que tomen de 1 a 2 cucharadas diarias de cúrcuma. Se añade a las ensaladas o bien en los sofritos y verduras salteadas, en las sopas o caldos, en las carnes, pescados, o legumbres con curry, y también para aromatizar los arroces y los purés de verduras. Es importante adquirir la cúrcuma por separado, pues hay curris que apenas contienen cúrcuma.

Para quienes no les agrade la cúrcuma, o bien para quienes deseen tomar más cantidad por sus efectos beneficiosos, pueden ingerir curcumina en forma de suplemento. A mis pacientes con un historial familiar de Alzheimer suelo recetarles 2.000 mg al día, así como a aquellos con antecedentes familiares de demencia, y a quienes sufren dolencias inflamatorias, como artritis o colitis.

¿Cuáles son sus efectos secundarios?

La cúrcuma es una sustancia muy segura, tanto en especia como en suplemento nutricional; sin embargo, las embarazadas no deben utilizarla como suplemento. Por otra parte, las personas con cálculos biliares deben consultar con su médico antes de tomarla, ya que estimula la producción biliar. También deben pedir consejo médico quienes estén tomando anticoagulantes.

CÚRCUMA
El médico naturista la recomienda para...

❧ Artritis

El extracto de cúrcuma suele incluirse en los suplementos para combatir la artritis a fin de reducir el dolor y la inflamación. En un estudio clínico con pacientes de artritis reumatoide se comprobó que si tomaban 1.200 mg de curcumina al día durante dos semanas, mejoraban de manera significativa de los síntomas de rigidez matutina, inflamación articular y movilidad.

Todo ello es muy importante, dado que los antiinflamatorios naturales como la curcumina no tienen la toxicidad que conllevan los fármacos antiinflamatorios convencionales. Personalmente me gusta utilizar suplementos nutricionales que contengan curcumina para reducir el dolor y la inflamación a la vez que trato las causas subyacentes, como malas digestiones, deficiencias nutricionales, desequilibrios hormonales, estrés y falta de ejercicio físico.

❧ Cáncer

La cúrcuma y la curcumina eliminan los efectos perniciosos de los mutágenos (sustancias que dañan el ADN de las células, lo cual puede desencadenar un cáncer) y carcinógenos como el humo del tabaco y otras sustancias químicas que provocan cáncer. En un estudio realizado con fumadores que tomaban un suplemento diario de 1,5 g de cúrcuma al día se registró una reducción en la secreción urinaria de mutágenos.

❧ Colesterol

Estudios clínicos demuestran que la curcumina reduce el colesterol. En un estudio con voluntarios sanos que tomaron 500 mg diarios de curcumina al día se comprobó una reducción del nivel de colesterol total y de los peróxidos lipídicos (marcadores de la oxidación de ácidos grasos).

❧ Infecciones

Según los estudios realizados, la cúrcuma inhibe el crecimiento de diversas bacterias y también de hongos. La aconsejo especialmente para tratar las infecciones del sistema respiratorio y la hepatitis.

❧ Prevención del Alzheimer

En las personas sanas, las células inmunes atacan y destruyen las placas beta-amiloides, un desarrollo anormal de proteínas entre las neuronas cerebrales. Pero en las personas con Alzheimer, esa respuesta inmune es menos eficaz y permite la formación de esas placas. Las placas desencadenan un proceso inflamatorio y también radicales libres, y ambas cosas provocan daños en las células cerebrales. La curcumina frena ese proceso de diversas maneras: forma un potente enlace con la proteína amiloide, que evita la formación de placas; también destruye placas ya existentes, según han demostrado ensayos preliminares; reduce el proceso oxidativo y el daño cerebral que según se cree contribuye al desarrollo del Alzheimer.

❧ Problemas digestivos y hepáticos

La cúrcuma tiene un largo historial en el tratamiento de problemas digestivos. Estimula la producción biliar y reduce los gases intestinales. Además, la curcumina protege las células hepáticas de las toxinas gracias a su poder antioxidante. Debido a todas estas razones, la cúrcuma suele incluirse en las fórmulas digestivas dirigidas al hígado y la vesícula biliar.

D

D-GLUCARATO

En cierta ocasión entablé una conversación con el doctor Thom Slaga, conocido investigador del prestigioso American Cancer Research Center, de Denver, Colorado. Estuvimos discutiendo sobre los estudios que estaba llevando a cabo acerca de un nutriente natural llamado ácido glucárico.

El doctor Slaga despertó mi interés con sus explicaciones. El ácido glucárico, me dijo, es un fitonutriente (nutriente de origen vegetal) que ayuda al organismo a desintoxicarse. Este sorprendente fitonutriente, continuó explicándome, parece ser que previene ciertos tipos de cáncer en animales. Era demasiado pronto para contar con esa sustancia como suplemento en la forma llamada D-glucarato de calcio, o D-glucarato.

Me impactó enormemente la posibilidad de que el D-glucarato pudiera aportar un beneficio de este tipo a mis pacientes. Si ese suplemento superara las investigaciones, sería justo lo que yo andaba buscando. Me intrigaban los nuevos campos de la medicina natural, el papel de los fitonutrientes y los extractos de alimentos integrales, y he aquí un suplemento que representaba el último descubrimiento en ese terreno.

EL GRAN AVANCE DEL MAÑANA, HOY

Creí que en los años venideros oiría hablar bastante más de ese extraordinario descubrimiento. Dado que soy asesor médico para la industria de la salud y la alimentación, a veces me informan de investigaciones de vanguardia bastantes años antes de que lleguen a ser de dominio público. A menudo, los nuevos suplementos tardan tiempo en ser aceptados, pero espero que el suplemento D-glucarato de calcio sear uno de los fitonutrientes más importantes del mercado.

Los fitonutrientes se encuentran de manera natural en las frutas y en las verduras: en las manzanas, el brócoli, la alfalfa, las cerezas, las uvas, etcétera. Al ácido glucárico, el nutriente en su forma natural, cuando se utiliza como suplemento nutritivo se le añade calcio a fin de que el organismo lo absorba mejor.

La mayoría de la gente no come ni la fruta ni la verdura suficiente para obtener dosis terapéuticas de fitonutrientes como el ácido glucárico; y es en ellas donde se encuentra esta sustancia. Según se recomienda en la actualidad, tendríamos que tomar de 7 a 10 raciones diarias de fruta y verdura para prevenir el cáncer. En un mundo en el que la comida rápida es la norma, muchas personas apenas toman dos piezas al día de esos alimentos.

Si tomáramos un suplemento de ácido glucárico –en forma de D-glucarato de calcio–, daríamos un paso adelante en la prevención del cáncer al reponer parte de ese déficit diario.

Refuerzo hepático

El D-glucarato contribuye a que el hígado metabolice o «queme» algunas toxinas peligrosas, evitando que esos agentes químicos produzcan daños en el organismo. En las toxinas se encuentran agentes cancerígenos, así como ciertas hormonas. El D-glucarato hace que en el hígado las toxinas se transformen en sustancias solubles en agua, las cuales podemos excretar con la orina.

Cuando las toxinas penetran en el organismo, pasan por dos fases principales de desintoxicación en el hígado. En la primera fase se desbarata el compuesto y éste se transforma en lo que se llama la forma intermedia, que es menos tóxica.

Después, esa forma menos tóxica entra en la segunda fase en la que el compuesto se vuelve soluble en agua. Cuando alguna de las dos falla, las sustancias tóxicas siguen circulando por el organismo, dañándolo. Finalmente, las toxinas se almacenan en los tejidos del cuerpo, ya sea en el cerebro, en los huesos o en la grasa, o bien se desarrollan en el interior de otros órganos.

El D-glucarato juega un papel importante en ese proceso, ya que contribuye a que la segunda fase se efectúe de manera correcta, pero no tan sólo elimina las sustancias químicas que provocan el cáncer sino que además ayuda a metabolizar las hormonas y otras sustancias potencialmente dañinas.

EQUILIBRIO HORMONAL

Si bien un nivel propicio de hormonas ayuda al buen funcionamiento del organismo, el exceso de ciertas hormonas puede causar serios problemas. Hay estudios que demuestran que un nivel inadecuado de hormonas como los estrógenos, la progesterona, la testosterona y otras pueden causar cáncer. Así, por ejemplo, se ha asociado la cantidad excesiva de estrógenos y de ciertas sustancias relacionadas con él con cáncer de mama, de útero, de ovarios y también de próstata. Se ha demostrado que el D-glucarato de calcio inhibe la incidencia de tumores mamarios en los animales. En un ensayo clínico con animales, un suplemento del 2 % de D-glucarato en la dieta produjo resultados extraordinarios, entre ellos los siguientes:

- Una inhibición del 50 % de beta-glucoronidasa. Esta enzima invierte la descomposición beneficiosa de las hormonas y ello permite que se acumule en el organismo una cantidad nociva de ellas.
- Un reducción de un 23 % del nivel de estradiol. Esta sustancia es uno de los estrógenos que potencian la formación de cánceres de mama y de útero, por lo que reducir el estradiol significa hacer lo mismo con el riesgo de sufrir cáncer (además, también reduce el nivel de los metabolitos de estrógeno).
- Reduce cuatro veces el número de tumores.

❧ Restablecimiento del equilibrio

Es bastante común sufrir desequilibrios hormonales, por tanto, todos podemos beneficiarnos de ingerir alimentos que contengan D-glucarato, además de tomarlo como suplemento. Yo se lo aconsejo especialmente a las mujeres que tienen en su historial familiar algún caso de cáncer de mama. Y las mujeres que hayan tenido este tipo de cáncer o que se estén tratando de él, también pueden tomarlo, ya que les ayudará a restablecer el desequilibrio hormonal subyacente y una de las causas primordiales del cáncer. También se lo aconsejo a las mujeres que hayan tomado anticonceptivos; y, por lo general, lo utilizo conjuntamente con el fitonutriente indol-3-carbinol.

Los pacientes, hombres y mujeres, que estén siguiendo un tratamiento hormonal sustitutorio harían bien en tomar D-glucarato como prevención a fin de evitar la formación tóxica de esas hormonas. Los hombres con la próstata agrandada o aquellos que intentan evitar el cáncer de próstata o bien están siguiendo un tratamiento del mismo, deberían tomar este suplemento. Se sabe que los desequilibrios hormonales de testosterona y de estrógenos están implicados en los problemas con esta glándula.

Por otra parte, debido a sus propiedades anticancerígenas, el D-glucarato es efectivo frente a la desintoxicación, es decir, funciona bien a la hora de eliminar muchas sustancias dañinas presentes en el organismo. Es, pues, de sentido común que quienes sigan un tratamiento de desintoxicación de cualquier tipo tomen este nutriente por su efecto terapéutico.

Dosis

Los estudios de toxicidad han revelado que el D-glucarato no tiene riesgo alguno. Suelo aconsejar a mis pacientes una toma diaria de 400 mg como dosis preventiva, y hasta 2.000 mg diarios si siguen un tratamiento de desintoxicación. Se han llevado a cabo análisis clínicos de una dosis de hasta 10.000 mg diarios de D-glucarato de calcio sin que se hayan producido efectos secundarios.

Por lo general, aconsejo tomarlo en cápsulas, pues es más fácil de encontrar y su uso es muy cómodo, pero el D-glucarato se encuentra también en tabletas y en polvos.

Este suplemento se puede obtener sin receta médica en tiendas de productos naturales, en farmacias y en algunos almacenes.

DHEA

La prueba confirmó mis sospechas. Bob, un hombre de negocios de 51 años, vino a mi consulta aquejado de una sensación extrema de agotamiento. Pedí que le hicieran un análisis de saliva de la hormona DHEA, y el resultado fue que para su edad tenía un nivel de DHEA muy bajo.

—Tiene el nivel de DHEA muy bajo para su edad –le dije–. Eso explica que se sienta tan fatigado, y ayuda a entender por qué tiene la libido tan baja.

—¿Qué puedo hacer, entonces, para volver a la normalidad? –me preguntó Bob.

—Cualquier cosa que haga para disminuir su estrés le ayudará –le contesté–. Y también es importante la manera en que usted lo perciba.

Hablamos de lo que podría hacer para afrontar las situaciones estresantes y controlar su respuesta. Después pasamos a comentar el tema de la nutrición y de los suplementos.

—Quiero que empiece tomando 50 mg diarios de DHEA –le dije–, el nivel que tiene usted de esta hormona es tan bajo que necesita tomar este suplemento.

Al cabo de dos meses, Bob sintió un aumento de energía y comentó que su mujer también estaba muy complacida al ver que su libido también había mejorado.

Se sentía muy sorprendido de sentir tanta diferencia con un mero suplemento. Si bien había acudido a varios médicos antes de venir a verme, Bob me dijo que yo era el primero que le había pedido un análisis de la hormona DHEA, una prueba que había revelado cuál era el problema.

Desde las glándulas adrenales

La dehidroepiandrosterona (DHEA) es una hormona esteroide secretada principalmente por las glándulas adrenales, situadas encima de cada riñón. Esta hormona se identificó y aisló por primera vez en 1934, y desde entonces se han efectuado más de 5.000 estudios acerca de ella.

En la última década, algunos investigadores entusiastas se han referido a ella como «la fuente de la juventud» y «la hormona contra el envejecimiento». Este juicio se basa en la manera en que el nivel de DHEA declina con la edad, ya que suele alcanzar su nivel más alto a los 30 años y después va descendiendo hasta que, alrededor de los 70, desciende al 20% del nivel propio de un adulto joven. La DHEA tiene numerosas aplicaciones, ya que, según parece, está relacionada con la energía de la juventud, el buen aspecto y la inmunidad.

Se trata de la hormona esteroide más abundante en el cuerpo humano, e interviene en la producción de otras hormonas, como la testosterona, la androstenediona y los estrógenos. Además, actúa directamente en el organismo de muchas maneras; diversos estudios realizados en la población demuestran, por ejemplo, que un nivel mayor de DHEA está asociado a un menor riesgo de sufrir cardiopatías y cáncer. Asimismo, favorece en gran manera el sistema inmunológico y se cree que es un factor primordial en las enfermedades autoinmunes.

La DHEA se encuentra en grandes concentraciones en el cerebro, lo que lleva a pensar que juega un papel relevante en la memoria y en la función cognitiva. Según parece, la depresión podría estar relacionada con un nivel bajo de esta hormona. Cada vez son más los médicos que recetan hormonas como la DHEA para tratar enfermedades inflamatorias crónicas, como, por ejemplo, la artritis. Los especialistas la recomiendan también como parte del tratamiento de la osteoporosis. Puede resultar, asimismo, beneficiosa para las mujeres que sufren los sofocos típicos de la menopausia.

Tomar un suplemento de DHEA puede proteger de la pérdida de masa cálcica en los huesos (osteopenia). A los pacientes que toman prednisona –un fármaco que se receta cada vez más para prevenir la pérdida de masa ósea–, les ayuda a mejorar la función cognitiva.

Dosis

La dosis de DHEA la debe determinar un médico experto en el tratamiento hormonal sustitutivo natural.

La dosis inicial que yo aconsejo se basa en el nivel hormonal que determina el análisis de la saliva del enfermo. A muchos de mis pacientes con un nivel bajo de DHEA les indico que empiecen tomando de 5 a 50 mg diarios. Después, voy haciendo un seguimiento de los niveles, observo sus síntomas subjetivos, y a partir de esto determino la dosis que precisan.

Los pacientes con lupus, por ejemplo, requieren 200 mg o más al día. No recomiendo que nadie tome DHEA sin saber antes cuál es su nivel hormonal. Esta hormona suele utilizarse combinada con su precursora, la hormona llamada pregnenelona.

La DHEA está disponible en cápsulas, sin receta médica, y hay médicos que la usan también en forma de cápsulas microionizadas, para su uso sublingual, y como parche transdérmico.

¿Cuáles son sus efectos secundarios?

Si bien esta hormona puede conseguirse sin receta médica –como cualquier otra hormona–, lo cierto es que debe utilizarse con precaución.

Uno de los primeros efectos secundarios que produce comúnmente es la aparición de acné, especialmente en la espalda.

Una dosis demasiado alta puede causar la aparición de rasgos masculinos en las mujeres, como, por ejemplo, el crecimiento de vello en la cara, pero los efectos revierten si se disminuye la dosis. En estos momentos se desconocen los efectos secundarios de un tratamiento a largo plazo con DHEA. No está nada claro si puede causar problemas en pacientes con cánceres asociados a las hormonas, como el cáncer de mama y el de próstata. Hasta conocer los posibles efectos secundarios en personas con ese tipo de enfermedades, yo no les aconsejaría que tomaran esta hormona.

Las embarazadas y también las madres que dan de mamar no deben tomar DHEA a menos que sea bajo prescripción de un facultativo experto.

DHEA
El médico naturista la recomienda para...

~ Alergias
Algunas personas con alergias de tipo crónico, especialmente las que sufren el llamado «síndrome de intolerancia química múltiple», experimentan una mejoría tras realizar un tratamiento con DHEA.

~ Demencia
Según parece, las hormonas del estrés, como el cortisol y la DHEA, juegan un papel relevante en las demencias y enfermedades como la del Alzheimer. Es necesario realizar más investigaciones en este campo, pero todo apunta a que la DHEA tiene un efecto beneficioso en el envejecimiento de la función cerebral.

~ Diabetes
La DHEA puede ser un suplemento clave para los diabéticos. Se han mostrado beneficios en estudios realizados con animales. Muchos médicos holísticos han manifestado haber conseguido buenos resultados en pacientes con diabetes. La DHEA previene infecciones, refuerza el sistema inmunológico y mejora el proceso de cicatrización.

Enfermedad inflamatoria intestinal (EII)

Un número de investigadores evaluó el nivel de DHEA y cortisol en pacientes con colitis ulcerosa y enfermedad de Crohn, y descubrió que los pacientes con enfermedad inflamatoria intestinal tenían un nivel mucho más bajo que las personas sanas.

Si bien el tratamiento con un corticosteroide como la prednisona puede inhibir la producción de las hormonas adrenales, esos déficits de DHEA se encontraron incluso en pacientes que no se había sometido a ningún tratamiento previo con corticosteroides. Los investigadores descubrieron también que puesto que el nivel de DHEA subía y el de cortisol bajaba, los pacientes monitorizados mostraban menos signos de inflamación.

Esquizofrenia

Se ha demostrado que la DHEA mejora los síntomas que se asocian a la esquizofrenia. Utilizar sólo bajo control médico.

Estrés

En un estudio publicado en *Biological Psychiatry,* los investigadores de la Universidad de Yale y el Veterans Administration National Centre para los trastornos de estrés postraumático informaron de que tener un mayor nivel de DHEA está asociado a una mayor capacidad para combatir el estrés.

Impotencia

He sabido que la DHEA es beneficiosa para los hombres con problemas de impotencia, y ello puede deberse a que la DHEA se transforma en testosterona. Investigadores de la Universidad de Viena que siguieron los resultados de tratamiento de sustitución de la DHEA en un grupo de 40 hombres descubrieron que esta hormona era útil para combatir la impotencia (disfunción eréctil). A esos hombres –con edades comprendidas entre los 41 y los 69 años– se les administraron suplementos de DHEA o bien placebos inertes durante un período de 24 semanas.

Todos los hombres del estudio habían experimentado trastornos de la erección que les impidió tener relaciones sexuales completas. El estudio demostró que todos los que tomaron DHEA, frente a los que tomaron placebo, tuvieron mejores respuestas sexuales en diversos aspectos. Manifestaron haber mejorado la función eréctil, la orgásmica, el deseo sexual y la satisfacción sexual y general.

Lupus

Según he podido contrastar, un tratamiento con DHEA ha sido de utilidad en algunas de mis pacientes femeninas aquejadas de lupus. También otros muchos médicos naturistas han confirmado experiencias similares. Considero que es una buena alternativa al tratamiento con prednisona, especialmente si se combina con otros tratamientos, como la homeopatía y la nutrición.

En un estudio se administraron 200 mg diarios de DHEA a unas cuantas mujeres aquejadas de lupus eritematoso sistémico, mientras que a otras se les dio un placebo. Las pacientes que tomaron DHEA experimentaron una mejoría, según consideraron médicos y pacientes, pero en el grupo que tomó el placebo hubo más brotes de la enfermedad. El primer grupo pudo reducir la dosis de prednisona, mientras que el grupo del placebo tuvo que incrementar ligeramente la dosis de ese fármaco.

Menopausia

La hormona DHEA desciende (al igual que los estrógenos, la progesterona y la testosterona) en las mujeres menopáusicas. La DHEA ayuda a incrementar la libido, reducir los sofocos y proteger al organismo de la pérdida de masa ósea. En casos contados, puede aliviar la sequedad y el adelgazamiento del tejido vaginal.

Osteoporosis

La DHEA debe tenerse en cuenta como parte de un tratamiento activo para pacientes con osteoporosis, ya que, según parece, evita la pérdida de masa ósea.

Pérdida de peso

En un estudio publicado en el *Journal of the American medical Association*, se llegó a la conclusión de que un suplemento de 50 mg de DHEA reducía notablemente la grasa abdominal de las personas mayores. También se ha demostrado que la DHEA mejora la resistencia a la insulina.

Piel

Se ha comprobado que la DHEA, administrada oralmente, mejora el engrosamiento de la piel, la producción de sebum y la hidratación cutánea, y también disminuye la pigmentación facial en hombres y mujeres de edad avanzada.

❧ Prednisona (dosis)

La DHEA es una hormona extraordinaria para que con su acción los pacientes que toman prednisona puedan reducir su dosis o bien dejar de tomarla.

Este fármaco, si se toma durante mucho tiempo, puede dañar el sistema inmunológico, el hígado y los riñones y causar osteoporosis. Pero el paso de la prednisona a la DHEA debe realizarse bajo la supervisión de un médico especializado.

❧ Salud circulatoria y cardiopatías

La DHEA tiene un papel protector en las cardiopatías. En el Massachussets Male Aging Study (estudio sobre el envejecimiento masculino) se examinó la relación de las cardiopatías y el nivel de DHEA en el organismo.

El estudio se realizó con hombres de edades comprendidas entre los 40 y los 70 años. Se determinó que hay una relación inversa entre el nivel de DHEA y los problemas de corazón.

❧ Síndrome de fatiga crónica

He tenido algunos pacientes con este síndrome que han respondido extraordinariamente bien con un suplemento de DHEA. En todos los casos, los pacientes, antes de empezar el tratamiento, tenían, según los análisis, un nivel bajo de esta hormona. Se trata de un tratamiento eficaz en pacientes con fatiga adrenal, dolencia en la que las glándulas adrenales producen una cantidad de DHEA por debajo del nivel óptimo y los sujetos no pueden resistir bien el estrés y la fatiga. También se ha demostrado efectiva en pacientes con la enfermedad de Addison, en la que las glándulas suprarrenales no producen las suficientes hormonas del estrés, como la DHEA y el cortisol.

❧ VIH (virus de inmunodeficiencia humana)

En un estudio longitudinal realizado con hombres infectados con el VIH se mostró una relación entre el bajo nivel de DHEA y un mayor avance en el desarrollo del sida. Puesto que en la actualidad todavía no existe una cura para el VIH, debemos ayudar a las personas con este virus de todas las maneras posibles, incluido el tratamiento con hormonas como la DHEA.

DIENTE DE LEÓN

Lo que para una persona es una mala hierba, para otra es una hierba curativa. El mismo diente de león *(Taraxacum officinalis)*, que muchos pretenden erradicar o destruir, tiene un largo historial como hierba medicinal en Europa, China, Japón y Rusia. Incluso en Estados Unidos esta hierba lleva usándose más de un siglo como remedio desintoxicante.

La raíz del diente de león es venerada como tónico hepático. Sus hojas tienen un efecto diurético natural, es decir, eliminan el exceso de líquido del organismo. Y, además, toda la planta es un alimento nutritivo y curativo. Las hojas se utilizan en ensaladas y para hacer infusiones, mientras que las raíces se pueden tostar y usar como sucedáneo de café. Las flores se emplean en multitud de bebidas, como el vino de diente de león y el licor.

ARRANCAR LA PARTE BUENA

El diente de león es una fuente de minerales, entre ellos: magnesio, potasio, manganeso, cobre, fósforo, sodio, hierro y silicio. Sus hojas son también muy ricas en vitamina A. Según el doctor Bernard Jensen, autor de *Fods That Heal* (Alimentos que curan), «El diente de león contiene mucha más vitamina A que casi cualquier otro vegetal».

Entre otros nutrientes contenidos en esta planta se encuentran las vitaminas del complejo B, y también las vitaminas C, D, K y calcio. La colina, emparentada con la vitamina B, se encuentra también en una cantidad bastante considerable. Este nutriente es muy importante a la hora de prevenir y tratar el hígado graso y, además, ayuda a producir bilis.

Los constituyentes químicos del diente de león aportan propiedades curativas adicionales. Uno de los más importantes, la taraxacina, de sabor amargo, estimula los órganos digestivos. Juega un papel importante, ya que estimula al hígado y a la vesícula biliar para que produzcan bilis. Mejorar el flujo biliar es algo muy importante, ya que contribuye a desintoxicar el hígado (es decir, a eliminar los tóxicos químicos) de una manera más eficaz.

El diente de león contiene, además, dos sustancias que contribuyen al equilibrio hormonal: taraxerol y taraxasterol. Esta hierba es una de las más importantes que se aconsejan para tratar trastornos hormonales como el SPM (síndrome premenstrual).

La pectina es otra de las sustancias que contiene el diente de león. Se trata de un tipo de fibra que ayuda a mejorar el estreñimiento y reducir el nivel de colesterol, y, por otra parte, se adhiere a las toxinas, lo cual contribuye a eliminarlas (las sustancias tóxicas que se adhieren a la pectina se expulsan de manera más rápida a través del sistema digestivo). Finalmente, el diente de león contiene un tipo de resina que contribuye a eliminar la congestión pulmonar, lo cual hace que sea un remedio muy eficaz para los catarros.

El diente de león, junto al cardo mariano, son las hierbas que más frecuentemente se recomiendan a los pacientes que necesitan una desintoxicación hepática. Los médicos naturistas suelen preocuparse con frecuencia del funcionamiento del hígado, dado que este órgano desempeña múltiples tareas en el organismo. Entre las funciones del hígado está la de desintoxicar al cuerpo de los agentes químicos y contaminantes que entran en él, producir bilis a fin de ayudar a digerir las grasas, almacenar y regular el azúcar en sangre y metabolizar las hormonas. Según los especialistas, en el hígado tienen lugar más de 5.000 reacciones enzimáticas por segundo, de manera que no es de extrañar que muchas enfermedades mejoren cuando la salud hepática también lo hace. Con sólo tratar el hígado, podemos resolver numerosas dolencias, desde problemas físicos –como una indigestión o una hepatitis– a desequilibrios emocionales que producen irritabilidad y depresión.

Dosis

La raíz del diente de león se suele tomar en cápsulas. La dosis acostumbrada en adultos es de 250 a 500 mg en cápsulas, tres veces al día, con las comidas. Puesto que la dosis puede variar dependiendo de la potencia del extracto, aconsejo que se sigan las instrucciones del folleto.

Si se toma como tintura, la dosis común es de 20 a 30 gotas en cada comida.

La infusión de diente de león se puede tomar cada vez que se necesite su efecto terapéutico; contribuirá a eliminar el exceso de agua y a reducir la hinchazón. Se utiliza una cucharada colmada de esta hierba por cada taza de agua. Si se emplea el diente de león de la zona donde uno vive para hacer una infusión o bien para añadir a la ensalada, hay que asegurarse de que la planta no se haya tratado con herbicidas.

La hoja del diente de león también se puede utilizar en cápsulas y en tintura.

¿Cuáles son sus efectos secundarios?

Si bien el diente de león no es una planta tóxica, a algunas personas les produce una ligera descomposición o heces sueltas debido a que incrementa el flujo biliar. Por consiguiente, cuando se tiene diarrea no es aconsejable tomar cápsulas, tintura o infusiones de esta planta.

Algunas personas son alérgicas al diente de león. No debe tomarse si al tocar las hojas, éstas producen una inflamación cutánea, una dermatitis de contacto. Tampoco debe utilizarse cuando exista una obstrucción en los conductos biliares, inflamación aguda en la vesícula biliar (colecistitis) o bien una oclusión intestinal. Por otra parte, no debe tomarse diente de león para eliminar cálculos biliares a través de la orina a menos que sea una dosis prescrita por un médico naturista experto.

La Comisión E alemana, una institución que clasifica y regula las plantas medicinales, además de asesorar acerca de las mismas, afirma que el diente de león es una planta inocua para las mujeres embarazadas y lactantes.

DIENTE DE LEÓN
El médico naturista lo recomienda para...

Diabetes

La raíz del diente de león puede ser de gran ayuda para el tratamiento prolongado de la diabetes. Contiene inulina, conocida por equilibrar el nivel de azúcar en sangre. Al mejorar la salud hepática con esta planta, se refuerza uno de los órganos más importantes para regular el azúcar en sangre.

Edema

Tengo varios pacientes ancianos que acuden a mí para tratar los edemas de piernas y tobillos. Como consecuencia de la mala circulación de los fluidos, aparecen hinchazón e inflamación en las extremidades. El extracto de las hojas de diente de león funciona muy bien en cuanto a la disminución de esas molestias, y lo hace sin causar efectos secundarios.

En algunos casos he podido constatar que la retención de líquidos se debe a un corazón débil. Cuando este órgano no se contrae enérgicamente, el líquido vuelve a los tejidos, un síntoma común de una insuficiencia cardíaca congestiva. Las pruebas clínicas convencionales, como un electrocardiograma o una ecocardiografía, pueden revelar si se tienen síntomas de insuficiencia cardíaca. Para tratar la debilidad cardíaca y los edemas, aconsejo, además del diente de león, tomar espino blanco y nutrientes como el CoQ_{10} y la L-carnitina.

Por lo general, suelo aconsejar el extracto de la hoja de diente de león para tratar los edemas que aparecen durante el embarazo, período en el que muchas mujeres experimentan hinchazón en manos y tobillos. Entre los beneficios del extracto de la hoja del diente de león se encuentra el de que no ocasiona pérdidas de potasio. (La pérdida de potasio es un efecto secundario muy común de algunos de los medicamentos que se recetan para aliviar los edemas).

Estreñimiento, flatulencia e indigestión

Un flujo biliar deficiente puede conducir al estreñimiento crónico. Si se sigue una dieta rica en ibra y se consume agua en abundancia, pero aun así se tienen problemas de estreñimiento, ello significa que el hígado necesita de ayuda. Los intestinos se mueven más fácilmente con diente de león, que contribuye a un aumento del flujo biliar. En vez de recurrir a los laxantes de farmacia –los cuales sólo deben utilizarse un período breve–, se puede tomar raíz de diente de león en cualquiera de sus formas durante unos cuantos meses y, después, de manera gradual dejar su consumo. Una vez que el hígado y la vesícula biliar estén «a tono», los intestinos funcionarán por sí mismos sin tener que tomar esta planta curativa de manera continua.

Es posible que las indigestiones o las flatulencias se deban a una producción insuficiente de flujo biliar o del ácido del estómago; si se tiene estos problemas, el diente de león será de gran ayuda, puesto que estimula las funciones naturales y las secreciones de los órganos digestivos. Tomado con las comidas, con el tiempo, «recicla» los órganos digestivos, de modo que funcionarán de un modo más eficaz.

El diente de león da muy buenos resultados en el caso de que existan problemas para digerir las grasas, lo que generalmente sucede cuando el flujo biliar es insuficiente.

Gota

El diente de león se ha utilizado por lo general para el tratamiento de la gota, puesto que hace disminuir el nivel de ácido úrico (es su exceso el que frecuentemente origina dicha enfermedad). Partiendo de mi propia experiencia, puedo afirmar que esta planta no surte mucho efecto a corto plazo, es su uso prolongado el que deja ver buenos resultados. (Las cerezas y el extracto de semillas de apio también son excelentes para mitigar la gota).

Hepatitis

Una planta valiosa en lo referente a los problemas de hígado, el diente de león ha demostrado mejorar las funciones hepáticas y paliar los síntomas de toxicidad de este órgano. Si se está tomando medicación para el tratamiento de la hepatitis, se debe continuar con las directrices médicas, pero si además se toma también diente de león, el flujo biliar mejorará y la bilis no retornará a los conductos. La mayoría de las fórmulas de plantas para el hígado contienen entre los principales ingredientes raíz de diente de león.

Hipertensión arterial

Casi siempre aconsejo tomar hojas de diente de león para tratar la hipertensión arterial. Esta planta actúa como un diurético natural, de modo que reduce el volumen sanguíneo y ello hace que la hipertensión arterial se reduzca.

Los fármacos para reducir la presión arterial –la mayoría de ellos, diuréticos– funcionan del mismo modo. Personalmente, prefiero las hojas de diente de león antes que los medicamentos, pues algunos de ellos reducen el nivel de potasio en sangre.

La receta de plantas ideal para combatir la hipertensión arterial incluye hojas de diente de león, espino blanco o majuelo, muérdago y valeriana. He comprobado que esta combinación de plantas funciona muy bien en la mayoría de los casos, y muchos pacientes gracias a ellas pueden reducir el número de fármacos que toman. De todos modos, siempre hago hincapié en la importancia de informar al médico de que se tiene hipertensión, y nunca se debe dejar de tomar la medicación para la tensión sin consultar antes con el médico.

❧ Pérdida de apetito

La raíz de diente de león, del mismo modo que otras hierbas amargas, ayuda a recuperar el apetito. Sólo una taza diaria de una infusión de esta planta es más que suficiente para mejorar el apetito.

❧ Pérdida de peso

Cuando se toma diente de león en infusión o bien un extracto de él, se estimula la eliminación de líquidos, lo que supone una pérdida de peso. No se trata de ningún modo de una dieta milagro para perder peso, pues tan sólo reduce los líquidos del organismo sin tratar las causas subyacentes en el sobrepeso.

❧ Síndrome premenstrual (SPM), menopausia y desequilibrio hormonal

La raíz del diente de león es excelente para las dolencias relacionadas con el desequilibrio hormonal. El hígado tiene que metabolizar las hormonas, de modo que cuando existe un desequilibrio hormonal es que ese órgano no funciona correctamente.

En China, en la medicina naturópata y en otras muchas terapias naturales, se considera que la mejora de la salud hepática es primordial para tratar dolencias como el SPM, los ciclos irregulares de la menstruación o los síntomas relacionados con la menopausia.

Además de ayudar a mejorar la función hepática, el diente de león contiene dos sustancias químicas –el taraxerol y el taraxasterol–, que, además, ayudan a mantener el equilibrio hormonal.

DIGITOPUNTURA

Dan, un ejecutivo de 41 años, se frotaba el cuello mientras me explicaba lo mucho que le atormentaban los dolores en esa zona.

—En el trabajo, el cuello se me pone tan rígido que tengo todo el tiempo dolores de cabeza provocados por la tensión. Voy a un masajista una vez por semana, y eso me ayuda. Incluso tengo una de esas sillas especiales para sentarme manteniendo una buena postura, pero si puede aconsejarme alguna otra cosa, ¡hágalo por favor!

—Puede probar con la digitopuntura –le contesté–. Le voy a enseñar unos puntos de digitopresión para que incida en ellos durante el día. Eso le ayudará a reducir la tensión muscular y hará que se relaje.

Para empezar, le enseñé dos puntos de presión detrás del cuello que se llaman *Vesícula biliar 20*. Le mostré cómo masajearse esos puntos con la yema de los dedos. Después, le inicié en el «Tai Yang», unos puntos cerca de la sien donde, con una suave presión, se relajan los músculos casi al instante.

Después, pasamos al Yuyao, un punto localizado entre las cejas, y a continuación le mostré un punto en la mano sobre el que la presión le aliviaría: «Presione en el pequeño montículo que se forma entre los dedos índice y pulgar. Después, apriete los dedos; molesta, ¿verdad? En la medicina tradicional china, le expliqué, la cual practiqué con un digitopuntor, ese punto se llama *Intestino grueso 4*, y ayuda a aliviar el dolor y el malestar en la cara y en la cabeza».

Durante las dos semanas siguientes, Don trabajó sobre los puntos de digitopuntura que le había enseñado. Periódicamente, durante el día, dejaba de trabajar un par de minutos y aplicaba cierta presión en esos puntos específicos. Notó bastante alivio en el malestar del cuello y nunca volvió a tener dolores de cabeza.

Mantener la presión

Mucha gente sabe que la acupuntura es un tratamiento para aliviar el dolor. Pero la digitopuntura se usaba mucho antes que la acupuntura en China, Japón e India. Podríamos decir que, prácticamente todas las culturas, practicaban en cierto modo esta técnica. Se trataba tan sólo de presionar los puntos «sensibles» para aliviar el dolor y el malestar. A veces, eso es algo

Gráfico de los puntos de digitopuntura
(Lado anterior)

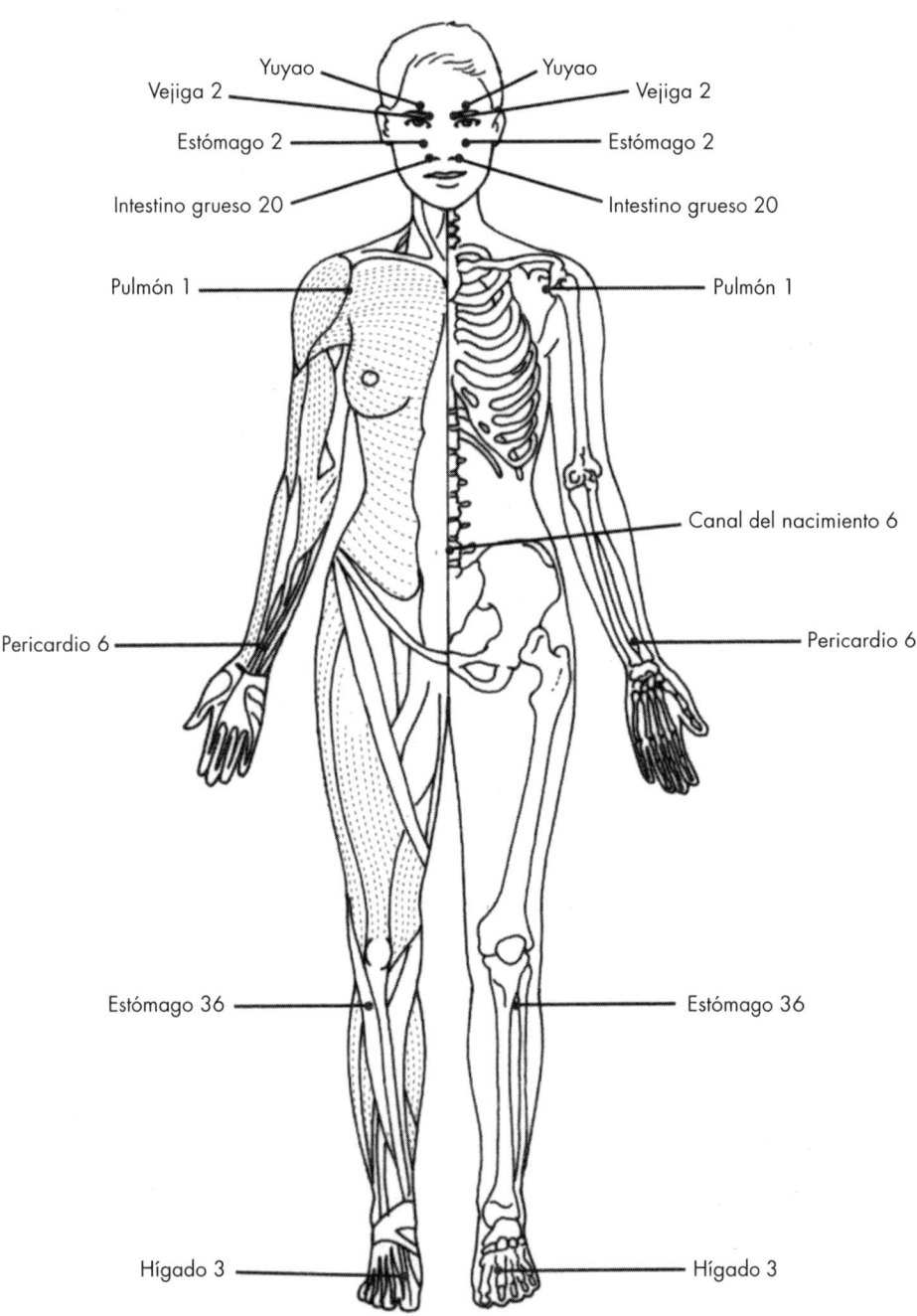

Digitopuntura 259

(Lado posterior)

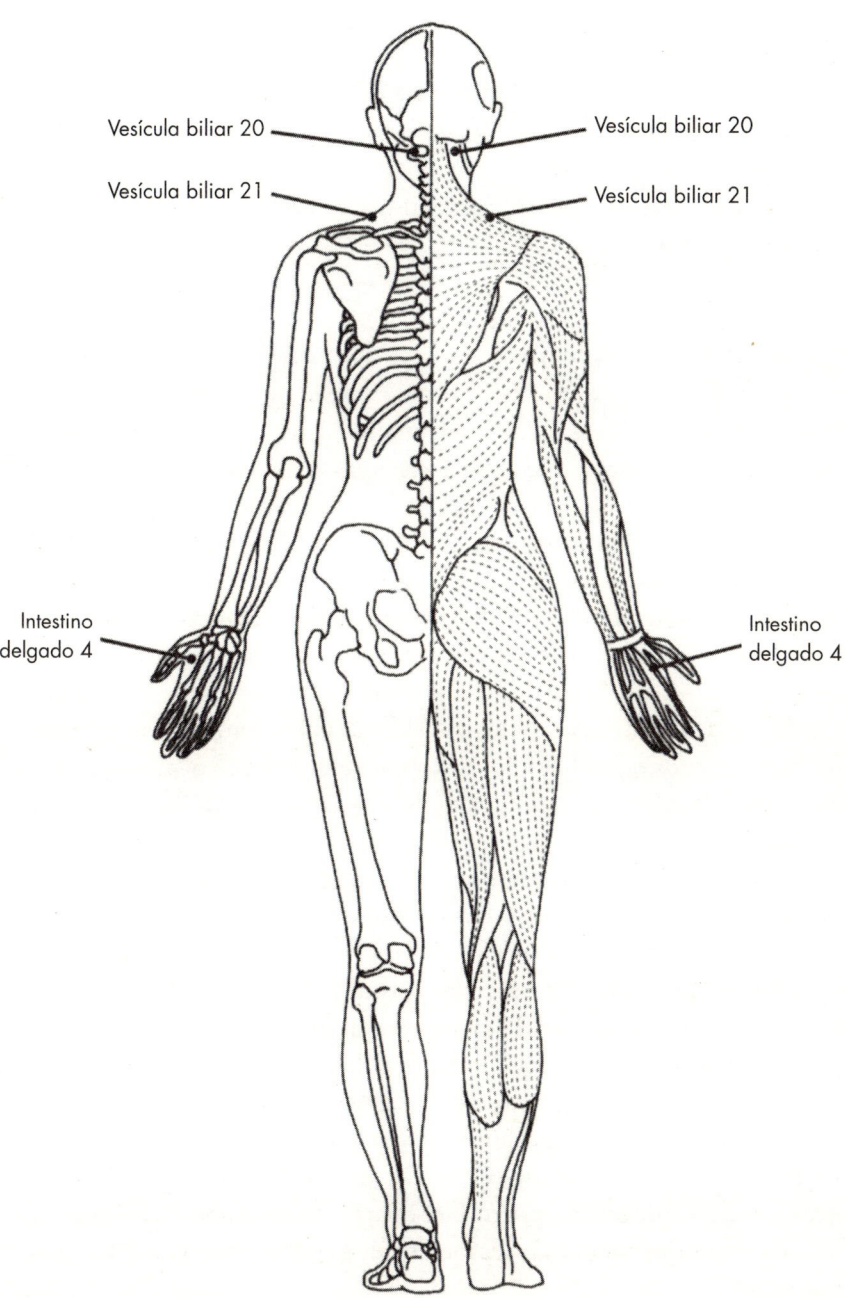

que hacemos de manera natural: cuando tenemos un músculo dolorido, por ejemplo, lo frotamos suavemente. Pero los expertos en acupuntura y digitopuntura han identificado unos puntos específicos y menos obvios del organismo, unos puntos determinados que pueden contribuir a aliviar o a curar.

Hace más de 4.000 años que la medicina china confía en la digitopuntura, y hoy en día sigue siendo uno de los principales tratamientos en los hospitales chinos.

Hay que destacar que su popularidad se ha ido extendiendo continuamente por todo el mundo.

Canales energéticos

El sistema médico de la medicina china se centra en el concepto de una energía vital llamada *qi* que circula por todo el cuerpo a través de 12 canales principales.

Cada uno de ellos representa un sistema orgánico, como los riñones, los pulmones o los intestinos. Los puntos que conectan con cada sistema se localizan bilateralmente, es decir, a cada lado del cuerpo. Esos canales están interconectados, de modo que cada uno de ellos está vinculado con otro.

Al lado de cada uno de los canales, también llamados meridianos, hay unos puntos específicos de digitopuntura que pueden aliviar el dolor local y la inflamación, y también el dolor y la tensión de otras partes del cuerpo.

Muchos de esos puntos pueden utilizarse para influir en la función de los órganos internos. Se cree que cuando se bloquea la circulación del *qi* en los canales aparece una dolencia o enfermedad.

Para prevenir una enfermedad, o bien para tratarla, hay que mantener el *qi* en circulación. Una manera de hacerlo es estimulando los puntos de digitopuntura en el lugar del bloqueo.

Generalmente, estos puntos son sensibles al tacto, lo cual indica que hay una obstrucción. El hecho de aliviar músculos doloridos o bien un problema interno, como, por ejemplo, una molestia digestiva, depende de los puntos que se presionen. Del mismo modo, cabe mencionar que los desequilibrios mentales y emocionales pueden tratarse con la digitopuntura.

¿REACCIONES QUÍMICAS?

No se sabe con exactitud la manera en que la digitopuntura alivia o mejora el funcionamiento de los órganos internos. Una teoría es que el cerebro libera ciertas sustancias químicas que inhiben el dolor y estimulan el sistema inmunológico. Se cree también que la digitopuntura relaja los llamados «puntos gatillo», con lo que se alivia la tensión muscular.

La digitopuntura mejora la circulación sanguínea y linfática, y también el flujo eléctrico en los nervios y entre las células. En ese campo se están realizando muchas investigaciones, entre ellas los estudios que financia el prestigioso National Institutes of Health. La digitopuntura funciona, y ésta es la principal razón por la que la medicina tradicional china es uno de los campos médicos que está experimentando un desarrollo más rápido.

Si bien un digitopuntor experto es el que puede obtener los mejores resultados, existen muchos puntos de fácil localización en los que uno mismo puede aplicar presión y paliar el malestar o mejorar ciertas dolencias. En las ilustraciones se muestran dichos puntos.

CÓMO PUEDE UNO MISMO TRATARSE CON DIGITOPUNTURA

A continuación, se citan cuatro sencillos pasos para llevar a cabo un autotratamiento:

1. Asegúrate de que estás relajado. La habitación debe ser silenciosa. A ser posible, usa ropa ligera.
2. Localiza el punto que deseas presionar. Hazlo con el pulgar o con otros dedos. La presión debe ser directa, aunque sin que cause gran molestia. Es posible que algunos puntos sean mucho más sensibles al tacto, lo que indica una obstrucción o bloqueo. Empieza con una presión muy ligera, percibe cómo te sientes, y adecua la presión de manera consecuente. Presiona el punto y mantén la presión de 10 a 15 segundos. Esto debe repetirse de 5 a 10 veces para comprobar si los síntomas van remitiendo. Las dolencias crónicas necesitan más tratamiento a fin de comprobar si la digitopuntura está funcionando. Hay personas que prefieren restregar o masajear los puntos de digitopuntura: también es válido. Como el mismo ca-

nal circula a ambos lados del cuerpo, intenta estimular simultáneamente los puntos de ambos lados. Así, por ejemplo, masajear la vesícula a ambos lados de la nuca ayuda a relajar la tensión de los músculos del cuello. O el punto *Estómago 36*, que se localiza midiendo la anchura de cuatro dedos por debajo de la rótula y la anchura de un dedo hacia el lado externo de la pierna (hacia fuera de la espinilla), puede estimularse simultáneamente para mejorar la función digestiva.
3. Acuérdate de respirar mientras estimulas el punto de digitopuntura. Lo idóneo es una respiración lenta, profunda y relajada.
4. Tras el tratamiento, relájate en un ambiente tranquilo y bebe un vaso de agua para ayudar al cuerpo a desintoxicarse.

¿Cuáles son sus efectos secundarios?

La digitopuntura es un tratamiento muy seguro. Las molestias temporales en el punto de presión son comunes y muy normales. No se debe aplicar digitopuntura sobre heridas abiertas o zonas del cuerpo extremadamente hinchadas o inflamadas, como, por ejemplo, las varices.

En las mujeres embarazadas hay ciertos puntos que no se deben estimular, ya que existe riesgo de aborto. Es importante recordar que una embarazada no debe utilizar los puntos *Vesícula biliar 21*, *Intestino grueso 4* e *Hígado 3;* y que antes de recurrir al autotratamiento debe consultar a un digitopuntor profesional.

DIGITOPUNTURA
El médico naturista la recomienda para...

Alergias

El punto *Intestino grueso 4*, localizado en el hueco que se forma entre los dedos pulgar e índice, alivia los síntomas nasales y la congestión de cabeza.

El punto *Intestino grueso 20*, situado en el extremo inferior externo de cada orificio nasal, reduce los estornudos y la congestión nasal.

Ansiedad

El punto *Pericardio 6*, situado a dos dedos y medio de ancho por debajo del pliegue de la muñeca, en el interior del antebrazo, ayuda a calmar la ansiedad.

Dolor de cabeza

Los puntos siguientes son todos eficaces. Cada uno debe elegir el punto o los puntos que le aporten mayor beneficio.

- *Vesícula biliar 20*, debajo de la base del cráneo, en el espacio que queda entre los dos músculos verticales del cuello.
- *Intestino grueso 4*, localizado en el hueco que se forma entre los dedos pulgar e índice. Este punto debe presionarse suavemente con ambas manos.
- *Hígado 3*, situado en la parte frontal del pie, en el hueco que queda entre el dedo gordo del pie y el siguiente.
- *Yuyao*, hendidura en el punto medio de la ceja (en línea recta con la pupila)

Dolor de cuello

Vesícula biliar 21, localizado en el punto más alto del hombro (músculo trapecio), alivia la rigidez de cuello y la tensión de hombros. Se debe buscar el punto más dolorido.

Vesícula biliar 20, debajo de la base del cráneo, en el espacio que queda entre los dos músculos verticales del cuello, mejora la rigidez y el dolor de cuello.

Intestino grueso 4, localizado en el hueco que se forma entre los dedos pulgar e índice, reduce las molestias. La presión, suave, tiene que realizarse en ambas manos.

Dolor muscular

Se trata de buscar los puntos más sensibles en la zona dolorida del músculo y, tras presionarlos, suavemente, ceder luego la presión, o bien masajearlos.

Estreñimiento

Intestino grueso 4, localizado en el hueco que se forma entre los dedos pulgar e índice, mitiga el estreñimiento. Presione suavemente este punto en ambas manos.

❧ Fatiga visual

Estómago 2, localizado en el ojo, a 1,25 centímetros por debajo del centro del arco superciliar inferior (se percibe una hendidura), alivia la quemazón, el dolor y la sequedad de ojos.

Vejiga 2, situado en el extremo interior de las cejas, junto al puente nasal (se percibe una hendidura), mejora los ojos rojos y doloridos.

❧ Indigestión

Estómago 36, situado cuatro dedos de ancho por debajo de la rótula y un dedo de ancho hacia el lado externo de la pierna (parte exterior de la espinilla) mejora la función digestiva.

Canal del nacimiento 6, localizado dos dedos de ancho por debajo del ombligo, mitiga el dolor de estómago, los gases y otros problemas digestivos.

❧ Náuseas

Presiona el punto llamado *Pericardio 6*, situado a dos dedos y medio de ancho por debajo del pliegue de la muñeca, en el interior del antebrazo. Funciona tan extraordinariamente bien para combatir las náuseas que existen unas bandas especiales para las muñecas que estimulan este punto. Se utilizan para cualquier tipo de náuseas, desde las matutinas a las causadas por el movimiento.

❧ Resfriados y gripes

Intestino grueso 4, en el hueco que se forma entre los dedos pulgar e índice, alivia la congestión de cabeza y el malestar en los senos nasales. Presiona este punto con suavidad. Se debe tratar este punto en ambas manos; así pues, tras ejercer presión en el punto de la mano izquierda, hay que asegurarse de hacer lo mismo en la otra.

Intestino delgado 20, situado en el extremo inferior externo de cada orificio nasal, reduce los estornudos y la congestión nasal.

❧ Sinusitis

Los dos puntos siguientes aplacan el dolor de los senos nasales y facilitan la secreción.

- *Intestino grueso 20*, situado en el extremo inferior externo de cada orificio nasal.

- *Intestino grueso 4*, localizado en el hueco que se forma entre los dedos pulgar e índice.

✿ Tos

Pulmón 1, situado en la parte frontal del hombro, en el espacio donde confluyen la clavícula y el hombro, reduce la tos.

E

EJERCICIO FÍSICO

—Estoy hecha un desastre –dijo Cheryl, una mujer de 31 años de edad, madre de tres hijos–. He engordado mucho, estoy siempre cansada y deprimida.

—Usted solía estar en forma y tener energía –le dije–. ¿Qué le ha pasado?

—Desde que tuve al bebé, he ido de mal en peor –contestó Cheryl.

A medida que iba escuchándola, empecé a darme cuenta de que gran parte de los problemas de Cheryl se derivaban de la misma causa.

—Está haciendo muchas cosas estupendas –le dije–. Sigue una buena dieta, tiene una actitud positiva con su familia y participa en un grupo de mujeres que combaten el estrés. Pero no dedica tiempo a hacer ejercicio físico.

La podía ayudar de muchas otras formas, como proporcionarle un tratamiento homeopático y a base de hierbas, pero yo sabía que si no le hacía practicar algo de ejercicio físico, no conseguiríamos los resultados que Cheryl necesitaba y merecía.

—Cheryl, ¿qué tipo de ejercicio le gustaba hacer antes? –le pregunté.

—Pues solía caminar y nadar –me contestó.

—¿Está dispuesta a volver a hacer alguna de esas cosas?

—Caminaría –contestó–. Ahora no quiero nadar, me dan vergüenza los 13 o 14 kilos que he engordado estos últimos años.

Así pues, caminar se convirtió en el objetivo. Cheryl empezó con 10 minutos en días alternos durante dos semanas, y después aumentó el tiempo a 15 minutos en cinco días a la semana.

Tres meses después, caminaba 30 minutos a paso ligero, cinco días a la semana. Perdió 4,5 kilos, se sentía con más energía y su depresión había mejorado. Pasados esos tres meses, Cheryl sabía que aún le quedaba camino por recorrer, pero ahora tenía la confianza y la motivación necesarias para continuar. Estaba convencida de que su salud podía mejorar aún más.

Y a modo de prima, Cheryl vio mejorar también sus relaciones familiares; estaba menos irritable con los niños y el marido, en parte porque se sentía mejor con ella misma, psicológicamente, por una parte, y, por otra, porque tenía más vitalidad y energía.

El beneficio que aporta mover el cuerpo

Este fragmento del libro lo escribí después de participar en una carrera de 4,8 kilómetros. Me sentía fantásticamente bien y sabía por qué. Cada vez que hacemos un ejercicio así, aumentan las endorfinas y las encefalinas, unas sustancias químicas del organismo que nos hacen sentir mejor. Me sentí mucho más motivado para hablar de este importante componente de salud y vitalidad.

El ejercicio físico es esencialmente una forma de movimiento que comprende desde caminar a correr, de hacer ciclismo a jugar a tenis, de bailar a hacer taichi, y todo tipo de movimiento que uno pueda imaginar.

Hay mucha gente que cuando oye la palabra «ejercicio» piensa enseguida en un gimnasio y les llegan a la mente imágenes de hombres y mujeres musculosos resoplando y quejándose mientras levantan pesas. Relacionan el ejercicio físico con dolorosos esfuerzos.

Mi objetivo es motivar al lector a hacer ejercicio físico y a elegir el tipo de ejercicios que le despierte interés. También deseo que se tengan en cuenta los beneficios de hacer ejercicio y lo que ello aporta física y mentalmente. Por otra parte, quiero proporcionar unas directrices para que cada uno se haga una idea del tipo de ejercicio que desea hacer.

El inicio

El primer paso para iniciar un programa de ejercicios es estar motivado. Hay que pensar en cómo mejorará la salud con el ejercicio físico, cómo lo hace la calidad de vida cuando se pierde peso, se gana musculatura y la energía aumenta considerablemente.

Con el ejercicio mejoran muchos aspectos de la vida, entre ellos las relaciones personales y el trabajo. También es una manera eficaz de mejorar las relaciones sexuales y la libido tanto en los hombres como en las mujeres.

Después hay que pensar qué ocurre si no se hace ejercicio físico. Cabe imaginarse a uno mismo sin forma física, con poca energía y con el cuerpo «hecho polvo». No es un aspecto agradable. Hay que pensar en cómo cambiará la figura y de inmediato poner en práctica un programa de ejercicios, pensar en él y entusiasmarse.

Creo que es un error escoger un tipo de ejercicio que en realidad no nos gusta. Así, por ejemplo, ocurre que un amigo nos invita a hacer *footing* y vamos con él, pero verdaderamente es un deporte que no nos interesa en absoluto, y preferiríamos nadar. Si elegimos un ejercicio físico que en realidad no nos gusta, lo más probable es que no perseveremos en él. Para que un deporte dé su fruto hay que practicarlo durante un tiempo prolongado. Además, los estudios demuestran que si se deja de repente de hacer ejercicio físico en tan sólo dos semanas se pierde la mayor parte de los beneficios que se han conseguido.

Además de la motivación, la disciplina lo es todo a la hora de beneficiarse del ejercicio físico, así como mantener la actividad.

Eligiendo uno o dos tipos de ejercicio que realmente nos guste, ampliaremos las posibilidades de mantenernos firmes y no aflojar en el empeño.

Elegir una buena combinación

Antes de elegir un programa de ejercicios, hay que centrarse en el trabajo aeróbico. Eso quiere decir caminar, correr, nadar, montar en bicicleta, jugar a tenis, bailar, hacer cualquier actividad que nos mantenga en continuo movimiento.

Existe, por el contrario, el ejercicio anaeróbico, como, por ejemplo, levantar pesas, pero es una actividad secundaria. El levantamiento de pesas aporta fuerza, masa muscular y densidad ósea, y es muy bueno para el corazón y el sistema cardiovascular; sin embargo, yo aconsejo empezar con un programa de ejercicios aeróbicos y después añadir un ejercicio anaeróbico, como, por ejemplo, el levantamiento de pesas.

Lo mejor es combinar un entrenamiento de tipo cardiovascular, como caminar o nadar (o muchos otros), y un ejercicio de resistencia, como el de las pesas. De ese modo se trabajan todos los sistemas del organismo.

No hay que pensar que para obtener los beneficios de hacer ejercicio hay que entablar una actividad física enérgica. Según un estudio realizado con más de 72.000 mujeres, quienes caminan a paso ligero cinco o más horas a la semana reducen un 50 % el riesgo de sufrir un infarto.

Frecuencia y duración de la actividad física

La frecuencia y duración de la actividad física elegida dependerá del estado de salud de cada individuo. El médico y un buen entrenador son los que mejor pueden determinarlo. Por lo general, las personas razonablemente sanas pueden empezar con un ejercicio aeróbico de 10 a 15 minutos de duración tres veces por semana, y a partir de esas pautas ir trabajando. Con el tiempo, la duración del ejercicio aumentará hasta llegar a los 30 o 40 minutos, y la frecuencia será de cuatro a seis veces por semana. Si se tienen dolores musculares y parece que la cosa no va bien, se reducirá la frecuencia y la duración del ejercicio. Decidirse por un programa de levantamiento de peso implica trabajar con un entrenador personal.

¿Cuáles son sus efectos secundarios?

Al principio, los efectos secundarios más comunes hasta que el cuerpo se habitúe al ejercicio físico serán los dolores musculares y las agujetas. Al cabo de tres semanas, ya no ha existirá ese problema. Para realizar levantamiento de peso hay que estar en buena forma; de lo contrario, pueden producirse serias lesiones. Para evitar los dolores y las lesiones es importante realizar calentamientos y estiramientos.

EJERCICIO FÍSICO
El médico naturista lo recomienda para...

~ Ansiedad y depresión
El ejercicio físico reduce los efectos del estrés en el organismo, y debería ser una parte importante en el tratamiento de cualquiera de esos trastornos. Además, la actividad física estimula la producción en el cerebro de

ciertas sustancias químicas que son muy importantes para el estado de ánimo.

Según un estudio publicado en el *Journal of Epidemiology*, las personas que participaron en la prueba realizando actividades físicas, deporte y ejercicio físico experimentaron menos malestar, depresión y ansiedad.

❧ Artritis

Un tipo de ejercicio físico adecuado puede ser una ayuda para enfrentarse a diversos tipos de artritis. Así, por ejemplo, la natación es una buena opción para quien sufre artritis reumatoide, ya que se trata de un ejercicio que no afecta negativamente a las articulaciones. Las actividades físicas que se realizan inadecuadamente, como correr sobre una superficie dura o levantar pesas con una técnica errónea, pueden agravar la artritis.

❧ Cardiopatías

Es bien sabido que el ejercicio físico reduce el riesgo de la mayoría de las enfermedades cardiovasculares. Parte de este efecto se debe al descenso del colesterol y los triglicéridos y al aumento del colesterol HDL. Además, el ejercicio también ayuda a reducir los efectos del estrés, otro gran factor de riesgo de las cardiopatías. Otra consecuencia positiva de la actividad física es que fortalece el músculo del corazón. Sin embargo, quien sufra alguna cardiopatía debe acudir a su médico y seguir cualquier tipo de ejercicios exclusivamente bajo su supervisión.

❧ Desintoxicación

El ejercicio físico, cuando se practica regularmente, es muy adecuado para un tratamiento de desintoxicación, ya que activa la circulación sanguínea y el drenaje linfático. Además, con el ejercicio se suda, algo que estimula la desintoxicación.

❧ Diabetes

El ejercicio físico aumenta la actividad de la insulina, reduce el colesterol total y los triglicéridos y aumenta el colesterol HDL, el llamado colesterol bueno, en los diabéticos. También estimula el flujo sanguíneo, el cual suele obstruirse cuando se tiene esa enfermedad. Sin embargo, cualquier persona que sea diabética debe estar atendida por un médico y seguir un programa de ejercicios bajo su supervisión.

◆ Estrés
Una de las técnicas más efectivas para aliviar los efectos del estrés en la mente y en el cuerpo es el ejercicio físico.

◆ Fatiga
Cuando gastamos energía, en realidad la aumentamos, y también la vitalidad. Ésta es la paradoja del ejercicio físico: funciona bien y aumenta el nivel de energía siempre que se efectúe dentro de los límites físicos de cada individuo; de lo contrario, el exceso de ejercicio lleva a la extenuación.

◆ Osteoporosis
Es indiscutible que los ejercicios con pesas estimulan el crecimiento de las células óseas y, por consiguiente, aumentan la densidad de los huesos. En realidad, la natación y otras actividades físicas que comportan menos ejercicios de carga son, asimismo, eficaces. Por ello, el ejercicio es tan importante a la hora de prevenir la osteoporosis y contribuir a su tratamiento.

◆ Síndrome premenstrual (SPM)
El ejercicio físico realizado de manera regular es de gran ayuda para las mujeres que sufren regularmente el SPM.

◆ Sistema inmunológico
El ejercicio moderado fortalece el sistema inmunológico. El riesgo, por ejemplo, de sufrir cáncer de mama es menor en las mujeres que efectúan algún tipo de ejercicio. Pero es importante destacar que un entrenamiento excesivo, como el que a veces siguen los corredores de maratón o los triatletas, puede llegar a inhibir el sistema inmunológico. Por ello, una vez más, la moderación es la clave.

◆ Sofocos
Está demostrado que el ejercicio físico regular reduce los sofocos que experimentan las mujeres durante la menopausia.

ENZIMAS

—Viajo mucho por negocios —me dijo Jeremy, un ingeniero informático de 35 años—. Me gustaría comer bien siempre, pero eso es sencillamente imposible.

Dependiendo de la comida de restaurantes, obligado a menudo a comer con los clientes y a merced de la comida de avión, Jeremy tenía cada vez más problemas con su colitis.

—Sé lo que le puede ayudar muchísimo: las enzimas –le dije.

Tomadas con las comidas, las enzimas ayudan a la digestión de los alimentos. Le aconsejé a Jeremy que viajara siempre con una botella, para evitar los brotes de su enfermedad. También le receté unas cuantas hierbas para que las combinara con las enzimas. Y, por último, le dije: «Quiero que siga los consejos dietéticos de los que hablamos».

A partir de ese momento, Jeremy empezó a tomar enzimas con cada comida, tanto en el avión, en un hostal de carretera o en un hotel. Ello no sólo le ayudaría a recomponer el tracto digestivo, sino que, además, aumentaría la cantidad de enzimas producidas por su propio organismo.

Las enzimas son moléculas de naturaleza proteica que se encuentran en cada una de las células de los seres humanos, de los animales y de las plantas. Mientras el lector lee estas líneas, están llevándose a cabo en su organismo millones de reacciones enzimáticas que regulan todas las reacciones químicas del cuerpo.

Las enzimas desempeñan muchísimas funciones vitales; algunas de ellas, las digestivas, ayudan a descomponer los nutrientes de los alimentos a fin de que el tracto intestinal los absorba. Otras, las llamadas enzimas metabólicas, se encargan de producir energía, de desintoxicar, de inmunizar y de otras muchas actividades más importantes.

Todas las vitaminas y minerales de los alimentos, o bien las de los suplementos alimenticios, requieren la acción de las enzimas para activarse en el organismo. Esos nutrientes estimulan, por su parte, la actividad enzimática, ya que esas moléculas requieren los llamados cofactores –como el magnesio y otros minerales– para ayudarles en su funcionamiento. Por otra parte, para activar las enzimas, son necesarias las coenzimas como la vitamina B o la coenzima Q_{10}. Trabajando conjuntamente, las enzimas, los cofactores y las coenzimas sustentan la producción de energía que mantienen todas y cada una de nuestras células.

No hay duda alguna de que un cuerpo saludable precisa un rico abastecimiento enzimático. Si bien muchos de los tratamientos complementarios se basan en las necesidades de vitaminas y minerales que tiene nuestro organismo, en el futuro debemos prestar más atención a las terapias con enzimas. Cada vez son más los médicos nutricionistas que centran sus tratamientos en las enzimas.

Fuentes principales

Nuestros organismos consiguen enzimas vitales por diferentes medios. Algunas de ellas las fabrican nuestros propios órganos: las glándulas salivares, el estómago y el hígado producen enzimas, y el páncreas es el principal productor.

Los alimentos crudos son otra fuente importante, puesto que las plantas producen enzimas para mantener sus propias actividades metabólicas.

Las frutas y verduras nos aportan muchos de los nutrientes que necesitamos para reponer nuestras enzimas, pero tienen que ser crudas. Estos alimentos no nos dan los mismos resultados si los cocinamos, pues sus enzimas se destruyen justo en el momento en que la temperatura supera los 60 °C.

Las enzimas, además de encontrarse en las frutas, verduras, hortalizas y semillas, también se hallan en los zumos. Lo mejor para conseguir la mayor cantidad posible de vitaminas, minerales, fitonutrientes y enzimas, es tomarlos lo más frescos posible.

Entre otras fuentes alimentarias, las enzimas se hallan en los fermentados, como el yogur, el kéfir, la chucrut, el *miso*, el *tempeh* y el *natto* (soja cocinada y fermentada), y también en el agropiro, la alfalfa, las algas (chlorella, espirulina) y la miel.

También se pueden tomar suplementos enzimáticos. Las tres formas principales de suplementos aportan enzimas vegetales, animales y microbianas. Las últimas investigaciones realizadas demuestran que el organismo utiliza esas enzimas para actividades diversas, como la digestión y otras funciones metabólicas. Existe otro tipo de suplementos –los de los alimentos integrales– que pueden contener enzimas vivas, pero no en una concentración tan alta como las de los suplementos enzimáticos.

Falta de resistencia

La carencia de enzimas puede ser un factor importante en las enfermedades crónicas. Partiendo de que las células de nuestro organismo no pueden funcionar sin enzimas, es de sentido común que cualquier deficiencia enzimática contribuya en los problemas de salud. Así pues, cuando uno no ingiere por medio de la dieta habitual la cantidad suficiente de enzimas —sobre todo si no toma frutas y verduras—, lo más sensato es tomar suplementos enzimáticos.

Los estudios realizados en Estados Unidos señalan que el norteamericano medio toma alrededor de dos porciones de frutas y verduras al día. Eso está bastante lejos de la cantidad de cinco a siete que recomiendan las autoridades sanitarias gubernamentales o de las siete a diez raciones que propugnan los expertos en nutrición. Y aunque comamos esas cantidades, por lo general no solemos tomarlas crudas, por lo que las enzimas han quedado destruidas tras haber freído, cocido, asado, hecho al vapor o cocinado en microondas los alimentos. Los pesticidas, los herbicidas, los conservantes, los aditivos, los colorantes y los aromatizantes también destruyen las enzimas. Asimismo, se ven reducidas por sustancias como el humo, la polución, los rayos UVA y los medicamentos. También las enfermedades reducen las enzimas, que pueden verse, asimismo, mermadas por los radicales libres que se producen durante la actividad celular normal o por la demanda física de una mayor actividad.

Las enzimas son sustancias cruciales para realizar una buena digestión, de modo que es posible que se necesite un aporte extra de enzimas para mejorar el proceso digestivo. El organismo produce muchas enzimas diferentes a fin de contribuir a la asimilación de los alimentos (*véase* la Tabla 3), pero es posible que haya que tomar suplementos enzimáticos que ayuden a esas enzimas creadas por el organismo a descomponer los alimentos de una manera más eficaz. Esto puede ser de gran ayuda para las personas que sufren enfermedades digestivas, como el síndrome del intestino irritable, la enfermedad de Crohn u otros problemas inflamatorios de los intestinos.

Por otra parte, las personas con intolerancias alimentarias y malas digestiones (gases, inflamaciones, diarreas) pueden mejorar su estado tomando suplementos enzimáticos. Hay que tener en cuenta que muchas enfermedades crónicas tienen en parte su origen en la mala absorción de los alimentos y de los nutrientes, lo que crea sustancias tóxicas que llegan

> **TABLA 3**
>
> ## De dónde provienen y para qué se utilizan
>
> Las enzimas se producen en muchas partes del sistema digestivo y desempeñan una amplia variedad de funciones a la hora de descomponer los alimentos. A continuación ofrecemos unos apuntes generales de algunas de las más importantes y de sus funciones.
>
> | Enzimas / lugar de producción | Lugar / acción |
> |---|---|
> | Amilasa (ptialina) / glándulas salivares | Boca / descompone los hidratos de carbono |
> | Lipasa gástrica / estómago | Estómago / descompone las grasas |
> | Renina / estómago | Estómago / descompone las proteínas lácteas |
> | Pepsina / estómago | Estómago / descompone las proteínas |
> | Proteolítica / páncreas | Intestino delgado / descompone las proteínas |
> | Amiolítica / páncreas | Intestino delgado / descompone los hidratos de carbono |
> | Lipolítica / páncreas | Intestino delgado / descompone las grasas |
> | Peptidasa / intestino delgado | Intestino delgado / descompone las proteínas |
> | Amiolítica / intestino delgado | Intestino delgado / descompone los azúcares |
> | Lipasa / intestino delgado | Intestino delgado / descompone las grasas |

al flujo sanguíneo. Por consiguiente, suplementos como las enzimas pueden contribuir indirectamente a mejorar ciertas enfermedades, como la artritis, el cáncer, la fatiga crónica y las alergias.

Tipos de suplementos enzimáticos

Como ya he comentado anteriormente, existen tres clases principales de enzimas que se pueden conseguir comercialmente.

❧ Enzimas vegetales

Los dos mejores ejemplos de estas enzimas son la bromelina de la piña y la papaína de la papaya. Ambos suplementos pueden tomarse con los alimentos para ayudar a digerir las proteínas. Cualquiera de ellas —especialmente la bromelina–, tomada con el estómago vacío, ayuda a evitar la inflamación. Estas enzimas contribuyen a descomponer las proteínas, pero no otras sustancias alimentarias como los hidratos de carbono y las grasas.

❧ Enzimas microbianas (enzimas fúngicas)

Este grupo de enzimas tiene un campo funcional mucho más extenso –especialmente para la digestión– que el de las enzimas vegetales. Todas las enzimas microbianas derivan de la fermentación de hongos. Aunque hay quien en el campo de la salud denomina a estas enzimas «enzimas vegetales», en realidad provienen exclusivamente de hongos, y no de otro tipo de plantas. Los hongos fermentan de una manera específica para producir un amplio espectro de enzimas.

Los dos tipos más comunes de hongos son *Aspergillus oryzae* y *Aspergillus niger*, y ambos crecen en una base de trigo y de salvado de trigo a las que se les ha añadido otras sustancias que fomentan el buen crecimiento de las enzimas. Una vez extraídas del hongo, las enzimas pasan por un proceso de purificación y separación. Después, un técnico especialista en controlar su calidad, las seca, las concentra y las analiza.

En Europa, los médicos administran enzimas microbianas por medio de inyecciones intravenosas para ciertos tratamientos. Yo recomiendo a menudo el suplemento de enzimas microbianas por su potencia, pureza y estabilidad, y considero que las fórmulas de enzimas fúngicas de amplio espectro son muy eficaces para los pacientes que necesitan mejorar la digestión. También son de gran ayuda a la hora de reparar los tejidos dañados de las heridas.

❧ Enzimas animales

Estas enzimas provienen de órganos animales. Generalmente, las enzimas pancreáticas se obtienen de los páncreas de cerdos y ovejas, mientras que las enzimas biliares y las sales provienen de las vesículas biliares de los bueyes. Algunas de estas formulaciones parecen ser inestables, lo que significa que se descomponen rápidamente (perdiendo, por consiguiente, efectividad) cuando entran en contacto con los ácidos estomacales.

Para resolver ese problema, los extractos se producen en forma de cápsulas con cubierta entérica para evitar que las destruya el ácido estomacal. Muchos investigadores afirman que incluso con la cubierta entérica muchas de las enzimas resultan destruidas por los ácidos.

Otra cosa que me preocupa en lo referente a las enzimas animales es el tema de la pureza. Dado que los extractos se forman a partir del tejido pancreático de los animales, ¿puede estar seguro el consumidor de que se han eliminado los agentes contaminantes, incluidos los virus? No he visto en ningún sitio que los fabricantes informen de ello. Sin embargo, hay muchas personas que se benefician terapéuticamente de esos extractos pancreáticos, y también hay estudios clínicos que avalan su funcionamiento.

A la hora de elegir entre las enzimas vegetales, animales y microbianas (fúngicas), por lo general yo suelo optar por las enzimas microbianas.

RESUMEN DE ENZIMAS COMERCIALES

La mayoría de las enzimas que a continuación se relacionan pueden adquirirse individualmente. Lo más común es que formen parte de fórmulas con diversas enzimas.

- *Alfagalactosidasa:* de los productos con alfagalactosidasa, el más conocido es el de la marca Beano. Esta enzima ayuda a descomponer los hidratos de carbono que causan gases al comer legumbres. También se encuentra entre las enzimas microbianas de amplio espectro.
- *Amilasa:* descompone los hidratos de carbono. *Fuentes*: vegetal, animal, microbiana.
- *Bromelina:* descompone las proteínas y ejerce un efecto natural antiinflamatorio (*véase* el término *Bromelina*). *Fuente*: vegetal (tallo y fruto de la piña).
- *Celulasa:* descompone las fibras. *Fuente*: microbiana.
- *Quimotripsina*: descompone las proteínas y reduce la inflamación. *Fuente*: animal.
- *Dipeptidil peptidasa:* descompone las proteínas, en especial el gluten y la caseína. *Fuente*: microbiana.
- *Invertasa:* descompone los hidratos de carbono, especialmente los azúcares. *Fuente*: microbiana.
- *Lactasa:* descompone el azúcar de la leche (lactosa). Se encuentra también en los productos lácteos. *Fuente*: microbiana.

- *Lipasa:* descompone las grasas. *Fuente:* microbiana y animal.
- *Maltasa:* descompone los hidratos de carbono, en concreto la maltosa. *Fuente:* microbiana.
- *Nattokinasa:* descompone los depósitos de fibra y actúa como anticoagulante sanguíneo. *Fuente:* microbiana.
- *Pancreatina:* descompone las proteínas, las grasas y los hidratos de carbono. *Fuente:* animal (obtenida de los páncreas de vacas y cerdos).
- *Papaína:* descompone las proteínas y tiene un efecto antiinflamatorio. *Fuente:* vegetal (papaya).
- *Pepsina:* descompone las proteínas. *Fuente:* animal.
- *Fitasa:* descompone el ácido fítico de los vegetales.
- *Sucrasa:* descompone los azúcares sucrosa y maltosa. *Fuente:* microbiana.
- *Trispsina:* descompone las proteínas y tiene un efecto antiinflamatorio. *Fuente:* animal.

Dosis

Las enzimas se miden de formas diferentes. Las derivadas de los microbios tienen diferentes unidades de medición que las procedentes de animales y vegetales.

Si las enzimas se toman para ayudar al sistema digestivo, la dosis común es de una a dos cápsulas con cada comida. Hay personas que para sentir mejor sus efectos sobre la digestión necesitan tomar tres cápsulas con cada comida.

La dosis para las enzimas vegetales es la misma, pero si se utilizan por sus efectos antiinflamatorios o cicatrizantes no deben tomarse con las comidas, sino entre ellas.

Para conservarlas, las enzimas deben guardarse alejadas de cualquier fuente de calor y humedad, y tampoco deben exponerse a la luz. A su vez, hay que asegurarse de que el recipiente quede bien cerrado.

Las enzimas que se toman de manera aislada, y no como parte de una fórmula, pueden tomarse entre las comidas para un mejor efecto terapéutico. Así, por ejemplo, las enzimas proteolíticas, como la bromelina o la proteasa, ayudan a reducir la inflamación y a curar las heridas cuando se utilizan en concentraciones altas y se toman entre las comidas. Los médicos usan las enzimas lipasas para la mejorar la metabolización de los triglicéridos. Deben seguirse las indicaciones del folleto que las acompaña.

Personalmente, al igual que muchos profesionales de la salud, recomiendo utilizar enzimas microbianas derivadas del hongo *Aspergillus oryzae*. Estas enzimas tienen una alta concentración y, según parece, son más estables que las enzimas animales. Si se utilizan estas últimas hay que asegurarse de que las cápsulas tengan una cubierta entérica.

¿Cuáles son sus efectos secundarios?

Las enzimas no suelen producir efectos secundarios. No obstante, un pequeño porcentaje de personas han notado gases y cierta hinchazón la primera vez que las han tomado. Estos síntomas iniciales acostumbran a ser el resultado de un reequilibrio del sistema digestivo, ya que las levaduras y las bacterias no deseables se eliminan con los cambios que se producen en la flora intestinal. Con menor frecuencia, puede darse alguna pequeña reacción, pero los síntomas no van más allá.

Los pacientes que tengan úlceras activas o antecedentes de esta dolencia deben evitar tomar enzimas de proteínas (proteasa), ya que éstas pueden irritarles aún más un estómago ya ulcerado. Si el paciente sufre úlceras y, además, necesita una ayuda para digerir mejor, puede recurrir a una formulación de enzimas digestivas que no contenga enzimas de proteínas.

Las personas con trastornos circulatorios o que toman anticoagulantes, y también aquellas que vayan a someterse a una intervención quirúrgica, deben evitar tomar enzimas proteicas (proteasa) o nattokinasa, ya que todas ellas fluidifican la sangre, sobre todo si se toman entre las comidas. Pueden tomarse fórmulas de enzimas digestivas que contengan enzimas proteolíticas siempre que se tome con las comidas, pero antes hay que consultárselo al médico.

Si se es alérgico a la carne de cerdo, hay que evitar las enzimas animales provenientes de ese animal.

Siempre hay pacientes que me preguntan si pueden tomar enzimas microbianas (fúngicas) si tienen candidiasis (infección causada por el hongo *Candida*). No veo ningún problema en esos casos. Las enzimas provienen de levaduras, pero en el producto resultante del proceso global de extracción no aparece rastro alguno de levaduras.

ENZIMAS
El médico naturista las recomienda para...

∿ Artritis
Las malas digestiones son uno de los principales factores asociados al desarrollo de la artritis. Las enzimas ayudan a reducir la carga tóxica del organismo y a mejorar la absorción de los nutrientes. Esto es especialmente importante en pacientes con artritis reumatoide. Las enzimas proteolíticas, como la bromelina, contribuyen a reducir la inflamación (para más información, *véase* Bromelina).

∿ Cáncer
Los oncólogos holísticos utilizan enzimas proteolíticas para ayudar al organismo a deshacer las células cancerígenas. Además, las enzimas de amplio espectro mejoran la digestión, lo cual mejora el estado nutricional del organismo y contribuye a desarrollar un sistema inmunológico más sano.

En Europa, y ahora también en Estados Unidos, muchas clínicas especializadas en cáncer utilizan la terapia enzimática como parte del tratamiento de gran parte de tipos de cáncer. El doctor Nicholas Gonzales, con consulta en la ciudad de Nueva York, ha sorprendido a bastantes profesionales de la medicina con su tratamiento natural del cáncer. Los resultados de sus pruebas clínicas han demostrado que, para los cánceres pancreáticos inoperables, un tratamiento protocolario consistente en dieta, suplementos nutricionales (que incluyen dosis descomunales de enzimas pancreáticas animales) y desintoxicación tenía muchos mejores resultados que el tratamiento convencional (quimioterapia). Así, por ejemplo, sabemos que sus pacientes, tras un año de tratamiento, tuvieron una tasa de supervivencia de un 81%, frente a un promedio de un 25% de supervivencia en pacientes con el mismo tipo de cáncer que siguieron un tratamiento convencional. Actualmente, se está llevando a cabo un estudio a gran escala sobre el tratamiento enzimático para el cáncer pancreático avanzado que aplica el doctor Gonzales, estudio financiado por National Institutes of Health's National Center for Complementary and Alternative Medicine, en colaboración del National Cancer Institute.

Cólicos del lactante

Una técnica que ayuda a mejorar los cólicos de los lactantes es añadir a la leche del bebé enzimas microbianas de amplio espectro. Con tan sólo incorporar una enzima a la leche, el organismo del niño podrá predigerir las proteínas y otras sustancias alimentarias de aquélla, y eso la hará más digerible. Las madres lactantes pueden tomar las enzimas con las comidas, de modo que podrán asimilar mejor los alimentos, si bien antes deben consultarlo con su médico. Tomar enzimas durante la lactancia hace menos probable que los alérgenos alimentarios pasen mediante la leche materna al bebé.

Contusiones

Las enzimas proteolíticas hace mucho tiempo que se utilizan para tratar las heridas y contusiones, especialmente las de los deportistas. Estas enzimas reducen la inflamación y la hinchazón y estimulan la actividad inmunológica, lo que contribuye a curar las heridas. La bromelina es la enzima más conocida para este tipo de tratamientos; asimismo, son eficaces las enzimas proteasas o peptidasas.

Enfermedades autoinmunes

Mejorar la absorción de los alimentos significa conseguir una mejor nutrición, algo especialmente idóneo para quienes tienen una enfermedad autoinmune. Existe una conexión perfectamente comprobada entre la mala absorción intestinal (síndrome del intestino excesivamente permeable) de los nutrientes y las dolencias autoinmunes. Cuando el sistema inmunológico reacciona frente a las proteínas mal digeridas, se liberan en el organismo un número de sustancias químicas inflamatorias.

Enfermedades cardiovasculares

La nattokinasa es una enzima que se extrae del tradicional alimento japonés llamado *natto*, obtenido a partir de soja fermentada. Esta enzima ayuda al organismo a disolver la fibrina, y constituye una propuesta más potente para la prevención de las enfermedades cardiovasculares que otros tratamientos naturales y está especialmente indicada para quienes tienen el fibrinógeno elevado o bien un historial médico con problemas de corazón. Investigadores norteamericanos y japoneses han descubierto que esta enzima es una sustancia natural potente que puede evitar de manera sana y segura la formación de coágulos sanguíneos y sin efectos secundarios. Con un cuidado seguimiento, ciertos médicos holísticos consiguen que algunos de sus pacientes que toman el anticoagulante warfarina dejen de tomarlo y pasen a la enzima nattokinasa. Para evitar enfermedades cardíacas, se tomará un suplemento de 2.000 unidades fibronolíticas (UF) al día (no con las comidas). Quienes sufran arteriosclerosis, el suplemento será de 2.000 a 4.000 UF de nattokinasa dos veces al día bajo la supervisión del médico.

El seguimiento médico es muy importante, especialmente con todos los anticoagulantes, ya que una cantidad excesiva de los mismos puede producir una hemorragia, y demasiado poco, un infarto o un derrame cerebral. La nattokinasa no debe tomarse junto a otros anticoagulantes, como la aspirina o la warfarina.

Erupciones cutáneas

Los sarpullidos o erupciones crónicas pueden ser el resultado de problemas intestinales. Los metabolitos tóxicos de una digestión deficiente ocasionan inflamaciones cutáneas.

Además de mejorar la dieta, el hecho de tomar las enzimas hace disminuir esa acumulación de sustancias tóxicas y, con el tiempo, mejora los problemas de la piel.

Infecciones víricas

Hay personas que me han comentado que toman enzimas proteolíticas (enzimas microbianas) con el estómago vacío para combatir infecciones víricas como el resfriado común y la gripe. Los defensores de este tratamiento afirman que las enzimas ayudan a deshacer la capa proteica que rodea al virus. Si bien no conozco ningún estudio que lo avale, en Europa existen muchos productos farmacéuticos que incluyen en las mismas formulaciones enzimas proteolíticas y fármacos para el resfriado.

Intolerancias alimentarias

Los suplementos que mejoran la digestión pueden también mejorar o incluso erradicar la intolerancia alimentaria. Al mismo tiempo que se evitan los alimentos que pueden producir cierta intolerancia, la dolencia puede mejorar tomando enzimas.

> **Problemas digestivos**
>
> Existe un gran número de dolencias que tienen que ver con los problemas digestivos. Desde una simple indigestión hasta las flatulencias y la diarrea crónica son dolencias que mejoran con un suplemento enzimático.
>
> Quienes sufren la enfermedad de Crohn, el síndrome de colon irritable y colitis ulcerosa deben tener en cuenta los suplementos con enzimas para poder mantener bajo control esas enfermedades. Las enzimas también son útiles para evitar las indigestiones tras haber comido demasiado o bien cuando se ha tomado un alimento que cuesta digerir. (Yo acompaño con enzimas mis ocasionales comilonas a base de pizza).

EQUINÁCEA

No es nada raro que reciba llamadas en mi consulta de pacientes que quieren saber qué deben hacer justo en el momento en que han pillado un catarro o la gripe. Lo primero que pienso es, ¿qué remedios naturales pueden conseguir de inmediato?

Pues bien, casi todo el mundo puede encontrar equinácea en la tienda de la esquina. Esta planta es una de las cinco más vendidas de Norteamérica y, en realidad, también en todo el mundo, pues fitoterapeutas y médicos europeos llevan décadas recetándola.

Conocida también popularmente como equinácea purpúrea (llamada así por el bello color púrpura de sus pétalos), es célebre por ser una hierba que refuerza el sistema inmunológico. Generalmente se utiliza para tratar numerosas dolencias, desde una gripe a un resfriado común y también enfermedades infecciosas.

La equinácea y las mordeduras de serpientes

Se cree que fueron los indios americanos de las grandes praderas los primeros en utilizar la equinácea. Al igual que hoy, era un remedio para los catarros, la tos y los dolores de garganta, pero también para los dolores de muelas, las heridas de guerra e incluso las mordeduras de serpientes cascabel.

Hacia finales de la década de 1880, los habitantes de las grandes praderas norteamericanas adoptaron la equinácea púrpura como remedio cotidiano; y hacia 1920 ya se vendía como producto comercial y eran muchos los médicos amantes de las hierbas medicinales que la recetaban.

El doctor H. C. F. Meyer, de Pawnee, Nebraska, fue una especie de promotor comercial de la equinácea. Añadiendo sus propias recomendaciones a todo lo que había aprendido de los indios, el doctor Meyer vendía la equinácea como un «curalotodo» para diversas dolencias. Su reputación aumentó extraordinariamente cuando se extendió la noticia de que había tratado con éxito 613 casos de mordeduras de serpientes de cascabel. Un médico daba esta franca versión del experimento que el doctor Meyer hizo en su propia persona:

«Con el valor que le daban sus convicciones, se inyectó el veneno del crótalo (una serpiente cascabel) en el dedo índice de la mano izquierda; la hinchazón apareció con rapidez y al cabo de seis horas le llegaba hasta el codo. En ese momento, se tomó una dosis del remedio, se lavó la zona a conciencia, y se echó a dormir plácidamente. Al despertarse, al cabo de cuatro horas, el dolor y la hinchazón habían desaparecido.

Sustancia antiinfecciosa

No puedo decir que algún paciente haya acudido a mí para que le diera un remedio natural para una mordedura de serpiente cascabel (y si lo hubiera tenido, le habría apremiado a que acudiera a urgencias de un hospital para que le pusieran un antídoto del veneno), pero es interesante señalar que la equinácea tiene la propiedad especial de impedir que las sustancias infecciosas se extiendan por los tejidos del organismo.

La equinácea, como remedio curativo, llegó a Europa hacia 1930, año a partir del cual abundaron las investigaciones científicas acerca de esta planta, especialmente en Alemania, donde el gobierno contribuyó de modo importante a la financiación de la investigación de la medicina natural. Sin embargo, en los últimos años también los investigadores estadounidenses han dado grandes pasos en la investigación de la equinácea, realizando estudios clínicos y análisis bioquímicos de esta planta curativa.

Se han efectuado más de 400 estudios para determinar los usos farmacológicos y clínicos de la equinácea; no todos ellos han demostrado la eficacia de esta planta, pero la mayoría de las investigaciones indican que la equinácea contribuye a reforzar el sistema inmunológico.

La equinácea es sistemáticamente una de las hierbas medicinales más vendidas en Norteamérica y Europa: sólo en Alemania se venden más de 10 millones de unidades al año.

Si bien existen nueve especies de equinácea, *Echinacea purpurea* y *Echinacea angustifolia* son las dos más utilizadas. La mayoría de los estudios clínicos se realizan con ambas especies, especialmente con la *purpurea*.

Principios activos

Los científicos no han llegado a ponerse de acuerdo acerca de los principios activos de la equinácea. Los investigadores saben que la planta tiene muchas propiedades estimulantes del sistema inmunológico, además de efectos antiinflamatorios y antimicrobianos, pero no están seguros de qué agentes químicos o qué combinación química hay detrás de todo ello.

Se sabe, no obstante, que la equinácea contiene derivados del ácido cafeico, como el ácido cicórico y algunos polisacáridos. Esta planta tiene también unos componentes llamados alquilamidas que se consideran muy importantes (las alquilamidas son las sustancias que hacen que se sienta cosquilleo y entumecimiento en la lengua cuando se toma una dosis muy alta de equinácea).

Algunos de esos componentes son solubles en agua y otros lo son en alcohol. Para elaborar tinturas, píldoras o pastillas de equinácea, el fabricante debe seguir un proceso muy elaborado para extraer los componentes de la planta.

Recientes investigaciones realizadas por la Universidad de British Columbia, junto a la Universidad de Alberta, señalan que es muy importante la proporción de los principios activos de esta planta para conseguir de ella una óptima respuesta inmunológica. Así pues, dicho de otro modo, no sólo son importantes los principios activos de los productos de equinácea, sino también que esos principios se encuentren en una proporción o combinación determinada.

UNA GRAN AYUDA EN EL EMBARAZO

Las embarazadas deben tener mucho cuidado con todo lo que comen, incluidos los suplementos alimenticios que toman, así que a veces me preguntan si pueden tomar equinácea durante el embarazo. Mi respuesta es que sí. Existe un largo historial de casos en que naturópatas y fitoterapeutas han utilizado la equinácea para tratar infecciones agudas durante el embarazo. Cuando una embarazada tiene un catarro, una gripe o una infección urinaria, no dudo en aconsejarle que tome equinácea. No se conocen efectos secundarios en el embarazo ni en la salud del bebé. Mi mujer tomó equinácea durante todo su primer embarazo sin tener ningún efecto secundario.

En un estudio realizado por el Hospital for Sick Children de Toronto y el Canadian Naturopathic College, se confirmó que la equinácea se puede utilizar con toda seguridad durante el embarazo. Se estudió a un grupo de 206 mujeres que usaron equinácea durante el embarazo para tratarse de infecciones de las vías respiratorias altas, y también a un grupo de 198 embarazadas que tenían el mismo tipo de infecciones pero que nunca usaron equinácea. Los investigadores no encontraron relación alguna entre el uso de la equinácea y problemas de nacimiento. Tampoco hallaron diferencias en la tasa de partos normales o abortos espontáneos entre ambos grupos.

Estimulación de las células inmunes

La equinácea no funciona como los antibióticos farmacológicos que «matan» bacterias. En vez de ello, la equinácea estimula a las células inmunes que patrullan y defiende el organismo de los agentes invasores. Esta planta incrementa el número y la actividad de los glóbulos blancos que combaten la enfermedad y activa ciertas sustancias químicas antivíricas, como el interferón. La equinácea puede incluso activar las células inmunes que combaten los tumores. Por otra parte, las investigaciones llevadas a cabo han determinado que los agentes químicos de esta planta tienen el poder de inhibir una enzima liberada por una bacteria; se trata de la hialuronidasa. Las bacterias suelen producir esa enzima para penetrar en los tejidos del organismo, y la equinácea evita que eso suceda.

Unos investigadores alemanes descubrieron en un ensayo clínico que la equinácea ayuda a estimular unas células inmunes buenas llamadas fagocitos. Se administró a un grupo de personas 30 gotas de equinácea tres veces al día durante cinco días, mientras que a otro grupo de control se le dio un placebo. Al inicio del estudio y durante el mismo se midió el nivel de fagocitos. Al tercer día, la actividad de los mismos en el grupo que tomó equinácea se incrementó un 40%, y al quinto día, la actividad se incrementó hasta un 120%. Cuando el grupo dejó de tomar equinácea, la actividad de las células inmunes cayó en picado. Al cabo de tres días no había diferencia alguna en la actividad de las células inmunes entre el grupo de la equinácea y el grupo del placebo.

Los investigadores punteros actuales creen que la equinácea, además de ser una planta favorecedora del sistema inmunológico, tiene un efecto equilibrador de este sistema. Dado que prosigue la investigación en este campo, hay que entender que la equinácea puede tener un efecto más valioso que el de meramente una función estimulante en el sistema inmunológico.

Matavirus

Aunque hay muchísimos antibióticos modernos para acabar con las bacterias, la medicina moderna tiene un arsenal limitado para derrotar a las infecciones víricas. Esto representa un gran problema para muchos médicos, que en su práctica clínica confían en los fármacos convencionales. En Estados unidos más de 65 millones de personas al año «pillan» un resfriado común, mientras que otros 108 millones contraen la gripe, y esas son tan sólo dos de las infecciones producidas por virus. Entre otras se encuentran los herpes genitales, que afectan aproximadamente a 45 millones de personas, además de la hepatitis C, que aflige a 170 millones de personas en todo el mundo. Incluso una simple infección viral como puede ser un dolor de garganta supone un reto para un médico que confía tan sólo en los antibióticos y otros medicamentos convencionales.

La equinácea, al igual que otras plantas que refuerzan el sistema inmunológico, tiene un efecto antiviral, incluso aún mejor: según parece, aúna todos los recursos del sistema inmunológico para ayudar a destruir los virus invasores.

BENEFICIOS PARA LOS DEPORTISTAS

Facultativos especialistas en medicina deportiva estudiaron el efecto de la equinácea en deportistas que participaban en pruebas de triatlón, un duro deporte de resistencia que reúne tres disciplinas: natación, carrera a pie y ciclismo. Es bien sabido que los triatletas corren un alto riesgo de infección, pues se entrenan de manera muy exhaustiva para cada competición. De los participantes en el estudio, algunos tomaron un placebo, otros un suplemento mineral (43 mg de magnesio), y un tercer grupo 8 ml diarios de *Echinacea purpurea*. Los tres grupos tomaron los diferentes suplementos durante los 28 días anteriores a una prueba de triatlón.

En el tiempo que duró el entrenamiento, entre una cuarta y una tercera parte de los atletas que tomaron un placebo o un suplemento mineral acabaron resfriados (los que tomaron el suplemento perdieron 13 días de entrenamiento, mientras que los del placebo perdieron un total de 24 días). Ninguno de los atletas que tomaron equinácea mostró síntoma alguno de resfriado, y tampoco ninguno perdió ni un solo día de entrenamiento.

Esta planta también funciona bien combinada con otras plantas y hierbas antivirales. A mí me gusta recetar la equinácea como parte de una fórmula llamada «cóctel antivirus», que comprende equinácea, *Lomatium*, astrágalo, *reishi* y regaliz. La combinación sinérgica de estas plantas suele ser más efectiva que cualquiera de ellas por separado.

Bacterias y hongos

Puesto que la equinácea potencia la acción de nuestras células inmunes, también resulta eficaz contra las bacterias, los hongos y las infecciones por levaduras. Es especialmente efectiva cuando se está combatiendo una infección bacteriana, ya que en la actualidad existen muchas bacterias resistentes a los antibióticos (debido a que se han recetado en demasía para cosas como infecciones virales). En caso necesario, no hay problema alguno en combinar la equinácea con los antibióticos. En realidad, he comprobado que las personas que han estado tomando antibióticos para una infección bacteriana y utilizan a la vez equinácea se recuperan más rápidamente. Un estudio realizado con 4.190 pacientes confirmó esta observación. Los investigadores del mismo dividieron a los pacientes en dos grupos y a la mitad de ellos se les dio una fórmula herbal antibacteriana que reunía equinácea, thuja y baptisia tinctoria o índigo. Además de estas plantas, los pacientes tomaron los antibióticos prescritos por los médicos. A fin de establecer la comparación, el resto de pacientes tomó tan sólo antibióticos, sin la fórmula herbal.

Los resultados del estudio mostraron la efectividad de combinar sustancias antibacterianas herbales con antibióticos. El grupo que tomó la fórmula que tenía la equinácea de base y el antibiótico se curó considerablemente antes y tuvo una menor incidencia de recidivas que el grupo que sólo tomó antibióticos. Por otra parte, los síntomas de garganta irritada y dificultad para respirar mejoraron mucho más en el primer grupo que en el segundo.

Dosis

La equinácea está, por lo general, disponible en forma de tintura, cápsulas, pastillas y crema. También se puede encontrar en inyectables, si bien este método se usa principalmente en Alemania.

Asimismo, puede hallarse en forma de tintura con glicerina (sin alcohol), muy idónea para niños, a quienes les suele gustar variedades con sabor a frutos del bosque.

Personalmente considero que la equinácea funciona muy bien como extracto normalizado.

༺ Tintura

Recomiendo tomar de 20 a 60 gotas de tintura cada dos o tres horas en el caso de infecciones agudas, o dos veces al día en tratamientos de larga duración.

༺ Cápsulas

Aconsejo de 500 a 1.000 mg cada dos o tres horas, en el caso de infecciones agudas, y dos veces diarias en tratamientos de larga duración.

Nota: los productos de calidad y gran potencia están normalizados para poder ofrecer ingredientes activos como alquilamidas, ácido cicórico y polisacáridos.

Existen controversias acerca del período de tiempo en el que se puede utilizar la equinácea. Hay autores que afirman que no se debe tomar durante un tiempo prolongado. Sin embargo, no existen estudios que indiquen que la equinácea sea dañina con un tratamiento largo o que pierda efectividad.

Generalmente, aconsejo a mis pacientes que utilicen la equinácea en el caso de infecciones agudas hasta que hayan superado la enfermedad. Aquellas personas propensas a las infecciones, especialmente en invierno, y que no desean cambiar su estilo de vida, pueden tomar equinácea durante tiempo (si bien ello no es tan efectivo como mejorar la dieta, reducir el estrés y hacer ejercicio físico). En Europa es habitual tomar equinácea durante todo el invierno.

¿Cuáles son sus efectos secundarios?

No se conocen casos de toxicidad relacionados con la equinácea, si bien dos de mis pacientes tuvieron reacciones alérgicas, como dificultades para tragar, después de empezar a tomar equinácea. Una reacción así puede llegar a ser mortal. En ambos casos, les aconsejé dejar de tomar equinácea y pasar a tomar otras hierbas potenciadoras del sistema inmunológico.

Se ha producido cierta preocupación acerca de la equinácea y la fertilidad. En 1999, un estudio llevado a cabo con animales sugirió que la equinácea podía afectar negativamente a la fertilidad, pero, desde mi punto de vista, ese estudio tenía fallos muy importantes. Los investigadores colocaron directamente óvulos de hámster en un extracto de equinácea y la conclusión del experimento fue que la equinácea en altas concentraciones dañaba el esperma o bien evitaba que penetrara en los óvulos.

El error del estudio reside en que la equinácea se descompone en el sistema digestivo en diversos componentes, cada uno de ellos muy diluido. Colocar equinácea directamente en el esperma de un hámster o en sus óvulos no reproduce de manera exacta lo que sucede en realidad. Tal vez se producirán más estudios que nos proporcionen una idea más exacta de los efectos de la equinácea sobre la fertilidad, pero éste no puede considerarse serio.

EQUINÁCEA
El médico naturista la recomienda para...

❧ Dolencias cutáneas

En Norteamérica, la equinácea de uso tópico no está demasiado extendida para tratar problemas de piel, pero en Europa muchos fabricantes de productos para la piel la incluyen entre sus ingredientes.

En un estudio, se revisaron 4.958 casos clínicos para comprobar la efectividad de la equinácea en pomada. El principal investigador de este estudio determinó que la pomada era muy efectiva para muchos problemas de piel. Con ese tipo de problemas se estudiaron 1.453 pacientes con heridas, 900 con úlceras varicosas, 629 con eccemas, 26 con quemaduras, 222 con herpes simple, y 212 con problemas inflamatorios de piel. Se dio un resultado positivo del 90% en los casos de quemaduras, heridas y herpes en los que se aplicó equinácea en pomada.

❧ Enfermedades autoinmunes

Existe bastante controversia acerca de la conveniencia de recetar equinácea a pacientes aquejados de enfermedades autoinmunes —es decir, dolencias que se agravan cuando el sistema inmunológico está hiperactivo. La Comisión E, agencia estatal alemana que regula la fitoterapia, recomienda que las personas afectadas de tuberculosis, leucemia, colagenosis, esclerosis múltiple, sida, lupus, artritis reumatoide y otras dolencias autoinmunes no deben tomar equinácea. Se cree que la equinácea empeoraría la hipersensibilidad del sistema inmunológico y ello causaría un recrudecimiento de la enfermedad.

Personalmente suelo estar de acuerdo con muchas de las recomendaciones de la Comisión E, pero hay muchos médicos que señalan que no se ha efectuado ningún estudio que demuestre que la equinácea es perjudicial para las enfermedades autoinmunes. Yo no he visto ni leído ningún informe que hable de pacientes con alguna de esas enfermedades que hayan empeorado después de tomar equinácea, a pesar de que millones de personas la toman cada año.

Aun así, en el caso de enfermedades como la esclerosis múltiple, la artritis reumatoide u otras dolencias autoinmunes, yo no elegiría la equinácea como primera opción. Pero cuando mis pacientes aquejados por esas enfermedades contraen una afección aguda, como un resfriado o una infección urinaria, les aconsejo tomar equinácea y otras plantas que refuerzan el sistema inmunológico a fin de superar la infección. Generalmente, esas plantas son efectivas, y no parecen agravar la dolencia autoinmune.

Es interesante destacar que los médicos alemanes suelen utilizar la equinácea en pomada de uso tópico para aliviar los síntomas de la artritis reumatoide. Y esos mismos médicos también aconsejan frecuentemente el uso oral de la equinácea por sus efectos antiinflamatorios. Además, nuevas investigaciones están demostrando que las enfermedades autoinmunes se deben a la reacción del sistema inmunológico frente a los agentes infecciosos y la reacción cruzada simultánea con el propio tejido corporal. Así pues, en teoría, ello hace que la equinácea sea eficaz para esas dolencias. Son necesarios más estudios para que sepamos exactamente cuál es el efecto –bueno o malo– de la equinácea en pacientes con enfermedades inflamatorias o autoinmunes.

Gripe

Efectivamente, existen diversos medicamentos antivirales para tratar la gripe. Sin embargo, los datos clínicos de esos fármacos no me impresionan demasiado. El más recetado de ellos, Amantadine, no produce efecto alguno en los primeros dos o tres días. Esto es un claro inconveniente, pues la mayoría de las personas experimentan los peores síntomas de la gripe durante las primeras 72 horas de su aparición.

Por suerte, mi experiencia clínica me ha demostrado que las plantas como la equinácea ayudan a mejorar los síntomas de las primeras 24 horas. Los estudios clínicos lo avalan, si bien indican, además, que la dosis es un factor a tener en cuenta. En un estudio llevado a cabo con 180 hombres y mujeres, de edades comprendidas entre los 18 y los 60 años, los investigadores dividieron a los participantes en tres grupos. El primer grupo tomó un placebo; el segundo, 90 gotas diarias de *Echinacea purpurea*, cantidad equivalente a una dosis de 450 mg, y el tercer grupo tomó el doble, es decir, 900 mg al día. Al cabo de tres o cuatro días, se evaluaron los síntomas de todos los participantes, y después a los ocho o diez días. Los resultados mostraron que las 90 gotas de tintura hacían poco efecto, pero las personas que tomaron 180 gotas estaban mucho mejor, con menos síntomas severos y éstos duraron menos tiempo.

✤ Resfriado común

He comprobado que la equinácea ayuda a prevenir el resfriado común, y también reduce sus síntomas y reduce la duración, pero su resultado varía. Algunas personas responden a ella de manera casi milagrosa, mientras que otras no obtienen resultado alguno. Sin embargo, por lo general, la equinácea es más eficaz que los medicamentos sin receta, que tan sólo ayudan a reducir algunos de los síntomas de los resfriados y no hacen nada por fortalecer el sistema inmunológico o combatir la infección.

En una prueba clínica se examinó la efectividad de *Echinacea purpurea* en 120 pacientes con los primeros síntomas del resfriado común y una infección aguda y sencilla de las vías respiratorias altas. Un grupo de pacientes tomó el primer día 20 gotas de equinácea cada dos horas, y luego tres veces al día, mientras que otro grupo tomó un placebo. A los diez días del inicio del estudio, se preguntó a los pacientes cuál había sido la intensidad del resfriado y el tiempo que tardaron en mejorar. El tiempo de recuperación en el grupo de la equinácea fue significativamente inferior; los pacientes tardaron una media de cuatro días en recuperarse, mientras que en el grupo del placebo el tiempo fue en promedio de unos ocho días.

Investigadores de la Universidad de Connecticut, tras analizar 14 estudios, concluyeron que los suplementos a base de equinácea reducen hasta un impresionante 58% la posibilidad de pillar un resfriado. Esta planta, según un artículo publicado en *Lancet Infectious Diseases*, reduce, además, la duración típica de siete días de un resfriado en un día y medio, aproximadamente.

✤ Vaginitis

Las infecciones vaginales recurrentes constituyen un problema femenino bastante preocupante. En un estudio realizado en Alemania se investigaron 203 mujeres con ese problema; las 60 mujeres que tomaron equinácea (el restó tomó un placebo u otros medicamentos) sólo 10 tuvieron infecciones recurrentes por hongos.

ESPINO ALBAR

El espino albar es, sin duda, la estrella de las plantas en lo que se refiere al corazón y al sistema cardiovascular. Millones de personas pueden beneficiarse de sus efectos medicinales, entre ellas las que sufren hipertensión arterial, enfermedades de las arterias coronarias, angina de pecho o arritmias cardíacas.

Las dolencias cardiovasculares ocupan los primeros puestos en las listas de enfermedades mortales en gran parte de los países desarrollados, y el espino albar constituye un tratamiento natural y preventivo de crucial importancia para esa pandemia. Es muy probable que, hacia más o menos los 60 años de edad, prácticamente todos nosotros suframos una o más de estas enfermedades relacionadas con el corazón, de modo que podría decirse que el espino albar es para este órgano una planta antienvejecimiento.

UNA PLANTA ÚNICA PARA EL CORAZÓN

Me encanta recetar espino albar a mis pacientes, pues la mayoría de ellos empiezan a sentirse mucho mejor casi desde el primer momento de empezar a tomarlo. Esta planta mejora la oxigenación del organismo, lo que aporta de inmediato un incremento de energía. Por otra parte, mejora el flujo sanguíneo en las arterias coronarias (los vasos sanguíneos que llevan la sangre al corazón), aumenta la fuerza de las contracciones del corazón, evita la formación de placa arterial, relaja los vasos sanguíneos, lo que hace que la circulación sea más eficaz, y contribuye a evitar el aumento de presión en las arterias. No es de extrañar que muchos médicos europeos y también muchos naturópatas norteamericanos receten habitualmente espino albar. Según mi opinión, todos los cardiólogos deberían recetar a sus pacientes este tónico cardíaco que salva vidas humanas.

La medicina utiliza muchas partes del espino albar –hojas, flores y bayas–, si bien la mayoría de los extractos se elaboran principalmente a partir de las bayas. Los estudiosos han descubierto que los principios activos de esta planta corresponden a un grupo de flavonoides que son los que aportan al sistema cardiovascular unos beneficios únicos. Una de las características principales de estos potentes flavonoides es su extraordinaria capacidad para mejorar el flujo sanguíneo al corazón.

El espino albar es el principal cardiotónico natural europeo, y con mucha frecuencia se receta simplemente para mantener el buen funcionamiento del sistema cardíaco.

Dosis

Los naturópatas suelen utilizar extractos normalizados de un 2,2 % de flavonoides o de un 18,75 % de procianidinas.

En la mayoría de los estudios en los que los pacientes mostraron los resultados más espectaculares, se administró a los pacientes participantes una dosis de 160 a 900 mg diarios de extracto de espino albar en cápsulas.

En el caso de problemas coronarios graves, como el de la insuficiencia cardíaca, es muy importante empezar a tomar espino albar lo más rápidamente posible. En estos casos, los mejores resultados los he visto con la administración del espino en forma de tintura y dosis de 30 a 60 gotas tres veces al día.

El espino también puede tomarse en infusión, aunque personalmente prefiero utilizar con mis pacientes las cápsulas o la tintura (no he probado el espino en infusión).

¿Cuáles son sus efectos secundarios?

El espino albar no sólo no produce efectos secundarios, sino que además aporta una ventaja: potencia el efecto de la digital, una medicina para el corazón.

El espino, además, puede llegar a aumentar la efectividad de los fármacos betabloqueadores que se utilizan para el tratamiento de la hipertensión arterial.

En el caso de que el paciente esté siendo tratado por un médico convencional, es aconsejable que informe al facultativo de que también está tomando espino albar, ya que esta planta tiene un efecto diurético y también fluidificante de la sangre suave.

Bajo un estricto control médico es posible reducir la dosis farmacológica, algo muy interesante, ya que muchos de los fármacos tienen efectos secundarios.

ESPINO ALBAR
El médico naturista lo recomienda para...

✿ Angina de pecho

El dolor que produce la angina de pecho es, según quienes lo han sufrido, algo así como si te estuvieran exprimiendo el corazón hasta hacerte daño. El dolor puede ser provocado por el estrés, pero también por la falta de oxígeno en los tejidos del corazón. Esto es algo que sucede cuando se sufre arteriosclerosis o endurecimiento de las arterias.

He comprobado cómo el espino albar ha ayudado a numerosos pacientes con angina de pecho. Para los casos más graves, aconsejo tomar espino albar combinado con el cactus llamado *Cereus grandiflorus*.

En una prueba clínica de tres semanas de duración en la que se confirmaron los beneficios del espino albar en pacientes con angina de pecho, los investigadores demostraron que las dosis diarias de 180 mg producían un notable efecto en el flujo sanguíneo al corazón. Si bien el 78% de esos pacientes antes del estudio demostraron unos niveles de resistencia «anormales», los que tomaron espino albar demostraron rápidamente una mejoría de un 25% en esos ejercicios, mientras que los del grupo de control (que no tomó espino albar) no mostraron mejoría alguna. La conclusión que saqué de ese estudio es que un sencillo tratamiento con espino albar puede cambiar notable y positivamente la oxigenación del corazón y contribuir al tratamiento de las causas que subyacen en la angina de pecho.

✿ Arritmias

Prácticamente cualquier persona que sufra una leve o mediana arritmia cardíaca mejorará con el espino albar. Y, según mi opinión, aún mejorará más si combina el espino con un suplemento de coenzima Q_{10}, L-carnitina y magnesio.

✿ Hipertensión arterial

El espino albar es por sí solo un buen tratamiento contra la hipertensión arterial, pero los mejores resultados los he visto cuando se ha combinado esta planta con otras como el ginkgo, *Viscum album* o muérdago blanco, el diente de león (hojas) y la valeriana.

Dado su efecto diurético, el espino albar reduce parte del líquido presente en la sangre, lo que a su vez limita el volumen de sangre y la presión sanguínea. Por otra parte, relaja las paredes de los vasos sanguíneos, lo cual contribuye a disminuir la presión sanguínea.

Insuficiencia cardíaca congestiva

En la mayor parte de los estudios realizados con el espino albar, los investigadores se han centrado especialmente en la insuficiencia cardíaca congestiva. Entre los síntomas vinculados a esta enfermedad se encuentran la insuficiencia respiratoria, poca resistencia física, fatiga, pulsaciones altas e hinchazón de tobillos (edemas). Éste es el resultado del mal funcionamiento del principal órgano motor del organismo: el corazón.

Pero el problema no tiene su origen en corazón en sí, sino en la arteriosclerosis, una enfermedad en la que la placa que se forma en las arterias impide que la sangre fluya debidamente, o cuando el organismo soporta durante largo tiempo una tensión arterial alta.

La Comisión E de Alemania, un comité de diversos profesionales que determina la efectividad e inocuidad de una amplia variedad de plantas medicinales, recomienda sin reservas el espino albar para combatir la insuficiencia cardíaca congestiva. Esta agencia gubernamental basa esta recomendación en los estudios realizados. Así, por ejemplo, un ensayo clínico de alta calidad determinó que un suplemento de extracto de espino albar durante ocho semanas mejora los síntomas y la función del corazón de los pacientes que sufren un grado moderado de insuficiencia cardíaca. En otro estudio, los especialistas comprobaron que esta planta es tan eficaz como el catopril, un medicamento ideado especialmente para personas con hipertensión arterial y propensas a la insuficiencia cardíaca congestiva. A los pacientes que sufren una insuficiencia de grado medio, el espino albar les reduce las pulsaciones cardíacas y les permite resistir mejor la actividad física.

El último de estos estudios, en el que se utilizó una dosis de extracto de espino de 900 mg al día, demostró que la potencia de esta planta es aproximadamente la misma que la de la medicación farmacológica. Pero, al contrario que los fármacos, el espino albar no produce efectos secundarios, y cabe destacar que todos los estudios llevados a cabo con esta planta han demostrado que es beneficiosa para el tratamiento de la insuficiencia cardíaca congestiva.

❧ Prevención de cardiopatías

Numerosas personas llegarán a desarrollar en su vida una enfermedad cardíaca. Las estadísticas así lo confirman.

La mejora del estilo de vida marca en este terreno una gran diferencia, y yo personalmente recomiendo hacer ejercicio, reducir el estrés, mantener una buena dieta y no fumar ni tomar alcohol. Además, a quienes tienen más de 50 años de edad, les aconsejo que tomen un suplemento de espino albar de forma regular. Esta planta no sólo mejora la circulación, sino que además contiene potentes flavonoides que protegen el corazón y el sistema cardiovascular del deterioro oxidativo.

❧ Recuperación tras un infarto

Por regla general, receto espino albar a los pacientes que han sufrido un infarto. Tras haber entrado y salido del hospital y pasado por las consultas de médicos convencionales, es obvio que estos pacientes ya han tomado fármacos anticoagulantes como la coumadina o la famosa aspirina. Estos medicamentos los suelen recetar los cardiólogos para evitar un segundo infarto.

Una buena fórmula es que el paciente tome espino albar como complemento del tratamiento convencional. Sin embargo, el espino albar es algo más que un simple suplemento, pues realiza algo que los fármacos no consiguen: aumenta la circulación en las arterias coronarias. Estas pequeñas arterias alimentan al músculo que llamamos corazón, algo esencial para la salud de este órgano. Cuando los tejidos cardíacos no reciben un flujo sanguíneo adecuado las posibilidades de un infarto son mayores.

El espino albar en sí sólo posee algunas de las propiedades curativas que requiere una completa recuperación. Por tanto, además de esta planta, suelo aconsejar otras a los pacientes que han sobrevivido a un ataque cardíaco, entre ellas la vitamina E natural, la coenzima Q_{10}, el magnesio, la L-carnitina y una gran cantidad de antioxidantes.

Siempre que el cardiólogo que lleve el caso sepa que el paciente está tomando suplementos naturales que pueden tener un ligero efecto antiocoagulante, es más que probable que pueda seguir simultaneando ambos tratamientos. Entre los pacientes que he tenido a mi cargo, nunca se ha producido ningún problema de interacción entre los suplementos herbales y los fármacos.

ESPIRULINA

Cuanto más tiempo llevo practicando la medicina natural, tanto más me impresionan los beneficios palpables de algunos suplementos nutricionales específicos. A la luz de mi experiencia con mis pacientes, y de los estudios de nutrición, no cabe duda de que la mayoría de las personas resultan beneficiadas si toman vitaminas y minerales. No es tan sólo que un suplemento vitamínico y mineral puede ayudar a prevenir el déficit, sino que también puede ayudar a tratar dolencias.

Sin embargo, todavía tendremos que aprender mucho sobre la biodisponibilidad y la absorción de los componentes activos de estos suplementos. ¿Qué proporción de los componentes activos o beneficiosos absorbe realmente el organismo? ¿En qué plazo podemos notar los efectos? No tenemos mucha información sobre las interacciones entre nutrientes, lo que implica que todavía hemos de determinar cuáles son las interacciones positivas o negativas en caso de combinar determinadas vitaminas y minerales en un suplemento.

De todos modos, disponemos de algunos conocimientos limitados. Por ejemplo, sabemos que la vitamina C favorece la absorción de hierro y que éste dificulta la absorción de calcio. De modo que si uno toma un suplemento con un alto contenido en hierro, haría bien en tratar de aportar al organismo más vitamina C, a fin de asegurar que absorba la mayor cantidad posible de este elemento.

Por otro lado, mientras seguimos indagando en las vitaminas y minerales que precisamos y en la mejor manera de obtenerlos, también sabemos que muchos de los procesos de absorción son sumamente complejos. Más que tratar de «crear» el suplemento perfecto, o la combinación ideal de vitaminas, minerales, enzimas y fitonutrientes, hemos de preguntarnos también cuáles son los poderes curativos de los alimentos integrales.

Un potente alimento integral se presenta ahora en forma de suplemento: la espirulina. Se califica cómo suplemento de alimento integral porque el comprimido, cápsula, polvo o cualquier otra forma en que se presenta contiene la planta entera en vez de sus componentes químicos o nutritivos. En el caso de la espirulina, la naturaleza parece brindarnos una combinación particular de nutrientes y sustancias curativas cuyo efecto es mayor que el de la suma de sus partes. Es decir, desconocemos cuáles son los ingredientes más activos o eficaces de este alimento integral, pero sí sabemos que comporta beneficios para la salud que sin duda vale la pena aprovechar.

Sumergirse y nadar

La espirulina es un alga de color azul verdoso que crece en estado silvestre en lagos volcánicos alcalinos de agua caliente. Durante mucho tiempo ha sido un alimento básico de los mexicanos cuyo uso se remonta a la época azteca. Las dos especies más comunes consumidas por el ser humano son *Spirulina maxima* y *Spirulina platensis*.

Hoy en día, la espirulina se cultiva en plantaciones de algas comerciales y se exporta a más de 70 países, donde la consumen millones de personas. Estados Unidos es el principal productor de espirulina del mundo, seguido de Tailandia, India y China.

La espirulina tiene un alto valor nutritivo. Entre el 62 y el 71 % de la planta se compone de aminoácidos esenciales. También es una importante fuente de proteínas de elevada biodisponibilidad, es decir, que puede ser fácilmente absorbida por el organismo sin ningún efecto nocivo.

La espirulina contiene betacaroteno y una mezcla de otros carotenoides, así como clorofila y el ácido graso esencial gamma-linolénico (GLA). También se dice que es la fuente de vitamina B_{12} más rica que existe.

Azul mutante

Un componente importante de la espirulina es la ficocianina, un fitonutriente que le proporciona su color azul verdoso oscuro. Se ha demostrado en estudios con animales que la ficocianina estimula la producción de glóbulos rojos de la sangre.

La razón más probable de que la bioabsorción de la espirulina sea tan elevada es que tiene paredes celulares blandas, compuestas de proteínas y azúcares complejos que son fáciles de digerir.

Más de un centenar de referencias científicas publicadas respaldan la afirmación de que la ingesta de espirulina es beneficiosa para la salud. Algunos estudios demuestran que la espirulina tiene, por lo visto, efectos anticancerígenos y antivíricos. Asimismo, estudios con animales demuestran que es un potente tónico para el sistema inmunológico.

La espirulina activa muchas de las distintas células inmunitarias, incluidos los macrófagos, las células T y B y las células citotóxicas naturales (NK). Activa, asimismo, los órganos implicados en funciones inmunitarias como el bazo, el hígado, la médula ósea, los nodos linfáticos, las amígdalas y el timo. Los médicos naturópatas la recomiendan a menudo para tratar los altos niveles de colesterol, la hipertensión y la diabetes. También es un producto popular para la desintoxicación.

Se cree que la espirulina, al igual que otras algas de color azul verdoso, ayuda a enlazar los metales pesados, acción que es necesaria para poder eliminarlos del cuerpo. Además, se ha demostrado que incrementa la presencia de bacterias beneficiosas como *Lactobacillus* y *Bifidus*, ya que sirve de «alimento» para esta flora benigna.

La espirulina es, asimismo, un importante suplemento alimenticio para los niños. Se emplea para prevenir la ceguera en niños desnutridos y, puesto que constituye un tratamiento acreditado de las enfermedades causadas por la radiación, se administró a los niños de la zona de Chernóbil tras el accidente del reactor nuclear.

Dosis

La espirulina se presenta de muy diversas formas: cápsulas, comprimidos, líquido y polvo. La dosis media en adultos es de 2.000 a 3.000 mg al día, y la dosis típica en niños, de 500 a 1.500 mg diarios. Suelo recomendar la espirulina combinada con otros «superalimentos verdes», como hierba de trigo y chlorella.

¿Cuáles son sus efectos secundarios?

La seguridad de la espirulina ha sido objeto de amplios estudios con animales y seres humanos desde la década de 1970. Se ha demostrado que carece de efectos secundarios adversos.

La espirulina se tolera bien y sólo ocasionalmente se han descrito reacciones alérgicas o de sensibilización. Las empresas de buena reputación garantizan que no se han recogido en aguas en que puedan haber absorbido metales pesados como plomo, mercurio, cadmio y arsénico. Los productos de calidad también se someten a prueba para asegurar que la espirulina no esté contaminada por toxinas de otras algas de color azul verdoso.

Puesto que los proveedores de materia prima cultivan su propia espirulina, están en condiciones de controlar y descartar la presencia de metales pesados y toxinas de algas.

La espirulina no incrementa los brotes de gota en las personas propensas, y esto es sorprendente, puesto que es rica en ácidos nucleicos y proteínas, que teóricamente potencian el flujo de ácido úrico, uno de los factores que contribuyen a los ataques de gota. Sin embargo, incluso si se consumen dosis elevadas (como 50 g diarios), la espirulina no causa problemas a las personas que tienen gota.

ESPIRULINA
El médico naturista la recomienda para...

Anemia

La anemia es el déficit de glóbulos rojos en la sangre y puede tener diversas causas, como la pérdida de sangre, la producción insuficiente de médula ósea o la falta de vitamina B_{12}, ácido fólico o hierro. En estudios con animales se ha demostrado que la ficocianina, un fitonutriente detectado en la espirulina, estimula la producción de células madre en la médula ósea. Las células madre son células inmaduras que posteriormente se convierten en glóbulos rojos o blancos de la sangre.

La espirulina contiene, asimismo, vitamina B_{12}. En caso de absorción suficiente, la toma de un suplemento de espirulina puede ayudar a prevenir la anemia por déficit de vitamina B_{12}, que es un problema que puede afectar a los vegetarianos estrictos.

Cáncer

Se ha demostrado en estudios con animales que la espirulina y sus extractos tienen efectos anticancerosos. La espirulina estimula las células citotóxicas naturales y otros elementos similares del sistema inmunológico que ayudan a combatir las células cancerosas. En estudios de laboratorio se ha demostrado, asimismo, que los polisacáridos de la espirulina son capaces de reparar el material genético que ha resultado dañado por toxinas o radiaciones.

También ayuda a las personas que tienen cáncer bucal. En un estudio se administró 1 g diario de espirulina durante un año a personas que masticaban tabaco y tenían una enfermedad bucal denominada leucoplasia oral. Casi la mitad de quienes tomaron el suplemento experimentaron una mejoría notable, mientras que tan sólo 3 de 43 personas que no tomaron espirulina registraron una reversión de los síntomas.

Colesterol

En estudios con animales y humanos se ha demostrado que la espirulina reduce los altos niveles de colesterol. Un estudio examinó el efecto de un suplemento de espirulina en 30 hombres sanos con altos niveles de colesterol, triglicéridos y LDL. Un grupo de hombres recibieron 4,2 g diarios durante ocho semanas y los investigadores observaron en ellos un descenso del 4,5% del nivel de colesterol. En un espacio de tiempo tan breve, esto se considera una disminución significativa del colesterol.

Contaminación radiactiva

Como he mencionado, la espirulina se utilizó para tratar a los niños de la región de Chernóbil que sufrían una enfermedad causada por la radiación debido a la ingestión de alimentos cultivados en suelos contaminados. Puesto que la radiactividad puede lesionar la médula ósea, los niños afectados no pueden generar suficientes glóbulos rojos. Tienen el sistema inmunológico mermado debido a la pérdida de glóbulos blancos y, además, tienen anemia debido a la insuficiente producción de glóbulos rojos. Por todo ello corren un alto riesgo de sufrir alergias, infecciones y cáncer.

Lo bueno es que la espirulina estimula la producción tanto de glóbulos rojos como de glóbulos blancos. Se ha demostrado que administrando 5 g de comprimidos de espirulina al día, los niños experimentan una recuperación espectacular, en llamativo contraste con los niños que no han tenido acceso a la espirulina.

Desintoxicación

He observado que la espirulina es un suplemento que ayuda a los pacientes a desintoxicarse. Su contenido proteico contribuye, asimismo, a estabilizar el nivel de azúcar en sangre.

Inmunidad

Como ya se ha señalado, la espirulina estimula muchos componentes del sistema inmunológico. Ciertos extractos particulares de la espirulina también han mostrado una fuerte actividad antibacteriana. Un tipo de espirulina, denominado *Spirulina platensis*, inhibe el virus VIH (VIH-1) según un ensayo *in vitro*. Otro estudio reveló que un extracto de espirulina, llamado Calcium Spirulan, inhibió la replicación de varios virus. Entre los virus que ayudó a controlar figuraban los herpes simplex de tipo I, citomegalovirus, sarampión, paperas, gripe A y VIH-1.

◆ Malnutrición y déficit de vitamina A

Muchas autoridades han recomendado el consumo de espirulina a gran escala para combatir el hambre en el mundo en virtud de su alto valor nutritivo y su bajo coste. Los suplementos de espirulina administrados a niños han sido objeto de estudio desde comienzos de la década de 1970 con resultados impresionantes.

En un programa de un año de duración se dio de comer regularmente espirulina a 5.000 niños en edad preescolar que vivían en una zona rural cerca de Madrás, en la India. Al comienzo del programa, todos los niños tenían el síntoma de deficiencia avanzada de vitamina A conocido con el nombre de manchas de Bitot (se trata de unas manchas espumosas superficiales que se forman en la conjuntiva del ojo y que se deben principalmente a la grave deficiencia de vitamina A). A lo largo del programa, los niños ingirieron 1 g de espirulina diario durante al menos 150 días. En muchos de ellos, las manchas de Bitot desaparecieron, señal de que se había corregido el déficit de vitamina A. Mientras que al comienzo del programa el 80% de los niños tenían las manchas, sólo el 10% mostró algún indicio de tales manchas cuando concluyó el programa.

Éste es un hallazgo importante, puesto que la deficiencia de vitamina A es la principal causa de ceguera, y entre los niños que tienen una grave deficiencia de esta vitamina, la tasa de mortalidad puede llegar al 50%.

En otro estudio con 400 escolares, los científicos detectaron que la espirulina aumentó sus niveles de vitamina A en la misma medida que en los niños a los que se administró vitamina A pura. El betacaroteno (y tal vez algunos de los demás carotenoides) de la espirulina tienen una gran biodisponibilidad y se convierten en vitamina A con un alto grado de eficiencia. Dado que la espirulina contiene aminoácidos esenciales –a diferencia de la mayoría de alimentos vegetales–, nos aporta al mismo tiempo tanto la vitamina A como los aminoácidos.

EUFRASIA

—¡Tengo los ojos irritados, los siento calientes, me pican y están completamente rojos! Creo que la alergia me afecta a los ojos –exclamó Kayla, una estudiante.

Mi consejo fue que se aplicara en los ojos unas gotas de eufrasia *(Eufrasia officinalis)* en solución salina. A la segunda aplicación, Kayla ya notó el efecto.

La eufrasia es un tratamiento tradicional para la irritación ocular. Los médicos naturópatas y los fitoterapeutas la suelen recetar en uso tópico, y a veces oralmente para las inflamaciones oculares producidas por las alergias, las conjuntivitis y la blefaritis. Durante casi 15 años he visto cómo esta hierba obraba milagros en las dolencias oculares agudas; sin embargo, no se conocen todavía sus principios activos.

Dosis

Para la irritación de los ojos, hago que mis pacientes diluyan de 3 a 5 gotas de tintura de eufrasia en 15 ml de solución salina (preferiblemente en un recipiente desechable) y se laven los ojos. Las gotas se aplican tres veces al día y se usa un recipiente diferente para cada ojo. Para uso oral, la dosis común es de 3 ml de tintura de eufrasia, o una cápsula de 500 mg, o bien una taza de eufrasia en infusión tres veces al día. En forma homeopática también funciona muy bien su uso oral para el tratamiento de ojos irritados por el estrés, la conjuntivitis o las alergias; en estos casos, la dosis común es de dos bolitas de potencia 30C cuatro veces al día.

¿Cuáles son sus efectos secundarios?

Si bien no he visto problema alguno con el lavado de ojos que he utilizado con mis pacientes, siempre existe la posibilidad de que se produzca una irritación ocular. El uso tópico sin una adecuada esterilización puede provocar una infección. El uso oral de la eufrasia se considera seguro, pero en el caso de embarazadas y madres lactantes debe evitarse, ya que no hay estudios específicos que demuestren su inocuidad en este aspecto.

EUFRASIA
El médico naturista la recomienda para...

❧ Alergias
Las rojeces, irritaciones y picores de los ojos –relacionadas con alergias como la del polen– responden muy bien con la eufrasia. El uso oral o tópico de esta hierba es un remedio muy eficaz para la mayoría de las alergias que afectan a los ojos. Entre las terapias naturales complementarias cabe citar la de la quercitina, las ortigas y la vitamina C.

❧ Conjuntivitis
Esta dolencia consiste en la inflamación o bien la infección de la conjuntiva, la parte más externa del ojo y de los párpados. El tratamiento tópico con eufrasia, y también el uso oral, funcionan muy bien en la mayoría de los pacientes, incluso en los casos de queratitis, una infección vírica de la conjuntiva.

❧ Inflamación de los párpados
Para esta dolencia, llamada blefaritis, la eufrasia es un tratamiento muy eficaz.

❧ Irritación ocular causada por el uso del ordenador y por el cansancio
Los ojos cansados e irritados a causa de las pantallas de ordenador se tratan con eufrasia. Por lo general se trata de un recurso que funciona con gran rapidez.

EXTRACTO DE CORTEZA DE PINO

Son muy escasos los suplementos nutritivos que tengan tantos usos diversos y hayan sido objeto de tanta investigación científica como el extracto de corteza de pino. De hecho, en los últimos 40 años se han publicado más de 230 artículos científicos y pruebas clínicas que demuestran la seguridad y la eficacia de este extracto. Éste procede de la corteza del pino marítimo que crece en el sudoeste de Francia. Extracto de corteza de pino es el nombre comercial del extracto utilizado en estudios publicados, que comercializan varios distribuidores de suplementos.

El uso medicinal de corteza de pino marítimo se remonta al año 1534, cuando, según se cuenta, el explorador francés Jacques Cartier y su tripulación se recuperaron de un escorbuto mortal siguiendo la costumbre de los nativos locales y bebiendo infusiones preparadas con agujas de pino y corteza del árbol. Esta planta contiene varios flavonoides (pigmentos vegetales) que son potentes antiinflamatorios y antioxidantes (compuestos químicos que protegen las células frente a moléculas dañinas llamadas radicales libres). Además, ayuda a la formación de colágeno y elastina de la piel y de tejido conjuntivo, y sirve de base para la producción de óxido nítrico endotelial, que ayuda a dilatar los vasos sanguíneos y mejora la circulación.

Dosis

Recomiendo de 50 a 200 mg al día.

¿Cuáles son sus efectos secundarios?

En Estados Unidos, el extracto de corteza de pino se califica como «generalmente seguro», por lo que puede utilizarse en comidas y bebidas. Conviene consultar al médico antes de utilizar extracto de corteza de pino si uno está tomando medicamentos para diluir la sangre, como aspirina o warfarina, porque también diluye la sangre, o si está tomando medicamentos para la diabetes, porque el extracto de corteza de pino puede reducir los niveles de azúcar en sangre. También deben consultar al médico las mujeres embarazadas o en período de lactancia. Entre los escasos efectos secundarios que se han detectado se encuentran la urticaria y tensión en el pecho o la garganta.

EXTRACTO DE CORTEZA DE PINO
El médico naturista lo recomienda para...

❧ Alimentación para deportistas

El extracto de corteza de pino tiene varias aplicaciones en la alimentación para deportistas. Se ha demostrado que mejora la acción antioxidante del organismo, así como la circulación, fortalece las paredes de los vasos sanguíneos, mejora la recuperación, previene los calambres causados por un ejercicio intenso y aumenta la resistencia de los deportistas. El extracto de corteza de pino incrementa un 21% la resistencia humana durante la práctica de ejercicio físico.

❧ Artritis

Existen varios suplementos eficaces que pueden utilizarse para aliviar los síntomas de la artritis; los más importantes se mencionan en este libro. A muchas personas les sorprende descubrir que el extracto de corteza de pino también sirve para esto. En un estudio de doble ciego realizado durante tres meses con control por placebo, se administró a los participantes extracto de corteza de pino o placebo todos los días. A 77 personas se les dieron 100 mg de extracto de corteza de pino y a 79 un placebo. Al término del ensayo se evaluaron los síntomas, la movilidad y el consumo de medicamentos. Los investigadores comprobaron que la distancia recorrida aumentó de 68 metros a 198 metros en el grupo de tratamiento, frente al aumento de 65 a 88 metros del grupo de placebo. El consumo de antiinflamatorios disminuyó un 58% en el grupo de tratamiento, y, en cambio, en el de placebo tan sólo se redujo un 1%. Las complicaciones digestivas disminuyeron un 63% en el grupo de tratamiento, pero solamente un 3% en el grupo de placebo. Después de los tres meses de tratamiento, la hinchazón en los pies había disminuido un 79% en los pacientes de extracto de corteza de pino y un 1% en los del grupo de control. Los costes del tratamiento en general se redujeron significativamente con extracto de corteza de pino en comparación con el placebo.

En otro estudio publicado se examinó el efecto que produce sobre las personas con osteoartritis de las rodillas la toma de un suplemento de

150 mg de extracto de corteza de pino o de placebo al día durante un período de tres meses. El dolor de las articulaciones disminuyó un 40,3% tras el período de tres meses de tomar suplementos con extracto de corteza de pino. Además, el 38% de los pacientes del grupo de extracto de corteza de pino precisó menos antiinflamatorios no esteroideos u otros fármacos analgésicos para el dolor de las articulaciones.

Asma

He obtenido excelentes resultados con extracto de corteza de pino para tratar de forma natural el asma, tanto en niños como en adultos. He conseguido muchas veces que los pacientes se deshagan de sus inhaladores y utilicen extracto de corteza de pino y otros suplementos dietéticos, como aceite de pescado, en combinación con una dieta antiinflamatoria que también carezca de todo lo que tienda a provocar sensibilización alimentaria. En un estudio horizontal de doble ciego controlado con placebo se investigó el efecto del extracto de corteza de pino en 22 pacientes (de 18 a 50 años) que habían sufrido asma desde su primer año de vida hasta la edad de 16 años. Los participantes fueron asignados aleatoriamente al grupo de extracto de corteza de pino, que recibieron 2 mg por kilogramo de peso corporal al día (sin superar los 200 mg al día), o al grupo que tomaba placebo. Al finalizar las cuatro semanas, quienes habían tomado extracto de corteza de pino respiraban mejor y tenían menos asma. Además, el extracto de corteza de pino redujo apreciablemente los valores de leucotrienos químicos inflamatorios en la sangre de los pacientes. Otros estudios han demostrado que el extracto de corteza de pino bloquea la administración de histamina, un producto químico que participa en reacciones alérgicas.

Se ha llevado a cabo un estudio muy interesante con niños y adolescentes, y los médicos deberían tomar nota. En este estudio de doble ciego y controlado con placebo participaron 60 niños y adolescentes de 6 a 18 años de edad, que padecían asma leve a moderada, durante un período de tres meses. Todos los participantes usaban inhaladores (con albuterol) para controlar los ataques de asma recurrentes. Treinta participantes fueron asignados durante tres meses a un tratamiento con extracto de corteza de pino (2 mg por kilogramo de peso corporal al día) y otros treinta al grupo de control que recibió un placebo. El estudio demostró que tras un mes de tratamiento con extracto de corteza de pino, la facilidad de respirar había mejorado notablemente, lo que se midió con una prueba de espirometría.

Transcurrido un mes, ocho de 30 niños que tomaban extracto de corteza de pino no necesitaron más sus inhaladores, y el número aumentó a 12 y a 18 tras dos y tres meses de tratamiento, respectivamente.

❧ Circulación

La insuficiencia venosa es un término médico para designar el escaso retorno de la sangre de las venas al corazón desde la parte inferior de las piernas, lo que puede dar lugar a la hinchazón de los tobillos, con fluido y dilatación de las varices. Hay estudios que demuestran que el extracto de corteza de pino mitiga la hinchazón asociada a la insuficiencia venosa, mediante el fortalecimiento de las paredes capilares por donde se filtra el líquido. En un interesante estudio de doble ciego y con control de placebo realizado con 160 pasajeros de un vuelo de larga distancia, se les administró extracto de corteza de pino antes de salir y de nuevo seis horas más tarde. Tras el vuelo, la hinchazón de los tejidos era bastante inferior en el grupo que tomó extracto de corteza de pino en comparación con el grupo de placebo.

Además, se ha demostrado que el extracto de corteza de pino protege frente a los coágulos de sangre que se forman durante los vuelos prolongados, gracias a sus propiedades naturales de diluyente sanguíneo, como la aspirina. El extracto de corteza de pino reduce la actividad de las plaquetas, las células responsables de la coagulación de la sangre. Este mecanismo ha sido comprobado con fumadores cuyas plaquetas suelen tener una actividad intensa.

❧ Colesterol

Se ha demostrado en tres pruebas clínicas que el extracto de corteza de pino reduce el colesterol LDL y aumenta el colesterol HDL. En un estudio realizado con hombres que tenían niveles de colesterol un poco altos se descubrió que el suplemento de extracto de corteza de pino durante un período de tres meses resultó estadísticamente relevante a la hora de reducir el colesterol total y el LDL un 94% y un 16%, respectivamente. (El suplemento de extracto de corteza de pino redujo el colesterol total y el LDL y aumentó el HDL, lo que dio como resultado un índice aterosclerótico mejor).

En otro estudio realizado con 200 mujeres perimenopáusicas se registró una notable disminución del LDL y un aumento del colesterol HDL del 4,6% durante un período de tratamiento de seis meses. (El extracto de corteza de pino redujo significativamente el LDL y aumentó el HDL en 155 de las mujeres menopáusicas durante este tiempo). En general, el extracto de corteza de pino no parece tener mucho efecto sobre los triglicéridos.

Diabetes

En otro estudio publicado en *Life Sciences* participaron 77 personas con diabetes de tipo II. Los participantes que tomaron 100 mg de extracto de corteza de pino al día durante 12 semanas registraron niveles de azúcar en sangre bastante menores que los que tomaron un placebo. Está comprobado que el extracto de corteza de pino inhibe una enzima que descompone los hidratos de carbono complejos en azúcar, lo cual previene que aumenten los niveles de glucosa. El extracto de corteza de pino permanece en el tracto intestinal entre cuatro y seis horas, por lo que una dosis por la mañana reducirá la absorción de glucosa de la comida del mediodía.

Dolor menstrual

Varios estudios han demostrado que el suplemento de extracto de corteza de pino reduce el dolor durante la menstruación (la llamada dismenorrea). En un estudio de doble ciego y con control de placebo en el que participaron cuatro hospitales japoneses y un total de 116 mujeres que sufrían dolores menstruales, el número de días de dolor causado por la menstruación disminuyó considerablemente, de 2,1 días de promedio antes a 1,3 días después del tratamiento.

Embarazo

Un estudio japonés reveló que un suplemento de 30 mg al día de extracto de corteza de pino aliviaba los síntomas del tercer trimestre del embarazo, como dolores lumbares, dolor de las articulaciones de la cadera, dolor pélvico y dolores causados por varices o calambres en las espinillas.

Endometriosis

Se trata de una dolorosa enfermedad en la que el tejido endometrial crece fuera de la cavidad uterina. En un estudio con 58 mujeres, previamente operadas por endometriosis, pero que habían vuelto a padecer esta enfermedad y los síntomas con una intensidad entre moderada y grave, las participantes fueron tratadas con extracto de corteza de pino o Lupron (un fármaco utilizado para tratar la enfermedad interrumpiendo el estímulo hormonal del tejido endometrial). El extracto de corteza de pino surtió efecto lenta pero constantemente, mitigando el dolor pélvico, que pasó de grave a moderado.

❧ Fertilidad

Se ha demostrado que el extracto de corteza de pino mejora la morfología del esperma de los hombres que lo toman en dosis de 200 mg durante 90 días. Este suplemento debería emplearse para tratar a hombres con anomalías en la morfología del esperma.

❧ Hipertensión arterial

En un estudio publicado en la revista internacional *Life Sciences*, revisado por los propios colaboradores, 58 participantes que tomaban un medicamento para la hipertensión bajo prescripción médica tomaron, además, o bien un placebo, o bien 100 mg al día de extracto de corteza de pino. Tras 12 semanas, el 57% de los usuarios de extracto de corteza de pino pudieron reducir a la mitad la dosis del fármaco y seguir tomando el extracto.

Además, en un estudio horizontal de doble ciego y controlado por placebo, que se realizó en personas con hipertensión al borde del límite y que aún no tomaban medicamentos para la presión sanguínea bajo prescripción médica, se examinaron los efectos del extracto de corteza de pino. La toma del suplemento durante ocho semanas redujo notablemente la presión de la sangre sistólica en comparación con el placebo. Asimismo, se produjo una disminución de la presión diastólica.

❧ Protección y rejuvenecimiento de la piel

El extracto de corteza de pino es muy beneficioso frente al envejecimiento de la piel. Como suplemento oral se ha demostrado que protege a la piel de la exposición a los rayos ultravioleta, como los de la luz solar, de forma que mejora el estado nutricional de la misma. En un estudio se comprobó que el extracto de corteza de pino es beneficioso para personas con pigmentación cutánea causada por la exposición al sol, llamada cloasma o melasma. En un estudio de un mes de duración, la administración de 75 mg al día de extracto de corteza de pino permitió reducir un 37% la extensión de piel afectada por la hiperpigmentación.

La aplicación tópica del extracto de corteza de pino (disponible en forma de crema y sueros) acelera la curación de las heridas y reduce la cicatrización, además de combatir las quemaduras solares y mitigar el daño causado por el sol en la piel. Asimismo, en un estudio realizado con 40 mujeres con acné se comprobó que el 75% mejoró con el tratamiento tópico de extracto de corteza de pino.

✤ Quimioterapia

Un estudio de 2008 demostró que los pacientes sometidos a quimioterapia que tomaron 50 mg de extracto de corteza de pino tres veces al día padecían los efectos secundarios de los fármacos con un 50% menos intensidad que quienes tomaron placebo. Concretamente se redujo la intensidad de síntomas como náuseas, vómitos, diarrea y pérdida de peso. Los pacientes sometidos a radioterapia vieron cómo se aliviaba la ulceración y el dolor de boca, náuseas, vómitos, diarreas, retención de líquidos y debilidad. Además, disminuyó notablemente la incidencia de coágulos de sangre entre quienes tomaron de extracto de corteza de pino en comparación con quienes tomaron placebo. Todo aquel que esté recibiendo un tratamiento de quimioterapia hará bien en consultar con su médico acerca del suplemento de extracto de corteza de pino.

✤ Salud ocular

La retinopatía es una grave enfermedad causada la mayoría de las veces por la hipertensión arterial, aterosclerosis y diabetes. Los capilares que soportan la retina se vuelven quebradizos y filtran sangre en el tejido retinal, causando pérdida de visión. En cinco estudios realizados con un total de 1.200 personas se ha demostrado que el extracto de corteza de pino es beneficioso frente a esta enfermedad. Por ejemplo, en un estudio participaron 1.169 pacientes diabéticos con retinopatía que fueron sometidos a tratamiento con extracto de corteza de pino. Todos ellos tenían degeneración retinal y el 49% había recibido previamente otra medicación. Los investigadores descubrieron que el extracto de corteza de pino no sólo detenía efectivamente el posterior deterioro de la agudeza visual, sino que también mejoró en cierta medida la vista. Después de tres meses de tratamiento, la tendencia a mejorar la agudeza visual ya era evidente. El tratamiento en general se toleró bien; sólo el 1,45% de los pacientes experimentó efectos secundarios.

✤ Síntomas perimenopáusicos

En un estudio llevado a cabo en Taiwán, 155 mujeres en fase perimenopáusica (en los años anteriores a la menopausia) tomaron un placebo o

200 mg de extracto de corteza de pino al día, y también puntuaron la gravedad de sus síntomas, como sofocos, problemas de insomnio, falta de memoria y ansiedad. Al cabo de seis meses, la puntuación de los síntomas mejoró en todas las mujeres del grupo que tomó extracto de corteza de pino, mientras que las puntuaciones de las que tomaron un placebo no cambiaron significativamente. Además, los análisis de sangre de las mujeres que tomaron extracto de corteza de pino indicaban una caída del 10% del LDL o colesterol «malo» y un aumento de los niveles de antioxidantes.

❧ Trastorno por déficit de atención con hiperactividad (TDAH)

Actualmente se prescriben demasiados medicamentos para tratar el TDAH, que comportan posibles efectos secundarios graves, como raquitismo, enfermedades cardíacas, dolor de estómago, dolor de cabeza y otros. Un cambio de dieta y la ingesta de suplementos nutritivos seleccionados pueden servir de ayuda a muchos niños y adultos con TDAH. En un estudio aleatorio de doble ciego controlado con placebo se administró 1 mg por kilo de peso de extracto de corteza de pino a 61 niños durante un período de cuatro semanas. Se examinó a los pacientes utilizando cuestionarios estándar al inicio de la prueba, tras un mes de tratamiento y un mes después del tratamiento. Según los resultados, al cabo de un mes de tratamiento con suplementos de extracto de corteza de pino se observó ya una notable disminución de la hiperactividad y mejoró la atención y la coordinación visual-motora, así como la concentración de los niños con TDAH. En el grupo de placebo no se registraron efectos positivos. Los suplementos han de tomarse de manera continuada, ya que de lo contrario los síntomas reaparecen.

❧ Úlceras diabéticas

Las personas diabéticas son más propensas a tener problemas de circulación que incrementan el riesgo de padecer úlceras diabéticas. Estas heridas pueden infectarse fácilmente y constituyen una grave amenaza para la salud. El extracto de corteza de pino actúa como diluyente de la sangre y promueve la microcirculación en las piernas y otras extremidades. Hay estudios que demuestran que, tanto administrado tópicamente como en forma oral, puede ayudar a curar las úlceras diabéticas.

EXTRACTO DE GERMEN DE TRIGO FERMENTADO

El germen de trigo siempre ha sido apreciado como alimento saludable. El «germen» es la parte más nutritiva de un grano de trigo. En la actualidad, diversos estudios han demostrado que el extracto de germen de trigo fermentado es muy eficaz para los pacientes que tienen cáncer. Más de 20 publicaciones colegiadas en las que se describen estudios celulares realizados en animales y seres humanos confirman la idea del uso y la utilidad del extracto de germen de trigo fermentado como tratamiento complementario para esa enfermedad. Esta sustancia es uno de los productos naturales mejor estudiados para complementar el tratamiento del cáncer.

Según parece, el extracto de germen de trigo fermentado cuenta con diversos mecanismos de acción, entre ellos privar de glucosa a las células cancerosas (que de este modo se quedan sin su fuente energética), y, por tanto, activa la autodestrucción de estas células y aumenta la actividad de algunas células inmunitarias. El germen de trigo contiene benzoquinonas, unas sustancias químicas que parecen tener propiedades anticancerosas, y su fermentación aumenta su concentración.

En estudios preliminares se ha podido descubrir también que contribuye a mejorar las enfermedades autoinmunes, entre ellas la artritis reumatoide.

El extracto de germen de trigo fermentado es muy diferente de los gránulos de germen de trigo y del aceite de germen de trigo que se compra en las tiendas de productos naturales. Se encuentra en forma de polvos y se vende también en muchas de esas tiendas, así como a los profesionales de la salud y por Internet como un suplemento dietético. Yo lo prescribo sistemáticamente a los pacientes que vienen a mi consulta a pedirme ayuda para complementar su tratamiento del cáncer, pues conocen los estudios que muestran su valía.

Dosis

Por la mañana, antes del desayuno, se tomará una dosis diaria de 8,5 o 9 g de extracto de germen de trigo fermentado disuelto en un vaso de agua fría (250 ml) o de cualquier otra bebida que contenga menos de 10 mg de vitamina C en cada vaso. Se debe conservar a temperatura ambiente o, preferiblemente, en el frigorífico.

¿Cuáles son sus efectos secundarios?

No se han descrito efectos secundarios con el extracto de germen de trigo fermentado. Algunas personas han sentido ocasionalmente algunas molestias digestivas, las cuales pueden solventarse tomando la mitad de la dosis. Después de haber ingerido extracto de germen de trigo fermentado, al menos hasta dos horas después, no deben tomarse suplementos o bebidas que contengan dosis altas de vitamina C. Se abstendrán de tomarlo las embarazadas, las madres lactantes, quien haya sufrido un trasplante, o aquellos que tengan úlceras gastrointestinales sangrantes, enteropatías celíacas, síndrome de mala absorción intestinal, intolerancia a la fructosa o intolerancia al gluten o al germen de trigo.

EXTRACTO DE GERMEN DE TRIGO FERMENTADO
El médico naturista lo recomienda para...

◈ Artritis reumatoide

Estudios preliminares han demostrado que el extracto de germen de trigo fermentado es beneficioso para los pacientes que sufren artritis reumatoide (AR). En un estudio de un año de duración, los pacientes con AR comprobaron que el agarrotamiento que sufrían se reducía considerablemente al cabo de un período de 6 a 12 meses. Por otra parte, la mitad de los pacientes pudo reducir a la mitad el tratamiento con esteroides.

◈ Cáncer de boca

Se hizo un seguimiento de 22 pacientes aquejados de cáncer oral que habían tomado extracto de germen de trigo fermentado y se comparó su efecto con el de 21 pacientes que no tomaron esta sustancia. Quienes tomaron el extracto de germen de trigo fermentado vieron reducido el riesgo de progresión del cáncer en un 85%.

❧ Cáncer de colon

Una prueba clínica realizada en 170 pacientes que habían seguido el tratamiento convencional para el cáncer de colon mostró que aquellos que tomaron, además de su tratamiento, 9 g diarios de extracto de germen de trigo fermentado durante seis meses, presentaban menos riesgo de desarrollar nuevos cánceres. El cáncer se extendió en tan sólo un 8% de los pacientes que recibieron extracto de germen de trigo fermentado, frente al 23% de quienes tomaron únicamente el tratamiento convencional.

❧ Infecciones causadas por la quimioterapia

En un estudio clínico se hizo un seguimiento de 22 niños y adolescentes diagnosticados con diferentes tipos de cáncer que seguían un tratamiento. Once de los niños que tomaron extracto de germen de trigo fermentado tuvieron bastantes menos infecciones y fiebre mientras recibieron quimioterapia.

❧ Melanoma

Durante un año, se administró extracto de germen de trigo fermentado a 22 pacientes con melanomas avanzados (fase 3) y se comparó su evolución con 24 pacientes en las mismas condiciones que no habían tomado extracto de germen de trigo fermentado. Se supo que en ese período los primeros tuvieron la mitad de probabilidades de morir de melanoma.

❧ Otros cánceres

Se han realizado numerosos estudios celulares y animales que señalan mejoría tras seguir un tratamiento de extracto de germen de trigo fermentado para cánceres como la leucemia, el cáncer de mama, de ovarios y de tiroides. En uno de esos estudios se les dio a ratas de laboratorio extracto de germen de trigo fermentado y vitamina C para tratar cánceres de pulmón, piel y colon. La combinación evitó que el cáncer se propagara, pero no ocurrió lo mismo con la vitamina C tomada aisladamente. En otro estudio que contemplaba el tratamiento de cáncer renal, el extracto de germen de trigo fermentado funcionó mejor solo que combinado con vitamina C.

F

FERRUM PHOSPHORICUM

Ferrum phosphoricum (fosfato de hierro) es una importante fórmula homeopática que trata la anemia y la fiebre. Se trata de una combinación de hierro y fostato.

El hierro es un componente fundamental de la hemoglobina de los glóbulos rojos, encargada de trasportar el oxígeno por todo el organismo. Está presente en los alimentos que comemos, y cuando cocinamos con sartenes y cacerolas de este mineral, parte de él pasa a los alimentos.

Siempre aconsejo la forma homeopática del hierro –*Ferrum phos*– para mejorar la absorción celular de este mineral. Así, por ejemplo, es lo que el organismo necesita cuando sufre una anemia, es decir, carencia de hierro.

A este tipo de anemia contribuyen diversos factores de la salud y también del estilo de vida. Hay mujeres que sufren anemia debido a las grandes pérdidas de sangre que tienen durante la menstruación. Otra causa puede ser una hemorragia causada por un accidente. Si se es vegetariano estricto hay que tener en cuenta la posibilidad de una anemia si no se cuida bien la dieta, así como en el caso de contar con problemas digestivos y de absorción de nutrientes. Los vegetales tienen poco hierro, y el que tienen no se absorbe tan bien como el que se encuentra en la carne.

En realidad, *Ferrum phosphoricum* no proporciona hierro al organismo, su función estriba en aumentar la absorción de hierro partiendo de los alimentos que ingerimos. Y lo que es más importante: contribuye a incrementar la ingesta de hierro por parte de los glóbulos rojos. Aunque se tomen grandes dosis de suplementos de hierro para compensar su bajo nivel en la sangre, eso no servirá de nada si el hierro no puede incorporarse a los glóbulos rojos y de ellos pasar a otros tejidos que lo necesiten.

Cuando Rebeca acudió a mi consulta para que tratara su anemia, ella ya sabía que sus reglas irregulares y abundantes podían ser la causa de su constante sensación de cansancio. Enseguida me di cuenta de que tenía unas manchas moradas bajo los ojos, un síntoma de carencia de hierro.

Había estado tomando durante los tres meses anteriores grandes dosis de hierro (120 mg al día) por consejo de su doctora, pero en ese tiempo no le mejoró la anemia. Después tomó el hierro inyectado, método que podría ser más efectivo, pero Rebecca dijo que las inyecciones le dolían mucho.

Y había otra cosa, debido a las grandes hemorragias que tenía durante la menstruación, su doctora le había recetado píldoras anticonceptivas con la esperanza de que le regularan el período. Pero Rebecca empezó a sentir náuseas y dolores de cabeza y no quiso tomarlas más. Por otro lado, no había experimentado ninguna mejoría. Tras dos meses más de suplementos, inyecciones y píldoras anticonceptivas, sus análisis de sangre apenas habían mejorado.

Tras hablar con Rebecca, hice que dejara las inyecciones y que empezara a seguir un tratamiento basado en *Ferrum phosphoricum* y un complejo multivitamínico que contenía una cantidad de hierro relativamente pequeña. Comprendí que las células de Rebeca no estaban asimilando el hierro de manera adecuada. En vez de intentar introducir más hierro en el cuerpo, quise inducir ciertos cambios a nivel celular que le ayudaran a asimilarlo.

Había otra razón para aconsejarle que tomara *Ferrum phosphoricum* lo más pronto posible. En pacientes como Rebecca, en las que la anemia causada por la falta de hierro está asociada a grandes hemorragias menstruales, se origina un ciclo que lleva a dolencias peores. En realidad, la anemia hace que los sangrados menstruales sean aún mayores, por tanto, yo sabía muy bien que hasta que tuviera la anemia controlada sería muy difícil, si no imposible, controlar las hemorragias.

Rebecca tomó diligentemente *Ferrum phosphoricum*. Al cabo de tres semanas tuvo una regla más ligera y a las seis semanas su ciclo menstrual volvió a ser regular. Los análisis de sangre mostraron un 50 % de mejoría en el recuento de glóbulos rojos y en el nivel de ferratina (almacenamiento de hierro en sangre). Le desaparecieron las manchas oscuras de los ojos y le mejoró el color de la piel. Rebecca siguió mejorando tres meses más hasta que el hierro y los glóbulos rojos volvieron a ser normarles.

Dosis

Para el tratamiento de la anemia aconsejo tomar *Ferrum phosphoricum* 3x o 6x tres veces al día. Para un tratamiento más agresivo se puede tomar también acedera *(Rumex crispus)*, hierba que contiene pequeñas cantidades de hierro y estimula la absorción de éste en el organismo.

En el caso de una dolencia aguda, aconsejo la potencia 30C o mayor. Se tomará *Ferrum phosphoricum* el tiempo que sea necesario, hasta que uno se sienta mejor de los síntomas (de todos modos, potencias inferiores, como la de 3x o 6x, también funcionan para algunas dolencias agudas).

¿Cuáles son sus efectos secundarios?

No he oído nunca hablar de efectos secundarios en el caso de *Ferrum phosphoricum*. Se trata de un remedio homeopático, de modo que no hay en él ninguna toxicidad, ni tampoco para los niños.

FERRUM PHOSPHORICUM
El médico naturista lo recomienda para...

Anemia
No dudes en tomar *Ferrum phosphoricum* durante un largo período de tiempo para combatir la anemia. También lo recomiendo para que las embarazadas mantengan un buen nivel de hierro en sangre.

Dolor de garganta y amigdalitis
Para estos dos problemas *Ferrum phosphoricum* constituye un buen remedio. Es especialmente adecuado cuando la cara y la garganta del paciente están muy enrojecidas y a éste le apetecen mucho las bebidas frías.

Dolor de oídos
Ferrum phosphoricum es uno de los remedios homeopáticos más comunes para tratar las infecciones de oído infantiles. Los homeópatas son más proclives a recetarlo cuando la cara del niño está muy enrojecida y tiene fiebre alta. Por curioso que parezca, *Ferrum phosphoricum* es más eficaz

para el dolor de oídos en niños que no parecen enfermos, que siguen jugando y que se comportan como si estuvieran bien.

Suelo examinar al niño enfermo para ver si le duele más el oído derecho que el izquierdo, pues en esos casos *Ferrum phosphoricum* es el remedio más eficaz.

~ Fiebre

Ferrum phosphoricum es también un remedio excelente para controlar la fiebre, sobre todo en niños pequeños. Ayuda a bajar la fiebre, y no como los fármacos que suelen eliminarla en vez de reducirla. La fiebre es un estímulo para el sistema inmunológico, por tanto, debe intentar reducirse en vez de eliminarla totalmente.

~ Hemorragias

Ferrum phosphoricum es un buen remedio para cualquier tipo de hemorragias, especialmente las de nariz y los pequeños cortes. Se pueden deshacer las tabletas y aplicar el polvo directamente sobre las rozaduras o los cortes.

FIBRA

¿Deseas tener un buen aspecto *por fuera*? En ese caso has de tener también un buen aspecto *por dentro*. Ésta es una de las principales premisas del enfoque naturista de la salud.

De todas las sustancias que nos ayudan a tener un aspecto interno saludable la mejor es, sin duda, la fibra. La fibra no sólo ayuda a mantener el tracto digestivo saludable, sino que además genera una buena salud y vitalidad por medio de la desintoxicación.

Hipócrates, «padre de la medicina», reconoció los efectos beneficiosos de la fibra en el siglo v a. C. Unos 2.400 años después, un empresario norteamericano llamado Sylvester W. Graham defendió la misma causa exponiendo con entusiasmo los beneficios de la fibra en la dieta, y creó una empresa que producía las llamadas galletas Graham.

Sin embargo, hasta la década de 1960, no empezaron los investigadores a estudiar seriamente el papel de la fibra en la dieta. El interés lo despertaron los estudios que mostraron que los africanos que subsistían con una dieta muy rica en fibra tenían una incidencia muy baja de cáncer de colon, diverticulosis, cálculos biliares, hemorroides, apendicitis, diabetes y algunas cardiopatías. Los investigadores concluyeron que había una clara conexión entre un consumo alto de fibra y una buena salud intestinal. En los Países Bajos, un estudio realizado durante 40 años con 1.373 participantes masculinos mostró que por cada 10 g adicionales de fibra en la dieta diaria, el riesgo de muerte por todo tipo de causas descendía un 9%, y que la mortalidad a causa de enfermedades coronarias se reducía un 17%.

Aumentar la fibra en la dieta para tener una buena salud

La fibra es la parte de las plantas comestibles que no se digiere y que forma gran parte de las heces. El cuerpo humano no segrega enzimas que descompongan la fibra y ésta no aporta calorías, ni vitaminas o minerales. Pero tener en el organismo esta materia indigerible es realmente una ventaja. A medida que la fibra se desplaza, actúa como una escoba que arrastra a su paso residuos y toxinas que se acumulan en el tracto digestivo. Sin esta limpieza no sobreviviríamos, cualquier infección intestinal sería tremenda.

La fibra contribuye, asimismo, a controlar el nivel de azúcar en sangre, disminuyendo el ritmo con el que los intestinos liberan el azúcar en sangre. Aunque no proporciona directamente ningún tipo de nutrientes, ciertos tipos de fibra alimentan a las bacterias beneficiosas que viven en el tracto intestinal, ayudando así a acelerar el proceso digestivo y a evitar que las bacterias dañinas causen infecciones.

Las personas vegetarianas no suelen tener problemas con la fibra; cuando se toman muchas verduras, frutas, legumbres, frutos secos y cereales integrales se ingieren con ellos gran variedad de fibra. Hay estudios que muestran que los vegetarianos tienen un riesgo menor que el resto de la población de sufrir muchas dolencias crónicas, como cardiopatías y diversos tipos de cáncer.

El ciudadano estadounidense medio –que *no* es vegetariano– consume menos fibra de lo que es aconsejable. La mayoría de nosotros tomamos apenas de 11 a 20 g de fibra al día, y estoy seguro de que hay muchos adolescentes o estudiantes universitarios que viven a base de comida rápida, refrescos y café, lo cual apenas aporta unos 5 g de fibra al día. Sin embargo, para contar con una salud óptima y prevenir muchas enfermedades deberíamos tomar de 40 a 50 g diariamente.

Infinidad de beneficios

La fibra produce muchos e importantes efectos beneficiosos para la salud. A continuación citaremos los 10 más destacados:

1. Reduce el apetito y causa sensación de saciedad sin incrementar la grasa o el peso corporal, lo que hace que se pierdan kilos.
2. Reduce la absorción de grasas.
3. Reduce el colesterol.
4. Mejora y regula el nivel de azúcar en sangre.
5. Favorece el ritmo intestinal.
6. Reduce el riesgo de desarrollar ciertos tipos de cáncer.
7. Liga y elimina las toxinas.
8. Favorece la proliferación de bacterias intestinales beneficiosas.
9. Favorece el equilibrio hormonal.
10. Aumenta la ingesta de fitonutrientes (gran parte de los cuales se encuentran en las fibras vegetales).

∾ Doble necesidad

Existen dos tipos de fibras, que se diferencian por el modo en que reaccionan al agua. La «fibra insoluble» es aquella que no se disuelve en agua, se acumula en el intestino y actúa como una escoba que arrastra fuera del colon las sustancias no digeridas o indigeribles. La fibra insoluble la forma, entre otras sustancias, la celulosa, la parte indigerible de las plantas. Este tipo de fibra se encuentra en las hojas de los vegetales, en las cáscaras y las pieles de la fruta y la verdura y en la cascarilla de los cereales integrales.

Tanto el salvado de trigo como la semilla de llantén son excelentes fuentes de fibra insoluble. No se disuelven en agua pero, en cambio, la absorben, lo cual contribuye a aumentar la masa fecal y a evitar la diarrea. Este tipo de dieta protege de enfermedades como la diverticulitis, el síndrome de colon irritable y puede que también el cáncer de colon.

En segundo lugar está la «fibra soluble», es decir, la que se disuelve en agua. Al pasar por el tracto digestivo recoge los ácidos biliares y el colesterol, de modo que éstos pasan por los intestinos sin ser reabsorbidos. Se ha podido demostrar que el salvado de avena, una de las fibras solubles más conocida, reduce el colesterol. Pero ésta no es la única fuente de fibra soluble; podemos obtener los mismos beneficios de las alubias, los guisantes, el salvado de arroz y la cebada.

Existe otra particular forma de fibra soluble llamada pectina que se encuentra en la piel de las frutas y las verduras. La piel de la manzana contiene un 15% de pectina, mientras que la de la cebolla, un 12%. La pectina, al igual que otros tipos de fibra soluble, disminuye el nivel de colesterol al evitar que éste sea reabsorbido en los intestinos.

El mucílago, una sustancia vegetal que se encuentra en la parte interna de los frutos secos, los cereales y las legumbres, es otro tipo de fibra soluble. El mucílago más común es la goma de guar, que se utiliza como espesante en las salsas comerciales para aderezar las ensaladas, y también en los helados y en las cremas para la piel. Al igual que la pectina, el mucílago forma un gel en los intestinos y disminuye la absorción de los glúcidos.

La linaza contiene gran cantidad de ambos tipos de fibras, solubles e insolubles. La cuarta parte de una taza llena de estas semillas contiene 20 g de fibra. El mucílago que contienen estas semillas produce un gran efecto balsámico y curativo en los intestinos. Además de ser una gran fuente de ácidos grasos omega-3, la linaza contiene unas sustancias llamadas lignanos, que equilibran el nivel hormonal y son anticancerígenos.

SUPLEMENTOS NATURALES DE FIBRA

Son muchas las personas que se benefician de los suplementos de fibra. Si uno tiene estreñimiento, hemorroides o dolencias digestivas, como el síndrome de colon irritable, la enfermedad de Crohn o la colitis ulcerosa, estos suplementos le pueden ser de gran ayuda.

A los pacientes con estas enfermedades, les aconsejo generalmente que antes de tomar estos suplementos intenten incrementar la ingesta de fibra en su dieta diaria, pero en el caso de que ya tomen suficiente fibra a diario, los suplementos son muy beneficiosos.

TABLA 4
Fibra soluble e insoluble

	Porción	Fibra insoluble (g)	Fibra soluble (g)	Fibra total (g)
Frutas				
Arándanos	½ taza	1,9	0,2	2,1
Manzana	1	2,6	0,4	3,0
Melocotón	1	1,1	0,6	1,7
Melón	½ taza	0,4	0,5	0,1
Moras	½ taza	4,5	0,4	4,9
Pasas	¼ taza	1,4	0,2	1,6
Plátano	1	1,3	0,5	1,8
Pomelo	½	0,3	0,4	0,1
Uvas	10	0,5	Trazas	0,5
Hortalizas y legumbres				
Alcachofas (frescas, cocidas)	½	6,4	2,9	9,3
Alubias	½ taza	2,7	2,8	5,5
Brócoli	½ taza	1,0	2,6	3,6
Coles de Bruselas (congeladas, cocidas)	½ taza	2,8	3,2	6,0
Espinacas (cocidas o crudas)	½ taza	2,0	2,3	4,3
Guisantes (frescos, en lata o congelados)	½ taza	2,8	3,1	5,9
Lechuga	½ taza	0,3	0,5	0,8
Lentejas	½ taza	2,8	2,9	5,7
Sopa de verdura	1 taza	1,6	2,2	3,8
Cereales				
Arroz de grano medio	½ taza	0,4	0,3	0,7
Cereales de arroz inflado	1 taza	0,4	0,5	0,9
Cereales Special K	1 taza	0,7	0,8	1,5
Copos de cereales integrales	1 taza	0,8	0,9	1,7
Crepes	2	0,9	0,7	1,6

	Porción	Fibra insoluble (g)	Fibra soluble (g)	Fibra total (g)
Galletas de arroz (crackers)	4 unidades	0,2	0,3	0,5
Galletas de azúcar	Grande	0,2	0,1	0,3
Galletas de trigo	Grande	0,6	0,9	1,5
Magdalena de arándanos	Pequeña	0,8	0,6	1,4
Pan (blanco o italiano)	1 rebanada	0,6	0,8	0,2
Pan de centeno	1 rebanada	0,5	0,7	1,2
Pan de trigo integral	1 rebanada	2,2	2,5	4,8
Trigo integral	½ taza	1,6	1,1	2,7
Frutos secos				
Almendras tostadas	22	2,5	2,4	4,9
Cacahuetes	30-40	2,0	1,9	3,9
Nueces	7	1,1	1,0	2,1

Con frecuencia se utiliza el llantén, ya que absorbe mucha agua y aumenta la masa fecal, lo cual mejora el estreñimiento. Otro buen suplemento es el salvado de trigo, también una fuente extraordinaria de fibra (de la que hay que prescindir si se tiene alergia o algún tipo de intolerancia al trigo).

A la hora de elegir un suplemento hay que tener bastante cuidado de que no contenga azúcar ni edulcorantes o colorantes artificiales. Cualquiera de estos ingredientes puede causar molestias digestivas. Sea cual sea el suplemento que se elija, debe tomarse acompañado de una gran cantidad de agua, pues de otro modo podría quedarse en el tracto intestinal, en vez de transitar por él, causando estreñimiento.

SALUD COMESTIBLE

Hay muchos tipos de fibra dietética pero, como puede verse en la Tabla 4, su contenido varía enormemente en cada ración de alimento. A fin de conseguir una buena combinación de fibra soluble e insoluble en la dieta diaria, en dicha tabla se relacionan algunos alimentos a considerar.

Dosis

Si bien los adultos deben tomar de 40 a 50 g de fibra al día, los niños deben ingerir menos cantidad. Para calcular de manera rápida la dosis apropiada para un niño tan sólo hay que añadir el número 5 a la edad del niño y se obtendrá el número de gramos de fibra que requiere. De modo, por ejemplo, que un niño de 10 años necesita 15 gramos de fibra al día.

Cuando uno no está seguro de tomar la fibra suficiente y desea llegar al nivel óptimo, lo mejor es ir aumentando gradualmente la ingesta de fibra. Si se empieza a tomar de repente una cantidad extra de fibra es posible llegar a sentir distensión abdominal y flatulencia, cosa que puede evitarse aumentando poco a poco la ingesta de fibra.

Mientras se toman suplementos de fibra o simplemente se toma más fibra hay que asegurarse de beber mucha agua durante todo el día. Se han de beber de 6 a 8 vasos de agua al día a fin de que la fibra no actúe como un «tapón».

Es también aconsejable que la fibra proceda de fuentes distintas. Como puede verse en la Tabla 4, hay muchos alimentos comunes que contienen mucha fibra.

Una técnica sencilla es asegurarse de tomar alimentos con fibra en cada comida. Si se desayuna, por ejemplo, cereales integrales se obtienen ambos tipos de fibra –soluble e insoluble–, y prácticamente el doble de la fibra que se obtendría con la ingesta de cereales en copos o Special K.

Para comer o cenar, lo mejor es algo de brócoli o un poco de ensalada verde. El pan integral es bueno con cualquier comida, ya que aporta mucha fibra insoluble.

Si aun así se considera que la ingesta de fibra es demasiado baja, entonces aconsejo tomar diariamente linaza. Con un cuarto de taza de estas semillas se obtienen unos 20 g de fibra.

Los suplementos de fibra deben tomarse siguiendo las indicaciones que llevan. Por lo general, se encuentran en forma de cápsulas o en polvo. Yo suelo aconsejar tomar llantén, con una dosis inicial de una cucharadita o bien dos cápsulas diarias junto a dos vasos de agua. En un período de seis semanas, puede aumentarse la dosis inicial hasta tomar la cantidad de fibra necesaria para que los intestinos se muevan. Lo habitual son cuatro cucharaditas o bien ocho cápsulas.

¿CUÁLES SON SUS EFECTOS SECUNDARIOS?

Puede evitarse tener gases y distensión tomando las verduras al vapor o bien cocidas; después, y de manera gradual, se irán tomando verduras crudas (las cuales contienen más nutrientes y una mayor concentración de enzimas) hasta que el organismo se ajuste al incremento de fibra.

Los suplementos de fibra pueden inhibir la absorción de ciertos fármacos y «aglutinar» varios minerales, evitando de ese modo su absorción. Sin embargo, esto puede evitarse no haciendo coincidir la toma de suplementos de fibra con la de fármacos o de vitaminas y minerales.

FIBRA
EL MÉDICO NATURISTA LA RECOMIENDA PARA...

◆ Cáncer

Uno de los beneficios de la fibra, especialmente de la fibra insoluble, es que aglutina las sustancias cancerígenas de manera que éstas pueden excretarse. Los estudios epidemiológicos demuestran que si se sigue una dieta alta en grasas saturadas y baja en fibra, se incrementa el riesgo de sufrir muchos tipos diferentes de cáncer, entre ellos el cáncer de colon.

Obviamente, todos estos beneficios no pueden atribuirse a la fibra. La fruta, las verduras, las legumbres y los cereales integrales contienen también vitaminas, minerales y fitonutrientes, sustancias consideradas beneficiosas en cuanto a proteger al organismo del cáncer. Los lignanos de la linaza, por ejemplo, son fitonutrientes que tienen un efecto protector.

Dicho esto, resulta evidente que una dieta rica en fibra protege de ciertos tipos de cáncer, especialmente el cáncer de colon. Ello tiene para mí un significado claro, y es que la fibra hace que las toxinas se unan a las heces y puedan excretarse del organismo. Además, cuando las bacterias del colon actúan sobre la fibra se produce una sustancia llamada ácido butírico, que es lo que se denomina un «ácido graso de cadena corta». Este ácido constituye la principal fuente de energía de las células del colon, y se cree que es uno de los mecanismos que ayudan a la fibra de la dieta a prevenir el cáncer de colon.

Se cree que los cánceres relacionados con las hormonas femeninas, como el cáncer de mama, de útero y de ovarios, son más frecuentes en las mujeres que siguen una dieta baja en fibra. Los hombres con dietas bajas en fibras parecen tener un índice más alto de cáncer testicular.

Se sabe que las mujeres vegetarianas tienen hasta un 50% menos de estrógenos en sangre que las mujeres que comen carne y alimentos con proteína animal. La fibra insoluble ayuda a aglutinar y excretar el exceso de estrógenos. Los investigadores creen que ello es una de las principales razones de por qué las mujeres vegetarianas tienen menos incidencia de cáncer de mama.

Colesterol

La mayoría de las diferentes fibras contribuyen a reducir el nivel de colesterol. La pectina, que se encuentra en las manzanas y en otras frutas, disminuye el colesterol total y el LDL. De igual modo, la fibra soluble de avena mejora el nivel del colesterol. Esta fibra contiene una sustancia llamada beta glucano, la cual ha demostrado en diferentes estudios disminuir el nivel de colesterol.

La FDA (Agencia de Alimentos y Medicamentos de Estados Unidos) aprobó en 1997 que el salvado de avena se registrara y promocionara como un alimento reductor del colesterol. Sin embargo, los estudios realizados sobre los efectos de este salvado han dado resultados ambivalentes.

Algunos estudios han determinado que apenas comporta mejora alguna, mientras que otros señalan una reducción de hasta el 21% de colesterol. Los investigadores han descubierto que tan sólo 18 g de fibra de salvado de avena afecta de manera favorable a nivel del colesterol LDL y del total a hombres con unos marcadores de colesterol ligeramente elevados. (En la mayoría de los estudios que reflejaban beneficios, las personas tomaron alrededor de 100 g de salvado de avena). La goma de guar también ha demostrado en estudios con animales y con humanos contribuir a reducir los marcadores del colesterol. El llantén también tiene idénticas propiedades.

El cuerpo elimina el colesterol de los ácidos biliares, los cuales se producen en la vesícula biliar y se liberan en el intestino delgado. Las fibras solubles en agua aglutinan el colesterol con esos ácidos biliares de manera que no pueden reabsorberse y se eliminan con las heces.

Diabetes e hipoglucemia

La fibra soluble en agua es extremadamente importante en el caso de tener diabetes o hipoglucemia. Alimentos como el salvado de avena, las legumbres, los frutos secos, las semillas, las manzanas y la mayoría de los vegetales ralentizan el proceso de liberación de azúcar en sangre del intestino al flujo sanguíneo.

Además, se sabe que la fibra de la dieta aumenta la sensibilidad celular a la insulina, de modo que una mayor cantidad de fibra contribuye a equilibrar el nivel de azúcar en sangre. (Yo aconsejo, además, tomar goma de guar para mantener el nivel idóneo de azúcar en sangre). Las personas con diabetes o hipoglucemia necesitan consumir grandes porciones de fibra en cada comida. Para los diabéticos mi consejo es tomar 50 g de fibra al día.

Estreñimiento

La fibra aumenta el volumen de las heces de manera que la gravedad y la peristalsis (contracciones de los tejidos musculares de los intestinos) arrastran las heces hacia abajo. La fibra insoluble es la más importante, ya que lleva agua al intestino grueso, y con más líquido, las heces son más blandas y se eliminan mejor.

La fibra insoluble también ayuda, aunque en menor grado, a incrementar el peso y el contenido en agua de las heces. La linaza en polvo y los vegetales aportan el mejor tipo de fibra para combatir el estreñimiento (entre los principales factores que contribuyen al estreñimiento se encuentran beber poca cantidad de agua y no hacer suficiente ejercicio).

Si las heces pasan mucho tiempo en el tracto intestinal, aumenta la posibilidad de que el flujo sanguíneo reabsorba las toxinas. El tiempo en que se efectúa el tránsito intestinal, es decir, el tiempo en que el bolo alimenticio pasa de la boca al ano, se reduce de manera significativa si se sigue una dieta alta en fibra. En las poblaciones que consumen mucha fibra (de 100 a 170 g diarios), el tiempo del tránsito intestinal es de unas 30 horas. En comparación, en los norteamericanos, con una dieta pobre en fibra (de 10 a 20 g al día) el tiempo del tránsito es de más de 48 horas.

Síndrome de colon irritable y enfermedad inflamatoria intestinal

Si el lector sufre alguna de estas dolencias digestivas, es muy importante que controle sus hábitos dietéticos, en especial la ingesta de fibra. La falta de fibra en la dieta produce en los intestinos un entorno insano que da pie a la aparición de enfermedades digestivas.

Además de colaborar a eliminar las heces, una buena ración diaria de fibra insoluble contribuye a alimentar a las bacterias beneficiosas que viven en el colon y facilitan la digestión. Cuando se tiene síndrome de colon irritable o la enfermedad inflamatoria intestinal es muy probable que se tenga también una dolencia llamada disbiosis o desequilibrio de la flora intestinal, la cual puede detectarse mediante un análisis de las heces.

La mayoría de mis pacientes mejoran de esas enfermedades con el aumento de la fibra en sus dietas, pero habitualmente les aconsejo tomar vegetales cocinados o al vapor. Cuando se tiene síndrome de colon irritable o la enfermedad inflamatoria intestinal, generalmente se desea reducir o evitar el trigo y otros cereales, ya que suelen causar irritación. Los suplementos de llantén, por ejemplo, son de gran ayuda para algunas personas que sufren problemas digestivos, pero a otras les provocan gran irritación.

Si se desea probar la linaza en polvo –que generalmente se tolera bien–, hay que empezar con una dosis baja, de 1 a 2 cucharaditas con un vaso de agua. En el caso de no experimentar ninguna molestia, se irá incrementando la dosis de manera gradual.

FITONUTRIENTES

Los fitonutrientes, también llamados productos fitoquímicos, son sustancias naturales que dan a las plantas su sabor, color, aroma y resistencia a la enfermedad que las caracterizan.

Obtenemos nuestros fitonutrientes de alimentos vegetales como verduras, frutas, frutos secos, semillas, cereales y legumbres. Gracias a un gran número de investigaciones realizadas en las últimas décadas, conocemos muchos de los beneficios de estas sustancias, y hay más de lo que sospechábamos. Si bien ya se han descubierto cientos de ellos, creo que en el futuro se identificarán miles de fitonutrientes más.

Algunos han salido en las noticias. Los fitonutrientes denominados isoflavonas se encuentran en la soja y, al parecer, comportan un gran número de beneficios para la salud. Los carotenoides hallados en las frutas y verduras de color amarillo-naranja, como las zanahorias y la calabaza, también tienen gran fama, porque se supone que contribuyen a prevenir el cáncer y las cardiopatías.

Muchos fitonutrientes desarrollan una potente actividad antioxidante, incluso más que las conocidas propiedades antioxidantes de vitaminas como la E y la C. De hecho, los fitonutrientes llamados polifenoles, que se encuentran en el té verde y el té negro, son los antioxidantes más potentes que se conocen.

Programa de desintoxicación

Muchos fitonutrientes promueven la desintoxicación del organismo, que es crucial para la salud general y para prevenir enfermedades. Un buen ejemplo es el d-glucarato, que se ha demostrado que ayuda al hígado a metabolizar los pesticidas, las hormonas, los productos cancerígenos y otras toxinas. Ciertos fitonutrientes también ayudan a las células dañadas a repararse a sí mismas, cosa que es importante para tratar enfermedades como la artritis.

Cuando no consumimos una cantidad suficiente de frutas, verduras y otros alimentos vegetales, no sólo nos estamos perdiendo los beneficios de la fibra, las vitaminas, los minerales y las enzimas, sino que también perdemos la oportunidad de ingerir algunos fitonutrientes vitales y poderosos. Por tanto, lo primero que recomiendo, si se quieren obtener más fitonutrientes curativos, es aumentar el consumo de alimentos vegetales.

La segunda mejor forma de aumentar los niveles de fitonutrientes es utilizar suplementos de alimentos integrales. En algunos casos es conveniente tomar altas dosis de suplementos de fitonutrientes para tratar ciertas enfermedades. Por ejemplo, recomiendo encarecidamente el fitonutriente licopeno para hombres que padecen cáncer de próstata, que deberían adaptar sus dietas para obtener la mayor cantidad posible a través de los alimentos. Después, recomiendo los suplementos de licopeno.

Ya conocemos algunos otros fitonutrientes que parecen ser eficaces para tratar problemas de salud específicos. Los suplementos ricos en flavonoides, como el extracto de pepitas de uva o el extracto de corteza de pino, son excelentes para las varices. Los anticianósidos, que se encuentran en los arándanos, son excelentes para enfermedades oculares como las cataratas o una mala visión nocturna. La curcumina extraída de la cúrcuma tiene potentes propiedades antiinflamatorias. El indol-3-carbinol es beneficioso para mujeres con citologías de cérvix anómalas que indican displasia del cuello uterino.

La lista de estudios sobre fitonutrientes aislados y sus beneficios en el tratamiento de enfermedades específicas es interminable. Los fitonutrientes también son importantes para prevenir el cáncer. Anteriormente se han hecho estudios que demuestran que los flavonoides –pigmentos de fitonutrientes de frutas, verduras, granos de soja, legumbres y té verde y blanco– reducen el riesgo de padecer cáncer de mama, pero se desconoce su efecto sobre las tasas de supervivencia. En un estudio realizado con un grupo de pacientes a quienes se les acababa de diagnosticar cáncer de mama, en edades comprendidas entre los 25 y los 98 años, se les pidió que cumplimentaran un cuestionario sobre alimentación que abarcaba los 12 meses ateriores. Las mujeres que registraron la mayor ingesta de flavonoides tenían de un 36 a un 48 % más probabilidades de sobrevivir en los seis años siguientes que las que tomaban menos flavonoides.

Dosis

La dosis recomendada para la forma de suplemento varía en función del fitonutriente de que se trata y del fin para el que se utiliza. *Véase* la lista y la descripción en este capítulo.

¿Cuáles son sus efectos secundarios?

Rara vez se observan efectos secundarios con los fitonutrientes, tanto si se obtienen a través de los alimentos como mediante suplementos específicos. Sin embargo, algunas personas han de tener cuidado con las uvas y el zumo de uvas, porque afecta a la forma en que el hígado metaboliza ciertos fármacos. Está demostrado que la fruta y el zumo concentrado alteran los niveles en sangre de algunos medicamentos para el corazón y antidepresivos, lo que a veces hace que los fármacos tengan un efecto mayor del esperado.

FITONUTRIENTES
El médico naturista los recomienda para...

Algunos fitonutrientes parecen muy eficaces a la hora de mantener la buena salud en general, mientras que otros son específicamente recomendables para ciertas enfermedades. La siguiente lista de recomendaciones es un resumen de lo que hasta le fecha hemos aprendidos sobre estos nutrientes:

- **Ácido elágico**
  Fuente: bayas; uvas; manzanas; té.
  Propiedades: desintoxicante.
  Enfermedad: prevención del cáncer.

- **Ácido gálico**
  Fuente: té verde; vino tinto.
  Propiedades: antioxidante; mejora el sistema inmunológico.
  Enfermedades: infecciones; cardiopatías.

- **Ácidos fenólicos**
  Fuente: brócoli; bayas; tomates; col; cereales integrales.
  Propiedades: antioxidante.
  Enfermedad: previenen el cáncer.

- **Clorofila**
  Fuente: plantas verdes y otros vegetales de color.
  Propiedades: antioxidante, contiene vitamina K, necesaria para la coagulación de la sangre y la producción de células óseas.
  Enfermedades: anemia; desintoxicación; quemaduras y heridas; prevención del cáncer.

- **Compuestos organosulfurados**
  Fuente: ajo; cebollas; cebolletas.
  Propiedades: antioxidantes; mejoran el sistema inmunológico; desintoxican.
  Enfermedades: previenen el cáncer y las enfermedades cardiovasculares; mejoran el sistema inmunológico; desintoxican en general.

Curcumina
Fuente: cúrcuma.
Propiedades: antiinflamatoria; antioxidante.
Enfermedades: artritis; enfermedad inflamatoria intestinal; cáncer.
Para más información sobre los beneficios de este nutriente, *véase* el término *Cúrcuma*.

Flavoglicósido
Fuente: ginkgo; té negro.
Propiedades: antioxidante, mejora la circulación sanguínea.
Enfermedades: cardiopatías; enfermedades renales; varices; depresión; falta de memoria.

Fructooligosacárido
Fuente: tupinambo; raíz de achicoria; ajo; plátanos.
Propiedades: desintoxica; aumenta las bacterias beneficiosas.
Enfermedades: enfermedades digestivas como el intestino irritable, enfermedad de Crohn, colitis ulcerosa; infección por hongos; cáncer; vaginitis.

Glucosinolato
Fuente: verduras crucíferas (brócoli, coliflor, col rizada, coles de Bruselas).
Propiedades: desintoxicante; ayuda a equilibrar las hormonas.
Enfermedades: previene el cáncer; desintoxica en general.

Hipericina
Fuente: hierba de San Juan.
Propiedades: antivírica; puede mejorar el estado de ánimo.
Enfermedades: depresión; ansiedad; infección vírica.
Para más información sobre las propiedades de la hipericina, *véase* el término *Hierba de San Juan (hipérico)*.

Indol
Fuente: verduras crucíferas (brócoli, coliflor, col rizada, coles de Bruselas).
Propiedades: desintoxicante; ayuda a equilibrar las hormonas.

Enfermedades: previene el cáncer (especialmente los cánceres asociados a las hormonas, como el de mama y próstata).

◦❧ Isoflavonas

Fuente: soja; trébol rojo.

Propiedades: ayudan a equilibrar las hormonas; reducen el colesterol; antioxidantes; previenen el cáncer.

Enfermedades: menopausia; síndrome premenstrual; previenen el cáncer; colesterol alto.

◦❧ Isotiocianato

Fuente: brócoli; col; coliflor; rábano picante.

Propiedades: desintoxica.

Enfermedad: previene el cáncer.

◦❧ Licopeno

Fuente: tomates; uva negra.

Propiedades: antioxidante.

Enfermedad: previene y trata el cáncer (en particular el de próstata).

Véase también el término *Carotenoides*.

◦❧ Lignanos

Fuente: semillas de lino; castañas.

Propiedades: mejoran el sistema inmunológico; ayudan a equilibrar las hormonas.

Enfermedades: previenen el cáncer y enfermedades cardiovasculares.

Para más información sobre los lignanos, *véase* el término *Linaza*.

◦❧ Limonoides

Fuente: cítricos y sus pieles.

Propiedades: desintoxicante.

Enfermedades: previenen el cáncer y las enfermedades cardiovasculares.

◦❧ Silimarina

Fuente: cardo mariano.

Propiedades: antioxidante; regenera las células del hígado.

Enfermedades: hepatitis; alto nivel de enzimas hepáticas; mala absorción de las grasas.
Véase también el término *Cardo mariano*.

∽ **Sulforafano**
Fuente: verduras crucíferas como brócoli, coliflor, col rizada y coles de Bruselas.
Propiedades: desintoxicante; ayuda a equilibrar las hormonas.
Enfermedad: previene el cáncer.

FLORES DE BACH

—Cuando viajo en avión me siento muy tensa e intranquila –me dijo Tina–. ¿Podría recetarme algo que me calmara? Mañana tengo un vuelo de cuatro horas y prefiero no tomar ningún sedante.

—Le recomiendo el remedio del rescate, de Flores de Bach –le dije–. Estoy seguro de que le calmará y le ayudará a tener un vuelo relajado.

En el campo de la salud natural, es conocida esta combinación homeopática de diversos extractos de flores y plantas por su capacidad para calmar a las personas (e incluso a las mascotas) en situaciones de estrés emocional.

Unas semanas después, Tina me contó que unas dosis regulares del remedio de rescate durante el vuelo la mantuvieron serena.

He descubierto que este remedio funciona también muy bien para evitar el *jet lag*: añado 10 gotas a una botella de agua y la voy tomando a sorbos mientras dura el vuelo. Muchos amigos y pacientes me han dicho que a ellos también les ha funcionado muy bien.

Regalos del jardín

En los primeros años del siglo xx, el doctor Edward Bach desarrolló lo que llamó «los remedios de las Flores de Bach», elaborados a partir de extractos de plantas y flores. Su objetivo era encontrar un método medicinal suave que liberara los bloqueos emocionales y devolviera al paciente su salud física y emocional.

El doctor Bach desarrolló 38 remedios diferentes, cada uno dirigido a un estado emocional determinado. Esos extractos suaves han mostrado ser extraordinariamente eficaces para potenciar la salud emocional.

Si se tienen problemas de orden emocional que parecen de difícil resolución, las flores de Bach son una buena elección. Muchos pacientes me han contado que tienen un efecto sinérgico con su tratamiento psicológico. Otros me han dicho que estos remedios les han ayudado a acceder a problemas emocionales a los que la terapia no había podido llegar. No recomiendo tomar flores de Bach en sustitución de ningún tratamiento, pero, según mi experiencia, funcionan muy bien cuando se usan como complemento de un tratamiento efectivo.

También estas flores han demostrado ser eficaces para aliviar las dolencias físicas. Así, por ejemplo, las personas con problemas digestivos causados por el estrés notan una mejoría en los síntomas cuando utilizan el remedio floral de Bach relacionado con el estrés.

Dosis

Las flores de Bach se administran en una solución líquida. La dosis típica es de 5 a 15 gotas, según sea el estrés emocional. Cuando de utilizan durante un período prolongado, se suelen tomar de dos a tres veces al día. Para mejorar el resultado, recomiendo tomarlas pasados al menos 10 minutos después de las comidas.

Muchos médicos utilizan las flores de Bach combinadas entre sí para afrontar los diversos temas que los pacientes les confían. En el caso de una persona que haya enviudado, por ejemplo, ésta tomará castaño dulce para el sentimiento de desesperación, combinado con brezo, que se utiliza para el sentimiento de soledad.

¿Cuáles son sus efectos secundarios?

Al igual que otros tratamientos homeopáticos, las flores de Bach no son ningún problema a la hora de hablar de efectos secundarios. Lo más importante en ellas es escoger el remedio (o grupo de ellos) que mejor alivie el desequilibrio emocional subyacente.

Selección de los remedios de las Flores de Bach

Entre las Flores de Bach de la Tabla 5 hay que elegir la que se adecúe mejor a los síntomas emocionales del paciente. En el caso de que coincidan más de una de ellas con los síntomas, hay que mezclar 5 gotas de cada remedio en un vaso de agua. Cuanto más tiempo se lleve sufriendo un desequilibrio emocional, tanto más habrá que estar tomando los remedios de las Flores de Bach. Éstas se encuentran en establecimientos dedicados a productos dietéticos y también en algunas farmacias.

TABLA 5
Remedios de las Flores de Bach

Remedio floral	Emociones
Agrimony / Agrimonia	Dolor reprimido
Aspen / Álamo temblón	Miedo y ansiedad
Beech / Haya	Intolerancia y crítica
Centaury / Centaura	Voluntad débil, búsqueda de elogios
Cerato / Ceratostigma	Falta de confianza
Cherry Plum / Cerasífera	Miedo a perder el control
Chestnut Bud / Brote de castaño	Repetición de viejos patrones
Chicory / Achicoria	Control sobre los demás
Clematis / Clemátide	Falta de motivación y concentración
Crab Apple / Manzano silvestre	Baja autoestima
Elm / Olmo	Sensación de incompetencia, de agobio
Gentian / Raíz de genciana de campo	Pesimismo y desaliento
Gorse / Aulaga	Desespero
Heather / Brezo	Soledad
Holly / Acebo	Sentimientos negativos
Honeysuckle / Madreselva	Nostalgia

Remedio floral	Emociones
Hornbean / Hojarazo o Carpe	Agotamiento mental y físico
Impatiens	Impaciencia
Larch / Alerce	Falta de confianza en uno mismo
Mimulus / Mímolo	Miedo
Mustard / Mostaza	Tristeza intermitente injustificada
Oak / Roble	Lucha incansable contra la corriente
Olive / Olivo	Agotamiento físico y mental
Pine / Pino	Insatisfacción
Red Chestnut / Castaño rojo	Preocupación por los demás
Rock Rose / Heliantemo o jarilla	Angustia aguda, pesadillas
Rock Water / Agua de roca	Rigidez extrema con uno mismo
Scleranthus	Indecisión
Star of Bethlem / Leche de gallina	Traumas emocionales
Sweet Chestnut / Castaño dulce	Desesperación
Vervain / Verbena	Fanatismo
Vine / Vid	Imponer la voluntad de modo intransigente
Walnut / Nogal	Adaptación emocional
Water Violet / Violeta de agua	Distanciamiento
White Chestnut / Castaño de Indias	Preocupación constante
Wild Oat / Avena silvestre	Descontento, insatisfacción
Wild Rose / Rosa silvestre	Indiferencia
Willow / Sauce	Resentimiento, amargura

FOSFATIDILSERINA

—Doctor, tengo terribles problemas de memoria –me dijo Melanie, de 57 años de edad–. Me cuesta acordarme de mis amigos, de números de teléfono y siempre olvido dónde pongo las cosas.

Advertí sus problemas de memoria durante su visita. Tenía problemas tanto de memoria a corto como a largo plazo. Le costaba recordar nombres de personas que conocía muy bien.

Tras completar un historial médico, le receté fosfatidilserina, una dosis de 300 mg al día. (Melanie ya había tomado ginkgo con escasos resultados).

Se olvidó su monedero y las llaves del coche cuando abandonó mi consulta. Salí corriendo al aparcamiento para devolvérselos.

—Esto me ocurre continuamente –me dijo con lágrimas en los ojos.

Ocho semanas después, Melanie me comunicó muy emocionada que estaba recuperando la memoria. Al cabo de cinco meses, su memoria había mejorado aún más. ¡Ya no se olvidada las llaves!

El «nuevo ginkgo»

La fosfatidilserina ha sido considerada «el ginkgo del nuevo milenio». Hay estudios que han demostrado que ese extracto fosfolípido de la soja es eficaz para mejorar la alerta mental, y especialmente la memoria, en personas con declive mental asociado a la edad.

La fosfatidilserina es un fosfolípido importante que constituye un elemento estructural de las membranas celulares. Se encuentra en cada una de las células humanas, pero es un nutriente cerebral muy específico, que se halla en concentraciones muy altas en las neuronas.

Sus funciones son las siguientes: normaliza la química cerebral, mejora la comunicación de célula a célula, regula los nutrientes que entran en las células cerebrales y los productos residuales que salen de ellas, estimula la producción y la actividad de los neurotransmisores y sirve de soporte para el metabolismo de la hormona del estrés.

La fosfatidilserina se encuentra en alimentos como el arroz, el pescado, la soja y las hortalizas de hoja verde. Se cree que la cantidad de fosfatidilserina que se obtiene de los alimentos no es suficiente para muchas personas a medida que envejecen. Se calcula que la persona media obtiene de 70 a

80 mg de fosfatidilserina al día a través de la dieta. Los estudios demuestran que se precisan 300 mg para lograr efectos terapéuticos. Tomar un suplemento de fosfatidilserina es una forma de obtener los niveles necesarios.

El doctor Paris Kidd, uno de los principales expertos en fosfatidilserina, ha estudiado unos 3.000 documentos de investigación revisados por colegas en torno a la fosfatidilserina. «Es el mejor nutriente individual (en realidad, el mejor medio individual de cualquier tipo) para conservar y restaurar con seguridad las grandes funciones cruciales del cerebro –según el doctor Kidd–. Los notables beneficios de la fosfatidilserina y la seguridad de su uso están actualmente fuera de toda duda. Lo que queda por hacer es difundir el mensaje a la gente que pueda beneficiarse de ella».

Dosis

Recomiendo empezar con 300 mg al día durante el primer mes. Convendría tomar 100 mg tres veces al día, con las comidas. Esta dosis inicial ayuda a saturar las células cerebrales de fosfatidilserina. Al cabo de un mes, la mayoría de las personas pueden tomar una dosis de mantenimiento de 100 a 200 mg. Si existe la sospecha de que puede tratarse de la enfermedad de Alzheimer o una pérdida de memoria grave, entonces recomendaría no tomar menos de 300 mg, y quizá incluso una dosis superior, de 500 mg.

Conviene asegurarse de que se compra fosfatidilserina y no serina fosforilada, que no es lo mismo y no tendrá el mismo efecto (normalmente esto supone que hay que buscar marcas con el logotipo Leci-PS).

La fosfatidilserina se comercializa en preparados que contienen nutrientes cerebrales beneficiosos como DHA, ginkgo, acetil-L-carnitina, B_{13}, ácido fólico y otros.

Incluso funciona mejor cuando se combina con el siguiente programa global para una buena salud cerebral:

- Consumir alimentos fortalecedores del cerebro (pescado, frutos secos, semillas, verduras y cereales integrales).
- Tomar suplementos nutritivos, incluidos acetil-L-carnitina y *Ginkgo biloba*.
- Practicar hábitos de vida contra el estrés (dormir bien, hacer ejercicio, oraciones, etcétera).

¿Cuáles son sus efectos secundarios?

No se puede hablar de efectos secundarios, excepto por las molestias digestivas que pueden notar algunas personas. Sin embargo, no recomendaría tomar fosfatidilserina antes de ir a dormir, ya que desvela a algunas personas.

FOSFATIDILSERINA
El médico naturista la recomienda para...

Demencia
La enfermedad de Alzheimer es probablemente la enfermedad cerebral más conocida que entra en la categoría de la demencia. Todos los casos de demencia conllevan pérdida de memoria, así como de la función motriz, de vocabulario y de discernimiento.

La demencia puede deberse a varias causas: un derrame cerebral, la enfermedad de Parkinson, fármacos, déficits nutricionales como la B_{12} o el ácido fólico, o incluso traumatismos craneales. En varios estudios se ha comprobado que la fosfatidilserina es eficaz a la hora de aliviar diversos síntomas.

Depresión
Se ha demostrado que la fosfatidilserina mejora el estado de ánimo y alivia la depresión. Tiene un efecto equilibrador de los neurotransmisores del cerebro, que son en gran parte responsables de nuestros estados de ánimo.

Enfermedad de Alzheimer
La enfermedad de Alzheimer es una de las afecciones más temidas. Cuando una persona padece esta enfermedad, el progresivo deterioro del cerebro tiene un impacto evidente en la conducta. Se pierde la capacidad para recuperar recuerdos, para aprender y razonar. No se conocen las causas de esta enfermedad, aunque se sabe que viene de la mano de la muerte de las neuronas.

Aparte del ginkgo, la fosfatidilserina es uno de los pocos tratamientos naturales que ha demostrado demorar la progresión de la enfermedad.

Adviértase que la retrasa, pero no invierte o cura la enfermedad de Alzheimer. Actualmente no existe ningún tratamiento que lo haga.

Varios estudios han demostrado que las personas que padecen la enfermedad de Alzheimer, especialmente en sus primeras fases, experimentan una mejoría de las funciones de la memoria y cognitiva si toman fosfatidilserina.

❧ Estrés y fatiga

El cortisol, una hormona que producen las glándulas adrenales, desempeña una función tanto con respecto al estrés como a la fatiga. Cuando se sufre estrés agudo, el cuerpo libera cortisol en grandes cantidades para ayudarle a afrontarlo. Al aumento del cortisol le sigue un aumento del nivel de azúcar en sangre y del ritmo cardíaco. Este tipo de respuesta es necesaria para asegurar un funcionamiento normal. Sin embargo, un alto grado de estrés durante un tiempo prolongado comporta unos niveles de cortisol crónicamente altos, lo que causa graves problemas.

Un aumento duradero del cortisol mata las células cerebrales, deprime el sistema inmunológico y conduce a una crisis nerviosa. El estrés, ya sea físico o mental, provoca un incremento en los niveles de cortisol. Se ha comprobado que la fosfatidilserina tiene un efecto equilibrador de las glándulas adrenales, que controlan el cortisol. Es uno de los suplementos que conviene utilizar cuando se padece estrés crónico o cuando uno se halla en fase de recuperación de fatiga crónica.

Asimismo, la fosfatidilserina sirve para ayudar a los deportistas a adaptarse al estrés que causa un entrenamiento intenso.

❧ Lesiones cerebrales

Los informes anecdóticos de los médicos que trabajan en los servicios de urgencias confirman que la fosfatidilserina contribuye a acelerar la recuperación de las lesiones cerebrales. Tuve un paciente que sufrió una lesión cerebral al caerse de un tractor. La fosfatidilserina le ayudó a mejorar su función cognitiva después de tomarla durante un mes.

❧ Pérdida de memoria asociada a la edad

Muchas personas experimentan pérdida de memoria cuando envejecen. Algunos investigadores creen que este deterioro es el inicio de un declive continuo de la memoria, que en el peor de los casos acaba siendo un caso de Alzheimer. La pérdida de memoria trae a muchas personas a mi consulta. En general, veo que los pacientes mejoran con la fosfatidilserina. Muchos de ellos prueban primero ginkgo, porque es menos caro que la fosfatidilserina, y algunos pacientes ya tomaban ginkgo antes de venir a verme. La fosfatidilserina me parece especialmente útil cuando los pacientes no responden al ginkgo.

En un estudio que se realizó en 1991 sobre la fosfatidilserina con personas de 50 a 75 años de edad, los médicos obtuvieron resultados positivos cuando administraron dosis de 100 mg de fosfatidilserina tres veces al día. Se efectuaron evaluaciones objetivas de los participantes al principio del estudio y después cada tres semanas. Los investigadores descubrieron una mejoría del 30% de la función cognitiva, que incluye la memoria, el aprendizaje, recordar nombres, caras y números. Asimismo, concluyeron que algunas personas con la mayor pérdida de memoria eran más propicias a responder positivamente a la fosfatidilserina.

Al evaluar este suplemento, el doctor Thomas Crook, un eminente investigador sobre los efectos de los fármacos y suplementos en la memoria, estableció que la fosfatidilserina es «con diferencia el mejor medicamento y suplemento nutritivo que se haya estudiado nunca para retardar la pérdida de memoria asociada a la edad».

Trastorno por déficit de atención con hiperactividad (TDAH)

Los médicos holísticos recomiendan fosfatidilserina como alternativa a los fármacos como Ritalin. En un artículo de la *Alternativ Medicine Review*, el doctor Paris Kidd informa de lo siguiente: «En un estudio médico oficial realizado con 21 casos de TDAH en personas de edades comprendidas entre los 4 y 19 años, el suplemento dietético con fosfatidilserina benefició a más del 90% de los casos. Con dosis de 200 a 300 mg al día de fosfatidilserina durante un período máximo de cuatro meses, la atención y el aprendizaje mejoraron significativamente. La conducta de oposición fue la que se mostró más resistente a la fosfatidilserina».

G

GAYUBA

—Creo que tengo una infección urinaria. Siento una especie de quemazón cada vez que orino y creo que hoy tengo fiebre.

Karen, una paciente de 25 años de edad, tenía aspecto de estar febril, cosa que corroboró el termómetro. Mis sospechas las confirmó la enfermera cuando unos minutos después llegó con el resultado de los análisis de orina. Había bacterias en la orina, no demasiadas, pero ahí estaban.

Le dije a Karen que en el caso de que necesitara tomar antibióticos la enviaría a que le hicieran un cultivo de orina. «Mientras sea posible quiero evitar los antibióticos», le advertí.

Karen estuvo de acuerdo conmigo. Había tenido hongos, y si tomaba antibióticos era posible que el fármaco provocara una recaída (los antibióticos, además de eliminar las bacterias «malas» que provocan la infección, acaban también con las bacterias «buenas», las que ayudan a controlar los hongos, y éstos pueden empezar a desarrollarse cuando la colonia de bacterias de un organismo sano no los mantiene a raya).

—Sé que los antibióticos pueden volver a acarrearme el problema de los hongos –reconoció Karen–. De modo que, efectivamente, ninguno de los dos creíamos que tomar antibióticos fuera una buena idea.

—El truco está en mantener la infección a raya durante las primeras 48 horas –le dije–. Lo que deseamos sobre todo es asegurarnos de que la infección no llegue a los riñones.

—¿Debería tomar zumo de arándanos? –me preguntó Karen

—El zumo de arándanos sin azúcar estaría bien, pero considero que funciona mejor para prevenir las infecciones urinarias que no para tratarlas.

Le di varios consejos.

—Quiero que beba mucha agua, al menos unos 8 vasos al día, y que no tome cosas dulces mientras siga el tratamiento. El azúcar puede llegar a inhibir el sistema inmunológico. Por otra parte, conviene que tome unas hierbas que le ayudarán a acabar con la infección.

Ahí fue cuando le hablé de la gayuba y de mi experiencia clínica con ella, pues yo sabía que podía eliminar rápidamente las bacterias del tracto urinario.

A los dos días, Karen me informó de que el escozor que sentía al orinar había disminuido muchísimo. Y una semana después, cuando le repetimos los análisis, vimos que no tenía ningún signo de infección.

Hice que Karen siguiera tomando gayuba y otras cuantas plantas antibacterianas durante una semana más. Quería asegurarme de que la infección le hubiera desaparecido por completo. Cuando un nuevo análisis siguió dando negativo decidimos dar por concluido el tratamiento.

Una planta útil

La gayuba *(Arctostaphylos uva ursi)*, también llamada uva de oso, es una de las mejores plantas que existen para el tratamiento de las infecciones del tracto urinario. Las hojas de esta planta, utilizada durante muchos años por los naturópatas, tiene efectos antisépticos. El extracto de las hojas es también diurético, es decir, que ayuda a eliminar el exceso de líquidos del organismo. Siendo como es un remedio casero popular, la gayuba se utilizaba tradicionalmente para tratar las infecciones de la vesícula y del riñón, así como para los cálculos renales. También se aconsejaba para tratar las bronquitis.

Basándome en mi propia experiencia, la aconsejo sobre todo para el tratamiento de las infecciones urinarias, las de la vesícula e incluso las renales.

Se considera que la gayuba es astringente, tiene un sabor ligeramente dulce y propiedades refrescantes.

Las hojas de la gayuba contienen una sustancia llamada arbutina, que se transforma en una hidroquinona, un agente que tiene propiedades antimicrobianas muy eficaces.

La gayuba hace que la orina sea más alcalina, lo cual mejora la eficacia de la hidroquinona. Esta planta contiene, además, otros principios activos: flavonoides, taninos, ácidos fenólicos, aceites esenciales, resina y ácidos gálico y egálico.

Dosis

Para las infecciones agudas del sistema urinario, la dosis será de 500 mg (en cápsulas: de un 10 a un 20% de arbutina) o de 60 gotas (tintura de 1 ml), cuatro veces al día. No debe tomarse con nada que acidifique la orina.

¿Cuáles son sus efectos secundarios?

Puesto que todavía no se han estudiado con profundidad los efectos de la gayuba, no aconsejo que la tomen las embarazadas ni las madres que amamantan si no es bajo prescripción facultativa. Tampoco debe administrase a niños menores de 12 años.

Algunas personas pueden experimentar molestias digestivas, náuseas y vómitos. Quienes tengan problemas renales no deben tomarla.

En dosis muy altas puede provocar tinnitus (zumbidos en los oídos), vómitos, delirios, dificultad respiratoria, convulsiones y pérdida de conocimiento. No deben tomarse dosis más altas que las que se recomiendan en este capítulo, a menos que lo aconseje un médico o se conozca bien esta planta.

GAYUBA
El médico naturista la recomienda para...

Cálculos renales
Hay médicos y especialistas que afirman que la gayuba ayuda a prevenir las piedras o cálculos en el riñón.

Infecciones del sistema urinario
Recomiendo tomar gayuba para cualquier infección del sistema urinario. Generalmente la mezcla con plantas como la equinácea, el sello de oro, el buchu, el malvavisco y la usnea. Existen unas cuantas empresas que comercializan fórmulas diversas con estas plantas para tratar las infecciones urinarias.

GELSEMIO

Tori, una madre de 29 años de edad que acababa de contraer una gripe, me describía así los dolores musculares que tenía: «Me siento como si me hubieran dado una paliza».

Tenía también otros síntomas. «Tengo escalofríos y un poco de diarrea. Me ha costado mucho levantarme de la cama y venir a la consulta». Sin embargo, Tori estaba muy motivada, pues dentro de dos días iba a ser el cumpleaños de su hija.

Su aspecto no prometía demasiado. Tenía los ojos cansados y mustios. Tuvo incluso que dejarse la chaqueta puesta en la caldeada sala de la consulta para resistir los escalofríos que la invadían.

Yo me alegré de que hubiera venido; no sabía si el gelsemio homeopático le iba a ayudar a recuperarse en el plazo de 48 horas, pero sí que si lo tomaba se encontraría mucho mejor para el día de la fiesta de cumpleaños.

Le dije que me llamara al día siguiente, y tal como se lo había pedido, me llamó para decirme cómo se encontraba. Me comentó que ya no tenía escalofríos, que los músculos le dolían mucho menos, y que tenía más energía.

Cuando supe más tarde que se había recuperado lo suficiente para organizar el cumpleaños de su hija, me puse contento.

El gelsemio es la preparación homeopática del jazmín amarillo. Casi todos los homeópatas saben que es el remedio principal para la gripe. También es muy eficaz para la fatiga y los dolores de cabeza. Los naturópatas y homeópatas lo suelen recetar para enfermedades neurológicas, como la esclerosis múltiple y los temblores. También es muy común para tratar el llamado «miedo escénico».

Y como sucede con los tratamientos homeopáticos en general, en el caso del gelsemio existen unos síntomas específicos que indican que quien los sufre mejorará rápidamente con él. Las personas que necesitan tomar gelsemio suelen tener cuatro síntomas muy definidos: mareos, somnolencia, decaimiento y atontamiento. Este último síntoma se concreta en que la persona se siente tan cansada que no puede concentrarse en nada.

El gelsemio ayudará tanto a quien sufre una gripe como a quien tiene una enfermedad más complicada, como puede ser el síndrome de fatiga crónica.

Dosis

Para enfermedades agudas, como la gripe, aconsejo tomar dos glóbulos o bolitas de gelsemio, de potencia 30C, de dos a cuatro veces al día. También pueden utilizarse potencias más bajas, que serán igualmente efectivas para algunas personas.

Por lo general no hay que tomar gelsemio durante más de dos o tres días. A veces los médicos administran al paciente una única dosis con una potencia más alta, como 200C, y eso es suficiente para que el organismo se recupere de una enfermedad aguda.

Para enfermedades crónicas, como, por ejemplo, el síndrome de fatiga crónica, aconsejo tomar una potencia inferior, la 6C, una dosis o dos al día. Las bolitas con esta concentración pueden tomarse «a voluntad» siempre que proporcionen alivio o mejoren la dolencia.

¿Cuáles son sus efectos secundarios?

Al igual que la mayoría de los remedios homeopáticos, los efectos secundarios no son ningún problema. Cuando receto gelsemio para una dolencia aguda, compruebo si ayuda al paciente o si no le hace ningún efecto, pero en el caso de una enfermedad crónica, como en el caso de la esclerosis múltiple o del síndrome de fatiga crónica, aconsejo consultar a un homeópata, además de al médico que lleva el caso.

Se puede administrar gelsemio a niños sin tener que preocuparse de los efectos secundarios.

GELSEMIO
El médico naturista lo recomienda para...

~ Ansiedad

En el caso de sentir la ansiedad que produce tener que enfrentarse a una aparición en público o a un examen (preocupación muy frecuente), se puede recurrir al gelsemio. Este remedio es uno de los más adecuados para combatir el llamado «miedo escénico», especialmente cuando es tan intenso que incluso produce diarrea. Si uno siente tanta ansiedad frente a un evento próximo que tiene temblores, éste es el mejor remedio. También sirve de gran ayuda en los casos de miedo a volar en avión.

Diarrea
El gelsemio está indicado para dolencias agudas, como la gripe que cursa con diarreas. También está específicamente indicado para la diarrea causada por la ansiedad.

Dolor de cabeza
El gelsemio es muy adecuado para las cefaleas que empiezan detrás de la cabeza, o en la nuca, y se irradian hasta la frente. Una manera de saber si el gelsemio funcionará es cuando el paciente siente que el dolor de cabeza mejora después de orinar. También lo aconsejo cuando se siente la lengua y la cabeza pesadas.

Esclerosis múltiple
Uno de los principales remedios homeopáticos para tratar la esclerosis múltiple es el gelsemio. En algunos casos mejora los síntomas. Hay personas que responden muy bien a él y, en raras ocasiones, llegan a librarse de los síntomas. Sirve de ayuda para los cambios neurológicos de esta dolencia, como los que provocan la vista borrosa, la doble visión o la pérdida del equilibrio.

Fatiga
Los pacientes que llevan soportando fatiga crónica durante meses o años pueden llegar a recuperarse por completo con el gelsemio. Cuando uno se siente apático, con debilidad (especialmente en las piernas) y sólo desea dormir todo el día, necesita gelsemio. Si está tan cansado que apenas puede mantener la cabeza, le aconsejo este remedio. También está indicado para recuperarse del *jet lag*.

Gripe
El gelsemio es el remedio más común contra la gripe. Si no sabes qué remedio homeopático tomar, prueba primero con gelsemio. Los síntomas que mejor responden a este tratamiento son los dolores musculares, poca fiebre y poca sed, y escalofríos que recorren la espalda.

> ### ❧ Mononucleosis
>
> El gelsemio es muy efectivo para combatir la mononucleosis y soportar mejor la fatiga que conlleva. Este remedio funciona muy bien con las infecciones víricas, como el caso de la mononucleosis. También está indicado para las personas que tuvieron en su día esta enfermedad pero que nunca se llegaron a sentir bien del todo.
>
> ### ❧ Vértigo
>
> El gelsemio funciona bien para combatir el vértigo, una sensación en la que parece que todo gira a nuestro alrededor.

GENCIANA, RAÍZ DE

—No lo entiendo, doctor Mark –me decía Arthur, un ejecutivo de 40 años–. Durante los dos últimos años he seguido una dieta excelente. Apenas tomo comida basura. Evito los restaurantes de comida rápida y tomar carnes rojas y azúcar. Mi esposa me prepara casi todas las comidas, pero aun así siempre me siento hinchado.

Arthur me contó que después de comer siempre tiene que aflojarse el cinturón y desabrocharse los pantalones. Y además de gases y distensión, a veces tiene retortijones de estómago muy dolorosos.

—He visitado a dos gastroenterólogos, pero ninguno de ellos me ha encontrado nada –me explicó Arthur.

—¿Qué nivel de estrés diría usted que tiene? ¿Bajo, medio o alto? –le pregunté.

—Bajo.

Pero debió verme un tanto escéptico, porque añadió:

—Es cierto. Sufrí mucho estrés hace tres o cuatro años a causa de mi trabajo, pero las cosas me van muy bien ahora.

Después de aquella cita, di orden al laboratorio de que le hicieran un análisis completo de las heces. Después, le cité para ver los resultados de esa prueba y de otras más.

Le comuniqué que los análisis de sus heces habían mostrado que su organismo no descomponía demasiado bien las proteínas y que tenía hongos en el intestino. Le expliqué brevemente que su organismo –o los alimentos mal digeridos en los intestinos– estaba produciendo un exceso de hongos que potencialmente podían ocasionarle problemas de salud.

—¿Por qué los otros médicos no vieron eso? –me preguntó.

—Bueno, el análisis estándar de las heces es bastante básico, no incluye demasiadas cosas a menos que el médico pida unas pruebas determinadas. En su caso, la prueba la hizo un laboratorio especializado en analizar heces, de modo que fue muy exhaustiva.

—¿Cómo aparecieron esos problemas?

—Basándome en su historial y en las pruebas, creo que fue el estrés que experimentó hace tres o cuatro años lo afectó a su aparato digestivo. Usted me contó que no había tenido problemas digestivos hasta hace unos cuantos años, lo que indica que el problema empezó antes, durante ese período de gran estrés.

Le seguí explicando que cuando el cuerpo está bajo estrés, el flujo sanguíneo llega en menos cantidad a los órganos digestivos y más al cerebro y los músculos. También se produce menos estimulación nerviosa, lo que influye en el tracto digestivo. Cuando el sistema digestivo no funciona adecuadamente, los alimentos no se asimilan demasiado bien.

—En su caso, su organismo no descompone bien las proteínas, y como resultado de ello, usted experimenta todos esos problemas digestivos.

—¿Por qué sigo teniendo problemas si ya no estoy estresado? –me preguntó Arthur.

—Pues porque aunque ya no sienta estrés, sus sistema digestivo no se ha recuperado aún. Necesita que tanto el sistema nervioso como el digestivo vuelvan a funcionar debidamente, algo que podemos conseguir con medicinas naturales.

—Muy bien –contestó–, ¿qué tengo que tomar? –me preguntó Arthur.

—Pues yo consigo muy buenos resultados con plantas medicinales, especialmente con la raíz de genciana. Esta planta contribuye a que los órganos del aparato digestivo trabajen mejor; es excelente para hacer que el estómago produzca más ácido clorhídrico, que es la sustancia que descompone las proteínas. Tras un par de meses tomando raíz de genciana, tus órganos digestivos trabajarán mejor.

—Eso suena magníficamente bien –dijo Arthur–. ¿Y qué tengo que hacer con respecto a los hongos?

—No te preocupes por eso. Los hongos se alimentan con los desechos de las malas digestiones, de modo que una vez que tu aparato digestivo funcione mejor, los hongos desaparecerán, pues no tendrán con qué alimentarse.

Arthur empezó a tomar raíz de genciana, y, unos dos meses después, fue notando que el sistema digestivo le funcionaba cada vez mejor. Ya no volvió a tener que desabrocharse los pantalones después de comer. Cuatro meses después, en un análisis de heces se vio que éstas tenían una cantidad de hongos totalmente normal.

Lo amargo mejora

La Biblia se refiere en varias ocasiones a los beneficios para la salud que aportan las plantas amargas, como la raíz de genciana (*Gentian lutea* y otras plantas de la misma familia). Esta planta crece silvestre en Europa y Asia. Existen muchas culturas que conocen los efectos beneficiosos para la salud de esta planta y también de otras plantas amargas, que se utilizan para ayudar a digerir comidas copiosas o pesadas y para aumentar la capacidad digestiva en los ancianos o en personas con enfermedades crónicas. Se considera que la raíz de genciana tiene propiedades refrescantes y secantes, cualidades muy significativas en la medicina china, en la que los médicos tratan a sus pacientes equilibrando su organismo por medio de los alimentos y las plantas con cualidades opuestas (un paciente de constitución «caliente» se beneficiará de las virtudes refrescantes de la raíz de genciana).

Las sustancias amargas se han tomado siempre líquidas, a fin de poder probar su amargor en la boca. La raíz de genciana contiene una de las sustancias más amargas que se conocen; según el doctor Rudolf Weiss, el sabor amargo de la raíz de genciana persiste incluso en una dilución de 1:20.000. Es la sustancia amarga más importante de todas las europeas.

Se cree que cuando los receptores del sabor amargo resultan estimulados en la lengua, se produce un reflejo que estimula el nervio vago, nervio que a su vez hace lo mismo con los órganos del aparato digestivo para que éstos produzcan las enzimas necesarias para la digestión.

Existen estudios que demuestran que la raíz de genciana estimula las funciones digestivas aunque no se coloque en la lengua y se pruebe su sabor. Esto es algo que deben tener en cuenta quienes desean evitar su sabor amargo, pues la raíz de raíz de genciana puede tomarse en cápsulas. De su buen resultado doy fe.

Mediante un estudio realizado con 205 personas se ha sabido que las cápsulas de raíz de genciana alivian de manera rápida y extraordinaria el estreñimiento, los gases, la pérdida de apetito, los vómitos, el ardor de estómago, los dolores de estómago y las náuseas. La raíz de genciana es especialmente eficaz para mejorar las funciones digestivas.

Dosis

La dosis que recomiendo es de unas 10 a 20 gotas disueltas en un poco de agua (unos 60 mililitros) o bien de 300 a 600 mg en cápsulas, entre unos 5 y 15 minutos antes de las comidas. Con este «tiempo de respuesta», los jugos digestivos pueden empezar a funcionar antes de que uno empiece a comer.

Según he comprobado, la raíz de genciana funciona también si se toma muy poco después de comer o bien con la comida. Se puede tomar también en tintura, formulada de manera que se enmascara su amargor.

Esta planta es también muy eficaz combinada con otras plantas, como, por ejemplo, el ajenjo. También es ideal con la escatularia, que es un relajante nervioso y también estimula las funciones digestivas.

¿Cuáles son sus efectos secundarios?

Las personas que tengan úlceras activas deben utilizar con cautela la raíz de genciana, ya que esta planta puede agravar la dolencia.

Las embarazas y las madres lactantes también deben evitarla, pues se desconoce si puede afectar al feto en alguna medida.

GENCIANA, RAÍZ DE
El médico naturista la recomienda para...

⁓ Alergias e intolerancias alimentarias
Muchos de los casos de intolerancias alimentarias se deben a las malas digestiones, especialmente a la inadecuada descomposición de las pro-

teínas. He podido comprobar que la raíz de genciana es efectiva a largo plazo para tratar las intolerancias alimentarias.

❧ Anemia

Cuando el estómago carece de la suficiente acidez, el organismo no puede absorber bien las vitaminas y los minerales que son esenciales. Al estimular la función del ácido estomacal, la raíz de genciana asegura al organismo que no sufrirá déficits –sobre todo de vitamina B_{12} y de ácido fólico– que le puedan ocasionar problemas como fatiga, mala memoria y mala circulación sanguínea.

Tampoco el organismo puede absorber bien el hierro que contienen los alimentos si no hay suficiente ácido estomacal. La raíz de genciana mejora los niveles ácidos del estómago.

❧ Candidiasis

Hay muchas personas que toman medicamentos o bien suplementos alimentarios para acabar con la candidiasis, una infección intestinal causada por hongos. Con estos tratamientos, el paciente experimenta al principio una mejoría, pero en muchas ocasiones recae.

Aprendí, hace ya muchos años, que la mayoría de los casos de infecciones por hongos se debe en gran medida a una mala función estomacal y digestiva. Tomando raíz de genciana, y, por tanto, mejorando la digestión y la absorción de los alimentos, se detiene el desarrollo de las toxinas metabólicas que alimentan a los hongos, y una vez que éstos no tienen con qué sustentarse mueren.

❧ Dolores de cabeza

La raíz de genciana suele recetarse a personas que tienen dolores de cabeza frontales, especialmente cuando están relacionados con la comida.

❧ Estreñimiento

Dejando de lado el hecho de no consumir suficiente fibra ni agua en la dieta, y de no hacer ejercicio, hay personas que sufren estreñimiento debido a que sus órganos digestivos y el colon no reciben una estimulación nerviosa y hormonal adecuada y no se produce en su organismo el peristaltismo intestinal. La raíz de genciana tiene un efecto tónico en todo el tracto digestivo.

Además, la estimulación del flujo biliar de la vesícula mejora el movimiento de las heces en los intestinos.

✣ Falta de apetito

La raíz de genciana, curiosamente, se ha estado utilizando como tratamiento complementario en los casos de anorexia, ya que estimula el apetito. También es muy útil para las personas que, al sufrir enfermedades crónicas, tienen muy poco apetito debido a la enfermedad o a los fármacos que toman.

Yo he recetado raíz de genciana a niños que han tenido gripe o neumonía, infecciones que a menudo les hace perder el apetito. Esta planta hace que recuperen pronto el apetito, lo cual es importante por razones nutricionales.

✣ Indigestiones y síndrome de colon irritable

Puesto que la raíz de genciana es efectiva para el tratamiento de los principales órganos digestivos, puede utilizarse como tónico en muchas dolencias digestivas. Los europeos usan con frecuencia la raíz de genciana y otras plantas amargas para prevenir la indigestión después de haber tomado una comida abundante o muy pesada. En el caso de tener que asistir a un ágape o festejo especial, es muy conveniente llevar consigo raíz de genciana.

GINKGO BILOBA

No hace mucho tiempo, vino a mi consulta una paciente de 45 años de edad, aquejada de dolores en los pies. Shawna había acudido a muchos médicos, pero ninguno había podido decirle de qué se trataba ni darle un tratamiento efectivo.

Al igual que hago con todos mis pacientes, hablé con ella largo y tendido, no sólo del dolor de pies, sino también del tipo de vida que llevaba, de sus hábitos, de su carácter, de las enfermedades familiares, y de muchas otras cuestiones que a cualquier otro le podrían parecer totalmente ajenas al dolor de pies que sufría. No dudé en ningún momento de que el dolor fuera «real», ni tampoco de que los médicos que la vieron habían hecho todo lo posible por diagnosticarla correctamente. Pero estaba claro que algo se había quedado en el tintero, ya que la dolencia seguía exasperándola y causándole muchas molestias.

Sin embargo, hubo algo que me chocó, algo que dijo de paso, sin darle importancia, y era que a menudo tenía los pies fríos. Después, al examinarle los pies, eso fue lo primero que noté. Llevaba unos buenos zapatos y calcetines gruesos, y además estaba en una sala caliente, pero aun así advertí que tenía los pies como dos carámbanos. También intuí que algo estaba mal cuando le tomé el pulso en los pies. Por lo general, los médicos toman el pulso en las muñecas o en el cuello, lugares donde se aprecia mejor; y eso suele ser suficiente para comprobar el número de pulsaciones del paciente. Pero lo que yo intentaba descubrir era la «fuerza» del pulso de Shawna, y al tocar la parte posterior del tobillo, donde la arterial superficial permite apreciarlo mejor, apenas lo pude apreciar.

No había duda de que tenía los pies helados porque tenía un problema circulatorio. El flujo de la sangre a sus extremidades inferiores era tan escaso que apenas podía calentar los pies del talón a la punta de los dedos. Seguramente, la falta de circulación era lo que le producía dolor.

Pero, ¿qué podía recetarle para mejorar la circulación sanguínea? Existen muchos fármacos para ello, desde las potentes sustancias anticoagulantes, que se inyectan a las víctimas de un infarto, a la clásica aspirina, que se toma diariamente, se consigue sin receta médica, y sus propiedades anticoagulantes son mucho más ligeras.

Pero lo que yo receté a Shawna fue, sin embargo, un simple extracto proveniente de la hoja de un árbol antiquísimo: el *Ginkgo biloba*.

Shawna tomó diariamente 180 mg en dosis de 60 mg tres veces al día. Fuimos siguiendo cuidadosamente el proceso del tratamiento durante unas cuantas semanas. La circulación sanguínea de los pies empezó a mejorar ininterrumpidamente, y el dolor, así como el frío, comenzó a desaparecer.

Al cabo de dos meses, Shawna ya no tenía los dolores, aunque a día de hoy sigue tomando ginkgo. Nunca ha vuelto a tener ese dolor crónico que la trajo a mi consulta.

Lo que Shawna no sabía en aquel momento es que *Ginkgo biloba* es una de las plantas medicinales más completas que se pueden tomar para la salud. Este caso es tan sólo una pequeña pincelada para mostrar las numerosas propiedades curativas del *Ginkgo biloba*.

Una planta muy poderosa

Si bien el ginkgo ha sido posiblemente una de las plantas más ampliamente publicitadas en los últimos cincuenta años, lo cierto es que la historia de sus poderes curativos precede a su actual popularidad. De hecho, en China hace más de 3.500 años que se conoce y se utiliza.

Se encuentra entre las cinco plantas que más suelo recetar a mis pacientes. En el mundo, millones de personas toman a diario *Ginkgo biloba*, y en países como Francia y Alemania, en los que los médicos suelen recetar plantas medicinales, ésta es una de las más comúnmente prescritas. Los médicos europeos suelen recetarla para una amplia variedad de dolencias, desde fallos de memoria, mareos y tinnitus (zumbidos en los oídos), a dolores de cabeza y depresión. Pero tiene muchas más aplicaciones, como Shawna descubrió, entre otras, la de mejorar la circulación sanguínea.

Si los árboles *Ginkgo biloba* pudieran hablar, darían cuenta de los aztecas, de los vikingos, y de la batalla de Hastings, puesto que han llegado a vivir mil años, y algunos han alcanzado una altura de más de 30 metros, y un perímetro del tronco de 1,2 metros. Aparte de su longevidad, el ginkgo puede vanagloriarse de tener venerables antepasados.

Según los fósiles encontrados, el *Ginkgo biloba* es el árbol vivo más antiguo del planeta. Es muy resistente, capaz de soportar temperaturas extremas de frío y de calor y de aguantar la polución de ciudades como Los Ángeles o Nueva York. Es prácticamente inmune a las plagas y, según parece, no hay insecto que sea un serio peligro para este árbol.

Sus hojas, fuente del ginkgo medicinal, con forma de abanico y bilobuladas, recuerdan tanto al culantrillo que a veces se le denomina el «culantrillo árbol».

La vuelta de una hoja antigua

En la década de 1950, investigadores que habían oído hablar de los poderes medicinales de las hojas del ginkgo empezaron a triturar y destilar los componentes de las mismas en busca de lo que se llama *principios activos,* es decir, las sustancias químicas que promueven la curación. Ahora ya se han identificado los ingredientes medicinales clave del *Ginkgo biloba*. Sería un tanto imprudente decir que esos ingredientes son todos principios activos; seguro que se descubrirán muchos más, pero al menos estamos empezando a conocer de qué manera algunos de los componentes de las hojas del ginkgo contribuyen a mejorar nuestra salud.

Sin embargo, aunque los principios activos sean importantes, yo recuerdo a mis pacientes que es mejor utilizar toda la planta que limitarse a uno o dos de sus componentes. Los estudios han demostrado que la planta completa con todos sus principios activos normalizados es mucho más eficaz que los principios activos aislados.

Los dos grupos de principios activos de la planta contienen glucósidos de flavona y lactonas de terpeno. Los productos ginkgo de calidad están normalizados al 24 % de glucósidos de flavona y al 6 % de lactonas de terpeno, lo cual es prácticamente una garantía de que estos productos contengan al menos dichas proporciones de esas sustancias en particular. Esos productos tienen la misma proporción de los citados ingredientes que el extracto que se utiliza en los ensayos clínicos.

Gran protector celular

Los glucósidos de flavona son tipos de flavonoides, los mismos componentes que se encuentran en las naranjas y otras frutas y verduras. Además de los flavonoides, el ginkgo ha sido bendecido con la gran potencia de un antioxidante. Ello significa que si se toma ginkgo se es menos proclive a sufrir el deterioro celular que ocasionan los radicales libres, unas moléculas no estables que son el resultado de las actividades metabólicas en el organismo y en la polución medioambiental.

Muchos investigadores consideran que el ginkgo crea mayor actividad antioxidante que muchas de las vitaminas calificadas de antioxidantes, como la vitamina C, la vitamina E y el betacaroteno. Existen diversos estudios clínicos que demuestran que el ginkgo ejerce una actividad antioxidante en el cerebro, los ojos y el sistema cardiovascular. Esto explica fácilmente por qué, según parece, el ginkgo es eficaz en el tratamiento y prevención de enfermedades que afectan a esas partes del organismo, incluidos el Alzheimer, los derrames cerebrales, las cataratas, la degeneración macular y la retinopatía diabética.

Por otra parte, los flavonoides de *Ginkgo biloba* protegen los vasos sanguíneos endureciéndolos y reduciendo la inflamación de sus elásticas paredes. Así pues, éste es un beneficio adicional de esta planta, muy significativo en la medida en que reduce las varices y revierte los efectos de las enfermedades cardiovasculares.

El buen mantenimiento de la circulación sanguínea

Además de los bioflavonoides, el ginkgo contiene otro componente que es único en esta planta. Una de las familias de las lactonas de terpeno, llamados específicamente ginkgólidos y bilobalidas, proporciona a esta planta una capacidad extraordinaria parar mejorar la circulación sanguínea en el cerebro y las extremidades. Estas sustancias hacen que los vasos sanguíneos se relajen y dilaten, lo cual permite un mayor flujo sanguíneo. Además, crean en el sistema venoso lo que se llama «efecto tonificante», y ello permite que el retorno de la sangre al corazón sea más eficaz.

Ginkgo biloba posee un efecto fluidificante natural de la sangre, lo cual evita que las plaquetas sanguíneas, las células que forman los coágulos, se aglomeren.

El modo en que esta planta mejora la circulación sanguínea es especialmente admirable. En un estudio clínico, los investigadores midieron el flujo sanguíneo en los capilares de personas adultas y sanas y comprobaron un aumento del mismo de un 57 % en quienes tomaban *Ginkgo biloba* de manera regular. Éste es un descubrimiento especialmente importante en las personas mayores. Al envejecer, somos más propensos a sufrir obstrucciones en el flujo sanguíneo del cerebro y también de otras partes del cuerpo. Estos problemas son atribuibles de manera muy directa a la formación de placas en las arterias. El ginkgo crea una suerte de mecanismo de bypass que ayuda a que la sangre fluya a través de arterias parcialmente obstruidas.

Renovación de las células nerviosas

Los ginkgólidos contribuyen, además, a proteger del deterioro a las células nerviosas. Esto es de gran importancia para aquellas personas que están en fase de recuperación de un derrame cerebral. Por otra parte, las investigaciones en curso mostrarán probablemente la buena reputación que tiene *Ginkgo biloba* en cuanto a su capacidad de recuperar a pacientes que han sufrido un trauma cerebral. Lo que es cierto es que las células nerviosas necesitan el tipo de protección que proporciona el ginkgo, especialmente en personas (las diabéticas) que tienen problemas neuropáticos (afecciones nerviosas).

Dosis

Aconsejo tomar como dosis habitual un extracto normalizado con un contenido de un 24% de glucósidos de flavona y un 6% de lactonas de terpeno. Las dosis utilizadas en los ensayos clínicos oscilan de los 120 a los 360 mg diarios. Gran parte de mis pacientes toman 60 mg de dos a 4 veces al día, lo que hace un total de 120 a 240 mg. La inmensa mayoría afirmó haber obtenido buenos resultados.

Para casos graves, como, por ejemplo, la primera fase de la enfermedad de Alzheimer, aconsejo tomar de 240 a 360 mg al día.

Cuando una persona empieza a tomar ginkgo para una dolencia concreta o para el estado de salud general, le sugiero que continúe al menos durante ocho semanas a fin de evaluar bien su efecto terapéutico. Muchos de los pacientes que toman esta planta para mejorar la memoria o la circulación sanguínea (como el caso de Shawna, la mujer que acudió con dolor en los pies) empiezan a notar mejoría al cabo de un mes.

Los suplementos a base de *Ginkgo biloba* se pueden adquirir en cápsulas, pastillas y tintura.

¿Cuáles son sus efectos secundarios?

Médicos, investigadores y profesionales de la salud han detectado muy pocos efectos adversos en quienes toman *Ginkgo biloba*. Un porcentaje muy pequeño (menos del 1% de ellos) ha declarado haber tenido ligeras molestias digestivas.

Entre otras pequeñas molestias se encuentran los dolores de cabeza y los mareos. He tenido muy pocos pacientes que se quejaran de tales problemas, y en esos pocos casos las molestias desaparecieron al disminuir la dosis.

Sin embargo, deseo hacer una advertencia: si se está tomando un fármaco anticoagulante, como, por ejemplo, la aspirina o la coumadina, hay que consultar con el médico la conveniencia de tomar *Ginkgo biloba*. Esos fármacos, al igual que la planta del gingko, tienen un efecto fluidificante, por lo que las dosis acumuladas pueden exceder las necesidades del paciente. El médico puede valorar cómo responde la sangre por medio de analíticas, tomando muestras de sangre y mandándolas analizar al laboratorio.

GINKGO BILOBA
El médico naturista lo recomienda para...

✤ Depresión

Ginkgo biloba es un antidepresivo natural eficaz cuando la depresión está relacionada con una mala circulación sanguínea en el cerebro. Cuando ésta mejora, los nutrientes y el oxígeno llegan de manera natural a las células cerebrales y a las extremidades.

El ginkgo también mejora la actividad de los neurotransmisores, los mensajeros químicos del cerebro. Una prueba clínica realizada con pacientes ancianos que tomaron 240 mg diarios de extracto de ginkgo mostró al cabo de tan sólo cuatro semanas una significativa mejoría en su estado de ánimo. A las ocho semanas de tomar la misma concentración del extracto, los resultados fueron incluso más notables.

✤ Derrame cerebral

El ginkgo es eficaz tanto como tratamiento inmediato después de una hemiplejía o derrame cerebral como durante los meses o años que dure la recuperación del mismo. Una premisa clave para prevenir una hemiplejia es mantener la sangre fluida. Una vez más, el objetivo es mejorar la circulación sanguínea a fin de que llegue suficiente sangre al cerebro. Nuevos estudios han demostrado también que los antioxidantes tomados en dosis terapéuticas pueden constituir un tratamiento importante en el caso de los derrames cerebrales. Como ya he advertido, *Ginkgo biloba* aporta, además, al organismo una actividad antioxidante.

Muchos médicos seguidores de la medicina holística (tratar al paciente en su totalidad, y no sólo un problema específico en su organismo) suelen aconsejar a sus pacientes susceptibles de sufrir un derrame que tomen *Ginkgo biloba*. Entre las personas que necesitan atención especial se encuentran aquellas con un historial personal o familiar de hipertensión arterial, aterosclerosis, y diabetes, especialmente si son fumadoras o han sufrido ya un derrame cerebral. Hay que recordar esto: muchos médicos recetan anticoagulantes farmacológicos después de sufrir un derrame, por tanto, en el caso de estar tomado esos medicamentos, hay que advertir al médico de ello y, además, hacerse un análisis de sangre antes de empezar a tomar *Ginkgo biloba*.

❧ Efectos de la radiación

En 1986, tras el accidente nuclear de Chernóbil, los científicos rusos ensayaron gran variedad de tratamientos para ayudar a los trabajadores y residentes de la planta nuclear que sufrieron las radiaciones. Descubrieron que el ginkgo ayudaba a combatir los efectos de la radiación y que era una sustancia muy potente para luchar contra el daño de los radicales libres en las células, aportando los mismos beneficios antioxidantes que protegen a las células corporales normales de los efectos del envejecimiento rápido.

❧ Enfermedad de Alzheimer

Ginkgo biloba ha demostrado su eficacia en los casos de senilidad y también de Alzheimer. El gobierno alemán ha autorizado su uso para combatir esta enfermedad. Aunque no existe un tratamiento curativo, el ginkgo ha demostrado que puede demorar el deterioro mental, que en ocasiones es muy rápido en las primeras fases de esta enfermedad.

En un estudio realizado en 1994 con 40 pacientes que se encontraban en la primera fase de Alzheimer se demostró que una dosis diaria de 240 mg de extracto de ginkgo durante 3 meses producía una mejoría apreciable en la memoria, la atención y el humor del paciente.

La mayoría de los pacientes que veo no sufren Alzheimer, pero sí experimentan un deterioro general de la memoria reciente y de la capacidad de concentración. El gingko se encuentra a la cabeza de los suplementos sanos y efectivos que receto. Además, no es demasiado caro: de unos 10 a 15 euros al mes, atendiendo a la dosis que suelo recomendar; por tanto, de tomarlo regularmente, no constituye un gran dispendio.

❧ Enfermedades de tipo circulatorio

Ginkgo biloba es uno de los mejores tratamientos del mundo para mejorar la circulación sanguínea en manos y pies. Por esta razón es un tratamiento muy eficaz en el caso de la dolencia de claudicación intermitente.

Las personas que sufren esta afección –que en realidad es un problema circulatorio–, experimentan fuertes dolores y calambres en las piernas, especialmente al caminar. Esta dolencia es especialmente común en las personas mayores. Existen muchos estudios clínicos que demuestran la eficacia de *Ginkgo biloba* para paliar esta enfermedad en un período de tres a seis meses siempre que se tome una dosis diaria de 120 a 160 mg.

Se ha demostrado, asimismo, que el ginkgo mejora el estado de salud de aquellos que sufren la enfermedad de Raynaud, una dolencia en la que con tan sólo buscar algo en la nevera o salir a la calle en un día frío las manos y los pies se ponen de color azul de manera instantánea (por alguna razón que se desconoce, las mujeres son más proclives a ello que los hombres). Una vez más, el problema es circulatorio. Con frecuencia aconsejo tomar ginkgo a los pacientes que sufren de manos y pies fríos y suelen tener muy buenos resultados.

Finalmente, cabe señalar que los diabéticos son especialmente propensos a tener mala circulación sanguínea en las extremidades. El tratamiento complementario con *Ginkgo biloba* es realmente eficaz.

Hipertensión arterial

El ginkgo es una de las principales plantas que receto a mis pacientes con hipertensión arterial. Esta planta relaja las arterias, lo cual lleva a reducir la presión en los vasos sanguíneos. La dosis estándar es de 120 a 180 mg al día.

Impotencia sexual

La impotencia sexual aparece en la mayoría de los casos a consecuencia de una mala circulación en los tejidos eréctiles. En vez de aconsejar tomar Viagra a mis pacientes, suelo comenzar por recetar *Ginkgo biloba* (y en ocasiones también ginseng). El ginkgo da muy buenos resultados, es mucho menos caro y no tiene efectos secundarios.

Pérdida de memoria

Aunque no recordemos las cosas tan bien como solíamos hacerlo, ser consciente de haber perdido memoria no significa la llegada del Alzheimer ni tampoco senilidad. La pérdida de memoria es algo bastante común y comprensible, habida cuenta de que perdemos algo de memoria a medida que envejecemos y también de que somos susceptibles a las distracciones.

La llamada «insuficiencia vascular cerebral» se refiere normalmente a un deficiente flujo sanguíneo en el cerebro. A menudo este problema se acentúa con la edad, ya que poco a poco las personas van sufriendo aterosclerosis o endurecimiento de las arterias, lo cual afecta al correcto flujo sanguíneo. En términos sencillos, cuando el cerebro no está bien oxigenado, cuando no cuenta con un buen riego sanguíneo, somos más propensos a perder la memoria. (La depresión, como se ha dicho anteriormente, también puede estar relacionada con una mala circulación sanguínea). Teniendo en cuenta la capacidad de *Ginkgo biloba* para mejorar la circulación su utilización está muy indicada. Cuando las células cerebrales reciben más oxígeno y el azúcar en sangre necesario para funcionar debidamente, la memoria mejora. Los estudios clínicos señalan y confirman el cambio significativo que se produce en tan sólo de 8 a 12 semanas. El extracto de ginkgo ha demostrado mejorar la función cognitiva de las personas mayores con problemas de memoria relacionados con la edad, así como en adultos sanos de mediana edad.

Síndrome de Raynaud

Se sabe que el extracto de *Ginkgo biloba* reduce la frecuencia de los dolorosos ataques que suelen acompañar a esta dolencia.

Síndrome premenstrual

El ginkgo también es eficaz para tratar los dolores y sensibilidad en los senos que sienten algunas mujeres en los días previos a la menstruación. Me sorprendió saber que esos síntomas típicos del síndrome premenstrual respondían bien, es decir, se reducían, con la planta. Los estudios realizados han demostrado que también es efectivo para aliviar las molestias en las mamas y la retención de líquidos.

Trastorno de déficit de atención

No he visto ningún estudio acerca del ginkgo y el trastorno de déficit de atención, pero sí he oído a padres afirmar que esta planta ayuda a sus hijos a concentrarse y a memorizar las tareas del colegio. Se trata de niños con problemas de memoria y concentración, *no* de niños hiperactivos.

❧ Vértigo

Existen pruebas clínicas que demuestran que el ginkgo mejora los síntomas de vértigo y de pérdida de equilibrio.

❧ Vista

El ginkgo es también eficaz para prevenir y tratar la degeneración macular y la retinopatía diabética. Ambas dolencias, de no ser tratadas a tiempo, pueden desencadenar la ceguera. La degeneración macular, un trastorno ocular que destruye lentamente la visión central, está a veces asociada a la edad. La retinopatía diabética es una enfermedad grave que acaba en ceguera.

El ginkgo ha demostrado ser eficaz para tratar ambas dolencias. Personalmente, lo recomiendo, además, como parte de un tratamiento natural de las cataratas.

❧ Tinnitus (zumbidos en los oídos)

Se han hecho diversos estudios para comprobar la efectividad de la planta en el tinnitus, una dolencia en la que se sienten ruidos o zumbidos en los oídos, y los resultados han sido algo confusos. Creo que vale la pena dirimir si el tinnitus es consecuencia de una mala circulación sanguínea. A veces, esta dolencia se asocia al hecho de que el oído interno no esté suficientemente irrigado. En otras ocasiones, el tinnitus se debe a una exposición excesiva al ruido, y tanto en un caso como en el otro *Ginkgo biloba* no sirve de gran ayuda.

El ginkgo puede ser eficaz cuando se sufre una pérdida de audición aguda producida por cambios de presión o por un trauma provocado por el ruido. Aun en el caso de no conocer qué factores han contribuido a la pérdida de audición, tomar *Ginkgo biloba* puede producir efectos positivos.

GINSENG

—Llevo unos dos meses tomando ginseng. ¿No debería tener ya más energía?

Will, un electricista que solía trabajar muchas horas y sin horario fijo, había estado tomando ginseng de manera regular, un frasquito que su mujer había comprado en la farmacia. Ambos habían leído que el ginseng proporciona mucha energía, y Will estaba esperando ver algún resultado.

—Pues depende de varias cosas –le respondí–. Tendríamos que saber a qué se debe su falta de energía, pero también necesitaría conocer qué tipo de ginseng está tomando y la calidad del mismo.

Will había traído el frasco, le eché un vistazo a la etiqueta, la aparté y me centré en su historial. Le pedí también un análisis de sangre.

Más tarde, volví al tema del ginseng.

—Apostaría cualquier cosa a que se siente usted más irritable e intranquilo desde que está tomando el ginseng de ese frasco –le dije.

—¡Es verdad! –Will parecía muy sorprendido–. ¿Cómo lo sabe?

—Ha estado tomando ginseng chino, el llamado ginseng *Panax*. Este tipo de ginseng es muy estimulante y proporciona calor. Me ha comentado que tiene calor y suda con facilidad. Este ginseng no se adecúa a su constitución física, no es compatible con su organismo; le aporta demasiado calor y estímulo, y era de esperar que le agravara los síntomas.

Como la mayoría de las personas que compran el ginseng en cualquier tienda o supermercado, la esposa de Will no tenía ni idea de que hay diferentes tipos de ginseng, y, claro está, tampoco sabía cuál sería el mejor para su marido.

Brevemente, les indiqué las características de cada uno de los tipos de ginseng más comunes: el chino, el siberiano y el americano.

—Le habría ido mucho mejor el ginseng siberiano o el americano que el chino –le dije–. Físicamente, su constitución es activa y caliente, por lo que le aconsejo tomar el ginseng americano.

Dos semanas después, Will me dijo que el cambio había sido provechoso, que había notado una clara mejoría en lo tocante a la energía que sentía.

Le aconsejé que mantuviera la dosis regular hasta que el ginseng le hiciera el efecto deseado: mejorar su nivel de energía y disminuir el estrés que le producía su trabajo. Y así lo hizo.

Unas raíces óptimas para deportistas

Se pueden utilizar los tres tipos de ginseng para mejorar el rendimiento deportivo, pero, según las pruebas clínicas, los mejores resultados se consiguen con los de tipo siberiano y chino.

El ginseng chino incrementa la resistencia física y contribuye a acelerar la recuperación tras las sesiones deportivas. Un estudio de doble ciego, controlado con placebo, de 20 semanas de duración, y realizado con un grupo de atletas masculinos que tomaban una dosis de extracto normalizado de ginseng chino de 200 mg, mostró que esta planta aumentó de manera significativa el rendimiento de esos deportistas.

En otro estudio, éste sobre el ginseng siberiano, se administró la planta o un placebo a 12 atletas masculinos. Aquellos que tomaron ginseng siberiano experimentaron un aumento del 23,3 % de la duración del ejercicio y de la resistencia, frente al 7,5 % de los que tomaron el placebo. Los deportistas que toman ginseng siberiano generalmente comprueban una mejoría de su rendimiento y una recuperación más rápida tras los ejercicios y competiciones.

Animarse con ginseng

El ginseng tiene la muy merecida fama de lidiar bien con la fatiga y el estrés, ambos problemas de salud universales. El caso de Will es una situación muy típica de lo que sucede a las personas que no saben qué tipo de ginseng elegir.

Todas las variedades de esta planta tienen lo que llamamos adaptógenos, unas sustancias naturales que fundamentalmente ayudan al organismo a adaptarse a los cambios de su entorno y a resistir los efectos del estrés. El término lo acuñaron dos científicos rusos para describir los efectos del ginseng chino y del ginseng siberiano, emparentado con él. A continuación veremos cómo esos adaptógenos ayudan al organismo a enfrentarse al estrés y a producir más energía, y cada uno a su manera.

❧ Ginseng chino *(Panax ginseng)*

El término ginseng deriva del chino y significa «raíz humana», al ser la raíz de esta planta un remedio natural conocido y empleado en toda China y el Sudeste asiático. El «patriarca» de todos los ginsengs y quizás la planta más conocida del planeta es *Panax ginseng*. Existen dos tipos de esta variedad: el blanco y el rojo. El ginseng blanco es la raíz seca, más fría y menos estimulante que el ginseng rojo, el cual está cocido y curado (secado al fuego o al sol). Estos tipos de *Panax* reciben muchos nombres, entre ellos los de ginseng asiático, ginseng coreano, ginseng rojo y *ren-shen*.

La palabra *Panax* proviene del griego y luego del latín, y significa «panacea», un nombre muy apropiado, pues este tipo de ginseng es muy venerado por los chinos, que lo consideran un remedio para la salud extraordinariamente eficaz. La variedad *Panax* solía crecer silvestre en China, Japón, Corea y en el este de Rusia; ahora se cultiva en Asia, Estados Unidos y Canadá para su uso comercial.

Los fitoterapeutas chinos aseguran que la raíz de la planta silvestre es más potente que la cultivada, pero hoy en día el ginseng silvestre es tan excepcional que uno tendría que viajar hasta China o Corea a la busca de la raíz silvestre, y seguramente acabaría pagando cientos de dólares en un intento de comprar la auténtica planta. Según mi propia experiencia, las variedades de ginseng que se comercializan funcionan bastante bien, siempre que su elaboración haya sido la adecuada.

En la medicina tradicional china, *Panax ginseng* se usa desde hace más de 5.000 años. Los ancianos lo utilizaban como un tónico rejuvenecedor. Entre sus efectos «tónicos» se encuentran un mejor funcionamiento sexual, un aumento de la energía y la vitalidad, una más rápida recuperación tras una enfermedad e incluso una ralentización del proceso de vejez.

Y en un pasado no muy lejano, los naturistas chinos no llegaban a recetar ginseng a los jóvenes, sino que aconsejaban reservar este potente medicamento natural para los ancianos. Sin embargo, hoy en día los fitoterapeutas chinos recetan *Panax ginseng* a cualquier persona que haya sufrido un estado de choque o un colapso, que tenga palpitaciones, insomnio o mala memoria. También lo usan quien tiene asma, quien padece malas digestiones y para combatir la diabetes. (Si bien puede ser eficaz tanto en la diabetes tipo I como en la tipo II, yo la aconsejo especialmente para esta última).

No se sabe a ciencia cierta el mecanismo de actuación del ginseng chino. Los estudios que se han llevado a cabo con animales y humanos han demostrado que fortalece y sustenta la función de las glándulas adrenales, a las que con frecuencia se denomina glándulas del estrés, puesto que producen las hormonas del estrés que permiten al organismo responder a situaciones de estrés, peligro o amenaza.

Panax ginseng tiene un efecto equilibrante en las hormonas del estrés, y ello mejora la capacidad celular de «quemar» oxígeno como si fuera un combustible, lo que aumenta la energía y el funcionamiento físico. A ello hay sumarle que contribuye a que los músculos usen glucoceno, que es la «despensa» del azúcar en sangre o glucosa.

Se considera que los ginsenósidos son los componentes responsables de los efectos terapéuticos del ginseng chino. De estas sustancias, las más estudiadas han sido los ginsenósidos Rg_1 Y Rb_1. El primero ha demostrado que estimula el cerebro y la actividad del sistema nervioso central, permitiendo al organismo una mayor energía y comportamiento intelectual. El Rb_1 ayuda a relajar la actividad cerebral y a reducir la presión arterial. Así pues, estos dos componentes representan las dos caras de las propiedades «adaptógenas» del ginseng asiático.

Existen otros ginsenósidos, que al igual que los poliacetilenos y los polisacáridos, activan el sistema inmunológico y también inducen la actividad anticancerígena. Sin lugar a dudas, el ginseng cuenta con otros principios activos que están por descubrir.

En la actualidad se suele recomendar el ginseng chino para combatir la fatiga, mejorar el sistema inmunológico, aumentar el estado de alerta y tratar las enfermedades cardiovasculares y la diabetes. También es eficaz como tónico para mejorar la función sexual y el rendimiento deportivo, y como «calmante» para aliviar el estrés. La medicina holística lo recomienda también para reducir el nivel de colesterol, respaldar al sistema inmunológico cuando se están recibiendo quimioterapia y radioterapia, y para controlar la ansiedad y la depresión.

Aunque hay más de 400 estudios publicados sobre el ginseng chino, gran parte del trabajo experimental se ha realizado con ratas de laboratorio; sin embargo, los investigadores están empezando a llevar a cabo más estudios con seres humanos.

Ginseng siberiano *(Eleutherococcus senticosus)*

Cuando se supo que los atletas olímpicos rusos tomaban suplementos a base de ginseng siberiano para mejorar su resistencia y recuperarse con más rapidez de sus entrenamientos, muchos atletas de otros países tomaron buena nota de ello. Este tipo de ginseng o eleuthero, como se le denomina a veces, no es precisamente una novedad. El pueblo siberiano lo usa desde hace muchos años para mejorar su calidad de vida y protegerse de las infecciones.

Si bien no se trata de la misma especie que el ginseng chino, es también conocido en muchos de los países donde se utiliza *Panax,* países como Corea del Norte y Japón. En China se ha usado durante más de 2.000 años como tónico para aumentar la energía y la vitalidad, así como preventivo de infecciones del sistema respiratorio, resfriados y gripes.

El médico ruso I. I. Brekhman, el investigador que acuñó el término «adaptógeno», llevó a cabo numerosos estudios sobre los efectos medicinales del ginseng siberiano, estudios paralelos a sus investigaciones de *Panax,* durante las décadas de 1940 y 1950. Brekhman mostró un gran interés en el eleuthero porque vio que sus propiedades eran similares a las de *Panax,* si bien la variedad siberiana es más económica a la hora de cultivarla para uso comercial. La investigación del ginseng siberiano continuó durante los 30 años siguientes.

El eleuthero parece ser un perfecto adaptógeno. Además de ser el suplemento favorito de muchos deportistas, también los cosmonautas rusos lo emplearon para adaptarse mejor al nuevo entorno, así como muchos otros trabajadores rusos que supieron apreciar sus cualidades energizantes. Un dato curioso es que tras el accidente nuclear de Chernóbil se administró ginseng siberiano a muchos de los rusos que se encontraban dentro de la zona afectada para contrarrestar los efectos de la radiación.

Existen más de 1.000 estudios de *Eleutherococcus,* la mayoría de los cuales se han realizado en Rusia. Según parece, al igual que el ginseng *Panax,* el ginseng siberiano refuerza la función de las glándulas adrenales y el uso de oxígeno por parte de las células. Brekhman y otros investigadores han identificado propiedades similares en los tipos de ginseng chino y siberiano, pero los principios activos del ginseng siberiano son completamente diferentes a los de la planta china. Se ha dedicado especial atención a un grupo de saponinos del ginseng siberiano llamados eleuterósidos.

Existen muchos tipos de eleuterósidos, pero los de los tipos B y E son los que han recibido más atención. El ginseng siberiano contiene también polisacáridos que, según se cree, refuerzan el sistema inmunológico.

Una de las cosas buenas del ginseng siberiano es que tiene una temperatura neutra, es decir, que tomarlo no hace necesariamente que uno se caliente o se enfríe. En general, parece ser muy bien tolerado y puede tomarse durante bastante tiempo.

🌿 Ginseng americano *(Panax quinquefolius)*

A diferencia del ginseng siberiano, que tiene una temperatura neutra, y del chino, que es caliente y más estimulante, lo que se conoce como ginseng americano es una planta refrescante.

Panax quinquefolius, que así se denominan el género y la especie del ginseng americano, significa «*Panax* de cinco hojas». Originario de Norteamérica, crece silvestre en los bosques del norte y centro de Estados Unidos y también en algunas zonas de Canadá. Se cultiva para su uso comercial en EE.UU., China y Francia. Los indios iroqueses y cherokees daban a este ginseng multitud de usos medicinales: lo tomaban para bajar la fiebre, mejorar las digestiones, curar heridas y aliviar los problemas menstruales. También lo utilizaban para aliviar la insuficiencia respiratoria.

El ginseng americano llegó a China en el siglo XVIII, y allí llegó a ser una raíz muy estimada dentro de la vasta guía de plantas medicinales chinas. En la actualidad, el ginseng americano sigue viajando de EE.UU. a China, aunque ya se cultiva algo en el Sudeste asiático. A pesar de constituir un floreciente negocio de exportación, hasta hace poco no se han reconocido sus virtudes curativas en su país de origen.

Los médicos chinos valoran esta planta porque es más refrescante que el ginseng chino y puede aplicarse a más dolencias. En China, durante el tiempo caluroso del verano, los médicos lo recetan de manera habitual como tónico refrescante.

A pesar de las diferencias existentes entre el ginseng chino y el americano, existen en ellos algunas similitudes sorprendentes. Su aspecto es muy similar, aunque la raíz americana es algo menor que la china. Ambos necesitan madurar durante unos cuatro años antes de la recolección (el ginseng chino es mejor entre los cuatro y los seis años de vida).

El ginseng americano y el chino contienen unos principios activos similares, los llamados ginsenósidos, que refuerzan la función de las glándulas adrenales. Sin embargo, tienen proporciones y tipos de ginsenósidos diferentes. El ginseng americano contiene una mayor cantidad del grupo Rb_1, mucho menos estimulante que los Rg_1 del ginseng chino. Se cree que los ginsenósidos Rb_1 del ginseng americano proporcionan efectos relajantes, antiinflamatorios, antifatiga, antipiréticos, reductores de la presión arterial, calmantes y digestivos.

Cuando receto una u otra planta a mis pacientes, a menudo lo hago para tratar problemas de salud similares, pues ambos tipos disminuyen los efectos del estrés y contribuyen a reforzar el sistema inmunológico, pero debido a su mayor contenido en ginsenósidos Rb_1, se considera que el ginseng americano es más adecuado para tratar problemas digestivos, especialmente las úlceras. También es mucho mejor para las personas que sienten calor con gran facilidad y se ponen tensas pero no llegan a sentirse exhaustas. Por el contrario, el ginseng chino es mejor para la gente que suele sentir frío, debilidad y agotamiento.

El ginseng siberiano queda más o menos en medio de los otros dos tipos, como si su temperatura estuviera a medio camino entre los dos. El ginseng siberiano es para las personas que, aun estando bastante sanas, necesitan una ayuda extra para combatir los efectos del estrés, como, por ejemplo, los deportistas.

Dosis

~ Ginseng chino

Aconsejo utilizar un producto normalizado con un porcentaje de ginsenósidos de entre un 4 y un 7%. La dosis será de 100 mg de dos a tres veces al día.

Es muy importante comprobar la etiqueta del producto que se adquiera. En la etiqueta del extracto normalizado constará *Panax ginseng* C.A. Meyer. Se refiere a un tipo específico de ginseng chino, el que se utiliza en la mayoría de los estudios clínicos. Su nombre se debe a C. A. Meyer, quien se lo dio en 1843 para diferenciarlo de otros tipos de ginseng originarios de China y Norteamérica.

En el caso de no encontrar la versión normalizada, aconsejo consultar a un buen fitoterapeuta chino para que éste dé su beneplácito a la calidad del producto e indique la dosis adecuada. *Panax ginseng,* al igual que otros ginseng, se suele tomar durante tres semanas seguidas. Hay fitoterapeutas que aconsejan descansar de cuatro a ocho semanas antes de reiniciar el tratamiento.

~ Ginseng siberiano

En gran parte de los estudios en los que el ginseng ha demostrado su efectividad, los pacientes tomaban de 8 a 10 ml de un extracto en alcohol de dos a tres veces al día.

Personalmente, he obtenido buenos resultados con un extracto normalizado en cápsulas con un contenido del 0,4% de eleuterósidos en dosis de 300 mg tomadas tres veces al día. En tratamientos de larga duración, prescribo a mis pacientes el ginseng siberiano durante cuatro semanas y les digo que descansen una. Este ciclo puede repetirse tantas veces como sea necesario, siempre que se sigan obteniendo beneficios.

❧ Ginseng americano

No existe una dosis estándar que haya sido recomendada por investigadores o fitoterapeutas. Según mi experiencia, la dosis más efectiva es de 1.000 a 2.000 mg al día en cápsulas, o de 30 a 60 gotas de tintura (de 1 a 2 ml), de dos a tres veces diarias.

¿Cuáles son sus efectos secundarios?

❧ Ginseng chino

Si se toma una dosis excesiva de ginseng chino, pueden experimentarse síntomas de ansiedad e insomnio, según he podido comprobar en mis pacientes. También hay que tener cuidado con esta planta si se tiene hipertensión arterial.

Las embarazadas no deben tomar ginseng chino a menos que sea bajo el control de un profesional de medicina china. (A veces esta planta puede ser beneficiosa durante el embarazo, pero siempre tiene que tomarse bajo prescripción facultativa).

Mientras se está tomando ginseng chino aconsejo mantenerse alejado de otros estimulantes, como, por ejemplo, la cafeína.

Las mujeres con reglas abundantes o síntoma de mama fibroquística no deben tomar este tipo de ginseng si no es bajo consejo médico.

Antes de acostarse es mejor no tomar *Panax ginseng*.

❧ Ginseng siberiano

Con el ginseng siberiano es muy raro experimentar efectos secundarios, aunque yo he tenido pacientes que han tenido problemas de sueño cuando lo han tomando justo antes de irse a la cama.

La Comisión E alemana (una comisión gubernamental en Alemania que determina si las hierbas son inocuas y eficaces) ha dicho que las personas con la hipertensión arterial no deben tomar esta planta. (Personalmente no estoy de acuerdo, ya que hay estudios que demuestran que el ginseng siberiano puede reducir la tensión arterial).

Por lo general, aconsejo tener cuidado y no tomar ginseng siberiano antes de ir a la cama, y también evitar su ingesta durante el embarazo.

⁌ Ginseng americano

En el ginseng americano los efectos secundarios son poco frecuentes. Al igual que con los otros ginseng, las personas sensibles pueden sentir demasiada estimulación y requerir una dosis inferior, por ello aconsejo no tomarlo antes de acostarse.

Al menos en un estudio se ha demostrado que el ginseng americano reduce los niveles de azúcar en sangre, y los autores de ese estudio determinan que se debe tomar con las comidas. Esto es especialmente importante para los diabéticos, aunque si se sufre diabetes hay que consultarlo con el médico antes de tomar esta planta.

GINSENG
El médico naturista lo recomienda para...

⁌ Asma

El ginseng americano es una planta que tonifica los pulmones y es eficaz para las personas que sufren asma y alergias. Lo más aconsejable es utilizarlo bajo la supervisión de un profesional de la salud.

⁌ Cáncer

El ginseng puede tener efectos protectores contra el cáncer. En un estudio coreano se descubrió que las personas que tomaban *Panax ginseng* reducían aproximadamente a la mitad el riesgo de contraer un cáncer en comparación con el grupo de control que no lo tomaba. También se supo que los efectos preventivos del ginseng parecían aplicarse a todo tipo de cánceres y no a uno determinado.

Las investigaciones llevadas a cabo en un tipo de ginsenósidos mostraron que este componente del ginseng tenía un efecto supresor en el crecimiento de las células de cáncer de próstata.

Un estudio chino indica que el ginseng mejora el índice de supervivencia y la calidad de vida de las pacientes con cáncer de mama. Publicado en el *American Journal of Epidemiology*, este estudio de población realizado en 1.455 pacientes de Shanghai con ese tipo de cáncer demostró que las personas que tomaron ginseng (con un promedio de 1,3 g de raíz) antes o después de haber sido diagnosticadas experimentaron mejoría. Todas las mujeres de este estudio recibieron al menos uno de los tipos de tratamientos convencionales que se aplican para el cáncer de mama, es decir, quimioterapia o radioterapia. Los investigadores comprobaron que las pacientes que habían tomado ginseng de manera regular antes del diagnóstico tenían un índice de supervivencia global mayor que las que no lo tomaron (88,6% frente al 80%), y un índice de superación de la enfermedad (83,8% frente al 77,4%). La calidad de vida mejoró también en las pacientes que empezaron a tomar ginseng tras el diagnóstico.

En otro estudio se valoraron los efectos del ginseng americano y de los estrógenos en las células del cáncer de mama. Se comprobó que los estrógenos alargaron la fase de aumento en la formación de células cancerígenas, mientras que el ginseng americano acortó la fase de aumento y no produjo efectos adversos en las células del cáncer de mama.

En los centros oncológicos rusos y alemanes se utiliza habitualmente el ginseng siberiano para reducir los efectos secundarios de la quimioterapia y radioterapia y mejorar el funcionamiento del sistema inmunológico. En un hospital ruso se estudiaron los efectos del ginseng siberiano en 80 mujeres que habían recibido quimioterapia y radioterapia para tratarse de cáncer de mama. La mitad de ellas tomó ginseng siberiano, mientras que la otra mitad no recibió tratamiento adicional alguno. Las mujeres que tomaron el ginseng siberiano manifestaron una notable reducción de los efectos secundarios.

Los fitoterapeutas con frecuencia manifiestan los beneficios que experimentan las personas que, siguiendo un tratamiento de quimioterapia, también toman ginseng siberiano. Según parece, el ginseng ayuda a normalizar el índice de leucocitos en el organismo.

Son necesarios más estudios en este campo; sin embargo, debería considerarse como un tratamiento complementario del cáncer y una gran ayuda protectora para quienes siguen tratamientos de quimio y radioterapia.

Diabetes

A principios del año 2000, en un estudio realizado por la universidad de Toronto, se descubrió que el ginseng americano reducía los niveles de azúcar en sangre de los enfermos de diabetes tipo II. Asimismo, se supo que el ginseng reducía notablemente el nivel de azúcar en sangre cuando los pacientes lo tomaban 40 minutos antes de que se les administrara una inyección de insulina, pero no cuando lo tomaban a la par que la inyección.

En un estudio de doble ciego controlado con placebo, se trató a 36 pacientes diabéticos –de tipo II– durante ocho semanas con *Panax ginseng* (de 100 a 200 mg) o con placebo. Los investigadores comprobaron que 200 mg diarios disminuyeron el nivel de glucosa en sangre en ayunas y también la prueba de hemoglobina A1c (HbA1c), que determina el nivel de glucosa de los pacientes con diabetes tipo II.

En el caso de tener diabetes y el médico que la trata está de acuerdo, aconsejo tomar ginseng 40 minutos antes de las comidas.

Estrés
Los diferentes tipos de ginseng son, sin lugar a dudas, las plantas más apropiadas para combatir los efectos del estrés. Además, son muy importantes, por supuesto, el ejercicio físico y la nutrición, y se sabe que también la oración es una buena manera de combatirlo. El ginseng, unido a estas otras medidas, permite ser más proactivo al reducir los efectos del estrés en el organismo.

Falta de libido
No conozco ningún estudio acerca de la falta de deseo sexual, pero mis pacientes me han comentado que han obtenido algunos beneficios, en especial del ginseng chino y del siberiano. El tipo de ginseng chino puede servir de ayuda tanto a hombres como a mujeres; el ginseng siberiano, en mi opinión, está más indicado para los hombres.

Se sabe que plantas como el ginseng y el tribulus (abrojo o tríbulo) están especialmente indicadas para tratar la falta de apetito sexual, y personalmente recomiendo ambas antes de recurrir al tratamiento de sustitución hormonal.

El ginseng chino puede resultar demasiado estimulante en el caso de hombres jóvenes. El pueblo chino, especialmente familiarizado con los tratamientos naturales, muestra un gran respeto por el ginseng chino por su capacidad de mejorar la libido y el comportamiento sexual, especialmente en los hombres de edad avanzada.

✣ Fatiga

Tradicionalmente, como ya he mencionado, el ginseng chino se utilizaba para combatir la fatiga y restablecer la vitalidad de personas que sufrían fatiga crónica, especialmente de las personas mayores. Diversos estudios han demostrado que los distintos tipos de ginseng contribuyen a mejorar la fatiga, supuestamente por su efecto beneficioso en las glándulas adrenales. Cuando estas glándulas funcionan de manera más eficaz, el organismo usa y almacena mejor el oxígeno, siendo el resultado un aumento de energía.

He podido saber que el ginseng ayuda a recuperar la energía, aunque no de manera inmediata. En personas con fatiga crónica, el proceso de recuperación puede tardar varias semanas en aparecer, si bien, como el ginseng fortalece las glándulas adrenales, estos pacientes son menos proclives a tener recaídas.

✣ Infartos

En una prueba clínica llevada a cabo en China, los médicos estudiaron los efectos del ginseng chino en las funciones cardíacas. Seleccionaron a 45 pacientes que habían sufrido infartos y administraron a un primer grupo el fármaco llamado digoxina; a un segundo grupo, ginseng chino; y al tercero, ginseng chino y digoxina. Ninguno de los grupos sabían, claro está, qué tratamiento estaba recibiendo.

Los resultados más significativos se dieron en el segundo y tercer grupo. La combinación de dioxina y ginseng chino fue la que consiguió mejores resultados. Los autores de este estudio afirmaron que esta combinación de fármaco y planta era segura y efectiva.

✣ Problemas de memoria

Se han hecho unos cuantos estudios en seres humanos que demuestran que el ginseng siberiano y el ginseng chino mejoran la función mental, memoria y concentración incluidas. Hoy en día se ha admitido ya que un nivel alto y continuo de la hormona del estrés, el cortisol, destruye las células cerebrales y puede ocasionar problemas de memoria, siendo también posible que ese estrés adicional contribuya a desarrollar la enfermedad de Alzheimer.

Es muy posible que el ginseng, con su efecto reductor y equilibrador de la hormona del estrés, contribuya también a mejorar la función mental.

Tal vez los buenos resultados sobre la memoria y la concentración se deban a una mejor circulación sanguínea y oxigenación del cerebro, otros efectos beneficiosos del ginseng.

∽ Problemas del sistema inmunológico

Investigadores alemanes han demostrado que el ginseng siberiano incrementa la función inmunitaria, en especial la actividad de los linfocitos, tipos de leucocitos que combaten las infecciones del organismo. Se ha sabido que también el ginseng chino mejora la función del sistema inmunológico.

∽ Proceso de envejecimiento

No existe nada, claro está, que detenga el envejecimiento, y tampoco éste es un «problema de salud», como la artritis o la diabetes. Sin embargo, existen ciertas plantas que tienen unas cualidades adaptógenas y pueden muy bien catalogarse como «plantas antienvejecimiento», y dos tipos de ginseng están entre las mejores de ellas.

Hay estudios que demuestran que el ginseng siberiano y *Panax ginseng* equilibran las hormonas del estrés. Cuando es prolongado, el alto nivel de hormonas como el cortisol ha demostrado acelerar el proceso de envejecimiento, como sucede con el déficit de la hormona DHEA. Equilibrar esas hormonas con ginseng es una manera segura de reducir el envejecimiento.

Por otra parte, se ha comprobado que los tres tipos de ginseng tienen una buena actividad antioxidante, lo que según se cree ralentiza el envejecimiento de las células. (Los ginsenósidos del ginseng americano y del ginseng chino son especialmente eficaces).

Esta planta ha demostrado por sí sola que ayuda a restablecer la vitalidad. Esta cualidad es, obviamente, una sensación subjetiva difícil de cuantificar con pruebas clínicas, pero en las pruebas realizadas, las personas que tomaron ginseng (sin saber que lo tomaban) manifestaron sentir más vitalidad y energía que quienes tomaron un placebo. Existen, además, vías para determinar la energía en términos de respuesta física. En un estudio realizado con 49 ancianos, los resultados demostraron que 1.500 mg de *Panax ginseng* (rojo) mejoró la coordinación y el tiempo de reacción, además de incrementarles la energía y la vivacidad.

ᴥ Síntomas de la menopausia

Naturópatas y fitoterapeutas utilizan los tres tipos de ginseng para reducir los síntomas de la menopausia.

ᴥ Toxinas

Se ha sabido que el ginseng siberiano y el chino contribuyen a que el organismo combata mejor las toxinas. También ambos han demostrado proteger de los efectos secundarios de la radioterapia.

GLICEROFOSFOCOLINA ALFA (GPC)

La glicerofosfocolina es un nutriente fascinante derivado de la soja. Este nutriente incrementa el nivel en el organismo de una sustancia estimuladora de las funciones cerebrales llamada fosfatidilcolina y del neurotransmisor acetilcolina. Es también un componente de las membranas celulares que puede contribuir a un mejor funcionamiento de las células nerviosas. La medicina holística fomenta su uso para mejorar la memoria. Los estudios realizados han demostrado su eficacia en pacientes con Alzheimer y demencia, y también para la recuperación de las apoplejías.

Dosis

Mi consejo es tomar 1.200 mg al día repartidos en varias dosis.

¿Cuáles son sus efectos secundarios?

La glicerofosfocolina se tolera bien, aunque hay quien ha experimentado con su uso molestias digestivas o dolor de cabeza.

GLICEROFOSFOCOLINA ALFA (GPC)

El médico naturista la recomienda para...

❧ Apoplejía

Según un estudio italiano, la glicerofosfocolina alfa sirvió de ayuda a un número de personas que había sufrido un ataque de apoplejía o un accidente cerebrovascular de tipo isquémico.

A los participantes se les administró una inyección de GPC alfa durante los 28 primeros días del ensayo, seguida de 400 mg por vía oral, tres veces al día, durante los cinco meses posteriores. La función conductual y la de la memoria mejoraron.

❧ Enfermedad de Alzheimer

Los medicamentos para la enfermedad de Alzheimer se basan en retrasar la evolución de esta desventurada enfermedad o en mejorar sus síntomas. Pero también deben tenerse en cuenta suplementos como la GPC alfa.

Un ensayo clínico aleatorio, doble ciego, controlado y realizado entre diversos centros, trató a personas afectadas de Alzheimer entre leve y moderado con GPC alfa (400 mg administrados tres veces al día) y un placebo durante 180 días. El estudio se efectuó con 261 pacientes de edades comprendidas entre 60 y 80 años. Los investigadores concluyeron que esta sustancia mejoró significativamente las funciones cognitivas de esas personas después de un período de entre 90 y 180 días de haber iniciado el tratamiento.

GLUCOMANÁN

—No puedo comer tanta verdura en una comida, y sé que necesito fibra para que me baje el nivel de azúcar en sangre y el colesterol. ¿Puede darme algún consejo? –me preguntó Brian, un ejecutivo de 48 años con diabetes de tipo II».

—Pues sí, lo que realmente necesita es un tipo de fibra soluble que desacelere la absorción del azúcar y ligue el colesterol. Le voy a hablar del glucomanán...

En la entrada que dedico a la fibra en este libro (*véase* el término *Fibra*) explico que hay dos tipos de fibra. La fibra insoluble, como la que se encuentra en las verduras de hoja verde, no se disuelve en agua y actúa como una especie de escoba que arrastra del colon las sustancias no digeridas, fomentando así el movimiento intestinal. Por otra parte, la fibra soluble, que es la que se halla en el glucomanán, se disuelve en el agua y actúa como una esponja, dilatándose y haciendo que uno se sienta lleno. También aúna el colesterol, así que no se absorbe a partir de los alimentos, y reduce el índice de absorción en el sistema digestivo.

El glucomanán es un tipo de fibra soluble procedente de la raíz de una planta asiática llamada *konjac*. En el *American Journal of Clinical Nutrition* se publicó un análisis de esta planta realizado a partir de 14 estudios en el que se demostraba su efectividad para combatir el exceso de grasa en sangre, el nivel alto de glucosa, el excesivo peso corporal y la presión sanguínea alta.

Dosis

Para perder peso, la dosis común en un adulto es de 1g de glucomanán, que debe tomarse de 30 minutos a una hora antes de cada comida. En el caso de la diabetes de tipo II y del colesterol alto, las dosis van de 4 a 10 g antes de las comidas o bien con ellas. Hay que tomarlo con un vaso de agua, y puede tomarse en polvo –disuelto en agua– o bien en cápsulas. Una cuarta parte de una cucharadita de glucomanán en polvo equivale a 1g.

¿Cuáles son sus efectos secundarios?

Dado que el glucomanán aumenta en contacto con el agua, no se debe tomar en pastillas, pues éstas podrían hincharse en la garganta y provocar ahogamiento. Las personas propensas a flatulencias o gases deben iniciar el tratamiento con unos 500 mg al día durante una semana, y luego ir aumentando la cantidad durante algunas semanas hasta tomar de 2 a 8 g (2.000/8.000 mg) diarios.

GLUCOMANÁN
El médico naturista lo recomienda para...

❧ Colesterol y triglicéridos

Los estudios realizados han demostrado que los suplementos de glucomanán pueden reducir notablemente el colesterol total, el LDL (el llamado colesterol malo) y los triglicéridos (grasas), sustancias todas ellas que aumentan el riesgo de sufrir un infarto.

❧ Control de peso

El glucomanán es el secreto de los nutricionistas para ayudar a perder peso. Según un análisis publicado en el *American Journal of Clinical Nutrition*, el uso de este suplemento lleva a perder un promedio de 0,7 kg en estudios que duran unas cinco semanas (una pérdida mayor de la que se obtiene con la típica dieta baja en calorías). En otro estudio del *Medical Science Monitor* se demostró que las personas que combinan el glucomanán con una dieta baja en calorías aceleran el proceso y pierden más peso semanalmente.

❧ Diabetes, prediabetes y resistencia a la insulina

Los suplementos de glucomanán contribuyen a disminuir y mantener un nivel normal de azúcar en sangre. Por el análisis de los 14 estudios sobre el glucomanán se supo que esta planta disminuía el azúcar en sangre en ayunas en un promedio de 7,4 mg/dl, alrededor de un 6% si el nivel de azúcar en sangre es de 126 mg/dl (nivel que indica diabetes).

❧ Estreñimiento

En un estudio publicado en el *Journal of the American College ot Nutrition* se descubrió que los suplementos de glucomanán facilitan el movimiento intestinal un 30% más que el placebo utilizado. Cuando el glucomanán se mezcla en los intestinos con agua o con los flujos gástricos, se forma una especie de masa gelatinosa que crea una sensación de saciedad y disminuye el apetito. Dado el espacio que ocupa, los hidratos de carbono se absorben más lentamente durante más tiempo y se ralentiza el movimiento de los alimentos del estómago al intestino delgado.

> **Hipertensión arterial**
> El estudio *Diabetes Care* reveló que el glucomanán produce un descenso de un 7% de la presión sanguínea sistólica (el número más alto en la medición de la tensión arterial) tras dos o tres semanas de tratamiento.

GLUCOSAMINA

¿Se puede combatir la artritis con la glucosamina?

Más de 40 millones de norteamericanos querrían saber de inmediato la respuesta a esa pregunta, pues ése es el número de personas que sufren osteoartritis, la más común de las cerca de 100 formas que presenta esta extendida dolencia y lo mismo ocurre con personas de otras procedencias.

Por fortuna, la respuesta es sí, la glucosamina es muy eficaz en el tratamiento de la osteoartritis.

Cada año, más de siete millones de personas acuden al médico en busca de alivio para la inflamación, el dolor y la rigidez que la artritis provoca en las articulaciones. La osteoartritis, una enfermedad degenerativa, se caracteriza por la destrucción del cartílago articular, un tejido esponjoso y mullido que protege los extremos de los huesos. Cuando la masa cartilaginosa se descompone, los huesos rozan entre sí y el dolor que ello ocasiona puede ser muy intenso. El movimiento queda reducido, y entre otros síntomas comunes aparecen la inflamación de los tejidos, chasquidos en las articulaciones y cierta rigidez matutina.

Este tipo de artritis suele darse en las articulaciones que soportan peso, como las caderas, las rodillas y la columna vertebral. Pero también aparece en las articulaciones de los dedos, lo cual tiene lógica, ya que las extremidades las usamos constantemente.

Se desconoce la causa exacta de la osteoartritis, si bien los investigadores la asocian a muchos otros problemas de salud comunes. Este tipo de artritis se asocia, por ejemplo, a la obesidad, algo comprensible, pues las articulaciones tienen que soportar en ese caso un peso excesivo. También a la edad (las articulaciones sencillamente se «desgastan») y a golpes y traumas (las lesiones causadas por el deporte, por ejemplo). Asimismo, parece existir un factor genético, pues uno es más proclive a tener osteoartritis si un pariente cercano la sufre).

Según he observado, yo diría que hay, además, otros factores implicados. Así, la biomecánica puede formar parte del problema, ya que las personas con pies planos o una mala alineación en la columna vertebral son más propensas a desarrollar artritis. Las malas digestiones, la acumulación de sustancias tóxicas en el organismo, la intolerancia alimentaria, el desequilibrio hormonal y las deficiencias nutricionales (falta de vitaminas, minerales o ácidos grasos esenciales, por ejemplo) pueden ser también factores determinantes.

Pasar del dolor al alivio

Según diversos estudios bien estructurados, el sulfato de glucosamina y otros preparados con glucosamina son tan efectivos como los fármacos estándar que se recetan habitualmente para aliviar los síntomas de la osteoartritis y, en algunos casos, la glucosamina resulta incluso más eficaz que los medicamentos convencionales.

En unos cuantos estudios de doble ciego, los investigadores han demostrado que el sulfato de glucosamina es eficaz para tratar la osteoartritis. Gran parte de esos estudios compararon el sulfato de glucosamina con medicamentos antiinflamatorios no esteroideos (AINE), los fármacos que se suelen recetar para mitigar el dolor reduciendo la inflamación. El resultado fue que la glucosamina mostró a largo plazo mejores resultados que esos medicamentos convencionales.

Así, por ejemplo, en un estudio de cuatro semanas de duración, los científicos compararon el sulfato de glucosamina (1.500 mg diarios) con el ibuprofeno (1.200 mg diarios). Todos los pacientes del estudio tenían una osteoartritis que les afectaba a las rodillas. El grupo del ibuprofeno experimentó un alivio más rápido del dolor, pero al finalizar la segunda semana, los pacientes que estaban tomando la glucosamina notaron el mismo alivio que el otro grupo. Sin embargo, el grupo que tomó ibuprofeno manifestó algunas desventajas, como experimentar bastantes más efectos secundarios: un 35% frente a tan sólo un 6% en el grupo de la glucosamina.

Hay más pruebas clínicas que avalan los efectos beneficiosos de la glucosamina. En un estudio del que formaron parte 252 médicos y 1.506 pacientes, a cada paciente se le administraron 1.500 mg diarios de sulfato de glucosamina durante siete semanas. Los médicos hicieron un seguimiento de sus pacientes e informaron de que en un 59% de ellos observaron «buenos» resultados, y en un 36%, «suficientes». Tanto médicos como pacientes consideraron que el sulfato de glucosamina había sido mucho más eficaz que los tratamientos previos, entre los que se encontraban algunos AINE, vitaminas y extractos de cartílagos.

La glucosamina no es en sí misma un analgésico, pues por lo general no actúa con tanta rapidez como los medicamentos convencionales, pero, según he podido observar, a largo plazo reduce el dolor de la misma manera que lo hace un AINE.

Mejor regenerador

La glucosamina tiene, además, otro punto a su favor: ayuda a regenerar los cartílagos o, como mínimo, contribuye a evitar su pérdida. En este aspecto difiere bastante de los medicamentos habituales, los cuales suelen combatir el dolor pero aumentan el deterioro de la masa cartilaginosa.

El cuerpo produce de manera natural su propia glucosamina, pero, al parecer, esta capacidad del organismo se va perdiendo con la edad (según una teoría es posible que las carencias nutricionales contribuyan a ello). Cuando el cuerpo ya no produce tanta glucosamina como solía es el momento de tomar un suplemento.

La mayoría de los suplementos de glucosamina están elaborados a partir de la quitina, una sustancia proveniente de los crustáceos. Tiene un índice de absorción de entre un 90 a un 98%, de modo que la mayoría de los ingredientes de los suplementos se incorporan de manera eficaz a los cartílagos de las articulaciones.

Cuando se toman estos suplementos de sulfato de glucosamina se obtienen beneficios adicionales, pues la glucosamina estimula el crecimiento y también la reparación de los proteoglicanos, componentes esenciales del cartílago. Además, se cree que la proporción de sulfato del suplemento estabiliza el tejido de la articulación y del cartílago. En este aspecto es como el SAMe, el otro suplemento que suelo aconsejar para ayudar al organismo a que cree más masa cartilaginosa.

Dosis

La dosis habitual de un adulto es de 1.500 mg diarios, pero la dosis óptima depende del tamaño corporal y del peso. A las personas con sobrepeso suelo recetarles 2.000 mg al día para que consigan el máximo beneficio de esta sustancia.

Entre los diferentes tipos de glucosamina que se encuentran, personalmente prefiero el sulfato de glucosamina por dos razones. La primera es que la mayoría de los estudios se han llevado a cabo con este suplemento, de modo que se conoce lo bien que se absorbe y lo bien que actúa. La segunda razón, como he mencionado antes, es que el contenido de sulfato funciona tanto en los ligamentos y tendones como en los cartílagos. Cabe destacar que el clorhidrato de glucosamina ha demostrado ser también beneficioso para combatir la osteoartritis. También existen formulaciones de glucosamina aptas para vegetarianos.

¿Cuáles son sus efectos secundarios?

El sulfato de glucosamina es una sustancia muy segura. En muy raras ocasiones, algunas personas han manifestado tener molestias digestivas y diarrea. Pero son síntomas que suelen desaparecer cuando la glucosamina se toma con las comidas.

Algunas personas alérgicas a los sulfatos y sulfitos se preguntarán si pueden tomar sulfato de glucosamina. La respuesta es categórica: sí. El sulfato de glucosamina contiene azufre, un mineral que está presente en el organismo, mientras que los sulfitos y los sulfatos son conservantes.

También me han preguntado acerca de ello las personas que son alérgicas a las sulfamidas. Pero en esos medicamentos la fuente no tiene nada que ver con el azufre que contiene el sulfato de glucosamina; se trata de un agente químico completamente diferente.

A los alérgicos a crustáceos y mariscos les preocupa la quitina de los suplementos de glucosamina, ya que proviene de ellos, pero las reacciones alérgicas suelen producirlas las proteínas del marisco, y no el material que forma sus conchas. No se conocen reacciones preocupantes al sulfato de glucosamina. Sin embargo, antes de tomar una dosis, siempre se puede probar un poco en la punta de la lengua estando en la consulta médica. En la actualidad existe una glucosamina apta para vegetarianos que pueden tomarla las personas alérgicas al marisco o quienes tomen alimentos *kosher* (que responden a los preceptos religiosos judíos).

GLUCOSAMINA
El médico naturista la recomienda para...

∾ Osteoartritis

En mi opinión, dado que la osteoartritis es un riesgo al que la mayoría de nosotros tendrá que enfrentarse, este suplemento debería tomarse hacia los 45 años. El sulfato de glucosamina es a largo plazo un tratamiento con creces superior a los medicamentos convencionales, tales como las aspirinas, los AINE –como Tylenol–, y los esteroides que se suelen recetar. Todos esos fármacos lo que hacen es enmascarar el dolor, pero continúa la degeneración del cartílago (de hecho, existen pruebas de que los AINE y las aspirinas destruyen los cartílagos al eliminar las células y enzimas que ayudan a formarlos).

En cuanto a los efectos secundarios de los medicamentos, es bien sabido que el tratamiento continuado de un esteroide como la prednisona puede dañar los tejidos orgánicos, los huesos, el sistema inmunológico y las articulaciones. Por otra parte, las personas obligadas a utilizar durante un tiempo prolongado los AINE y las aspirinas corren el riesgo de sufrir problemas hepáticos y renales. La aspirina es, además, una de las principales causas de hospitalización a consecuencia del sangrado de úlceras estomacales.

La glucosamina, teniendo en cuenta sus efectos beneficiosos y los efectos secundarios que producen gran parte de los fármacos, es una posible solución para cualquier persona con problemas de artritis crónica. Puede ser utilizada por diabéticos o personas con problemas de azúcar en sangre, como, por ejemplo la, hipoglucemia. Es una sustancia segura para las personas hipertensas (sin embargo, yo aconsejo a quien tenga problemas con la ingesta de sodio tomar productos de sulfato de glucosamina que no contengan este mineral).

Si se empieza tomando una dosis de sulfato de glucosamina de 1.500 mg, tras un tiempo se puede reducir la dosis, aunque ello varía en cada individuo. Algunos de mis pacientes, tras unos meses de tomar 1.500 mg, pudieron reducir la ingesta a 500 mg diarios, mientras que otros intentaron reducirla pero experimentaron un retroceso y tuvieron que seguir con la cantidad más elevada. Los estudios realizados al respecto señalan que los beneficios de la glucosamina desaparecen al cabo de unos meses si se suspende por completo el tratamiento.

Cuando se están tomando ya antiinflamatorios, puede tomarse también sulfato de glucosamina sin que ello suponga peligro alguno. De hecho, yo tengo varios pacientes que alternan ambas cosas; tan sólo se trata de advertir al médico de que se va a utilizar este suplemento. Es posible que, al cabo de unas ocho semanas, el médico decida disminuir los fármacos.

Tras la publicación de *The Arthritis Cure*, la gente se pregunta qué beneficios aporta tomar sulfato de glucosamina y sulfato de condroitina a un tiempo. Según mi experiencia, la mayoría de las personas tienen suficiente con el sulfato de glucosamina, y, además, hay pocos estudios acerca del sulfato de condroitina. Sin embargo, de vez en cuando, cuando tengo un paciente que no responde tan bien como me gustaría al sulfato de glucosamina, le aconsejo también que tome sulfato de condroitina, y a veces esta combinación produce un mejor efecto.

Ciertamente no hay ningún peligro en considerar esta combinación de tratamientos (aunque hay que tener en cuenta el coste). La dosis diaria recomendada en el caso del sulfato de condroitina es de 1.200 mg diarios.

Existen otros suplementos naturales que también son beneficiosos. Hay pacientes a los que aconsejo MSM y SAMe, además del sulfato de glucosamina. También se puede considerar la posibilidad de tomar antioxidantes, como las vitaminas C y E, el selenio y el ácido lipoico, o antiinflamatorios naturales como la bromelina, la boswellia y la uña de gato. Para mitigar los dolores –y también posiblemente para mejorar las condiciones de los cartílagos– pueden utilizarse pomadas o ungüentos que contengan MSM o capsaicina.

GRANADA

En los últimos años se ha puesto de moda el término *superalimento*. Aunque todos los alimentos tienen su propia composición nutricional, los superiores, como la granada, merecen especial atención. Se ha demostrado en investigaciones que es un alimento digno de admiración y que debe consumirse porque mejora la salud. Según estudios recientes es beneficiosa para el sistema cardiovascular y la próstata.

Las granadas crecen en pequeños árboles que alcanzan hasta 5 metros de altura. Son originarias de Oriente Medio, de países como Irán e Israel. Pacientes de esos países me han confirmado que los habitantes de esa región suelen cultivarlas y consumirlas. Además, es autóctona del Himalaya, y en la antigüedad se aclimató a toda la región mediterránea. La mayoría de los estudios realizados sobre las propiedades medicinales de la granada se han llevado a cabo en Israel.

El árbol lo introdujeron los colonizadores españoles en California en 1796. De hecho, las granadas crecen en la zona donde yo vivo, en San Diego. La piel dura o corteza suele ser amarilla y rosa claro o intenso o rojo cálido. El interior tiene paredes membranosas y un material blanco esponjoso que tiene sabor amargo. Entre ellas hay otros compartimentos que están llenos de zumo, pulpa y semillas dulcemente ácidas.

Es interesante la idea de los teólogos de que el granado podría ser el árbol de la «fruta prohibida» del Jardín del Edén a la que se hace referencia en el Génesis bíblico. También se menciona en otros textos antiguos, entre ellos textos ayurvédicos, griegos y egipcios. En la medicina tradicional de diferentes culturas se han utilizado varias partes de la granada para tratar infecciones, dolencias cardíacas y otras enfermedades.

La granada y su zumo son una fuente rica de sustancias fitoquímicas saludables. El zumo contiene multitud de antioxidantes fitoquímicos denominados polifenoles. Entre ellos se incluyen antocianidinas como la delfinidina, la cianidina, la pelargonidina y los taninos hidrolizables, entre ellos punicalina, pedunculagina, punicalagina y ácidos galágico y elágico. Se han llevado a cabo estudios que demuestran que 30 gramos de zumo de granada contienen más polifenoles y actividad antioxidante que el vino tinto, el té verde, el zumo de cóctel de arándano rojo o el zumo de arándano azul. Además, las granadas contienen vitamina C. En las semillas hay antioxidantes y pequeñas cantidades de estrógenos en estado natural. Se ha demostrado en estudios con animales que las hojas reducen la glucosa, mientras que la parte de la flor se ha utilizado en la medicina tradicional oriental para tratar la diabetes. Se han hecho investigaciones que señalan la posibilidad de que el zumo de granada aumente la actividad de síntesis de óxido nítrico en el endotelio de los vasos sanguíneos, lo que aumenta la disponibilidad de óxido nítrico, que a su vez conduce a la dilatación arterial y a la mejora del flujo sanguíneo.

Dosis

En general, recomiendo una dosis de 50 a 240 ml de zumo de granada al día. También son muy nutritivas la pulpa y las semillas, que deberían incorporarse a la dieta, por ejemplo, en ensaladas, tantas veces como sea posible.

¿Cuáles son sus efectos secundarios?

El zumo de granada se tolera muy bien. Es preciso señalar a quienes padecen diabetes y son propensos a ganar peso que el zumo de granada contiene gran cantidad de azúcar natural. Estas personas pueden consumir alrededor de un decilitro al día sin temor.

GRANADA
El médico naturista la recomienda para...

❧ Aterosclerosis

En un pequeño pero interesante estudio de tres años de duración, publicado en *Clinical Nutrition*, se demostró que el zumo de granada es eficaz para reducir las placas de las arterias carótidas. En el estudio participaron 19 hombres y mujeres con bloqueo grave de la arteria carótida (del 70% al 90%).

La placa de la arteria carótida se midió por ultrasonidos Doppler, varias veces durante el estudio y al término del mismo. Diez participantes consumieron 50 ml de zumo de granada al día y nueve recibieron un placebo. Transcurrido un año, en los participantes que tomaron zumo de granada se redujo hasta un 35% el grosor de pared de las arterias carótidas. Asimismo, hay que destacar que después de un año también disminuyó notablemente, un 12%, la tensión sanguínea sistólica, y mejoraron bastante los marcadores del estado antioxidante. A quienes tomaron placebo, el grosor de pared de las arterias había aumentado un 9% al cabo de un año.

❧ Cáncer de próstata

En la Universidad de California en Los Ángeles se realizó una prueba clínica con hombres que, después de someterse a cirugía o radioterapia, experimentaban un aumento del antígeno prostático específico (PSA), y concluyeron que beber 240 ml de zumo de granada doblaba el tiempo que tardaba el PSA en duplicarse. Aunque se precisa más investigación, no es arriesgado que los hombres con cáncer de próstata consuman este zumo.

❧ Colesterol alto

Un estudio iraní de ocho semanas de duración demostró que 40 g de zumo de granada concentrado al día reduce notablemente el colesterol total y el LDL en pacientes con diabetes de tipo II, y que eleva los niveles de colesterol «bueno». En otros estudios no se ha observado este efecto beneficioso.

❧ Diabetes

Las personas con diabetes tienden a padecer más lesiones oxidativas debido a los elevados niveles de glucosa. En un estudio publicado en *Atherosclerosis* se demostró que 50 ml al día de zumo de granada mejoraban el estado antioxidante de personas con diabetes de tipo II.

❧ Enfermedad arterial coronaria

Las personas que padecen la enfermedad arterial coronaria tienen problemas de circulación sanguínea en las arterias coronarias. Al parecer, el zumo de granada es beneficioso para esta enfermedad, de acuerdo con un estudio publicado en *American Journal of Cardiology*. En este estudio aleatorio de doble ciego controlado con placebo participaron 45 personas con enfermedad arterial coronaria. Se comprobó una mejora de la circulación sanguínea en las arterias coronarias de las personas que tomaron 240 ml de zumo de granada al día durante tres meses. La mejora media de la perfusión miocárdica (el flujo sanguíneo a través de las arterias cardíacas) fue aproximadamente del 17%, en comparación con quienes tomaron placebo, que registraron un 18% de empeoramiento de la perfusión miocárdica.

❧ Hipertensión

Los estudios con zumo de granada han demostrado que puede reducir de forma significativa la tensión sanguínea sistólica. En un estudio se descu-

> brió que reducía la tensión sanguínea sistólica un 12% en promedio al cabo de un año. Al parecer, previene de forma natural la constricción de las arterias con ayuda de un mecanismo similar al de los medicamentos que inhiben la ECA (enzima convertidora de angiotensina). El zumo de granada debería considerarse parte de un tratamiento nutricional global para combatir la hipertensión.

GRASAS

—Durante años he probado muchas dietas diferentes; algunas me funcionaron durante un tiempo, pero al final los kilos volvían a aparecer. No sé por qué mi cuerpo quiere cargar con estos 15 kilos de más.

Las palabras de Betty eran como el eco de otras que había oído muchas veces de muchos otros pacientes. Era un ama de casa de 32 años y madre de dos hijos; estaba muy familiarizada con libros y apuntes de dietas y había probado más de una. Hasta el momento nada le había funcionado, pero seguía creyendo que lo de perder grasa y bajar de peso era un «simple secreto».

—¿Que cuál es mi secreto para ayudar a perder peso? Pues consiste simplemente en tratar la causa del problema con el peso.

Mi respuesta la dejó sorprendida.

—¿Y cuál es la causa de mi problema con el peso? –preguntó Betty.

—Eso es lo que tenemos que descubrir hoy –le contesté–. Considero que hay siete causas principales. Una es la genética; hay personas que por predisposición genética almacenan grasas. Pero aun así pueden superarlo siguiendo un buen plan.

La segunda es la dieta. Es necesario seguir una dieta que sea compatible con el propio metabolismo.

La tercera es el ejercicio. Es muy importante quemar las grasas y acelerar el metabolismo. El truco está en encontrar un tipo de ejercicio que, al practicarlo nos permita disfrutar, y en sacar el máximo rendimiento del mismo sin tener que matarse haciendo sesiones interminables.

El cuarto es el equilibrio hormonal. La mayoría de las mujeres tienen desequilibrios hormonales, como, por ejemplo, un nivel alto de estrógenos o un nivel bajo de progesterona, o ambas cosas a la vez. Además, el equilibrio de azúcar en sangre está relacionado con la hormona insulina, lo cual es muy importante. Si el azúcar va subiendo y bajando, la producción de insulina se estimula y ello ocasiona la acumulación de grasas. Cuando las hormonas no funcionan bien, el metabolismo se desajusta.

El quinto es la toxicidad. Si el organismo está lleno de toxinas, los sistemas enzimáticos no pueden funcionar adecuadamente. El resultado es que el cuerpo almacena grasas y retiene líquidos. La desintoxicación es a menudo muy importante en las personas con problemas de peso.

El sexto son las carencias nutricionales; éstas pueden interferir también en el metabolismo.

El séptimo es el componente emocional y espiritual. Los temas reprimidos o no resueltos pueden contribuir en gran parte al problema del peso. En ese sentido, por ejemplo, yo les comento siempre a mis pacientes que comer en exceso o tomar comida basura suele obedecer al deseo de llenar un vacío causado por la soledad, la depresión o alguna otra emoción.

—Parece un enfoque bastante completo –dijo Betty.

—Pues sí, lo es. Las personas con sobrepeso suelen tener algún problema emocional. A partir del historial médico del paciente y de las pruebas metabólicas, puedo precisar exactamente por qué tiene ese problema y entonces corregirlo juntos. Y no sólo le ayudará a perder peso de una manera segura, sino que además lo mantendrá.

La respuesta de Betty fue optimista, pero aunque me dijo: «Tengo muchas esperanzas en que esto funcione», sentí que tenía algunas reservas. Después de todo, ésta no era la primera vez que lo intentaba.

Pero al cabo de un año ya no tenía duda alguna acerca del método. Había perdido 11 kilos, el colesterol total le había bajado 20 puntos y tenía equilibrado el nivel de azúcar en sangre. Además, Betty sabía que no era una fase de la dieta o de perder peso, no tuvo problema en mantener el peso y su optimismo se fundamentaba en su nueva vitalidad y en su autoestima.

Las siete causas de los problemas con el peso

Hay que pensar que el sobrepeso es un síntoma de que hay un desequilibrio subyacente. Una vez se ha identificado el motivo del sobrepeso, uno puede quitarse de encima los kilos de más con rapidez y con menos esfuerzo.

Considero que uno mismo puede examinar las siete causas del problema del sobrepeso. Si se hace una evaluación honesta de la causa o las causas, cada uno puede efectuar el propio análisis de por qué le resulta difícil perder peso y mantenerlo después. Ya se sea hombre o mujer, joven o viejo, lo cierto es que los problemas de sobrepeso están relacionados, de un modo u otro, con una o varias de esas siete causas. Pero cada uno tiene que decidir cuál de ellas guarda más relación con el problema.

1. La genética

Es posible que se provenga de una familia con tendencia a tener problemas de peso. Con frecuencia, cuando varias personas de la misma familia tienen sobrepeso se suele decir: «es genético».

Pero, ¿es así? Salvo raras excepciones, la idea de que uno está «condenado» a acumular grasa no es cierta. De lo que realmente estamos hablando es de una tendencia o una predisposición genética. Todos venimos al mundo con unos distintivos, unas predisposiciones genéticas, y es cierto que las personas pueden tener una composición genética que les predisponga al sobrepeso, y si uno tiene una familia en la que todos consumen alimentos muy calóricos, pues entre la genética y el estilo de vida lo cierto es que está en una situación en la que es muy posible que engorde. Sin embargo, se puede vencer o reducir la tendencia a almacenar grasas poniendo el punto de mira en las otras seis causas, tan sólo se trata de trabajar un poco más.

2. La dieta

El mayor problema que tienen las dietas para perder peso es que generalizan demasiado, proponiendo un mismo régimen para todos. Cualquier dieta que siga ese procedimiento fallará en un alto porcentaje.

Cada uno de nosotros es bioquímicamente único y responde de manera diferente a alimentos distintos. Las preferencias en la alimentación es algo tan personal como el gusto en el vestir. A uno le puede «ir» mucho mejor una dieta que otra. Hay personas que llevan mejor una dieta vegetariana, y otras la llevan peor; a otros, en cambio, les va mejor una dieta basada en los alimentos proteicos. Y también he visto gente a la que le va muy bien una dieta pensada para un determinado tipo sanguíneo.

A menos que se sea médico, decidir cuál es la dieta que mejor le va a uno puede ser un proceso de prueba y error. Sin embargo, he descubierto unas pautas dietéticas eficaces que ayudan a poner en funcionamiento los quemagrasas del organismo.

Cuidar la cantidad de azúcar que se toma

Un occidental medio consume unos 57 kilos de azúcar al año. No es de extrañar que en países como Estados Unidos haya problemas de obesidad. El consumo de hidratos de carbono refinados, que son esencialmente azúcares simples, lleva a desarrollar una dolencia llamada síndrome metabólico o resistencia a la insulina.

Nuestro organismo responde a los azúcares simples liberando insulina, la cual transporta el azúcar en sangre (la glucosa) al interior de las células. La rápida liberación de azúcar en el flujo sanguíneo produce un «pico de insulina», llamado así porque si se hiciera un gráfico diario de la presencia de glucosa en sangre en esos momentos quedarían reflejados en el gráfico como picos. Esta respuesta ayuda a que la glucosa penetre en las células, pero esos repentinos picos de insulina significan un almacenamiento de grasas.

Pero, además, con el tiempo, se produce otra respuesta: cuando se sigue una dieta con azúcares refinados durante mucho tiempo, la respuesta celular frente a la insulina se aletarga y provoca la mencionada resistencia a la insulina. Si la glucosa no llega adecuadamente a las células debido a la resistencia a la insulina, el cuerpo la almacena como grasa.

Entre los hidratos de carbono que se deben evitar o reducir se encuentran las pastas, el arroz blanco, los cereales refinados, como el del pan blanco, y la mayoría de los productos de bollería. También se evitarán el azúcar moreno y el blanco, la dextrosa, el jarabe de maíz, los zumos de frutas y el sirope de arce. Y, obviamente, los dulces y las barritas de chocolate entran en la categoría de productos «innecesarios».

Esos alimentos seguramente el lector los come a diario, de modo que quizás se pregunte cuáles le quedan. A grosso modo, yo aconsejaría no apartarse de lo natural y tomar alimentos integrales y verduras frescas. Basándose en ese mismo principio, es mejor tomar pastas y panes integrales, y arroz integral, y no refinado. Estos alimentos tienen fibras –y otros nutrientes– y ésta ayuda a que el azúcar penetre lentamente en el flujo sanguíneo. Pero acerca de los hidratos de carbono hay otra cosa que conviene recordar: deben consumirse con moderación si se toman alimentos ricos en fibra, como las verduras, los cereales integrales y las legumbres. La razón de ello es que cada alimento tiene los que se llama un índice glucémico, el cual cuantifica la respuesta glucémica.

Siempre me preguntan acerca de los zumos de frutas, que son azúcar concentrado. Los zumos de fruta se pueden consumir en una cantidad limitada siempre que no se beban con el estómago vacío, sino acompañados de alimentos que retardan la absorción de azúcar. Así, por ejemplo, tomarse un zumo acompañando un plato de pescado y ensalada hará que almacenemos menos grasas que si lo bebiéramos solo.

La mejor manera de evitar los azúcares refinados es preparándose la comida uno mismo o bien vigilando muy bien los alimentos cuando come fuera de casa.

Un rayo de esperanza: los edulcorantes naturales, como el *lo han kuo*, la stevia y el xilitol (todos ellos en este libro) pueden utilizarse sin miedo. En realidad son más dulces que el azúcar y no perjudican el nivel de azúcar en sangre, ni siquiera en los diabéticos. Se encuentran líquidos o en polvo en las tiendas de productos naturales y en algunos almacenes.

Observemos qué grasas ingerimos

Los tipos de grasa inadecuados empeoran la resistencia a la insulina y contribuyen a aumentar los depósitos grasos del organismo. Hay que evitar las grasas saturadas, las que se hallan en las carnes rojas y en los productos lácteos, pues no sólo agravan el problema del sobrepeso, sino que además incrementan el riesgo de sufrir cáncer y problemas de corazón.

También hay que evitar las falsas grasas. Las grasas sintéticas contienen ácidos grasos trans, como los que se encuentran en los alimentos preparados fritos, las margarinas y los productos que contienen aceites parcialmente hidrogenados (galletas dulces y saladas). En vez de ello, debemos tomar las saludables grasas omega-3, presentes en los pescados de aguas frías, como el salmón, y en los llamados pescados azules, como la caballa y el arenque. También encontramos estas grasas en el aceite de linaza y en las nueces.

No son nada convenientes los aceite ricos en omega-6, como el aceite de girasol, el de soja, el de maíz y otros muchos de los que se utilizan para cocinar. Una buena alternativa es el aceite de oliva virgen extra, cardiosaludable y rico en grasas monoinsaturadas.

Equilibrar los hidratos de carbono, las proteínas y las grasas

En cualquier dieta para reducir grasa del organismo es muy importante la proporción de hidratos de carbono, proteínas y grasas. Existen muchos libros para perder peso que recomiendan seguir una proporción determinada entre esos tres componentes de la dieta. Personalmente creo que muchas personas pierden peso de una manera más eficaz cuando siguen una dieta con más proteínas y menos hidratos de carbono y grasas. La principal razón de ello es que las personas consumen menos hidratos de carbono refinados cuando se centran en ingerir más proteínas. Por otra parte, las proteínas no provocan subidas de azúcar y, por consiguiente, no se deposita tanta grasa en el organismo.

El truco está en comer proteínas de gran calidad, como pescado fresco, frutos secos, semillas y vegetales con un contenido relativamente alto en proteínas, como la soja y los cereales. Otras fuentes buenas de proteína animal se encuentran en los huevos de cultivo biológico y en el pollo.

Considero que una buena dieta para reducir grasas debe contener aproximadamente entre un 40 y un 50 % de hidratos de carbono, un 30 % de grasa (preferiblemente «grasas buenas», como las omega-3), y de un 20 % a un 30 % de proteínas. No debe estresarse intentando calcular los porcentajes de calorías de cada categoría y cada comida. En vez de ello, hay que tratar de incluir en la dieta una buena proteína, una porción de hidratos de carbono complejos y una buena ración de fibra en cada comida. Se trata de averiguar qué proporciones de estos tres elementos son más adecuadas para uno y ajustar los porcentajes.

En general, el porcentaje será aproximado a los que yo aconsejo, y de este modo los quemagrasas se pondrán en marcha, a la vez que se paralizarán los almacenadores de grasas.

Contar las calorías ayuda

Las calorías son un elemento importante a la hora de reducir grasas. Cuantas más calorías tomemos, más energías deberemos gastar para quemarlas.

Centrándonos en la calidad de los alimentos que ingerimos y en la correcta proporción de los diferentes tipos de alimentos, el recuento de calorías permanecerá en el nivel adecuado para perder peso. Pero es importante tener en cuenta que no debe alterarse la cantidad de calorías.

Tomar comidas frugales

Tomar pequeñas comidas de manera regular durante todo el día ayuda a acallar el apetito y a mantener el nivel de azúcar en sangre. Ésta es una estrategia que hay que mantener durante un período prolongado para poder reducir la grasa.

No saltarse ninguna comida

Podría asegurar que aproximadamente un 30 % del total de mis pacientes que desean perder peso me cuentan en la primera visita que se saltan el desayuno. Nunca hay que saltarse una comida, pues el organismo lo interpreta como una señal para conservar energía y almacena grasa.

Si se trata de un problema de falta de tiempo, se puede preparar el desayuno la noche antes o bien elaborar un batido proteico con una cucharada de soja o de suero en polvo con leche de soja o de arroz y dos cucharadas de harina de linaza. Se le puede añadir arándanos o cualquier fruta.

En preparar esto se emplean como mucho dos minutos y aporta al organismo proteínas, hidratos de carbono, ácidos grasos esenciales y fibra. Además de contribuir a nivelar el azúcar en sangre y evitar la acumulación de grasas, este batido aporta energía física y mental, en vez de la sensación de cansancio y aturdimiento que produce saltarse el desayuno.

Aprovechar la energía de los vegetales

Cuando se sigue una dieta para perder grasa, no hay que olvidar la energía que proporcionan los vegetales. Tanto éstos como las frutas son una fuente excelente de fibra, lo cual ayuda a trabar las grasas de los alimentos y a expulsarlas con las heces.

La fibra contribuye también a que el azúcar de los alimentos se libere en la sangre más lentamente; ello sucede en especial con la fibra soluble, que se encuentra en el salvado de avena, los guisantes, las alubias, el arroz integral, la cebada y la piel de las manzanas.

Las verduras y las hortalizas son también una fuente excelente de fitonutrientes que ayudan al organismo de muchas maneras, entre ellas el proceso de «quemar grasa», es decir, en metabolizar las grasas.

Por medio de la ingesta de vegetales se consigue un amplio espectro de aminoácidos, los cuales son muy importantes para la desintoxicación del organismo. Una apropiada desintoxicación es muy importante, pues con ella se eliminan las toxinas que provocan la acumulación de grasas y la retención de líquidos.

Comprobar cuánta agua bebemos

Para perder peso es fundamental beber una cantidad de agua adecuada. La deshidratación, por mínima que sea, provoca que el cuerpo almacene líquidos, y su retención es un factor importante a la hora de ganar kilos. Por otra parte, el agua es esencial para la desintoxicación.

Hay que beber como mínimo de seis a ocho vasos de agua al día (1,5 litros). Y además deben evitarse las sustancias que causan deshidratación, como la cafeína, la sal y el alcohol.

Identificar las intolerancias alimentarias

Una manera que empleo para acelerar el proceso de pérdida de peso de mis pacientes es identificar sus intolerancias o alergias alimentarias. Los problemas de intolerancia alimentaria provocan retención de líquidos y ralentizan el metabolismo y la desintoxicación.

Muchos de mis pacientes que se han sometido a pruebas de intolerancia alimentaria manifiestan que han perdido más peso cuando han evitado los alimentos a los que son sensibles (*véase*: Tratamientos de intolerancias alimentarias)

La clave es la constancia

Investigadores de la Facultad de Salud Pública de la Universidad de Harvard y de la Universidad Estatal de Luisiana asignaron a 811 personas con sobrepeso, hombres y mujeres, de edades comprendidas entre los 30 y los 70 años, de una a cuatro dietas bajas en calorías que constaban de diferentes combinaciones porcentuales de proteínas, grasas e hidratos de carbono. Los participantes seguían unas sesiones en grupo e individuales de asesoramiento. Al cabo de seis meses, habían perdido un promedio de 6 kilos, alrededor de un 7 % de su peso inicial. A los dos años, cada grupo perdió y recuperó aproximadamente el mismo peso (un promedio de 4 kilos), con independencia del contenido de hidratos de carbono, proteínas o grasas de sus dietas. Todas las dietas redujeron el nivel de colesterol y la presión sanguínea. Consideré este estudio extremadamente interesante, y quiero señalar dos importantes factores. El primero de ellos es que dejando de lado el tipo de dieta baja en calorías que siga una persona, la clave está en la constancia. Seguir una dieta durante un largo período de tiempo es fundamental. El segundo factor es la importancia de que haya un seguimiento regular de la dieta, personal o en grupo, por parte de un especialista, para que ésta se siga bien. Me gustaría destacar que en la práctica clínica en algunas personas pueden funcionar mejor dietas variadas (diferente ingesta de proteínas, hidratos y grasas). Con análisis metabólicos y dietas individualizadas, suelo conseguir, en promedio, una pérdida de peso mayor que la del estudio citado. Aun así, reitero que se necesita la constancia del paciente para mantener el peso logrado.

3. Ejercicio

Sin duda alguna, el ejercicio físico es la piedra angular de cualquier tratamiento para perder peso y reducir grasa, pero puede ser todo un reto elegir una actividad física que guste y dé pie a seguir practicándola durante mucho tiempo. También reducir grasa será más fácil si el ejercicio es aeróbico, como caminar, correr, nadar, montar en bicicleta o bailar, pues de ese modo se quema más grasa.

Levantar pesas no es tan eficaz para eliminar grasas, pero potencia el metabolismo, y la combinación de una actividad aeróbica con algo de pesas (ejercicio anaeróbico) es excelente. Deportes como el tenis o el frontón son también magníficos.

¿Cuánto tiempo debe durar la actividad física y con qué frecuencia debe realizarse? Pues ello depende del estado de salud de cada individuo. El médico o el entrenador es quien mejor puede determinarlo.

Por lo general, una persona medianamente sana debería empezar con un período de 10 a 15 minutos de ejercicio aeróbico tres veces por semana, y a partir de ahí ir aumentando el tiempo. El tiempo ideal debería ser de 30 a 40 minutos (o más), y la frecuencia de cuatro a seis veces por semana. Si se está empezando un entrenamiento con pesas, lo mejor es trabajar con un entrenador personal que valore el nivel con el que se empieza para evitar cualquier lesión. A partir de ahí se puede ir aumentando el peso o bien las repeticiones.

4. Equilibrio hormonal

Las hormonas son unas potentes sustancias químicas que controlan el metabolismo del cuerpo. Una de las más importantes a la hora de reducir grasas es la glándula tiroidea. Se sabe que si el nivel de la hormona tiroidea es bajo, el metabolismo celular se hace más lento y el resultado es ganar peso.

Muchos médicos, entre los cuales me incluyo, piensan que el hipotiroidismo (producción insuficiente de hormonas tiroideas) es epidémico en nuestra sociedad, sobre todo entre mujeres mayores de 25 años. Lamentablemente, los análisis de sangre con frecuencia no recogen los casos de baja producción de la tiroides que rayan el límite.

El mejor procedimiento para el diagnóstico es que el médico lleve un control de la tiroides del paciente (en el que se hayan incluido los tests llamados T3 y THS). Hace poco tiempo se han incorporado los tests de saliva para la medición de la hormona tiroidea. También debe hacerse un seguimiento de la temperatura corporal, cada mañana a la misma hora, durante cinco días seguidos. La temperatura es un indicativo de la función tiroidea, cuando está por debajo de 36,8 °C de manera constante es que la tiroides funciona lentamente.

Cuando los niveles de la hormona tiroidea son bajos, es aconsejable acudir a un médico holístico para que inicie un tratamiento natural de la tiroides. No estoy a favor del tratamiento convencional de sustitución hormonal (con el fármaco Synthroid), ya que debilita la tiroides, y, con el tiempo, los pacientes necesitan tomar dosis cada vez mayores a fin de igualar los resultados.

El equilibrio hormonal de los estrógenos y la progesterona son, asimismo, muy importantes para perder peso. Hay muchas mujeres que tienen muchos más estrógenos que progesterona, una anomalía llamada «dominancia estrogénica». Considero que las hormonas sintéticas de estrógenos y progesterona producen retención de líquidos y dificultan la función de la glándula tiroidea.

La testosterona y un déficit en la hormona del crecimiento pueden también producir un aumento de las grasas en el organismo, especialmente en los hombres. Las mujeres que siguen un tratamiento hormonal sustitutorio durante la menopausia casi siempre empiezan a ganar peso y a retener líquidos. Las píldoras anticonceptivas provocan efectos similares.

(Para poder elegir opciones de tratamientos hormonales naturales, *véase Cimicifuga racemosa, Vitex y Progesterona*).

El último tema referente al equilibrio hormonal es el concepto de resistencia a la insulina, del cual he hablado anteriormente. Consumir hidratos de carbono refinados induce a tener picos de insulina y éstos provocan que la grasa se acumule. Con el tiempo, los receptores de insulina se insensibilizan a la misma, de modo que el organismo acumula la glucosa en forma de grasa.

También entra en acción otra anomalía llamada síndrome X o síndrome metabólico. Se trata de un cúmulo de circunstancias. La resistencia a la insulina es parte importante, pero también se suman dos de las causas siguientes: colesterol alto, triglicéridos altos o presión sanguínea lenta, u obesidad. (Una silueta con forma de manzana suele ser generalmente un signo del síndrome X, es decir, un exceso de grasa en torno a la tripa, las caderas y los muslos). Los investigadores sostienen que tener el síndrome X es estar sólo a un paso de desarrollar diabetes.

5. Toxicidad

Las toxinas, como pueden ser los pesticidas, los herbicidas y otras sustancias químicas que penetran en el organismo causan estragos en los sistemas enzimáticos. Las toxinas conocidas como metales pesados, como el mercurio y el plomo, son especialmente peligrosas y pueden llegar a acabar con la función tiroidea. Además, dañan el proceso de desintoxicación y provocan acumulación de líquidos y de grasa.

Las toxinas que se acumulan el organismo a causa de las malas digestiones son también un problema. Para llevar a cabo un tratamiento de desintoxicación suelo aconsejar a la gente que lo hagan con un médico holístico, pues éste le ayudará a identificar las toxinas almacenadas en su organismo y trabajará junto el paciente para eliminarlas. Siguiendo una buena dieta, haciendo ejercicio y tomando suplementos nutricionales se contribuye al proceso de desintoxicación.

✒ 6. Carencias nutricionales

Las carencias nutricionales se han ido extendiendo en una sociedad como la nuestra en la que cada vez se consumen más alimentos precocinados y artificiales. En el metabolismo de las grasas también tienen que ver de una manera u otra algunas vitaminas y minerales. El cromo, el vanadio y el ácido alfa-lipoico son especialmente beneficiosos para regular el azúcar en sangre y, por consiguiente, previenen que la grasa se acumule en el organismo. Las dosis adecuadas son de 400 mcg de picolinato de cromo o cromo quelato; 100 mcg de vanadio elemental, y de 100 a 200 mcg de ácido alfa-lipoico.

Para una correcta función de la insulina se requiere zinc y magnesio. Las dosis serán de 30 mg diarios de zinc y 500 mg de magnesio. Aparte de eso, también es de gran ayuda un suplemento polivitamínico, como medida preventiva nutricional.

Entre los nutrientes que ayudan a acelerar el sistema metabólico se encuentran la D-ribosa, la L-carnitina, el resveratrol y la coenzima Q_{10}.

Aceites como el de linaza o el ácido graso omega-3 o también la linaza en polvo son una fuente importante de ácidos grasos esenciales, muy recomendables para el buen funcionamiento de la insulina.

Las carencias nutricionales causan deseos incontenibles de tomar alimentos dulces y grasos, lo que se traduce en una acumulación de grasas.

✒ 7. Factores emocionales y espirituales

Muchas personas tienen problemas de peso debidos a traumas emocionales del pasado. Como resultado, usan la comida para no desalentarse, o para reducir o controlar el dolor emocional. Es algo que veo frecuentemente en personas que acaban de divorciarse o de tener problemas de relaciones personales. Quien ha sufrido maltratos físicos y sexuales también suele tener trastornos alimentarios que se manifiestan con un aumento excesivo de peso o con temporadas alternas de atiborrarse de comida o bien prescindir de ella.

¿Tiene el lector este problema?

Una manera de responder a esta pregunta es considerar si la comida es algo que le absorbe a uno por completo. Aunque uno utilice la comida con ese propósito, es decir, para sentirse temporalmente «bien», la realidad resultante es muy diferente. Comer demasiado hace ganar peso, lo cual realmente disminuye la energía y la vitalidad. Lejos de llegar a sentirse mejor con uno mismo, lo más probable es que baje la autoestima.

Si esto es un problema, debe ser el primer objetivo a tener en cuenta. Hay que trabajar de manera conjunta con un terapeuta o un consejero espiritual que ayude a superar los problemas emocionales y espirituales que subyacen en la cuestión del sobrepeso y la infelicidad.

¿Está buscando el lector un producto milagroso para adelgazar que pueda tomar sin cambiar los hábitos alimentarios o hacer ejercicio? Yo todavía no he encontrado tal cosa, al menos no sin que acarree efectos secundarios, y dudo seriamente que exista.

Sin embargo, es posible utilizar ciertos productos que ayuden a disminuir las grasas y que formen parte del tratamiento global que resumo en este apartado. Son productos que entran en la amplia categoría de suplementos nutricionales y estimulantes naturales, y, si bien yo no aconsejo tomar estimulantes, hablaremos de ellos, ya que son muy populares.

Suplementos nutricionales

Existen en el mercado muchos suplementos nutricionales catalogados como reductores de peso, aunque hay muy pocos estudios que avalen tal cosa. Hay unos cuantos que pueden ser prometedores pero, como destaco más adelante, sólo se han comprobado con animales.

Caralluma fimbriata

Este extracto vegetal ayuda a disminuir el apetito y a quemar grasas. *Véase* el término *Caralluma fimbriata*.

❦ Ácido linoleico conjugado (CLA)

El CLA, calificado en la publicidad de antioxidante, anticancerígeno, estimulante del sistema inmunológico y suplemento para perder peso, se encuentra en las carnes rojas. Contribuye a que la glucosa entre en las células musculares de manera más eficaz, evitando así que se convierta en grasa. Ello ayuda también a que la grasa penetre en las membranas celulares y en los tejidos conjuntivos, donde se quema para alimentar el organismo. Los estudios realizados han demostrado que el CLA reduce de manera considerable la grasa corporal y también el apetito.

❦ D-ribosa

Este azúcar natural mejora el metabolismo celular. *Véase* el término *Ribosa*.

❦ Glucomanán

Se trata de una fibra natural que reduce el apetito y el nivel de glucosa. *Véase* el término *Glucomanán*.

❦ Ácido hidroxicítrico (HCA)

Es un extracto derivado de la cáscara de *Garcinia cambogia*, una fruta originaria del sudeste asiático. Las investigaciones realizadas en laboratorio y con animales han demostrado que contribuye a la pérdida de peso, reduciendo la transformación de hidratos de carbono en grasas. Se ha visto que suprime el apetito en los animales, y parece no tener efectos secundarios. Se desconoce si realiza este mismo efecto en los humanos. Dosis: 500 mg, tres veces al día, antes de las comidas.

❦ L-carnitina

Esta sustancia, considerada un aminoácido, ayuda a combatir la acumulación de grasas, especialmente en los ancianos. *Véase* el término *L-carnitina*.

❦ Piruvato

Es una molécula alterada del azúcar. En los estudios realizados con ella en animales y humanos ha demostrado que ayuda a perder peso, si se combina con una dieta baja en grasas, si bien ello no implica que pueda tomarse aisladamente y esperar resultados parecidos. Dosis: de 6 a 30 g diarios.

◈ Revesratrol

Estudios preliminares demuestran que esta sustancia contribuye a disminuir la resistencia a la insulina y a mejorar el metabolismo celular. *Véase* el término *Revesratrol*.

Estimulantes naturales: hay que ser precavidos

Los estimulantes naturales son muy naturales, pero yo no los aconsejo. Los «estimulantes naturales», tal como su nombre indica, estimulan ciertamente el sistema nervioso e inducen la liberación de adrenalina. Esta hormona, producida por la glándula adrenal, estimula la transformación de grasas en energía.

El inconveniente de estas sustancias es que pueden tener graves efectos secundarios. Hay personas que reaccionan de manera adversa a estos estimulantes y manifiestan problemas de ansiedad, insomnio, fatiga crónica, cardiopatías e hipertensión arterial. Cuando una persona ya manifiesta alguna de estas dolencias, la adicción a los estimulantes puede empeorarlas gravemente.

Me preocupan, asimismo, los efectos que los estimulantes producen en las glándulas tiroides y adrenal. Suelo recomendar que no tomen nunca estimulantes de manera continuada. Cuando las glándulas adrenal y tiroides están sobreestimuladas, no funcionan igual de bien (se agotan), y aparecen otros problemas de salud.

◈ Cafeína

La cafeína es un estimulante que aumenta la velocidad del metabolismo y puede reducir el apetito. Como muchas personas han comprobado, la cafeína produce ansiedad, insomnio, palpitaciones, hipertensión arterial y temblores. La cafeína también aumenta la frecuencia urinaria y puede provocar hiperactividad. En pequeñas cantidades, añadidas a suplementos diversos, puede servir de ayuda, menos en personas sensibles a la cafeína.

◈ Guaraná *(Paullina cupana)*

Los indígenas de la selva amazónica utilizaban originariamente las semillas de guaraná para tratar la diarrea, disminuir el apetito y aliviar los dolores que produce la artritis. Contiene guaranina, un estimulante muy parecido a la cafeína en cuanto a estructura y efectos. Hay quien la usa como alternativa a la efedra y la cafeína. Sus efectos secundarios son menores que los de otros estimulantes naturales.

GUGGUL

Con tan sólo mencionar «alto nivel de colesterol» a la mayoría de los médicos naturópatas les vendrá a la mente la planta llamada guggul *(Commiphora mukul)*, llamada también a menudo guggulón.

El índice desequilibrado del colesterol es uno de los mayores factores de riesgo de sufrir una cardiopatía que, a su vez, es una de las causas principales de defunción en Estados Unidos y otros países desarrollados. Teniendo en cuenta esta consideración, es obvio que el guggul constituye toda una promesa, pues ofrece una alternativa sana y segura a los fármacos para combatir el exceso de colesterol.

El guggul ha demostrado en diversos y precisos estudios realizados con humanos que reduce los «marcadores malos» de las enfermedades cardiovasculares —como el colesterol total, el LDL y el VLDL (lipoproteínas de muy baja densidad)—, a la vez que aumenta el nivel del «marcador bueno», el colesterol HDL.

Esta planta tiene una bella historia. En la década de 1960, un investigador indio leyó un antiguo compendio médico, escrito en sánscrito, llamado *Sushruta Samhita*. Este clásico texto médico describía la eficacia del guggul para el tratamiento de la obesidad y de los problemas con las grasas corporales. Inspirados por el *Sushruta Samhita*, los investigadores empezaron a realizar estudios con animales con dolencias cardíacas para determinar los efectos del guggul. Los primeros ensayos confirmaron que la resina de guggul reducía notablemente el colesterol alto y protegía al organismo de la aterosclerosis.

Durante las cuatro décadas que siguieron, en las numerosas pruebas clínicas con personas que tenían el colesterol alto, el extracto de guggul demostró ser una planta terapéutica potente que ayuda no sólo a reducir el colesterol sino también los triglicéridos. Los estudios muestran que es tan eficaz —o incluso más— como los fármacos recetados para tal fin. Es, además, muy seguro, y está reconocido por las autoridades médicas indias como un medicamento natural para reducir los lípidos del organismo.

Crece un árbol en Bangladesh

El guggul es un arbolillo espinoso originario de India y Bangladesh. La resina de guggul se extrae de debajo de la corteza, de donde emana un fluido amarillento. La resina de guggul contiene una combinación de esteroides lípidos llamados guggulípidos, sustancias que reducen el nivel de colesterol y tienen efectos antiinflamatorios.

Los guggulípidos están compuestos de guggulosteronas, así como de otros componentes que ejercen un efecto sinérgico.

Según la medicina tradicional ayurvédica, el guggul está indicado para el tratamiento de la artritis, la diabetes, la gota y los problemas cutáneos. También está aconsejado para mejorar la función inmunitaria, el apetito y la digestión. Debido a su fama de prevenir problemas dentales, se utiliza también como colutorio.

El guggul reduce el colesterol activando la función hepática de metabolización o «quema» del exceso de colesterol, y también inhibe el colesterol que produce el hígado.

Los estudios con animales han mostrado que las guggulosteronas estimulan la glándula tiroides, por lo que también ayudan a las personas con la tiroides baja. Se trata de una interesante conexión entre este efecto tiroidal y el metabolismo del colesterol: es bien sabido que una función tiroidea baja lleva a reducir el metabolismo del colesterol que realiza el hígado; así pues, la estimulación tiroidea conduce teóricamente a reducir el nivel del colesterol. Ello lo evidencia de manera clara el hecho de que los medicamentos para la hormona tiroides reducen el nivel de colesterol alto cuando se administran a pacientes con la función tiroidea baja.

Los extractos de guggul evitan, además, la agregación plaquetaria, lo que, a su vez, reduce las apoplejías o derrames cerebrales.

En general, prefiero este tipo de tratamiento al farmacológico. He descubierto que con los fármacos existe el peligro de una toxicidad hepática, de modo que si bien éstos reducen el riesgo de las enfermedades cardíacas, pueden acarrear otros problemas de salud.

Dosis

Para reducir el nivel de colesterol y el de triglicéridos, aconsejo tomar 500 mg de un extracto normalizado con un 5 % de guggulosterona, tres veces al día. Los estudiosos recomiendan tomar el extracto al menos durante cuatro semanas y después volver a examinar los niveles de colesterol y lípidos en sangre. Considero que para que las pruebas de laboratorio reflejen unos resultados medianamente razonables debe seguirse el tratamiento de dos a dos meses y medio.

Yo suelo aconsejar combinar el guggul con otros suplementos que equilibran el colesterol, como la niacina (hexaniacinato de inositol) y el ajo. En algunos países se encuentra un suplemento llamado Policosanol, que también es muy eficaz.

¿Cuáles son sus efectos secundarios?

Se sabe que los guggulípidos no son tóxicos, pero algunas personas, en un porcentaje mínimo, cuando lo ingieren experimentan pequeñas molestias digestivas. No debe utilizarse durante el embarazo ni tampoco si se tienen hemorragias uterinas. Es más seguro no combinar el guggul con otros fármacos para reducir el nivel de colesterol, ya que no hay estudios que demuestren la interacción entre ellos.

Los pacientes que siguen un tratamiento para la tiroides deben estar bien controlados mientras toman guggulípidos (y también si no los toman).

GUGGUL
El médico naturista lo recomienda para...

Acné
En un estudio clínico se mostró que el extracto de guggul era comparable a la tetraciclina para combatir el acné quístico.

Aterosclerosis
Los estudios con animales han demostrado que el extracto de guggul evita y reduce la aterosclerosis. Se requieren más estudios para poder determinar que esta planta aporta los mismos beneficios en seres humanos.

~ Colesterol y triglicéridos

Como he mencionado anteriormente, está demostrado que el extracto de guggulípidos reduce el colesterol LDL, el VLDL y el colesterol total, así como los niveles de triglicéridos, a la vez que aumenta el colesterol HDL, el protector. Un estudio de 12 semanas de duración demostró que 1.500 mg de guggulípidos reducen el colesterol sérico en casi un 22% de promedio, mientras que los triglicéridos se ven reducidos un 25% en personas que siguen un tratamiento regular.

Otro estudio científico realizado con 233 personas con un alto nivel de colesterol, de triglicéridos, o bien de ambos, mostró que los guggulípidos eran más eficaces que el fármaco clofibrato, utilizado para el mismo fin. Los pacientes que tomaron guggulípidos obtuvieron un beneficio añadido: en ellos mejoró el nivel del HYDL, el llamado «colesterol bueno», un efecto que no se da tomando el fármaco. En cuanto a la duración de los beneficios, se vio que era aproximadamente la misma, alrededor de unas 20 semanas, tanto en los que tomaron la planta como en los que tomaron el fármaco.

Los especialistas han identificado diversos tipos de colesterol alto, por lo que realizaron estudios específicos a fin de determinar en cuáles de ellos funcionaban mejor los guggulípidos. El resultado fue que los mejores resultados se obtenían con el tipo IIb (mayor nivel de LDL, VLDL y triglicéridos) y con el tipo IV (mayor nivel de VLDL y de triglicéridos).

~ Osteoartritis

Las pruebas clínicas realizadas han demostrado que el guggul alivia el dolor que acompaña a la osteoratritis.

GYMNEMA SYLVESTRIS

—Mi médico me ha dicho que necesito perder unos 12 kilos, que deje de comer en los McDonald y que haga más ejercicio. Además, dice que si de aquí a dos meses no mejora mi nivel de azúcar en sangre, tendré que tomar medicamentos para la diabetes.

Stephen, un paciente nuevo, estaba claramente disgustado con el tratamiento que su médico había previsto para él. A mí no me parecía nada mal lo que su médico le había aconsejado, aunque lo de los medicamentos antidiabéticos me hacía tan poca gracia como a Stephen.

—Se trata de unos buenos consejos básicos –afirmé–, pero me gustaría que siguieras un tratamiento más completo. Tienes 35 años, eres muy joven para tener una diabetes de tipo II. Si haces lo que te voy a decir, creo que podemos conseguir que vuelvas a tener un nivel de azúcar en sangre normal. La diabetes tipo II puede corregirse por completo con una alimentación adecuada y ejercicio. Y si a eso le añadimos las plantas y los suplementos nutricionales adecuados, el progreso será aún mejor.

El estilo de vida de Stephen era bastante típico. Como gran parte de la población occidental, admitió que veía demasiado la televisión y comía muchos dulces y mucho pan. El máximo ejercicio físico que hacía era girar el volante de su deportivo.

No es de sorprender –dado este patrón general de estilo de vida– que sean alarmantes las estadísticas que hablan de porcentajes de diabéticos de tipo II. En los últimos años, el mayor aumento de diabetes en adultos corresponde a personas de 30 a 39 años de edad.

Con el fin de ayudar a Stephen, le prescribí una dieta más detallada que la de su médico. Siguiendo mis consejos, tomaría muchos hidratos de carbono complejos, la mayoría de las proteínas de fuentes de calidad y consumiría más ácidos grasos esenciales. También le pedí que restringiera el consumo de hidratos de carbono simples, como pan, pasta y dulces.

Stephen reconoció que necesitaba hacer un tipo de ejercicio de manera regular, y empezó a caminar 20 minutos al día. Y siguiendo mis consejos relativos a los suplementos, incluyó en la dieta diaria un suplemento de *Gymnema sylvestris*. Esta planta le ayudó a controlar su deseo de tomar dulces. Ésta fue una de las tácticas que utilicé para controlar su nivel de azúcar en sangre.

CONTROLAR LA ANSIEDAD DE COMER DULCES

Gymnema sylvestris, llamada también gurma o «destructora del azúcar», es una planta que utilizan muchos médicos seguidores de la ciencia ayurvédica. Tiene la habilidad de bloquear el sabor de lo dulce, de manera que ayuda a evitar la ansiedad de comer dulces que lleva a ingerir un exceso de hidratos de carbono simples.

La planta crece en los bosques de India, y durante más de 2.000 años, los médicos ayurvédicos y los terapeutas de ese país la han utilizado para combatir el desequilibrio de azúcar en sangre.

Se considera que los ácidos gymnémicos son los principios activos más importantes, pero esta planta contiene otros componentes también destacados como las resinas, las sapninas, el estigmasterol, el quercitol y los derivados betaína, colina y trimetilamina.

Cuando la ejerce su función equilibradora del azúcar en sangre parece ser que se activan diversos mecanismos. Según dos estudios realizados en animales, los extractos de *Gymnema* duplican el número de células beta secretoras de insulina en el páncreas y hacen que el nivel de azúcar en sangre sea de nuevo prácticamente normal. Incrementa, además, la actividad de las enzimas responsables de la recepción de la glucosa y de su utilización.

La observación

Desde la década de 1930, los científicos han intentado descubrir el proceso terapéutico de la planta en las diabetes de tipo I y II.

En un estudio controlado se administró un extracto normalizado de *Gymnema* a 27 pacientes con diabetes tipo I; todos ellos tomaron 400 mg diarios durante un período de seis meses a dos años y medio. Otros 37 pacientes participantes en ese mismo estudio siguieron tomando su dosis habitual de insulina sin *Gymnema* añadida. Los investigadores comprobaron que en los que tomaron el extracto de la planta los requerimientos de insulina descendieron extraordinariamente. Y, además, vieron un significativo descenso en los marcadores de azúcar en sangre que miden el azúcar en sangre a largo plazo. El resto de pacientes, los del grupo de control, no mostró ningún descenso notable ni en el azúcar en sangre ni en la insulina requerida.

En otro estudio realizado con 22 personas, se administró a las mismas una dosis diaria de 400 mg de extracto de *Gymnema* durante un período de 18 a 20 meses, y mientras siguieron tomando su medicación habitual para tratar la hipoglucemia. En este grupo, los niveles de azúcar en sangre mejoraron notablemente, así como otro factor glucémico: la hemoglobina glucosilada. Los resultados mostraron también que en las personas que tomaron *Gymnema* se incrementó la liberación pancreática de insulina.

Todos los pacientes participantes en el estudio pudieron reducir sus medicaciones, y cinco de ellos, dejarla por completo.

Como muestran estos estudios, *Gymnema* puede producir un importante impacto en el metabolismo del azúcar en sangre, e incluso es aún más eficaz cuando se combina con ejercicio físico y una dieta adecuada.

Los estudios con animales también han corroborado el efecto reductor del azúcar en sangre que produce *Gymnema sylvestris*.

Dosis

La dosis terapéutica de un extracto de *Gymnema* tiene un proceso previo de normalización del producto para que contenga entre un 24 o un 25 % de ácidos gymnémicos.

Por lo general, tengo que destacar que yo suelo aconsejar a mis pacientes que tomen de 400 a 600 mg diarios en cápsulas, a lo largo del día, antes de las comidas o durante ellas.

La planta funciona igualmente bien combinada con otras plantas para equilibrar el azúcar en sangre, como el fenogreco y el pepino del monte o calaica.

¿Cuáles son sus efectos secundarios?

No hay informes de efectos secundarios, pero los estudiosos no han comprobado por el momento si esta planta es totalmente segura en las embarazadas.

Hay que tener un cuidado especial con *Gymnema* si ya se están tomando fármacos para la diabetes (hipoglucémicos orales o insulina), ya que al combinar éstos con la planta puede producirse un descenso del nivel de azúcar en sangre potencialmente peligroso.

Si un paciente ya está tomando medicamentos para la diabetes, es extremadamente importante que antes de tomar *Gymnema* se decida a acudir a la consulta de un médico para que controle exhaustivamente los niveles de azúcar en sangre durante todo el tratamiento. En muchos casos, el facultativo tendrá que disminuir la dosis de los fármacos que el paciente toma.

GYMNEMA SYLVESTRIS
El médico naturista la recomienda para...

❧ Diabetes

Gymnema puede ser eficaz tanto para la diabetes tipo I como la de tipo II, pero yo la aconsejo sobre todo para esta última.

❧ Resistencia a la insulina

Cuando hay un nivel alto de azúcar en sangre, el organismo produce más insulina, la hormona que transporta a las células el aporte de glucosa que necesitan. Pero cuando se produce demasiada insulina, las células del organismo se vuelven resistentes a ella, de ahí lo del término «resistencia a la insulina». Cuando esto sucede, el nivel de azúcar en sangre permanece alto.

Muchas de las personas que tienen resistencia a la insulina ganan peso, sea cual sea la dieta que sigan. *Gymnema* puede ser una buena ayuda: mejora la absorción del azúcar en sangre y contribuye a que el organismo la utilice.

❧ Síndrome X

El término «síndrome X» o «síndrome metabólico» se refiere al conjunto de problemas de salud que incrementan el riesgo de sufrir diabetes y cardiopatías (muchos occcidentales de edad avanzada, como cabe esperar, muestran muchos de los síntomas del síndrome X). La resistencia a la insulina es un factor subyacente en esta enfermedad. Las personas con síndrome metabólico o síndrome X suelen mostrar intolerancia a la glucosa, obesidad, hipertensión arterial y un alto nivel de colesterol y triglicéridos.

Puesto que *Gymnema* contribuye a mejorar la absorción del azúcar en sangre y su utilización, la aconsejo para combatir el síndrome X.

H

HIDROTERAPIA

—Me duele el pecho, sobre todo cuando respiro. Además, tengo mucha mucosidad, y eso me hace toser aún más. No quiero ir a ver a mi médico de cabecera porque sé que me va a recetar antibióticos.

Sherry me contaba esto por propia experiencia. Hacía un año, había tomado varias tandas de antibióticos para tratar diferentes infecciones y cada vez había sufrido efectos secundarios: infecciones de hongos e hinchazones. Así que ahora quería asegurarse y elegir una alternativa mejor.

—¿Podrá ayudarme, verdad? –me preguntó Sherry.

—Vamos a ver qué le ocurre y después ya le diré qué puedo hacer –le contesté.

La ausculté para escucharle los bronquios y después le mandé que se hiciera unas radiografías y unos análisis de sangre. Mis sospechas se confirmaron: Sherry tenía una neumonía bacteriana. A sus 39 años de edad, yo la habría considerado una mujer sana de no ser porque cada invierno sufría un par de bronquitis o neumonías. Pero si seguía tomando antibióticos para tales dolencias, se enfrentaba finalmente al riesgo de no poder vencer a una infección bacteriana con los antibióticos convencionales. Ella también se daba cuenta de ese riesgo y fue por ello por lo que acudió a mi consulta, para que la tratara con la medicina naturista.

El tratamiento era urgente y necesario. La neumonía bacteriana es una enfermedad grave y teníamos que controlarla de inmediato.

En respuesta a la pregunta de Sherry: «¿Y ahora, qué?», le propuse la hidroterapia constitucional.

Calor y frío

Los médicos naturistas recurren desde hace más de cien años a la hidroterapia constitucional, que básicamente consiste en alternar calor y frío en el pecho y la espalda con toallas empapadas de agua.

Yo estaba bastante seguro de que en Sherry la hidroterapia constitucional haría que aumentara el nivel de glóbulos blancos en su organismo, mejorando así su capacidad para enfrentarse a la infección bacteriana. Al mismo tiempo, el tratamiento de frío y calor reduciría la congestión e inflamación de los pulmones y mejoraría la circulación sanguínea. Para reforzar el tratamiento de la hidroterapia, le receté, además, un remedio homeopático y una fórmula a base de plantas medicinales.

El marido de Sherry le ayudó a seguir en casa el tratamiento de hidroterapia.

Sherry volvía a la consulta cada tres días para las visitas de seguimiento y notaba que al día siguiente de la hidroterapia podía sacar gran cantidad de la mucosidad que tenía en los pulmones. Y cuando seguía el tratamiento, por la noche podía dormir mucho mejor.

En cada visita, Sherry mostraba una mejoría evidente. A los nueve días de haber iniciado el tratamiento, volvió al trabajo y sintió que estaba más cerca de volver a ser la que era.

Tratamientos con agua, sí, pero guiados

Personalmente, nunca aconsejaría a nadie tratarse una neumonía bacteriana sin la ayuda de un médico, y conozco a muchos médicos convencionales que pensarían que actué como un loco al aconsejar a Sherry que siguiera un tratamiento de hidroterapia.

Afirmo, una vez más, que muchos de los médicos que recetan antibióticos no están del todo bien informados acerca de las potentes terapias naturales que existen y que pueden combatir de manera efectiva muchos tipos de enfermedades.

La hidroterapia no es otra cosa que utilizar agua para curarse. Los tratamientos pueden revestir muchas formas. Inhalar vapor y tomar una sauna húmeda son formas de hidroterapia, así como la balneoterapia, las aplicaciones de compresas de agua fría y caliente o los geles térmicos. Algunos terapeutas utilizan la hidroterapia de colon, un procedimiento de limpieza de colon con agua estéril para eliminar las sustancias tóxicas o dañinas almacenadas en él.

La hidroterapia es muy común en Europa, y también en Estados Unidos, donde muchos balnearios cuentan con tratamientos de hidroterapia.

Muchos médicos y naturópatas recurren a diversas formas de aplicar la hidroterapia en determinadas enfermedades.

Las propiedades terapéuticas del agua se conocen desde hace miles de años. Los antiguos egipcios y babilonios, los griegos y los romanos abogaban por la importancia de los baños y el poder curativo de los manantiales.

Explorador de aguas

Si tuviéramos que nombrar a un único fundador de esta terapia, ése sería Vincent Priessnitz, un campesino que nació en 1799 en una aldea de montaña de la antigua Checoslovaquia y murió en 1852. Priessnitz observó que siempre que un animal sufría alguna herida se encaminaba de manera instintiva a un arroyo cercano y que las aguas frías y vivas curaban sus heridas.

Priessnitz experimentó en propia persona diferentes formas de hidroterapia mientras trabajaba en la granja familiar. A los 17 años le atropelló un carro que iba cargado hasta arriba de leña; el cirujano de la zona que evaluó las heridas internas que sufría el muchacho dijo que no tenían remedio. Parecía convencido de que Priessnitz no se recuperaría jamás.

Sin dejarse intimidar por el diagnóstico del cirujano, cuando Priessnitz llegó a casa, se recolocó las costillas rotas presionando el tórax contra el brazo de una silla, después se las cubrió con paños empapados en agua fría. Al cabo de diez días, volvió a su puesto de trabajo en la granja y reemprendió las tareas que llevaba a cabo antes del accidente.

Totalmente impresionado por la eficacia de su autotratamiento, Priessnitz se volvió un defensor incondicional de la hidroterapia y la utilizó tanto en los enfermos como en los heridos que llegaban a él de todas partes. Su fama llegó a las autoridades médicas de su región y éstas sintieron envidia por la popularidad y el éxito de sus tratamientos. Pretendieron impedirlos por medios legales, pero todo fue inútil, ya que los tribunales comprobaron que Priessnitz tan sólo utilizaba una sustancia natural, el agua, y no medicamentos.

Una vez, un juez preguntó a un paciente que había sido llamado a declarar como testigo que quién le había ayudado a recuperarse. El paciente contestó: «Todos han colaborado: los médicos, los farmacéuticos y Priessnitz. Los primeros me ayudaron a deshacerme de mi dinero, y Priezznitz, de mi enfermedad».

Finalmente, las críticas contra él cesaron dados los numerosos buenos resultados que logró con sus pacientes. Y el emperador de Austria concedió a Priessnitz una medalla de oro al mérito civil, el más alto galardón austriaco.

Los beneficios de la hidroterapia

Como he comentado anteriormente, existen muchos tipos de hidroterapia. El que suelo recomendar más a menudo es la hidroterapia constitucional, método que me enseñó el doctor Jared Zeff, de Portland, Oregón, quien a su vez lo aprendió de antiguas generaciones de naturópatas.

La hidroterapia constitucional favorece a todo el organismo. Entre sus numerosos beneficios cabe destacar los siguientes:

- Optimiza la circulación sanguínea.
- Desintoxica y purifica la sangre.
- Mejora la función digestiva y la eliminación intestinal.
- Equilibra y tonifica el sistema nervioso.
- Estimula y mejora el sistema inmunológico.

La hidroterapia constitucional se efectúa mejor con un ayudante, quien va colocando las toallas húmedas en las diferentes partes del cuerpo y las va reemplazando cuando se enfrían. El proceso más común es el siguiente:

1. El paciente se tumba en la cama boca arriba.
2. El ayudante le cubre el torso desnudo y el abdomen con dos toallas dobladas una vez y que previamente se han sumergido en agua caliente y escurrido después (en el caso de tratarse de un niño, hay que asegurarse de que la temperatura del agua sea soportable y colocarle primero un trozo de la toalla para asegurarnos de que no se queme).
3. El ayudante cubre las toallas calientes y húmedas con una toalla seca.
4. Encima de las toallas coloca unas mantas. Una vez bien abrigado, el paciente deberá reposar al menos cinco minutos.
5. Transcurridos los cinco minutos, se retiran las toallas calientes y se sustituyen por una sola que se ha sumergido en agua fría y escurrido bien (debe quedar húmeda).

6. Una vez colocada la toalla fría sobre el torso y el abdomen, se coloca encima la toalla seca y las mantas. Acto seguido se dejan transcurrir diez minutos, que es el tiempo en que la toalla alcanza la temperatura del cuerpo (si tarda más en calentarse, la próxima vez no debe colocarse la toalla tan fría o tan húmeda).
7. Una vez que el ayudante ha retirado la toalla fría, el paciente se da la vuelta y se queda tumbado boca abajo.
8. Se repite el mismo procedimiento sobre la espalda: cinco minutos con el tratamiento de las toallas calientes y diez minutos con la toalla fría.

La parte efectiva de este tratamiento reside en el contraste entre el calor y el frío. El calor dilata los vasos sanguíneos, mientras que el frío primero los contrae y después los dilata. La alternancia de la dilatación y la contracción crea una acción de bombeo que mejora la circulación tanto en los vasos sanguíneos superficiales como en los profundos.

Dosis

En el caso de una dolencia aguda, aconsejo seguir uno o dos tratamientos al día. En las dolencias crónicas, es suficiente con un tratamiento diario. Después de cada sesión, hay que beber como mínimo unos 230 ml de agua purificada y descansar al menos unos 15 minutos.

En el caso de que el tratamiento vaya dirigido a un niño, deben seguirse las directrices de un médico holístico o naturópata.

Tras el tratamiento de hidroterapia no se debe comer en exceso.

¿Cuáles son sus efectos secundarios?

Los asmáticos no deben seguir este tipo de tratamientos. En el caso de las personas diabéticas o embarazadas, el tratamiento debe realizarse bajo la supervisión de un médico holístico o naturópata.

HIDROTERAPIA
El médico naturista la recomienda para...

˜ Artritis
La hidroterapia constitucional es eficaz para todo tipo de artritis. Mejora la circulación sanguínea y reduce la inflamación de las articulaciones, además de hacer frente a muchas de las causas que subyacen en la artritis, como la toxicidad y las malas digestiones. Las aplicaciones de frío y calor, en zonas determinadas, o la alternancia de esas temperaturas, ayudan a calmar los dolores.

˜ Bronquitis y neumonía
Uno de los tratamientos más adecuados para las dolencias del sistema respiratorio es la hidroterapia. La aplicación alterna de frío y calor sobre la zona de los bronquios produce resultados muy rápidos.

˜ Cáncer
Cuanto más resistente sea el sistema inmunológico de una persona, mayor será su resistencia al cáncer. La hidroterapia respalda al sistema inmunológico de diversas maneras: ayuda a desintoxicar el organismo, mejora las digestiones y estimula la actividad de las células inmunes. Este tratamiento contribuye también a estimular el drenaje linfático, algo muy importante para la salud del sistema inmunológico.

A mis pacientes con cáncer les recomiendo utilizar la hidroterapia constitucional como parte de un tratamiento global coordinado por el médico a cargo de su caso. Se trata de una terapia que no interfiere en ningún otro tratamiento convencional, como la radioterapia o la quimioterapia.

˜ Desintoxicación
En el mundo actual no se puede tener un organismo saludable sin una buena desintoxicación. La hidroterapia constitucional estimula la circulación sanguínea a través del hígado y los pulmones para que estos órganos eliminen correctamente las toxinas. Además, aporta un mayor flujo sanguíneo a la piel, lo que contribuye al proceso de eliminación de toxinas, por otra parte, al mejorar la digestión, favorece la eliminación intestinal.

En el caso de que se esté siguiendo un tratamiento de desintoxicación, yo aconsejo añadir al mismo la hidroterapia constitucional. De hecho, hay médicos naturópatas que consiguen resultados sorprendentes en los tratamientos de desintoxicación combinando la hidroterapia con cambios en la dieta del paciente.

❧ Dolores de cabeza

Los dolores de cabeza crónicos pueden aliviarse enormemente con la hidroterapia constitucional. Las personas que sufren procesos tóxicos, malas digestiones y problemas hepáticos también encuentran una gran solución en esta terapia. Y, en concreto, los dolores de cabeza agudos se solucionan muy bien con la hidroterapia aplicada en los pies.

Si bien existen diferentes versiones para este tratamiento, según mi experiencia, la que sigue a continuación es muy eficaz.

Cuando aparece el dolor, se colocan los pies en un cubo o recipiente lleno de agua caliente (el agua tiene que estar lo más caliente posible, pero que se pueda soportar al tacto). A continuación se colocan un paño frío en la frente o un poco de hielo en la nuca.

Esta combinación de temperaturas hace que el cuerpo desvíe el flujo sanguíneo a los pies y lo aleje de la cabeza, lo que reduce la congestión en ésta. Este tratamiento también es eficaz para la sinusitis.

❧ Fiebre e infecciones

La hidroterapia constitucional estimula los glóbulos blancos o leucocitos, incrementando su número y su actividad. Ello hace que sea un excelente tratamiento para combatir la fiebre y las infecciones. En realidad, con la hidroterapia, la fiebre puede aumentar ligeramente y de manera temporal, un signo de que el sistema inmunológico está «en lucha». Poco después, la fiebre vuelve a descender, signo de que la infección está remitiendo.

❧ Problemas cutáneos

La piel es el mayor órgano de eliminación de toxinas del cuerpo; por consiguiente, la toxicidad interna se muestra frecuentemente en la piel. Ése es con frecuencia el caso de las erupciones crónicas y de los eccemas. He comprobado cómo la hidroterapia constitucional ayuda a eliminar casos de erupciones persistentes.

❧ Problemas digestivos

La hidroterapia aplicada en la zona abdominal produce un gran aumento de la circulación en los órganos digestivos, como el estómago, los intestinos, el colon, el hígado, la vesícula y el páncreas. Una mejor circulación contribuye a sanar los tejidos inflamados o dañados, estimula el funcionamiento de los órganos digestivos y mejora el proceso de eliminación en el colon. Generalmente, suelo recomendarla para las siguientes dolencias digestivas:

- *Estreñimiento.* La hidroterapia normaliza los mensajes que van de los centros nerviosos al colon y los órganos digestivos. Estimula y equilibra el peristaltismo, movimientos de contracción que impulsan las heces a través del colon.
- *Enfermedad de Crohn, úlceras y colitis ulcerosa.* Estas enfermedades hacen que los tejidos resulten inflamados y dañados. He podido comprobar que muchos pacientes con estos problemas mejoran a largo plazo con ayuda de la hidroterapia constitucional. Si la enfermedad es grave, se necesitan bastantes meses de tratamiento para que los tejidos dañados se restablezcan, pero la persistencia hace que este tratamiento resulte casi siempre eficaz.
- *Síndrome de colon irritable.* Esta enfermedad suele ser el resultado de estrés, combinado con malas digestiones. La hidroterapia tonifica el sistema digestivo, lo cual produce habitualmente grandes mejoras. Este tratamiento es, asimismo, eficaz para tratar los síntomas agudos asociados al síndrome de colon irritable, como los dolores abdominales, los gases y la inflamación.

HIERBA DE SAN JUAN (HIPÉRICO)

—Llevo tomando Prozac desde hace un año, y creo que me sienta bien. Hay momentos en que me encuentro deprimido, pero ¿acaso no nos ocurre a todos? –me dijo Tony, un gestor financiero de 49 años de edad.

—Sí, forma parte de la vida –le contesté.

—Mi mujer y yo estamos preocupados por los efectos secundarios de Prozac. Ella cree que es la causa de que mi libido esté tan baja. A mí también me preocupa esto, al igual que lo que he leído en la prensa. Me han dicho que a veces puede causar depresión suicida.

—¿Se siente usted con ganas de suicidarse alguna vez? –le pregunté.

—No, nunca he tenido ese problema –contestó Tony.

Entonces le pregunté:

—¿Ha hablado usted con su otro médico de la posibilidad de dejar de tomar Prozac?

—Más o menos. Lo insinué y él se cerró en banda, diciendo que si yo me sentía bien no había motivo para dejar de tomarlo.

—Es curioso. ¿Así que quiere usted dejar el Prozac? –indagué.

—Sí, me parece que es un buen momento. ¿Ha tenido usted otros pacientes que hayan abandonado el Prozac? –preguntó Tony.

—Por supuesto que sí.

Le conté cómo algunos pacientes habían logrado «destetarse» del Prozac tomando la hierba de San Juan *(Hypericum perforatum)*.

—Eso es lo que quería preguntarle –dijo Tony–. Mi amigo Tim dice que la hierba de San Juan es mejor que los medicamentos para prevenir la depresión.

—En algunas personas, sí. La otra ventaja es que no tiene efectos secundarios como la pérdida de libido –contesté.

—Mi mujer estará contenta cuando lo oiga –repuso Tony con una sonrisa.

Entonces le expliqué que es muy importante que se someta a un control estricto cuando abandone el Prozac. Dejar de tomar Prozac demasiado abruptamente puede causar un efecto de rebote, metiéndole en una depresión muy grave al privar a su cerebro de la medicación acostumbrada.

Tony se «destetó» del Prozac a lo largo de los dos meses siguientes, y la transición resultó ser muy suave para él. Para prevenir la recaída en la depresión, le recomendé, asimismo, que acudiera a un psicólogo para abordar problemas emocionales subyacentes, pues me pareció que ésa era la raíz de su historial depresivo.

Un antiguo remedio natural

Los norteamericanos vienen utilizando la hierba de San Juan para el tratamiento de la depresión leve a moderada desde hace 15 años. Esta tendencia comenzó cuando se publicó un estudio clínico realizado en Alemania. Las empresas productoras de suplementos contribuyeron a divulgar la información, que reprodujeron de inmediato los medios de comunicación.

Hoy en día, la hierba de San Juan es una de las diez hierbas más vendidas en Estados Unidos. En Alemania supera en ventas a los antidepresivos farmacéuticos.

Se han realizado más de 30 estudios clínicos sobre la hierba de San Juan y varios más están en curso, incluidos algunos auspiciados por los Institutos Nacionales de la Salud de Estados Unidos.

La hierba de San Juan se cultiva en muchas zonas diferentes: norte de África, Europa, Oriente Medio, Canadá, Australia, China y Estados Unidos. Las peculiares flores de color amarillo brillante contienen un pigmento rojo, denominado hipericina, que es uno de los ingredientes activos. Cuando se adquiere un preparado «normalizado» de hipérico, quiere decir que está normalizado el contenido de hipericina (lo que significa que el preparado contiene el porcentaje de hipericina que se indica en la etiqueta).

El nombre del hipérico deriva de la palabra griega *hyperikon*, que significa «por encima de la aparición», y hace referencia a la creencia de que el aroma de la planta ahuyenta a los malos espíritus. Los antiguos europeos creían que la hierba de San Juan les protegía del mal y de la enfermedad.

Médicos de la Antigüedad como Hipócrates y Disocórides utilizaban el hipérico para tratar la depresión y las quemaduras, heridas, la ciática, úlceras y mordeduras de reptiles venenosos.

Vuelta a los orígenes

Se cree que el nombre de «hierba de San Juan» procede de la tradición cristiana, y existen varias teorías sobre su origen. Una de ellas lo relaciona con el hecho de que la planta florece alrededor del día de San Juan, que es el 24 de junio. Otra se basa en que en las hojas aparecieron puntos rojos durante el aniversario de la decapitación de san Juan Bautista, y se creyó que simbolizaban su sangre. Una tercera dice que si uno se pone la hierba bajo la almohada, san Juan se le aparecerá en un sueño y le bendecirá, evitando, además, que el año siguiente muera una persona querida.

Como sucede con muchas hierbas, parece que tiene numerosos componentes activos diferentes. Las primeras investigaciones se centraron en la normalización del contenido de hipericina en los suplementos, pero en los últimos años se tiende más a la normalización de otra sustancia activa, la hiperforina.

Se cree, asimismo, que los flavonoides desempeñan un papel importante en la acción antidepresiva de esta hierba. Otros componentes destacados son aceites esenciales y seudohipericina.

Al menos un estudio ha demostrado que el potente efecto antidepresivo es obra de una combinación de ingredientes. Es interesante señalar que los extractos aislados de hipericina e hiperforina por sí solos no tienen ningún efecto antidepresivo, sino que se requiere la presencia de ambos, como ocurre en la hierba de San Juan.

Parece que esta planta actúa de forma similar a los agentes antidepresivos ISRS (inhibidores selectivos de la recaptación de serotonina), como Prozac y Zoloft, y a los antidepresivos tricíclicos, como amitriptilina e imipramina. Incrementa la secreción de serotonina, un potente neurotransmisor responsable del buen humor. También se ha demostrado que la hierba de San Juan potencia los neurotransmisores dopamina y norepinefrina, que también son responsables del estado de ánimo.

Hay estudios que sugieren que el hipérico afecta a los receptores GABA (un neurotransmisor conocido por su efecto calmante) y reduce el cortisol, una hormona del estrés.

Dosis

Para el tratamiento de la depresión recomiendo tomar 300 mg de un extracto tres veces al día. Aconsejo elegir un producto que contenga del 3 al 5 % de hiperforina y del 0,3 % de hipericina. Los efectos suelen empezar a notarse en un plazo de dos a seis semanas.

También se puede emplear la tintura. Recomiendo tomar 30 gotas (alrededor de 0,5 ml) tres veces al día.

El aceite es de uso tópico y sirve para tratar afecciones de la piel.

¿Cuáles son sus efectos secundarios?

El grado de seguridad de la hierba de San Juan es bueno. Sin embargo, en un estudio se observó que algunas personas experimentaron trastornos digestivos, fatiga, inquietud y acciones alérgicas al tomar un extracto de hipérico.

Una serie de investigadores han informado de que la hierba de San Juan puede hacer que la piel se vuelva sensible a la luz. Se han descrito unos pocos casos en que la piel se quemaba con más facilidad o en que los ojos se tornaban más sensibles a la luz. No creo que sea un efecto secundario que deba preocupar mucho. Si uno tiene la piel blanca, conviene que tome precauciones al exponerse al sol, como cubrirse con ropa ligera y llevar sombrero y gafas de sol.

No recomiendo el hipérico para niños a menos que se les administre bajo control médico. No se han llevado a cabo estudios con niños, pero si un niño necesita un tratamiento complementario, aparte del psicológico, la hierba de San Juan parece ser más aconsejable que no un antidepresivo farmacéutico.

Conviene abstenerse de tomar hipérico durante el embarazo y la lactancia.

No es bueno simultanear la hierba de San Juan con el antidepresivo, pues no se puede descartar que la combinación provoque graves efectos secundarios. Es preciso reducir gradualmente la medicación bajo control facultativo.

Tampoco es aconsejable utilizar la hierba si se están tomando los siguientes medicamentos: digoxina, ciclosporina, teofilina, warfarina y el fármaco Indinavir contra el sida.

HIERBA DE SAN JUAN (HIPÉRICO)

El médico naturista la recomienda para...

Ansiedad

Se ha demostrado que la hierba de San Juan es tan eficaz en el tratamiento de la ansiedad como los medicamentos.

Contusiones, quemaduras y heridas

La hierba de San Juan se utiliza desde tiempos inmemoriales para tratar contusiones, quemaduras y heridas. El aceite se aplica tópicamente y alivia el dolor, además de prevenir infecciones bacterianas secundarias. También ayuda a mitigar heridas y dolores de los nervios. Herboristas europeos también utilizan el aceite para tratar eccemas.

Depresión

La hierba de San Juan es la planta que ha sido objeto de más y mejores estudios clínicos y científicos entre todas las del mundo. Considero que resulta beneficiosa en alrededor del 70% de las personas que la toman contra la depresión, lo cual representa una tasa de respuesta bastante elevada tanto en terapias farmacéuticas como naturales. En una revisión de 23 estudios clínicos europeos con un total de 1.700 pacientes, los investigadores hallaron que la hierba de San Juan era significativamente más eficaz que el placebo e igual de eficaz que los tratamientos farmacéuticos convencionales para las depresiones de leves a moderadas.

Tal vez el lector o la lectora haya leído en el pasado algún titular de prensa según el cual la hierba de San Juan es ineficaz contra la depresión. Eso no es cierto. El estudio publicado en el *Journal of the American Medical Association* examinó el efecto de esta planta en una población de personas que sufrían una grave depresión, una dolencia muy difícil de tratar con cualquier terapia. El caso es que la mayoría de estudios sobre la hierba de San Juan se ha realizado con personas que tenían una depresión leve a moderada, para la que resulta sumamente eficaz. Por otro lado, una revisión efectuada en 2009 de un resumen de estudios que incluyen 18 estudios controlados por placebo con más de 5.000 personas concluyó que la hierba de San Juan es segura y eficaz en casos de depresión grave.

Varios estudios han demostrado efectos similares en la comparación de la hierba de San Juan con antidepresivos farmacéuticos. Entre ellos hubo dos estudios con el medicamento imipramina: en el primero de ellos, los sujetos tomaron 900 mg de hierba de San Juan o, alternativamente, 75 mg de imipramina al día durante seis semanas. Quienes tomaron la hierba de San Juan experimentaron una mejoría ligeramente más pronunciada y menos efectos secundarios, o más leves, que los miembros del grupo que tomó imipramina.

En un estudio similar se compararon ambos tratamientos con el doble de las dosis anteriores. Este estudio abarcó también a sujetos con depresión moderada a grave. Los miembros de un grupo tomaron diariamente 1.800 mg de hierba de San Juan y los del otro, 150 mg de imipramina durante 6 semanas. La mejora del estado depresivo fue prácticamente igual en ambos, y los efectos secundarios también se dieron más en el grupo de imipramina. Este estudio fue importante porque examinó a personas con depresión moderada a grave, mientras que la mayoría de estudios se han llevado a cabo con sujetos con depresión leve a moderada. Futuros estudios aclararán la eficacia de la hierba de San Juan contra la depresión grave.

En resumen, yo recomendaría que los médicos comenzaran el tratamiento contra la depresión con la hierba de San Juan y no con antidepresivos. El motivo de ello es que se ha demostrado que la hierba de San Juan supone un menor riesgo de provocar efectos secundarios.

Para las personas que no respondan a las pruebas y dosis de hierba de San Juan puede plantearse entonces el recurso a un tratamiento con fármacos.

Al igual que las medicaciones farmacéuticas, la hierba de San Juan es más eficaz si se combina con un tratamiento psicológico, equilibrio hormonal, terapia nutricional, ejercicio físico y otros tratamientos holísticos dirigidos a la causa subyacente de la depresión.

Hay personas a las que se les ha diagnosticado una «depresión genética» y se les ha recetado un antidepresivo farmacéutico, diciendo que las terapias naturales no son suficientemente fuertes. En cambio, he comprobado que la hierba de San Juan y otras terapias naturales sí son lo bastante fuertes como para tratar la «depresión genética».

Infecciones víricas

En unos estudios *in vitro* se ha demostrado que dos componentes del hipérico, hipericina y seudohipericina, desarrollan una potente actividad antiviral contra el virus del herpes simple –tanto de tipo I (boca) como de tipo II (genitales)– y contra los virus de la gripe A y B, así como contra el virus de Epstein-Barr.

Menopausia

Se ha demostrado en un estudio que la combinación de *Cimicifuga racemosa* y hierba de San Juan ayuda a mitigar los síntomas de la menopausia.

Síndrome premenstrual (SPM)

En un estudio se constató que el hipérico mejora los síntomas del SPM alrededor de un 50% en algunas mujeres.

> **Trastorno afectivo estacional (TAE)**
> Se trata de una afección en que el sujeto experimenta una depresión y cambios de humor debido a la escasa exposición a la luz durante el invierno. Un pequeño estudio ha demostrado que las personas que tomaron hierba de San Juan combinada con la terapia lumínica, de luz brillante o tenue, registraron una mejora significativa del TAE.

HIERRO

El hierro tiene propiedades paradójicas: puede ser terapéutico, pero también tóxico y causar una enfermedad. En términos de salud, el objetivo está en conseguir lo mejor de este mineral evitando sus potenciales riesgos.

Necesitamos el hierro para vivir, pues posibilita que los glóbulos rojos transporten el oxígeno a las células de nuestro organismo. Por otra parte, el hierro está presente en diversas reacciones enzimáticas, una de ellas la que produce energía. Si bien se trata de un mineral muy necesario, tomar un exceso de hierro en suplementos puede crear problemas de salud, y también si se sufre una enfermedad genética como la hemocromatosis, lo que significa sencillamente que el cuerpo absorbe una cantidad anormal de hierro. No hay duda de que un exceso de hierro produce efectos secundarios, y los especialistas creen que está, asimismo, vinculado a ciertas enfermedades. Existen indicios de que hay una correlación entre un excesivo nivel de hierro en el organismo y un mayor riesgo de sufrir una cardiopatía y cáncer.

El hierro está presente en la dieta en dos formas, el hierro hemo y el no hemo. El primero se encuentra en los productos de origen animal y es la forma que nuestro organismo absorbe de manera más eficaz. El hierro no hemo se encuentra en los alimentos vegetales y no se absorbe tan bien.

Nuestro organismo almacena el hierro en el hígado, el bazo y la médula espinal.

Ciertos contrasentidos

Si bien es fácil conseguir hierro a través de la dieta o de los suplementos nutricionales, la carencia de hierro es la deficiencia nutricional más extendida en los países desarrollados, y tiene sus consecuencias. La anemia, es decir, la falta de hierro, es su resultado. En este tipo de anemia (existen otros), los glóbulos rojos no pueden transportar oxígeno de manera eficaz. A partir de esta pequeña alteración se genera un gran número de serios problemas de salud, entre ellos el cansancio, falta de memoria y concentración, problemas de aprendizaje, palidez, mayores pérdidas menstruales y debilidad en el sistema inmunológico.

En el caso de la anemia crónica, los síntomas son aún más pronunciados como en la pica –un trastorno de la conducta alimentaria en el que se tiene un deseo irresistible de comer sustancias no nutritivas, como tiza, tierra o el grafito de los lápices. Otro problema son las fisuras en las comisuras labiales o queliosis. Las personas con deficiencias graves pueden llegar a desarrollar coiloniquia, una deformidad en las placas de las uñas.

Las consecuencias de falta de hierro en los niños son graves. Diversos estudios han revelado que sólo en Estados Unidos aproximadamente un 9 % de los niños entre 36 meses y 12 años sufren anemia. El porcentaje es mayor en los niños que viven por debajo del umbral de pobreza, y lo es aún más entre la población infantil negra y mexicana.

Los niños con falta de hierro pueden experimentar retrasos en el crecimiento físico, un desarrollo mental más lento (constatado por medio del coeficiente intelectual y los problemas de memoria reciente), y trastornos de comportamiento, como la hiperactividad y las relaciones sociales. Lamentablemente, cuando la falta de hierro prevalece por encima de los cinco años de edad, los cambios pueden ser irreversibles.

Los llamados «estirones» que experimentan niños y adolescentes ocasionan una mayor demanda de hierro y pueden, por tanto, llevar a una anemia.

Una fuerte carencia de hierro en los adultos también puede tener consecuencias. En las mujeres, la falta de hierro puede ocasionar prolongadas hemorragias menstruales. En las personas adultas, en general, el cansancio frecuente o el no poder mantener una actividad física prolongada son síntomas de fatiga probablemente debida a falta de hierro.

Problemas de sangre

La pregunta es: ¿por qué se llega a tener falta de hierro?

La causa más común en los adultos es la pérdida de sangre. En las mujeres la causa principal es una menstruación muy abundante. En este caso se trata de un círculo vicioso, pues cuando una mujer está anémica, la falta de hierro que le produce la anemia desencadena una mayor hemorragia. Hay casos en que la hemorragia es continua, y no cíclica, y una mujer en esas condiciones necesita aumentar el nivel de hierro en sangre, mejorar de la anemia y corregir así la causa que subyace en una menstruación muy abundante; si bien es posible que el problema que produce esa deficiencia de hierro sea un desequilibrio hormonal.

Shelly, una universitaria de 22 años con un historial de fuertes hemorragias menstruales durante cuatro años, puede ser un buen ejemplo de lo que se está comentando. La muchacha tenía una gran anemia, lo cual pude observar antes incluso de hacerle ningún examen. Tenía la cara pálida y unos círculos morados bajo los ojos, y, viéndola así, le miré el interior de los párpados inferiores y vi que estaba tan pálido como su cara. Comprobé también que tenía las manos heladas.

El médico de cabecera de Shelly le había recetado una dosis alta de pastillas de hierro, y a pesar de estar tomando 600 mg al día, no mejoraba. En realidad, lo que consiguió fue un gran estreñimiento. Tenía unas reglas muy abundantes, pero al tomar dosis altas de hierro las hemorragias se convirtieron en continuas e ininterrumpidas durante todo el mes. No eran hemorragias muy fuertes, pero las pérdidas eran diarias.

El médico al final le aconsejó el siguiente paso habitual en la medicina convencional: tomar pastillas anticonceptivas para regular su ciclo menstrual. Pero las pastillas causaron a Shelly fuertes migrañas y dejó de tomarlas, por lo que su médico le dijo que la única opción que quedaba era practicarle una histerectomía. En ese momento fue cuando la muchacha consideró que debía intentar otra alternativa y, siguiendo el consejo de un amigo, acudió a verme.

En el primer análisis de sangre vimos que la anemia era muy grave. Le cambié la dosis por una de 50 mg diarios de un hierro más absorbible, y le pedí que tomara otros nutrientes que le ayudarían, como la vitamina C (mejora la absorción de hierro), el ácido fólico y la vitamina B_{12}. Finalmente, le di un medicamento homeopático llamado *Ferrum phos* 6x y sauzgatillo para mejorar el equilibrio hormonal.

Las cosas no mejoraron de la noche a la mañana, pero en los dos meses siguientes, Shelly empezó a notar mejoría. Se sentía con más energía. Seguimos haciéndole análisis de sangre y comprobamos que el hierro en sangre iba aumentando de manera regular. A los tres meses del inicio del tratamiento, las hemorragias estaban controladas, y, finalmente, Shelly pudo dejar de tomar el hierro y los otros suplementos y se recuperó por completo.

Conexiones y causas

La falta de hierro suele ser un problema en las mujeres embarazadas. El feto, al crecer, utiliza gran parte del hierro almacenado en el organismo de la madre, por lo que ésta es propensa a la anemia ferropénica (falta de hierro) y el peso del recién nacido puede ser inferior al normal. Los niños prematuros son más propicios a sufrir deficiencia de hierro que los que alcanzan su completo desarrollo.

Entre los hombres con carencia de hierro, la causa más común suele ser la pérdida de sangre oculta, lo que en términos médicos se denomina hemorragia interna (las mujeres pueden sufrir, asimismo, hemorragias internas, pero en ellas es una causa menos frecuente de falta de hierro en comparación con las hemorragias menstruales). Los adultos de ambos sexos pueden sufrir hemorragias en el sistema gastrointestinal relacionadas con pólipos, úlceras o hemorroides. Las hemorragias internas pueden estar asociadas a las irritaciones que producen los fármacos, como, por ejemplo, la aspirina, en la mucosa intestinal. También es posible que sea un cáncer la causa de este tipo de hemorragias.

En cuanto a los bebés y los niños que sufren falta de hierro, la causa principal es obvia: falta de este mineral en la dieta. Pero existe otra causa mucho menos conocida: se cree que la leche de vaca produce hemorragias gastrointestinales.

Hay personas que no absorben el hierro tan eficazmente como deberían. En algunos casos, en especial en los ancianos, el problema está en que producen poco ácido estomacal. Algo similar sucede cuando se toman muchos antiácidos, ya que éstos neutralizan el ácido del estómago.

Dosis

La dosis a tomar depende de la gravedad carencial de hierro que tenga el organismo, así, pues, el paciente debe recurrir a un especialista, a un nutricionista que valore y controle esa carencia. La dosis general en una

CUIDA TU PROPIA MINA DE HIERRO

Entre las principales fuentes de hierro se encuentran las carnes rojas, los despojos y los huevos. Y entre las fuentes vegetales destacan el tofu, las legumbres, las algas, las verduras de hoja verde, los cereales integrales, la levadura de cerveza, la calabaza y los frutos secos.

Hay que tener en cuenta que el hierro que se consigue a partir de la carne se absorbe más fácilmente que el que procede de los vegetales. Llegamos a absorber, más o menos, un 30% del hierro hemo (procedente de la carne), mientras que del hierro no hemo (procedente de los vegetales) sólo entre un 2 y un 10% llega a nuestras células. Esto no significa que las personas que siguen una dieta vegetariana estén destinadas a sufrir un déficit de hierro. Sin comer carne se puede obtener todo el hierro necesario, pero en una dieta vegetariana es importante tomar muchos vegetales ricos en hierro o complementar la dieta con un suplemento férrico de buena absorción.

¿Cuánto hierro necesitamos al día? A continuación veremos las dosis de hierro recomendadas, y si bien hay personas que pueden llegar a necesitar dosis más altas, éstas suelen ser las adecuadas:

Dosis diaria recomendada

De 0 a 6 meses: 10 mg
De 6 a 12 meses: 15 mg
De 1 a 10 años: de 10 a 15 mg
De 11 a 18 años: de 10 a 18+ mg
Más de 18 años (hombres): 10+ mg
Más de 18 años (mujeres): 18+ mg
Más de 50 años (mujeres): 10+ mg
Embarazadas/madres lactantes: de 30 a 60+ mg

Aunque no se muestren signos externos de sufrir una anemia, el médico debe hacer periódicamente un análisis de sangre. Se trata de una prueba muy sencilla que se debe hacer especialmente a los niños de manera regular. Es aconsejable, asimismo, que el médico pida un test de ferritina, el cual mide la cantidad de hierro que hay almacenada en el organismo.

persona adulta es de 25 mg de hierro elemental dos veces al día, si bien en casos de anemia perniciosa es posible que se necesiten dosis más altas. Aconsejo tomar el suplemento férrico con las comidas a fin de evitar molestias digestivas.

Los suplementos de hierro pueden absorberse con el estómago vacío, y hay estudios que afirman que de ese modo la absorción es mayor. La vitamina C facilita la absorción del hierro, por lo que es aconsejable tomar 200 miligramos con cada dosis de hierro. Personalmente, recomiendo *Ferrum phos* 6x junto a las plantas acedera y ortiga para estimular la formación de sangre en el organismo.

Existen algunas sustancias que pueden interferir en la absorción del hierro, entre ellas el carbonato cálcico, el magnesio y el zinc, por lo que no deben utilizarse suplementos de este tipo si se está tomando hierro. Los antibióticos también pueden interferir en la absorción, de modo que si el médico nos los ha recetado los tomaremos, pero esperaremos al menos un par de horas antes de tomar el hierro.

Los fitatos, sustancias presentes en algunos alimentos, pueden también reducir la absorción del hierro, por lo que no debe tomarse el suplemento de hierro justo antes o después de las comidas.

Hay algunos suplementos de hierro que se absorben mucho mejor que otros. Aconsejo evitar tomar sulfato ferroso, el cual suelen recetar generalmente los médicos convencionales para combatir la anemia ferropénica. Este tipo de hierro no se absorbe bien, irrita el sistema digestivo y, además, produce estreñimiento.

En las embarazadas el estreñimiento es un problema. Durante el embarazo se suele recetar un suplemento vitamínico barato que contiene sulfato ferroso para prevenir la anemia, pero ese suplemento agrava el problema del estreñimiento (también contribuye a crear otros problemas de salud durante el embarazo, como dolores de cabeza y hemorroides). Para administrar hierro a las embarazadas, aconsejo otros tipos de suplementos, que se absorben mejor y no producen tantos efectos secundarios.

Entre los suplementos de hierro más aconsejables están los que incluyen citrato, glicinato, succinato y fumarato de hierro. No aconsejo tomar suplementos polivitamínicos que contengan hierro. En el caso de no tener falta de hierro, una cantidad extra de este metal puede producir daños oxidativos y hepatotoxicidad. Si existe una carencia de hierro y se necesita un aporte extra del mismo, no hay que tomarlo junto a otros minerales, que pueden llegar a impedir su absorción.

¿Cuáles son sus efectos secundarios?

Las investigaciones llevadas a cabo actualmente demuestran que un exceso de hierro en el organismo estimula el proceso oxidativo. Los investigadores creen que altos niveles de hierro incrementan el riesgo de sufrir cardiopatías, cáncer y otras enfermedades igualmente graves.

En el caso de sufrir hemocromatosis, una enfermedad genética en la que se absorbe mayor cantidad de hierro en la dieta, hay que evitar por completo tomar suplementos de hierro.

El envenenamiento con hierro es muy grave en los niños. Cuando se está tomando hierro, debe mantenerse fuera del alcance de los niños. Una sobredosis de este mineral puede producir daños en el sistema digestivo, náuseas, vómitos, fallo hepático y hasta la muerte. El hierro es una de las causas de envenenamiento accidental más común en los niños.

HIERRO
El médico naturista lo recomienda para...

Anemia ferropénica (anemia por deficiencia de hierro)
Como es obvio, si se está seguro de tener esta dolencia, lo más adecuado es tomar un suplemento de hierro. Hay que tener paciencia, pues en el caso de una carencia de hierro importante, se tarda meses en volver a tener el nivel adecuado de este mineral. Si el paciente acude a un médico convencional, deberá asegurarse de que éste le receta un suplemento de hierro que se absorba mejor, como, por ejemplo, citrato, glicinato, succinato o fumarato de hierro.

Embarazo
Por lo general, suelo aconsejar tomar hierro durante el embarazo para evitar la anemia ferropénica. La dosis habitual es de 25 a 30 mg de hierro elemental al día —cantidad habitual para un adulto—, totalmente adecuada para una embarazada siempre que no tenga anemia. Las vitaminas que se toman en el embarazo contienen hierro; una vez más,

aconsejo tener en cuenta que los suplementos que se elijan no contengan sulfato de hierro, pues produce estreñimiento.

Fatiga
Muchas personas creen que deben tomar suplementos de hierro para combatir la fatiga, pero eso no siempre es cierto. Aunque puede que ello sea un síntoma importante de falta de hierro, y si el cansancio se debe a otro motivo pero de igual modo se empieza a tomar hierro, cabe la posibilidad de que el suplemento acentúe la fatiga.

Hipotiroidismo
La falta de hierro reduce la capacidad del organismo de producir la hormona de la tiroides. En el caso de que la glándula tiroides funcione menos de lo normal hay que comprobar el nivel de hierro en sangre, y si es necesario tomar hierro, no debe hacerse junto al medicamento para la tiroides, ya que puede interferir en la absorción de la hormona tiroidea. De todos modos, el problema deja de serlo si se toma el suplemento de hierro en un momento diferente del día.

Síndrome de piernas inquietas
En personas mayores, la falta de hierro puede producir el llamado síndrome de piernas inquietas. Los suplementos de hierro pueden mejorar la dolencia; sin embargo, es muy posible que el organismo tenga también un déficit de otros minerales, especialmente zinc, calcio y magnesio, por lo que un suplemento adicional puede mejorar notablemente este síndrome.

Trastornos de déficit de atención e hiperactividad
En el caso de que un niño sufra uno o ambos de estos trastornos debe comprobarse si tiene anemia, ya que la falta de hierro puede empeorar los síntomas de trastorno de déficit de atención e hiperactividad. En ese caso, se deberá estudiar qué tipo de suplementos de hierro puede ayudarle a mejorar algunos de los síntomas.

HUPERZINA

Esta planta, que es uno de los más grandes potenciadores de la memoria que existen, se conoce también por los nombres de qian ceng ta y musgo chino. En China, los médicos han utilizado la huperzina por sus efectos diuréticos y antiinflamatorios durante siglos. Hace aproximadamente unos 20 años, un científico de ese país descubrió que un alcaloide (compuesto orgánico nitrogenado) presente en esta planta, llamado huperzina A (HupA), mejora las funciones cerebrales. El descubrimiento suscitó cientos de ensayos clínicos, algunos de ellos todavía en marcha, en centros de investigación de China y Estados Unidos.

La HupA mejora la memoria y reduce el deterioro cognitivo que acaece con la edad. Incluso contribuye a paliar el declive mental de las primeras fases de la enfermedad de Alzheimer, si bien como en el caso de los fármacos no constituye una cura.

La eficacia de la HupA en el sistema cognitivo se debe principalmente a la acetilcolina, un neurotransmisor primordial para el pensamiento, la memoria y la atención. Cuando disminuye la producción de acetilcolina, esos procesos mentales se tambalean, y también sucede cuando una enzima llamada acetilcolinesterasa (la cual, normalmente, descompone la acetilcolina no utilizada) se torna hiperactiva, deteriorando la extremadamente necesaria acetilcolina.

Según parece, la HupA inhibe la actividad de la acetilcolinesterasa, economizando de ese modo la acetilcolina disponible. De ese mismo modo actúan los fármacos para el Alzheimer, pero según diversos ensayos clínicos, la HupA es incluso más eficaz que medicamentos como el donepezil y la tacrina. Los estudios realizados en animales han demostrado que la HupA, además, secunda la función cognitiva protegiendo a las células cerebrales del deterioro que causan los radicales libres, las toxinas y/o la falta de oxígeno (a causa de la mala circulación o de un derrame cerebral). Es posible que funcione reduciendo la formación de la beta-amiloide (una proteína que lesiona los tejidos cerebrales de los enfermos de Alzheimer).

Dosis

En el caso de problemas recurrentes de pérdida de memoria próxima o a corto plazo, debe tomarse una dosis diaria de 100 mcg de HupA. Al cabo de ocho semanas, las personas de menos de 55 años reducirán la dosis a 50 mcg diarios. Y los ancianos pueden obtener buenos resultados con una dosis indefinida de 100 mcg, dos veces al día. En pacientes con problemas de memoria más graves, como los del primer período de la enfermedad de Alzheimer, la dosis apropiada es de 200 mcg dos veces al día.

¿Cuáles son sus efectos secundarios?

Por lo general, la HupA está considerada una sustancia segura. Entre sus efectos secundarios, aunque son infrecuentes, pueden darse náuseas, diarrea, mareos y pérdida de apetito. Antes de tomar HupA debe consultarse con el médico. En el caso de estar tomando medicamentos para la enfermedad de Alzheimer u otras patologías psiquiátricas, no se debe tomar HupA, ya que pueden incrementarse los efectos secundarios de los fármacos. Si no se está satisfecho con la medicación convencional para el tratamiento de la enfermedad de Alzheimer, siempre se puede consultar con el médico la opción de interrumpirlo y probar en su lugar la HupA.

HUPERZINA
El médico naturista la recomienda para...

❧ Alzheimer

En un interesante estudio clínico realizado en colaboración con varios centros de investigación –aleatorio, de doble ciego, con control y placebo–, se investigó a un grupo de 103 personas con Alzheimer. Durante ocho semanas, a 50 de esos pacientes se les dio una dosis de 200 mcg de huperzina, mientras que a los 53 restantes se les dio un placebo. Todos ellos fueron evaluados con varios tipos de análisis estándar. Un 58% aproximadamente de los pacientes que tomaron huperzina mostraron mejoría en sus funciones cognitivas, memorísticas y de comportamiento en comparación con un 36% de mejoría en los que tomaron placebo. No se dieron efectos secundarios.

❧ Demencia

La huperzina sirve también de ayuda para personas con demencia senil. En un estudio controlado con placebo se vieron mejorías notables después de un tratamiento de dos a cuatro semanas. Son necesarios más estudios que ratifiquen su valía en este campo, pero esta sustancia natural merece ser considerada para esta enfermedad mental.

❧ Función cognitiva

Se ha demostrado que la HupA mejoró la memoria en niños en edad escolar que tomaron un suplemento de esta sustancia durante cuatro semanas. Personalmente, he podido comprobar que mejora la memoria en personas de todas las edades.

HYPERICUM

Un amigo me dijo:

—Desde que me hicieron un tratamiento de endodoncia tengo un dolor muy intenso en la parte derecha. ¿Me puedes aconsejar algo?

—Sí, lo mejor que puedes hacer es tomar *Hypericum*, el remedio homeopático –le contesté.

A las dos horas de tomar *Hypericum*, a mi amigo le desapareció el dolor.

A muchas personas les sorprende saber que el remedio homeopático *Hypericum* se realiza con la popular planta llamada hierba de San Juan, un antidepresivo natural. Esta planta, cuyo nombre botánico es *Hypericum perforatum,* puede utilizarse tópica y también oralmente para curar los dolores nerviosos relacionados con heridas o quemaduras.

El remedio homeopático es muy eficaz y rápido para las heridas y los dolores de tipo nervioso relacionados con ellas. Se utiliza comúnmente para curar heridas o contusiones en zonas donde existe una gran irrigación nerviosa, como cabeza, ojos, dientes, lengua, hueso de la rabadilla, dedos y puntas de los pies.

Los síntomas más clásicos que se pueden tratar con este remedio son los dolores agudos y punzantes.

Dosis

En los establecimientos de productos para la salud y en farmacias, la potencia de *Hypericum perforatum* que más comúnmente se encuentra es la 30C, pero se puede utilizar cualquier otra. En el caso de un traumatismo físico, se disuelven en la boca dos bolitas, cada 15 minutos. Con dos o tres dosis se aprecia una clara mejoría, pudiéndose seguir el tratamiento durante tres días, aproximadamente. También es muy eficaz tomar una sola dosis de 200C o mayor potencia. Este remedio puede tomarse combinado con cualquier analgésico convencional y también con árnica homeopática (*véase* el término *Árnica*), para heridas o contusiones.

¿Cuáles son sus efectos secundarios?

Sus efectos secundarios son excepcionales, y, por lo general, *Hypericum* o bien funciona o bien no produce efecto alguno. Si transcurridos unos cuantos días no se siente ninguna mejoría, simplemente se deja de tomar.

HYPERICUM
El médico naturista lo recomienda para...

Contusiones
Cualquier dolor nervioso derivado de una contusión o una herida se puede aliviar con *Hypericum*: desde el dolor de un dedo aplastado por una puerta hasta una conmoción cerebral. Los médicos homeópatas lo utilizan específicamente para heridas en la espina dorsal o en la rabadilla, zonas del organismo con muchos terminales nerviosos.

Dolor dental
Hypericum es un tratamiento excelente para calmar los dolores nerviosos producidos por las intervenciones o extracciones dentales. Aconsejo tener a mano este remedio homeopático para usarlo en esos casos y también en relación con intervenciones maxilofaciales.

I

IGNATIA

—Doctor Mark, ¡estoy muy estresada! Con todo lo que me está pasando en el trabajo y con mis hijos, hasta me avergüenza reconocer que mi marido y yo volvemos a tener problemas. No sé si voy a aguantar más con todo ello.

Quien me contaba esto era Jacqueline, una paciente a cuya familia yo había tratado desde siempre. Le había ayudado con los problemas de salud de sus hijos, y ahora ella sentía que era el momento de poner en orden los suyos propios.

Durante su visita, Jacqueline se definió a sí misma como una persona afectuosa y que se sentía herida con facilidad. Se tomaba el trabajo y la vida familiar muy en serio, quizás demasiado, admitía. Como consecuencia de todo ello, sufría contracturas en hombros y cuello, lo cual a veces le producía unos dolores de cabeza tensionales insoportables.

«Estoy muy irascible», me comentó al pedirle que me hablara de sus emociones. Siguió contándome que de vez en cuando perdía los estribos con sus hijos o con su marido por nimiedades que en otras ocasiones no le habrían importado lo más mínimo. A menudo tenía ganas de llorar, a veces sin razón aparente, e iba por ahí con un nudo en la garganta. Ya en la primera visita observé que, de vez en cuando, Jacqueline suspiraba profundamente, como si sobrellevara una gran carga.

La situación de esta paciente no es única; muchas mujeres se sienten del mismo modo y reaccionan de manera similar. En estos casos suelo recetar *Ignatia*, un remedio homeopático.

En nuestra sociedad, muchos hombres y mujeres pueden hallar buenos resultados tomando *Ignatia (Ignatia amara)* combinada con unos cuantos métodos para reducir el estrés. Los médicos homeopáticos suelen utilizar este remedio para combatir el estrés, siendo especialmente efectivo en los pacientes que sienten cualquier tipo de pena, ya sea la muerte de un ser querido, una ruptura amorosa, o cualquier tipo de recelo.

La relación entre el estrés y la pena está muy clara. Cualquier persona que se sienta profundamente apenada siente, además, un cúmulo de emociones que la hacen estar en tensión. Esas emociones pueden expresarse de muy diversas maneras: con llanto, con cambios de humor o con tensión muscular. Todos estos factores contribuyen a crear lo que los homeópatas llaman un «estado ignatia».

Pero hay también muchos otros factores. Me he encontrado con personas que necesitaban *Ignatia* debido a su condición de perfeccionistas. Vivir en un mundo imperfecto lleva a sufrir muchas decepciones y a sentirse con facilidad herido. Por lo general, los sentimientos de frustración y dolor se reprimen y ello lleva a un síntoma ignatia muy curioso: la sensación de tener un nudo en la garganta.

Por extraño que parezca, muchos de los pacientes que necesitan *Ignatia* cuentan exactamente lo mismo, dicen que sienten como si tuvieran un nudo en la garganta. Por eso, cada vez que les oigo hablar de este característico síntoma, pienso enseguida en *Ignatia*.

También hay otro síntoma que sugiere la conveniencia de este remedio: los suspiros. Soy consciente de que ningún médico convencional le preguntaría a su paciente: «¿Suspira usted mucho?». Sin embargo, de manera intuitiva, todos sabemos que suspirar es una manera de liberar emociones contenidas. Según aprendí en la medicina china, los pesares contenidos se muestran con frecuencia en los pulmones, y suspirar es la válvula de escape de esa contención.

Y Jacqueline, por cierto, respondió muy bien al tratamiento con *Ignatia*. A los dos días de tomarlo ya se sentía más «calmada», y a los dos meses tenía menos contracciones musculares y el nudo en la garganta le había desaparecido. Notaba que ya controlaba más sus emociones y que la *Ignatia* realmente le estaba ayudando.

Dosis

La dosis típica es tomar *Ignatia* de potencia 30C dos veces al día, durante una semana o un poco más, o bien hasta que el paciente experimente un cambio sustancial en sus síntomas. Si los síntomas son agudos, la mayoría de las personas notan un cambio con tan sólo una o dos dosis. Los médicos homeópatas suelen recetar una única dosis de 200C o de mayor potencia, pues consideran que así el efecto será más acusado. He podido observar que algunos pacientes responden mejor a potencias más altas de *Ignatia*.

¿Cuáles son sus efectos secundarios?

La *Ignatia* no tiene ningún efecto secundario; si no se observa ningún cambio efectivo, simplemente se deja de tomar. En caso de tener dudas respecto a tomar *Ignatia* como primera opción, lo mejor es consultarlo con un homeópata.

Tratamiento de los problemas de la articulación temporomandibular

Uno de los casos más espectaculares respecto a la efectividad de la homeopatía que he vivido es el de Laura, una de mis pacientes, de 30 años, que sufría un trastorno grave de ATM (articulación temporomandibular). De hecho, se trataba de un caso tan grave que su médico le había aconsejado someterse a una intervención quirúrgica de la mandíbula. Pero Laura intentó evitar esa opción acudiendo regularmente a un quiropráctico y haciéndose masajes y tratamientos de acupuntura. Lo único que conseguía era un alivio temporal, pero no solucionar el problema de ATM, pues unas horas después de cada uno de esos tratamientos, volvía a sentir tensos los músculos de las mandíbulas y a sufrir un dolor insoportable.

Cuando me hice cargo de su caso, me di cuenta de que Laura y su marido estaban muy estresados por el vehemente deseo de tener hijos. Ella había sufrido varios abortos que la habían dejado traumatizada emocionalmente. Muchas personas con trastornos de ATM tienen en su haber algún trauma físico, como un accidente de tráfico, por ejemplo. Pero en el caso de Laura, el problema de la ATM hizo su aparición coincidiendo con su primer aborto.

¿Fue una coincidencia? Tal vez, pero creí que valía la pena probar con la *Ignatia*.

Laura empezó a notar mejoría en las mandíbulas a los cinco minutos de tomar su primera dosis de *Ignatia* 30C. Me llamó enseguida, entusiasmadísima con la mejoría, y, claro está, le dije que siguiera tomando *Ignatia* mientras la necesitara.

A la semana siguiente, Laura descubrió que podía tomar menos *Ignatia* al día para evitar los síntomas de rigidez muscular y dolores de la ATM. Pero, unas dos semanas más tarde, después de haber recibido unos informes esperanzadores de ella, me llamó presa del pánico.

—El remedio ya no me funciona, ¡la ATM me está matando!

—Bien –le contesté–, quiero que te tomes una dosis de *Ignatia* 200C y que me vuelvas a llamar dentro de media hora.

Tras media hora de suspense, Laura me llamó y me dijo que la potencia más alta le había hecho efecto. Me anunció, triunfalmente, que el dolor de la ATM se le había pasado a los cinco minutos de tomar la dosis más alta.

En los siguientes cinco años, de manera milagrosa, Laura sólo tuvo que tomarse la dosis alta un par de veces. Seguí hablando con ella con mucha menos frecuencia, pero la última vez me dijo que no había vuelto a sufrir más el síndrome de la ATM.

IGNATIA

El médico naturista la recomienda para...

❦ Ansiedad

Suelo recetar *Ignatia* a los pacientes que sufren ansiedad. Funciona especialmente bien con quienes se estresan fácilmente y tienen problemas de contracturas en cuello y hombros.

❦ Depresión

La *Ignatia* funciona bastante bien para mitigar la depresión que tiene su origen en una pena profunda o de una decepción. Un ejemplo podría ser el de la persona que sufre por una relación sentimental y surge la depresión a consecuencia de tratar de inhibir la pena. La *Ignatia* ayuda a destapar ese sufrimiento reprimido y a aliviar los síntomas de la depresión.

❦ Dolores de cabeza

Como la mayoría de nosotros sabemos por experiencia, el estrés es la causa del tipo más común de dolor de cabeza, el llamado dolor de cabeza tensional, algo que los pacientes describen a veces como unas tenazas enormes presionando la cabeza. Estos dolores de cabeza están relacionados con la tensión muscular en cuello y hombros. Dado que la *Ignatia* reduce los efectos del estrés y también la tensión muscular, es un remedio a tener en cuenta cada vez que uno tenga un dolor de cabeza de tipo tensional. Está especialmente indicada cuando el dolor de cabeza se sitúa en el lado izquierdo.

Espasmos musculares

Cuando una persona es propensa a las tensiones musculares resultantes del estrés, suele sentirlas en la nuca y en los hombros. La *Ignatia*, así como los masajes, funciona muy bien para prevenir las contracturas y los espasmos musculares en esas zonas.

Por otra parte, este remedio puede ahorrar muchos viajes a la consulta del quiropráctico. Mi esposa, que es también médica naturista, trató a una mujer que tenía un tipo de fibromialgia grave y crónica, dolencia que implica dolores en músculos y articulaciones. Mi esposa le recetó una dosis de *Ignatia* de potencia alta y la paciente vio cómo sus síntomas se calmaban permanentemente.

Síndrome de ATM

Esta aplicación se encuentra en pocos libros, pero yo he comprobado que la *Ignatia* ayuda a pacientes con el síndrome de ATM, una dolencia en la articulación temporomandibular que provoca fuertes dolores.

Síndrome premenstrual

El conjunto de síntomas que forman el llamado síndrome premenstrual (SPM) se puede paliar con *Ignatia*. Este tratamiento está especialmente indicado cuando acaecen síntomas de llanto, cambios de humor y celos los días previos a la menstruación.

Tristeza

La *Ignatia* es muy práctica en los casos en que la tristeza aparece de pronto, en circunstancias imprevistas. A veces, cuando se muere de repente alguien cercano, hay pacientes que me llaman para preguntarme qué remedio natural pueden tomar para enfrentarse momentáneamente al choque emocional y al dolor de la pérdida. En esos casos, la *Ignatia* es lo más eficaz, pero, claro está, no acaba con las emociones que acompañan habitualmente a una tragedia de ese tipo. A las personas extremadamente sensibles, a las que les cuesta sobrellevarlo, les alivia el llamado «dolor de corazón». Además, la *Ignatia* puede evitar tener que tomar tranquilizantes y antidepresivos farmacológicos.

Muchos homeópatas, y también psicólogos y orientadores, han observado que los pacientes que siguen un tratamiento terapéutico para solventar traumas emocionales profundos se recuperan con más facilidad si toman, además, un remedio homeopático adecuado para esos casos como es la *Ignatia*. Lo he comprobado con pacientes que, tras seguir varios años tratamientos con diversos profesionales, han experimentado cambios espectaculares en sus vidas al empezar a tomar *Ignatia*.

Este remedio es también muy eficaz para eliminar bloqueos emocionales. Recuerdo, por ejemplo, a una de mis pacientes, Minnie, de 44 años, que sufría una esclerosis múltiple (enfermedad grave en la que el sistema inmunológico ataca a los tejidos nerviosos del organismo). Minnie me contó que la enfermedad le sobrevino inmediatamente después de su divorcio, cuatro años antes. Aunque había probado diversos tratamientos, tanto naturales como convencionales, su enfermedad se iba agravando cada vez más.

Partiendo del hecho de que la esclerosis le había aparecido tras el trauma de su divorcio, le receté *Ignatia*. Dos semanas después de tomar la *Ignatia*, Minnie vino a verme porque se sentía muy exaltada; me dijo que lloraba por cualquier cosa y que perdía los estribos más de lo habitual. La respuesta que le di fue: «¡Magnífico!».

—¿Qué quiere decir con eso? —me espetó—. ¡Me siento al borde de un ataque de nervios, hacía muchos años que no me sentía así!

—Seguramente, se siente de manera parecida a la época de su divorcio, ¿verdad?

Tras un momento de duda, Minnie me dio la razón.

—Pues eso es excelente –le dije–. Antes de curarse físicamente, necesita hacerlo anímicamente.

A la semana siguiente, los síntomas de Minnie empezaron a remitir. Empezó a sentir mucha más energía, otro indicio de que el tratamiento estaba dando resultado. En los dos meses que siguieron, la debilidad muscular de Minnie y sus problemas de vista dejaron de importunarla, y a los tres años ya no tenía ningún síntoma de esclerosis múltiple. Aparte de tomar *Ignatia* cuando se siente estresada, Minnie no toma ningún medicamento.

INTOLERANCIAS ALIMENTARIAS

En la actualidad, uno de los temas medicinales más confusos es el concepto de alergia alimentaria. Un problema es que muchos confunden el término «alergia alimentaria» con el de «intolerancia alimentaria». Incluso hay profesionales de la salud que usan indistintamente estas dos plabras, pero en realidad son bastante diferentes.

Cuando se sufre una alergia alimentaria, tan pronto como se ha ingerido el alimento que causa la alergia se sienten síntomas bastante obvios. Puede ser una urticaria, una dificultad respiratoria inmediata, o también vómitos. Un análisis convencional revelará probablemente cuál es el alimento que causa esa reacción inmune. Entre los alérgenos alimentarios más comunes se encuentran los frutos secos y la leche, ambos fácilmente detectables mediante una prueba de laboratorio.

Pero además de este tipo de alergias a los alimentos, las personas podemos experimentar intolerancias alimentarias, que incluyen muy diversas reacciones. En ellas se incluyen dolores de cabeza, calambres, distensión, diarreas, náuseas, mucosidad nasal, erupciones cutáneas, cambios de humor, dolores articulares y muchos otros síntomas. En los niños, la sola presencia de ojeras puede ser un signo de intolerancia alimentaria.

Al contrario que las alergias, en ocasiones las intolerancias alimentarias no se detectan por medio de las pruebas convencionales. Es muy posible que cuando el médico ordene una prueba cutánea o un análisis de sangre, éstos no muestren nada significativo, aunque el sistema inmunológico esté batallando con una reacción adversa frente a numerosos alimentos. El paciente se quedará bastante perplejo, pues está claro que cuando toma ciertos alimentos sufre una reacción adversa, por mucho que las pruebas de laboratorio no refrenden lo que parece obvio.

Lo cierto es que las intolerancias alimentarias no suelen aparecer en las pruebas alérgicas convencionales. Hay personas que no muestran reacción alguna a ciertos alimentos hasta al cabo de dos o tres días de haberlo ingerido.

Dada la poca fiabilidad de estas pruebas en tales situaciones, de no darse reacciones graves no hay ni siquiera que molestarse en llevar a cabo tests de alergias convencionales. Es mucho más probable que la persona afectada consiga más información en este capítulo del libro. Por otra parte, existen muchos médicos holísticos y naturópatas expertos en intolerancias y alergias alimentarias.

Intolerancias

¿Por qué algunas personas empiezan primero con tales intolerancias?

Existen diversas explicaciones. Por lo general, de un 80 a un 90 % de los casos, las intolerancias alimentarias son «adquiridas». Sólo un pequeño porcentaje parece ser de origen genético. Cuando un paciente sufre una reacción adversa a las manzanas o al pan, a menudo se trata de un desarrollo nuevo, algo que no experimentó de niño.

Una de las razones por las que aparece una intolerancia alimentaria es que las personas comen siempre los mismos 15 o 20 alimentos. Al existir tan poca variedad en la dieta, por alguna razón el sistema inmunológico desarrolla una intolerancia a esos alimentos ingeridos de manera más frecuente.

Pensemos en nuestra propia dieta. Lo más probable es que uno desayune, coma y cene de forma «estándar», alimentos que se repiten casi cada día. Incluso los tentempiés son los mismos. Una vez el organismo empieza a sensibilizarse a esos alimentos, sea cual sea la razón, la intolerancia aumenta a medida que sigue tomando esos mismos alimentos.

Otra posible razón es que el aparato digestivo suele debilitarse a medida que nos hacemos mayores. El sistema digestivo se debilita por una amplia variedad de motivos, entre ellos la típica dieta norteamericana o de comida rápida, el estrés, fármacos como los antibióticos, y en algunas personas el tabaco y el alcohol.

Y en algunos individuos otra causa es una dolencia que muchos médicos han calificado de «síndrome del intestino permeable». Hay muchas personas que tienen esta enfermedad y no lo saben, pero fundamentalmente se trata de una dolencia que genera malas digestiones y una mala absorción de los alimentos en los intestinos. Las proteínas de los alimentos no se descomponen adecuadamente, y a través del intestino delgado se absorben moléculas de proteína más grandes de lo normal. El sistema inmunológico interpreta que esas moléculas en exceso grandes son sustancias invasoras y las ataca. En el proceso de contraataque, el organismo libera unas sustancias químicas inflamatorias que dan lugar a muchos y diversos síntomas físicos y mentales, y todos ellos constituyen reacciones de intolerancia alimentaria.

Entre otros culpables se encuentran los hongos que invaden el tracto digestivo, como *Candida albicans* o infecciones parasitarias, las cuales desbaratan la salud intestinal y la del sistema inmunológico.

Posibles tratamientos

Cuando uno sospecha que hay ciertos alimentos que le sientan mal pero no ha averiguado cuáles son los que le están ocasionando problemas, puede seguir unos sencillos pasos para identificar cuáles son los que le provocan esas reacciones.

Una manera de encontrar a los culpables consiste en retirar alimentos de la dieta y después reintroducirlos. Comenzaremos eliminando los alimentos que más suelen causar intolerancias alimentarias. Entre ellos están la leche de vaca, el trigo, el azúcar, el chocolate, la soja, los cítricos y los frutos secos. Durante una o dos semanas deberemos eliminar de nuestra dieta todos estos alimentos.

Una vez acabado ese período, empezaremos a introducir los alimentos de uno en uno, cada dos o tres días, y comprobaremos si notamos alguna reacción. Seguiremos haciéndolo hasta haber comprobado todos los alimentos. Es cierto que dos semanas pueden parecer mucho tiempo cuando se está siguiendo una dieta restringida, pero este sistema es bastante exacto.

A menudo aconsejo, como alternativa, una versión más suave de esta dieta eliminatoria. Considero que los alimentos que uno más desea son los que producen más intolerancia, de modo que puedes reducir el proceso eliminando los alimentos que más te apetecen. Si dejas de tener síntomas como moqueo continuo, dolores de cabeza, o distensión mientras no tomas esas cosas, entonces ten por seguro que son ellas las que seguramente te ocasionan esas intolerancias.

Más ayudas

Otro de los procedimientos conocidos que utilizo es el de las pruebas electrodérmicas o diagnóstico mediante electroacupuntura. Se trata de un procedimiento desarrollado hace ya varias décadas por un médico alemán, que consiste en probar la conductividad eléctrica de la dermis frente al alimento que se desea probar. La corriente eléctrica pasa por la máquina que conforma el equipo y a través de una sonda que toca la piel del paciente. No produce ningún dolor, pero la máquina recoge los sutiles cambios bioeléctricos que causa el alimento que se está testando.

Si bien el diagnóstico mediante electroacupuntura suena a libro de ciencia ficción, lo cierto es que he podido comprobar que funciona bien y existe un estudio controlado que respalda este tipo de prueba diagnóstica. En el estudio, la prueba resultó precisa y válida en comparación con las pruebas diagnósticas convencionales.

Otro procedimiento consiste en realizar análisis de sangre especiales, que reflejan las reacciones inmediatas y posteriores a los diferentes alimentos mediante la medición de la respuesta de los anticuerpos (IgE e IgG4) o de otros marcadores de la reacción inmunitaria del organismo.

Cosas que hay que evitar

Sea cual sea el procedimiento que se haya elegido para identificar los alimentos que producen intolerancia, existen unos cuantos métodos para insensibilizarse frente a esas sustancias alimentarias. Veamos algunos pasos a considerar:

1. Evitar los alimentos a los que se desea insensibilizar durante una o dos semanas a fin de que el sistema inmunológico descanse.
2. Aumentar la variedad de alimentos en la dieta. De hecho, hay que intentar doblar el número de los distintos alimentos que se toman de manera regular. Ello no sólo ayudará a evitar las intolerancias, sino que además incrementará los nutrientes que uno consume.
3. Tomar suplementos que ayuden a mejorar la digestión. Cuanto mejor se digieran los alimentos, menos probabilidades habrá de que produzcan intolerancias. Pueden tomarse con las comidas suplementos de enzimas digestivas; la dosis habitual es de dos cápsulas en cada comida. También los suplementos probióticos (con *Acidophilus* y otras bacterias beneficiosas, además de FOS –fructo-oligosacáridos–, un tipo de azúcar que las nutre) contribuirán a reponer las bacterias beneficiosas en el tracto digestivo, lo cual contribuye a mejorar la digestión y mejora la dolencia llamada «intestino permeable». Plantas como la raíz de genciana, el diente de león y la raíz de jengibre ayudan también a estimular las funciones digestivas. Acompañar las comidas con una composición de estas hierbas.
4. Tomar clorhidrato de betaína para incrementar el ácido estomacal. Por lo general, yo reservo este producto para los ancianos,

quienes tienen muy poco ácido estomacal, o para quien no responde a otro tipo de suplemento digestivo.
5. Utilizar hidroterapia constitucional fortalece el sistema digestivo (*véase* el término *Hidroterapia*).

Además de estos tratamientos, existen otros para insensibilizarse de manera específica a los alimentos que producen reacción. Uno de ellos es la homeopatía. Si, por ejemplo, se tiene una intolerancia a las manzanas, puede tomarse un remedio homeopático a base de manzana que, con el tiempo, insensibilizará el sistema inmunológico. Existen unas gotas para este fin que llevan el nombre del alimento en la etiqueta. La mayoría de estos productos se encuentran en establecimientos de productos naturales o bien los receta un médico homeópata.

Reforzar el estado de salud en general, lo que los profesionales de la salud llaman «constitución corporal», puede reducir la sensibilidad a ciertos alimentos. La medicina china y la homeopatía son vías excelentes para ayudar a fortalecer el organismo, la constitución. Para realizar un tratamiento personalizado debe consultarse a un médico.

INTOLERANCIAS ALIMENTARIAS
El médico naturista las evita para...

Afecciones de la vesícula biliar
El doctor Jonathan Wright, médico holístico muy respetado, afirma que, según su propia experiencia, la mayoría de los casos de cálculos biliares no necesitan intervención quirúrgica. Asegura que sus pacientes se han recuperado con frecuencia de este problema tratando sus intolerancias alimentarias. Si se eliminan de la dieta ciertos alimentos, puede evitarse la inflamación de los conductos biliares.

Alergias
He tratado a muchos pacientes que pensaban que sus síntomas alérgicos se debían a cosas debidas al entorno ambiental, pero mejoraron de esos

síntomas tras seguir un tratamiento para las intolerancias alimentarias. Si bien es cierto que hay otros factores que contribuyen a las alergias, hay pacientes cuyas alergias ambientales disminuyen o desparecen tras seguir un tratamiento para la sensibilidad alimentaria.

Ardor de estómago
En vez de estar dependiendo siempre de los antiácidos para evitar el ardor de estómago, no estaría de más echarle un vistazo a la dieta que se sigue: es posible que exista alguna intolerancia alimentaria. A menos que exista una infección estomacal subyacente, los alimentos y el estrés son con toda probabilidad los causantes de los síntomas, que rápidamente mejorarán una vez identificadas las causas.

Artritis
Las intolerancias alimentarias pueden desencadenar brotes de muchos tipos de artritis, especialmente de la artritis reumatoide.

Asma
Los casos de asma no dejan de ir en aumento, especialmente entre los niños, por lo que, lógicamente, hay que examinar cualquier posible causa. A veces las intolerancias alimentarias están vinculadas a esta dolencia, en especial las reacciones causadas por la leche y los derivados del trigo. También hay que tener cuidado con los edulcorantes y los conservantes.

Autismo
Existen informes de que los productos lácteos y del trigo han causado algunos casos de autismo. Gran parte de los problemas de comportamiento de un niño pueden mejorar eliminando esos productos de su dieta; hay médicos que han visto grandes progresos en el aprendizaje, el comportamiento y las respuestas emocionales. Puesto que no existen tratamientos convencionales para el autismo, vale la pena intentar realizar cambios en la dieta que puedan tener un impacto positivo.

Bronquitis
Probablemente, los casos de bronquitis crónica tienen que ver con las intolerancias alimentarias, especialmente en niños. Los niños que tienen

intolerancia a la leche son bastante propensos a sufrir bronquitis recurrentes.

❧ Cándida
Muchos pacientes vienen a mi consulta convencidos de tener hongos *(Candida)*. Hablan de síntomas como cambios de humor, depresión, trastornos digestivos, debilidad del sistema inmunológico y erupciones cutáneas, entre otros. En muchos casos, estos síntomas se deben realmente a intolerancias alimentarias y desparecen cuando se tratan estas últimas.

❧ Depresión
A veces la depresión, o su empeoramiento, puede ser causada por un desequilibrio químico debido, en parte, a una intolerancia alimentaria. Si el desequilibrio químico es un factor notable, mejorará si se trata la intolerancia alimentaria. Hay que prestar especial atención al seguir este tratamiento si se nota que la depresión empeora después de las comidas (si bien ello puede ser también un signo de hipoglucemia).

❧ Diarrea
El caso de la diarrea crónica puede asociarse al consumo regular de ciertos alimentos que causen reacciones negativas. Los niños, por ejemplo, con frecuencia son sensibles a los zumos de fruta y reaccionan con diarreas. (Esos síntomas pueden desaparecen si se diluye el zumo con agua, o bien se prueba a cambiar de fruta).

❧ Dolores de cabeza
Hay muchas personas que experimentan dolores de cabeza inmediatamente después de ingerir ciertos alimentos. Mi esposa tiene ese problema con los tomates. Las migrañas crónicas pueden estar causadas por alguna intolerancia alimentaria.

❧ Eccemas
Las intolerancias alimentarias pueden ser una de las causas subyacentes en esta dolencia (si bien hay que considerar también como posible causa los desequilibrios entre grasas y ácidos. El eccema no se debe a una falta de crema de cortisona. No se trata la causa deteniendo la irritación y el picor con una pomada.

❧ Enfermedades autoinmunes

Puesto que las intolerancias alimentarias afectan al sistema inmunológico, tratar esas intolerancias es una manera de liberar de cierta carga a un sistema ya sobrecargado y desequilibrado. En cierta medida, dolencias como el lupus y la esclerosis múltiple pueden mejorar tratando las intolerancias alimentarias.

❧ Erupciones cutáneas

La causa de una erupción cutánea inexplicable puede ser el resultado de una intolerancia alimentaria.

❧ Esquizofrenia

El doctor Abraham Hoffer, una autoridad en el tratamiento natural de la esquizofrenia, ha comprobado que las intolerancias alimentarias constituyen un factor importante en esta enfermedad.

El trigo y la leche están a la cabeza de los alimentos que causan problemas.

❧ Estreñimiento

Si se toma mucha fibra pero aun así se sufre estreñimiento, es muy posible que haya alguna intolerancia alimentaria que haga que los intestinos no se muevan de la manera adecuada. El trigo puede ser uno de los alimentos que producen intolerancia.

❧ Fatiga

Las causas de la fatiga pueden ser numerosas.

Un tratamiento holístico debería contemplar la dieta y el papel de las intolerancias alimentarias.

❧ Hemorroides

Uno de mis colegas de Oregón, el doctor Steve Gardener, se dedica casi exclusivamente a tratar las hemorroides de manera natural.

Según dice, para evitar que afloren tan sólo hay que identificar la intolerancia alimentaria que se sufre, y después evitar los alimentos que la producen. Entre los más comunes se encuentran los cítricos, los tomates, el trigo y el azúcar. Y precisamente este hecho concuerda con mis propias observaciones acerca de los problemas alimentarios más comunes.

~ Hinchazón

¿Se ha preguntado alguna vez el lector por qué al cabo de unos segundos de tomar ciertos alimentos uno se siente hinchado? Ésa es la reacción de una intolerancia alimentaria que, si se trata, hará que uno tenga muchos menos problemas con las molestas hinchazones.

~ Hipoglucemia

Las reacciones a los alimentos que no se toleran bien pueden producir cambios en el nivel de azúcar en sangre. Si se sufre hipoglucemia, hay que examinar el papel que pueden estar jugando en ello los alimentos de la dieta.

~ Infección de oídos

¿Deseas aumentar en al menos un 50% las posibilidades de que tu hijo pequeño no vuelva a tener infecciones de oído? ¿Quieres romper el círculo vicioso del tratamiento con antibióticos? Entonces, identifica y trata las intolerancias que pueda tener a ciertos alimentos.

Alimentos como la leche de vaca pueden provocar que aumente la mucosidad en el oído medio, y eso es un buen caldo de cultivo de virus y bacterias. Otros alimentos como la soja, el azúcar, el trigo y los cítricos suelen producir el mismo efecto.

~ Inflamación intestinal

El tratamiento para las intolerancias alimentarias puede ser de gran ayuda en los casos de enfermedad de Crohn y colitis ulcerosa. Una vez se han eliminado los alimentos que causan daño, lo más probable es que se sienta una gran mejoría, que la gran variedad de molestias digestivas que se sienten disminuyan vertiginosamente. He visto a pacientes que tras efectuar cambios en su dieta se han librado por completo de los síntomas que tenían.

~ Inmunodeficiencia

Las intolerancias alimentarias debilitan el sistema inmunológico. Si se es propenso a sentirse mal se o tiene una enfermedad (como el sida o la tuberculosis), eso hace que el organismo pueda desarrollar otras infecciones secundarias; en esos casos es muy recomendable seguir un tratamiento para las intolerancias alimentarias.

Psoriasis

Hay muchas personas que experimentan mejoría tras el tratamiento de las intolerancias alimentarias que sufren. Si bien personalmente he visto diversos resultados, vale la pena intentarlo.

Síndrome de colon irritable

En realidad, éste es otro nombre para citar el estrés, las malas digestiones y las intolerancias alimentarias. Una vez que se han determinado los alimentos reactivos, por lo general la mejoría es espectacular.

Sinusitis

He comprobado que las sinusitis crónicas a menudo están vinculadas con alergia al trigo y/o a la leche de vaca.

Trastorno de déficit de atención y trastorno de hiperactividad

Muchos niños que sufren problemas de atención y de conducta han mostrado mejoría al tratar sus intolerancias alimentarias. Se sabe, por ejemplo, que en algunos niños el azúcar agrava los síntomas de trastorno de déficit de atención y trastorno de hiperactividad.

Vaginitis

Los casos de vaginitis pueden estar en parte relacionados con intolerancias alimentarias. La leche y el azúcar son los alimentos por lo general más implicados.

IPECACUANA

—Creo que me tendré que ir a casa pronto. Esta mañana ya me he despertado con náuseas y no se me han pasado. ¿Tiene algún medicamento homeopático que me vaya bien? –me preguntó Val, la jefa administrativa de nuestra clínica.

—Claro que sí, pero ¿estás embarazada? –le dije medio en broma.

—No, no lo estoy. Me siento como si fuera a pillar la gripe –me contestó Val.

—Mira, aquí tienes esto. Tómate dos bolitas y veremos cómo te encuentras de aquí a 15 minutos.

Cuando al cabo de cinco minutos pasé por delante del mostrador, Val me detuvo.

—Es asombroso –me dijo–, ya se me han pasado las náuseas, ¿cómo puede hacer efecto tan deprisa?

—Bueno, la homeopatía puede ser increíble –le dije.

—Ya lo creo, ¿qué es lo que me ha dado?

—Se llama ipecac.

—Pero el ipecac ¿acaso no se utiliza para provocar el vómito? –me preguntó Val sorprendida.

—Pues sí, el ipecac, tal cual, se utiliza para eso, pero en su fórmula homeopática produce el efecto contrario: calma las náuseas y los vómitos.

Una raíz del Nuevo Mundo

La ipecacuana es un remedio homeopático elaborado a partir de las hojas y la raíz de un arbusto del mismo nombre, que es originario de Brasil. Las hojas de este arbusto tienen un sabor amargo y nauseabundo. Hasta el año 1648 se utilizó en Brasil como un emético (que provoca el vómito) para que quienes habían ingerido un veneno pudieran expulsarlo. En la medicina convencional se encuentra con este fin en los botiquines, como un fármaco de primeros auxilios; en cambio, su fórmula homeopática tiene el efecto contrario, ya que alivia las náuseas y los vómitos.

Los homeópatas se refieren a este remedio como ipecac, siendo especialmente indicado para las náuseas y los vómitos, sean cuan sean las causas; estos síntomas pueden deberse a una gripe, como en el caso de Val, o a problemas intestinales por haber ingerido alimentos en mal estado; por una bronquitis, o por una enfermedad que provoque fuertes náuseas o vómitos, como el caso de la migraña.

El ipecac también se suele recetar para aliviar las náuseas del embarazo. Yo, además, aconsejo este remedio para las hemorragias, como las hemorragias uterinas, la bronquitis y el asma.

Como sucede con todos los remedios homeopáticos, los médicos buscan los síntomas clave. En el caso del ipecac, el síntoma revelador son las náuseas constantes que no se alivian con el vómito, aunque puede haber otros, como que la lengua permanezca limpia a pesar de los constantes vómitos.

Éste es otro de los remedios que no deben faltar en ningún botiquín casero.

Dosis

Para aliviar los síntomas, deberán disolverse en la boca dos bolitas de potencia 30C cada cinco minutos. En los casos agudos, dos o tres tomas suelen ser suficientes.

Nota: la dosis es la misma para todas las edades.

¿Cuáles son sus efectos secundarios?

No hay por qué preocuparse en absoluto de la toxicidad o efectos secundarios de la ipecacuana homeopática. Como sucede con cualquier medicamento homeopático se puede tomar el tiempo que sea necesario hasta que desaparezcan los síntomas.

IPECACUANA
El médico naturista la recomienda para...

Asma y bronquitis

El ipepac es eficaz para tratar la tos muy intensa que va acompañada de náuseas y vómitos, debido a una gran mucosidad en las vías respiratorias. Estos síntomas pueden ser indicativos de bronquitis o asma, que empeora por la noche, al comer o cuando se está en una habitación caliente.

El paciente se siente mejor al aire libre, tras haber expulsado toda la mucosidad y mientras permanecen en una habitación lo suficientemente fresca.

Este remedio homeopático es muy común para tratar el asma infantil.

❧ Hemorragias

Es también un buen remedio para las hemorragias uterinas o para las menstruaciones abundantes que van acompañadas de náuseas y vómitos.

❧ Mareos matutinos

Para aliviar los clásicos mareos y náuseas que sienten las embarazadas, el ipecac es uno de los mejores remedios que existen. El ipecac homeopático no tiene ningún efecto secundario ni en la madre ni en el feto.

❧ Migrañas

El ipecac alivia las fuertes náuseas y vómitos que ocasionan las migrañas. Estos dolores de cabeza suelen aparecer en el lado izquierdo de la cabeza. Es especialmente efectivo cuando se trata del tipo de migraña que hace que el paciente se sienta mejor estando quieto y en un lugar con aire fresco.

❧ Resacas

El ipecac reduce las náuseas y vómitos que aparecen al día siguiente de haber ingerido un exceso de alcohol.

IPRIFLAVONA

—Esto es lo que me estoy tomando —me dijo en mi consulta Mary, una mujer de 55 años, propietaria de un restaurante, mientras me mostraba una bolsa de plástico llena de los remedios que estaba tomando. Mientras la miraba asombrado, Mary alineó metódicamente sobre mi escritorio los 21 frascos de diversos suplementos que estaba tomando.

—¿Eso es *todo*? —le pregunté.

Mary hizo un gesto compungido al escuchar mi comentario irónico.
—He estado esperando este día con impaciencia. No tengo idea de lo que debo o no debo tomar. La cosa es que leo un montón de revistas de salud, y, además, tengo un amigo que trabaja en una tienda de productos dietéticos. A esto hay que añadirle todos los consejos que me dan aquí y allá, bueno —se detuvo e hizo un gesto con la mano—, el caso es que estoy aquí.

Leí las fórmulas del contenido de cada frasco y fui tomando algunas notas, después le pregunté:

—Si le dijera que redujera estos 21 suplementos a 5, ¿lo haría?

—¡Eso sería fantástico! –dijo entusiasmada–. Pero quiero estar segura de no omitir nada. Vi lo que le pasó a mi madre cuando se rompió a los 70 años la cadera, ya nunca volvió a ser la misma. Conozco a muchas mujeres que están preocupadas por la osteoporosis, pero es que en mi familia eso parece ser un problema bastante especial. No quiero acabar como mi madre.

En principio, Mary tenía toda la razón para estar preocupada por la osteoporosis, pues según un reciente análisis, su índice de masa ósea estaba por debajo de la media que correspondía a su edad y tenía principios de osteoporosis (pérdida de masa ósea).

Por otro lado, tomaba una serie de suplementos sin seguir ningún control ni tratamiento. Como le dije a Mary, le ayudaría a simplificar tantas tomas, pero al mismo tiempo quería que tomara un suplemento nuevo muy importante para su dolencia.

—Se llama ipriflavona –le dije.

—Por lo que dice, todas las mujeres en mi situación deberían tomarlo –observó Mary.

Seguramente –le contesté–, y también es eficaz para los hombres con problemas similares.

Un excelente material de construcción

La ipriflavona aumenta la actividad de las células que producen tejido óseo. Y, al mismo tiempo, disminuye la de las células óseas que colaboran en la destrucción de la masa ósea. Este suplemento aumenta también los niveles de una hormona que ayuda a incrementar la cantidad de nuevo tejido óseo que un organismo sano genera continuamente.

Por consiguiente, la ipriflavona tiene en realidad dos efectos: *mantiene* la densidad del hueso y, combinada con calcio y otras sustancias del organismo, va aún más allá: *incrementa* la masa ósea.

La ipriflavona está aún bajo control y no todos los estudios confirman su efectividad. Así, por ejemplo, cuando este libro estaba aún pendiente de impresión, se publicó un estudio en el *Journal of the American Medical Association* en el que se indicaba que la ipriflavona, en combinación con el calcio, hacía la misma función que cualquier placebo en cuanto a retardar la pérdida de masa ósea. Sin embargo, al igual que sucede con la mayoría de los estudios que se efectúan de fármacos o suplementos, es muy común que se de cierto número de estudios no favorables. En este caso, en general, los estudios clínicos que se han realizado durante los últimos 15 años han dado resultados positivos. Existen más de 150 estudios, realizados en animales y en humanos, que respaldan la efectividad y seguridad de los tratamientos con ipriflavonas.

Lo cierto es que es muy probable que el uso de la ipriflavona se extienda cada vez más. En Estados Unidos, una de cada tres mujeres desarrollará osteoporosis, y los investigadores cuentan con que el porcentaje irá en constante aumento entre las mujeres norteamericanas a medida que la generación de posguerra (cuando hubo una explosión de natalidad) vaya envejeciendo.

Sólo en EE.UU. se calcula que el tratamiento de las complicaciones que acarrea la osteoporosis genera unos gastos del orden de 7.000 a 10.000 millones de dólares en casos como el de la fractura de cadera de la madre de Mary. En las personas mayores, las fracturas óseas son muy debilitantes. Según las estadísticas, tras una fractura de cadera, un 15%, aproximadamente, de los pacientes mueren en el plazo de un año (a menudo, el problema radica en algún tipo de complicación, como por ejemplo el de un coágulo sanguíneo relacionado con un período prolongado de inmovilidad).

La ipriflavona es un derivado de una sustancia química que se encuentra en la soja y se denominada isoflavona daidzeína. Se han realizado muchos estudios de ipriflavona en humanos, y aunque fue descubierta en 1930, su uso no se extendió hasta mediados de 1990.

Prevención de fracturas

Los huesos se reestructuran por sí mismos. Las células óseas se ven continuamente menoscabadas por unas células llamadas osteoclastos, a la vez que se va generando tejido óseo nuevo gracias a otras células llamadas osteoblastos. ¿En qué radica una buena salud ósea? Pues tan sólo en que las células óseas que se pierden sean reemplazadas por el mismo número o más de nuevas células óseas.

Pero, obviamente, el proceso de sustitución y reconstrucción necesita un soporte, y ahí es cuando aparece la ipriflavona.

Se ha descubierto que las ipriflavonas tienen sus propios receptores en los osteoblastos en ciernes, y directamente estimulan la actividad de esas células, las cuales, a su vez, fomentan la formación de células óseas. La ipriflavona no tiene un efecto estrogénico, lo cual es una ventaja, ya que los estrógenos producen una serie de efectos secundarios y, según se ha demostrado, incrementan el riesgo de sufrir cáncer de mama, así como otros tipos de cánceres.

En un estudio clínico se administró ipriflavona o bien un placebo a 15 mujeres posmenopáusicas. Se midieron diversas hormonas, entre ellas los estrógenos, tras la administración de una única dosis oral de 600 o 1.000 mg y, al cabo de 7, 14 y 21 días de tratamiento, de sendas dosis de 600 o 1.000 mg. Al final del estudio, ninguna de las mujeres mostró un aumento de estrógenos, lo que demostró que la ipriflavona no aumenta los niveles de estrógenos.

Los estudios demuestran que la ipriflavona actúa sinérgicamente con los estrógenos para normalizar la secreción de la calcitonina: dicho de otro modo: ayuda a abrir camino para que el crecimiento óseo sea más activo.

Dosis

Aconsejo tomar una dosis diaria de 600 mg de ipriflavona. Ésta es la misma dosis que se ha utilizado en los estudios clínicos para tratar la osteoporosis. Cabe observar, sin embargo, que a muchas de las personas que participaron en esos estudios se les administró también calcio, por tanto, los buenos resultados obtenidos en cuanto al fortalecimiento de los huesos se debieron realmente a ambos suplementos.

La ipriflavona debe tomarse con las comidas a fin de facilitar su absorción. Para una mayor efectividad, recomiendo siempre tomarla junto a otras vitaminas y minerales que jueguen un buen papel en la metabolización de los huesos. Entre ellos cabe destacar el calcio, el magnesio y la vitamina D como los más importantes, si bien hay otros suplementos también destacados: zinc, silicio, manganeso, vitamina C, vitamina B_6, boro, vitamina K, vitamina B_{12} y ácido fólico. Todos ellos se encuentran en los suplementos nutricionales que ofrecen muchas empresas para estimular el crecimiento del tejido óseo, de modo que no hay que adquirirlos por separado.

¿Cuáles son sus efectos secundarios?

En general, la ipriflavona es, según parece, muy segura. En un estudio iniciado en 1997, los investigadores mostraron la seguridad de la ipriflavona siguiendo un control con 2.769 personas que tomaron esta sustancia durante períodos de 6 a 96 meses.

El efecto secundario más común son las molestias digestivas, pero este síntoma suele desaparecer tomando la ipriflavona con las comidas. Se han observado otros efectos de menor alcance, entre ellos las erupciones cutáneas, dolores de cabeza, depresión, somnolencia, y taquicardia. Un pequeño porcentaje de pacientes mostró en las pruebas pequeñas alteraciones hepáticas, renales y sanguíneas, pero eran muy irrelevantes y desaparecieron rápidamente.

Sin embargo, en el caso de tomar teofilina para combatir el asma, aconsejo ser precavido. Hubo un caso en el que una persona que estaba tomando teofilina sufrió un aumento excesivo en sangre de esa sustancia al empezar a tomar la ipriflavona junto a su tratamiento habitual para el asma. Los estudios que se han hecho en animales han demostrado que la ipriflavona puede llegar a inhibir ciertas enzimas hepáticas que descomponen la teofilina, lo que produce un nivel en sangre menor de lo normal.

A las personas que hayan sufrido insuficiencia renal, les aconsejo seguir un control exhaustivo antes de tomar un suplemento con ipriflavona, si bien ésta parece ser segura en pacientes con problemas renales de poca importancia. Los especialistas aconsejan tomar dosis más bajas (de 200 a 400 mg diarios) a quienes tengan una insuficiencia renal más seria. De todas maneras, se precisan más estudios para poder determinar dosis totalmente seguras para los pacientes con enfermedades renales.

Asimismo aconsejo que un médico controle los niveles de linfocitos. En un estudio llevado a cabo con 132 mujeres que estaban tomando ipriflavona, 29 de ellas experimentaron una reducción de linfocitos, las células que forman parte del sistema inmunológico. Según algunos especialistas, la disminución de linfocitos observada en ese estudio no es clínicamente significativa. Sin embargo, para asegurarse, lo mejor es que el médico valore cada seis meses, con un simple análisis de sangre, el nivel de linfocitos del paciente, como medida de control. Lo ideal sería efectuar un análisis de sangre al iniciar el tratamiento con ipriflavona, y luego otro cada seis meses.

IPRIFLAVONA
El médico naturista la recomienda para...

✤ Enfermedad de Paget
En esta dolencia, los huesos experimentan un crecimiento anormal y, como resultado de ello, las personas que la padecen sufren más fracturas, y algunas de ellas tienen fuertes dolores en los huesos. Casi un 3% de personas con más de 40 años tiene esta enfermedad de la que se desconoce su causa.

Los especialistas que estudiaron a 16 pacientes con esta patología comprobaron que un suplemento de ipriflavona reducía la pérdida de masa ósea, así como el dolor de huesos. En ese estudio, las dosis administradas eran de 600 a 1.200 mg al día.

✤ Hiperparatiroidismo
Esta dolencia es el resultado de un nivel alto de la hormona paratiroidea, lo cual ocasiona una pérdida de calcio en los huesos y un nivel alto del mismo en la sangre. El resultado es una pérdida importante de calcio en los huesos. En un estudio clínico se mostró que una dosis de 1.200 mg al día de ipriflavona reduce de manera significativa la pérdida de masa ósea. Los investigadores interpretaron el ensayo clínico confirmando que quienes tomaron ipriflavona aumentaron la formación de masa ósea.

✤ Insuficiencia renal
La ipriflavona no es un tratamiento para la insuficiencia renal; sin embargo, es válido para aquellas personas que pierden minerales en los huesos a consecuencia de una insuficiencia renal, lo cual se denomina osteodistrofia renal. En un estudio clínico se administró ipriflavona (de 400 a 600 mg al día) a 23 pacientes que seguían un tratamiento de diálisis y mostraban una desmineralización ósea debido a la insuficiencia renal que padecían. Los especialistas que dirigían el estudio comprobaron que se dio en ellos una menor descomposición ósea bastante considerable y un apreciable aumento de la masa ósea. No se presentaron efectos secundarios. A pesar de todo ello, antes de recomendar la ipriflavona a personas con afecciones renales, desearía poder ver más estudios al respecto.

ꙮ Osteoporosis

En los últimos 10 años, se han realizado más de 60 estudios en seres humanos, la mayoría de ellos con el método de doble ciego, placebo y control, es decir, cumpliendo los estándares necesarios para alcanzar la validez científica.

El estudio más notable que conozco reunió a 100 mujeres posmenopáusicas de edades comprendidas entre los 53 y los 65 años. A cada una de esas mujeres se le administraron 200 mg de ipriflavona tres veces al día, después de las comidas. También se les dio 1.000 mg de calcio al día. En las 90 mujeres que completaron el estudio, los resultados mostraron que su densidad ósea y mineral había aumentado un 2% en 6 meses, y un 5,8% al cabo de 12 meses.

En ese período, las mujeres vieron disminuir sus dolores e incrementar su movilidad. Tan sólo 3 mujeres dejaron el estudio debido a molestias digestivas. Este ensayo clínico es aún más relevante cuando se comparan sus resultados con los obtenidos con otros tipos de fármacos. La mayoría de los medicamentos tan sólo ralentizan la pérdida de masa ósea, y, generalmente, cuando se añade calcio al tratamiento, aumenta el índice de pérdida de masa ósea, pero el calcio como suplemento no ayuda a aumentar la densidad de los huesos. Los investigadores llegaron a la conclusión de que en ese estudio la ipriflavona fue el factor decisivo para mejorar la densidad ósea.

En algunas pruebas clínicas, los investigadores han examinado la posibilidad de combinar la ipriflavona con estrógenos para tratar la osteoporosis. De hecho, algunas de esas pruebas han mostrado que la densidad ósea mejora de manera significativa cuando se combinan ambas cosas. En esos tratamientos combinados es factible reducir las dosis de estrógenos, lo cual es provechoso, ya que de ese modo se minimiza el riesgo de cánceres relacionados con los estrógenos.

Así, en un estudio controlado de un año de duración, se formaron tres grupos de un total de 83 mujeres posmenopáusicas. Al primer grupo no se le dio ni estrógenos ni suplementos; al segundo se le proporcionó estrógenos; y al tercero, ipriflavona combinada con estrógenos. Al final de los 12 meses, quienes siguieron el tratamiento combinado mostraron un significativo aumento en la densidad mineral y ósea. Si bien en los otros grupos la densidad ósea disminuyó o aumentó muy poco, en el grupo que siguió el tratamiento combinado de estrógenos e ipriflavona se produjo un aumento de un 5,6%. Estos resultados se han refrendado con otros estudios en humanos.

La ipriflavona es también valiosa para las mujeres que se han sometido a una ovariectomía (extirpación quirúrgica de uno o de los dos ovarios). Por lo general, la extracción de los ovarios da como resultado una rápida pérdida de masa ósea debido a un brusco descenso de la producción hormonal. En un estudio clínico con 32 mujeres que habían pasado recientemente por una ovariectomía se vio que la ipriflavona las protegió de la súbita pérdida de masa ósea. En este ensayo, las pacientes recibieron 500 mg de calcio y 600 mg de ipriflavona al día durante 12 meses.

Otosclerosis

A veces se producen unos cambios pequeños pero muy significativos en la estructura de un huesecillo muy implicado en la audición, una estructura diminuta llamada estribo. Este cambio en la estructura ósea del estribo lleva a una pérdida gradual de la audición, una dolencia que se denomina otosclerosis y que a veces va acompañada de otro problema auditivo: tinnitus, un problema que consiste en tener una especie de pitidos en los oídos.

La otosclerosis puede solventarse quirúrgicamente, y si hay cierta pérdida de audición, puede compensarse con un aparato auditivo. A fin de comprobar si la ipriflavona puede ayudar en cierto modo en esta enfermedad, los especialistas realizaron un pequeño estudio con pacientes que tenían tinnitus debido a una otosclerosis.

Todos los pacientes del estudio pasaron también por una intervención quirúrgica en la que les habían extirpado los estribos, esto es, el huesecillo del oído interno. En el estudio de la ipriflavona recibieron 200 mg del suplemento cuatro veces al día, y el tratamiento empezó tres meses antes de la intervención y continuó con la misma dosis tres meses más. En la fase preoperatoria, el tinnitus les desapareció a cuatro de los nueve pacientes (en el grupo del placebo tan sólo uno de los siete pacientes experimentó cierto alivio en el tinnitus). Tras la intervención, todos los pacientes del grupo de ipriflavona declararon haber sentido un gran alivio en cuanto al tinnitus, pero en el grupo del placebo sólo lo experimentó un 50%.

Dado que los investigadores no pueden explicar por qué la ipriflavona resultó beneficiosa en este estudio, lo más probable es que se efectúen más estudios al respecto.

J

JENGIBRE, RAÍZ DE

—¡Acabo de volver de México y creo que sufro una intoxicación! —me dijo por teléfono Ned, uno de mis pacientes.

—¿Qué quieres decir con eso?

—Pues que estos dos últimos días he tenido una diarrea líquida, y ahora tengo dolor de garganta. También siento escalofríos en la espalda. Debe ser algo que he comido, o algo del agua.

—¡Ah, la vieja venganza de Moctezuma!

Sobrepasado por el problema, Ned estaba en casa de su cuñada, en Los Ángeles. Tenía una diarrea tan tremenda que no creía que pudiera venir a mi consulta en La Jolla, y me pidió que le aconsejara algo que fuera fácil de encontrar.

—Dile a tu cuñada que compre un poco de raíz de jengibre en la verdulería del barrio –le propuse–. Corta 1 centímetro de raíz de jengibre y déjala en remojo en una taza de agua durante unos 10 minutos.

Le dije que se tomara una taza de esa infusión cada dos horas.

—Eso te mejorará la diarrea y el dolor de garganta.

Al día siguiente, Ned me volvió a llamar: —He mejorado un 90% —me dijo—. ¡Cuesta creer que ayer estuve a punto de ir a urgencias!

Según lo que me explicó Ned, no era necesario que le viera, pero le di un consejo para la próxima vez que fuera a México: «Llévate *Acidophilus* y suplementos de ajo», le dije, añadiendo que eso le ayudaría a prevenir las infecciones del sistema digestivo. No le tuve que decir que tuviera a mano un poco de raíz de jengibre fresco para cualquier emergencia.

No sólo sirve para hacer galletas

Durante siglos, el jengibre *(Zingiber officinale)* ha sido considerado en todo el mundo una planta medicinal valiosa. Es una de las plantas que más recetan los médicos ayurvédicos y los de la medicina china tradicional. Su nombre botánico *Zingiber* significa en sánscrito «forma de cuerno». En realidad, la raíz es un rizoma, es decir, un tallo que crece bajo tierra.

Su uso medicinal más común en todas las tradiciones es el tratamiento de problemas digestivos y artritis.

Esta planta está especialmente indicada para personas de constitución «fría», y se dice de ella que estimula la circulación sanguínea. Los herbolarios chinos utilizan la raíz de jengibre fresca para «calentar» los pulmones y el estómago.

En la medicina china se receta raíz de jengibre para tratar el resfriado común, la gripe, la tos, los vómitos, las náuseas, los problemas digestivos y las hemorragias. Además, es eficaz para reducir la toxicidad de otras plantas, de manera que es esencialmente un antídoto para hierbas que producen efectos secundarios. Y, como hemos visto en el caso de Ned, la raíz de jengibre ayuda también al sistema digestivo tras sufrir una intoxicación alimentaria.

Según los médicos chinos, cada forma de la raíz de jengibre tiene distintas propiedades. La raíz de jengibre fresca produce calor en el exterior del organismo, mientras que la raíz de jengibre seca es más adecuada para calentar el centro del cuerpo.

Una de las curas más sorprendentes de la medicina china utiliza la raíz de jengibre frita. Se fríe esta planta hasta que la superficie queda ligeramente ennegrecida. Los médicos la utilizan para detener las hemorragias y para tratar las infecciones que afectan al vientre.

En la actualidad, médicos y fitoterapeutas utilizan la raíz de jengibre para tratar resfriados, artritis, problemas digestivos, infecciones del aparato respiratorio, mareos y cardiopatías.

Como sucede en otras muchas plantas, la raíz de jengibre contiene muchos y diversos principios activos. La raíz de jengibre seca tiene entre un 1 y un 4% de aceites volátiles, y a ellos les debe su fuerte sabor y su aroma.

Entre estos aceites se encuentran el bisaboleno, el zingibereno y el zingiberol. Se cree que dos de sus componentes picantes –el gingerol y el shogaol– son los responsables de gran parte de sus efectos medicinales.

La raíz de jengibre contiene también enzimas proteolíticas que ayudan a digerir las proteínas y reducir la inflamación. Existen muchos productos comerciales normalizados con gingerol.

Digestivo

La raíz de jengibre tiene la característica de mejorar muchos de los órganos involucrados en la digestión. Conocida como un «amargo aromático», tonifica los músculos intestinales, al mismo tiempo que estimula los órganos digestivos. También estimula la secreción biliar del hígado y la vesícula, lo cual ayuda a digerir las grasas. Es, asimismo, un reputado carminativo, es decir, favorece la expulsión de los gases y mejora la distensión abdominal.

Antiinflamatorio

Esta planta es un antiinflamatorio natural que actúa inhibiendo la liberación de las prostaglandinas y otras sustancias químicas del organismo que producen inflamación y dolor. A diferencia de otros medicamentos antiinflamatorios no esteroideos, como la aspirina, la raíz de jengibre no daña el estómago, el hígado o los riñones. Durante siglos, se ha utilizado como antiinflamatorio sin saber el cómo o el porqué de su funcionamiento. En la actualidad, se han demostrado sus propiedades antiinflamatorias gracias a los modernos tests.

Salud cardiovascular y circulatoria

La raíz de jengibre potencia la salud cardiovascular, pues tiene un poder inhibitorio frente a la agregación plaquetaria (las plaquetas son unas células sanguíneas que en exceso pueden llegar a formar trombos o coágulos). Esa acción inhibitoria permite que la sangre se mantenga fluida y ayuda a prevenir el endurecimiento de las arterias.

Los estudios realizados demuestran que este efecto protector es el resultado de inhibir la formación de tromboxanas, unas sustancias implicadas en la formación de los coágulos sanguíneos.

Además, la raíz de jengibre contiene otras sustancias que estimulan la síntesis de la prostaciclina, un componente que evita la agregación de las plaquetas.

Otras pruebas realizadas con animales han demostrado, además, que la raíz de jengibre mejora la capacidad de bombeo del corazón.

Dosis

La raíz de jengibre fresca se puede tomar en infusión. También puede adquirirse en cápsulas, pastillas y tintura. He comprobado que todas esas formas funcionan bien.

La infusiones relajantes y van bien para las molestias digestivas, al igual que las cápsulas y la tintura.

Para tratar las dolencias de tipo inflamatorio, recomiendo las cápsulas normalizadas a fin de beneficiarse del alto porcentaje de principios activos que contienen y que contribuyen a reducir la inflamación.

La dosis común es de 500 mg de dos a cuatro veces al día. En el caso de la tintura, aconsejo tomar de 20 a 30 gotas tres veces al día.

¿Cuáles son sus efectos secundarios?

Los efectos secundarios son muy raros en la raíz de jengibre, si bien hay personas (mi esposa entre ellas) que sienten ardor de estómago después de tomarla.

Las embarazadas pueden tomarla para aliviar las náuseas y vómitos que produce a veces el embarazo, aunque durante cortos períodos. Según parece, la dosis segura y efectiva es de uno a dos gramos.

La raíz de jengibre estimula la producción de bilis, motivo por el cual algunos fitoterapeutas aconsejan no tomarla si se tienen cálculos biliares.

Si bien no conozco ningún estudio clínico realizado en seres humanos que haya comprobado la interacción de la raíz de jengibre con los fármacos, teóricamente esta planta puede provocar ciertos problemas con medicamentos anticoagulantes como la coumadina.

En este sentido, hay que destacar que antes de tomar dosis importantes de la raíz de jengibre, y en el caso de tomar ese tipo de fármacos, lo mejor es consultarlo con el médico.

Y un último consejo que seguramente el lector no encontrará en la mayoría de los libros se refiere a que las personas con una constitución robusta, que tienden a sudar y a tener calor, no deben tomar raíz de jengibre durante un largo plazo de tiempo, pues esta planta les provocaría malestar y les haría sentir aún más calor.

JENGIBRE, RAÍZ DE
El médico naturista la recomienda para...

❧ Artritis
Muchos naturópatas y fitoterapeutas afirman que la raíz de jengibre es eficaz para el tratamiento de la artritis, pero, personalmente, en el día a día con mis pacientes no he podido comprobar que eso fuera así. La raíz de jengibre por sí sola no aporta un alivio considerable. Dicho esto, cabe señalar que para según qué personas puede ser efectiva cuando forma parte de un tratamiento integral a base de plantas, algo que los fitoterapeutas chinos crean para pacientes con una «constitución fría».

❧ Colesterol alto
En estudios con animales, se ha visto que la raíz de jengibre reducía el nivel de colesterol en las ratas. Lamentablemente, en los seres humanos el efecto no es exactamente el mismo. Pero si se toma raíz de jengibre para otras dolencias, existe la posibilidad de que se reduzca el nivel de colesterol.

❧ Diarrea
Existe un tipo específico de diarrea que la medicina china denomina «diarrea fría» en la que la raíz de jengibre actúa de manera muy eficaz. En ella, el paciente siente escalofríos cuando tiene la diarrea. (El tipo llamado «diarrea caliente», tal como el lector puede imaginar, es aquel al que acompaña una sensación de fiebre).

❧ Enfermedades cardiovasculares
Puesto que la raíz de jengibre es un anticoagulante natural, estimula la circulación sanguínea y, por tanto, mejora la salud cardiovascular. Los estudios realizados en animales han demostrado que contribuye a la acción de bombeo del corazón. Personalmente, considero que para el tratamiento de este tipo de enfermedades es muy efectiva como planta sinérgica, es decir, que combinada con otras plantas funciona de manera más eficaz que de manera aislada.

Hinchazón de vientre (distensión) y flatulencias

La raíz de jengibre es el remedio por excelencia para aliviar la inflamación y las flatulencias, efectos muy comunes de la dieta estándar occidental (SAD, según sus siglas en inglés). Recuerdo que una vez, después de una conferencia, se me acercó una señora que, mirando alrededor para asegurarse de que nadie nos escuchaba, me preguntó si podía aconsejarle algo para su hijo de 36 años, el cual tenía muchos problemas de gases. Resultó que su hijo se acababa de casar y ella estaba preocupaba por el hecho de que las flatulencias acabaran con su matrimonio.

Le aconsejé que le diera a su hijo un frasco de cápsulas de raíz de jengibre y que se las tomara con las comidas. Cabe esperar que esto liberara al recién casado de algún que otro momento embarazoso, ¡o puede incluso que salvara su matrimonio!

Mareos

Se ha seguido con mucha atención los efectos de la raíz de jengibre a la hora de prevenir y tratar los mareos. Un estudio realizado en 1982 reveló que la raíz de jengibre era más efectiva para paliar los mareos que el medicamento llamado Dramamine. No todos los estudios realizados después han confirmado ese descubrimiento, pero una prueba clínica llevada a cabo en 1994, en la que intervinieron 1.741 personas, confirmó que la raíz de jengibre era realmente muy eficaz para tratar los mareos.

El estudio de 1994 se realizó con un grupo de personas que participaban en un viaje para avistar ballenas. Antes de subir al barco, se pidió a los participantes que se tomaran diversos remedios para el mareo, entre ellos la raíz de jengibre (ninguno de los pasajeros sabía qué remedio era el que tomaba). El estudio demostró que 250 mg de raíz de jengibre era igual de eficaz que los otros fármacos, pero sin efectos secundarios como somnolencia o aturdimiento.

Náuseas matutinas

Se han realizado bastantes estudios para demostrar la eficacia de la raíz de jengibre en las náuseas matutinas. En un grupo de 27 mujeres que tomaron raíz de jengibre para aliviar las náuseas y vómitos que experimentaban, 19 de ellas vieron cómo esos síntomas se hicieron menos frecuentes a los cuatro días de tratamiento. La dosis fue de 250 mg de raíz de jengibre en cápsulas, cuatro veces al día.

A partir de la publicación de los primeros estudios clínicos, realizados en 1990, numerosos médicos convencionales empezaron a recetar raíz de jengibre para aliviar las náuseas matutinas. (Mi esposa, por ejemplo, que es ginecóloga y obstetra, se lo recomienda a sus pacientes). Sin embargo, aconsejo no tomar durante el embarazo más de 1 g al día, y tener en cuenta que no hay por qué seguir tomando esta planta una vez han desaparecido la náuseas.

❧ Náuseas y vómitos

Alimentos en mal estado, la quimioterapia, la gripe, y los anestésicos son tan sólo algunas de las posibles causas de las náuseas y los vómitos. Pero la raíz de jengibre, sin importar cuál sea la causa, ha demostrado siempre ser un remedio muy eficaz en estos casos.

En dos estudios, la raíz de jengibre mostró su eficacia a la hora de reducir las náuseas y los vómitos de pacientes que, tras haber sido intervenidos quirúrgicamente, recibieron anestesia, lo cual produce náuseas a muchas personas. Si uno va a someterse a una intervención, conviene que consulte con el cirujano la conveniencia de tomar antes y después 1 g de raíz de jengibre.

K

KAVA

Minnie, una ejecutiva de 44 años de edad, se encontraba muy estresada debido al trabajo, pero había desechado la idea de utilizar tranquilizantes para controlar la ansiedad y el insomnio. Varios años antes, y bajo prescripción médica, había tomado estos fármacos, que la dejaban dopada.

—No voy a tomarlos otra vez –me dijo–. Todo resulta difícil de hacer cuando tomas medicamentos que te hacen sentir como un zombi.

Sin embargo, Minnie seguía sintiendo que necesitaba ayuda para combatir el estrés, y una amiga suya le había recomendado la hierba kava. Antes de empezar a tomarla, quería saber si, en mi opinión, le serviría de algo.

—Me gustaría intentarlo si usted cree que puede ayudarme –dijo–. Pero antes quiero saber si es segura.

Con toda sinceridad, le conté que había visto cómo muchas personas habían mejorado tras consumir kava. Los beneficios no sólo dependen de la persona, sino también de la dosis utilizada y de la calidad del extracto.

A medida que iba conociendo más a fondo la historia de Minnie, me di cuenta de que tenía otros problemas además del insomnio asociado a su ansiedad. A menudo tenía dolores de cabeza y en el cuello y los hombros, que a todas luces estaban causados por las tensiones asociadas a su trabajo.

Estuve de acuerdo en que merecería la pena intentar probar la kava (o kava kava). En ese momento no estaba tomando ningún fármaco contra la ansiedad, de forma que podía empezar a tomar kava inmediatamente. (Cuando se toman ciertos fármacos para tratar la ansiedad, fobias o depresión, es esencial reducir las dosis poco a poco, con asesoramiento y supervisión del médico que los ha recetado).

—La kava será una buena alternativa a los productos farmacéuticos durante los próximos dos meses para ayudarle a combatir el estrés y la ansiedad –señalé–. Probablemente descubra usted que le sirve para esos episodios de insomnio que a veces experimenta debido al estrés laboral. Además, puede ayudarle con la tensión del cuello y los dolores de cabeza.

Ya lo he recomendado a otros pacientes con esos mismos problemas, y con resultados óptimos.

Asimismo, le informé de que la kava era casi perfecta en lo tocante a la seguridad.

—Es tan efectiva como los medicamentos habituales contra la ansiedad, pero sin causar problemas como pérdida de concentración y somnolencia.

También la animé para un programa terapéutico más amplio.

—No pierda de vista que la kava no es un sustituto de las técnicas para reducir el estrés, como el ejercicio y la oración.

Si iba a recomendarle kava a Minnie, también quería que pusiera en práctica otros tratamientos de distinto tipo.

Un regalo de las islas

La kava *(Piper methysticum)* tiene una historia excepcional. Los nativos de las islas del sur del Pacífico (Fiyi, Tonga, Samoa, Vanuatu, Nueva Guinea y Hawai) han utilizado la kava durante miles de años, principalmente como bebida ceremonial y para aumentar la sociabilidad.

Aunque la kava es relajante, no produce efectos secundarios, aparte de una suave euforia que han experimentado algunas personas. Existen datos de que en algunas tribus la infusión ha provocado estados de trance y mayor claridad mental. El calificativo «methysticum», del nombre científico de la kava, significa «intoxicante». Desde tiempos ancestrales, los nativos trituran la raíz para ponerla en remojo en agua o leche de coco.

Curiosamente, el capitán Cook y su tripulación descubrieron la kava durante un viaje a Polinesia en 1768, pero la planta no se comercializó en los mercados europeos hasta principios de la década de 1860. En Estados Unidos, la kava se hizo popular tras la segunda guerra mundial gracias a sus propiedades calmantes. Me di cuenta de que la popularidad de la kava empezó a aumentar en el mercado de alimentos naturales norteamericano en los años 1996 y 1997, probablemente por la gran atención mediática que estaba logrando. Parecía haberse convertido de repente en un éxito como producto para aliviar el estrés, la ansiedad y la depresión.

La kava tiene una serie de ingredientes diversos, de los que se cree que tienen efectos sobre varias partes del cerebro y del sistema nervioso. Se han hecho estudios con animales que demuestran que la kava influye en los receptores del GABA (ácido gamma-aminobutírico). El GABA es un neurotransmisor que estimula la relajación, y, al parecer, los extractos naturales de la kava interactúan intensamente con esos receptores. Aunque la kava contiene ingredientes activos llamados kavalactonas, la hierba completa tiene un mayor efecto que los ingredientes, por lo que parece razonable pensar que esta hierba compleja tiene más de una serie de ingredientes activos.

Se ha demostrado que la kava afecta a la parte del cerebro que influye sobre las emociones, la llamada amígdala. Además, evita que la hormona noradrenalina (norepinefrina) active una respuesta de estrés. La hierba relaja los músculos y mitiga el dolor. Se ha comprobado en estudios de laboratorio que tiene algunas propiedades similares a las de los antiepilépticos.

Dosis

Para el estrés y la ansiedad recomiendo la cápsula normalizada basada en la hierba completa. Esta forma ha dado buen resultado en mis pacientes y se ha utilizado en muchos estudios.

La dosis es de 70 mg de kavalactonas dos o tres veces al día. Conviene recordar que en las etiquetas de muchos productos las cantidades figuran en miligramos totales, para después indicar un porcentaje normalizado del extracto. Por ejemplo, una cápsula de 250 mg con un 30% de kavalactonas contiene 75 mg de kavalactonas.

Para el insomnio recomiendo 2 cápsulas (o sea, normalmente 500 mg en total) media hora antes de acostarse. La dosis para la relajación muscular es de 70 mg de kavalactonas tres veces al día. Si se utiliza en forma de tintura, recomiendo entre 20 y 30 gotas en agua tres veces al día.

Nota de interés: un cuenco típico de bebida de kava –tal y como lo consumen los polinesios– contiene cerca de 250 mg de kavalactonas. Suelen consumir varios cuencos de una vez.

Es mejor utilizar la kava durante un período limitado (hasta tres meses). No dispongo de datos para decir que sea perjudicial utilizarlo durante más tiempo, pero tampoco se han realizado estudios de larga duración.

¿Cuáles son sus efectos secundarios?

Los suplementos de kava que se venden en muchos países son bastante seguros, carentes de efectos secundarios. Cuando se hicieron estudios sobre la bebida original de kava, los investigadores advirtieron que algunas personas sufrían a veces de molestias de estómago, pero ninguno de mis pacientes ha tenido estos efectos secundarios tomando las dosis que he recomendado.

Se supone que en la bebida hay algún ingrediente que no se encuentra en la forma de cápsula o tintura. A algunos miembros de la expedición del capitán Cook que habían tomado kava, especialmente en grandes cantidades, les salió un sarpullido de escamas en la piel y se les irritaron los ojos, pero los efectos desaparecieron cuanto dejaron de tomarla. Este efecto secundario no se ha advertido con el suplemento. Quizá el proceso de extracción elimina el ingrediente que causa estos efectos secundarios.

Aunque no se han descrito problemas en mujeres embarazadas, no recomiendo la kava a mujeres embarazadas o que amamantan, porque no disponemos de estudios serios sobre los efectos en el feto. Además, aconsejo que no se mezcle kava con alcohol, medicamentos que alteran el estado de ánimo, como los antidepresivos, u otros fármacos para la ansiedad. De hecho, si uno está tomando medicamentos, conviene que consulte primero con su médico antes de tomar kava. Se han producido casos de intoxicación hepática con kava, pero estos resultados son cuestionables. Sin embargo, pienso que es mejor no tomar kava si uno tiene alguna enfermedad hepática.

A aquellos que vayan a tomar kava por primera vez les aconsejaría que lo hagan cuando no tengan que conducir. Aunque probablemente la kava no disminuye su capacidad de conducción, es mejor ir sobre seguro. Asimismo, no es aconsejable consumir kava cuando ha de manejarse maquinaria pesada.

KAVA
El médico naturista la recomienda para...

Ansiedad
Muchos pacientes han notado una disminución de la ansiedad al tomar kava. Hay estudios que confirman los efectos de alivio de la ansiedad.

En un estudio controlado con placebo se examinó a 101 personas que sufrían ansiedad, a las que se les administró un extracto de kava tres veces al día (unos 70 mg de kavalactonas por dosis). Antes, durante y después del estudio se hicieron pruebas psicológicas. Los investigadores concluyeron que la eficacia a corto y largo plazo de kava era superior a la del placebo, y que la mayoría de las personas mejoraban en dos meses.

Los individuos examinados en este estudio toleraron bien la kava, y los efectos secundarios fueron muy escasos. De hecho, abandonaron más personas que tomaban un placebo que las que tomaban kava. Entre las que tomaron kava no se advirtió ningún efecto secundario ni reacciones adversas.

En otros estudios se ha demostrado que la kava reduce el estrés, así como la ansiedad, y resultó ser tan efectiva para mitigar la ansiedad como el fármaco oxazepam, recetado para esta afección. Además, en una comparación con el fármaco, los investigadores descubrieron que las personas que tomaban kava tenían menos miedo y menos náuseas y vómitos psicosomáticos que las que tomaban el fármaco.

No es sorprendente, a la luz de estos estudios, que cada vez más médicos y psiquiatras incorporen la kava en sus terapias.

◦❖ Ataques de pánico

Varios pacientes me han hecho saber que la kava les ayuda a prevenir los ataques de pánico si la toman cuando está a punto de iniciarse uno de ellos. A algunos de los pacientes que sufren este trastorno les recomiendo la hierba como método preventivo. Les aconsejo que tomen kava con regularidad dos veces al día a título preventivo. Así evitan ataques fuertes, pero el remedio es más eficaz si se combina con tratamiento psicológico y homeopático.

◦❖ Depresión

Los herboristas y los médicos naturópatas suelen incluir la kava en preparados para tratar la depresión. No he comprobado que sea más efectiva que el hipérico. Sin embargo, es un complemento excelente de esta planta y otras hierbas y nutrientes que suelen utilizarse para la depresión.

◦❖ Dolor

Muchas personas han notado que la kava ayuda a reducir el dolor, pero he descubierto que estos efectos son mínimos. Sin embargo, puede servir de ayuda para aliviar el dolor de forma indirecta, al reducir los espasmos que causan algunos tipos de dolores musculares.

✥ Dolor de cabeza

He descubierto que la kava es el remedio más eficaz contra el dolor de cabeza tensional. La kava puede prevenir o aliviar este tipo de cefalea porque contribuye a relajar los músculos del cuello.

✥ Insomnio

La kava es una de las mejores hierbas para combatir el insomnio. No produce esa sensación de resaca que algunas personas sienten al día siguiente de haber consumido la noche anterior fármacos para dormir. Es una buena opción para aquellas personas que experimentan un efecto de aturdimiento y debilidad o de resaca con la valeriana.

Para el insomnio es mejor usar la kava durante un período limitado, ya que realmente no aborda la causa subyacente. Muchos preparados naturales para el insomnio contienen kava como uno de los ingredientes principales.

✥ Tensión muscular y espasmos

En una clínica donde estuve ejerciendo, un quiropráctico y yo solíamos recomendar kava a los pacientes para ayudarles a aliviar los espasmos musculares y la rigidez que sufrían. Los resultados eran muy buenos, especialmente cuando la causa de sus enfermedades eran el estrés o un accidente.

L

LACHESIS

En 1828, el doctor Constantine Hering, botánico y homeópata, se encontraba investigando plantas en Europa. Había oído hablar de la leyenda de una gigantesca serpiente venenosa, llamada «serpiente de cascabel muda» *(Lachesis muta)*, que vivía en la selva tropical de Latinoamérica tropical. Los nativos aseguraban que el veneno de lachesis era tan mortal que una sola gota podía matar a una persona. Además, esta serpiente se había forjado toda una fama: según los habitantes de la región, la serpiente de cascabel muda no sólo era muy agresiva, sino también una feroz protectora de su territorio.

Cuando Hering viajó a Latinoamérica, se ofreció a pagar a algunos nativos para que le ayudaran a capturar la mortífera serpiente. Su oferta fue declinada por todos. De hecho, los nativos pensaron que Hering estaba loco. ¿Por qué iba alguien a querer capturar esa peligrosa serpiente?

No obstante, entre los investigadores homeopáticos la búsqueda de Hering era lógica. Si el veneno de una serpiente lachesis podía causar los síntomas de una enfermedad mortal, quizá la misma sustancia –diluida hasta hacerla casi desaparecer– podría convertirse en un remedio homeopático que curara enfermedades humanas con síntomas similares.

Hering fue aumentando constantemente su oferta, hasta que los nativos finalmente aceptaron. Se lanzaron a la caza de la serpiente de cascabel muda y lograron capturar una. Sin embargo, cuando Hering estaba extrayendo parte del veneno, unas pocas gotas cayeron sobre su piel. Los que estaban con él le vieron desplomarse, inconsciente, y estuvo así durante casi 20 minutos. Cuando volvió en sí no recordaba nada de lo ocurrido.

De vuelta a su país natal, Estados Unidos, el doctor Hering siguió investigando con el veneno de lachesis, totalmente convencido de que sería un remedio homeopático eficaz. Hoy en día, gracias a los continuos esfuerzos del doctor Hering, *Lachesis* no es sólo un remedio homeopático, sino también uno de los más importantes para tratar desequilibrios hormonales como el síndrome premenstrual y la menopausia, así como trastornos de circulación.

Tipos de personalidad

Como ocurre con otros remedios homeopáticos, *Lachesis* ha resultado ser más efectivo con personas de un tipo concreto de personalidad, concretamente personas muy intensas y suspicaces. Su agresividad procede de la ira que llevan acumulada, y parecen estar preparados para arremeter contra alguien en cualquier momento, igual que la serpiente de cascabel muda.

A veces son muy posesivos, se dedican a vigilar a otras personas y anhelan tener propiedades materiales. Si alguien intenta entrar en su territorio, cuidado, porque pueden atacar (otra característica de la serpiente). Si no la toman con uno en un momento de enojo, lo harán más adelante, porque desean venganza.

Las personas que precisan *Lachesis* también son celosas y envidiosas. Pueden atacar físicamente, pero son grandes conversadoras y suelen recurrir a la agresión verbal para expresar sus frustraciones. Si uno se halla en un grupo amplio de personas y una de ellas es en especial locuaz, quizá sea del tipo «lachesis». Si alguien intenta decir algo, la persona «lachesis» seguramente le cortará porque quiere que le oigan y sabe lo que hay que hacer. Incluso si uno dice que ha de marcharse, es muy posible que el tipo de persona «lachesis» ni siquiera se dé por aludido y siga hablando incluso cuando uno ya tiene la mano en el pomo de la puerta para salir.

La persona que requiere este remedio tiene otras características añadidas. Por ejemplo, nunca llevará cuello alto, porque no puede soportar llevar nada alrededor del cuello, al igual que no puede aguantar que nadie le toque. Nuevamente, esto recuerda a la serpiente, que siempre trata de protegerse el cuello.

Una última nota de interés sobre el tipo de personalidad «lachesis» es que tiene miedo a las serpientes.

En la sangre

La *Lachesis*, como todos los remedios procedentes de serpientes, tiene un efecto pronunciado sobre el sistema circulatorio. El veneno de la serpiente de cascabel muda previene la coagulación de la sangre, que es lo que suele detener la hemorragia. Sin coagulación, una persona no dejará de sangrar. Sin embargo, la pequeña dosis homeopática no causará una reacción tan extrema, por lo que a veces se receta para problemas circulatorios. Por ejemplo, este veneno puede aliviar los insoportables dolores que puede sufrir una mujer durante su ciclo menstrual debido a la presencia de grandes coágulos de sangre.

Además, contiene neurotoxinas, que provocan un estado de parálisis tras la mordedura de una serpiente. Si se utiliza en la dosis inocua de un remedio homeopático, la *Lachesis* pude tener el efecto beneficioso de constreñir algunos vasos sanguíneos. Resulta valioso en caso de hemorragias, así como para un flujo menstrual muy abundante o incluso una hemorragia retinal (ocular). Puede resultar muy útil para aliviar los sofocos que sufren algunas mujeres en la menopausia. Asimismo, la *Lachesis* es uno de los mejores remedios para el corazón, porque mejora trastornos como las palpitaciones.

Una persona que necesita *Lachesis* suele tener síntomas en el lado izquierdo. Me acuerdo de Jessie, una paciente de 58 años que vino a verme para que le tratara la artritis y unos dolores de cabeza. Normalmente no habría tratado la artritis con *Lachesis*, excepto en su caso, porque los síntomas físicos se limitaban al lado izquierdo. Por ejemplo, notaba la artritis en la rodilla izquierda y la muñeca izquierda. Además, tenía dolor de cabeza, sobre todo en la zona de la sien izquierda.

Otra pista es la temperatura corporal. Quienes precisan *Lachesis* suelen tener una temperatura corporal más alta que otras personas. Aunque era invierno, Jessie vestía ropa fina y parecía sentirse muy a gusto.

Por todos estos motivos, le receté *Lachesis* para sus enfermedades. En los siguientes tres meses, el remedio con *Lachesis* eliminó del todo sus dolores de cabeza y su artritis mejoró mucho.

Dosis

Para tratar enfermedades de larga duración prefiero recetar dosis bajas de *Lachesis*, como diluciones de 6C, que pueden tomarse entre dos y tres veces al día durante unas pocas semanas, y después seguir según sea conveniente. En las tiendas de productos dietéticos y farmacias se vende en diluciones mayores, de 30C. En caso de disponer de esta dilución, recomiendo tomarla entre una y dos veces al día durante una o dos semanas y comprobar si mejoran los síntomas. Mi consejo es tomar el remedio regularmente durante una semana y luego seguir con el tratamiento según necesidad.

Se pueden tomar diluciones de 200C para ciertas enfermedades graves, pero entonces es preferible no tomar más de una dosis.

¿Cuáles son sus efectos secundarios?

Como ocurre con los demás remedios homeopáticos, los efectos secundarios no son relevantes. Si la dilución o la frecuencia de la toma son demasiado altas, es posible que los síntomas se agraven de manera temporal. Pero los síntomas volverán a su estado anterior si se deja de tomar el remedio.

LACHESIS
El médico naturista la recomienda para...

Si una persona padece alguna de las siguientes enfermedades, merece la pena probar *Lachesis*. En mi opinión, es un remedio eficaz para los problemas de salud propios de la mujer, como el síndrome premenstrual, la menopausia, las anomalías del ciclo menstrual, los quistes de ovario y los dolores de cabeza en el lado izquierdo. Además, he comprobado que funciona mejor que las hormonas para algunos síntomas menstruales.

Alcoholismo
Toda persona alcohólica necesita asesoramiento, pero también la homeopatía le puede servir de ayuda. El tipo de personalidad «lachesis» –es decir, alguien que precisa tratamiento con *Lachesis*– suele ponerse agresivo cuando bebe, tanto verbal como físicamente. La persona que suele insultar y lanzar graves acusaciones cuando está bebida suele ser del tipo «lachesis».

❧ Asma
La *Lachesis* es especialmente eficaz en personas que padecen el tipo de asma que empeora apenas se levantan por la mañana o cuando se encuentran en una habitación cálida, pero que mejora con el frío. Si el asma le despierta a uno con una sensación de sofoco, *Lachesis* podría sentarle bien. Según los médicos homeopáticos, está muy indicada en casos de asma que acaece después de haber tenido sentimientos de celos.

❧ Endometriosis
En caso de endometriosis, *Lachesis* puede ser de gran ayuda e incluso curativa –si los síntomas se ajustan al remedio–, porque contribuye al equilibrio de las hormonas, que suele ser la raíz de esta enfermedad.

❧ Hemorragia
En caso de hemorragia o de propensión a la hemorragia, la *Lachesis* es uno de los principales remedios. Suelo recomendarlo a mujeres con un ciclo menstrual abundante y coágulos de sangre de color morado.

❧ Herpes
Las ampollas dolorosas y ardientes que salen y se revientan en la parte izquierda del cuerpo se curan con *Lachesis*.

❧ Hipertensión arterial
Como he mencionado antes, la *Lachesis* puede ser beneficiosa para el sistema circulatorio. Muchos médicos han comprobado que sirve para reducir la hipertensión.

❧ Hipertiroidismo
La *Lachesis* está indicada para el hipertiroidismo, especialmente en las primeras fases. La recomiendo cuando el paciente sufre sofocos de calor y palpitaciones cardíacas. A veces, estos síntomas van acompañados de dolor en el lado izquierdo de la glándula tiroides.

❧ Infección de oídos
Lachesis es un buen remedio para las infecciones del oído izquierdo en los niños. Suelen sentir un dolor agudo y calor. El oído izquierdo se pone

rojo y mejora con aplicaciones de frío. Si al pequeño le duele el oído izquierdo, merece la pena probar *Lachesis*, porque suele dar buen resultado.

◈ Menopausia

Lachesis es uno de los cinco remedios más comunes utilizados en la menopausia. Lo recomiendo en caso de sofocos, hemorragia uterina abundante y sentimientos de suspicacia y celos. Frecuentemente, las mujeres menopáusicas a quienes les sienta bien *Lachesis* padecen un síntoma poco habitual en la mayoría de mujeres con menopausia: suelen mantener alto su apetito sexual.

◈ Migraña

Este remedio es el más utilizado en homeopatía para las migrañas del lado izquierdo.

Recientemente, una mujer acudió a mi consulta para tratarse de forma natural la migraña. Cuando me contó que el dolor de cabeza solía empezar por el lado izquierdo, inmediatamente le recomendé *Lachesis*, que es un excelente tratamiento natural, sobre todo para prevenir estos tipos de dolor de cabeza. Equilibra las hormonas y regula la circulación. La paciente me contó que estaba embarazada cuando empezó a notar dolor de cabeza, pero *Lachesis* es un remedio tan seguro que puede tomarse incluso durante el embarazo.

◈ Quistes ováricos

Lachesis es el principal remedio para los quistes ováricos del lado izquierdo.

Los ginecólogos no encuentran ninguna explicación cuando, tras una exploración con ecografía, comprueban que han desaparecido los quistes ováricos de pacientes que han tomado *Lachesis* después de varios años de acarrear el problema. Ver para creer. Yo mismo he visto muchos de estos casos dolorosos y crónicos que se han curado.

◈ Síndrome premenstrual

Los síntomas de irritabilidad, celos y depresión se alivian con *Lachesis*. Un efecto peculiar que lo diferencia de otros remedios es que los calambres menstruales desaparecen una vez iniciado el flujo.

> **⁕ Trastorno bipolar**
> En muchos casos de trastorno bipolar (maniaco-depresivo) se han obtenido buenos resultados con *Lachesis*. Sin embargo, para esta enfermedad se precisa la supervisión de un médico experto.
>
> **⁕ Varices**
> *Lachesis* es uno de los mejores remedios para las varices que tienen manchas moradas y que parecen estar a punto de reventar.

L-CARNITINA

La L-carnitina es una sustancia que participa en el transporte de un tipo concreto de ácidos grasos a las mitocondrias (fábrica de energía) de las células. A menudo se denomina también simplemente «carnitina».

Nos la podemos imaginar como la parte del sistema de transporte que echa palas de carbón al fuego para su combustión. La «quema de grasas» que realiza la mitocondria es importante, puesto que este proceso produce la energía que llega a las células del corazón y también a las de los músculos.

Como la L-carnitina participa en este proceso de suministro de energía, es especialmente valiosa como suplemento preventivo y terapéutico. Si tiene usted problemas con la producción de energía, la carnitina puede ayudarle. Gracias a su contribución al transporte de energía a los músculos cardíacos, también resulta útil en varios trastornos cardiovasculares.

Entre otras enfermedades para las que la L-carnitina parece ser beneficiosa se encuentran la anorexia, la fatiga crónica, la hipoglucemia, la esterilidad masculina y miopatías musculares. Además, la L-carnitina es un remedio prometedor para bebés prematuros, pacientes de diálisis y personas con VIH positivo.

Existen tres fuentes de carnitina. En primer lugar, el cuerpo fabrica carnitina a partir del aminoácido lisina. Sin embargo, existen otras sustancias importantes que también participan en este proceso, entre ellas la metionina, SAMe (S-adeniosil metionina), magnesio, vitamina C, vitamina B_6, niacina y hierro.

Asimismo, puede obtenerse carnitina a través de la dieta, especialmente de la carne. La carnitina procede de la proteína animal, y la carne roja es la fuente más rica en esta sustancia.

Las fuentes vegetales, por desgracia, apenas contienen carnitina, lo cual puede ser fuente de preocupación para el vegetariano estricto. No obstante, por fortuna existe una tercera fuente posible de carnitina que pueden utilizarla también las personas vegetarianas. Se trata de una forma de suplemento de L-carnitina que suelen recomendar los médicos conscientes de la importancia de la nutrición.

Señales de carencia

Las personas pueden tener carencia de L-carnitina, aunque con diferentes grados de gravedad. Las causas posibles son varias, por ejemplo:

- *Defecto genético*: a causa de algún defecto genético que impide al organismo sintetizar la carnitina, algunas personas sencillamente no tienen cantidad suficiente.
- *Déficit de ciertos aminoácidos*: en caso de faltar lisina o metionina, resulta difícil obtener suficiente carnitina.
- *Déficit de «cofactores»*: ya he mencionado las otras sustancias necesarias para sintetizar la carnitina, entre ellas SAMe (S-adenosil metionina), magnesio, vitamina C, vitamina B_6, niacina y hierro, llamadas cofactores, y si falta alguno de ellos, no será fácil asimilar la carnitina.
- *Vegetarianismo estricto*: como no hay carnitina en los productos vegetales, los vegetarianos estrictos deben tomar suplementos.
- *Alimentos preparados para bebés*: la mayoría de las leches maternizadas no contienen carnitina, a diferencia de la leche materna natural.
- *Enfermedad hepática o renal*: cuando el hígado o los riñones no funcionan correctamente, el organismo no puede producir suficiente carnitina. Es probable que las personas con enfermedades renales que se someten a diálisis tengan que tomar suplementos.
- *Infecciones graves*, como la bronquitis crónica.
- *Aumento del estrés metabólico*, como el causado por un gran esfuerzo físico o enfermedades crónicas.

- *Mala absorción intestinal*: en caso de extirpación de parte del intestino delgado se precisarán suplementos de carnitina.
- *Efectos secundarios de medicamentos*: algunas personas tendrán mayor necesidad de carnitina cuando tomen ciertos tipos de medicamentos.

Existen varias señales significativas que permiten diagnosticar carencia de carnitina. Es lo que he sospechado siempre cuando los pacientes dicen sentir fatiga muscular y calambres. Si los análisis muestran un déficit de carnitina en el tejido y los glóbulos rojos, entonces sé que será necesario un suplemento de carnitina.

Si el déficit de carnitina es grave y crónico –es decir, si se mantiene durante mucho tiempo–, pueden producirse síntomas como un bajo nivel de azúcar en sangre, fatiga y trastornos del sistema nervioso. Además, los análisis demostrarán que el transporte de ácidos grasos es defectuoso –una enfermedad llamada mala metabolización de las grasas (triglicéridos)–, que da lugar a un aumento de nivel de los triglicéridos. Ello se debe a que se necesita carnitina para transportar los ácidos grasos a las células.

Cuando la enfermedad es crónica, los ácidos grasos pueden acumularse en los músculos y el hígado, y el músculo cardíaco se ve afectado. Esta acumulación de grasas en los músculos causa debilidad muscular progresiva. Por tanto, un déficit crónico de carnitina puede producir graves enfermedades relacionadas con el corazón, como miocardiopatía e insuficiencia cardíaca. Además, puede contribuir a un aumento patológico del tamaño del hígado (hepatomegalia) e hinchazón del cerebro (encefalopatía).

Los niños parecen ser muy propensos a padecer déficit de carnitina. Me preocupan especialmente los bebés que solamente se alimenten de leche maternizada, que en la mayoría de los casos no contiene L-carnitina. En los niños más sensibles, esta carencia puede dificultar su crecimiento y desarrollo.

Dosis

Suelo recomendar para los adultos una dosis de 1.000 mg repartidos en dos o tres tomas al día. Se puede tomar una cantidad mayor, hasta de 2.000 mg al día, pero esta dosis parece ser el máximo que se puede absorber y aprovechar de una vez. Por este motivo, aconsejo repartir las dosis, tomándolas varias veces al día si fuera necesario, en lugar de grandes dosis únicas.

Si se tiene una cardiopatía, se puede recurrir a un suplemento que contenga L-carnitina combinada con coenzima Q_{10}, que es una potente combinación para tratar una serie de enfermedades asociadas, incluida la miocardiopatía, la angina de pecho o la insuficiencia cardíaca congestiva. Recomiendo la forma de L-carnitina, que es el nombre de la mayoría de los suplementos de carnitina. También existe la forma D,L carnitina, pero no la recomiendo, puesto que no es biológicamente activa y puede causar efectos secundarios.

Nota: sólo he visto la forma L-carnitina en tiendas de productos dietéticos y farmacias.

¿Cuáles son sus efectos secundarios?

La carnitina es un suplemento muy seguro. A veces pueden notarse molestias digestivas, pero reduciendo la dosis o tomando carnitina con las comidas suele solventarse este problema.

No conviene tomar suplementos de carnitina a la vez que el fármaco estimulante respiratorio pentilentetrazol.

L-CARNITINA
El médico naturista la recomienda para...

Angina de pecho
Varios estudios han demostrado que la L-carnitina es efectiva en el tratamiento y la prevención de la angina de pecho. En un estudio científico controlado, realizado con hombres y mujeres que tomaban L-carnitina, los investigadores registraron que el 22% de los enfermos de angina de pecho que tomaron L-carnitina se curaron durante el estudio: más del doble del porcentaje de los que tomaron un placebo, es decir, los que no tomaron L-carnitina. Los que sí la tomaron también experimentaron una mayor tolerancia al ejercicio. Cuando los médicos hicieron el seguimiento

de los electrocardiogramas, comprobaron que los pacientes que tomaron L-carnitina ofrecían una menor restricción al flujo sanguíneo en sus arterias.

En otro estudio se examinaban los resultados de la toma de suplementos de L-carnitina a razón de 2.000 mg diarios en 100 pacientes seleccionados al azar con angina de pecho estable durante seis meses. La carnitina se administraba como complemento del tratamiento que ya habían iniciado. Los investigadores descubrieron mejoras de una serie de importantes indicadores de salud cardíaca: entre quienes tomaron L-carnitina fue posible reducir los medicamentos recetados para el corazón que entre los que no la tomaron.

En mi opinión, la carnitina, así como la coenzima CoQ_{10}, la vitamina E, el magnesio, la baya de espino y el cactus (*Cereus grandiflorus*) son excelentes para prevenir la angina.

Anorexia

En pacientes con anorexia nerviosa, la combinación de carnitina y vitamina B_{12} acelera la ganancia de peso corporal y ayuda a normalizar la función gastrointestinal. La anorexia debe tratarla un especialista, pero está demostrado que el soporte nutritivo en muchos casos es útil. La L-carnitina ofrece un recurso que ayuda a aliviar la fatiga y mejora el rendimiento mental.

La combinación de vitamina B_{12} con carnitina ha resultado ser muy útil para la anorexia infantil. Al parecer, el apoyo nutritivo con suplementos como carnitina, vitamina B_{12} y zinc es importante para acelerar el proceso de recuperación. No obstante, insisto, será necesaria la ayuda de un especialista antes de aplicar el tratamiento a un niño.

Arritmia

En ensayos de doble ciego se ha demostrado que los suplementos de carnitina han permitido a algunos pacientes reducir la dosis de fármacos contra las arritmias, lo que indica que la carnitina tiene un efecto beneficioso.

Déficits debidos a interacciones con fármacos

Los fármacos antiepilépticos como el fenobarbital, el ácido valproico, la fenitoína y la carbamazepina reducen significativamente los niveles de carnitina, así como el fármaco pivampicilina. Si una persona toma algunos de estos medicamentos, le aconsejo que consulte a su médico sobre el suplemento de carnitina para evitar un déficit de esta sustancia.

La L-carnitina puede prevenir complicaciones cardíacas en personas con cáncer que reciben inmunoterapia con interleukina-2 y el fármaco adriamicina. Asimismo, parece tener un efecto protector sobre la mitocondria celular en personas con VIH que consumen el fármaco zidovudina (AZT).

Diabetes

El suplemento de L-carnitina beneficia a personas diabéticas con predisposición a contraer enfermedades cardiovasculares y neurológicas.

Enfermedad renal

Las personas que se someten a diálisis a causa de una enfermedad renal suelen tener déficit de carnitina. Los suplementos les ayudan a reducir los niveles de triglicéridos, a la vez que aumentan el colesterol bueno (HDL).

Esterilidad masculina

La carnitina es necesaria para ayudar a mejorar la motilidad y el número de espermatozoides. El suplemento de L-carnitina puede mejorar la calidad del esperma en algunos pacientes con astenospermia idiopática (deficiente motilidad del esperma por causa desconocida).

En una investigación se administró a 100 pacientes 3.000 mg al día de L-carnitina durante cuatro meses, registrándose mejoras de todos los parámetros medidos de motilidad de los espermatozoides, así como un aumento del recuento total de los mismos. Entre otros nutrientes que recomiendo para aumentar el recuento y la motilidad de los espermatozoides figuran la vitamina C, la arginina, la coenzima Q_{10}, la vitamina B_{12}, la vitamina E y el zinc.

Hepatitis

La carnitina contribuye a metabolizar los ácidos grasos del hígado. En personas con cirrosis hepática se ha comprobado que reduce los triglicéridos, aumenta el colesterol bueno (HDL) y reduce el número de enzimas del hígado. La carnitina revierte la enfermedad del hígado graso causada por el alcohol.

Insuficiencia cardíaca

Los médicos que tienen en cuenta la nutrición suelen recomendar carnitina a pacientes con insuficiencia cardíaca, cuando el corazón no bombea bien.

En un estudio se administraron 1.000 mg de carnitina a 21 personas con insuficiencia cardíaca dos veces al día durante 45 días, junto con fármacos convencionales. Los participantes mejoraron sus niveles de triglicéridos y colesterol, ritmo cardíaco, edemas y respiración. Gracias a los suplementos, además, se pudieron reducir las dosis diarias de digitalis.

Miocardiopatía

Los niños que padecen esta forma de enfermedad cardíaca y un déficit de carnitina han respondido favorablemente a la toma de suplementos de carnitina. Junto con la coenzima Q_{10}, debería tomarla cualquier persona que tenga miocardiopatía, a fin de mejorar el rendimiento cardíaco.

Parto prematuro

Al parecer, cuando se sospecha o se sabe que un parto va a ser inevitablemente prematuro, la carnitina es un buen suplemento para la futura madre. La carnitina participa en la activación de los tensioactivos, sustancias que favorecen el correcto funcionamiento y maduración de los pulmones de los niños.

En un estudio se demostró que los niños cuyas madres habían tomado carnitina junto con el medicamento betametasona durante el embarazo eran menos propensos a padecer dificultades respiratorias. En este ensayo se comprobó que la combinación del suplemento y el fármaco podía reducir la incidencia de la dificultad respiratoria y la mortalidad de neonatos prematuros. A algunas futuras madres se les administró solamente el fármaco y a otras también la carnitina. En el caso de las madres que tomaron ambos, la incidencia de la dificultad respiratoria entre sus bebés fue la mitad que entre los niños del grupo que sólo había tomado el fármaco. El índice de mortalidad entre los niños cuyas madres habían tomado carnitina fue del 1,8 %, mientras que entre los bebés cuyas madres solamente habían tomado betametasona fue del 7,3 %.

Pérdida de peso y de grasa

En los adultos, la L-carnitina contribuye a producir masa muscular exenta de grasa. En un estudio realizado con 66 centenarios, éstos se dividieron en dos grupos. Durante seis meses, un grupo tomó 2 g de L-carnitina una vez al día y el otro un placebo. Los autores del estudio concluyeron que la L-carnitina ayudaba a reducir la grasa corporal y a aumentar la masa muscular.

❧ Recuperación tras un infarto

La L-carnitina ha resultado útil para personas convalecientes de un infarto. En un estudio con 160 personas que hacía poco tiempo habían sufrido un infarto se advirtió que experimentaron una mejoría significativa de la presión sanguínea, el ritmo cardíaco, ataques de angina y otros indicadores de la función cardíaca. La dosis utilizada fue de 4.000 mg al día. Asimismo, se ha demostrado que las víctimas de infartos tienen más posibilidades de sobrevivir si toman suplementos de carnitina en las 24 horas siguientes al ataque.

Con estos resultados tan positivos, deberían recetarse rutinariamente suplementos como la carnitina a pacientes de infartos, lo cual tiene mucho sentido, porque la carnitina ayuda al corazón a producir energía para que pueda funcionar con más eficacia.

❧ Síndrome de Down

Aunque el síndrome de Down es una enfermedad genética, en un estudio de 90 días de duración se comprobó que el suplemento con ALC (Acetil-L-carnitina) beneficia la memoria visual y la atención en niños con este síndrome.

❧ Síndrome de fatiga crónica

Uno de los problemas del síndrome de fatiga crónica es que sus causas pueden ser muy variadas. Entre ellas figuran la infección vírica, molestias digestivas, deficiencias nutricionales, fatiga adrenal y desequilibrios hormonales.

He comprobado que los suplementos nutritivos como la carnitina van muy bien para complementar tratamientos más primarios, como la desintoxicación y terapias homeopáticas. Esta observación está respaldada por un estudio que demostró una mejoría clínica en 12 de 18 casos de síndrome de fatiga crónica.

❧ VIH

Algunos estudios han demostrado que los suplementos de carnitina pueden ayudar a mejorar la inmunidad (recuentos CD4 y CD8) de personas con VIH.

LEDUM

Hace unos años, a mi madre le practicaron una biopsia con aguja a raíz de un bulto en el pecho que le había detectado el médico. Mi madre previó que después de la biopsia iba a sentir dolor y le preguntó a mi hermana si había alguna forma de evitar los efectos posteriores, y ella a su vez me preguntó si había algo que pudiéramos darle a mamá para aliviarle el dolor posterior a la biopsia.

—Sí, dale un par de dosis de *Ledum* justo después de la prueba –le dije.

Después de la biopsia, que resultó ser negativa, mi hermana administró a mamá el *Ledum (Ledum palustre)*, un remedio homeopático específico para heridas de punción.

Mi madre dijo que en los días siguientes no sintió dolor alguno en el lugar donde le habían insertado la aguja.

Creo que mejoraría el servicio que dan las clínicas y consultas médicas si se facilitara *Ledum* a los pacientes. Cada vez que una persona recibe una inyección o se le extrae sangre, una dosis de *Ledum* podría ayudarle a aliviar el dolor y a acelerar la curación del tejido.

Ledum es el remedio homeopático de un preparado vegetal que se elabora a partir del romero silvestre, un pequeño arbusto. Los homeópatas suelen recomendarlo como remedio eficaz para mordeduras, picaduras y heridas. También es beneficioso para la artritis.

Dosis

Unas pocas dosis de potencia 30C o una dosis única de 200C bastan para situaciones agudas que requieren *Ledum*. Los casos crónicos, como la artritis, suelen tratarse en general con un par de dosis diarias de potencia 6C o 30C.

¿Cuáles son sus efectos secundarios?

Ninguno de mis pacientes ha experimentado efectos secundarios después de tomar *Ledum*.

LEDUM
El médico naturista la recomienda para...

~ Artritis

Linda, una paciente de 53 años, vino a mi consulta en busca de un tratamiento natural para varios problemas de salud. Una de sus preocupaciones más acuciantes era la artritis que padecía en el pie izquierdo. La quiropráctica y la acupuntura le habían ayudado un poco, pero el dolor realmente le molestaba.

Tras examinarla más a fondo, vi que el pie tenía un aspecto amoratado, y Linda me contó que a veces lo tenía caliente. Comprobamos que el agua helada le hacía sentirse mejor, al menos temporalmente, pero que si se aplicaba calor, el dolor y la inflamación empeoraban.

Tras una semana de tratamiento, Linda sintió «una mejoría del 70 %». En los siguientes meses, Linda me informó de que el dolor del pie casi había desaparecido.

Ledum es uno de los remedios adecuados en casos de artritis de los pies y las piernas. Además, es uno de los mejores remedios para tratar los brotes de gota.

~ Esguinces

En caso de esguince, como el de tobillo, suele recetarse *Ledum*. Yo lo utilizo normalmente si la árnica no reduce la inflamación y las molestias en el tobillo.

~ Hematomas

Ledum es útil para los hematomas en los tejidos blandos, similar a la árnica. Resulta eficaz para los pacientes propensos a tener hematomas cuando se les extrae sangre.

Contribuye a reducir el dolor y la inflamación el mismo día de la extracción, a menudo en cuestión de minutos.

~ Heridas por punción

Antes de crear la vacuna del tétanos, los médicos solían recetar *Ledum* para prevenir infecciones en las heridas. Además de limpiar la herida, se podía prevenir la infección tomando una dosis de *Ledum*, que cura los tejidos con más rápidez.

Pero haya o no riesgo de infección, *Ledum* puede servir de analgésico para las heridas de punción. Recuerdo que yo mismo lo tomé cuando me dieron una inyección de vitamina B_{12}, que me administró un colega mío, el doctor Steve Nenninger. Ambos acabábamos de empezar nuestra actividad como médicos. Tras la inyección sentí un tremendo dolor. Afortunadamente, una dosis de *Ledum* alivió rápidamente ese intenso y agudo dolor.

❧ Picaduras de mosquitos

He recomendado *Ledum* en varias ocasiones a personas que reaccionan intensamente a las picaduras de mosquitos. Algunos individuos tienen una piel muy sensible y las picaduras normales de mosquitos les producen grandes lesiones dolorosas, que escuecen y que parecen forúnculos. Para estos casos, recomiendo diluir un par de gránulos de *Ledum* (de la potencia 6C o 30C) en agua en una botella con pulverizador. Si se está en una zona infestada de mosquitos, es mejor rociar la solución sobre la piel cada hora. El picor será más soportable y las picaduras no brotarán con tanta malignidad.

Ledum también puede usarse para aliviar las picaduras de abeja, especialmente las que se calman con aplicaciones de frío.

LINAZA

—¿Qué puedo hacer, doctor Mark? Se me está cayendo el pelo, las uñas se me rompen y tengo la piel escamada de tan seca como está.

La que me decía esto era Rachelle, una estudiante universitaria de 23 años de edad.

Lo primero que hice fue preguntarle qué era lo que comía habitualmente y cómo hacía las digestiones. Enseguida me dijo que tenía estreñimiento crónico y me preguntó si eso tendría que ver con su problema de sequedad de piel.

—Podría ser –le contesté. Pero cuando oí lo que solía comer a diario, encontré otra posible causa que aún parecía más importante. Deduje que sufría una carencia de ácidos grasos omega-3. A Rachelle no le gustaba perder el tiempo cocinando ni el esfuerzo que ello suponía, de modo que el 90 % de sus comidas las hacía en locales de comida rápida. Además, como a la mayoría de los estudiantes, le gustaba comer fuera de casa y poder ir con a sus amigos.

El problema de la piel seca podía deberse también a un mal funcionamiento de la tiroides, pero una vez descartado esto, hice que Rachelle empezara a tomar aceite de linaza (*Linum usitatissimum* o lino). Al cabo de dos meses, Rachelle estaba más contenta y más sana. Me comentó que el primer síntoma en el que experimentó mejoría fue en el de estreñimiento, ya que en vez de ir al baño cada tres días ahora lo hacía una vez al día. Tenía la piel menos seca y no perdía tanto cabello como antes. Las uñas, aunque aún estaban frágiles, empezaban a mejorar. También se dio cuenta de que le había mejorado la memoria y de que podía concentrarse mejor. (Esto es comprensible, pues el cerebro, para funcionar de manera óptima, necesita una buena provisión de ácidos grasos esenciales).

Así pues, dado el éxito que Rachelle estaba experimentando, no fue nada difícil aconsejarle qué hacer hasta la siguiente visita: «Sigue haciendo lo mismo; dentro de uno o dos meses te encontrarás aún mejor. Los ácidos grasos esenciales tardan en hacer efecto, y a veces pasan unos cuantos meses hasta conseguir el resultado óptimo».

Decididamente, este simple suplemento en su dieta hizo que la vida de Rachelle mejorara de manera radical. Lo ideal hubiera sido que la muchacha incrementara la ingesta de ácidos grasos omega-3 en su dieta, consumiendo más alimentos ricos en ellos, como el pescado, los frutos secos y algunos vegetales determinados. También hubiera estado bien que dejara de tomar fritos y comida rápida rica en aceites omega-6 y grasas hidrogenadas. Pero lo cierto es que Rachelle no iba a cambiar sus hábitos alimentarios. Por suerte, consiguió casi los mismos resultados tomando 2 cucharaditas diarias de aceite de linaza.

Como decía Mahatma Gandhi, «allá donde la linaza se convierta en un alimento habitual de la población, ésta gozará siempre de una salud mejor».

Cambiar de aceite

En una dieta ideal existe un buen equilibrio entre estos dos tipos de ácidos grasos esenciales: omega-3 (ácido alfa-linoleico) y omega-6 (ácido linolénico). La mayoría de nosotros consumimos demasiados ácidos grasos omega-6 (presentes en las carnes rojas y aceites vegetales), y pocos ácidos grasos omega-3 (contenidos en el pescado, la linaza y algunas verduras y hortalizas). Gran número de especialistas en nutrición consideran que la proporción óptima entre los ácidos grasos omega-6 y omega-3 es de 4 a 1, pero la mayoría de las personas toman estas grasas en una proporción de 20 a 1.

Hay muchas enfermedades relacionadas con la carencia de ácidos grasos esenciales en el organismo. El trato comercial que reciben las grasas y los aceites en los países industrializados ha dado lugar a una «crisis de ácidos grasos esenciales». Las grasas sintéticas y rancias no sólo sustituyen en el organismo a las «grasas saludables», sino que producen toxicidad en el sistema inmunológico y en el sistema nervioso.

Es más importante el *tipo* de grasa que el total de grasas que consumimos. Los ácidos grasos esenciales que se encuentran, por ejemplo, en la linaza son fundamentales para la salud y el funcionamiento de todas las células del cuerpo, entre ellas las cerebrales. Estos ácidos mejoran las paredes celulares y esa mejoría repercute directamente en el buen funcionamiento de las células; también influyen en el paso de nutrientes y de información a través de las células y en la eliminación de sustancias de desecho tóxicas. Así pues, unas células sanas equivalen a un metabolismo y a un cuerpo sanos.

La linaza es un producto alimenticio que combate las enfermedades de manera impactante y que la mayoría de las personas necesitan urgentemente. Se utilizan desde hace más de 5.000 años, y se sabe que en la antigua Babilonia ya se cultivaba la linaza como alimento (3000 a. C.). Hipócrates (460-377 a. C.) aconsejaba tomar linaza para resolver los problemas intestinales.

El cultivo del lino

Durante siglos, las semillas de lino o la linaza han constituido un elemento básico en la dieta europea. No es de extrañar que su significado etimológico sea «útil». Existen en el mundo más de 100 especies diferentes de lino, y muchas de ellas tienen propiedades curativas que ahora se están descubriendo. En Norteamérica casi en cualquier parte se pueden conseguir panes de linaza, y también se pueden comprar estas semillas a granel en las tiendas de dietética.

El lino tiene muchas sustancias nutricionales, contiene vitamina A, algunas vitaminas B, D y E, caroteno, lecitina y muchos minerales. También contiene muchos y diversos aminoácidos, sustancias creadoras de proteínas. Si bien en sí mismo no es una fuente de proteínas completa, combina muy bien con otras proteínas alimentarias, lo que significa que contribuye a que el organismo se abastezca de más proteínas.

El aceite de linaza, muy conocido por ser una excelente fuente de ácidos grasos omega-3 (ácido alfa-linoleico), el tipo de «grasas saludables» del que carece mucha gente, protege de las enfermedades cardiovasculares, del cáncer, de la artritis y de otras muchas patologías degenerativas.

Pero este aceite tiene otra cualidad: aporta un equilibrio casi perfecto entre éste y otros tipos de ácidos grasos. Está compuesto por aproximadamente entre un 48 y un 64 % de ácidos omega-3, de un 16 a un 34 % de omega-6, y de un 18 a un 22 % de omega-9. Esta composición constituye un equilibrio excelente de ácidos grasos.

Por otra parte, la linaza tiene algunas propiedades medicinales extraordinarias. Es una fuente excelente de fibra insoluble, muy necesaria para que en el tracto digestivo se formen las heces y para absorber las toxinas. Y, además, contiene un segundo tipo de fibra, la fibra soluble, que se disuelve en agua y se absorbe en el tracto digestivo. La fibra soluble contribuye a reducir el nivel del colesterol perjudicial y regula el nivel de azúcar en sangre.

Contenido

Un cuarto de taza de linaza contiene aproximadamente 20 g de fibra total, lo cual es casi la mitad de la fibra diaria recomendada (los médicos aconsejan de 35 a 50 g al día). La linaza contiene también mucílago, una sustancia gelatinosa que suaviza y protege los intestinos. Por otra parte, las semillas alimentan a las «bacterias buenas», un tipo de bacterias que viven en el tracto digestivo y ayudan en el proceso digestivo. También tiene un efecto laxante.

Estas semillas constituyen, además, una de las mejores fuentes de los fitonutrientes llamados lignanos. (Aunque el salvado de trigo es muy conocido también por su contenido en lignanos, la linaza contiene 100 veces más lignanos). Estos fitonutrientes se encuentran en la parte fibrosa de las semillas y aportan muchos beneficios, combatiendo el cáncer, los virus, los hongos y las bacterias. Los lignanos, por su parte, equilibran las hormonas, de tal manera que alivian los sofocos de la menopausia.

Los investigadores se hallan especialmente interesados en las propiedades anticancerígenas de los lignanos de la linaza. Los estudios realizados en humanos y animales han demostrado que estas sustancias tienen efectos protectores contra los cánceres relacionados con las hormonas, como los de mama, útero y próstata. Los lignanos aumentan la insulina que transporta y activa las hormonas sexuales y que aglutina los estrógenos y ayuda a que el cuerpo se deshaga de él. Según parece, también bloquea la excesiva estimulación de la testosterona.

La flora intestinal descompone los lignanos en dos sustancias llamadas enterolactona y enterodiol. Estos componentes interfieren en los efectos estimuladores de tumores cancerosos que provocan los estrógenos, especialmente en el caso del cáncer de mama, una posible razón por la que las mujeres vegetarianas tienen menores índices de cáncer de mama que las que no lo son. El ácido alfa-linoleico (omega-3) tiene sus propias propiedades anticancerígenas y estimuladoras del sistema inmunológico.

Dosis

◦❧ Linaza

Hay diversas maneras de tomar la linaza. Si se toman las semillas tal como vienen, hay que romper la capa exterior, que es dura. Una manera de hacerlo consiste en molerlas un molinillo de café durante unos cinco segundos.

La dosis habitual en los adultos es de 1 a 2 cucharadas soperas al día, pero contienen tanta fibra que si se empieza con esa dosis es posible que se produzcan problemas digestivos (entre ellos una excesiva flatulencia). En el caso de que no se esté preparado para seguir una dieta rica en fibra, o que se sea propenso a tener problemas digestivos, sugiero que se empiece con ¼ de cucharada sopera e ir aumentando gradualmente la dosis.

Los niños pueden tomar de 1 a 2 cucharaditas al día, pero puede ser necesario que empiecen también con una dosis menor.

Cuando se toman las semillas hay que beber también al menos un vaso de agua. Hay que tomar líquido para que las semillas circulen bien por el intestino. También se pueden añadir las semillas a un batido, un zumo o un vaso de agua para tomarlas mejor.

La linaza constituye un buen ingrediente para las ensaladas o los cereales, y también se pueden utilizar para hacer pan. Hay que intentar tomarse las semillas enseguida después de haberlas molido, ya que, una vez trituradas, empiezan a oxidarse enseguida. El aceite de linaza también se enrancia con el proceso de oxidación.

Otra manera de tomarlas es dejando las semillas en agua durante toda la noche y consumirlas a la mañana siguiente. Este procedimiento las ablanda y las hace más digeribles.

Aceite de linaza

La dosis para adultos de este aceite es de 1 a 2 cucharadas al día. Los niños pueden empezar con una cucharadita e ir aumentando la dosis de manera gradual, a menos que las heces sean demasiado blandas.

El aceite de linaza está también disponible en cápsulas de gel, muy práctico si no se quiere probar el sabor de la linaza o perder el tiempo triturando las semillas o dejándolas en remojo. Lamentablemente, las cápsulas son más caras. Tomar entre nueve y catorce cápsulas de 1.000 mg al día equivale a tomar una cucharada sopera de este aceite.

El aceite debe mantenerse alejado de la luz, preferiblemente en el frigorífico. Yo aconsejo comprar botellitas de aceite pequeñas, así nos aseguramos de que el contenido esté siempre fresco. Otra cosa a tener en cuenta es la fecha de caducidad.

El aceite de linaza tiene un característico sabor a almendras, y si enrancia se nota enseguida por el olor, de modo que cuando se abre una botella hay que olerla para comprobar que el aceite sea fresco. Otra cosa a tener en cuenta es que debe tratarse de un aceite de cultivo biológico, de manera que no contenga ningún pesticida.

¿Cuáles son sus efectos secundarios?

Es posible que a las personas con problemas de vesícula, como piedras, etcétera, este aceite les provoque trastornos digestivos. Esto se debe a que la vesícula biliar es el órgano encargado de concentrar y liberar bilis para descomponer las grasas; cuando no hay suficiente bilis, la digestión es más difícil. Ello puede resolverse comenzando el tratamiento con una cantidad muy pequeña de aceite de linaza (1 cucharadita) e ir aumentándola poco a poco. Y lo mejor es empezar con semillas trituradas.

Otro posible efecto secundario es el estreñimiento, que aparece cuando no se toma suficiente agua con las semillas. Así, por ejemplo, una paciente me llamó porque tenía un dolor abdominal muy fuerte después de haber tomado ½ taza de linaza; pero cuando le aconsejé tomar más agua se recuperó de inmediato. (Al tomar tanta cantidad de semillas debería haber bebido también cerca de dos litros de agua en las horas siguientes).

Si se sufre obstrucción intestinal no debe ingerirse nunca linaza.

Algunos pacientes me han indicado que tras empezar a tomar aceite de linaza tuvieron un brote de acné, pero que con el tiempo les desapareció. Seguramente ese brote se debía a un efecto desintoxicante y a un ajuste del organismo al nuevo equilibrio de los ácidos grasos esenciales.

Es posible que el alto contenido en fibra de la linaza interfiera en la absorción de cierto tipo de medicamentos. En el caso de estar tomando algún tipo de fármacos lo mejor es consultar con el farmacéutico sobre las posibles interacciones.

LINAZA
El médico naturista la recomienda para...

Acné

Los ácidos grasos omega-3 ayudan a reducir la inflamación cutánea y equilibran la producción de sebo, la sustancia que forma los granos y las espinillas. Los resultados, sin embargo, no son inmediatos; es posible que antes de hacerse efectivos pasen varios meses. Aun así, vale la pena realizar un tratamiento largo para mantener el acné controlado.

Hay casos en los que el acné está relacionado con una mala eliminación de los productos de desecho. La linaza y su aceite ayudan a que las evacuaciones sean regulares y a disminuir la toxicidad sistémica.

Artritis

Los ácidos grasos omega-3, tal y como se encuentran en el aceite de linaza, contribuyen a equilibrar los procesos inflamatorios del organismo. También mantienen las articulaciones bien «lubricadas», algo especialmente valioso en el caso de la osteoartritis.

Estas grasas también ayudan a los pacientes con artritis reumatoide, pero su relación es más indirecta. Se han realizado diversos estudios para el tratamiento de la artritis reumatoide con estos aceites esenciales, pero los mejores resultados se han conseguido con dosis muy altas de ácido graso omega-3 —una fuente directa de ácido eicosapentaenoico (EPA), el cual posee propiedades antiinflamatorias. Cuando un paciente toma linaza, parte del ácido alfa-linoleico se convierte en EPA, pero la cantidad resultante de esa conversión varía en cada individuo, y, además, esa transformación se inhibe si al paciente le falta zinc.

Para los pacientes que sufren artritis reumatoide, aconsejo algo más que el aceite de linaza. Deben tomar, además, pescados como el salmón, la caballa y el arenque, y —para un tratamiento de choque— suplementos de ácido graso omega-3 de alta calidad que contribuirán a reducir el dolor y la inflamación.

Cáncer

Para prevenir y tratar el cáncer, la linaza es un suplemento excelente, debido sobre todo al papel de los lignanos, que equilibran las hormonas y refuerzan el sistema inmunológico.

Dado que, probablemente, una de cada ocho mujeres padecerá cáncer de mama a lo largo de su vida, aconsejo como medida preventiva tomar linaza a todas aquellas mujeres conscientes del alcance de esta enfermedad.

Atendiendo a las investigaciones sobre el cáncer de mama, cada vez más estudios clínicos indican que es necesario compensar una forma de estrógenos llamada 16 alfa-hidroxiestrona con otra llamada 2 hidroxiestrona para disminuir el riesgo de desarrollar un cáncer. Hay algunos fitonutrientes que pueden alterar positivamente esa proporción, entre ellos la linaza.

En un estudio clínico, los investigadores compararon la salud de mujeres que habían seguido una dieta que incluía linaza y, en algunos casos, también salvado de trigo. Los resultados fueron que la linaza había aumentado de manera positiva la proporción de los «estrógenos buenos» 2 hidroxiestrona, mientras que el salvado de trigo no había proporcionado ningún cambio. La importancia de este estudio reside en que se confirma que cánceres graves como los de mama, útero y cérvix pueden prevenirse y, en cierto grado, tratarse con linaza y probablemente con extractos de lignanos del aceite de linaza.

La salud de la próstata en los hombres está también muy vinculada a los ácidos grasos esenciales y al equilibrio hormonal. La linaza, con su alto contenido en lignanos, debería formar parte de la dieta diaria de los hombres con la próstata agrandada. Se trata de un nutriente que realiza una labor preventiva también en el caso de cáncer de próstata y que, además, es útil como pate del tratamiento global de este tipo de cáncer.

Gracias a su excelente fibra y a su alto contenido en lignanos, la linaza ha demostrado que también protege del cáncer de colon.

◦❧ Colesterol y cardiopatías

No hay duda de que es posible reducir el nivel de colesterol y de los triglicéridos añadiendo a la dieta ácidos grasos omega-3, y la mayoría de los estudios que demuestran la eficacia de este tratamiento se han realizado con pescado y ácido graso omega-3. Pero hay pruebas clínicas que demuestran también que la linaza tiene un efecto similar en la reducción de los niveles de colesterol y LDL (el llamado colesterol «malo»).

Si bien no he visto que el aceite de linaza haya provocado cambios espectaculares en las analíticas de mis pacientes, considero que tanto el aceite como las semillas merecen formar parte de un tratamiento nutricional global dirigido a equilibrar los niveles de colesterol. El alto contenido en ácidos grasos omega-3 de la linaza produce efectos anticoagulantes de manera natural, lo cual contribuye a optimizar la circulación sanguínea hacia el corazón y los tejidos corporales.

◦❧ Eccema

Cualquiera de los suplementos que existen de ácidos grasos omega-3 sirven para tratar el eccema. A menudo es suficiente con el aceite de linaza. Cuando vienen a mi consulta padres que me traen a sus hijos para que les cure el eccema, siempre les aconsejo que aumenten el pescado en la dieta y que les hagan un análisis para detectar cualquier intolerancia alimentaria. A mi propio hijo, cuando tenía unos catorce meses y le apareció un eccema en las mejillas, le incrementamos el pescado en la dieta y le dimos un suplemento de aceites grasos esenciales con un porcentaje alto de ácidos omega-3 y algo de ácido gamma-linolénico de aceite de onagra. También le suprimimos el queso y los cítricos de la dieta. Al cabo de cuatro meses ya volvía a tener las mejillas sin eccema.

Es importante tener en cuenta que los ácidos grasos esenciales tardan un tiempo en hacer efecto, de modo que hay que ser pacientes y dejar pasar unos meses para comprobar los resultados.

❧ Esclerosis múltiple

En esta enfermedad del sistema nervioso uno de los puntos clave a tener en cuenta es el equilibrio de los ácidos grasos esenciales. Las personas con esclerosis múltiple (MS, según sus siglas en inglés) sufren multitud de síntomas que pasan de alteraciones de la vista a debilidad muscular, y todo ello relacionado con el deterioro del tejido (la vaina de mielina) que recubre los nervios.

El doctor Roy Swank, neurólogo de Portland, Oregón, ha demostrado que la clave para tratar con éxito la esclerosis múltiple es una dieta rica en ácidos grasos esenciales y baja en grasas saturadas. El doctor Swank recomienda a sus pacientes aquejados de esta enfermedad que coman pescado y un suplemento de aceite de hígado de bacalao. Muchos médicos consideran que la linaza, así como el aceite de hígado de bacalao, funcionan muy bien en el tratamiento de esta dolencia. Ambas cosas son ricas en ácidos grasos omega-3.

❧ Menopausia

La toma diaria de 40 g de linaza reduce de manera significativa los sofocos y sudores nocturnos de las mujeres con síntomas menopáusicos ligeros. Se cree que ello se debe al efecto equilibrador de los lignanos.

❧ Piel seca

La piel seca, al igual que el eccema, es, con frecuencia, un signo de falta de ácidos grasos esenciales, un hecho bien sabido por la mayoría de los nutricionistas. (Otro posible factor puede ser el hipotiroidismo). Siempre que he recetado a alguno de mis pacientes un suplemento de ácidos grasos esenciales, con independencia de que fuera semillas o aceite de linaza, he comprobado que le mejoraba la piel.

❧ Problemas de memoria

El cerebro está compuesto por un 60% de grasa, siendo los ácidos grasos esenciales parte integral de ella. Puede que uno de los ácidos grasos esenciales sea el DHA, necesario para la memoria y el aprendizaje. Dado que cierta cantidad del ácido alfa-linoleico de la linaza se convierte en DHA, este suplemento puede ser un buen estimulador de la memoria. Además, los ácidos grasos omega-3 tienen un efecto antiinflamatorio, lo cual parece muy importante para la salud cerebral.

❧ Recuperar energía

Los deportistas que se entrenan de manera exhaustiva necesitan dosis extras de ácidos grasos esenciales, así como otros muchos nutrientes. Aconsejo tomar suplementos de estos ácidos para recuperarse más rápidamente de las sesiones de entrenamiento. La linaza también ayuda a proteger el sistema inmunológico, que puede llegar a debilitarse tras un entrenamiento exhaustivo.

❧ Trastornos digestivos

¿Qué tienen en común la enfermedad de Crohn, el síndrome de colon irritable, la colitis ulcerosa y el estreñimiento? La respuesta es: la falta de ingesta de fibra.

La linaza no sólo constituye una manera excelente de incrementar la fibra diaria en nuestra dieta, sino que además aporta el balsámico mucílago, que contribuye a sanar un tracto digestivo irritado e inflamado. Por otra parte, estas semillas «alimentan» a las bacterias buenas, por lo general escasas en las personas que sufren esos problemas digestivos.

De hecho, el aceite de linaza es un viejo remedio europeo de probada eficacia para tratar el estreñimiento de niños y adultos. Sólo una cucharadita de este aceite es suficiente para poner en marcha rápidamente los intestinos.

LISINA

Me llamaron por teléfono.

—Doctor Mark, soy Rick. Estoy de vacaciones en Hawai y ayer empezaron a salirme boqueras. Espero que pueda recomendarme algo para mejorar. Tiene un aspecto horrible y parece el inicio de un mal brote. No me había pasado nada así desde hacía años.

—Vaya a la farmacia o a una tienda de productos dietéticos –le dije– y compre el suplemento de lisina. Tome 1.000 mg tres veces al día entre comidas. Empiece a tomarlo ya, y verá cómo mejora con bastante rapidez.

Entonces recordé cuánto le gustaba ir de fiesta. Me vi obligado a decirle:

—Por cierto, intente abstenerse de tomar alcohol durante unos días.

—Compraré la lisina enseguida. Gracias, doctor Mark.

(Advertí que no hizo mención de mi petición de que vigilara su ingesta de alcohol, pero pensé que, después de todo, me habría oído).

La siguiente vez que vi a Rick me dijo que la lisina le había ayudado a mantener a raya el brote de boqueras. Unas pocas boqueras reventaron, pero se curaron rápidamente en cuatro días. Además, mencionó que este brote había sido bastante menos intenso que otro que había padecido en el pasado.

Estudio de la lisina

La lisina, también llamada L-lisina, es un aminoácido esencial, lo que significa que se ha de consumir con la dieta, porque el organismo no lo sintetiza en suficiente cantidad para funcionar debidamente. En realidad, las bacterias intestinales producen aminoácidos, incluida la lisina, en cantidades muy pequeñas. Este aminoácido se encuentra en altas concentraciones en el tejido muscular.

Entre los alimentos con un alto contenido en lisina figuran el pollo y la carne de caza, el queso fresco y el germen de trigo. La mayoría de las frutas y verduras, excepto los aguacates, contienen lisina en escasa cantidad.

La lisina participa en muchos procesos diferentes del metabolismo del cuerpo. Es necesaria para el crecimiento, en particular en los niños. Se considera importante para la salud ósea y como suplemento para el tratamiento y la prevención de la osteoporosis.

La lisina contribuye a combatir la toxicidad causada por el plomo. Se necesita para que el cuerpo sintetice la carnitina, una sustancia similar a los aminoácidos que es esencial para el buen funcionamiento del corazón.

El uso principal de la lisina como suplemento consiste en prevenir o tratar los brotes de herpes. Una deficiencia de lisina puede perjudicar el sistema inmunológico. Es uno de los aminoácidos que se agotan cuando el cuerpo se encuentra sometido a estrés. Se ha comprobado que las personas que sufren la enfermedad de Parkinson, hipotiroidismo, enfermedad renal, asma y depresión tienen bajos niveles de lisina.

Dosis

Una dosis típica es de 13.000 mg para el tratamiento intenso de brotes de herpes (tanto del tipo I como del tipo II). Algunos médicos utilizan dosis más bajas para prevenir los brotes, normalmente de 500 a 1.000 mg al día.

Existen varios nutrientes que ayudan al cuerpo a absorber y aprovechar la lisina. Entre los nutrientes que participan en este proceso de metabolización de la lisina figuran la niacina, la vitamina B_6, la riboflavina, la vitamina C, el ácido glutámico y el hierro. Es curioso que se suelan recomendar también las vitaminas del grupo B y la vitamina C para el tratamiento del herpes.

¿Cuáles son sus efectos secundarios?

La lisina se tolera bien. Algunos estudios han demostrado que se pueden tomar hasta 8.000 mg sin problemas. Sin embargo, si se ingieren dosis altas de lisina durante largos períodos de tiempo, pueden agotarse los niveles del aminoácido arginina.

No conviene tomar lisina junto con antibióticos.

LISINA
El médico naturista la recomienda para...

❧ Herpes

La lisina es un tratamiento común para personas con brotes de herpes. En una investigación sobre el virus del herpes se descubrió en un cultivo que el aminoácido arginina estimulaba el desarrollo del virus y la lisina lo inhibía.

Se llevó a cabo un estudio con 45 pacientes que experimentaban frecuentes brotes de herpes. Recibieron de 312 a 500 mg de lisina durante un período de dos a tres meses. La dosis se incrementó de 800 a

1.000 mg para brotes intensos y se restringieron los alimentos con un elevado contenido en el aminoácido arginina, como el chocolate, varias especies de semillas y frutos secos. Este tratamiento redujo la frecuencia de los brotes y aceleró mucho la recuperación de los brotes más graves.

En otro estudio se comprobó que 1.200 mg de lisina reducían notablemente la recurrencia de los brotes del herpes simple. La lisina es eficaz tanto para los herpes bucales como los genitales. En caso de herpes, recomiendo reducir la ingesta de alimentos que contienen arginina mientras la intensidad de los brotes sea alta. Entre estos alimentos se incluyen el chocolate, los frutos secos, las semillas, los cacahuetes y los cereales (trigo).

Osteoporosis

En estudios con animales se ha demostrado que el déficit de lisina aumenta la excreción de calcio. Aunque no es habitual tener déficit de lisina, existe la teoría de que una pequeña carencia puede derivar en pérdida de masa ósea. El cuerpo utiliza la lisina para formar colágeno, un componente del hueso. Se precisan más investigaciones para comprobar si el suplemento de lisina sirve para aumentar la densidad ósea.

LO HAN

Lo han, también llamado *lo han kuo* o *luo han gu*, es la fruta de la planta *Momordica grossvenori*, de la familia de los pepinos, que crece en las montañas del sur de China. Durante varios siglos, en la medicina tradicional china se ha utilizado esta fruta para tratar la tos seca, el dolor de garganta, enfermedades cutáneas y problemas digestivos, así como para calmar el sistema nervioso. Con las frutas deshidratadas, los chinos preparan infusiones, zumos, sopa, dulces y pasteles.

Se dice que *lo han kuo* es entre 150 y 300 veces más dulce que el azúcar. No contiene ni azúcar ni calorías, y es seguro para personas con diabetes o hipoglucemia (bajo nivel de azúcar en sangre). Cuando se calienta no pierde su dulzor, de forma que puede utilizarse para hornear y cocinar. *Lo han* cuenta con la aprobación de la FDA estadounidense como ingrediente alimenticio generalmente reconocido como seguro (GRAS). No se conoce toxicidad alguna de este extracto de fruta.

Los productos de *lo han kuo* que he utilizado tienen un sabor parecido al del jarabe de arce y no deja regusto. Los ingredientes activos responsables de su dulzor se denominan mogrósidos.

Dosis

Pueden encontrarse suplementos de *lo han* en polvo y en forma líquida en tiendas de productos dietéticos. Conviene utilizarlo tal como se indica en el envase, ya que la concentración y la potencia varían de un producto a otro.

¿Cuáles son sus efectos secundarios?

No he visto ningún documento que describa efectos secundarios habituales.

LO HAN

El médico naturista lo recomienda para...

Pérdida de peso y obesidad
Lo han es una opción excelente como edulcorante natural sin calorías.

LOMATIUM

Los científicos trabajan a contrarreloj por hallar fármacos capaces de erradicar las bacterias, que cada vez son más resistentes a los antibióticos. También tratan frenéticamente de desarrollar medicamentos que venzan a los virus, en especial el VIH, ébola, herpes, hepatitis y las siempre mutantes cepas de la gripe.

Para ello, buscan cada vez más en el reino vegetal y examinan el uso medicinal que se ha dado a las plantas a lo largo de la historia para combatir microbios invasores. Una de estas plantas es *Lomatium*.

Lomatium (Lomatium dissectum) es una hierba conocida desde hace casi un siglo, pero que solamente han utilizado una minoría de médicos naturistas. Desde hace poco se ha hecho más popular como remedio comercial que mejora el sistema inmunológico, porque combate patógenos como virus, bacterias y hongos.

Recomiendo *Lomatium* a mis pacientes desde hace una década, y bastante a menudo con excelentes resultados. Este remedio se sitúa al mismo nivel que algunas de las otras terapias conocidas a base de hierbas que mejoran el sistema inmunológico, como la equinácea y el astrágalo.

Lomatium crece en British Columbia, Alberta, el sur de California, Nueva México, Colorado, el este de Oregón, el este de Washington, Idaho y la meseta interior de British Columbia. También se le llama perejil del desierto.

Una raíz curativa india

Una vez más, hemos de agradecer a los nativos norteamericanos el uso actual de la planta. A lo largo de la historia, ha sido una de las plantas medicinales más importantes que han empleado varias tribus indias del oeste de Estados Unidos.

Lomatium se emplea para tratar infecciones de los tractos respiratorio y urinario, así como para los ojos. Las especies utilizadas por los nativos norteamericanos y la que sigue siendo popular hoy en día es *Lomatium dissectum*. También se comían los brotes y las raíces. Para aplicaciones médicas, preparaban una decocción hirviendo la raíz en agua. Esta decocción también se aplicaba a la piel para curar heridas, rasguños y cortes. Para inflamaciones, dolor de articulaciones y esguinces se empleaba una cataplasma.

Un dato interesante en la historia de la planta es que los indios norteamericanos la utilizaron durante la epidemia de la gripe española de 1917 a 1918. Esta epidemia mató a más de 22 millones de personas en todo el mundo y a más de 50.000 en Estados Unidos. Un médico advirtió que los indios del desierto de Nevada se recuperaban de la gripe española y descubrió que cocían y tomaban la raíz de *Lomatium*. Aprendió de ellos a utilizar la hierba y empezó a aplicarla, y otros médicos le siguieron cuando vieron sus efectos curativos. Sin embargo, el interés por la planta descendió drásticamente una vez finalizada la epidemia.

En varios estudios anteriores realizados in vitro se ha demostrado que *Lomatium* es letal para muchos tipos distintos de bacterias y hongos, incluida *Candida albicans*. Además, se cree que los elementos fitoquímicos que se encuentran en la planta pueden inhibir la reproducción vírica. Según algunos estudios, estos elementos fitoquímicos son eficaces contra los virus del ADN o ARN, dos grandes categorías de virus.

Los médicos naturistas consideran que la raíz es eficaz contra varios tipos de virus, incluidos los de Epstein-Barr, herpes, gripe, resfriado común, citomegalovirus y *Condyloma acuminata* (verrugas genitales).

Dosis

Lomatium puede adquirirse en forma de tintura. Recomiendo tomar 30 gotas (0,5 ml) cada dos o tres horas para infecciones agudas. Para infecciones víricas crónicas, propongo 0,5 ml o 500 mg dos veces al día. Utilizo la planta en preparados que contienen hierbas como equinácea, astrágalo, *reishi* y regaliz. Además, combina bien con preparados a base de hierbas para la tos, en caso de precisar un tratamiento más fuerte.

¿Cuáles son sus efectos secundarios?

El único efecto secundario que cabe mencionar es que a un porcentaje muy bajo de personas que lo toman les sale un sarpullido similar al sarampión. El sarpullido no es grave y desaparecerá pocos días después de dejar de tomar esta planta.

LOMATIUM
El médico naturista lo recomienda para...

Epstein-Barr
Este virus se conoce por causar mononucleosis y, en algunos, casos el síndrome de fatiga crónica. Los médicos consideran que la planta es una

de las mejores para erradicar este virus. (Sin duda, es un protocolo mejor que el tradicional, que en general es reposo en cama).

Herpes y verrugas genitales

Lomatium es conocido por ser un tratamiento natural contra el herpes, tanto de tipo bucal (tipo I) como genital (tipo II). Además, es eficaz como tratamiento de las verrugas genitales. De nuevo, esta hierba parece tener un efecto directo de bloqueo de la reproducción vírica, además de contribuir a la defensa antivírica del sistema inmunológico. En ambos casos se toma oralmente.

Los pacientes de herpes comprueban que si toman *Lomatium* cuando notan los primeros síntomas del brote les ayuda a eliminarlo o a reducir su intensidad. En caso de verrugas genitales, convendría utilizar la planta solamente bajo la supervisión de un médico.

Infecciones del tracto urinario

Lomatium puede utilizarse solo o en combinación con otras hierbas específicas para las infecciones del tracto urinario, como uva de oso y sello de oro.

Infecciones de las vías respiratorias

Lomatium se utilizó en el pasado para la bronquitis, la neumonía e incluso la tuberculosis. Hoy en día, los médicos naturistas suelen utilizarlo en una mezcla de hierbas para enfermedades de las vías respiratorias.

Resfriado común y gripe

Uno de los usos más comunes de la planta es como remedio para el resfriado y la gripe. He podido comprobar que tiene uno de los mayores efectos antivíricos de todas las hierbas que he utilizado. Si se toma al inicio de un resfriado o cuando se sienten los primeros síntomas de la gripe, se puede comprobar lo mucho que mitiga la gravedad de los síntomas. Asimismo, es más probable que supere estas infecciones víricas con mayor rapidez: he visto a pacientes en un estado grave de gripe que mejoraron 24 horas después de tomar la planta.

LYCOPODIUM

George, un abogado de 44 años, vino a verme por problemas crónicos de digestión y de fatiga.

—No importa lo que coma, siempre tengo muchísimos gases –me dijo.

Siguió contándome las dificultades que tenía en el trabajo para aguantarse cuando se reunía con sus clientes.

—Cuando estoy detrás de mi mesa –añadió– he de soltarme el cinturón y desabrocharme el pantalón a causa de la presión abdominal que me produce la hinchazón.

La fatiga también era un problema, aunque él no sabía si estaba o no relacionada con la digestión.

—Cada vez me cuesta más levantarme por las mañanas. Y luego, a las 8 de la tarde, ya me siento cansado y me cuesta mantenerme despierto. Mi esposa está disgustada por mi falta de sociabilidad. También me encuentro muy irritable con mi secretaria y de mal humor con mi familia.

Le recomendé *Lycopodium*.

Este remedio hizo maravillas con George. En los dos meses siguientes, su flatulencia y distensión abdominal mejoraron mucho; tenía más energía al despertarse, y aunque seguía teniendo mal genio, su mujer comentó que parecía más paciente.

Una sencilla solución

Lycopodium, la dilución homeopática de licófito, es uno de los mejores remedios homeopáticos para los problemas digestivos. Se prescribe específicamente para la distensión abdominal que se alivian expulsando ventosidades y eructando.

Las personas que precisan *Lycopodium* suelen tener gran apetito y comer les aumenta la distensión y la acumulación de gases. Las bebidas calientes les producen un efecto balsámico en el sistema digestivo, al contrario que las frías.

Además, es uno de los remedios más habituales para los ardores de estómago.

Las personas que responden bien a *Lycopodium* suelen ser muy golosas. Otro problema particular es que muchos de sus síntomas empeoran entre las cuatro y las ocho de la tarde, tal y como le ocurría a George con su fatiga. Los pacientes suelen indicar que su digestión es normal hasta la tarde, momento en que empeora.

Además, hay otro síntoma que podría indicar una necesidad de *Lycopodium*. Los problemas físicos suelen darse en el lado derecho del cuerpo. Por ejemplo, una de mis pacientes sufría dolores de cabeza crónicos que siempre se daban en la zona de la sien derecha. Con *Lycopodium* este problema crónico desapareció.

El perfil mental de alguien que requiere *Lycopodium* es único y se ajusta a muchas personas de nuestra sociedad «sedienta de poder». Estas personas quieren tener el control. A menudo, son personas autoritarias, arrogantes, irritables y dominantes. (El típico acoso escolar podría mejorarse con *Lycopodium*).

Dosis

La dosis habitual es una dilución 30C dos veces al día para aliviar los síntomas graves de flatulencia o distensión, o dolores de cabeza del lado derecho. Para un tratamiento prolongado es mejor utilizar una potencia menor, como 6C, en dos o tres tomas al día.

¿Cuáles son sus efectos secundarios?

Los efectos secundarios de *Lycopodium* no son reseñables. Si uno no está seguro de si debería o no tomarlo, lo mejor es que consulte a un médico homeópata.

LYCOPODIUM
El médico naturista lo recomienda para...

Artritis
Lycopodium suele ser útil para la artritis que se alivia con aplicaciones de calor y que afecta a las articulaciones de la parte derecha del cuerpo.

❧ Colitis
Lycopodium tiene una increíble capacidad para curar el tracto digestivo. Ha ayudado a muchas personas con problemas digestivos como la colitis, la enfermedad de Crohn y el intestino irritable.

❧ Dolor de cabeza
Cada vez que un paciente se queja de dolores de cabeza en el lado derecho, inmediatamente pienso en *Lycopodium* como remedio posible. Este tipo de dolor de cabeza puede empeorar entre las cuatro y las ocho de la tarde.

❧ Dolor de ovarios
El dolor de ovarios del lado derecho requiere *Lycopodium*. Las mujeres con quistes ováricos responden bien a este remedio. No sólo hace desaparecer el problema, sino que también ayuda a evitar que los quistes vuelvan a reproducirse.

❧ Hepatitis
La planta también tiene una afinidad con el hígado. Es uno de los remedios principales para enfermedades de este órgano, como la hepatitis.

❧ Impotencia
Lycopodium es el principal remedio homeopático para la impotencia y la eyaculación precoz. Está indicado cuando los problemas sexuales masculinos tienen una causa psicológica, asociada a la inseguridad. Este remedio ha ayudado a varios de mis pacientes masculinos.

❧ Infecciones de las vías respiratorias
Las infecciones de las vías respiratorias del lado derecho requieren a menudo *Lycopodium*. Entre ellas se incluyen asma, bronquitis, neumonía y sinusitis. Traté a un niño de un año de edad que tenía problemas para respirar por la noche. Al auscultar sus pulmones con el estetoscopio, descubrí que tenía congestión solamente en el lóbulo derecho. Le recomendé *Lycopodium* y el tratamiento tuvo éxito.

M

MACA

—Llevo más de un año sufriendo sofocos de calor, fatiga, depresión y una libido baja. He intentado tomar otros suplementos para tratar estos síntomas, con poco éxito. Quiero evitar tomar hormonas, porque mi madre tuvo cáncer de mama –me explicó Julie, una enfermera de 51 años.

La tranquilicé:

—Tengo la opción perfecta para ti. Se han hecho estudios que demuestran que ayuda a aliviar estos síntomas. Además, es una hierba, por lo que no has de preocuparte por tomar hormonas. ¿Has oído hablar de la maca? –le pregunté.

Le conté a Julie cosas sobre el uso tradicional que los peruanos han hecho durante siglos de la raíz de la maca, así como de los estudios modernos que existen al respecto. Después de seis meses de tomar maca, Julie me informó de que sus síntomas habían mejorado mucho.

La maca *(Lepidium meyenii* o *peruvianum)* es una gran opción para tratar los síntomas perimenopáusicos y menopáusicos. Tanto en hombres como en mujeres se utiliza para mejorar la función de la glándula suprarrenal de mantenimiento de la energía, para combatir el estrés y aumentar la libido.

La maca se ha cultivado durante 3.000 años como mínimo en los Andes peruanos. Su raíz tiene forma de rábano grande. Es de la misma familia que otras plantas crucíferas, como la coliflor y las coles de Bruselas. Tradicionalmente, los peruanos han cocido o asado la raíz de la maca, o la han molido para hacer harina que luego cuecen. Sin embargo, a pesar de la popular descripción como «superalimento», en Estados Unidos no se encuentra como alimento, sino que la raíz se seca y tritura hasta convertirla en un polvo fino que se mete principalmente en cápsulas, aunque también se puede comprar el polvo para mezclarlo en bebidas o espolvorearlo en comidas.

Además de una fibra saludable, hidratos de carbono complejos y proteínas, la maca aporta numerosos minerales, incluidos calcio, magnesio, fósforo, potasio, azufre, hierro, zinc, yodo y cobre; vitaminas B_1, B_2, C y E; casi

20 aminoácidos, como ácido linoleico, ácido palmítico y ácido oleico, entre otros; y varios esteroles vegetales, agentes naturales que reducen el colesterol. Todos estos nutrientes han demostrado mejorar la salud de varias formas.

Dosis

Recomiendo entre 1.000 y 2.000 mg del extracto en forma de cápsula o comprimido. Para el formato en polvo que puede mezclarse en una bebida o batido, la dosis es de 3 a 6 cucharaditas al día.

A mis pacientes les digo que tomen el suplemento de maca durante tres meses, después que dejen de tomarlo durante una o dos semanas y sigan con este régimen alternativo según necesidad para aliviar los síntomas.

¿Cuáles son sus efectos secundarios?

En términos generales, y teniendo en cuenta los siglos de uso por parte de los peruanos y los datos clínicos actuales, la maca se considera un remedio seguro. Las pacientes de cáncer de mama que toman tamoxifeno u otros bloqueadores de los estrógenos, o las mujeres que han tenido cáncer de mama, deberían hablar sobre el empleo de maca con su médico. Los hombres y las mujeres que toman medicamentos para la glándula tiroides también deberían contar con la supervisión de su médico mientras toman maca, ya que puede aumentar la actividad tiroidea. Las mujeres embarazadas o que amamantan no deberían tomar maca.

MACA
El médico naturista la recomienda para...

Adaptógeno
Al igual que las hierbas ashwagandha, el regaliz y el ginseng, la maca es un adaptógeno que potencia la capacidad del organismo para resis-

tir en situaciones de estrés emocional y físico, hacerle frente y recuperarse de este estrés. La maca contribuye a mantener los niveles de energía y resistencia sin actuar como estimulante. Además, mejora la memoria y el humor. Se han hecho estudios in vitro con animales que también han demostrado otros beneficios, entre ellos el estímulo de crecimiento del cartílago (como se ha demostrado en estudios con animales), el mejor control del azúcar en sangre, la curación de úlceras, la reducción de los niveles de colesterol LDL y triglicéridos, la disminución del crecimiento de la próstata y la mejora de la función hepática.

Fertilidad masculina

Un pequeño estudio publicado en la *Asian Journal of Andrology* arrojó resultados interesantes, según los cuales la maca también mejora la fertilidad masculina. A nueve hombres de 24 a 44 años de edad se les administraron 1.500 o 3.000 mg de maca al día. En comparación con los análisis de semen realizados al principio del estudio, los que se llevaron a cabo tras un período de cuatro meses demostraron que la maca había aumentado el volumen del semen, el número de espermatozoides y su motilidad con ambas dosis. Estos resultados no estaban relacionados con el aumento de testosterona u otras hormonas.

Libido masculina

El folclore sostiene desde hace tiempo que la maca mejora el deseo sexual masculino, lo que ha confirmado la investigación moderna. En un estudio de doble ciego aleatorio, publicado en la revista *Andrologia*, se examinó el efecto de la maca sobre el deseo sexual de 57 hombres de edades comprendidas entre los 21 y los 56 años. Tomaron o bien placebo, o bien 1.500 o 3.000 mg de maca. Tras cuatro, ocho y doce semanas, los participantes informaron de sus niveles de deseo sexual. Quienes consumieron placebo no experimentaron cambios en su libido, mientras que los hombres que tomaron una de las dos cantidades de maca advirtieron un mayor deseo sexual, que empezó a las ocho semanas y siguió hasta la undécima, al finalizar el estudio. Los análisis de sangre indicaron que la maca no había afectado a sus niveles hormonales de testosterona y estrógenos. Ésta es una de las virtudes de la maca, que no modifica la regulación hormonal masculina. Sus propiedades de aumento del deseo sexual se atribuyen principalmente a los aminoácidos y esteroles, entre otras sustancias.

Osteoporosis

Existen pruebas preliminares de que el extracto de maca mejora la densidad ósea en mujeres.

Perimenopausia y menopausia

Lo que una vez fue un secreto de la mujer peruana sobre la menopausia, ahora lo saben las mujeres norteamericanas: la maca es una maravilla botánica para las mujeres que padecen síntomas menopáusicos, como sofocos, sudores por la noche, bajo nivel de libido, ansiedad, etcétera.

Las investigaciones modernas han demostrado los efectos sobre el equilibrio hormonal de esta maravilla peruana. En un estudio publicado en 2006 en la *International Journal of Biomedical Science*, investigadores de cinco lugares de Polonia estudiaron a 124 mujeres de edades comprendidas entre los 49 y 58 años en las primeras fases de la menopausia. Uno de los grupos tomó placebo y el otro un suplemento de maca en dosis de 1.000 mg dos veces al día durante cuatro meses. En comparación con el grupo del placebo, las mujeres que tomaron maca experimentaron una gran disminución de la frecuencia e intensidad de los síntomas menopáusicos, en particular sofocos y sudores nocturnos. Asimismo, advirtieron una reducción del nerviosismo, cambios de humor, patrones de sueño interrumpido, fatiga, estrés, dolores de cabeza y depresión, y la libido aumentó.

Curiosamente, los análisis de sangre demostraron que la maca había reducido la hormona que estimula el folículo, que suele aumentar durante la menopausia y se considera una de las causas de síntomas como sofocos y sudoración nocturna. Los autores del estudio formulan conjeturas sobre que la maca estimula el mecanismo regulador responsable de optimizar la función ovárica y la secreción de estrógenos, lo que aumenta notablemente el estradiol (estrógenos). Por tanto, parece que la maca constituye una forma segura y eficaz de reducir los síntomas menopáusicos, y no es probable que aumente el riesgo de la mujer de desarrollar cáncer de mama, cardiopatías y derrame cerebral (tal y como hace el tratamiento de sustitución hormonal), porque no produce estrógenos extraños en el cuerpo. Y debido a toda la maca consumida por mujeres peruanas, no parece que aumente el riesgo de cáncer de mama. De hecho, el cáncer de mama no es una de las principales causas de fallecimiento entre las mujeres peruanas.

MAGNESIO

Gina, una mujer de 55 años de edad, me contó que solía tener calambres musculares y espasmos durante el día, y que por la noche empeoraban.

—Mi médico no encuentra nada. Los análisis de sangre no muestran nada fuera de lo normal. Me dijeron que tomara calcio, pero no ha servido de nada.

—El suplemento de calcio ¿también contiene magnesio? –le pregunté.

—No, mi médico no dijo nada acerca del magnesio –contestó ella.

—Probablemente ése sea el problema –le dije–. El calcio y el magnesio contribuyen a relajar los músculos. Algunas personas con espasmos musculares responden mejor a altos niveles de magnesio, y otras responden mejor al calcio. En cualquier caso, ambos son recomendables, ya que suele haber carencia de los dos elementos. Además, el magnesio se precisa también para los huesos.

Un suplemento de 500 mg de magnesio le fue bien a Gina. En tres días disminuyeron los calambres musculares y los espasmos, y notó que dormía mejor.

UN PODEROSO MINERAL

El magnesio es el segundo mineral más abundante en las células, por detrás del potasio.

El 60 % del magnesio del organismo se halla en los huesos, mientras que los músculos contienen cerca del 27 %, y el resto se encuentra en los tejidos y la sangre.

El cuerpo mantiene los niveles de magnesio en sangre dentro de unos márgenes muy estrechos, y si esos niveles descienden demasiado, lo extrae de los huesos.

El magnesio es uno de los factores que participan en centenares de reacciones enzimáticas, como, por ejemplo, en la síntesis de proteínas, los impulsos nerviosos, la contracción y relajación muscular y la formación ósea, porque contribuye a regular la metabolización del calcio.

Además, es necesario para el sistema cardiovascular, porque contribuye al funcionamiento cardíaco y relaja las paredes de los vasos sanguíneos, de forma que reduce la tensión arterial.

Carencia de magnesio

La mayoría de niños y adultos no obtienen cantidades suficientes de magnesio a través de la alimentación. Suelen comer alimentos sometidos a procesos industriales que destruyen el contenido en magnesio. Son pocas las personas que comen cereales integrales, legumbres, frutos secos y verduras de hoja verde con regularidad.

Una carencia de magnesio puede causar muchos síntomas diferentes, entre ellos calambres musculares, espasmos y debilidad; fatiga; irritabilidad y cambios de humor; confusión; pérdida de apetito; mala coordinación y ansias de comer dulces.

Entre las afecciones o enfermedades asociadas a la carencia de magnesio se incluyen la hipertensión, piedras en los riñones, insomnio, síndrome premenstrual, caída del cabello, encías inflamadas y merma de la función cardíaca.

Aparte de una mala alimentación, entre los factores que podrían causar un déficit de magnesio se incluyen los trastornos digestivos (como una absorción deficiente o diarrea crónica), enfermedades renales, consumo de diuréticos, diabetes y alcoholismo.

Los medicamentos que agotan las reservas de magnesio son: digoxina, corticosteroides, píldoras anticonceptivas, teofilina y warfarina.

En los análisis de sangre habituales no se refleja el déficit de magnesio, a menos que sea muy grande, normalmente cuando se ha desarrollado una enfermedad grave. Por tanto, los síntomas y el análisis de la dieta ayudan a determinar si existe o no carencia de magnesio.

Ingesta dietética de referencia

De 0 a 6 meses: 50 mg
De 6 a 12 meses: 70 mg
De 1 a 10 años: de 150 a 250 mg
De 11 a 18 años: de 300 a 400 mg
Mayores de 18 años: de 300 a 400 mg
Embarazo/lactancia: + de 150 mg

Dosis

Para la mayoría de los adultos recomiendo tomar entre 400 y 500 mg de magnesio al día, que pueden encontrarse en complejos multivitamínicos o de calcio/mangesio o en algún preparado para la salud de los huesos.

Para los niños recomiendo entre 250 y 500 mg al día. Estos suplementos deberían tomarse con las comidas.

Cuando alguien precisa una dosis muy alta de magnesio (en caso de fibromialgia, por ejemplo), entonces conviene tomarlo solo. El glicinato de magnesio es una buena forma de tomar una dosis elevada (750 mg o más), ya que es menos probable que cause diarrea. También el citrato de magnesio u otros quelatos se absorben bien.

La vitamina B_6 y el magnesio funcionan sinérgicamente en muchas reacciones enzimáticas diferentes.

¿Cuáles son sus efectos secundarios?

El efecto secundario más común son unas deposiciones sueltas o diarrea, lo que suele ocurrir cuando la dosis es superior a 500 mg. He comprobado que para algunas personas es mejor empezar con una dosis más baja (por ejemplo, de 250 mg), y poco a poco ir aumentando la cantidad en unas semanas, hasta alcanzar su dosis terapéutica deseada. Si se toma cloruro, sulfato, carbonato y óxido de magnesio es más probable que surta este efecto secundario que si se emplea glicinato de magnesio y citrato de magnesio.

Las personas que sufren alguna enfermedad renal y cardíaca no deberían consumir suplementos de magnesio a menos que se lo recomiende el médico. Y no han de tomar estos suplementos al mismo tiempo que los fármacos Fosamax, cimetidina, ranitidina y tetraciclina; estas sustancias deberían tomarse unas horas antes o después.

MAGNESIO
El médico naturista lo recomienda para...

✤ Angina de pecho

Esta enfermedad cardíaca produce una sensación de pesadez u opresión en el pecho, a menudo acompañada de asfixia. En esta dolencia existe una falta de flujo sanguíneo y de oxígeno a los tejidos del corazón, o espasmos en las arterias coronarias. El magnesio es importante porque ayuda a relajar y dilatar las arterias que alimentan al corazón. Los médicos nutricionistas también utilizan magnesio por vía intravenosa para esta enfermedad. A mí me parece que el suplemento oral funciona mejor cuando se toma con coenzima Q_{10}, L-carnitina, baya de espino, L-arginina, vitamina E y otras sustancias destinadas a ayudar al corazón.

✤ Arritmia

El magnesio suele recomendarse a personas que padecen arritmias cardíacas. A veces, puede revertir esta enfermedad. Además, recomiendo coenzima Q_{10} y calcio para esta dolencia. Si uno toma medicamentos para las arritmias cardíacas, conviene que consulte a su médico antes de tomar un suplemento de magnesio.

✤ Asma

El magnesio promueve la relajación de los músculos bronquiales. Tomar suplementos de magnesio contribuye a reducir la incidencia de ataques de asma.

✤ Cálculos renales

La mayoría de los cálculos renales se componen de oxalato de calcio. El magnesio mejora la solubilidad del calcio en la orina y, por tanto, inhibe la formación de cristales de oxalato de calcio. En un estudio se examinó a 55 personas con recurrencia de piedras en el riñón, a quienes se les administró 500 mg de magnesio al día durante cuatro años. El resultado fue que las piedras desaparecieron en el 85% de estas personas, en comparación con el 41% de personas de un grupo que no había recibido suplementos de magnesio.

Tomar vitamina B_6 junto con magnesio funciona incluso mejor, porque ayuda a metabolizar el oxalato.

Recomiendo 500 mg de citrato de magnesio y 50 mg al día de vitamina B_6 para prevenir las piedras en el riñón.

❧ Diabetes

El magnesio, junto con la vitamina B_6, es importante para el buen funcionamiento de la insulina, para que la glucosa pueda entrar adecuadamente en las células.

En un metaanálisis realizado por investigadores del Instituto Karolinska de Estocolmo se valoró la asociación entre la ingesta de magnesio y el riesgo de contraer diabetes de tipo II. El estudio se llevó a cabo con 286.668 adultos, y la conclusión fue que por cada 100 mg más de magnesio ingerido, el riesgo de desarrollar diabetes disminuía un 15%. Esta cantidad equivale al contenido de magnesio de cuatro rebanadas de pan integral, 4 tazas de harina de avena cocida, 1 taza de alubias, ¼ de taza de frutos secos o ½ taza de espinacas cocidas.

El magnesio puede proteger frente a la diabetes porque mejora la sensibilidad de la insulina. Además, contribuye a prevenir complicaciones de la diabetes, como enfermedades cardíacas y retinopatía. (También se ha comprobado que los niños con diabetes dependiente de insulina tienen menos niveles de magnesio que otros niños).

❧ Dolor de cabeza tipo migraña

El magnesio puede ayudar a prevenir este tipo de dolor de cabeza. Las personas que sufren migrañas crónicas deberían tomar suplementos de 500 mg de magnesio al día.

❧ Embarazo

Hay estudios que demuestran que el magnesio ayuda a prevenir la preeclampsia, una enfermedad caracterizada por el aumento de la presión sanguínea, la retención de líquidos y la existencia de proteínas en la orina. La preeclampsia puede causar retraso en el crecimiento del feto y parto prematuro. En casos graves, el magnesio suele administrarse por vía intravenosa.

Recomiendo a todas las mujeres embarazadas que tomen un suplemento de magnesio y calcio.

~ Fatiga

El magnesio participa en la producción de energía y ayuda a prevenir y tratar la fatiga. Hay estudios que demuestran los beneficios del magnesio en personas con síndrome de fatiga crónica.

~ Fibromialgia

Suelo recomendar magnesio con calcio para ayudar a mis pacientes a tratar esta enfermedad, que afecta a los músculos y las articulaciones. Es eficaz para reducir el dolor y la rigidez musculares, así como para aliviar otros síntomas, como la fatiga y el insomnio. La dosis que recomiendo en caso de fibromialgia es de 500 a 1.000 mg en varias dosis a lo largo del día.

~ Glaucoma

En esta enfermedad existe un aumento de la presión del globo ocular. Si no se trata puede provocar ceguera. En un estudio se demostró que 141,5 mg tomados dos veces al día durante un mes mejoraban el campo visual de las personas con glaucoma.

~ Hipertensión arterial

Hay estudios que han demostrado que el magnesio es útil en el tratamiento de la hipertensión arterial. Siempre lo recomiendo, junto con calcio y coenzima Q_{10}, porque parece ser beneficioso en tratamientos de larga duración de la hipertensión.

Los médicos han descubierto que un suplemento oral no ayuda en caso de crisis aguda de asma. Sin embargo, si un médico lo administra por vía intravenosa, el magnesio puede aliviar de manera eficaz una crisis aguda de asma.

~ Miocardiopatía e insuficiencia cardíaca congestiva

Cuando se padece miocardiopatía, el corazón está debilitado a causa de una infección vírica o algún otro factor. La miocardiopatía puede producir insuficiencia cardíaca congestiva, una enfermedad en la que el corazón no bombea suficiente sangre. El magnesio ayuda a mantener la producción de energía y a mejorar el bombeo del corazón.

En un estudio se demostró que las personas con insuficiencia cardíaca congestiva y con niveles de magnesio normales alcanzaban índices de supervivencia más elevados que las personas que tenían niveles de magnesio más bajos de lo normal.

◦↦ Osteoporosis

Muchos investigadores piensan que el magnesio es tan importante para prevenir y tratar la osteoporosis como el calcio. Conviene recordar que el magnesio es de vital importancia para que los huesos utilicen correctamente el calcio. El magnesio debería formar parte de un protocolo de suplementación global. Se recomienda una dosis diaria de entre 500 a 1.000 mg.

◦↦ Pérdida de audición

Se ha observado que los suplementos orales de magnesio previenen la pérdida de audición en personas expuestas a ruidos muy fuertes.

◦↦ Prolapso de la válvula mitral

Está demostrado que el magnesio es eficaz contra esta enfermedad. Las personas con prolapso de la válvula mitral deberían tomarlo con L-carnitina y coenzima Q_{10}.

◦↦ Síndrome premenstrual

Se ha comprobado que los niveles de magnesio son inferiores en mujeres con síndrome premenstrual que en aquellas que no padecen este trastorno. En un estudio de doble ciego se demostró que un suplemento de 200 mg de magnesio al día aliviaba los síntomas del síndrome premenstrual, como, por ejemplo, dolores en los pechos, distensión abdominal, hinchazón de las extremidades y aumento de peso. En otro estudio se observó que el magnesio era eficaz para aliviar los cambios de humor premenstruales.

El magnesio es uno de los cofactores necesarios para metabolizar los estrógenos. Una de las principales teorías acerca del síndrome premenstrual es que se debe a un desequilibrio entre estrógenos y progesterona.

MAITAKE

En la medicina japonesa desde hace tiempo se aprecia el *maitake* como un hongo saludable. En japonés, *maitake* significa «seta que baila». Tradicionalmente, el uso medicinal que se ha dado al *maitake* es de adaptógeno, una sustancia que ayuda al cuerpo a adaptarse al estrés y a «equilibrarse».

El *maitake* ha sido objeto de investigaciones modernas que se remontan a principios de la década de 1980, cuando el experto en microbiología y micología, el doctor Hiroaki Nanba, de la Universidad de Farmacia de Kobe, se encontraba estudiando las propiedades de diferentes setas medicinales. En su estudio descubrió que el *maitake* tenía una mayor actividad contra los tumores y que era eficaz cuando se tomaba oralmente. De este descubrimiento surgió el trabajo patentado y publicado del doctor Nanba en torno a las fracciones de *maitake* conocidas como D y MD. La MD es la fracción más reciente y puede comprarse en Estados Unidos. Se trata de un tipo especial de polisacárido inmunoestimulante conocido como beta-1,6-glucano. La fracción MD tiene la capacidad de mejorar directamente la actividad destructora de las células T asesinas y citotóxicas, que atacan a las células tumorales. Al parecer, el *maitake* también combate las células cancerosas protegiendo a las células sanas de convertirse en cancerosas, ayudando a prevenir la metástasis del cáncer y frenando o deteniendo el crecimiento de las células cancerosas.

En una convención celebrada en Anaheim, California, hablé en persona con el doctor Nanba sobre su interesante investigación y el uso que ha hecho de su extracto durante años con pacientes. En la mayoría de los casos utilizo *maitake* para complementar el tratamiento de un cáncer.

Dosis

Para potenciar el sistema inmunológico se pueden tomar de 0,5 a 1 mg de la fracción MD o D por cada kilo de peso.

¿Cuáles son sus efectos secundarios?

Este hongo es bastante seguro. No conviene que lo tomen personas que tienen un órgano trasplantado y que toman agentes inmunosupresores.

MAITAKE
El médico naturista lo recomienda para...

❧ Diabetes
En estudios clínicos realizados a algunas personas que tenían diabetes de tipo II se ha observado que el *maitake* destacaba estadísticamente en la reducción de los niveles de glucosa en sangre. En este estudio se utilizó un *maitake* estandarizado a un componente llamado fracción SX.

❧ Tratamiento complementario del cáncer
El *maitake* es uno de los productos relativamente escasos y naturales sobre los que existen datos humanos acerca del tratamiento del cáncer. Por ejemplo, en una prueba realizada con enfermos de cáncer en las fases II, III y IV, de edades comprendidas entre los 33 y los 68 años, se examinaron los efectos de la administración de *maitake* por vía oral. Se recopilaron los datos en cooperación con sus médicos de Japón y se observó una regresión del cáncer o una notable mejoría de los síntomas en el 58,3% de los casos de pacientes con cáncer de hígado, en el 68,8% de pacientes con cáncer de mama y en el 62,5% de pacientes con cáncer de pulmón. En general, el *maitake* está principalmente indicado para el cáncer de mama, de hígado y de pulmón.

El *maitake* puede contribuir a reducir los efectos secundarios de la quimioterapia. En un estudio realizado con 455 personas ingresadas en hospitales japoneses, los investigadores descubrieron que, si se combinaba *maitake* con la quimioterapia, disminuían notablemente los efectos secundarios, como la pérdida de apetito, los vómitos, las náuseas, la pérdida del cabello y la leucopenia (déficit de glóbulos blancos en la sangre). En el 90% de los pacientes estos síntomas mejoraron, y el 83% de los pacientes notó una disminución del dolor.

MANZANILLA

En Alemania es muy común, tanto en las casas como en los restaurantes, ofrecer una infusión de manzanilla. Es una planta herbácea de sabor agradable, tanto que incluso los muy amantes del café la toman de vez en cuando. Cuando es necesario un tónico, o alguien de la familia tiene problemas de estómago, la manzanilla *(Recutita matricaria)* es la mejor elección.

La mayor parte de los efectos medicinales de la manzanilla van dirigidos a los sistemas digestivo y nervioso. Su efecto es sinérgico, ya que el estado de nuestro sistema nervioso dicta en gran parte la salud de nuestro sistema digestivo. En un mundo en el que predomina el estrés, la manzanilla ofrece un grato alivio a la «crispación nerviosa».

El uso de esta planta tiene una larga tradición en todo el mundo. Los antiguos curanderos egipcios, griegos e indios confiaban en la manzanilla por sus propiedades curativas. Es el principal tratamiento en muchos lugares de África para las molestias digestivas; y en muchos países del mundo, especialmente en Bélgica, Francia e Inglaterra, se considera más una medicina que una hierba.

Se utiliza de diferentes formas. Es muy fácil encontrarla en los supermercados como infusión, mientras que en los establecimientos dedicados a temas de salud y en las farmacias se encuentra en cápsulas y en tintura. Puede hallarse incluso en los champús (aporta al cabello unos tonos dorados y también lo limpia). Su uso como producto homeopático está muy extendido, siendo también muy popular su aceite esencial, muy valorado por su aroma.

Selección de tisanas

Hay dos tipos de manzanilla que se utilizan medicinalmente. La manzanilla alemana, también llamada *Matricaria chamomilla* o *Matricaria recutita* es la especie que con más frecuencia se usa en el campo de la investigación. Ésta es la variedad que yo recomiendo a mis pacientes. Existe también la variedad de manzanilla romana, pero yo prefiero la alemana. Según los datos que tengo acerca de las empresas de alimentos para la salud, la manzanilla alemana no está contaminada con pesticidas ni otras sustancias químicas, lo que no ocurre con la manzanilla romana.

Los investigadores han identificado dos tipos de principios activos en la manzanilla. Los aceites esenciales de la hierba parecen poseer propiedades antiinflamatorias y antiespasmódicas muy potentes. Esto explica los beneficios que produce en el sistema gastrointestinal, ya que alivia los espasmos, evita gases y hasta ayuda a prevenir las úlceras.

La manzanilla mejora la actividad antivírica y antibacteriana, potenciando la proliferación de ciertas sustancias que ayudan a combatir las infecciones.

Debido a sus propiedades antiinflamatorias, la manzanilla se utiliza también tópicamente para tratar problemas de la piel como el eccema. También las mascotas pueden aprovechar los beneficios de esta hierba. Recuerdo que el gato de mi mujer tenía la piel ulcerada en el abdomen, había perdido el pelo en esa zona y ofrecía un aspecto lamentable. El veterinario quería recetarle antibióticos y una crema de cortisona, pero en vez de ello le empezamos a aplicar en la herida una infusión de manzanilla fresca varias veces al día. Al cabo de una semana, la herida, antes en carne viva, se había curado magníficamente.

Otros de los componentes importantes de la manzanilla son los flavonoides, que aportan un efecto calmante. Los científicos afirman que estos componentes actúan sobre determinados receptores cerebrales, y de ese modo inducen a un estado de relajación. Los flavonoides aumentan, además, los efectos antiinflamatorios de la manzanilla.

Dosis

~ Infusión

Como mejor funciona es, según he podido comprobar, preparada en infusión. Cuando se echa la manzanilla en agua hirviendo, sus aceites esenciales se concentran en una gran proporción. Por otra parte, el solo hecho de dedicarse el tiempo necesario para hacerse una infusión de manzanilla ya es terapéutico. Se trata de una manera de decir, por medio de la acción: «Mi salud es importante, de modo que me voy a dedicar un tiempo a hacerme una taza de una infusión, que va a mejorar mi salud».

Mi consejo es añadir entre media o una cucharadita de flores secas de manzanilla en una taza de agua hirviendo. Tan sólo una taza alivia los espasmos y las flatulencias –y también reduce la ansiedad–, pero se puede tomar varias tazas al día.

Tradicionalmente, las madres han dado a los bebés una cucharadita de una infusión de manzanilla para aliviarles los cólicos. Es algo que aconsejo, si bien hay que tener cuidado de que la infusión esté a temperatura ambiente antes de dársela al niño.

◦❧ Tintura

Mi consejo es utilizar de 10 a 30 gotas (0,5 ml) de tintura. Para obtener mejores resultados, debe añadirse media taza de agua caliente. La combinación de la tintura y el agua caliente ayuda a aliviar los espasmos del sistema digestivo.

Los niños también responden bien a esta mezcla, pero ellos tan sólo necesitan unas cuantas gotas de tintura disueltas en agua caliente.

◦❧ Cápsulas

También existe la manzanilla en cápsulas, aunque con frecuencia aparece mezclada con otras hierbas. Aconsejo, en adultos, tomar de 250 a 500 mg tres o cuatro veces al día.

◦❧ Cremas

La manzanilla se utiliza en forma de cremas y bálsamos para diversos problemas cutáneos, como, por ejemplo, las erupciones. Se aplica directamente del envase.

¿Cuáles son sus efectos secundarios?

Hay algunos herbolarios que afirman que las personas alérgicas a las plantas de la familia *Ambrosia* no deben utilizar la manzanilla, pero yo nunca he visto pruebas clínicas que confirmen esa teoría.

Los síntomas de alerta serían reacciones como urticarias, dificultad respiratoria o problemas digestivos. Evidentemente, cualquiera que note alguna de esas reacciones debe dejar de tomar manzanilla de inmediato. Pero millones de personas en todo el mundo utilizan la manzanilla, y nunca he visto ninguna de esas reacciones.

MANZANILLA
El médico naturista la recomienda para...

❧ Cólicos

La manzanilla es una bendición para los padres de lactantes con cólicos. Si bien los especialistas no se ponen de acuerdo con las causas que originan los cólicos, lo cierto es que muchos de ellos están relacionados con la formación de gases intestinales que producen dolor abdominal. La manzanilla, gracias a su efecto antiespasmódico, puede aliviar los cólicos a corto plazo.

Como medida preventiva, puede administrarse al bebé de media a una cucharadita de manzanilla cada diez minutos aproximadamente o bien hasta que deje de estar inquieto o de llorar. Con frecuencia, los padres comentan que tras tomar manzanilla, el niño expulsa los gases y luego se queda tranquilo.

Una manera todavía mejor de administrar manzanilla a un bebé para los cólicos es hacerlo en forma homeopática. Para ello, se añade un glóbulo en un vaso de agua, y cuando está completamente disuelto, se le da al niño media cucharadita.

También son efectivas las combinaciones de diversas plantas. En una prueba clínica se les dio a 69 niños propensos a sufrir cólicos una variedad de infusiones. De los que tomaron una infusión de hierbas a base de manzanilla, verbena, regaliz, hinojo y melisa, un 57% experimentó menos cólicos.

Siempre que se dé manzanilla a un niño, ya sea la planta o el tratamiento homeopático, hay que asegurarse de tratar también la causa subyacente. Si el niño está aún lactando, la madre debe evitar tomar chocolate, cacahuetes, leche de vaca y alimentos muy condimentados. Hay niños que tienen reacciones alérgicas a las leches preparadas e incluso a las de soja.

❧ Dentición

La manzanilla homeopática es el remedio principal para los niños que sufren dolores y molestias a causa de la dentición. No sólo ayuda a aliviar el dolor, sino que también mejora la diarrea que suele acompañar al proceso evolutivo de la dentición (los médicos homeopáticos determinan si la manzanilla es el remedio adecuado por el color verdoso de las heces).

Los niños pueden tomar la manzanilla en la forma homeopática habitual o bien en comprimidos. También son útiles las infusiones o la tintura, aunque, según mi experiencia, el remedio más efectivo es el de la manzanilla homeopática.

Dolor de oídos

Si bien la manzanilla en hierba se puede utilizar para tratar los casos leves de dolores de oídos típicos de la infancia, personalmente considero que la fórmula homeopática es un remedio maravilloso. Si el niño se muestra muy irritable y tiene dolor en un oído, yo le daría el tratamiento homeopático. Éste está especialmente indicado si el pequeño tiene una mejilla roja y la otra pálida y el dolor que siente es tan fuerte que nada le calma.

Recuerdo a una niña que me trajeron a la consulta gritando y pataleando a consecuencia de un fuerte dolor de oído. Le examiné y vi que tenía una infección en el oído medio. Sus padres estaban desesperados, pero no deseaban que su hija tomara antibióticos.

A los cinco minutos de haberle dado una dosis de manzanilla, la niña se durmió en brazos de su madre. Cuando la vi al día siguiente, los padres me dijeron que había dormido toda la noche y que había vuelto a la normalidad. He visto cientos de casos como éste, al igual que otros colegas que practican la homeopatía.

Estrés

Las propiedades tranquilizantes de la manzanilla la han hecho muy popular para combatir la ansiedad. Aunque no es tan potente como otras hierbas sedantes, como la raíz de kava o la valeriana, funciona muy bien en los casos leves de ansiedad. Forma parte con frecuencia de fórmulas herbales, y en especial de aquellas dirigidas a las personas que acaban con los músculos duros y tensos como consecuencia del estrés.

Flatulencias

A fin de aliviar el problema de los gases o flatulencias, muchas personas combinan la manzanilla con otras hierbas digestivas, como el hinojo, la menta y la raíz de jengibre.

❧ Insomnio

Si de vez en cuando se tienen problemas de insomnio, la manzanilla es una de las hierbas que deben tenerse en cuenta a la hora de irse a la cama. También actúa de manera excelente combinada con plantas como la valeriana, la avena, la escutelaria y la pasiflora.

❧ Molestias menstruales

La manzanilla se utiliza también para aliviar los dolores de la menstruación, especialmente combinada con otras hierbas, como el sauquillo.

A las mujeres que sufren dolores menstruales, les aconsejo que se coloquen sobre el bajo vientre una botella de agua caliente y que tomen manzanilla cada 15 minutos. La fórmula homeopática es también muy útil para este tipo de dolores. Mi esposa, Angela, que es también médica naturista, tuvo en una ocasión unos dolores menstruales tan fuertes que se tuvo que tumbar boca abajo. La fui a ver entre paciente y paciente y me la encontré en una habitación, tumbada en una camilla. Me contó que se sentía como si se fuera a morir.

Le di de inmediato una dosis homeopática de manzanilla y a los diez minutos los dolores habían disminuido considerablemente. Una hora más tarde, volvía a estar conmigo visitando a los pacientes.

Angela me dijo que, tras tomar el remedio homeopático, expulsó un coágulo enorme que seguramente era lo que le estaba causando gran parte del malestar.

❧ Piel

La utilización de manzanilla en los productos naturales para la piel sigue siendo muy popular. Su efecto antiinflamatorio la hace muy eficaz para todo tipo de erupciones. Los médicos europeos recomiendan que se añada manzanilla al agua del baño en los casos de dolencias cutáneas.

Un estudio demostró que la manzanilla era muy eficaz a la hora de curar las abrasiones de la piel producidas por las sustancias abrasivas que se emplean para quitar los tatuajes.

❧ Síndrome del intestino irritable

Ésta es una enfermedad caracterizada por dolores abdominales, flatulencias, diarreas y/o estreñimiento. En muchos casos esta enfermedad tan común en la actualidad está relacionada con un alto nivel de estrés. Son de gran ayudas muchas de las numerosas técnicas antiestrés que existen, como, por ejemplo, el ejercicio físico, la oración y las terapias de orientación. Pero, además de esas estrategias, yo aconsejo la manzanilla como relajante del sistema nervioso.

Cuando se está más relajado, los órganos del sistema digestivo funcionan mejor. Por otra parte, el efecto antiespasmódico de la manzanilla calma el dolor del paciente que sufre el síndrome de colon irritable.

Recuerdo que traté a Michael, un mecánico de 34 años de edad que sufría un caso realmente típico de intestino irritable. Uno de sus peores síntomas era la formación de gases, que con frecuencia le producía fuertes dolores abdominales. Además de hacerle unas pruebas para determinar si tenía alguna intolerancia alimentaria, le recomendé que tomara con cada comida una taza de manzanilla.

Al cabo de dos semanas, Michael experimentó un cambio extraordinario. Su enfermedad mejoró mucho con el tiempo, tan sólo empeoraba cuando se pasaba con la comida rápida, aunque incluso en esos casos la manzanilla le aliviaba gran parte de las molestias.

Úlceras

La manzanilla tiene un rico y profuso historial como remedio para las úlceras. Uno de sus componentes clave es el azuleno, principal responsable, según se cree, de la regeneración de la capa mucosa del estómago. Los estudios realizados en animales han demostrado los efectos antiulcerosos de esta planta.

Un antiguo naturópata me enseñó un tratamiento que aplico con frecuencia a mis pacientes. En primer lugar, hago que el enfermo beba media taza de manzanilla y después se tumbe boca arriba. Quince minutos más tarde, le doy otra media taza de la infusión y hago que se tumbe sobre el costado izquierdo. Transcurridos otros quince minutos le pido que se tome otra media taza y que se tumbe boca abajo. Y para finalizar —tras beber la última dosis, otra media taza—, se queda tumbado sobre el costado derecho los últimos quince minutos.

Tal como me indicó el naturópata, ir cambiando de posición permite que la manzanilla se vaya depositando en las diferentes zonas del estómago del paciente. Quince minutos son tiempo suficiente para que la manzanilla, con sus propiedades curativas, entre en contacto con el tejido estomacal.

> El reputadísimo médico y herbolario alemán Rudolph Weiss, en su libro *Herbal Medicine*, afirmaba: «La manzanilla no es simplemente un remedio paliativo en esos casos (úlceras), sino que directamente cura...».
> Pero también advirtió que para completar el proceso curativo es necesario que se administren grandes dosis, de manzanilla en infusión o en tintura, durante períodos prolongados.
> Yo recomendaría como mínimo dos meses de uso continuo.

MATRICARIA

A la matricaria *(Tanecetum parthenium)* los seguidores de las plantas medicinales la llaman «hierba de las jaquecas» y también «migranela», siendo bastantes los estudios clínicos que confirman que las hojas de esta planta ayudan a combatir las migrañas. Si bien los fitoterapeutas han utilizado tradicionalmente matricaria para evitar y tratar las migrañas durante siglos, lo cierto es que también es muy conocida en el tratamiento de los dolores menstruales, los dolores del parto, y también para reducir la fiebre. Es también eficaz para combatir la artritis, los dolores de muelas y las afecciones respiratorias como el asma y la bronquitis. En la actualidad, la mayoría de la gente y de los naturópatas utilizan la matricaria para las migrañas y, en menor grado, para la artritis.

Esta planta alcanza hasta un metro de alto y tiene su origen en diversos lugares de Europa. En Norteamérica se cultiva para su comercio.

Los científicos no están demasiado seguros de que la matricaria ayude a evitar las migrañas, pero tienen diversas hipótesis. Se cree que esta planta reduce la posibilidad de que las células sanguíneas especializadas llamadas plaquetas formen coágulos en la sangre. Los investigadores creen que la acumulación de plaquetas produce la liberación de sustancias químicas inflamatorias, lo cual modifica el camino circulatorio de la sangre al cerebro. Cuando las plaquetas empiezan a aglomerarse anómalamente entre ellas, se cree que en ese proceso se producen desequilibrios bioquímicos en la serotonina –un neurotransmisor–, y esos desequilibrios producen, a su vez, migrañas. Según parece, la matricaria ayuda a evitar esa reacción en cadena.

La matricaria contiene una cantidad importante de la hormona melatonina. Un bajo nivel de esta hormona puede ser causa de migrañas.

Otra hipótesis acerca de la matricaria es que está relacionada con una sustancia llamada partenolida. Si bien se trata tan sólo de uno de sus componentes, algunos estudiosos consideran que el partenolida es importante para evitar las migrañas. Sin embargo, se necesitan más estudios clínicos para determinar con precisión el efecto terapéutico de este componente.

La matricaria inhibe también la artritis y otras dolencias inflamatorias. Lo más probable es que se deba a que evita la liberación de células inmunes que ocasionan problemas al llegar a las articulaciones y producen inflamación. De este modo la matricaria evitaría la destrucción de los tejidos celulares y de las articulaciones.

Dosis

A mis pacientes les recomiendo la matricaria en cápsulas. Busque el extracto normalizado, que contiene entre 0,3 y 0,7 % de partenolida. Hay que asegurarse de que el producto contenga también una base de la planta completa, ya que hasta el momento no sabemos a ciencia cierta en qué componentes se encuentran sus principios activos.

Para tratar las migrañas agudas, la dosis será de 300 mg cada media hora, hasta un máximo de cuatro dosis diarias. Si se nota mejoría, hay que seguir hasta que se considere necesario, sin superar las cuatro dosis al día.

Es cierto que la matricaria calma a algunas personas las migrañas agudas, pero guiándome por mi propia experiencia considero que es más útil de manera preventiva que como tratamiento para las migrañas. La dosis preventiva que aconsejo es de 300 a 400 mg diarios de matricaria en cápsulas. En el caso de que las migrañas persistan, no hay que dejar el tratamiento, a veces es necesario tomarla durante unos tres meses para que empiece a funcionar de manera preventiva. También se utiliza en forma de tintura, en cuyo caso la dosis es de 30 gotas.

Hay personas que toman matricaria en infusión, pero considero que con este procedimiento no se obtiene lo mejor de sus principios activos.

Sé que también se pueden masticar las hojas de la planta, pero de momento no conozco a nadie que lo haya hecho.

Hay que tener en cuenta de que la matricaria puede tardar hasta tres meses en dar resultados en cuanto a tratamiento preventivo.

¿Cuáles son sus efectos secundarios?

Existe un pequeño porcentaje de usuarios que puede llegar a tener molestias digestivas. Puesto que esta planta tiene propiedades anticoagulantes, si se están tomando fármacos para ese mismo propósito o si se está medicando para combatir las migrañas, antes de tomar matricaria hay que consultar con el médico. También hay que consultar si se está embarazada o criando un bebé con leche materna.

En el caso de decidirse por masticar hojas de matricaria, hay que hacerlo con precaución, ya que puede originar úlceras en la boca.

MATRICARIA
El médico naturista la recomienda para...

◈ Artritis
Esta planta puede ser de ayuda para aliviar los dolores de osteoartritis y artritis reumatoide. No cabe esperar un alivio inmediato, ya que es necesario un tiempo hasta que haga efecto su acción antiinflamatoria. Personalmente, prefiero utilizar la matricaria combinada con otras sustancias naturales antiinflamatorias, como el MSM (*metil-sulfonil-metano*), la boswellia, la cúrcuma y la bromelina. (Si se tiene osteortratitis, se tome o no matricaria, es imprescindible tomar sulfato de glucosamina).

◈ Dolor
La matricaria puede usarse para tratar muchos tipos de dolor. Algunos médicos naturistas y fitoterapeutas la recetan para combatir los dolores de muelas, las lesiones musculares y otros tipos de lesiones similares.

◈ Dolores de tipo migraña
Existen fármacos que solventan de manera eficaz los dolores migrañosos, pero siempre van acompañados de una potencial toxicidad y de efectos secundarios, lo cual no sucede con la matricaria. Por lo general, aconsejo combinar la matricaria con otras terapias naturales, como pueden ser el tratamiento de las intolerancias alimentarias, técnicas de manipulación

vertebral, la desintoxicación del organismo, el reequilibrio hormonal y la reducción del estrés. Estos otros tratamientos van dirigidos a las causas subyacentes de muchas migrañas, y si alguno de ellos funciona en el paciente, éste puede dejar de tomar matricaria. De no hacerlo así, tal como se ha demostrado en un estudio clínico, es posible que las migrañas reaparezcan tan pronto como se deje el tratamiento herbal.

Hay muy buenas pruebas clínicas que avalan la eficacia de la matricaria. En 1998 se realizó un estudio con 59 participantes que sufrían migrañas. Durante los primeros cuatro meses del estudio, tomaron una dosis regular de matricaria diariamente, en cápsulas. (En este tipo de estudios, lo habitual es que se establezca un grupo de control para realizar la comparación). Los investigadores comprobaron que el tratamiento diario con matricaria produjo una reducción del 24% en los dolores de migrañas. Mejoraron, asimismo, los síntomas de náuseas y vómitos. No aparecieron efectos secundarios. Cabe señalar que el 47% de los participantes en la prueba ya habían seguido un tratamiento convencional con fármacos para la migraña sin haber obtenido ninguna mejoría en cuanto a la gravedad o frecuencia de esta dolencia.

MELATONINA

—No logro conciliar el sueño –me contó Glen, un piloto retirado de 59 años de edad.

—¿Qué terapias ha probado para solucionar sus problemas de sueño? –le pregunté.

—Mi médico me ha recetado distintos fármacos. La mayoría no sirvieron de nada, al menos a largo plazo. Con dos de ellos no aguanté bien los efectos secundarios, que eran como una sensación de resaca por la mañana.

Glen siguió dándome algunos nombres de remedios naturales que su quiropráctico le había recomendado, incluso kava y valeriana.

—También he probado con la acupuntura –siguió Glen–. Le fue bien a mi espalda, pero no solucionó lo de mi sueño.

—Verdaderamente ha probado usted muchos remedios. ¿Qué hay de la melatonina?

Aunque Glen había oído hablar de ella, no la había probado.

Le expliqué cómo funciona.

—La melatonina es una hormona que produce una glándula del cerebro, que se libera en la oscuridad, de noche, y estimul el sueño.

—¿Y funciona bien?

—Es como todo. Funciona bien en algunas personas, pero no en otras. Pero en general he comprobado que es razonablemente eficaz. Como es una hormona, la recomiendo cuando otras terapias naturales no surten efecto. Sin embargo, yo diría que es mucho más segura y normalmente más eficaz que las pastillas para dormir.

—Estoy ansioso por intentarlo –dijo Glen.

A los pocos días, Glen me llamó y me informó de que ya no tenía problemas para dormir. La melatonina había funcionado.

Para más detalles

La melatonina es una hormona que produce una estructura del tamaño de un guisante, llamada glándula pineal, situada en el centro del cerebro. Curiosamente, durante un tiempo se creyó que la glándula pineal no servía para nada. Hoy en día, sabemos que la melatonina liberada por esta glándula ayuda a establecer los ritmos de vigilia y sueño. Como suplemento, la melatonina se ha utilizado también como potente antioxidante. En algunas personas reduce la sensación de desfase horario (*jet lag*).

En algunas investigaciones preliminares se ha concluido que la melatonina puede fortalecer el sistema inmunológico, contribuye a la prevención y el tratamiento del cáncer y ayuda a las personas a recuperarse de una enfermedad cardíaca. Además, algunos médicos holísticos también la recomiendan para infecciones como el VIH e infecciones crónicas. Asimismo, algunos investigadores creen que tiene propiedades «antienvejecimiento».

La cara oscura

La exposición a la oscuridad estimula la síntesis de melatonina, que se detiene con la exposición a la luz. Cuando la luz entra por el ojo, activa una serie de señales que se transmiten a la glándula pineal, que recorta la producción de melatonina. No obstante, en la oscuridad el ojo envía una señal contraria, lo que activa la producción de melatonina.

En realidad, la melatonina se produce a partir del aminoácido triptófano. Éste se convierte en un producto químico llamado 5-hidroxitriptófano (5-HTP), después en el neurotransmisor serotonina y, finalmente, en melatonina.

Existen varias sustancias que pueden reducir la producción de melatonina en el organismo. Entre ellas se incluyen el alcohol, la aspirina, la cafeína y el ibuprofeno. La presencia de nicotina también deprime la producción de melatonina, por lo que fumar de forma habitual es un obstáculo. Hay una serie de medicamentos que suelen recetarse y que también reducen la producción de melatonina, como, por ejemplo, los betabloqueadores, los bloqueadores de canales de calcio y los tranquilizantes.

Las técnicas para reducir el estrés, como la oración y la meditación, aumentan el nivel de melatonina en el organismo.

La melatonina se encuentra en alimentos como la avena, el maíz dulce, el arroz, la raíz de jengibre, los tomates, los plátanos y la cebada.

Algunas investigaciones han señalado que los niveles de melatonina disminuyen con la edad, pero no todos los estudios publicados lo corroboran. No creo que todas las personas mayores deban tomar melatonina, pero sé que para algunas es útil, porque puede mejorar mucho la calidad del sueño.

No sorprende que muchas personas que trabajan en turnos se hayan interesado por la melatonina. Trabajar por la noche es duro para los ritmos biológicos del cuerpo, porque es difícil dormir bien durante el día cuando el sol ya ha salido. La melatonina ha sido de gran ayuda para personas que trabajan en turnos de noche. Por lo general, basta con tomar con regularidad melatonina antes de la «hora de dormir» por la mañana, para que mejoren los ritmos biológicos y los patrones del sueño. Normalmente se tarda una semana en conseguirse el ajuste completo.

Dosis

Como con cualquier hormona, es mejor utilizar la dosis más baja posible para logar el efecto deseado, en especial cuando se utiliza para tratar el insomnio.

Me parece que una dosis de 0,1 a 0,3 mg puede bastar para estimular el sueño en personas con insomnio, o para quienes la utilizan para regular ciclos del sueño alterados a causa de cambios de zona horaria *(jet lag)* o turnos de trabajo. Algunos usuarios precisarán dosis superiores a 3 mg, o en ocasiones incluso a 5 mg.

Para mejorar el sistema inmunológico y para tratamientos contra el cáncer se recetan dosis de 20 a 50 mg y superiores. Estas dosis elevadas deberían tomarse siempre bajo supervisión médica.

La melatonina puede encontrarse en cápsulas, pastillas y en forma líquida, así como en formas de liberación prolongada y sublinguales.

En la síntesis de la melatonina son importantes las vitaminas B_3 y B_6, y los minerales calcio y mangesio. Muchos de mis pacientes han advertido que duermen mejor cuando toman calcio o magnesio (o ambos elementos).

¿Cuáles son sus efectos secundarios?

La melatonina parece ser una hormona segura con una toxicidad relativamente baja, pero, por desgracia, no se han realizado buenos estudios de larga curación con humanos.

Debido a esta falta de estudios, no recomiendo que tomen melatonina las mujeres embarazadas o que se hallan en período de lactancia. Toda mujer que pretenda quedarse embarazada debería evitar la melatonina, porque en altas dosis se ha demostrado que inhibe la ovulación.

La melatonina no debería administrarse a niños, pues no se conocen los efectos a largo plazo.

Las personas que toman medicamentos esteroideos, como la desametasona y la cortisona, no deben tomar melatonina a menos que la recete un médico. Asimismo, las personas con enfermedades autoinmunes o cáncer han de usarla en todo caso bajo supervisión médica.

MELATONINA
El médico naturista la recomienda para...

❧ Cáncer

Algunos oncólogos recomiendan la melatonina, aunque suelen aconsejarla además de la quimio o la radioterapia. Se cree que sirve para tratar varios tipos de cáncer, especialmente el de mama, próstata, pulmones y piel.

Asimismo, parece que tiene un efecto antiproliferante sobre ciertos tipos de cánceres dependientes de hormonas, porque ayuda a prevenir la metástasis de esos cánceres a otros órganos o partes del cuerpo. Este efecto parece aplicable al cáncer de mama, dependiente de estrógenos, y al cáncer de próstata, dependiente de andrógenos.

Además, está comprobado que la melatonina aumenta la eficacia de la quimioterapia y reduce la toxicidad de los tratamientos.

❧ Cefalea en racimos

En un estudio se comprobó que 10 mg de melatonina tomada por vía oral todas las noches ayuda a reducir la frecuencia de las cefaleas episódicas en racimo.

❧ Dejar de fumar

Se ha demostrado que el suplemento de melatonina mejora en los fumadores los síntomas subjetivos de ansiedad, inquietud, irritabilidad, depresión y ansia por fumar durante las 10 horas siguientes a su ingesta.

❧ Desfase horario *(jet lag)*

Si hay que elegir entre la melatonina y fármacos para dormir a fin de combatir el desfase horario, yo recomendaría la primera. Las pastillas para dormir pueden ayudar a conciliar el sueño, pero no contribuyen a reajustar el reloj biológico, además de la posibilidad de que creen adicción y causen somnolencia.

Para combatir el desfase horario, basta con tomar melatonina una hora antes de acostarse en la zona horaria del lugar de llegada. Varios estudios han demostrado que la melatonina es eficaz para el *jet lag*.

❧ Disquinesia tardía

Este síndrome se caracteriza por movimientos involuntarios y repetitivos inducidos por el consumo de ciertos fármacos, como los antipsicóticos. Un suplemento de 10 mg al día puede reducir estos síntomas entre un 24 y un 30% tras seis semanas de tratamiento.

❧ Envejecimiento

Algunos investigadores señalan que la melatonina puede ayudar a prolongar la juventud gracias a varios mecanismos, como la reducción del daño celular causado por los radicales libres, la mejora de la función del sistema inmunológico, la normalización de los ritmos circadianos y biológicos, la mejora del sueño y del descanso reparador y el estímulo de la producción de la hormona del crecimiento.

Se precisa más investigación antes de poder afirmar con seguridad que la melatonina tiene un «efecto antienvejecimiento», pero en este sentido promete.

❧ Exposición a radiaciones

La melatonina puede ser un tratamiento habitual para prevenir y tratar la exposición a radiaciones. En un estudio se comprobó que protege los glóbulos blancos del organismo humano con una eficacia 500 veces mayor que el potente antioxidante (DMSO) que se utilizó a título comparativo.

❧ Hipertensión arterial

Unos investigadores italianos informaron en el *American Journal of Hypertension* que la melatonina reduce la presión sanguínea nocturna en mujeres con hipertensión. En el estudio de doble ciego participaron 18 mujeres, de 47 a 63 años de edad. Nueve de ellas tenían una tensión normal y las otras nueve, hipertensión. Durante tres semanas, las participantes recibieron un tratamiento que consistía en un comprimido (3 mg) de melatonina de liberación prolongada o en un placebo, que tomaban una hora antes de acostarse. A continuación, durante otras tres semanas se les sometía al otro tratamiento. Se hicieron lecturas de la presión sanguínea al principio y al final de cada período del tratamiento. De las mujeres que tomaron melatonina, un 84% experimentó una bajada de la tensión, frente al 39% de las que tomaron placebo. En estudios anteriores se han obtenido resultados similares con hombres que padecían hipertensión no tratada y personas con diabetes de tipo I.

☙ Insomnio

Muchos estudios demuestran que la melatonina es eficaz para quienes padecen insomnio, tanto jóvenes como ancianos. Asimismo, se ha comprobado que mejora la calidad del sueño de personas con esquizofrenia crónica. Defiendo el uso de la melatonina como ayuda para dejar de consumir fármacos adictivos como la benzodiazepina, destinados a combatir el insomnio.

Se sabe que la melatonina contribuye a normalizar los patrones del sueño de personas ciegas. Como la glándula pineal es sensible a la luz, las personas ciegas no suelen estar «sincronizadas» con los patrones habituales de vigilia durante las horas diurnas y de sueño por la noche. Si se les marca el ritmo de la ingesta de melatonina, pueden ajustarse para que no tengan sueño durante el día.

La melatonina suele ser más eficaz en dosis bajas. Y siempre conviene tomarla por la noche.

☙ Retirada de las benzodiazepinas

Se ha comprobado que la melatonina ayuda a las personas mayores que sufren insomnio a dejar de tomar benzodiazepinas.

☙ Trombocitopenia

En este trastorno, las células que inducen la coagulación de la sangre, las llamadas plaquetas, escasean más de lo normal. Existen pruebas de que el suplemento de melatonina puede mejorar la trombocitopenia asociada al cáncer y a tratamientos que suelen aplicarse para el mismo.

MENTA

—He estado aplicando estos cambios en la dieta que me recomienda usted, además de tomar las enzimas digestivas, y me he sentido mucho mejor, pero todavía tengo gases y pinchazos en la parte inferior del abdomen.

A la edad de 29 años, Kristina tenía todos los síntomas del síndrome del intestino irritable, un doloroso problema digestivo que suele precisar un tratamiento prolongado. El hecho de que ya hubiera notado mejoría era importante, y para el resto de los síntomas le recomendé menta *(Mentha piperita)*.

—Si funciona como debería, te librarás de los síntomas. Las cápsulas de aceite de menta ayudan a relajar el tracto digestivo y a reducir los espasmos y los gases.

Al mes siguiente, Kristina experimentó los mismos resultados que muchos pacientes con el síndrome del intestino irritable que toman menta. Advirtió que este sencillo remedio natural le hizo sentirse muy diferente. Era justo lo que necesitaba los días en que sentía «malestar» en la parte inferior del abdomen.

Muchas mentas

La menta se utiliza desde hace mucho tiempo para calmar las molestias digestivas, como los pinchazos y los espasmos, la flatulencia, los cólicos y los cálculos biliares. Además de ser una de las mejores hierbas para el intestino irritable, también contribuye a solucionar problemas de las vías respiratorias altas. Puede servir de alivio de los síntomas de un resfriado y despejar la sinusitis y la bronquitis. Asimismo, los herboristas y médicos holísticos emplean desde hace mucho tiempo la menta para tratar los dolores de cabeza. Cuando se utiliza en forma de crema es un excelente ungüento tópico para aliviar el dolor de las articulaciones y musculares.

Otras «mentas» —y hay unas cuantas— comparten los poderes curativos de la menta. Las utilizaron los griegos, los romanos y los egipcios como hierbas para cocinar y como remedio curativo. Durante miles de años, los médicos que practicaban la medicina tradicional china y ayurvédica han usado la menta. Introducida en Europa occidental a principios del siglo XIX, sigue siendo popular entre los herboristas británicos y europeos hasta nuestros días.

Lo que llamamos menta es en realidad un híbrido de otras dos especies de mentas: la hierbabuena *(Mentha spicata)* y la menta acuática *(Mentha aquatica)*. La parte que tiene aplicaciones medicinales son las hojas.

Los ingredientes principales de la menta son aceites esenciales que incluyen mentol y mentona. El mentol es especialmente importante por sus cualidades antiespasmódicas, de alivio de la flatulencia, estimulantes de la bilis y analgésicas. La menta también contiene flavonoides, taninos, tocoferoles, carotenos y otros nutrientes.

La menta es una hierba aromática que tiene un efecto relajante sobre el cuerpo. Según la medicina tradicional china, tiene afinidad con los pulmones y el hígado.

Dosis

～ Infusión

Recomiendo una infusión de 1 a 2 cucharaditas de hojas secas de menta por un cuarto de litro de agua, de una a tres veces al día.

～ Tintura

Recomiendo de 20 a 60 gotas (aproximadamente de 0,5 a 1,0 ml), de una a tres veces al día.

～ Cápsulas

Recomiendo de 1 a 2 cápsulas con recubrimiento entérico (0,2 ml por cápsula), dos o tres veces al día entre comidas. Esta forma es la recomendada para el síndrome del intestino irritable o para problemas digestivos que se producen en la mitad inferior del tracto digestivo (por ejemplo, flatulencia).

¿Cuáles son sus efectos secundarios?

La menta puede agravar el reflujo esofágico (ardor de estómago). Debería evitarse si se tiene colecistitis (inflamación de la vesícula) o se padece una enfermedad grave del hígado. Las personas asmáticas deberían utilizar con precaución el aceite esencial de menta, que es la variante que se vende para la aromaterapia. Inhalar la fragancia del aceite esencial puede causar un brote de asma.

Hay que tener en cuenta que el aceite esencial de menta, que se utiliza para la aromaterapia, sólo sirve para perfumar. Al igual que otros aceites esenciales, no debería ingerirse nunca.

Conviene tener precaución a la hora de usar el aceite de menta tópicamente porque puede causar irritación en la piel. No debe aplicarse alrededor de los ojos, en especial de los niños.

He descubierto que una concentración demasiado fuerte o una cantidad muy elevada de aceite de menta pueden causar molestias digestivas en los niños.

MENTA
EL MÉDICO NATURISTA LA RECOMIENDA PARA...

Cálculos biliares
Está demostrado que el mentol es útil para disolver los cálculos biliares cuando se mezcla con ácido ursodeoxílico. Se utiliza en una fórmula patentada conocida como rowachol.

Dolor de cabeza
La menta también se usa oralmente y, como un aceite, de forma tópica para aliviar dolores de cabeza, en particular los producidos por tensiones.

Dolores musculares y óseos
Tanto el aceite de menta como el mentol son analgésicos demostrados cuando se aplican tópicamente. Por este motivo, suelen utilizarse en cremas y geles para dolores y espasmos musculares.

Resfriado y tos
La menta se ha utilizado durante miles de años en la medicina tradicional china para tratar el resfriado común acompañado de fiebre, ligeros escalofríos, dolor de cabeza, tos y enrojecimiento de los ojos. También se ha usado habitualmente a modo de preparado tópico o para inhalar (incluido el extracto de mentol) a fin de facilitar la respiración y abrir las vías respiratorias.

Se ha demostrado que la menta tiene cualidades antivíricas. Además, es un ingrediente común en preparados para la tos.

Síndrome del intestino irritable
Las cápsulas de aceite de menta con recubrimiento entérico han adquirido gran popularidad para reducir y, a veces, erradicar los síntomas del in-

testino irritable. Este trastorno habitual se caracteriza por estreñimiento o diarrea –o una alternancia de ambos síntomas–, así como por flatulencia y espasmos intestinales.

El aceite de menta sirve para relajar el músculo liso del tracto digestivo. Además, se ha demostrado que tiene efectos antimicrobianos contra las levaduras y otras bacterias que suelen estar relacionadas con este síndrome.

Varios estudios han demostrado que el aceite de la menta es eficaz para aliviar el síndrome del intestino irritable. En una prueba de doble ciego aleatoria con control de placebo, que se hizo con 110 personas con este síndrome, se descubrió que el aceite de menta mejoraba los síntomas del dolor abdominal, la distensión, la flatulencia y otros. El aceite de menta fue mucho más eficaz que el placebo. En un estudio italiano reciente se dio a los 57 participantes, personas con síndrome del intestino irritable, 225 mg de cápsulas de aceite de menta dos veces al día, o un placebo. Los síntomas se evaluaron antes de la terapia, al término de la misma, cuatro semanas después, y de nuevo cuatro semanas después de concluida. Los pacientes que tomaron aceite de menta tenían menos síntomas, y éstos eran más débiles, en comparación con los de quienes recibieron un placebo, al final del tratamiento y durante el posterior seguimiento.

MSM (METILSULFONILMETANO)

Recuerdo que uno de mis profesores en la facultad de medicina nos dijo que si un médico no puede aliviarle rápidamente el dolor a un paciente, el paciente no volverá a su consulta.

Y así es.

Nadie quiere experimentar dolor y, cuando se padece, lo único que se desea es alivio. No obstante, el dolor crónico y continuo es un gran problema para muchas personas. Se ha calculado que una tercera parte de todos los norteamericanos, por ejemplo, han de enfrentarse al dolor, a menudo a causa de una enfermedad. Y lo mismo sucede en otros lugares.

No puedo afirmar que el suplemento llamado MSM vaya a ayudar a todo el mundo, pero sé que tenemos suerte de contar con él. Es uno de esos suplementos significativos que para muchas personas son muy eficaces porque reducen el dolor y la inflamación.

MSM es la sigla de metilsulfonilmetano. Esta sustancia se descubrió mientras se investigaba el DMSO (dimetilsulfóxido, un compuesto relacionado, conocido porque alivia el dolor). El problema del DMSO es que tiene un olor muy fuerte y desagradable.

El MSM no tiene este problema de olor y parece ser tan efectivo como el DMSO, o incluso más. La mayor parte de la investigación sobre MSM la han realizado el doctor Stanley Jacob, de la Oregon Health Sciences University, Portland, y el doctor R. Lawrence, de la UCLA, California. Ambos han tratado con DMSO y MSM a varios miles de personas afectadas por enfermedades dolorosas.

En su libro titulado *The Miracle of MSM* informan de los numerosos beneficios del MSM, entre ellos:

- Alivia el dolor.
- Reduce la inflamación.
- Aumenta el flujo sanguíneo.
- Controla los impulsos nerviosos hiperactivos.
- Reduce los espasmos musculares.
- Alisa el tejido de las cicatrices.

Además, el MSM tiene un efecto antiparasitario, es decir, contribuye a la resistencia a la invasión de parásitos nocivos. Asimismo, posee un efecto normalizador en el sistema inmunológico, lo que significa que es útil para tratar enfermedades autoinmunes como la artritis reumatoide y el lupus.

El MSM se encuentra en muchos alimentos, como las hortalizas verdes, y forma parte de manera natural de organismos vivos, y también de plantas y animales. Tal y como indica el nombre, el MSM es una fuente de azufre mineral.

El cuerpo utiliza azufre para varias funciones distintas. Es un componente integral de los aminoácidos, los bloques elementales que constituyen las proteínas. Los aminoácidos son esenciales para muchas funciones biológicas, desde la generación de enzimas, hormonas y células inmunitarias hasta la creación de tejidos como la piel y el cabello.

El azufre reviste especial importancia para los tres aminoácidos que contienen azufre: metionina, cisteína y cistina. Asimismo, es un mineral relevante para la desintoxicación. Entre las fuentes de azufre se incluyen la carne, los huevos, la carne de ave de corral, el pescado y la leche. Los alimentos vegetales que contienen azufre son el ajo, las cebollas, el brécol, la coliflor, la calabaza, las legumbres y las semillas de girasol.

Control del dolor sin efectos secundarios

El MSM no es el único suplemento que tiene efectos potentes, directos, antiinflamatorios y analgésicos. Entre los demás que recomiendo figuran la bromelina, la cúrcuma, la boswellia y el sauce blanco, pero debo decir que ninguno de ellos es tan rápido en su acción analgésica como el MSM.

Si bien algunos medicamentos actúan con tanta inmediatez como el MSM, la mayoría de los analgésicos y antiinflamatorios producen graves efectos secundarios. Por ejemplo, la aspirina es una de las principales causas de la úlcera y puede dañar los riñones y el hígado. Además, acelera la destrucción del cartílago.

Los efectos secundarios de los AINE (antiinflamatorios no esteroideos) son conocidos. Se han llevado a cabo estudios que han demostrado que los corticosteroides como la prednisona están relacionados con trastornos emocionales, la osteoporosis, la intoxicación del hígado y de los riñones, el aumento de peso y la depresión del sistema inmunológico. El consumo a largo plazo de estos productos farmacéuticos puede agravar la propia enfermedad.

El MSM alivia el dolor y la inflamación sin causar daños al cuerpo, lo que ha permitido a muchas personas colaborar con sus médicos en la reducción o la eliminación completa del uso de analgésicos.

Un caso de artritis

Joe ha sido uno de los enfermos de artritis que he tratado, y su caso es un buen ejemplo de lo que puede hacer el MSM.

Cuando vi por primera vez a Joe, no podía caminar sin cojear. La causa de su dolor no tenía misterio alguno: había padecido durante años una osteoartritis que iba empeorando, y recientemente la artritis de la rodilla izquierda se había recrudecido. El dolor le resultaba casi insoportable.

Aunque Joe sólo tenía 55 años de edad, se preguntaba por cuánto tiempo más podría moverse, y pensaba que en un futuro no muy lejano

EL MSM EN LOS MEDIOS DE COMUNICACIÓN

En una edición del programa *Larry King Live* se entrevistó a unos expertos sobre tratamientos naturales para la artritis. Uno de esos expertos era el doctor R. Lawrence, defensor del uso de MSM.

Cuando una persona que llamó por teléfono le preguntó si se podía administrar MSM a un niño con artritis reumatoide, el doctor Lawrence recomendó que le diera el suplemento al niño, pero lógicamente con una dosis menor que para un adulto.

Un experto médico de la CNN, que también formaba parte del grupo, se opuso a esta recomendación, argumentando que no se habían hecho suficientes estudios para apoyar el uso de MSM. A continuación, dijo que el tratamiento convencional con esteroides sería la mejor opción para ese niño.

Por desgracia, el debate siguió adelante y la cuestión no se exploró a fondo. Pero sentí vergüenza ajena al pensar que si los padres seguían su consejo, el niño se vería privado de un suplemento no tóxico que millones de personas han utilizado; más aún, de un suplemento recomendado por médicos como Lawrence y Jacob, y del que no había pruebas de que produjera efectos secundarios. A cambio, es probable que a ese niño le dieran varias dosis de esteroides, cuyos efectos secundarios se ha demostrado que son profundos y duraderos.

---

le harían una operación de rodilla. Había tomado una serie de analgésicos que le había recetado su médico, pero dejó de tomarlos cuando supo que producían úlceras y otros problemas digestivos.

Cuando le dije a Joe que muchos de los medicamentos que había consumido podían acelerar realmente la degeneración del cartílago de las articulaciones, contestó: «Fantástico. ¿Por qué no me lo dijo mi médico?».

Aunque no especialmente gordo, Joe era un hombre grande, de 95 kilos de peso, y necesitaba una dosis mayor de lo normal. Empecé a darle 4.000 mg de MSM al día en forma de pastilla, además de aplicaciones tópicas de MSM en crema. En dos días, Joe sintió que el dolor de la rodilla disminuía mucho.

Durante los dos meses siguientes, Joe siguió tomando una dosis elevada de MSM. A continuación, por recomendación mía, la redujo a una dosis de mantenimiento de 2.000 mg al día. Me informó de que el dolor le había mejorado «un 80 %» y que podía moverse mucho mejor.

Posteriormente, añadí sulfato de glucosamina a este protocolo para ayudarle a reconstruir el cartílago de su rodilla. Algunos investigadores creen que el MSM ayuda a reconstruir el cartílago, cosa que es muy posible, ya que tiene propiedades químicas que contribuyen a incorporar líquido en el tejido de las articulaciones. Por eso, quise asegurarme de que Joe también tomara un suplemento que le ayudara a invertir el proceso de deterioro del cartílago de la rodilla.

Dosis

Para uso preventivo recomiendo de 1.000 a 2.000 mg al día. Cuando se toma con un objetivo terapéutico (por ejemplo, para aliviar el dolor), la dosis varía en función del peso corporal, del género y de las necesidades personales: entre 3.000 y 8.000 mg suele ser eficaz. Normalmente digo a mis pacientes que empiecen con 3.000 mg y que vayan aumentando poco a poco hasta que empiecen a notar alivio. La mayoría empieza a sentirse mucho mejor cuando la dosis que toman está entre los 3.000 y los 5.000 mg. El MSM puede comprarse en forma de cápsula, pastilla, cristal, loción, crema o gel. Si se toma en forma de cristal, primero es mejor diluirlo en agua, porque es muy amargo. O se puede tomar con zumo para que sea más agradable al paladar.

Es aconsejable tomar MSM con las comidas para evitar molestias de estómago. Recomiendo no tomar MSM antes de acostarse porque puede producir desvelo. Lignisul MSM es la marca de MSM que se ha utilizado en los estudios clínicos.

¿Cuáles son sus efectos secundarios?

Casi ninguna persona ha experimentado efectos secundarios al tomar MSM; solamente en algunos casos que tomaron dosis elevadas se han producido molestias gástricas. Hay pocas personas que sean sensibles al MSM y que éste les produzca molestias de estómago, espasmos o diarrea, por lo que recomiendo empezar con una dosis baja e ir aumentándola gradualmente cada pocos días. De esta manera se ayuda al cuerpo a adaptarse al MSM y a reducir la posibilidad de sufrir efectos secundarios.

En caso de experimentar alguna reacción adversa, tal vez los síntomas desaparecerán si se reduce la dosis o, en todo caso, dejando de tomar MSM.

Me suelen preguntar si las personas alérgicas a los sulfitos o a las sulfamidas pueden tomar MSM. La respuesta es que sí. Los sulfitos y las sulfamidas no tienen la misma composición química que el MSM, que contiene el mineral azufre.

A los niños suelo recetarles una dosis inicial muy baja de MSM. El gel o la crema son especialmente buenos para lesiones de las articulaciones o de los músculos de los niños. Los autores de *The Miracle of MSM* afirman que el suplemento es seguro para mujeres embarazadas, pero coincido con ellos en que durante el embarazo debería consultarse con un médico antes de utilizarlo.

Aunque no se ha estudiado, los autores también recomiendan precaución cuando se usa MSM con medicamentos anticoagulantes, como la heparina. Si uno está tomando algunos de estos medicamentos, conviene que consulte a su médico antes de tomar MSM.

MSM
El médico naturista lo recomienda para...

Alergias y asma

Algunos pacientes han informado de que el MSM alivia los síntomas de la alergia al polen. Tengo muchos pacientes de la zona de San Diego con problemas de este tipo, que reaccionan a la llegada anual de diferentes tipos de polen. No he comprobado que el MSM cure estas alergias, pero sí he constatado que reduce los síntomas.

Por sus poderes naturales antialérgicos, el MSM también es útil para el asma, que a menudo viene desencadenado por alergias al polen. Asimismo, las personas con sinusitis crónica pueden beneficiarse de él porque esta enfermedad suele ir asociada a las alergias.

El doctor Jacob también informa de que el MSM ha ayudado a sus pacientes con alergias alimentarias a reducir sus síntomas.

∽ Ardor de estómago

En algunas personas, el MSM alivia el ardor de estómago, aunque los investigadores no han descubierto aún la causa. De todos modos, el MSM es una opción mejor que los medicamentos antiácidos que temporalmente pueden proporcionar alivio, pero que reducen el ácido gástrico.

∽ Artritis

Si bien el MSM es especialmente eficaz para tratar la osteoartritis, también puede utilizarse para tratar la artritis reumatoide y otros tipos de artritis.

He comprobado que la mayoría de las personas con osteoartritis que toman suplementos de MSM han notado que los dolores han disminuido en dos o tres semanas. Algunas personas han advertido mejoras en un día o dos, en especial cuando se aplica crema o gel sobre las articulaciones afectadas.

Se han realizado algunos estudios clínicos sobre el MSM con pocos participantes. En uno de ellos, editado en la *International Journal of Anti-Aging Medicine*, se crearon dos grupos aleatorios de 16 pacientes cada uno, de 55 a 78 años de edad. Todos los pacientes padecían una enfermedad degenerativa de las articulaciones y sufrían agudos dolores crónicos. Cuando los investigadores compararon el grupo de personas que tomaron 2.250 mg de MSM al día con el grupo de placebo, advirtieron que el 80% del primer grupo había mejorado en seis semanas, mientras que en el grupo de placebo lo había hecho menos del 20%.

∽ Dolor de cabeza

El MSM contribuye a reducir los espasmos musculares y la tensión, por lo que sirve de ayuda para prevenir los dolores de cabeza causados por tensiones.

∽ Enfermedades autoinmunes

El MSM puede comportar un gran alivio del dolor para personas con enfermedades autoinmunes como la artritis reumatoide, el lupus, la esclerodermia y la cistitis intersticial. Si bien el suplemento no es una cura, ayuda a muchas personas a controlar la inflamación causada por estas enfermedades y les permite llevar un estilo de vida más normal.

El suplemento funciona incluso mejor cuando se toma la precaución de combinarlo con cambios de dieta y algunas terapias naturales como la homeopatía o la acupuntura. Con ayuda de suplementos de MSM, muchas personas han reducido la dosis de medicamentos antiinflamatorios o esteroides, cosa que, naturalmente, debe hacerse bajo supervisión médica.

Uno de los entusiastas más categóricos del suplemento MSM fue el actor James Coburn en su última etapa, que padeció artritis reumatoide durante varios años. Afirmaba que el MSM le había aliviado enormemente el dolor causado por la artritis.

Fibromialgia

Todavía no sabemos cuál es la causa de la dolorosa enfermedad muscular que responde al nombre de fibromialgia, pero mi propia experiencia clínica me ha demostrado que las terapias naturales funcionan bastante bien en la mayoría de las personas. El tratamiento continuo con terapias naturales es un enfoque a largo plazo mucho mejor que intentar abordar el problema con megadosis de fármacos. El MSM es uno de los suplementos que recomiendo para reducir el dolor muscular.

Lesiones musculares y deportivas

El MSM es uno de los mejores suplementos para las lesiones deportivas: es el árnica de los suplementos nutritivos. Se aplica como una pomada en esguinces, torceduras u otras lesiones deportivas. Contribuye a reducir el dolor muscular después de hacer ejercicio y tras una competición.

Uñas y cabellos sanos

Quienes lo han tomado dicen que el MSM mejora la fortaleza y el brillo del cabello, y que también sirve para mantener unas uñas más duras y brillantes. En un estudio, un cosmetólogo evaluó a 21 personas a las que, bajo la supervisión de un médico, se administraron suplementos, para finalmente volver a examinarlas. Ni los pacientes ni los investigadores sabían si los «suplementos» que recibieron eran realmente MSM o comprimidos de placebo sin ningún ingrediente activo. Las dosis fueron de 3.000 mg al día de Lignisul MSM.

Las personas que tomaron suplementos de MSM y que evaluó el cosmetólogo habían mejorado mucho la salud de su cabello, mientras que los del grupo del placebo no experimentaron cambios, o si los experimentaron eran casi inapreciables. Los participantes y los investigadores pudieron comprobar evidentes mejoras en las personas que habían tomado MSM.

En un estudio similar, en el que se utilizaron dosis de Lignisul MSM, la salud de las uñas mejoró de forma parecida. Los once pacientes que participaron en el estudio, el cosmetólogo encargado del examen y los investigadores no sabían qué pacientes habían recibido MSM y cuáles placebo. Una vez realizado el estudio, se concluyó que la longitud, el grosor, el brillo y el aspecto general de las uñas de las personas que habían tomado MSM habían mejorado mucho, globalmente alrededor de un 80%.

N

N-ACETILCISTEÍNA

—Llevo una semana con bronquitis y casi me atraganto con los mocos que expulso. ¿Cree que necesito antibióticos? –me preguntó Dean, un técnico informático.

—No, lo más probable es que sea una infección vírica. Le pondré a tratamiento con N-acetilcisteína (NAC) tanto en forma de suplemento como para inhalar. Eso le ayudará a mejorar –le contesté.

En los dos días siguientes, Dean empezó a mejorar notablemente.

Con los años he ido confiando cada vez más en la NAC para ayudar a mis pacientes con una serie de problemas. La NAC es una sustancia similar a los aminoácidos, derivada del aminoácido L-cisteína. La NAC desempeña varias funciones exclusivas en el organismo: En primer lugar, es un potente antioxidante porque aumenta los niveles de glutatión, considerado el principal antioxidante del cuerpo. Sin embargo, el glutatión como suplemento no parece ser muy estable y, por eso, quizá no sea muy beneficioso. Además, la NAC contribuye a desintoxicar los riñones y el hígado. Gracias a este mecanismo, combinado con su capacidad antioxidante, es útil para tratar la exposición a toxinas. Incluso se administra por vía intravenosa en hospitales para tratar ciertos tipos de intoxicaciones graves por fármacos, como la sobredosis de acetaminofeno (paracetamol). Asimismo, la NAC reduce las reacciones inflamatorias excesivas del sistema inmunológico. Por último, cabe señalar que la NAC es un mucolítico que lleva mucho tiempo utilizándose en la medicina convencional por los beneficios anteriormente mencionados.

Dosis

Para prevenir los resfriados y la fiebre, recomiendo 600 mg dos veces al día y, como medida preventiva de la salud en general, de 300 a 600 mg diariamente. Para tratar la bronquitis, suelo recetar de 2.400 a 3.000 mg al día.

¿Cuáles son sus efectos secundarios?

Según mi experiencia, los efectos secundarios no son muy comunes. Unas dosis elevadas pueden provocar molestias digestivas. La NAC contiene el mineral azufre, que produce un olor fétido (similar al del huevo podrido) en la forma de suplemento.

N-ACETILCISTEÍNA
El médico naturista la recomienda para...

Cáncer colorrectal
En un estudio en el que los participantes tomaron 800 mg de NAC al día durante 12 semanas se comprobó que disminuía la proliferación de pólipos de colon en comparación con quienes tomaron un placebo.

Daños renales inducidos por tintes de contraste
Los tintes de contraste, como el gadolinio, suelen utilizarse en la resonancia magnética (RM) y análisis de tomografía computarizada (TC). Investigadores de la Universidad de Michigan evaluaron el corpus disponible de investigaciones para descubrir la mejor forma de proteger a los riñones frente a los daños inducidos por agentes de contraste yodado. Se realizaron 41 pruebas controladas al azar y se estudiaron los resultados de esas pruebas, que contenían datos sobre los efectos protectores de los agentes administrados a fin de prevenir daños renales después de realizar angiogramas coronarios. Descubrieron que la NAC era un nutriente económico que, en aquellas personas con una función renal comprometida, podía ayudar a prevenir los daños renales causados por los tintes de contraste. Estos resultados se publicaron en la edición del 19 de febrero de 2008 de *Annals of Internal Medicine*.

Enfermedad renal crónica
Se ha demostrado que la NAC por vía oral reduce el riesgo de sufrir un infarto y un derrame cerebral en personas que se someten a diálisis a causa de una enfermedad renal en fase terminal, un hallazgo publicado

en *Circulation*. La dosis que se usó en este estudio fue de 600 mg dos veces al día.

❧ Epilepsia

En un estudio con pocos participantes se concluyó que la NAC administrada por vía oral puede ser útil para la epilepsia mioclónica (breves tics involuntarios de los músculos).

❧ Homocisteína

La NAC es uno de los suplementos que pueden reducir los niveles en sangre de homocisteína, un aminoácido que aumenta el riesgo de sufrir enfermedades cardíacas, artritis reumatoide y Alzheimer. Entre otros nutrientes que reducen la homocisteína se incluyen el ácido fólico, las vitaminas B_6 y B_{12} y la trimetilglicina.

❧ Infecciones de las vías respiratorias

En la medicina convencional se utiliza la NAC tanto por vía oral como inhalado para tratar la bronquitis, la enfermedad pulmonar obstructiva crónica, la fibrosis quística y otras enfermedades de las vías respiratorias en las que se precisa diluir la mucosidad. He comprobado que funciona bien tanto por vía oral como por vía inhalatoria. Asimismo, he obtenido buenos resultados combinando la NAC con glutatión y extracto de regaliz como tratamiento de inhalación para el asma, la bronquitis y el enfisema. En un estudio publicado en *Respiratory* se demostró que 600 mg de NAC al día, junto con un tratamiento convencional, en personas que padecían una enfermedad pulmonar obstructiva crónica moderada o grave, reducían un 41% el número de brotes. Además, hay estudios que demuestran que una dosis oral de 400 a 1.200 mg de NAC alivia la agravación de la bronquitis crónica.

❧ Intoxicación por acetaminofeno

La NAC se utiliza en hospitales tanto por vía oral como intravenosa para tratar las sobredosis de acetaminofeno, porque reduce el índice de mortalidad. Debido a que el acetaminofeno, un fármaco antiinflamatorio no esteroideo que se vende sin receta con el nombre de paracetamol, agota las reservas del glutatión del organismo, es prudente tomar suplementos de NAC cuando se utiliza el acetaminofeno durante un largo período de tiempo.

> **✤ Prevención de la gripe**
> Una forma económica de prevenir la gripe son los suplementos de NAC. Investigadores italianos comprobaron que las personas que tomaban 600 mg de NAC dos veces al día manifestaban menos síntomas de gripe, por mucho que los análisis de sangre confirmaran que existía infección. Al notar los primeros signos sintomáticos hay que aumentar la dosis a 2.000 o 3.000 mg al día durante dos o tres días. En caso de tener un resfriado o gripe declarados, hay que mantener esta dosis más alta durante una semana.

NUX VOMICA

Nux vomica es un remedio homeopático que todos los días precisan decenas de miles de personas en muchos lugares. Este extraordinario remedio es el extracto diluido de la nuez vómica. Si bien la nuez es muy tóxica y causa múltiples síntomas, que van desde vómitos hasta reacciones nerviosas, pasando por calambres, el remedio homeopático es completamente seguro. Es una forma extremadamente diluida del extracto de nuez vómica, tan diluida que solamente queda la frecuencia vibratoria de la planta. No queda nada de material en esa dilución. En esta forma, el extracto de la nuez puede tratar numerosos síntomas, especialmente los relacionados con problemas intestinales o el insomnio.

Miles, uno de mis pacientes, de 41 años de edad, sufría tanto ardores crónicos como insomnio. Antes de acudir a mí ya había pasado por toda la serie de terapias convencionales, incluidos los medicamentos para el ardor de estómago y un gran número de somníferos. Incluso había estado en una clínica para el sueño conocida en todo el mundo, donde le habían tratado el insomnio, pero sin que lograra mejorar.

Miles se ajustaba al perfil de lo que en medicina homeopática se llama una «personalidad *Nux vomica*». Además de simpático y extrovertido, es un hombre de negocios exigente, dueño de dos negocios prósperos y al que le gustaba estar muy ocupado. Asimismo, era un gran bebedor, otro rasgo del tipo *Nux vomica*. Emocionalmente, solía irritarse y ponerse impaciente, y se enfadaba con facilidad.

La *Nux vomica* causó en Miles una reacción increíble. Cuando empezó a tomarla, los ardores de estómago disminuyeron mucho en frecuencia e intensidad. El insomnio dejó de ser un problema. Me dijo que al fin había conseguido una noche de sueño profundo.

Una cuestión de digestión

La *Nux vomica* actúa específicamente en el sistema digestivo. Es uno de los mejores remedios para el ardor de estómago, úlcera, calambres, hipo, envenenamiento alimenticio y estreñimiento. Además, tiene un efecto desintoxicante sobre el hígado.

También beneficia al sistema nervioso, por su efecto relajante y calmante, de forma que contribuye a reducir las consecuencias del estrés, incluidos los espasmos musculares y los calambres.

Asimismo, la *Nux vomica* suele utilizarse para aliviar las resacas. Hace varios años, después de la boda de un amigo, recuerdo haberles dado *Nux vomica* a unos cuantos asistentes a la boda. Quince minutos después de tomar el remedio, empezaron a preguntarme: «¿Qué era ese remedio?». En tan breve espacio de tiempo ya se sentían mejor.

En los círculos homeopáticos, *Nux vomica* significa simplemente «sin vómito».

Dosis

Para un alivio rápido de los síntomas, recomiendo tomar la potencia 30C cada 15 o 30 minutos. (Si la 30C no estuviera disponible, se pueden utilizar otras potencias con la misma frecuencia). Para problemas de salud crónicos, recomiendo una dosis dos veces al día durante dos semanas y, después, según necesidad.

¿Cuáles son sus efectos secundarios?

Nunca he tenido noticias de ningún efecto secundario con este remedio.

NUX VOMICA
El médico naturista la recomienda para...

❧ Alcoholismo
Nux vomica ayuda a reducir el deseo de tomar alcohol y facilita el proceso de abandono de la bebida. Además, ayuda a los adictos que lo están dejando a desintoxicarse de un modo más efectivo.

❧ Alergias
Este remedio es eficaz para la fiebre del heno y otras alergias de inhalación. Si se estornuda con frecuencia y la nariz gotea al despertar por las mañanas, *Nux vomica* es la mejor opción.

❧ Cólicos
La *Nux vomica* es un remedio excelente para los síntomas de los cólicos. Si un bebé suele estar estreñido, irritable y arquea la espalda durante los brotes de los cólicos, es un buen candidato a tomar *Nux vomica*. Lo habitual es que el bebé mejore al cabo de unos segundos o minutos después de la administración del remedio.

❧ Colitis
Este remedio proporciona alivio a personas que sufren enfermedades digestivas como la colitis ulcerosa, la enfermedad de Crohn y el síndrome del intestino irritable. Ayuda a prevenir y atenuar los síntomas de los calambres abdominales que pueden deberse a sentimientos de ira, a una alimentación deficiente o al estrés. Si los síntomas empeoran cuando se llevan ropas ceñidas alrededor de la cintura, y mejoran cuando se aplica calor y se toman bebidas calientes, *Nux vomica* también es un excelente remedio.

❧ Dolor de espalda
Muchos médicos no saben que *Nux vomica* ayuda a aliviar el dolor de espalda. Si bien es especialmente eficaz si se toma justo antes de acostarse, también puede ayudar a aliviar los espasmos y calambres de la espalda durante el día.

❧ Estreñimiento

Nux vomica es el remedio homeopático más común para el estreñimiento. Incluso si se toma gran cantidad de fibra y agua en la dieta, puede ser de gran alivio. Es el remedio que se utiliza cuando se produce estreñimiento durante un viaje.

❧ Gripe

Nux vomica acelera la recuperación de la gripe, en particular cuando se siente mucho frío, náuseas y dolores.

❧ Infección urinaria

Se puede tomar *Nux vomica* para aliviar los síntomas del deseo urgente y constante de orinar. Si uno nota que los baños calientes sirven de ayuda para aliviar el dolor, es probable que *Nux vomica* proporcione un mayor beneficio.

❧ Insomnio

Nux vomica trata en realidad los desequilibrios bioquímicos que conducen al insomnio. Si a la hora de dormir no puede conciliar el sueño porque piensa en el trabajo, *Nux vomica* es especialmente efectiva. Otro «síntoma *Nux vomica*» es despertarse entre las tres y las cuatro de la madrugada.

❧ Quimioterapia

Nux vomica ayuda a las personas sometidas a un tratamiento de quimioterapia a notar menos síntomas de náuseas, vómitos y estreñimiento. Es el segundo remedio más común que prescribo para prevenir o tratar los efectos secundarios de la quimioterapia. (El otro remedio es el *Cadmium sulph*).

❧ Resaca

Si se ha bebido mucho alcohol, *Nux vomica* puede mitigar los síntomas de náuseas, vómitos, fatiga, dolor de cabeza y calambres. (Por supuesto, la prevención más segura es beber con moderación o no beber).

❧ Úlcera

He obtenido resultados fantásticos con el uso de este remedio para tratar las úlceras. Patti, una de mis pacientes, de 42 años de edad y originaria de Canadá, es un buen ejemplo del éxito que alguien puede experimentar con este remedio. Esta mujer tuvo que acudir a urgencias por los dolores extremos que le producía la úlcera de estómago; cuando me llamó, más tarde, todavía sentía dolor.

Después de describir sus síntomas probó un tipo de remedio homeopático, que luego sustituí por *Nux vomica*, y el mismo día notó alivio. En las dos semanas siguientes *Nux vomica* le curó completamente la úlcera.

ORACIÓN

Shawn Mitchell, pastor principal de la New Venture Christian Fellowship de Oceanside, California, y capellán de San Diego Chargers, sufrió la tragedia de ver morir a su hermano menor André a causa de una forma agresiva de cáncer de riñón en 1998.

El pastor Mitchell se dio cuenta de que él también tendría que someterse a pruebas y asegurarse de que no tenía cáncer. En la época en que su hermano murió, el pastor experimentaba fatiga, y quiso asegurarse de que todo iba bien. En 1999, el pastor Mitchell se sometió a una serie de pruebas y exploraciones.

Mitchell supo que las exploraciones habían detectado que uno de los riñones había aumentado de tamaño, lo que parecía ser indicio de un tumor. Su médico le recomendó cirugía exploratoria para determinar el alcance del aumento y para eliminarlo lo antes posible.

Las noticias fueron apabullantes. Casado y padre de un niño pequeño, al pastor Mitchell le atenazó el pensamiento de que el diagnóstico pudiera ser de cáncer.

Más tarde, el pastor Mitchell recordaría el momento en que rompió a llorar, sólo unos momentos antes de tener que ir a decir misa. Sin embargo, advirtió que era capaz de subir al púlpito y, una vez frente a la congregación, empezó a pronunciar un sermón preparado.

Para su asombro, una persona de la congregación pidió que se rezara por su curación. Un feligrés asiduo se puso en pie y dijo tener noticias de que el pastor podía tener un cáncer grave, y solicitó a la congregación que rezara por su curación. El servicio se interrumpió cuando la congregación invitó al predicador a que bajara de su púlpito y se uniera a ellos. El pastor Mitchell estaba sorprendido por la propuesta, pero agradecido por la atención de la congregación. Mientras se abría paso hacia el medio, muchos de los feligreses ponían las manos sobre él, a la vez que rezaban por su curación.

El pastor tenía una cita con el médico pocos días después, para preparar la cirugía exploratoria, y el médico realizó un examen de seguimiento a fin de señalar el lugar del tumor. Dos días después, el médico llamó para notificar el resultado del examen. Como el pastor no estaba en casa, fue su mujer quien descolgó el teléfono. Su pavor y miedo enseguida se convirtieron en alivio cuando escuchó las primeras palabras del médico:

«Ha ocurrido algo: su marido tiene un riñón perfecto, de libro. No podemos explicárnoslo, pero el examen repetido muestra que ya no hay rastro de aumento».

El doctor admitió que ni él ni ninguno de los demás doctores del hospital podían explicar los resultados del examen. Pero todos podían ver las pruebas obvias: el tumor que había antes ahora ya no estaba. El tumor que antes era tan evidente había desaparecido por completo.

Se repitieron las pruebas y los escáneres. Al equipo médico se les unieron otros médicos y examinaron los resultados muy a fondo. Todos estaban de acuerdo: no había señales de cáncer en el cuerpo del pastor Mitchell. Se enseñaron las primeras pruebas, que mostraban un riñón claramente grande, y a continuación las posteriores, que eran normales. Como no se había prescrito ningún tratamiento médico entre ambas exploraciones, ninguno de los médicos podía aventurar una explicación para esa «cura milagrosa».

Diez años después, el pastor Mitchell sufrió un derrame cerebral y le dijeron que la hemorragia era demasiado importante. Después de examinar los escáneres cerebrales, los médicos de urgencias que le atendieron le comunicaron que, lamentablemente, no podían operarle en la sala de urgencias. Los médicos le informaron de que era muy poco probable que viviera hasta el día siguiente. De nuevo, muchas personas rezaron, y el pastor Mitchell no sólo sobrevivió hasta la mañana siguiente, sino que, aunque cueste creerlo, se recuperó del todo.

En su última visita al médico, el pastor Mitchell declaró: «Tengo una explicación para todo esto. El Señor respondió a nuestras plegarias».

¿Qué es lo que pasa?

Mientras escribo todo esto, el pastor Mitchell ha sido examinado con regularidad. No hay señales de que su riñón haya vuelto a aumentar de tamaño y las pruebas de resonancia magnética de su cerebro son normales.

No hace mucho tiempo, los médicos más racionales y científicos habrían escuchado una historia como ésta con incredulidad o, como mínimo, con cínica incredulidad. Hoy en día es mucho más probable que incluso el médico más acérrimo defensor de la investigación admita que existen buenos estudios y argumentos muy convincentes a favor del poder de la oración. Muchos profesionales de la medicina convencional y complementaria también han aceptado que rezar es una potente arma en la batalla contra la enfermedad, amén de una herramienta que puede utilizarse con más eficacia que «una buena terapia» para mejorar la salud.

Personalmente, no me cabe duda de que rezar es un buen medicamento. De hecho, recomiendo a los pacientes que recen y yo lo hago por ellos. Al igual que otros médicos y profesionales, he descubierto que, de hecho, obtengo una mayor respuesta al tratamiento y a la curación si tomo una decisión consciente de rezar por todos mis pacientes.

Rezar cuando hace falta

Quizá lo mejor de rezar sea que nunca hay que esperar visita. Antes de que hubiera médicos, tal y como entendemos hoy este término, las personas utilizaban el rezo para curar. Incluso hoy en día, cuando en algunos países se hace un sondeo sobre religión, los resultados muestran que la mayoría de los ciudadanos reza en su vida diaria.

Algunas veces rezamos por los demás; a menudo, por nosotros mismos. El doctor Larry Dossey, autor de *Healing Words: The Power of Prayer and the Practice of Medicine*, se refiere a estos dos tipos de plegaria como peticionario e intercesor. Según los estudios –el doctor Dossey cita varios de ellos–, ambos tipos de oración son eficaces.

Pero, como es fácil imaginar, estudiar y medir los beneficios de la oración para la salud es un gran reto. ¿Cómo controlar la cantidad de fe que alguien siente? Seguramente, poner el control en manos de un «ser superior» constituye un gran alivio para el estrés, y todos sabemos que éste es un factor determinante para la salud.

No obstante, lo que sabemos es que las personas necesitan más que una curación médica. De acuerdo con el doctor Dossey, que examina los estudios realizados sobre la oración, «la prueba de que rezar funciona a distancia para cambiar un proceso físico en varios organismos, que van desde las bacterias hasta los seres humanos, es irrebatible. Estos datos [...]

son tan impresionantes que he llegado a considerarlos como uno de los secretos mejor guardados de la ciencia médica».

Mi recomendación es sencilla: una rutina diaria de oración, con fe, para mejorar la salud y el bienestar. Rezar puede servir para prevenir enfermedades, mantener una buena salud y curar las enfermedades más graves.

ORÉGANO

Una de las grandes hierbas medicinales es el orégano *(Origanum vulgare)*, miembro de la familia de la menta. Cuenta con una larga historia en las cocinas mediterránea y francesa. Contiene aceites volátiles que contribuyen a su poderoso efecto antimicrobiano. Dos de los aceites que se han investigado a fondo se denominan timol y carvacrol. Está demostrado que los aceites esenciales del orégano actúan de muchas maneras contra varias bacterias y organismos fúngicos.

Además, el Departamento de Agricultura de Estados Unidos ha constatado que el orégano ejerce una acción antioxidante muy potente. Al igual que el romero, el orégano contiene un producto fitoquímico conocido como ácido rosmarínico, que tiene un gran poder antioxidante.

Dosis

Como alimento, esparcir orégano picado en ensaladas y otros platos es un condimento saludable.

La concentración de los suplementos de orégano varía mucho. La dosis de una cápsula habitual suele ser de 200 a 500 mg, que se toma tres veces al día. Suele estar disponible en forma líquida y una dosis media es de 5 a 10 gotas. Siga las recomendaciones de la etiqueta con respecto a la dosis.

¿Cuáles son sus efectos secundarios?

Algunos suplementos de orégano tienen concentraciones muy elevadas, en particular los que se presentan en forma líquida. Pueden producirse molestias digestivas con dosis demasiado elevadas, cosa que puede evitarse tomando el suplemento junto con la comida. Las personas con úlcera o reflujo pueden notar irritación al tomar un suplemento de orégano, por lo que deberían optar por la forma de cápsula. Es recomendable que las mujeres embarazadas o que dan de mamar eviten los suplementos de orégano. Hay que tener cuidado cuando se aplica orégano líquido tópicamente, ya que puede ser irritante. Evite el contacto con los ojos.

ORÉGANO
El médico naturista lo recomienda para...

~ Cándida
La proliferación del hongo *Candida albicans*, así como de otros organismos fúngicos, se puede tratar a menudo de manera eficaz ingiriendo un suplemento de orégano. El consumo repetido de antibióticos, el agua de grifo rica en cloro, el estrés y las dietas con mucho azúcar hacen que muchas personas se vuelvan susceptibles a la proliferación fúngica en el tracto digestivo. El aceite de orégano y otros antimicrobianos eficaces contra los hongos son mi opción preferida antes de utilizar medicamentos antifúngicos. Para las mujeres propensas a padecer micosis vaginales recurrentes puede ser beneficioso ingerir también suplementos de orégano.

~ Infecciones de las vías respiratorias
Receto aceite de orégano para tratar las infecciones de garganta y pulmones por su amplio efecto antimicrobiano. La forma líquida es la opción preferible para estas infecciones, porque entra en contacto con las membranas mucosas que cubren el tracto respiratorio. En tiendas de productos dietéticos también pueden adquirirse pulverizadores nasales de orégano, que son muy eficaces para el tratamiento de la sinusitis aguda y crónica. Es interesante señalar que investigadores de la Clínica Mayo han demostrado que un alto porcentaje de infecciones de los senos nasales se deben a micosis.

❧ Parásitos

El aceite del orégano es eficaz para tratar una serie de infecciones por parásitos, como, por ejemplo, *Blastocystis hominis, Entamoeba hartmanni* y *Endolimax nana*, entre otros.

❧ Pie de atleta

El orégano puede diluirse y aplicarse tópicamente al pie de atleta, que es una infección por hongos. Ingerir orégano también es una buena idea para quienes son propensos a esta enfermedad.

ORTIGA

—¿Puede recomendarme algo para mi madre? —me preguntó Todd–. Esta primavera está teniendo fuertes síntomas de fiebre del heno.

Aunque Todd era paciente mío desde hacía mucho tiempo, yo no conocía a su madre. Sin embargo, pensé que no le podía ir mal un remedio que solía formar parte de los jardines domésticos.

—Ortiga mayor –le propuse.

Todd me miró como si le hubiera sugerido envenenar a su madre.

—No te preocupes –le tranquilicé–. Cuando se toman las ortigas en forma de suplemento, no pican. Las puedes comprar en una tienda de productos naturales. Que empiece a tomar dos cápsulas tres veces al día.

Transcurridas una semanas, cuando volví a ver a Todd, le pregunté qué tal iba la fiebre del heno de su madre.

—En tres días mejoró –contestó Todd. De hecho, su madre le había pedido que comprara otro frasco, para asegurarse de que no se perdía ni una dosis–. No quiere correr el riesgo de que su alergia reaparezca –me dijo.

—Bien. En algún momento es probable que pueda reducir la dosis y seguir obteniendo los mismos beneficios –le contesté.

Una heroína intacta

Aunque la ortiga mayor *(Urtica dioica)* es una planta de aspecto amenazante, sus raíces y hojas contienen sustancias medicinales muy eficaces. Curiosamente, cada una de las partes de la planta tiene usos medicinales distintos. La hoja se utiliza para las alergias. Como es una fuente rica en minerales, también sirve de diurético suave y suele recomendarse para la artritis. Es popular el uso de la raíz para tratar el aumento de tamaño de la próstata.

El nombre latino *Urtica* significa «picar». La planta, de hecho, tiene pequeñas fibras o espinas que producen picor en la piel y pueden causar una verdadera urticaria. Pero tal y como le expliqué a Todd, la forma de suplemento de esta hierba no tiene ni mucho menos esas propiedades irritantes.

Existen numerosas especies diferentes de ortiga, pero la mayoría de los herboristas utilizan *Urtica dioica*. (El nombre de la especie debe aparecer en la etiqueta de cualquier suplemento comercializado). Aunque es autóctona de Europa, en Norteamérica crecen especies similares. Cuando yo estudiaba en el National College of Naturopathic Medicine en Portland, Oregón, los estudiantes solían arrancar hojas de algunas de las ortigas que crecían alrededor del patio del campus.

La ortiga se ha utilizado durante siglos como alimento medicinal. En Europa suele emplearse para la artritis, enfermedades renales, anemia y enfermedades de la piel. Las mujeres nativas americanas, cuando estaban embarazadas, hervían ortigas para elaborar un tónico nutritivo que garantizara la salud del bebé, además de por la fama que tenía de facilitar el parto. La tradición de dar tónico de ortigas durante el embarazo ha llegado a nuestros días: los ginecólogos suelen recomendarlo a mujeres embarazadas para prevenir la anemia y la fatiga.

Los herboristas y los médicos naturistas recomiendan a menudo hojas de ortiga como parte esencial de un programa de desintoxicación. De hecho, se ha administrado con tanta frecuencia a los pacientes en primavera que se llegó a conocer, literalmente, como «tónico de primavera». Parte de este efecto «tónico» puede ser la acción diurética natural por la que se eliminan toxinas a través de los riñones.

Los buenos brotes

Los herboristas recomiendan las hojas verdes jóvenes en lugar de las plantas maduras. La médica naturista Sharol Tilgner ha señalado que la ortiga nunca debería cosecharse después de que aparezca la flor, ya que puede causar irritaciones en los conductos urinarios.

Las ortigas jóvenes pueden prepararse como una verdura. Cuando se cuecen al vapor o se hierven a fuego lento en agua, la ortiga se asemeja a la espinaca, y el sabor es similar. Si el sabor es de su gusto, pueden emplearse en sopas o ensaladas.

Entre los ingredientes activos o beneficiosos de la ortiga se encuentran los lignanos, esteroles (incluido el beta-sitosterol), polisacáridos, histamina, acetilcolina, potasio, calcio, magnesio, carotenoides, hierro, vitamina C y ácido silícico. La planta es también una fuente rica en clorofila.

La mayoría de las vitaminas y minerales se encuentran en las hojas, que también contienen los compuestos que previenen las alergias. En la raíz se hallan los lignanos y esteroles, compuestos que parecen muy eficaces para aliviar los síntomas del aumento de tamaño de la próstata.

Dosis

Hoja de ortiga

Recomiendo tomar dos cápsulas de 600 mg dos o tres veces al día. Las mejores son las cápsulas liofilizadas.

También se puede adquirir en forma de tintura de hoja de ortiga. En este caso, la dosis es de 30 gotas o 0,5 ml dos o tres veces al día.

Otra posibilidad es tomar dos o tres veces al día una infusión de hoja de ortiga.

Raíz de la ortiga

En forma de cápsulas, conviene tomar un total de 320 a 1.200 mg al día.

Nota: la raíz de ortiga suele combinarse en preparados que contienen serenoa, que se vende en cápsulas.

La dosis recomendada de la tintura de raíz de ortiga es de 0,5 ml (30 gotas) dos o tres veces al día.

Si se prefiere la infusión de raíz de ortiga, recomiendo beber dos o tres tazas al día.

¿Cuáles son sus efectos secundarios?

La ortiga se tolera muy bien. En algunas ocasiones puede producir molestias digestivas, que son subsanables si la ortiga se toma con la comida.

No obstante, si se está tomando diuréticos, es mejor evitar tomar la hoja de la ortiga.

Durante el embarazo no deberían tomarse dosis elevadas. La máxima dosis que recomiendo en el embarazo es de 2 a 4 cápsulas al día o 20 gotas de tintura dos veces al día, bajo supervisión médica.

ORTIGA
El médico naturista la recomienda para...

~ Anemia

La ortiga es una de las hierbas más utilizadas para tratar la anemia, y suele llamarse «fábrica de sangre», ya que contiene hierro y otros muchos minerales.

Prácticamente todas las personas susceptibles de tener anemia pueden utilizarla de forma segura, incluidas las mujeres con flujo menstrual abundante. Para las mujeres embarazadas, una dosis de seguridad es de 600 a 1.200 mg al día de hoja de ortiga. Combina bien con la hierba *Rumex crispus* (una especie de acedera), que mejora la absorción de hierro.

~ Artritis

La hoja de la ortiga se ha utilizado a menudo para el tratamiento oral y tópico de la artritis reumatoide y la osteoartritis. Además, es conocida por aliviar los dolores de tendinitis y ciática. En un estudio clínico, los investigadores descubrieron que la combinación de la hoja de ortiga con un fármaco antiinflamatorio (diclofenaco) era tan eficaz en el alivio del dolor de la artritis como una dosis completa del fármaco. Aunque el diclofenaco no se considera eficaz en dosis inferiores a los 75 mg por día, muchas de las personas que participaron en el estudio obtuvieron buenos resultados con sólo 50 mg de diclofenaco si el fármaco se combinaba con ortigas cocidas, lo que indica positivamente que la ortiga tiene un efecto significativo en el alivio del dolor. En otros estudios se ha demostrado que la ortiga bloquea la liberación de productos químicos inflamatorios.

En general, creo que el uso prolongado de la ortiga funciona bien en el caso de enfermedades crónicas como la artritis. Asimismo, me parece que es más eficaz en preparados que contienen otros suplementos eficaces para la artritis.

~ Edema

Debido a que la hierba tiene un suave efecto diurético, puede ser beneficiosa en caso de retención de líquidos o hinchazón, como los edemas en el embarazo o en venas varicosas. Sin embargo, no conviene mezclarla con diuréticos.

~ Gota

La hoja de la ortiga es una de las hierbas que suelen emplear los médicos europeos para reducir la acumulación de ácido úrico asociada a la gota. Puede tomarse cada dos horas para aliviar los ataques de gota agudos y funciona bien cuando se toma durante un largo período para prevenir la acumulación de ácido úrico. En combinación con este tratamiento, también recomiendo una dieta basada en plantas, y sin bebidas alcohólicas, para toda persona con tendencia a padecer gota.

Históricamente se ha utilizado de forma habitual una especie afín de la ortiga, *Urtica urens*, para tratar la gota. A principios del siglo xx, el doctor Burnett de Londres tenía tanto éxito en el tratamiento de la gota con ortiga que atrajo a pacientes de los lugares más lejanos de Reino Unido, y al final se ganó el apodo de «doctor Ortiga».

~ Problemas con el cabello

Tradicionalmente la ortiga se ha usado para tratar la pérdida de cabello y mejorar la salud del mismo. La ciencia no ha estudiado esta indicación de la ortiga, pero, en mi opinión, son los minerales, especialmente el sílice, los responsables de este beneficio de la ortiga.

La pérdida de cabello puede ser un síntoma de anemia, de modo que es probable que las personas anémicas que toman hojas de ortigas noten una mejoría en el cabello.

~ Fiebre del heno

Si alguien me pregunta qué hierba considero la más efectiva para la fiebre del heno, inmediatamente respondo que la ortiga. He comprobado que el 50% de las personas que utilizan ortigas liofilizadas para tratar la fiebre del heno sienten una mejoría notable. Hay que tomar dos cápsulas al día hasta que los síntomas estén bajo control.

Tras una o dos semanas se puede reducir la cantidad a la mitad y seguir tomando esa dosis con fines de mantenimiento. De nuevo, los efectos secundarios no son un problema, lo que hace de la ortiga un remedio muy atractivo para personas que sienten somnolencia y otros efectos secundarios cuando toman antihistamínicos.

En un estudio aleatorio de doble ciego, los científicos que examinaron los efectos de las ortigas liofilizadas en personas que padecían fiebre del heno («rinitis alérgica») descubrieron que, tras una semana de tratamiento, el 58% de los participantes habían mejorado gracias a este extracto de hierbas.

Embarazo

Pocas son las hierbas que recomiendo a las mujeres para que las utilicen durante el embarazo. La hoja de ortiga es una de ellas. Ayuda a prevenir y tratar la anemia. De hecho, las matronas y los ginecólogos naturistas suelen recomendar ortigas para el embarazo como hierba nutritiva. Asimismo, alivia la abrumadora fatiga que algunas mujeres sienten cuando están embarazadas. Y también puede servir para aliviar los calambres musculares. (Con toda probabilidad, este efecto beneficioso se debe a los numerosos minerales que contiene la ortiga, entre ellos calcio, magnesio y potasio). Por último, puede servir de ayuda para aliviar el estreñimiento asociado al embarazo.

Como he mencionado antes, durante el embarazo no se recomiendan dosis muy altas, por lo que no debe superarse la dosis de 2 a 4 cápsulas al día (de 600 a 1.200 mg) o 20 gotas de tintura dos veces al día, y solamente con el consentimiento del médico.

Hiperplasia prostática benigna (HPB)

La raíz de la ortiga se ha hecho muy popular, gracias a una serie de estudios clínicos publicados para el tratamiento de la hiperplasia prostática benigna. Alrededor del 50% de los hombres de más de 50 años de edad, y cerca del 90% de los hombres octogenarios padecen HPB. Los síntomas comunes del aumento de tamaño de la próstata son un aumento de la necesidad de orinar con frecuencia, especialmente por la noche, y una presión menor del flujo de orina.

Se han hecho investigaciones que han concluido que los hombres con HPB pueden recudir los síntomas de la frecuencia urinaria y la micción nocturna en un período de 10 semanas si toman ortigas. En un estudio, por ejemplo, más de tres cuartas partes de los hombres que tomaron ortigas obtuvieron resultados «buenos» o «muy buenos».

La raíz de la ortiga suele utilizarse en preparados que contienen otras hierbas eficaces para la HPB, como el palmito silvestre y el ciruelo africano *(Pygeum africanum)*. Normalmente recomiendo que se utilice de esta forma para aprovechar al máximo los efectos sinérgicos entre estas hierbas.

Se han realizado algunos estudios con resultado positivo que demuestran que la combinación de palmito silvestre y raíz de ortiga funciona para tratar el aumento de tamaño de la próstata. En un estudio aleatorio de doble ciego se comprobó que la combinación de la raíz de ortiga y el palmito silvestre era tan eficaz como el fármaco finasteride, que suele utilizarse para reducir los síntomas de la HPB. Los participantes tomaron una combinación de 240 mg de raíz de ortiga con 320 mg de extracto de palmito silvestre, o bien 5 mg de finasteride al día durante 48 semanas. (Ninguno de los hombres sabía qué estaba tomando). Los investigadores comprobaron que la combinación de hierbas tenía menos efectos secundarios que el fármaco.

Cuando los hombres consumen hierbas como la raíz de ortiga o el palmito silvestre, siempre les aconsejo que sigan tomando dosis regulares durante al menos de seis a ocho semanas. Se necesita como mínimo ese tiempo para comprobar si las hierbas están teniendo un efecto positivo.

P

PALMITO SILVESTRE

Hay un viejo dicho que afirma que «el perro es el mejor amigo del hombre». Si uno interroga a hombres de más de 50 años de edad, es posible que muchos prefieran una variación: «el palmito silvestre es el mejor amigo del hombre».

Esta planta (de nombre científico *Serenoa repens*) es un magnífico vegetal para el tratamiento del aumento de tamaño de la próstata o hiperplasia prostática benigna (HPB).

Esta dolencia común afecta al 50 % de los hombres de más de 50 años de edad, y cerca del 90 % de los hombres octogenarios tienen problemas con la HPB. Sin embargo, la juventud no es de modo alguno garantía de inmunidad: cerca de uno de cada diez hombres de 25 a 30 años de edad tienen HPB. Entre los síntomas comunes del crecimiento de la próstata figuran los siguientes:

- Necesidad de orinar más a menudo, especialmente por la noche.
- Larga duración de la micción.
- Débil chorro de orina.
- Vaciado incompleto de la vejiga.
- Mayor incidencia de la prostatitis (infección prostática).
- Mayor incidencia de infecciones de vejiga.

La próstata es una glándula en forma de nuez situada debajo de la vejiga. Rodea el cuello de la vejiga y la uretra, el conducto que va de la vejiga a la punta del pene.

Si la próstata empieza a aumentar de tamaño, presiona sobre la pared de la vejiga, la uretra y los esfínteres, que son unos músculos que controlan el flujo de salida de la orina de la vejiga, de ahí las crecientes dificultades con la micción. Puesto que el flujo urinario se ve obstaculizado, el riesgo de infección es mayor.

Función fluidificante

La misión de la próstata consiste en segregar el llamado fluido prostático, que crea un entorno favorable para la supervivencia del esperma. A medida que un hombre envejece y sus hormonas fluctúan, el nivel de testosterona desciende mientras otras hormonas, como los estrógenos, aumentan. Los especialistas suponen que la próstata aumenta de tamaño porque, cuando un hombre envejece, una gran cantidad de testosterona se convierte en una sustancia denominada dihidrotestosterona (DHT). La enzima responsable de esta conversión de la testosterona en DHT es la 5-alfa-reductasa. Se cree que la actividad de esta enzima aumenta con la edad, con el consiguiente aumento del nivel de DHT. La DHT interviene en el estímulo del crecimiento de las células prostáticas.

La investigación científica también ha estudiado recientemente el papel de los estrógenos y su contribución al aumento de tamaño de la próstata. Algunos investigadores piensan que el crecimiento de las células prostáticas es en gran medida una cuestión del equilibrio entre los estrógenos, la testosterona y la DHT.

Es interesante saber que la enzima aromatasa convierte la testosterona en una forma potente de estrógenos llamada estradiol, que hace que las células crezcan y se multipliquen. Se cree que esta actividad enzimática aumenta a medida que los hombres envejecen. Cuando ascienden los niveles de estrógenos, es posible que también intervengan hormonas como la progesterona y la prolactina.

Un estudio demostró que la combinación de palmito silvestre y ortiga ayuda a contraer el tejido prostático dilatado. Aunque ninguna explicación cuenta con el consenso general, parece que el equilibrio hormonal tiene alguna influencia.

Mi paciente Michael, un agente inmobiliario de 54 años de edad, corroborará, sin duda, la afirmación de que el palmito silvestre puede hacer milagros para la próstata de un hombre. Aunque al principio vino a verme por sus problemas de insomnio, rápidamente descubrí que no dormía bien porque tenía que levantarse tres o cuatro veces cada noche para ir a orinar. Una vez despierto, le costaba conciliar de nuevo el sueño. Seguí indagando y resultó que después de orinar seguía perdiendo un poco de orina, otro síntoma de la HPB. En otras palabras, el insomnio de Michael era en realidad un síntoma de la hiperplasia de la próstata.

Un análisis de sangre y un palpado de la próstata confirmaron el diagnóstico de HPB. Cuatro semanas después de tomar extracto de palmito silvestre, Michael ya sólo se tenía que levantar dos veces por la noche, a diferencia de las tres o cuatro veces de antes del tratamiento. Tres meses más tarde, y tras haber seguido la ingesta de palmito silvestre, ya sólo se levantaba una vez.

Un tónico de bayas

El descubrimiento del uso médico del palmito silvestre se remonta a los indios norteamericanos (que sepamos), que fueron los primeros en elaborar un tónico para la próstata y el sistema urinario con bayas de palmito silvestre. Los colonos norteamericanos adoptaron el palmito silvestre para sus propios usos, y desde hace bastante tiempo se emplea también en Europa, donde sigue siendo un tratamiento muy popular para la hiperplasia de la próstata y las infecciones de los conductos urinarios. (Algunos médicos europeos también lo recomiendan como afrodisiaco). El palmito silvestre es originario de Florida, Georgia, Luisiana y Carolina del Sur.

La baya de palmito silvestre contiene alrededor de un 1,5 % de aceite rico en ácidos grasos liposolubles y esteroles. También contiene flavonoides, caroteno, aceite esencial, enzimas y fitosteroles. Los extractos de baya de palmito silvestre con un contenido normalizado de ácidos grasos han sido aprobados por las autoridades alemanas y francesas para el tratamiento de la HPB.

La investigación ha demostrado que el palmito silvestre favorece a la próstata de diversas maneras. Entre sus numerosos efectos en el organismo, el palmito silvestre:

- inhibe la actividad de la enzima 5-alfa reductasa, reduciendo de este modo la conversión de testosterona en DHT,
- bloquea el enlace de DHT con las células prostáticas,
- reduce los efectos de los estrógenos y la progesterona en las células prostáticas,
- induce una suave relajación muscular (que teóricamente permite que la uretra se abra más, y previene la congestión de orina),
- reduce la inflamación y el edema inhibiendo los efectos inflamatorios de las sustancias químicas llamadas prostaglandinas,

- altera el metabolismo del colesterol en la próstata,
- cambia los niveles de globulina fijadora de hormonas sexuales (SHBG).

Aunque el palmito silvestre se emplea sobre todo en beneficio de la próstata, los herboristas también lo utilizan para:

- tratar el acné, muy influenciado por las hormonas,
- prevenir infecciones de vejiga asociadas a la HPB,
- combatir la alopecia prematura, que está relacionada con la conversión de testosterona en DHT,
- tratar el síndrome de ovario poliquístico, caracterizado normalmente por un exceso de dehidroepiandrosterona (DHEA) y testosterona,
- tratar la inflamación causada por la prostatitis y la infección de la próstata,
- combatir el cáncer de próstata, influenciado por factores hormonales.

Dosis

Los extractos de palmito silvestre que recomiendo contienen del 85 al 95 % de ácidos grasos y esteroles. La dosis total debería ser de 320 mg diarios.

Explico a mis pacientes que conviene realizar con el extracto de palmito silvestre un «tratamiento de prueba» de cuatro semanas por lo menos, e insisto en lo de «por lo menos». Algunos hombres tendrán que tomarlo incluso durante dos meses hasta que comience la mejoría.

¿Cuáles son sus efectos secundarios?

El único efecto secundario descrito es la descomposición en un pequeño porcentaje de pacientes. Si se nota algún problema, aconsejo tomar las dosis con las comidas.

PALMITO SILVESTRE
El médico naturista lo recomienda para...

❧ Acné

Aunque no conozco ningún estudio sobre la seguridad del palmito silvestre en el tratamiento del acné, algunos herboristas han observado resultados positivos. Suelo incluir el palmito silvestre en preparados para el acné que contienen, además, otras hierbas, como sauzgatillo, raíz de lampazo y cardo mariano. Esta combinación ha ayudado a algunos y algunas adolescentes que han sufrido casos graves de acné. En teoría, el palmito silvestre reduce la estimulación hormonal de las glándulas sebáceas, por lo que se forman menos pústulas.

❧ Alopecia

Últimamente, algunas empresas han promocionado productos que supuestamente ayudan a los hombres que sufren calvicie a ver crecer el cabello, y en los anuncios aluden a una «planta especial» que impide que se acumulen altos niveles de DHT en el cuero cabelludo. Esta planta no puede ser otra que el palmito silvestre. No conozco ningún estudio sobre el palmito silvestre y la calvicie, y no creo que quepa esperar efectos espectaculares, pero por otro lado tampoco he visto pruebas que demuestren lo contrario.

❧ Cáncer de próstata

No existen estudios sobre los efectos del palmito silvestre en caso de cáncer de próstata. A mi modo de ver, no sería perjudicial y puede comportar alguna ventaja dentro de un enfoque integral del tratamiento. Después de todo, el palmito silvestre puede prevenir la estimulación hormonal excesiva en las células prostáticas, de modo que tal vez reduzca la estimulación del crecimiento celular. Por fortuna, no parece que el palmito silvestre afecte al marcador PSA (marcador tumoral del cáncer de próstata), de modo que no hay ningún problema en utilizarlo.

❧ Hiperplasia prostática benigna (HPB)

A mi juicio, el palmito silvestre ayuda a más del 80% de los hombres que tienen HPB y toman la dosis completa de cuatro a seis semanas. El palmito silvestre también da buen resultado en combinación con extracto del ciruelo africano *(Pygmeum africanum)*. Para un tratamiento todavía más contundente, aconsejo a los hombres que tomen un poco de zinc suplementario (50 a 100 mg, más unos pocos miligramos de cobre) y los suplementos calcio d-glucarato e indol-3-carbinol (por sus propiedades para el metabolismo hormonal). Además, ciertas fuentes de ácidos grasos esenciales, como semillas o aceite de semillas de lino y pepitas y aceite de pepitas de calabaza, también influyen positivamente en caso de HPB.

Como alternativa, el lector interesado tal vez encuentre un preparado que incluya palmito silvestre mezclado con plantas como el ciruelo africano y raíz de ortiga. Otro suplemento útil que contienen algunas formulaciones es Cernilton, un extracto de polen de centeno del que se ha demostrado, asimismo, en varios estudios, que es eficaz tanto contra la HPB como contra la prostatitis.

En un estudio con 1.098 hombres de más de 50 años de edad, los investigadores compararon los resultados de la ingesta de extracto de palmito silvestre (320 mg) con los efectos de una dosis prescrita del fármaco Proscar (5 mg diarios). Al cabo de un ensayo de seis meses de duración, los investigadores informaron de que ambos tratamientos eran igualmente eficaces en la reducción de los síntomas de HPB. Ahora bien, los hombres que tomaron el fármaco Proscar tuvieron muchos más problemas relacionados con la disfunción sexual, quejándose de la pérdida de libido, impotencia y trastornos de eyaculación.

A la luz de estudios como éste, el palmito silvestre muestra claramente las mismas ventajas sin tener que experimentar efectos secundarios negativos.

El prestigioso *Journal of the American Medical Association*, que es la biblia de la medicina convencional, resumió los hallazgos de una serie de informes sobre los efectos curativos y la seguridad del extracto de palmito silvestre en hombres que sufrían agrandamiento de la próstata. Después de revisar 18 ensayos científicamente controlados con 2.939 hombres con HPB, concluyeron que, efectivamente, el palmito silvestre era igual de eficaz que Proscar y tenía menos efectos secundarios.

Puede que el lector haya oído hablar de un estudio publicado en el *New England Journal of Medicine*, que concluyó que el palmito silvestre no es eficaz ante síntomas de HPB. El ensayo de doble ciego asignó aleatoriamente a 225 hombres de más de 49 años de edad que tenían síntomas entre moderados y graves de hiperplasia prostática benigna a sendos tratamientos durante un año con extracto de palmito silvestre (160 mg dos veces al día) y con placebo. Los titulares que generó este estudio hicieron caso omiso a los más de 20 estudios bien diseñados que demostraron la eficacia del palmito silvestre. Los medios tampoco informaron de que los participantes en el estudio tenían síntomas entre moderados y graves de HPB. Se ha demostrado indiscutiblemente que el palmito silvestre es eficaz ante síntomas de leves a moderados de HPB.

❧ Infección de orina

Los hombres que tienen HPB son mucho más propensos a sufrir infecciones de la vejiga y de los conductos urinarios que las demás personas. Puesto que el aumento de tamaño de la próstata obstaculiza y frena el flujo de orina, es más probable que prosperen las bacterias y provoquen una infección en la vejiga y los conductos urinarios. Al reducir la congestión de la próstata y mejorar el flujo de orina, el palmito silvestre trata el problema subyacente que facilita la infección bacteriana.

❧ Prostatitis

La congestión e inflamación de la próstata constituye una afección, denominada prostatitis, que puede causar fuertes dolores de la glándula prostática, que pueden notarse en otras partes del cuerpo, como la región lumbar, el abdomen y los testículos. (Los médicos lo llaman «dolor reflejo», pues afecta a partes del cuerpo alejadas del foco del dolor). El palmito silvestre ayuda a reducir la congestión y alivia la prostatitis si se utiliza a modo de tratamiento de larga duración.

❧ Síndrome de ovario poliquístico

Esta afección implica un desequilibrio hormonal. Las mujeres que tienen este síndrome pueden experimentar crecimiento del vello facial, aumento de peso, menstruación irregular y problemas de ovulación. Se observan niveles superiores a lo normal de las hormonas DHEA y testosterona en algunas mujeres que tienen esta afección. Los herboristas teorizan que el palmito silvestre puede ser beneficioso porque bloquea los efectos de dichas hormonas. Dudo que pueda tener efecto por sí solo, pero vale la pena probarlo en fórmulas naturales para restablecer el equilibrio hormonal.

PASIONARIA

—Desde hace unos meses tengo insomnio; al menos un par de noches a la semana ni siquiera puedo dormir.

Tammy es una mujer de 40 años de edad y madre de tres hijos que ya habían superado la fase «del llanto», pero, aun así, a menudo no podía dormir por la noche en la cama. Durante un tiempo probó con el remedio natural valeriana para dormir, pero no le sentaba bien.

—Me sentía mareada por la mañana, como si tuviera resaca –me dijo. Así que acudió a mi consulta en busca de algo que no tuviera efectos secundarios–. ¿Hay alguna otra cosa que me pueda recomendar? –me preguntó.

—Empecemos con la pasionaria –le propuse–. Es un remedio suave que durante siglos se ha utilizado para aliviar el insomnio.

Cuatro semanas después, Tammy me informó de que la pasionaria había hecho milagros. Según sus palabras, «las noches que no consigo conciliar el sueño tomo la pasionaria que me recetó, y en 30 minutos duermo como un tronco. Y cuando me levanto por la mañana me siento muy bien».

Lo demás es historia

La pasionaria, o flor de la pasión *(Passiflora incarnata),* ya fue empleada por exploradores y misioneros españoles que fueron a Perú a principios del siglo XVII. Les intrigó la similitud de la planta con una corona de espinos sobre una cruz, lo que sugería numerosas connotaciones religiosas, y en 1605, un intrépido misionero envió muestras de la flor simbólica al papa Pablo V. El nombre que dieron a la planta la relaciona con la pasión de Cristo.

La pasionaria, una planta trepadora que puede alcanzar una altura de hasta ocho metros, crece salvaje en el sur de Estados Unidos y en Sudamérica. También se encuentra en el subcontinente indio y en zonas de Europa. En cuanto a su uso histórico, los nativos americanos comían las hojas y el fruto de la pasionaria, y utilizaban varias partes de la planta para curar enfermedades. Hoy en día se emplean con fines curativos todas las partes de la planta –raíz, hoja, tallo y fruto–, aunque son principalmente las partes de las flores las que se incluyen en cápsulas, infusiones y tinturas.

Los investigadores creen que los responsables de las propiedades relajantes de la pasionaria son ciertos flavonoides, además de otros ingredientes que contiene.

Dosis

Recomiendo 500 mg en cápsulas o de 20 a 30 gotas (0,5 ml) de la tintura, o una taza de infusión, dos o tres veces al día.

¿Cuáles son sus efectos secundarios?

No tengo noticia alguna de que la pasionaria tenga algún efecto secundario, ni mis pacientes han descrito ninguno. Al igual que con cualquier hierba, no recomiendo dosis elevadas a mujeres embarazadas.

PASIONARIA
El médico naturista la recomienda para...

❧ Ansiedad y estrés
La pasionaria es una hierba excelente para la ansiedad y el estrés en general. Ayuda a relajar los nervios y los músculos sin ningún tipo de efecto sedante, por lo que es especialmente eficaz si se quiere tomar algo durante el día para reducir los efectos del estrés y de la ansiedad. La pasionaria también sirve para relajar las tensiones musculares.

❧ Hipertensión arterial
Me gusta utilizar pasionaria o valeriana en preparados a base de hierbas para la hipertensión cuando el estrés y la ansiedad son la causa subyacente de un problema de hipertensión arterial.

❧ Insomnio
La pasionaria es especialmente buena para la ansiedad asociada al insomnio. Las personas que experimentan efectos secundarios cuando toman medicamentos para dormir e incluso valeriana –como en el caso de Tammy– no los padecen cuando toman pasionaria.

La pasionaria no produce somnolencia asociada a medicamentos para dormir que se venden con o sin receta médica.

Si se va a tomar pasionaria principalmente para poder dormir, recomiendo 30 gotas de tintura, o de 500 a 1.000 mg en forma de cápsula, que se tomarán una hora antes de acostarse. Suele encontrarse en preparados que contienen hierbas relajantes como kava, lúpulo, manzanilla o valeriana.

✿ Síndrome premenstrual y menopausia

La pasionaria a veces se emplea para ayudar a reducir la ansiedad y la irritabilidad características del síndrome premenstrual. Habitualmente la recomendamos para aliviar los síntomas de este síndrome en un preparado que también contiene hierbas que equilibran las hormonas, como sauzgatillo. Asimismo, es eficaz para mitigar algunos de los problemas relacionados con la menopausia, como la irritabilidad, la depresión y el insomnio.

✿ Taquicardia

Esta hierba suele incluirse en preparados europeos para tratar la taquicardia, en particular cuando existe un componente subyacente de ansiedad. A menudo se combina con extracto de baya de espino, que se utiliza como tónico cardíaco.

PLATA COLOIDAL

—La bronquitis parece haber empeorado estos últimos días. Estoy febril y expulso mucha mucosidad verdosa. Ninguna de las cosas naturales que había probado por mi cuenta me había hecho efecto, y sé que los antibióticos me sientan mal. ¿Qué me aconseja? –me preguntó Steve, un abogado de 49 años.

—Te voy a dar plata coloidal; es lo más parecido que existe a un antibiótico en la medicina natural, con la excepción de que no tiene su mismo potencial tóxico –le contesté.

Los médicos holísticos y los naturópatas comparten como un secreto el potente poder exterminador de gérmenes que tiene la plata coloidal. El término *coloidal* se refiere a las partículas (en este caso de plata) que están suspendidas en una solución. La plata coloidal puede utilizarse para tratar prácticamente cualquier tipo de infección, ya esté provocada por bacterias, virus, hongos o parásitos. Elimina directamente los microbios a la vez que estimula la actividad de los leucocitos y produce agua oxigenada, una sustancia que destruye agentes infecciosos.

La resistencia a los antibióticos es un problema importante en la actualidad, ya que las bacterias se adaptan y permanecen inalterables frente a los efectos de muchos medicamentos. Los antibióticos suelen acabar con las bacterias de una de estas tres maneras: destruyendo las membranas celulares externas, alterando la actividad interna de las células o bien interfiriendo con la división celular bacteriana en las acciones del ADN. Según parece, la plata coloidal afecta a estos tres mecanismos, y junto a su capacidad para reforzar el sistema inmunológico y generar agua oxigenada, la muestra como una potente sustancia natural exterminadora de gérmenes. Muchos productos de plata coloidal tienen unas partículas tan pequeñas que pueden penetrar fácilmente en las células bacterianas y dañar a los microbios sin causar ningún tipo de toxicidad en el organismo.

El uso de la plata en medicina no es nuevo; de hecho, de 1900 a 1940, la medicina convencional utilizaba la plata para tratar las infecciones.

La llegada de los antibióticos y la imposibilidad de patentar la plata coloidal motivó que ésta perdiera aceptación entre los médicos convencionales. Si retrocedemos aún más en la historia, nos encontramos con que el ejército ruso utilizó la plata coloidal durante las guerras mundiales para limpiar el agua, y que los antiguos griegos y los facultativos romanos la usaban para tratar las infecciones.

Dosis

En el caso de infección aguda, de un producto que contenga 10 partes por millón, se puede tomar una dosis de 1 cucharadita cada una o dos horas de vigilia durante cinco días. En niños, la dosis suele ser la mitad que en adultos. No debe tomarse plata coloidal de manera continua (no más de una semana) sin la supervisión de un médico.

¿Cuáles son sus efectos secundarios?

No he visto nunca efectos secundarios derivados del uso de la plata coloidal. El promedio consumido en los alimentos y en el agua es de unos

350 mcg. Una cucharadita de una solución de plata coloidal de 10 partes por millón equivale a 50 mcg. Son necesarios más estudios clínicos acerca de la toma de plata coloidal a largo plazo, así como de sus efectos secundarios. Personalmente, empleo su uso oral y tópico para tratar pacientes con infecciones agudas. En estos últimos años abundan las publicaciones acerca de una dolencia llamada argiria, que acaece cuando se ingiere demasiada plata coloidal o una concentración muy alta de la misma. En esos casos, el organismo es incapaz de excretarla y queda depositada en los tejidos, también en los cutáneos. Como resultado de ello se produce una decoloración permanente de la piel y de las uñas, que se vuelven grisáceas o de un azul grisáceo, o incluso más oscuras cuando el individuo se expone al sol mucho tiempo. Si se trata de productos que contienen plata coloidal de calidad en proporción de 10 partes por millón o más alta y se toman durante un breve período de tiempo, no parece existir riesgo alguno de sufrir esa dolencia.

PLATA COLOIDAL
El médico naturista la recomienda para...

Infecciones

Como he comentado anteriormente, la plata coloidal puede utilizarse en breves períodos para el tratamiento de infecciones agudas. Personalmente, la utilizo para tratar las infecciones de las vías respiratorias. Puede emplearse oral y tópicamente en el caso de las infecciones cutáneas. Dadas sus propiedades antifúngicas y antiparasitarias, su uso es también apropiado para las infecciones del aparato digestivo. Algunos médicos holísticos la usan en dosis menores para tratamientos prolongados de enfermedades como la de Lyme.

POLEN DE ABEJAS

Por lo general, suelo encontrar una manera de ayudar a los pacientes que acuden a mi consulta con problemas de alergia. Existen muchos y buenos remedios para los síntomas de la alergia al polen: presión nasal, dolores de cabeza, cansancio, moqueo, estornudos y picores en la nariz que afectan en gran medida a la calidad de vida. Pero un verano en el que era yo quien sufría esos síntomas, me fue imposible dar con un tratamiento natural que me ayudara. Me sentía fatal y, tengo que admitir, bastante humillado por no poder curarme.

Pero, de todos los remedios en los que había pensado, había uno que no había probado. Algunos de mis colegas, e incluso algunos pacientes, me habían contado que el polen de las abejas les había ayudado a aliviarles o curarles de sus alergias.

Hasta ese momento yo no había tenido ningún motivo para utilizar o recetar polen de abejas. Nunca me había visto en una situación así. No eran para nada eficaces los suplementos nutricionales y homeopáticos que generalmente funcionan de maravilla. Así que, ¿por qué no probar el polen de abejas?

Empecé tomando el polen en cápsulas. El que utilicé provenía de una granja de Peace River, Alberta, en la que tenían panales de abejas.

Por lo general, se aconseja tomar de 2 a 4 cápsulas diarias de polen de abejas. Como soy un tanto compulsivo a la hora de tomar suplementos, empecé con 8 cápsulas al día. El primer día no noté cambio alguno en los síntomas, pero al sexto día, la mayoría de los síntomas de alergia habían desaparecido.

Aunque estaba entusiasmado con los resultados, no dejé de temer que volvieran a aparecer los síntomas, así que seguí tomándome las 8 cápsulas diarias, lo que es aproximadamente el doble de la dosis que suelo recetar. (El polen de abejas no es tóxico, de manera que yo sabía perfectamente que una dosis más alta no era perjudicial). Cuando ya no tenía ningún síntoma, decidí seguir con una dosis menor, y durante tres semanas seguí tomando cuatro cápsulas al día. Seguí sin síntomas, de modo que a la semana siguiente reduje la dosis a 2 cápsulas diarias.

Durante dos meses más, seguí tomando dos cápsulas al día, y después dejé de tomar el polen. Sabía que los síntomas podían volver a aparecer, pues vivo en un lugar (San Diego) en el que todo el año hay pólenes de diferentes tipos. Pero la alergia desapareció para siempre.

Acerca del polen

Producido por las plantas con flores, el polen queda adherido a las patas de las abejas mientras éstas recolectan el néctar. Se dice de él que es el alimento más rico de la naturaleza, ya que consta de un amplio espectro de nutrientes, desde las vitaminas A y C a las vitaminas del complejo B y los aminoácidos. Entre otros nutrientes cabe destacar los carotenoides, el calcio, el magnesio, el cobre, el hierro, el potasio y los flavonoides, como la rutina y la quercitina. Se cree que todos ellos aportan al polen de las abejas gran parte de su efecto antialérgico. Además, contiene sustancias esenciales u oligoelementos como el silicio, el molibedno, el boro y el azufre. Contiene, asimismo, enzimas y estructuras hormonales llamadas esteroles vegetales, los cuales, según se cree, producen un efecto equilibrador de las hormonas.

El polen de abejas se utiliza para tratar o prevenir muchas y diversas dolencias, desde la artritis y las alergias a la depresión y la fatiga. Muchas personas que practican deporte confían en el polen de abejas como medio para aumentar la energía y la resistencia. Se dice que también beneficia al sistema reproductor.

Dosis

La dosis común para un adulto en el tratamiento de una dolencia crónica es de 2 cápsulas diarias (de 500 a 1.000 mg). En el caso de dolencias agudas, conviene tomar dosis más altas, de 4 a 8 cápsulas o más, a menos que aparezcan algunos de los efectos secundarios que se mencionan a continuación.

¿Cuáles son sus efectos secundarios?

El problema más conocido es que las personas alérgicas a las picaduras de abejas no deben tomar polen. Los expertos opinan que las alergias al polen de abejas son muy infrecuentes, pero se dan, y en algunos casos son muy graves. En el caso de haber tenido alguna vez una reacción alérgica a una picadura de abejas, hay que evitar por completo este polen.

Un porcentaje muy reducido de usuarios pueden llegar a experimentar molestias digestivas.

Aunque no se haya tenido nunca una de estas reacciones alérgicas, mi consejo es tomar una pequeña cantidad de polen de abejas antes de ingerir una cápsula entera. Así pues, lo mejor es abrir una cápsula y colocarse sobre la lengua un poco de polvo de polen. Si aparece algún síntoma alérgico –como dificultad respiratoria o alguna erupción– no hay que tomarlo.

Existen algunos pólenes de abejas que están contaminados con pesticidas o herbicidas o bien con agentes químicos medioambientales (metales pesados). Por consiguiente, aconsejo utilizar sólo un producto de una empresa que garantice la calidad del polen y que realice los consiguientes análisis para asegurarse de que no está contaminado.

POLEN DE ABEJAS
El médico naturista lo recomienda para...

Alergias

Se cree que los pólenes de abejas producen un efecto desensibilizador en el sistema inmunológico, o, dicho de otro modo, uno puede ser alérgico a ciertos pólenes que están presentes en pequeñísimas concentraciones en el polen que las abejas han recolectado. Cuando una persona toma polen, su sistema inmunológico empieza a desensibilizarse hasta el punto de poder tolerar más esos pólenes, es decir, reaccionar menos a ellos. Esencialmente, el polen de abejas tiene un efecto homeopático.

Artritis

Después de pronunciar una conferencia, conocí a un hombre de 64 años aparentemente sano y lleno de vitalidad. Diez años antes, me dijo, había visitado a un médico naturópata para que le tratara una artritis reumatoide. Cuando acudió a ese doctor, estaba tan mal de la artritis que incluso no podía caminar, iba en silla de ruedas.

Mientras me contaba esto, su mujer asentía tras él con la cabeza.

¿Cuándo empezó a encontrarse mejor? le pregunté, pues obviamente había mejorado de su enfermedad.

Me dijo que su médico le dio un frasco de polen de abejas y le especificó la dosis diaria que debía tomar. Después, le dijo que volviera a verle al cabo de dos semanas.

En aquellas dos semanas, recordó, mejoró tanto que acudió a la consulta del médico por su propio pie.

Huelga decir que acababa de conocer a un fervoroso creyente del polen de abejas. Desde entonces, he prestado mayor atención a este remedio y he conocido a un buen número de personas que han tenido éxito usándolo. Si bien los efectos no son tan espectaculares para todo el mundo que sufre artritis, médicos naturistas de todo el mundo utilizan el polen de abejas para aliviar los síntomas de esta enfermedad.

Estimulante energético

El polen de abejas es un suplemento muy popular entre muchos deportistas que afirman que les ayuda a entrenar intensamente y a recuperarse con rapidez. Muchos atletas confirman que les ayuda a tener más resistencia física.

Refuerzo inmunitario

Hay informes que sostienen que el polen de abejas ayuda a fortalecer el sistema inmunológico. Puede ser de ayuda para las personas que sufren episodios recurrentes de resfriados e infecciones respiratorias.

POTASIO

Fred, un amigo mío, llegó a mi casa nada más terminar su carrera diaria. Las últimas veces que había corrido había notado calambres en las pantorrillas, y de eso quería hablarme.

—No entiendo por qué tengo calambres en las piernas –dijo–. He bebido mucha agua.

Teniendo en cuenta que nos encontrábamos en medio de un verano extraordinariamente caluroso, y que Fred solía correr por la tarde, sospeché que podía tener un déficit de potasio debido a la gran cantidad de sudor producido por la actividad física bajo un sol de justicia.

A modo de ensayo terapéutico, le ofrecí a Fred un vaso de agua y tres pastillas de potasio.

—Pruébalas –le dije.
—Claro, ¿qué es? –preguntó Fred.
—Potasio –le contesté–. Puede que estés un poco bajo de potasio a causa de este calor.

Después de tomar las pastillas y beber el agua, Fred y yo nos sentamos a charlar.

Alrededor de cinco minutos después, Fred dijo: «Ya no noto los calambres. Suelen pasar horas hasta que desaparecen».

Nuestro experimento había funcionado.

Le dije a Fred que comiera más plátanos y tomara zumo de naranja para prevenir futuros calambres. Además, le recomendé que bebiera media botella de alguna bebida isotónica (rica en potasio y otros electrolitos) media hora antes de correr, y la otra mitad inmediatamente después. No volvió a tener calambres durante el resto del verano.

Una sustancia vital

El potasio es crucial para la vida, ya que se precisa para el buen funcionamiento de las células, incluidas las del músculo cardíaco. Interactúa con el sodio y otras partículas cargadas (magnesio, calcio y otras), llamadas electrolitos. El sodio y el potasio tienen ambas carga positiva y compiten entre sí para entrar en el interior de las células, que tienen carga negativa. Este «baile iónico» genera la electricidad que sostiene la vida. Por tanto, el potasio debe considerarse una parte importante de la «batería celular».

Se precisan niveles suficientes de potasio para prevenir la hipertensión arterial y los calambres musculares, y para asegurar el funcionamiento normal del corazón. Además, el potasio también es necesario para la contracción muscular, la conducción nerviosa, la metabolización de glucosa, proteínas e hidratos de carbono, la función renal y suprarrenal y el equilibrio hídrico.

Cuando se suda mucho, se orina con frecuencia (por estar tomando diuréticos) y se vomita o se tiene diarrea se puede perder gran cantidad de potasio. Enfermedades como una diabetes no tratada también pueden tener como consecuencia una fuerte pérdida de potasio.

Asimismo, el déficit de magnesio contribuye a la pérdida de potasio. A fin de aprovechar al máximo el potasio, es necesario asegurarse de que se toma una cantidad suficiente de magnesio de los cereales integrales y hortalizas de hoja verde.

Un déficit de potasio puede provocar calambres musculares y debilidad, arritmia cardíaca, fatiga, confusión mental, irritabilidad y problemas de crecimiento.

Una dieta equilibrada

La dosis diaria recomendada a partir de los diez años es de 2.000 mg al día. El potasio se encuentra en muchos alimentos diferentes, pero especialmente en frutas y verduras. Fuentes ricas de potasio son las zanahorias, los aguacates, los tomates, las manzanas, los plátanos y las naranjas.

Dulse, un tipo de alga, es especialmente rica en potasio. La carne, el pescado y la leche también son buenas fuentes de potasio.

No sólo importa la cantidad total de potasio, sino también su equilibrio con el sodio. Muchas personas son conscientes de la importancia de reducir la dosis de sodio (sal de mesa), pero es igual de importante aumentar la dosis de potasio. Las frutas y verduras ofrecen una elevada proporción de potasio con respecto al sodio.

Según los investigadores nutricionistas, mucha gente tiene una proporción de potasio con respecto al sodio de 1:2. Los expertos recomiendan una proporción de 5:1. Muchas frutas y verduras tienen una proporción de potasio respecto al sodio de 50:1 como mínimo y a veces hasta de 100:1. Por ejemplo, los plátanos tienen una de 440:1 y las naranjas de 260:1.

Ingesta dietética de referencia

De 0 a 6 meses: de 90 a 500 mg
De 6 a 12 meses: de 500 a 700 mg
De 1 a 10 años: de 700 a 1.600 mg
De 11 a 18 años: de 1.600 a 3.000 mg
A partir de 18 años: de 2.000 a 5.000 mg
Embarazo / lactancia: más de 2.000 mg

Lo mejor es aumentar la dosis de potasio a través de los alimentos, porque así se consumen también otras vitaminas y minerales útiles. Otra forma común de incrementar el potasio y reducir el sodio es utilizar sucedáneos de la sal, que consisten principalmente en cloruro potásico.

La mayoría de los complejos multivitamínicos contienen potasio y ayudan a aumentar la ingesta diaria. Además, el potasio está disponible como suplemento, que no puede contener más de 99 mg por dosis. Los médicos utilizan dosis de 500 a 3.000 mg para el tratamiento terapéutico de la hipertensión.

Conviene recordar que una dieta rica en potasio y pobre en sodio precisará una dosis mucho menor de suplementos de potasio. Hay que consultar a un médico nutricionista para dar con la dosis de potasio adecuada.

¿Cuáles son sus efectos secundarios?

Algunas personas nunca deberían tomar potasio a menos que así se lo aconseje su médico. En caso de padecer una enfermedad hepática, no hay que tomar suplementos de potasio sin la prescripción específica del médico. Además, las personas que toman digoxina, ibuprofeno o naproxina, o diuréticos que agotan las reservas de potasio (como lasix y tiazidas), así como cisplatino (fármaco de quimioterapia), no deberían tomar suplementos de potasio sin prescripción facultativa. Una dosis demasiado alta de suplementos de potasio puede provocar náuseas, vómitos, diarrea y úlceras.

POTASIO
El médico naturista lo recomienda para...

◦❧ Calambres musculares

Como ya se ha mencionado antes, el potasio contribuye a aliviar los calambres y espasmos musculares, especialmente cuando la causa es la deshidratación. En caso de tener calambres musculares repetidos que no remiten con el aumento de la ingesta de agua, recomiendo tomar potasio, así como calcio y magnesio.

◦❧ Hipertensión arterial

El potasio es uno de los principales minerales necesarios para prevenir y tratar la hipertensión arterial. Hay estudios que han demostrado que tomar suplementos de potasio reduce significativamente la tensión sanguínea sistólica y diastólica. No hay que olvidar que es importante reducir el sodio en la dieta cuando se aumenta el potasio, lo que se consigue evitando alimentos ricos en sodio, como las comidas preparadas y los alimentos envasados o enlatados, galletas saladas, quesos y embutidos.

Alrededor de un 10% de las personas con la tensión alta son sensibles a la sal. Esto quiere decir que incluso una pequeña cantidad de sodio elevará en ellas la presión sanguínea. (Otras vitaminas y minerales buenos para la hipertensión son el calcio, el magnesio, la coenzima Q_{10} y la vitamina C).

Prevención del derrame cerebral

El potasio ayuda a reducir la tensión arterial, que es uno de los principales factores de riesgo del derrame cerebral. En un estudio de ocho años de duración realizado con 43.738 hombres de 40 a 75 años de edad se demostró que quienes ingerían la cantidad más elevada de potasio (así como de calcio y fibra de cereales) corrían menos riesgos de sufrir un derrame cerebral.

PREBIÓTICOS

En el mundo de la dietética son conocidos los probióticos, e incluso la medicina oficial reconoce la importancia de estas bacterias saludables. Sin embargo, los prebióticos no son tan conocidos. En primer lugar, unos datos sobre los probióticos: son bacterias beneficiosas, como *Lactobacillus acidophilus* y *Bifidobacterium*, que se encuentran en el yogur, el *miso*, el kéfir y otros alimentos fermentados (y también en forma de suplemento). Estas bacterias beneficiosas llamadas probióticos pueblan el tracto digestivo, así como las vías respiratorias y los conductos urinarios. Los probióticos desempeñan un papel importante en la digestión, la desintoxicación, la síntesis de varios nutrientes (como vitaminas B y K) y un sistema inmunológico sano.

Asimismo, los «prebióticos» también son vitales para una buena salud. Estos elementos no digeribles de los alimentos contienen cadenas de azúcar únicas, que estimulan el crecimiento y la actividad de ciertos probióticos (en particular, *Bifidobacterium*) en el colon.

Un importante grupo de prebióticos se conoce con el nombre de inulinas. Entre otros ejemplos relevantes se incluyen el trigo, todo tipo de cebollas, puerros, plátanos, ajo, tupinambo y raíz de achicoria (disponible como sucedáneo del café).

Entre los prebióticos del tipo de las inulinas figuran la inulina, la oligofructosa y los fructooligosacáridos (FOS). Estos prebióticos del tipo de las inulinas se utilizan como ingredientes alimenticios funcionales en bebidas, yogures, galletas, pastas para untar y también como suplementos dietéticos, especialmente los FOS (fructooligosacáridos).

Se ha calculado que las dietas típicas estadounidenses contienen de 1 a 4 g de compuestos de prebiótico de inulina al día, una dosis diaria relativamente baja en comparación con otras regiones del mundo, como Europa, cuya ingesta media aproximada es de 3 a 11 g.

Otro grupo de prebióticos, llamados oligosacáridos de soja –que se encuentran en la soja, los guisantes y la mayoría de las alubias– también estimulan el crecimiento de *Bifidobacterium*, predominante en el intestino grueso.

Dosis

Como mínimo, se debe ingerir taza y media de alimentos prebióticos en la dieta semanal. En forma de suplemento, recomiendo tomar de 2,5 a 5 g al día, y como máximo 10 g.

¿Cuáles son sus efectos secundarios?

Algunas personas pueden notar flatulencia, distensión y dolores abdominales debido a la alteración de la flora intestinal. Estos síntomas suelen ser temporales o desaparecer al reducir la dosis.

PREBIÓTICOS
EL MÉDICO NATURISTA LOS RECOMIENDA PARA...

↳ Cáncer
Se han realizado estudios preliminares con animales que demuestran que los FOS pueden prevenir en parte el cáncer de colon porque mejoran la actividad inmunitaria del colon.

↳ Enfermedad inflamatoria del intestino
La causa subyacente de la enfermedad inflamatoria del intestino puede radicar en la presencia de organismos infecciosos. La flora, cuya abundancia sustentan los prebióticos, sirve de protección frente a estos organismos. Además, los prebióticos mejoran la digestión y desintoxican, lo que resulta beneficioso para combatir esta enfermedad.

↳ Estreñimiento
Como una flora sana constituye una parte importante de la masa fecal, prebióticos como los FOS pueden ayudar en caso de estreñimiento. En un estudio realizado con hombres de edad avanzada se demostró que los FOS son beneficiosos para el estreñimiento.

↳ Hongos
El cuerpo mantiene bajo control el aumento de organismos fúngicos con ayuda de una flora beneficiosa. Al incrementar el recuento y la actividad de la flora beneficiosa, los FOS pueden utilizarse para prevenir la propagación de hongos en el tracto digestivo.

↳ Síndrome del intestino irritable
Este trastorno puede deberse a la disbiosis, un desequilibrio entre organismos beneficiosos y dañinos en el tracto digestivo. Los prebióticos mejoran los niveles de flora, de modo que los organismos dañinos como *Candida* no causan estragos en el tracto digestivo.

PROBIÓTICOS

De vez en cuando, las pruebas de que ciertas terapias nutricionales son beneficiosas para la salud se acumulan en tal medida que la medicina oficial no puede ignorarlas. Éste es el caso de los probióticos, también llamados «bacterias benignas» o «bacterias buenas». El término *probiótico* significa en realidad «a favor de la vida», ya que estas bacterias u hongos saludables y vivos son esenciales para el funcionamiento del cuerpo humano. La Organización Mundial de la Salud y la Organización de las Naciones Unidas para la Alimentación y la Agricultura definen los probióticos como «microorganismos vivos que, cuando son suministrados en cantidades adecuadas, mejoran la salud del organismo huésped». Los probióticos se encuentran en abundancia en alimentos y suplementos.

Fue el doctor Eli Metchnikoff, colega de Luis Pasteur, quien realizó el primer trabajo innovador en el estudio de los lactobacilos y otras bacterias «buenas». El doctor Metchnikoff recibió el premio Nobel en 1908 por descubrir que estas bacterias desempeñan una función importante en el sistema inmunológico. Conjeturó que la mayoría de las enfermedades empiezan en el tracto digestivo. Cuando las bacterias «buenas» no conseguían controlar a las «malas», el doctor Metchnikoff calificó esta situación de disbiosis, que significa que las bacterias no viven en armonía natural. Su investigación dio lugar al conocimiento que tenemos hoy en día de los numerosos beneficios de las bacterias buenas y la importancia de su función para equilibrar los gérmenes patógenos.

Resulta asombroso que *Acidophilus* y *Bifidobacterium*, así como otros componentes benignos de la flora, formen parte de los 100 billones de bacterias que conviven en el sistema digestivo humano. Todas juntas llegan a ocupar casi dos kilos de nuestro peso corporal.

Esta fértil colonización del cuerpo humano empieza incluso antes de nacer. Un bebé llega al mundo con una cantidad de bacterias buenas y otras potencialmente malas. En su primer aliento, el bebé inhala bacterias del entorno, llevándolas a la boca y a las mucosas. Desde allí, las bacterias pasan a colonizar el resto del cuerpo.

A partir de entonces, el equilibrio bacteriano se encuentra en un estado de ajuste continuo. La leche materna proporciona bacterias beneficiosas y, por tanto, mientras dura la lactancia, el bebé se beneficia de una ayuda suplementaria. Apoyados por la flora benigna de la leche materna, *Acidophilus* y otras bacterias beneficiosas se hacen con sus propios territorios, donde actúan para prevenir la acumulación potencialmente perjudicial de gérmenes que puedan atacar al cuerpo.

En los últimos años, los investigadores han llegado a comprender muchas de las reacciones químicas y biológicas que caracterizan a *Acidophilus* y a otras bacterias beneficiosas. *Acidophilus* produce un entorno acídico, que inhibe la reproducción de muchas bacterias perjudiciales. Asimismo, elabora sustancias llamadas bacteriocinas, que actúan como antibióticos naturales y destruyen microorganismos perjudiciales. Junto con otros componentes de la flora benigna, *Acidophilus* también activa el sistema inmunológico reforzando la formación de anticuerpos en los tejidos de la mucosa.

Además, las bacterias benignas contribuyen a producir los llamados ácidos grasos de cadena corta. Éstos son importantes porque ayudan a regenerar las células del colon. También son eficaces contra el cáncer.

Acidophilus y la flora benigna del sistema digestivo ayudan a descomponer los alimentos en el colon, en particular la fibra no digerida de frutas y verduras. Ayudan a digerir el azúcar de la leche y fomentan las evacuaciones. *Acidophilus* también contribuye a prevenir el crecimiento de *H. pylori*, una bacteria implicada en muchos casos de úlceras de estómago.

Si bien la mayoría de los médicos tienen cierta información sobre los beneficios de la flora benigna, otras ventajas no están tan reconocidas. Por ejemplo, muchos médicos no saben que *Acidophilus* y otros elementos de la flora benigna estimulan la producción de vitaminas en el cuerpo, entre ellas las vitaminas B_2, B_3, B_5, B_{12}, biotina y vitamina K. Los probióticos también son importantes para la correcta absorción de los minerales en el intestino delgado.

Los nombres de los probióticos hacen referencia a la especie de bacterias benignas a que pertenecen y a la subespecie (por ejemplo, *Lactobacillus ruteri*), y suelen expresarse de forma abreviada (*L. ruteri*).

Al hablar de alimentos probióticos solemos pensar sólo en yogur. Sin embargo, muchas sociedades de todo el mundo han reconocido los beneficios para la salud de otros alimentos fermentados muy ricos en probióticos. Abundan las opciones sabrosas e interesantes. El kéfir es una bebida de leche fermentada y granos y se comercializa en tiendas de productos dietéticos y en algunos comercios de comestibles. Los japoneses consumen *miso* y *tempeh*, que incluyen granos de soja fermentado, y están muy extendidos en otros países. Entre otros ejemplos cabe citar un alimento consumido por los coreanos llamado *kimchi* (un plato de verduras picantes), la col fermentada alemana, las salsas de pescado y pastas fermentadas del Sudeste asiático, habituales en los alimentos tailandeses. Prácticamente todas las cocinas cuentan con algún tipo de alimento rico en probióticos.

El tracto digestivo alberga más de 500 especies de bacterias. De hecho, cada uno de nosotros tenemos 10 veces más bacterias que células humanas, y las bacterias son responsables de parte de nuestro peso. Nuestra relación con ellas es simbiótica: se alimentan de algunos de los nutrientes que consumimos, y, a su vez, ellas nos mantienen sanos, en la medida en que les demos algo de TLC.

La mayoría de las bacterias de nuestro tracto digestivo viven en armonía entre sí, incluso a pesar de que su «vecindario» esté densamente poblado por todo tipo de microorganismos diversos. Pero nuestros malos hábitos alimenticios, el consumo de agua clorada, la exposición al mercurio de los empastes dentales y los pescados, al estrés y a algunos medicamentos (en particular antibióticos) pueden alterar este vecindario bacteriano y provocar un desequilibrio microbiano llamado disbiosis. Entre las consecuencias de esta disbiosis cabe señalar la flatulencia, diarrea, merma de la inmunidad, desequilibrios hormonales, eccemas, infecciones vaginales, alergias y posiblemente un mayor riesgo de padecer cáncer.

Basta con consumir uno o dos tipos de probióticos para fortalecer todo el entorno bacteriano del intestino, pero si se toman más, los beneficios para la salud pueden ser aún mayores. Los distintos probióticos aumentan la producción corporal de numerosos y diferentes compuestos inmunitarios (como la inmunoglobulina A y M) y liberan pequeñas cantidades de productos químicos (como ácido láctico y peróxido de carbono) que no sólo no perjudican, sino que hacen la vida imposible a los gérmenes patógenos.

Dosis

Recomiendo consumir una fuente de alimento probiótico al menos un día sí y otro no. Actualmente son cada vez más populares las bebidas enriquecidas y los yogures, pero muchos de ellos contienen azúcares añadidos, y la intolerancia a la lactosa y la sensibilidad láctea son muy comunes. A menudo aconsejo a los pacientes que tomen suplementos de probióticos, que son, como mínimo, cinco veces más potentes que un yogur. Existe una amplia gama de suplementos probióticos. Conviene buscar productos que utilicen variedades con beneficios probados en estudios humanos, como *Lactobacillus acidophilus, rhamnosus* y *plantarum*; *Bifidobacterium bifidus* y *Saccharomyces boulardii*. Para un uso preventivo, recomiendo tomar de 1.000 a 5.000 millones de organismos al día. En caso de afección aguda, como diarrea, conviene tomar 10.000 millones o más. Siga las instrucciones de la etiqueta. Es preciso comprar los productos más frescos posibles, lo que puede saberse comprobando la fecha de caducidad de la botella. Además, recomiendo tomar probióticos al final de una comida o entre comidas, para que los alimentos amortigüen los ácidos del estómago, que podrían destruir los probióticos.

¿Cuáles son sus efectos secundarios?

Entre los efectos secundarios pueden producirse molestias digestivas menores, como flatulencia y distensión. Estos síntomas suelen ser una señal positiva de que se están destruyendo las bacterias dañinas y disminuyen o desaparecen en unos pocos días. En caso contrario, puede reducirse la dosis del suplemento probiótico o probar con un alimento no lácteo que contenga probióticos.

PROBIÓTICOS
El médico naturista los recomienda para...

Cáncer de colon y de mama

Se han realizado estudios con animales, no con personas, por lo que son preliminares, pero han sido positivos, es decir, han demostrado que los probióticos *Lactobacillus* estimulan la actividad de las células inmunitarias para que combatan estos dos tipos de cáncer. Además, los probióticos pueden suprimir bacterias que crean compuestos causantes del cáncer de colon, y pueden alterar la respuesta inflamatoria, por lo que tampoco estimulan las células del cáncer de mama. Asimismo, los probióticos ayudan a descomponer los potencialmente dañinos estrógenos cuando pasan por el tracto digestivo.

✎ Colitis ulcerosa

Un probiótico muy potente que contenga *Lactobacillus*, *Bifidobacteria* y *Streptococcus* puede prevenir el aumento de las bacterias perjudiciales y las recaídas en pacientes con colitis ulcerosa. Se ha demostrado que este probiótico induce la remisión en un máximo del 53% de los pacientes con colitis ulcerosa de leve a moderada que no responden adecuadamente al tratamiento convencional, y produce al menos una respuesta positiva en el 24%.

✎ Diarrea inducida por antibióticos

Aunque a veces son necesarios los antibióticos orales, suelen ser como bombas de racimo médicas. Matan las bacterias causantes de la enfermedad y, al mismo tiempo, eliminan las bacterias beneficiosas. Las bacterias oportunistas, como *Clostridium difficile*, pueden multiplicarse entonces rápidamente, lo que a menudo se traduce en una infección secundaria y diarrea. Es importante consumir probióticos cuando se toman antibióticos, y al menos hasta un mes después de dejar de tomar estos últimos. Para evitar *Clostridium*, los probióticos mejor comprobados son *Saccharomyces boulardii* y *Lactobacillus rhamnosus*, que deberían tomarse preventivamente en caso de hospitalización, porque la infección es más habitual entre las personas hospitalizadas.

✎ Diarrea inducida por quimioterapia

En un estudio realizado con personas que tenían cáncer colorrectal y que recibieron quimioterapia con 5-fluorouracilo se les administró un suplemento probiótico que contenía *Lactobacillus rhamnosus* y *Lactobacillus GG*, y el resultado fue una notable reducción de su fuerte diarrea, de las molestias abdominales, de los tratamientos hospitalarios y de las dosis de quimioterapia debidas a efectos gastrointestinales secundarios.

✎ Diarrea infecciosa

Los probióticos pueden prevenir o curar la diarrea infecciosa, especialmente en bebés y niños. Después de analizar nueve estudios, científicos de la Universidad de Washington, en Seattle, concluyeron que los tratamientos con cultivos de *Lactobacillus* podían estimular una recuperación más rápida. Los probióticos albergan sus propios tipos de antibióticos, llamados bacteriocinas y microcinas, que combaten a los agentes patógenos.

Recomiendo a mis pacientes que tomen un suplemento de probiótico de forma preventiva cuando van a viajar, sobre todo a países extranjeros.

❧ Eccema

Se ha demostrado en varios estudios que los probióticos pueden contribuir a aliviar los eccemas de niños de edades comprendidas entre uno y trece años. Al parecer, los probióticos reducen la alergia a la leche y la actividad de un sistema inmunológico que reacciona de forma exagerada. Existen pruebas de que las mujeres embarazadas que toman probióticos pueden reducir la aparición de eccemas asociados a alergias alimentarias, rinitis alérgica y asma en sus hijos. El tratamiento es igualmente efectivo si los niños los toman a través de la leche de sus madres o en el biberón.

❧ Estreñimiento

Los probióticos pueden ser uno de los suplementos clave en casos de estreñimiento crónico, tanto en niños como en adultos. Los beneficios se notan al cabo de una o dos semanas de tomarlos.

❧ Infecciones de las vías respiratorias

En un estudio se comprobó que los niños de entre uno y seis años que asistían a guarderías donde tomaban leche con *Lactobacillus GG* padecían menos infecciones respiratorias y de menor gravedad.

❧ Infecciones vaginales

Las bacterias probióticas y un tipo de levadura probiótica, *Sarrcharomyces boulardii*, pueden resolver a menudo la vaginitis, una inflamación de los tejidos vaginales, así como infecciones por *Candida*. El yogur de cultivo vivo, los suplementos probióticos orales e incluso los supositorios vaginales se han utilizado con éxito.

❧ Inmunidad

Algunas especies de bacterias intestinales, como *Lactobacillus*, desempeñan una función fundamental en el sistema inmunológico, porque nos protegen de infecciones y del cáncer. Investigadores de la Universidad de Colonia, Alemania, descubrieron en animales de laboratorio que la destrucción de las bacterias intestinales provocaba un parón en seco de la actividad del sistema inmunológico, y que con los probióticos se restablecía la función inmunitaria. Los científicos también observaron qué bacterias segregan compuestos similares a las proteínas, llamados péptidos, que mantienen el sistema inmunológico a un ritmo contenido, dispuesto a responder a infecciones patógenas.

En otras investigaciones se ha comprobado que los probióticos activan un gran número de compuestos inmunitarios que luchan contra bacterias y virus dañinos.

❧ Intolerancia a la lactosa

Acidophilus también ayuda a producir la enzima del azúcar de la leche, la lactasa.

Es sabido que el 75% de los adultos (excepto los descendientes de los europeos del noroeste) tiene una deficiencia de esta enzima, lo que significa que su sistema digestivo no puede descomponer bien productos que contengan lactosa, lo que genera intolerancia al azúcar de la leche, caracterizada por síntomas como diarrea, flatulencia, distensión y mal aliento.

❧ Síndrome del intestino irritable

Cuando las bacterias causantes de enfermedades se asientan en el intestino pueden desencadenar inflamación, dañar la pared intestinal y preparar el escenario para el síndrome del intestino irritable. Se han realizado estudios que han demostrado que los probióticos pueden desempeñar una función destacada en la resolución de este síndrome y la enfermedad inflamatoria intestinal.

PROGESTERONA

—¡Por favor, deme otra cosa que no sea orina de caballo para aliviar estos sofocos! –me pidió Leanne, una artista de 49 años de edad.

—Veo que conoce usted bien Premarin –le contesté.

Leanne asintió. Su ginecóloga le había contado todo sobre las formas sintéticas de progesterona –con los nombres comerciales de Premarin y Provera– y, después de algunas preguntas, Leanne supo que Premarin está compuesto por sustancias de la orina de caballo. Además, estaba preocupada porque algunos estudios aseguraban que las hormonas sintéticas pueden aumentar el riesgo de padecer cáncer de mama.

—Le pregunté a mi médica si acaso pensaba que me parecía a un caballo –dijo Leanne–. Además, un cáncer de mama es lo último que quisiera que me pasara.

—Nunca he recetado Premarin o Provera, y no es probable que lo haga. Cuénteme más cosas sobre sus síntomas.

—Realmente no es para tanto. Tengo tres o cuatro sofocos al día y después a veces también por la noche. Aparte de eso, no me puedo quejar.

—¿Se ha hecho últimamente una prueba de densidad ósea? –le pregunté.

—Sí, y el médico me dijo que está todo bien –contestó Leanne.

Le pregunté a Leanne por su historial familiar a fin de determinar si había habido algún caso de cáncer de mama, útero o de otro tipo en su familia. Me dijo que tanto su abuela como su tía habían fallecido por cáncer de mama.

—¿Tiene usted problemas de depresión, ansiedad, falta de libido, insomnio, sequedad vaginal? –le pregunté.

—No –me contestó Leanne.

—¿Ha intentado tomar suplementos de hierbas u otras sustancias naturales para aliviar los síntomas de la menopausia?

—Fui a ver a un herborista que me recomendó algunos preparados a base de hierbas para la menopausia, pero no han conseguido detener los sofocos –contestó Leanne.

Al término del examen yo había concluido que merecería la pena que Leanne probara la progesterona natural. Le expliqué que el término «natural» era la mejor descripción posible de lo que realmente era.

—Se trata exactamente de la misma progesterona que produce el organismo.

Leanne había oído hablar de ella. Me contó que algunas de sus amigas la habían utilizado con resultados positivos. Estaba dispuesta a probarla.

Al cabo de dos semanas de utilizar una crema natural de progesterona, Leanne me informó de que tenía menos sofocos, y poco después sólo se producían de vez en cuando.

Actividad hormonal

La progesterona es una de las dos hormonas femeninas principales; la otra son los estrógenos. (En realidad, los hombres también tienen progesterona). Una cascada de sucesos bioquímicos es la causa de que el cuerpo lúteo del ovario, la placenta en mujeres embarazadas y las glándulas suprarrenales durante la menopausia produzcan progesterona. (En los hombres, la producción corre a cargo de las glándulas suprarrenales y los testículos). En el proceso de transformación, el colesterol se convierte en la hormona pregnenolona, que a continuación se convierte en progesterona.

La progesterona conservada en las glándulas suprarrenales también hace de precursor de la formación de estrógenos, testosterona y corticosteroides.

La progesterona se almacena en los ovarios justo antes de la ovulación. Ayuda a mantener el funcionamiento normal del endometrio del útero. Asimismo, se mantiene en equilibrio con los estrógenos para regular el ciclo menstrual y prevenir efectos secundarios asociados al «predominio de los estrógenos», un trastorno que se produce cuando los niveles de estrógenos son excesivamente altos con respecto a los niveles de progesterona. La progesterona es una importante hormona precursora para la síntesis de otras hormonas.

La progesterona desempeña varias funciones importantes, entre ellas:

- Protege frente a la enfermedad fibroquística de las mamas.
- Es un diurético natural, es decir, contribuye a la eliminación de líquidos del organismo.
- Ayuda a transformar la grasa (lípidos) en energía.
- Sirve de antidepresivo natural.
- Contribuye a la acción de la hormona tiroidea.
- Normaliza la coagulación de la sangre.
- Puede ayudar a recuperar el deseo sexual.
- Favorece la normalización de los niveles de azúcar en sangre.
- Normaliza los niveles de zinc y cobre.
- Restablece los niveles adecuados de oxígeno celular.
- Tiene un efecto termógeno (de aumento de la temperatura).

Además, tiene una serie de efectos protectores, que contribuyen a proteger frente al cáncer endometrial y al cáncer de mama. Asimismo, puede frenar el avance de la osteoporosis y es antiinflamatoria.

La reina de las hormonas

Habida cuenta de todo lo mencionado, la progesterona es una hormona muy importante, y el equilibrio de los estrógenos no es la menor de sus funciones. En una balanza imaginaria, tenemos estrógenos a un lado y progesterona en el otro. El cuerpo produce estas dos hormonas para mantener el equilibrio y para asegurar el desempeño apropiado de actividades bioquímicas y hormonales.

En nuestra sociedad hay muchas mujeres con déficit de progesterona, lo que inclina la balanza a favor de los niveles de estrógenos. Los investigadores han descubierto que una de las causas del déficit de progesterona radica en un problema con los xenoestrógenos, que son compuestos similares a los estrógenos y que se encuentran en pesticidas, herbicidas, fungicidas, cosméticos y muchos materiales derivados de productos del petróleo, como el plástico. Una vez dentro del organismo, los xenoestrógenos atacan a los receptores de estrógeno e imitan su acción.

Otro motivo de que algunas mujeres tengan un nivel relativamente bajo de progesterona es una ovulación irregular. Como la mayor parte de la progesterona se libera al ovular, esta hormona escasea cuando la ovulación no es frecuente, lo que constituye un gran problema en relación con enfermedades como el síndrome de ovario poliquístico y ciclos menstruales irregulares.

Es previsible que al llegar a la edad de la menopausia se produzca un desequilibrio entre los niveles de progesterona y estrógenos. Durante la menopausia, los niveles de progesterona caen más radicalmente que los de estrógenos.

Natural frente a sintético

Cada vez más médicos están empezando a darse cuenta de que existe una diferencia entre progesterona sintética y natural. Dicho de forma sencilla, el término progesterona natural se refiere a progesterona que es idéntica a la que se encuentra en el cuerpo humano, es decir, biológicamente idéntica. La progesterona sintética, denominada progestina, es la progesterona creada por síntesis y que no es idéntica a la que se halla en el cuerpo humano.

Las progestinas son las hormonas sintéticas disponibles en la mayoría de los productos farmacéuticos indicados para la menopausia y para el síndrome premenstrual. También se encuentran en las pastillas anticonceptivas. Y sus variados y numerosos efectos secundarios son conocidos.

La mayoría de los médicos holísticos prefieren utilizar progesterona natural porque parece mucho más segura que la versión sintética. Entre los posibles efectos secundarios de Povera, por ejemplo, se incluyen la retención de líquidos, el aumento de peso y la irritabilidad. Algunas mujeres sangran poco o mucho entre ciclos menstruales, otras experimentan molestias mamarias, coágulos de sangre, cefaleas, náuseas e hipertensión.

Dosis

La progesterona natural se encuentra en el mercado en forma de crema transdérmica que se aplica en la piel en zonas con una gran densidad de vasos capilares para su absorción. Las zonas de la piel donde se aplican mejor son los antebrazos (del lado de la palma), los pechos, las mejillas y la planta de los pies (siempre y cuando no haya callos). Es buena idea ir alternando las zonas en cada aplicación.

La ventaja de esta aplicación es que la absorción directa no pasa por el hígado. Las píldoras de progesterona convencionales precisan una mayor metabolización por parte del hígado, lo que aumenta el riesgo de toxicidad en este órgano y degrada la progesterona en metabolitos, de forma que la concentración no es tan alta. La desventaja reside en que la absorción y la utilización varían de mujer a mujer y no se sabe si previene el aumento del endometrio en mujeres sometidas a un tratamiento con estrógenos.

Probando empíricamente, y con la ayuda de un médico experto en las terapias hormonales sustitutivas naturales, se puede encontrar la dosis correcta para cada persona y cada estado de salud. Se recomienda el análisis de la saliva para evaluar y supervisar los niveles hormonales.

Al examinar los productos de progesterona natural existentes, es posible que se advierta la existencia de una «crema de ñame silvestre» que vende y promueve una serie de empresas como si tuviera progesterona natural. Sin embargo, muchas de estas cremas de ñame silvestre no contienen en absoluto progesterona. El cuerpo humano no puede convertir la diosgenina del ñame silvestre en progesterona; es preciso hacerlo en un laboratorio. Así, se utiliza el término «farsa de ñame silvestre» para describir este tipo de productos.

La dosis y la programación de la progesterona natural varían en función de la enfermedad que se esté tratando. Al comprar crema de progesterona natural hay que asegurarse de que se trata de un producto que realmente contenga progesterona. Se han de buscar cremas de progesterona natural que contengan 960 mg por 60 g de crema. Así, ¼ de cucharadita de crema de progesterona natural equivale a 20 mg de progesterona.

Esto significa en la práctica que hay que aplicar ¼ de cucharadita a la piel dos veces al día. *Véanse* los programas de dosificación específicos recomendados.

Otra fuente de progesterona natural es la progesterona oral micronizada, que se comercializa en forma de cápsulas. Se ha demostrado que previene la hiperplasia endometrial cuando se toma con estrógenos. La progesterona micronizada se consigue solamente con receta médica. La dosis varía en función de la enfermedad que deba tratarse y debe adecuarse a cada persona.

Además, existen otros mecanismos de administración de progesterona. Por ejemplo, la progesterona sublingual se encuentra en forma de pastilla y de gotas que se toman por vía oral. Se coloca la pastilla debajo de la lengua y se mantiene allí hasta que se disuelve.

Si se quiere utilizar progesterona natural es recomendable encontrar un médico experimentado en el tratamiento natural de sustitución hormonal. Cada mujer es diferente y precisa una dosis distinta; no existe una «dosis normal».

¿Cuáles son sus efectos secundarios?

A pesar de que la progesterona natural es «natural», sigue siendo una hormona y debe utilizarse correctamente para evitar efectos secundarios. Deberían priorizarse las terapias con hierbas, nutrientes y homeopatía a la hora de tratar desequilibrios hormonales, ya que son intrínsecamente más seguras. Sin embargo, en ciertos casos es necesario ingerir progesterona natural.

En general, la progesterona natural parece ser muy segura si se utiliza correctamente. No obstante, he visto casos de mujeres que experimentan síntomas como un aumento de las molestias en los pechos e irritabilidad cuando la dosis es demasiado alta.

Las mujeres que utilizan progesterona natural para aliviar los síntomas de la menopausia pueden experimentar un período de sangrado ligero durante uno o dos meses, que suele desaparecer cuando el cuerpo se acostumbra a la progesterona. Si la hemorragia no cesa después de tres meses, conviene consultar a un médico.

Recomiendo a las mujeres que estén tomando hormonas (naturales o sintéticas) que tomen también fitonutrientes suplementarios como D-glucarato de calcio e indol-3-carbinol para ayudar al hígado a descomponer de manera adecuada los metabolitos de estas hormonas.

PROGESTERONA
El médico naturista la recomienda para...

❧ Complicaciones del embarazo
Los obstetras y especialistas en fertilidad suelen utilizar supositorios vaginales de progesterona natural para mujeres embarazadas que tienen un historial de abortos espontáneos. Se emplean durante el primer trimestre del embarazo.

❧ Endometriosis
La progesterona natural, que actúa como equilibrador de los estrógenos, ha ayudado a unas cuantas mujeres a controlar esta enfermedad, que a veces resulta difícil de tratar. (Los estrógenos estimulan el crecimiento del tejido endometrial). Debe aplicarse ¼ de cucharadita de crema dos veces al día durante tres semanas y después dejar de hacerlo durante la menstruación (una semana). Algunas mujeres precisan un programa medicinal diferente que prescriba un médico especializado. Pueden pasar hasta seis meses hasta que se empieza a advertir mejoría.

❧ Enfermedad fibroquística de las mamas
La progesterona natural es beneficiosa para la mayoría de las mujeres que tienen esta enfermedad. La dosis es de ¼ o ½ cucharadita de crema,

aplicada dos veces al día desde la ovulación hasta el día anterior a la menstruación. Para obtener beneficios directos ha de aplicarse en los pechos.

Funciona incluso mejor si se toma una dosis diaria de 800 U.I. de vitamina E natural y ácidos grasos esenciales como semilla de lino o aceite de pescado y aceite de onagra.

Enfermedades autoinmunes

Algunas de mis pacientes que padecen enfermedades autoinmunes, como artritis reumatoide y lupus, han experimentado una mejoría después de seguir un programa de equilibrio hormonal.

He descubierto que la progesterona natural es bastante eficaz para las mujeres que quieren seguir utilizando Premarin. Tiene un efecto equilibrante, reduce la inflamación y mejora la circulación. Se han realizado investigaciones que demuestran que la sustitución con estrógenos sintéticos agrava el lupus.

Fibroides uterinos

Más del 50% de las mujeres tienen fibroides uterinos. El objetivo del tratamiento natural de los fibroides uterinos es frenar, detener o reducir su crecimiento hasta la menopausia (cuando descienden los niveles de estrógenos). La progesterona natural puede ser de gran ayuda a la hora de controlar esta enfermedad. Conviene aplicar de ¼ a ½ cucharadita de crema dos veces al día durante un período de tres semanas a un mes. La aplicación debe suspenderse durante la menstruación.

Menopausia

Muchos médicos indican a sus pacientes que se encuentran en la perimenopausia y la menopausia que los sofocos y otros síntomas se deben a un descenso en el nivel de estrógenos. Aunque los estrógenos disminuyen, la progesterona lo hace mucho más (hasta casi cero), y es más posible que ello sea la causa de un buen número de síntomas. Muchas mujeres observan que la progesterona natural funciona muy bien para controlar los síntomas perimenopáusicos y menopáusicos. Sirve de ayuda para los sofocos, los cambios de humor y un descenso de la libido, por nombrar unos pocos efectos.

Las mujeres menopáusicas deberían aplicarse ¼ de cucharadita de crema de progesterona natural dos veces al día durante dos o tres semanas a un mes. Las mujeres perimenopáusicas que todavía tienen la menstruación deben interrumpir el tratamiento cuando tengan el período, durante de cinco a siete días.

Las mujeres perimenopáusicas han de aplicarse ¼ de cucharadita una o dos veces al día entre dos o tres semanas y un mes.

Las mujeres que siguen un tratamiento hormonal sustitutivo (por ejemplo, Premarin) y desean utilizar progesterona natural también pueden hacerlo con una dosis de ¼ de cucharadita dos veces al día los días que toman Premarin. A menudo hay que reducir la dosis de Premarin a la mitad o más si se toma a la vez progesterona natural. Conviene consultar al médico sobre la dosis que aconseja tomar.

ᴥ Migraña

Algunas de mis pacientes han tomado progesterona natural para evitar dolores de cabeza de tipo migraña relacionados con sus ciclos menstruales. Les recomiendo que se apliquen ¼ de cucharadita de crema dos veces al día durante tres o cuatro días antes de la menstruación, o entre tres y cuatro días antes del momento en que suelen aparecer las migrañas.

ᴥ Osteoporosis

La progesterona natural puede servir de ayuda para prevenir y tratar la osteoporosis. Un investigador ha descubierto que la progesterona natural aumenta la densidad ósea en las mujeres.

La dosis para mujeres posmenopáusicas es de ¼ de cucharadita de crema de progesterona natural aplicada dos veces al día durante tres semanas del mes. En el caso de mujeres perimenopáusicas, la dosis es la misma, excepto que se debe aplicar durante las dos semanas previas a la menstruación.

ᴥ Quistes ováricos

La progesterona natural puede ser eficaz para reducir los quistes ováricos. Recomiendo que sea un médico especialista quien recete la dosis correcta específica para cada caso.

ᴥ Síndrome premenstrual

Para las mujeres que no responden a los tratamientos nutricionales, de hierbas y homeopáticos para aliviar el síndrome premenstrual, recomiendo aplicar ¼ de cucharadita de crema de progesterona natural dos veces al día, empezando en la mitad del ciclo (día 15). Normalmente aconsejo seguir con las aplicaciones dos veces al día hasta un día antes del período, y después parar.

Sin embargo, si los síntomas del síndrome premenstrual se producen cerca del día de la ovulación (alrededor del día 14), hay que aplicar ¼ de cucharadita del día 8 al 14 y, después, ¼ de cucharadita dos veces al día hasta un día antes de que empiece el período. Interrumpa las aplicaciones cuando empiece la menstruación.

También puede ser útil para el acné asociado a la menstruación.

◆ Vaginitis

Las mujeres propensas a contraer infecciones vaginales por hongos pueden tener un desequilibrio entre estrógenos y progesterona. Algunos casos responden bien a la progesterona natural. Se aplica de ¼ a ½ cucharadita de crema de progesterona dos veces al día durante una semana antes de la menstruación.

PROPÓLEO

El propóleo, otro milagro de la naturaleza, es un producto natural muy popular en Europa, y que en Norteamérica es cada vez más conocido. Las abejas recogen propóleo de las yemas y cortezas de ciertos árboles y lo llevan a la colmena, donde otras abejas obreras ayudan a descargar este material precioso. Las abejas obreras añaden secreciones salivares y copos de cera, y después esparcen el producto acabado en las paredes de la colmena, desde la entrada hasta las cámaras individuales. De ahí que el propóleo también se denomine «pegamento de abeja».

En realidad, el propóleo que se encuentra dentro de la colmena hace mucho más que pegar las paredes para mantenerlas unidas. Los investigadores han descubierto que el propóleo previene en realidad las enfermedades de la colonia porque inhibe el desarrollo de microorganismos como bacterias, virus y hongos. Cuando las abejas entran en la colmena y salen de ella, se frotan contra el propóleo, que sirve de descontaminante instantáneo. Todo lo que está dentro y fuera de la colmena, incluidas las celdas interiores, donde la abeja reina pone los huevos, está cubierto con una fina capa de propóleo.

El propóleo también se utiliza como agente embalsamador para bichos o insectos que han invadido la colmena. El nombre griego del propóleo, *própolis*, refleja muy bien lo que es, porque significa «en defensa de la ciudad».

El propóleo es uno de los agentes antimicrobianos más poderosos que puede utilizar el ser humano.

Propiedades del propóleo

Aunque yo ya sabía de la existencia del propóleo, nunca llegué a conocer todos sus efectos medicinales hasta que se los oí describir a Jan Slama, un científico e investigador herborista canadiense. Además de citar toda la investigación europea realizada sobre este producto, hablaba con pasión y entusiasmo de las propiedades antisépticas y casi milagrosas de esta sustancia fabricada por las abejas.

A sabiendas de que Jan Slama es una fuente digna de confianza, inmediatamente decidí que ya era hora de empezar a prestar más atención al propóleo y a sus posibles beneficios para mis pacientes. Examiné la bibliografía médica para confirmar las conclusiones de Jan, y rápidamente descubrí que se habían realizado cientos de investigaciones para probar las propiedades medicinales del propóleo.

Hipócrates, el médico griego de la Antigüedad considerado el primer médico «moderno», fue uno de los primeros en recomendar propóleo. Decía que curaba las úlceras de la piel y del tracto digestivo. En *The History of Plants*, que John Gerard escribió en 1597, se alababa el propóleo por su capacidad para proporcionar una curación rápida y eficaz de varias de las enfermedades mencionadas por Hipócrates, entre otras. Los antiguos egipcios también empleaban el propóleo para diversas enfermedades. El propóleo se usa tradicionalmente en Japón para combatir el cáncer.

Hasta hace poco, la mayoría de la información clínica sobre el propóleo ha llegado de Europa, aunque actualmente se realizan algunos estudios en Estados Unidos, potenciados por el creciente interés por este producto natural. La mayor parte de la investigación se ha centrado en sus cualidades estimulantes del sistema inmunológico y propiedades antimicrobianas en aplicaciones tópicas. Sin embargo, los investigadores estudian también las propiedades antioxidantes del propóleo de las abejas y su posible uso como tratamiento contra el cáncer, remedio antiinflamatorio y producto dental. Además, puede resultar útil para la recuperación postoperatoria y, volviendo a las recomendaciones originales de Hipócrates, como paliativo para úlceras de la piel y del tracto digestivo.

Ingredientes activos

En el propóleo existen más de 150 componentes activos. Actualmente, los investigadores creen que las sustancias llamadas flavonoides, responsables de su color amarillo brillante, son la causa de casi toda su actividad terapéutica. Se trata de los mismos flavonoides curativos que se hallan en plantas como el ginkgo, las uvas y muchas otras hierbas y alimentos beneficiosos para la salud humana.

Sin embargo, los científicos han querido hacer hincapié en que los flavonoides encontrados en el propóleo son totalmente diferentes de los hallados en las plantas. Su composición bioquímica única puede informar de la poderosa actividad terapéutica del propóleo.

Además, el propóleo de abeja contiene un tipo de productos químicos, llamados fenoles, que parecen ser los responsables de muchos de sus efectos antimicrobianos. El propóleo tiene, además, vitaminas del grupo B y aminoácidos, componentes esenciales para la salud humana. Por último, contiene un aceite esencial que al parecer contribuye a sus efectos medicinales.

Dosis

El propóleo se comercializa en los siguientes formatos.

◆ Cápsulas
Recomiendo las cápsulas para mejorar el sistema inmunológico. Una dosis estándar para un adulto es de 500 a 1.000 mg al día.

◆ Tintura
Esta forma puede administrarse de forma oral para reforzar el sistema inmunológico, especialmente si se tiene dolor de garganta o una infección de las vías respiratorias altas. La dosis es de 1 a 3 ml tres veces al día.

Además, puede diluirse en agua –10 partes de agua por 1 parte de propóleo– y aplicarse tópicamente.

⚘ Pulverizador para la garganta

Unas pocas empresas ofrecen propóleo en forma de espray, que resulta ideal para las infecciones de garganta y boca.

⚘ Crema

Esta forma es muy adecuada para prevenir infecciones de la piel en caso de cortes, rasguños u otro tipo de heridas leves.

¿Cuáles son sus efectos secundarios?

No se tienen datos de que el propóleo sea tóxico para el ser humano, pero algunas personas quizá puedan experimentar una reacción alérgica. Si el propóleo se aplica tópicamente, la reacción más frecuente es la dermatitis. Si se advierte inflamación en la piel, a veces acompañada de protuberancias y picor, la causa puede ser el propóleo.

En caso de tomar una dosis por vía oral, conviene ser cauto, porque existe la posibilidad de provocar una grave reacción alérgica, aunque sólo se conocen unos pocos casos. Para comprobar si se es sensible, basta con que se aplique una pequeña cantidad en la piel o la lengua. Si no se observan sensibilidad o alergias en cuatro horas, se puede tomar normalmente.

Se recomienda que las personas sensibles al bálsamo de Perú o a los populares exudados de brotes (la fuente principal del propóleo para las abejas en Europa) eviten el uso de propóleo de abeja.

PROPÓLEO
El médico naturista lo recomienda para...

⚘ Afecciones dentales

El propóleo ha demostrado ser beneficioso para afecciones dentales comunes como gingivitis, úlceras bucales y enfermedad periodontal. Gracias a ello se ha incluido en una serie de productos europeos para el cuidado dental, como pastas de dientes y colutorios. Investigadores rusos y búlgaros han descubierto que el extracto alcohólico (tintura) de propóleo ejerce un leve efecto anestésico local, por lo que contribuye a dormir las encías para aliviar el dolor.

✣ Curación de heridas

El propóleo tiene increíbles efectos curativos cuando se aplica a heridas tópicas. Los médicos rusos y europeos lo utilizan habitualmente para curar heridas quirúrgicas. En comparación con las terapias convencionales, el uso tópico del propóleo acelera hasta un 80% la curación de quemaduras, úlceras y heridas quirúrgicas.

Este producto de las abejas tiene dos propiedades distintas que son importantes para la curación de heridas. En primer lugar, acelera la curación del tejido, y en segundo lugar, previene la infección de las heridas. En un estudio muy revelador, en el que participaron 42 personas hospitalizadas que habían sufrido quemaduras, los médicos descubrieron que la aplicación tópica de paños impregnados de propóleo era de gran ayuda para los pacientes. De hecho, la duración media del tratamiento en el hospital para quienes recibieron las aplicaciones de propóleo fue de 11 días menos que para quienes no las recibieron.

✣ Enfermedades digestivas

En Europa suele utilizarse propóleo para tratar las úlceras pépticas y la colitis ulcerosa. Debido a que los flavonoides tienen propiedades antiinflamatorias, se cree que tienen un efecto curativo en los órganos digestivos internos, incluidos el estómago y los intestinos.

✣ Herpes

El herpes genital es una enfermedad prevalente de transmisión sexual que padecen muchísimas personas. Los médicos convencionales recetan fármacos antivíricos como aciclovir a fin de suprimir los brotes de lesiones por herpes.

Me parece que las terapias naturales son muy eficaces para esta enfermedad, y tienen la ventaja de que no existen efectos secundarios, o éstos son muy escasos. En un estudio realizado con 90 hombres y mujeres, los investigadores compararon un ungüento hecho con propóleo de Canadá con el aciclovir. (Ambos se compararon con un grupo que no recibió ningún tratamiento). Los médicos examinaron a los participantes el tercer, séptimo y décimo días del tratamiento en siete centros médicos distintos.

Una vez recopilados los resultados, los médicos descubrieron que en el grupo del propóleo la mejoría había sido muy superior a la del grupo del aciclovir. (Quienes no habían recibido tratamiento alguno se habían quedado mucho más atrás). Los autores concluyeron que el ungüento de propóleo parece ser más eficaz que los ungüentos de aciclovir y de placebo a la hora de curar las lesiones por herpes en los genitales y de aliviar los síntomas locales.

Este estudio es importante porque aporta pruebas científicas de que el propóleo es eficaz en el tratamiento de los herpes genitales. Las personas que padecen esta enfermedad pueden beneficiarse mucho del propóleo cuando experimentan un brote. Sería interesante contar con un estudio similar que demuestre que las personas que tienen herpes genital no sólo pueden beneficiarse del propóleo para curar brotes agudos, sino que, además, también pueden tomar propóleo por vía oral a modo de apoyo a largo plazo del sistema inmunológico para evitar futuros brotes.

∾ Infecciones

Una de las características exclusivas del propóleo radica en sus amplios efectos antimicrobianos, es decir, la forma en que puede defenderse el cuerpo frente a bacterias, virus, parásitos y hongos.

Al propóleo lo han llamado también «penicilina rusa», en un gesto de reconocimiento de la investigación que han realizado científicos rusos en torno a esta sustancia. Aunque muchas de las propiedades antibacterianas se han demostrado en estudios *in vitro*, es interesante señalar que el propóleo mejora, sin lugar a dudas, los efectos de ciertos antibióticos. En algunos casos, tras añadir propóleo, los antibióticos eran entre 10 y 100 veces más eficaces a la hora de eliminar las bacterias. Además, los estudios *in vitro* han demostrado que los antibióticos como la eritromicina y la tetraciclina aumentan su efectividad frente a las bacterias patógenas resistentes si se acompañan de propóleo. De hecho, estos antibióticos eran incapaces de combatir las cepas de bacterias patógenas resistentes hasta que se combinaron con propóleo. Ya se ha demostrado que el propóleo ayuda a prevenir que las células de las bacterias se dividan y formen más células patógenas.

> Se ha comprobado un efecto similar con el propóleo y los medicamentos antifúngicos. El propóleo refuerza realmente la eficacia de los medicamentos. En estudios con animales se ha demostrado que activa la formación de anticuerpos y aumenta la actividad de los macrófagos, que son células inmunitarias que ayudan a proteger nuestros cuerpos porque eliminan los microbios invasores.

PULSATILLA

Muchísimos de mis pacientes y sus familiares se han beneficiado de este remedio.

La pulsatilla es el preparado homeopático derivado de la planta llamada pulsatilla. Las hojas de la pulsatilla son muy blandas, casi aterciopeladas. De acuerdo con los médicos homeopáticos, es una buena descripción de los tipos de personalidad que pueden beneficiarse de este remedio curativo, es decir, personas de carácter dulce y delicado, muy sensibles a los sentimientos de los demás y que hacen todo lo posible por evitar dañar los de otras personas. Sus propios sentimientos son fácilmente heridos.

Gustar a los demás es muy importante para el tipo pulsatilla. Como la planta, resulta fácil para alguien más dominante imponerse a este tipo de persona. Puede variar con facilidad sus decisiones y opiniones en función de lo que piense alguien influyente de su entorno o de lo que crea la mayoría de un grupo. Esto es análogo a lo que ocurre con las flores delicadas de la pulsatilla, que se mueven en diferentes direcciones en función de por dónde sopla el viento.

Jolene es un buen ejemplo del tipo de personalidad que requiere pulsatilla. En nuestra visita empezó a llorar varias veces porque su relación con su novio no iba bien. Su novio se ponía como una fiera cuando ella quería salir con sus amigos, por lo que ella cancelaba los planes con ellos, aunque los echaba de menos. Al mismo tiempo, sus amigos estaban disgustados porque ella nunca salía con ellos y criticaban al novio por ser tan controlador. Jolene se sentía en un callejón sin salida. En la medicina convencional, por supuesto, la influencia de la personalidad y de las relaciones rara vez se tienen en cuenta cuando se hace un diagnóstico. Pero cuando Jolene habló de sus sentimientos, también mencionó que en el último año el síndrome premenstrual había ido empeorando. Lloraba por nada y estaba malhumorada, tenía grandes ansias de comer chocolate y sufría intensos pinchazos menstruales.

Acción equilibradora

La pulsatilla es uno de los principales remedios que equilibran las hormonas, y, dada la personalidad de Jolene, decidí que sería adecuado para ella. En los siguientes dos meses, Jolene tomó pulsatilla tal y como le recomendé. Advirtió que los síndromes premenstruales mejoraban mucho. Incluso después de que su ciclo menstrual hubiera acabado, sentía que su estado de ánimo se había estabilizado. (Es interesante señalar que también empezó a tener más seguridad frente a su novio, y meses después supe que había roto su relación y que sentía que tenía un mayor control sobre su vida).

Además, la pulsatilla es uno de los remedios importantes para la pena. El fallecimiento de un ser querido, la finalización de relaciones y otros hechos traumáticos que producen dolor y pena son inevitables en la vida. La pulsatilla ayuda a las personas que llevan mucho tiempo sumidas en la pena a emprender la vía de la curación emocional.

La pulsatilla es uno de los remedios homeopáticos que los padres o cuidadores de niños deberían tener en su «botiquín de remedios caseros». Es fácil identificar a los niños que pueden beneficiarse de este remedio. Son encantadores y tiernos, y siempre quieren que les cojan en brazos. A menudo se muestran tímidos delante de personas extrañas y tardan en adaptarse a otros niños y situaciones nuevos. En un grupo de niños, el «tipo pulsatilla» suele ser tímido y seguidor más qué líder.

Incluso la temperatura corporal es distinta entre los adultos y los niños que encajan en el tipo de pulsatilla, que suelen tener calor. Si uno advierte una tendencia a sentir calor con facilidad, en comparación con otras personas, y se siente incómodo en una habitación caldeada, es posible que sea del tipo pulsatilla. Además, es probable que prefiera abrir una ventana y se siente mejor cuando respira aire fresco. (Otro signo: por las noches se destapa o le gusta dormir con los pies al descubierto).

Asimismo, la pulsatilla es uno de los grandes remedios. Puede resultar muy eficaz en casos de enfermedades respiratorias como asma, infecciones de oído, bronquitis, infecciones de los senos nasales y conjuntivitis.

Dosis

Para un tratamiento intenso recomiendo la potencia 30C de dos a cuatro veces al día, o según se necesite para aliviar los síntomas. Para un uso prolongado aconsejo la potencia de 6C a 30C una o dos veces al día durante un par de semanas. Al notar mejoría se puede utilizar el remedio cuando se necesite.

¿Cuáles son sus efectos secundarios?

Los efectos secundarios son escasos, aunque he visto casos en que los síntomas empeoran cuando un paciente toma el remedio con mucha frecuencia. En caso de ocurrir, se recomienda tomar el remedio menos a menudo hasta que los síntomas empiecen a remitir.

PULSATILLA
El médico naturista la recomienda para...

✤ Ansiedad

He comprobado que sirve de ayuda a muchas mujeres con problemas de ansiedad. Creo que hay dos motivos para ello. En primer lugar, los tipos de personalidad que responden a este remedio suelen ser personas que se preocupan mucho por los sentimientos que otros tienen con respecto a ellas, y gran parte de su ansiedad es en realidad miedo a lo desconocido. *¿De veras gusto a los demás y me aceptan?*

En segundo lugar, he descubierto que el desequilibrio hormonal, específicamente un desequilibrio entre estrógenos y progesterona, puede potenciar la ansiedad. Por tanto, la pulsatilla ayuda simultáneamente a aliviar la ansiedad asociada a los desequilibrios hormonales.

✤ Artritis

La pulsatilla es un remedio más habitual para mujeres que para hombres, y parece ser muy eficaz en mujeres que tienen artritis. Uno de los motivos por los que la pulsatilla ayuda en ciertos casos de artritis es que se trata de un equilibrador hormonal. Investigaciones recientes han demostrado que el desequilibrio hormonal y el uso de hormonas sintéticas se asocian a varios tipos de artritis en mujeres.

A una mujer que padece dolores de artritis en diferentes partes el cuerpo –lo que los médicos llaman «dolores itinerantes»–, yo le recomendaría pulsatilla. Asimismo, también la recetaría si la paciente me dice que su artritis mejora con aplicaciones de calor como una ducha caliente, una manta eléctrica o un baño de hidromasaje.

Asma

El asma puede asociarse a un elevado número de factores, como estrés, contaminación y deficiencias nutricionales, por nombrar unos pocos. He ayudado a muchos pacientes a reducir o eliminar el uso de inhaladores para el asma o el de esteroides con la prescripción de este remedio homeopático, lo cual es especialmente satisfactorio cuando se trata de niños pequeños que tienen asma, porque se les brinda la oportunidad de llevar una vida más normal.

No obstante, antes de administrar pulsatilla a un niño con asma, recomiendo que se comenten los síntomas con un médico homeópata. No hay que dejar de tomar los medicamentos indicados para el asma sin la guía del médico que los recetó.

Bronquitis

¿Quién no ha padecido alguna vez una bronquitis acompañada de fiebre, tos con expectoración de mocos amarillos o verdes e insomnio debido a la tos? La pulsatilla ayuda a erradicar la infección y a calmar la tos.

Cuando unos padres me llaman por la noche y me dicen que su hijo no puede dormir debido a una tos muy fea, siempre considero como primera opción la pulsatilla, si el niño se ajusta al tipo pulsatilla. Tras una o dos dosis, el niño se va a dormir y se levanta con una tos menos grave.

Conjuntivitis

Hace varios años, mi hermana me llamó cuando estaba de vacaciones con su familia. Uno de mis sobrinos se levantó con un ojo cerrado por una sustancia amarillenta. Mi hermana quería saber qué remedio le recomendaría para esa infección ocular.

La pulsatilla fue la solución, y acabó con la infección en 24 horas.

Ése no fue el único incidente. Hace poco, mi esposa, mi hijo y yo fuimos de vacaciones. La noche anterior a nuestro regreso, mi hijo tenía un ojo infectado con una mucosidad verde amarillenta que pegaba las pestañas entre sí. Teníamos que viajar durante ocho horas como mínimo, e iba a resultar desagradable si mi hijo tenía que afrontar la incomodidad de una infección ocular durante todo el día. Por tanto, le di una dosis de pulsatilla antes de irse a la cama esa noche. Se despertó al día siguiente con una mejoría del 90%. Tras otra dosis por la mañana, la infección estaba del todo curada.

Depresión

He visto muchos casos de recuperación de hombres y mujeres de casos cronificados de depresión. El tipo «pulsatilla» es alguien que obtiene cierto alivio de la depresión cuando se le consuela. Suele consumir dulces, especialmente chocolate, durante períodos de desesperación emocional. La pulsatilla ayuda a corregir las causas bioquímicas subyacentes de la depresión.

Dolor de cabeza

Cynthia, una mujer tranquila y tímida de 35 años de edad, acudió a mi consulta en busca de un tratamiento natural para sus crónicos dolores de cabeza de tipo migraña. Tras preguntarle por su historial, me di cuenta de que las cefaleas estaban relacionadas con las hormonas. Los dolores de cabeza de tipo migraña se producían durante los primeros tres días de su período menstrual.

El médico de Cynthia le había recomendado que tomara píldoras anticonceptivas para prevenir o curar las migrañas, pero antes de emprender esa vía, Cynthia vino a pedirme un enfoque más holístico. El cuadro de sus síntomas y su personalidad sugerían que la pulsatilla sería eficaz.

Sus dolores de cabeza se hicieron menos intensos tras el primer mes de tratamiento con pulsatilla. Para su segundo período menstrual ya no tenía cefaleas. Tras unos meses más de tratamiento, sus dolores de cabeza habían pasado a la historia.

Endometriosis

Como es un gran equilibrador hormonal, la pulsatilla es uno de los mejores remedios que deben sopesar las mujeres con endometriosis. Este remedio puede funcionar a un nivel profundo y, en algunos casos, aliviar totalmente esta grave enfermedad.

❧ Infección de orina

He podido comprobar que la pulsatilla es muy eficaz en la curación de casos crónicos de infecciones de orina en mujeres. Tiene un efecto tónico sobre los conductos urinarios. Además, debido al desequilibrio hormonal, una mujer puede ser propensa a sufrir infecciones de orina, y la pulsatilla puede corregir este problema.

❧ Menopausia

Además de la *Lachesis* y la sepia, la pulsatilla es uno de los tres remedios más prescritos para la menopausia. Entre los síntomas característicos se incluyen sofocos, aumento general de la temperatura corporal (incluso las mujeres que eran más bien frioleras antes de la menopausia suelen dejar los pies al descubierto o destaparse por la noche). Cuando el tipo pulsatilla se encuentra en la menopausia, además es posible que sienta grandes deseos de comer dulces y chocolate, y probablemente tenga más cambios de humor, en particular ganas de llorar y tristeza.

❧ Orquitis

El nombre de orquitis se refiere a la inflamación de los testículos. Esta enfermedad suele ser una complicación que se produce en hombres jóvenes después de haber tenido paperas, porque el virus se traslada a los testículos. La pulsatilla es uno de los remedios más importantes para aliviar esta enfermedad.

❧ Pinchazos menstruales

La pulsatilla es un remedio homeopático excelente para curar los insoportables pinchazos menstruales que sufren tantas mujeres. También llamados dismenorrea, los pinchazos menstruales se producen en cerca del 25% de las pacientes que trato. El tratamiento resulta muy eficaz en muchas de estas pacientes.

Todo se debe al desequilibrio hormonal. Si las hormonas están equilibradas, en primer lugar no se producirán pinchazos. La pulsatilla ayuda a aliviar los pinchazos menstruales agudos y, asimismo, cura la susceptibilidad crónica.

Psoriasis

Si se es del tipo «pulsatilla», este remedio puede mejorar notablemente esta insoportable enfermedad de la piel. He tenido varios casos que han respondido bien a la pulsatilla.

Sinusitis

En caso de infección o inflamación de los senos nasales con mocos de color amarillo y verde puede tomarse pulsatilla.

Varices

La pulsatilla puede resultar beneficiosa para la circulación y, además, mejora las varices, especialmente cuando tienen un color azul profundo o son las típicas que se forman durante el embarazo.

Q

QUERCITINA

—Otra vez tengo asma; creo que es este maldito polen.

En cuanto Holly me dijo esto le pregunté qué había tomado. Ella nombró una serie de productos farmacéuticos, además de suplementos. Pero la quercitina no estaba entre ellos.

Le insté a que comprara quercitina en la tienda de productos dietéticos de su zona. Sabía que la quercitina actuaría como antihistamínico natural para aliviar las alergias, que le producían asma.

Dos días después, recibí otra llamada de Holly.

—Estoy tomando la quercitina, pero no parece que me haga nada –dijo.

—Dobla la dosis a 3.000 mg al día –le respondí.

Efectivamente, al día siguiente me llamó y me informó de que los síntomas habían empezado a remitir. Ahora le bastan 1.500 mg al día para controlar los síntomas del asma.

Sobre la quercitina

La quercitina es uno de los numerosos tipos de flavonoides, es decir, los pigmentos de las plantas que dan a los frutos y las flores gran parte de su color. Además, tienen potentes efectos curativos en el organismo. Existen miles de diferentes flavonoides, y cada uno tiene una composición molecular ligeramente diferente. (Muchas personas conocen los bioflavonoides de los cítricos, que a menudo se encuentran en los suplementos de vitamina C). La quercitina se halla en muchas plantas distintas y es el más común de todos los flavonoides. Los estudios también han demostrado que es el más activo.

Entre los productos alimenticios comunes que contienen quercitina se encuentran las manzanas, las cebollas, el té, las bayas y las verduras del género *Brassica* (como col rizada, nabos, col china), así como muchas semillas y frutos secos. Además, se encuentra en hierbas como *Ginkgo biloba* e hipérico.

La quercitina es el principal flavonoide de la dieta humana. Se calcula que un estadounidense, por ejemplo, ingiere diariamente en la dieta unos 25 mg de promedio, y algo parecido ocurre con otros individuos.

La quercitina ejerce varias funciones distintas en el cuerpo. Actúa como antioxidante, previniendo los daños oxidativos del colesterol LDL (un proceso que inicia la arteriosclerosis), la piel y el tejido nervioso; tiene efectos antiinflamatorios e inhibe las enzimas relacionadas con la inflamación (por ejemplo, lipoxigenasa y ciclooxigenasa) y otros productos químicos inflamatorios, como las prostaglandinas; además, hay que destacar que previene la liberación de histamina, produciendo así un efecto antiinflamatorio y antialérgico; finalmente, la quercitina refuerza la acción de la vitamina C.

La quercitina también resulta valiosa para la protección cardiovascular, la prevención del cáncer, las úlceras, las alergias, las cataratas y la actividad antivírica.

Dosis

Para una inflamación aguda suelo recomendar una dosis de 500 a 1.000 mg tres veces al día.

Existen datos que apuntan a una mala absorción de la quercitina, por lo que es importante tomar esta dosis para lograr resultados terapéuticos. Para la prevención en general lo ideal sería tomar 500 mg al día.

¿Cuáles son sus efectos secundarios?

La quercitina es muy segura. Las únicas reacciones que he observado han aparecido en personas que son sensibles a los cítricos y que utilizan quercitina en un preparado que contiene vitamina C o bioflavonoides cítricos. Asimismo, algunas personas han informado de que les han salido llagas bucales y han experimentado dolores de cabeza y molestias digestivas.

QUERCITINA
El médico naturista la recomienda para...

❧ Alergias

La quercitina suele recomendarse en dosis altas para aliviar las alergias ambientales, en particular al polen. Al inhibir la liberación de la histamina química inflamatoria, la quercitina actúa como un fármaco antihistamínico para prevenir los síntomas alérgicos. Algunos médicos la recomiendan también a personas con alergias alimentarias.

La quercitina es beneficiosa para enfermedades como la sinusitis, la artritis y la enfermedad inflamatoria intestinal.

❧ Diabetes

La aldosa-reductasa es una enzima que incide en la aparición de cataratas diabéticas, neuropatía y retinopatía. Esta enzima convierte la glucosa en sorbitol, que en caso de una catarata diabética se acumula en el cristalino del ojo. Se ha demostrado que la quercitina es un potente inhibidor de la aldosa-reductasa del cristalino humano.

❧ Prevención y tratamiento del cáncer

Se ha demostrado que la quercitina tiene efectos anticancerígenos en estudios realizados *in vitro* y con animales. Actualmente están realizándose estudios sobre la quercitina con personas para verificar su efectividad en cánceres humanos. En la mayoría de los estudios se emplearon dosis muy altas, administradas a menudo por vía intravenosa. Está comprobado que la quercitina aumenta la eficacia del fármaco de quimioterapia cisplatino y que, además, protege las células de los riñones de la toxicidad de este fármaco.

❧ Prostatitis

Se trata de una enfermedad que se caracteriza por dolores en el suelo pélvico o el abdomen, dificultades para orinar o dolor de micción, y varios otros posibles síntomas. Puede estar causada por una infección bacteriana, vírica o fúngica o a veces por causas desconocidas. Las investigaciones realizadas demuestran que el suplemento de quercitina reduce los dolores y mejora la calidad de vida de los hombres que padecen prostatitis.

❧ Protección cardiovascular
La quercitina es uno de los valiosos antioxidantes que ayudan a proteger el corazón y el sistema cardiovascular.

Evita que el colesterol LDL se oxide, lo que es importante para prevenir el daño que los radicales libres producen en los vasos sanguíneos y evita la formación de placas. Asimismo, preserva la vitamina E que se incorpora al LDL para que actúe como antioxidante.

La quercitina evita la agregación plaquetaria, de modo que la circulación mejora y disminuyen las posibilidades de que se formen coágulos de sangre.

En un estudio se examinó la relación de la ingesta de flavonoides dietéticos y el riesgo de la enfermedad cardíaca coronaria en hombres de edades comprendidas entre los 65 los 85 años. Los investigadores descubrieron que el riesgo de mortalidad por enfermedad cardíaca disminuía notablemente cuando se aumentaba la ingesta de flavonoides. Conviene señalar que los alimentos con flavonoides que se consumieron más habitualmente en este estudio contenían gran cantidad de quercitina (té, cebollas y manzanas).

❧ Trastornos digestivos
Como la quercitina tiene efectos antiinflamatorios, suele incorporarse en el protocolo de tratamiento de pacientes con la enfermedad inflamatoria del intestino como la enfermedad de Crohn y colitis ulcerosa. Asimismo, se considera útil para eliminar el síndrome de fugas intestinales, que entorpece la absorción de nutrientes en el intestino delgado.

La quercitina también se utiliza para el tratamiento de las úlceras. Está demostrado que inhibe la proliferación de *Heliobacter pylori*, una bacteria implicada en muchos casos de úlceras.

R

REGALIZ

Cuando Ray, un vendedor de 44 años, vino a verme para tratarse una úlcera péptica, ya había pasado dos frustrantes años intentando aliviar su dolor de estómago con diferentes tipos de medicamentos y remedios naturales. Una y otra vez probó nuevas pastillas, cápsulas y preparados, cada uno de los cuales parecía funcionar durante un tiempo antes de ir perdiendo gradualmente su eficacia y dejándole en una nueva agonía.

En la larga lista de remedios que había tomado descubrí que el más eficaz de todos brillaba por su ausencia. Y este descubrimiento me dio la pista que necesitaba para ayudarle a abordar este problema. Además de indicarle que redujera la cantidad de café que tomaba y aumentara el ejercicio en el marco de un programa encaminado a reducir el estrés, le receté regaliz (en forma de DGL o regaliz deglicirricinado). Debía mascar todos los días dos cápsulas al menos durante 15 minutos antes de cada comida.

En la siguiente visita me contó que la úlcera ya se había curado, pero, por supuesto, yo ya sabía que no era así. Aunque se sintiera muchísimo mejor, se necesitan más de dos semanas para declarar la victoria absoluta sobre una úlcera, así que le recomendé que siguiera tomando DGL durante otras cuatro semanas.

Ahora, al cabo de seis meses, Ray sigue sin mostrar ninguna señal de recaída.

REMEDIO POLIVALENTE

En mi experiencia, el regaliz es la más versátil de todas las plantas. Autóctona de Asia y de la región del Mediterráneo, los médicos ayurvédicos y chinos la han utilizado durante más de 5.000 años.

De hecho, cerca del 50 % de todos los preparados chinos a base de plantas contiene regaliz. Los antiguos textos chinos dicen que permite eliminar la tos e hidratar los pulmones, aliviar espasmos y mejorar el funcionamiento del tracto digestivo. También la llaman planta «armonizadora», lo que significa que ayuda a otras plantas a reducir con más eficacia su toxicidad cuando se utiliza en un preparado.

El regaliz también contribuye a desintoxicar el hígado, favorece el buen funcionamiento de las glándulas suprarrenales (las principales protectoras del organismo frente al estrés), restablece el equilibro hormonal y es un potente antiinflamatorio.

Estimulante de la inmunidad

El regaliz contiene dos sustancias, la glicirricina y el ácido glicirretínico, que, según se ha demostrado en estudios con animales, potencian la producción por el propio organismo de uno de los agentes antivíricos más poderosos de la naturaleza: el interferón. El interferón contribuye a evitar que los virus se reproduzcan y estimula, además, la actividad de otras células inmunes beneficiosas. Probablemente, éste sea el motivo de que se encuentre en tantos preparados occidentales, chinos, japoneses y ayurvédicos para tratar enfermedades infecciosas.

Entre los médicos europeos se tiene muy en cuenta el regaliz como uno de los principales medicamentos a base de plantas para combatir la hepatitis vírica. Se utiliza la forma intravenosa para el tratamiento tanto de la hepatitis B como de la hepatitis C.

Delicioso desintoxicante

Después de haber utilizado durante siglos el regaliz, los chinos han descubierto que reduce la toxicidad de otras plantas, por lo que lo añaden a muchos otros remedios. Por ejemplo, los preparados chinos tradicionales a base de hierbas que incluyen *ma huang* (que contiene efedrina química, que ayuda a abrir las vías respiratorias, pero que también puede producir efectos estimulantes, como un aumento del pulso cardíaco, sudoración y ansiedad), casi siempre contienen regaliz, que ayuda a prevenir estos efectos secundarios no deseados.

Nota: la especie china de regaliz es *Glycyrrhiza uralensis*. Su acción es muy similar a la de *Glycyrrhiza glabra*.

¿TRATAMIENTO O TRUCO?

La traducción del nombre griego del regaliz, *glicirriza*, es «raíz dulce» o «madera dulce», que son nombres acertados. La raíz de regaliz es de 50 a 10 veces más dulce que el azúcar, pero curiosamente donde no se encuentra ni rastro de regaliz es en el dulce de regaliz estadounidense, que en realidad contiene aceite de anís y azúcares simples, como glucosa y fructosa, y tintes artificiales, edulcorantes y conservantes que pueden causar estragos en el cerebro. Los ingredientes activos por los que se conoce al verdadero regaliz incluyen glicirricina, ácido glicirricínico, ácido glicirretínico, flavonoides, esteroles, aminoácidos, cumarina y aceites volátiles.

Por desgracia, casi todo el regaliz importado en Estados Unidos se utiliza como aditivo en productos de tabaco, porque es dulce y balsámico. (Dudo que los fabricantes de tabaco lo incorporen a su producto para reducir la toxicidad de los más de 100 productos químicos tóxicos que contienen los cigarrillos). Por otro lado, los europeos y los chinos dan regaliz a sus hijos como sustituto saludable de los dulces azucarados.

Dosis

Para la mayoría de las enfermedades recomiendo tomar regaliz en forma de tintura, cápsulas o pastillas. En forma de tintura se toman de 10 a 30 gotas dos o tres veces al día. En forma de cápsula, la dosis recomendable es de 1.000 a 3.000 mg al día.

El DGL viene en forma de pastillas. Se mastican una o dos pastillas (380 mg por pastilla) durante 20 minutos antes de las comidas o entre ellas.

¿Cuáles son sus efectos secundarios?

Una dosis alta de regaliz (3.000 mg al día de extracto en polvo o más de 100 mg del ingrediente glicirricina) tomada durante varios días puede tener efectos similares a los asociados a la hormona aldosterona. Entre éstos se incluye en la retención de sodio y agua y pérdida de potasio, que puede aumentar la tensión arterial. He podido comprobar la realidad de este problema con médicos que empiezan a recomendar dosis muy altas de regaliz para la fatiga adrenal y crónica (afecciones para las que puede servir de ayuda).

En general, creo que se exagera mucho el riesgo de desarrollar hipertensión arterial a causa del regaliz. A lo largo de la historia, durante miles de años los herboristas han utilizado esta raíz en diversos preparados. La clave consiste en usarlo en pequeñas cantidades.

He oído alguna que otra vez la historia de alguien que cree que tomar pequeñas cantidades de regaliz le ha producido un aumento de la tensión arterial. Esto es perfectamente posible en personas muy sensibles al regaliz o que tienen el nivel de potasio muy bajo. De hecho, si preocupa el peligro de hipertensión arterial, conviene tomar más alimentos ricos en potasio (plátanos, zumo de naranja, verduras, etcétera) y reducir los alimentos que contienen sodio (sal de mesa, alimentos enlatados y comidas de restaurante). El uso de sucedáneos de la sal de mesa, que normalmente contienen potasio, puede contribuir a reducir la ingesta de sodio. Los complejos multivitamínicos también contienen potasio. A menos que así se lo indique un médico naturista, las personas que padecen insuficiencia renal e hipokalemia (bajo nivel de potasio en sangre) deberían evitar el regaliz. Además, las mujeres embarazadas y las personas con hipertensión arterial han de consumirlo con precaución y bajo supervisión médica. El extracto de regaliz entero no debería combinarse con digitalis y diuréticos. Basta con tomar solamente el extracto DGL (para úlceras) a fin de eliminar la mayoría de los posibles riesgos de hipertensión.

REGALIZ
El médico naturista lo recomienda para...

Desequilibros hormonales
El regaliz es uno de los mejores remedios para el desequilibrio hormonal. Al parecer, produce un efecto equilibrante entre los estrógenos y la progesterona y reduce el exceso de testosterona. Suele incluirse en preparados para el síndrome premenstrual y la menopausia.

~ Desintoxicación

El regaliz es una de las plantas de elección cuando uno va a someterse a una cura de desintoxicación. Tal y como he mencionado, es bueno para el hígado, y habría que incluirlo junto con otras hierbas como el cardo y la raíz de diente de león. Asimismo, sirve para curar un tracto digestivo dañado, lo cual es esencial para una desintoxicación duradera.

~ Eccema y psoriasis

Para tratar trastornos inflamatorios de la piel, como los eccemas y la psoriasis, se utilizan cremas que contienen ácido glicirretínico. Su efecto es similar al de la cortisona tópica y en algunos estudios ha resultado ser más eficaz. No obstante, no recomiendo tratamientos tópicos (naturales o farmacéuticos) para enfermedades de la piel, ya que pueden limitarse a enmascarar el síntoma sin tratar su causa subyacente (por ejemplo, alergias alimentarias, malas digestiones, deficiencias nutritivas, etcétera). Los tratamientos tópicos están bien siempre y cuando permitan abordar los desequilibrios internos que generan el síntoma.

~ Enfermedades inflamatorias intestinales

El regaliz suele incluirse en preparados concebidos para curar trastornos como la enfermedad de Crohn y la colitis ulcerosa.

~ Fatiga

En algunas personas que pasan largos períodos de estrés intenso, de repente las glándulas suprarrenales pueden dejar de producir niveles equilibrados de hormonas del estrés, como DHEA, pregnenolona y cortisol. El resultado puede ser la fatiga, fallos de memoria, problemas con el nivel de azúcar en sangre, disminución de la resistencia a las enfermedades y desequilibrio hormonal.

Algunos médicos recomiendan inmediatamente suplir las hormonas, y en algunos casos esto es necesario. Sin embargo, merece la pena intentar un enfoque menos agresivo, utilizando suplementos como regaliz, especialmente para equilibrar los niveles de cortisol. Una dosis normal para un adulto sería de 1.000 a 2.000 mg de extracto de raíz de regaliz cada día durante dos meses o más.

Otros suplementos que funcionan sinérgicamente para tratar esta enfermedad incluyen suplementos para las glándulas suprarrenales, ginseng, ácido pantoténico, vitamina C, betacaroteno y zinc. En casos más graves, pueden necesitarse hormonas como DHEA, pregnenolona e incluso cortisol.

Infecciones

Como he mencionado antes, el regaliz es muy bueno para el sistema inmunológico. Gracias a su efecto balsámico y antiinflamatorio, es especialmente bueno para las infecciones del tracto respiratorio.

Inflamación

El regaliz tiene un gran poder antiinflamatorio. La glicirricina es un importante ingrediente que mejora los efectos del cortisol en el cuerpo (un gran efecto antiinflamatorio y antialérgico), sin provocar los efectos secundarios de agentes antiinflamatorios farmacéuticos como la prednisona. Asimismo, inhibe la formación de prostaglandinas, que son sustancias del propio organismo que causan inflamación.

Llagas bucales

Las llagas bucales, también llamadas úlceras aftosas, pueden tratarse con regaliz. En un estudio realizado con 20 personas se comprobó que el colutorio DGL mejoró los síntomas de 15 participantes entre un 50 y un 75% en un día, y que curaba completamente las llagas en tres días.

Tos

El regaliz es un remedio excelente para la tos, tanto productiva como seca, y tiene un efecto humectante y balsámico para la tos seca. Además, tiene un efecto directo en la supresión de la tos y es un ingrediente común de las pastillas para la tos.

Úlceras

Una de las aplicaciones más comunes del extracto de regaliz es para el tratamiento de úlceras del tracto digestivo. La forma recomendada es DGL, que tiene un mecanismo de acción interesante: estimula el aumento de células del estómago y de las paredes intestinales, aumenta la mucosa del estómago, incrementa el flujo sanguíneo de los tejidos dañados y reduce los espasmos musculares.

En un estudio de simple ciego realizado con 100 personas que tenían úlceras pépticas, los participantes tomaron o bien DGL (760 mg tres veces al día) o el medicamento Tagamet (cimetidina). En ambos grupos, tras un período de 6 a 12 semanas, se observaron efectos de curación de las úlceras bastante notables, lo que demuestra que el DGL es tan eficaz como el fármaco para esta enfermedad. En otro estudio realizado con 874 personas también se demostró que el DGL es tan eficaz como los antiácidos y el fármaco contra las úlceras, cimetidina, en personas con úlcera de duodeno.

Aún más importante es que el DGL sirve en realidad para curar tejidos ulcerados en lugar de simplemente suprimir el ácido gástrico, tal y como hacen los antiácidos y los medicamentos farmacológicos. Conviene recordar que con una cantidad insuficiente de jugos gástricos no se pueden digerir de modo eficiente las proteínas, minerales u otros nutrientes. El ácido gástrico también sirve de barrera natural que impide que bacterias, parásitos y otros microbios penetren en el tracto digestivo.

REISHI

Reishi (Ganoderma lucidum) es un remedio curativo espectacular. Por desgracia, muchos occidentales desconocen la existencia de este apreciado hongo, que cuenta con una historia de 4.000 años en la medicina tradicional china y japonesa. En China se conoce con el nombre de *ling zhi* y también por los de «la hierba de potencia espiritual» y «el hongo de diez mil años».

Crece silvestre en zonas costeras de China y se cultiva con fines comerciales en América del Norte, Taiwán, Japón, Corea y China. Se puede encontrar *reishi* de seis colores diferentes, pero la variedad roja es la que se emplea más comúnmente con fines medicinales. El cuerpo fructífero es el componente empleado para elaborar las infusiones de *reishi* que se toman como suplemento.

En la medicina china y naturista, el *reishi* se considera un tónico y adaptógeno en general saludable. En efecto, los estudios realizados han demostrado que este hongo medicinal es beneficioso para la salud de los sistemas cardiovascular e inmunitario, así como para la función hepática. Contiene polisacáridos, que refuerzan las defensas y compuestos, denominados tripertenos, que tienen efectos adaptógenos, reductores de la tensión arterial y antialérgicos.

Dosis

Recomiendo tomar de dos a cinco cápsulas de 400 a 500 mg de extracto normalizado dos veces al día, o bien 375 ml de la decocción dos veces al día o 1 ml diario de la tintura.

¿Cuáles son sus efectos secundarios?

No se ha descrito toxicidad alguna. Algunas personas sufren descomposición. El *reishi* tiene propiedades diluyentes de la sangre, de manera que conviene consultar al médico si se está tomando algún fármaco anticoagulante. En caso de medicación contra la diabetes, hay que tener en cuenta que el suplemento de *reishi* puede implicar la necesidad de reducir la dosis del medicamento. Deberán tomar precauciones quienes se han sometido a un trasplante de un órgano o están tomando agentes inmunosupresores, ya que el *reishi* potencia la función inmunitaria.

REISHI
El médico naturista lo recomienda para...

◦❦ Apoyo cardiovascular
En algunos estudios se ha demostrado que el *reishi* tiene un leve efecto diluyente de la sangre, que puede ayudar a la prevención de accidentes cerebrovasculares. También puede reducir la tensión arterial. En un estudio con 33 personas hipertensas, los investigadores observaron que la tensión arterial se redujo significativamente al cabo de dos semanas de ingesta del suplemento de *reishi*. Médicos chinos prescriben *reishi* para el tratamiento de la hipercolesterolemia.

◦❦ Bronquitis crónica
Estudios realizados en China han demostrado una mejoría sustancial en pacientes aquejados de bronquitis crónica. En un estudio con más

de 2.000 pacientes se registró una mejora del 60 al 90% al cabo de dos semanas de comenzar a tomar jarabe de *reishi*.

◦❦ Cáncer

El *reishi* es una buena opción natural para reforzar el sistema inmunológico a largo plazo, por ejemplo, como tratamiento complementario del cáncer. En un estudio controlado por placebo se administró extracto de hongo *reishi* a 48 pacientes con tumores en estado avanzado durante 30 días. Los investigadores observaron un marcado efecto inmunomodulador, demostrado por un incremento del recuento de linfocitos T y una disminución del recuento de CD8. Los pacientes describieron, asimismo, una disminución de los efectos secundarios de la quimioterapia y la radioterapia, así como una recuperación postoperatoria.

◦❦ Diabetes

Estudios preliminares con animales e *in vitro* indican que el *reishi* tiene un efecto reductor del azúcar en sangre. Se cree que esto se debe a unos polisacáridos denominados ganoderanos A, B y C. Yo no utilizo el *reishi* como tratamiento natural primario para pacientes diabéticos, aunque bien podría servir de apoyo.

◦❦ Mal de altura

Los alpinistas suelen tomar *reishi* para prevenir el mal de altura. Lo mejor es tomarlo cada día durante dos semanas antes de iniciar la escalada y seguir tomándolo durante la misma.

◦❦ Protector hepático

El *reishi* se emplea comúnmente para mejorar la función hepática. En un pequeño estudio se administró a personas con hepatitis B y altos niveles de enzimas hepáticas (SGOT/SGPT) y bilirrubina una dosis de 6 g de *reishi* durante tres meses. Al cabo de un mes se observó una reducción significativa de las enzimas hepáticas. Tres meses después del comienzo del ensayo, todos los valores se habían normalizado.

RESPERATE

—Por mucho que haya cambiado de dieta, haga ejercicio y tome muchos suplementos, la tensión arterial sigue siendo demasiado alta y no quiero medicarme, pues la medicación con antihipertensivos me produce fatiga –declaró Joseph, un director de ventas de 58 años de edad.

—¿Sufre usted mucho estrés? –le pregunté sabiendo que éste era un problema.

—Siempre –contestó.

En vez de otro medicamento o cambio de dieta le propuse utilizar un dispositivo acreditado que le ayudaría a relajar su sistema nervioso y reducir su tensión arterial. Le recomendé un aparato interactivo llamado Resperate, que efectivamente dio el resultado esperado.

Resperate tiene tres componentes: un pequeño ordenador que se parece a un reproductor portátil de CD, un par de auriculares y un cinturón sensor que uno se ajusta al tórax o la parte superior del abdomen. La primera vez que se emplea el dispositivo, este detecta el patrón respiratorio de partida (respiración normal). Con esta información, el ordenador desarrolla una melodía personalizada –con tonos agudos para la inspiración y tonos graves para la espiración– que guía poco a poco al usuario a bajar el ritmo de respiración. Se puede seguir este patrón respiratorio hecho a medida sin esfuerzo y casi inconscientemente, del mismo modo que se sigue de manera automática el ritmo con las puntas de los pies cuando se escucha música. Resperate está concebido para reducir el ritmo de respiración de un promedio de 12 a 19 inspiraciones y espiraciones por minuto a un ritmo de 10 respiraciones por minuto o menos, que reduce la tensión arterial.

La mayoría de las personas suelen respirar superficialmente, llevando aire tan sólo a la parte superior de los pulmones. También es posible que retengan de manera inconsciente la respiración muchas veces a lo largo del día, sobre todo cuando sienten ansiedad o están concentradas en una tarea. Creo que otro factor que contribuye a la hipertensión es la costumbre que tienen muchas personas de comprimir el abdomen todo el rato, una práctica que mejora la silueta pero que reduce la capacidad de realizar largas y profundas «respiraciones abdominales», que llevan oxígeno hasta lo más profundo de los pulmones. Respirar lenta y profundamente desde el abdomen ayuda a reducir la tensión arterial. Este tipo de respiración equilibra los mensajes del sistema nervioso que constriñen o relajan las arterias, además de ayudar a controlar la respuesta al estrés agudo. Cuando el cuerpo se relaja y se reduce la ansiedad, los vasos sanguíneos constreñidos se dilatan y la sangre fluye con mayor facilidad.

Dosis

Se recomienda utilizar Resperate por lo menos durante 40 minutos a la semana, normalmente en tres o cuatro sesiones de 15 minutos. Una vez concluida una sesión, la respiración recuperará su ritmo normal, pero la reducción de la tensión arterial conseguida durante la sesión suele durar todo el día. Los estudios realizados por el fabricante han demostrado que cuanto más se emplea Resperate para llegar a un ritmo de 10 respiraciones por minuto, tanto mayor será probablemente la reducción de la tensión arterial. Al cabo de ocho a diez semanas de uso regular de Resperate, muchos pacientes son capaces de reducir la dosis de su medicación bajo la supervisión de su médico. Para mantener sus efectos saludables hay que seguir utilizando Resperate durante toda la vida, del mismo modo que es necesario hacer ejercicio regularmente y comer una dieta saludable.

¿Cuáles son sus efectos secundarios?

El dispositivo es seguro para todas las personas y no tiene efectos secundarios. Puede utilizarse en combinación con la medicación para hipertensión.

RESPERATE
El médico naturista lo recomienda para...

➤ Alivio de la ansiedad y del estrés
Aunque los estudios formales no han empleado Resperate para este fin, he observado que surte efecto como tratamiento natural a largo plazo. La respiración profunda ayuda a relajar el sistema nervioso y a equilibrar

las hormonas del estrés, por tanto, es lógico que el aparato resulte beneficioso.

❧ Hipertensión arterial

La investigación en materia de hipertensión ha demostrado que una reducción de 10 puntos de la presión sistólica y de 5 puntos de la diastólica comporta beneficios medibles para la salud. Los estudios realizados muestran que después de tres a cuatro semanas de uso regular, Resperate reduce la tensión arterial como promedio. Algunos usuarios han experimentado reducciones significativamente importantes de la tensión arterial después de utilizar Resperate, hasta 36 puntos de la presión sistólica y 20 puntos de la diastólica. Mis pacientes logran reducir significativamente los niveles de tensión arterial utilizando este dispositivo.

En el *Journal of Human Hypertension* se publicó en 2001 un estudio sobre el dispositivo, que abarcó a 61 hombres y mujeres cuya tensión arterial era como promedio de unos 155/95 mmHg. Un grupo utilizó el dispositivo durante 10 minutos al día mientras otro escuchaba música suave con un reproductor portátil. Al cabo de ocho semanas, la disminución media del grupo de Resperate fue de 15,2 puntos de la presión sistólica (el nivel máximo) y 10 puntos de la presión diastólica (el nivel mínimo), mientras que el grupo que escuchaba música mostró una reducción de 11,3 y 5,6 puntos, respectivamente. Es más, seis meses después de suspender el tratamiento, la presión diastólica media del grupo de Resperate seguía siendo inferior a la del grupo de música.

RESVERATROL

Es probable que el lector o lectora ya haya oído hablar de la «paradoja francesa». Los franceses tienen un riesgo relativamente bajo de desarrollar una coronariopatía a pesar de que ingieren muchos alimentos grasos. Hace unos diez años se encontró una posible explicación: al estudiar los componentes naturales del vino tinto (que también forma parte de la dieta típica francesa), los científicos descubrieron trazas de un antioxidante llamado resveratrol.

Se trata de uno de los miles de compuestos antioxidantes que se hallan en los arándanos, las frambuesas, las manzanas y otras frutas. Lo que diferencia al resveratrol de los demás es su capacidad para incrementar la actividad de Sirt1, un gen que promueve la longevidad.

¿Permite el resveratrol alargar la vida? Aunque el tema es tentador, hasta ahora casi todos los estudios se han realizado *in vitro* o con levaduras, gusanos, moscas de la fruta, peces o ratones, pero no con personas. Sin embargo, siguen haciéndose intensas investigaciones en torno a esta fascinante sustancia. La industria farmacéutica ha analizado el resveratrol y ha desarrollado moléculas sintéticas que tienen efectos similares.

Entre las fuentes de resveratrol está el vino tinto, la piel de las uvas negras, el zumo de pomelo rojo, las moras, los arándanos y los cacahuetes. También está presente en otras plantas como el eucalipto *(Eucalyptus wandoo, Eucalyptus sideroxylon)*, abeto falso *(Picea excelsa)*, *Bauhinia racemosa* y una raíz utilizada en la medicina tradicional china y japonesa, denominada *Polygonum cuspidatum (hu zhang)*. Mediante suplementos es posible aumentar la cantidad ingerida de resveratrol. La investigación en torno a esta sustancia se centra en el tratamiento de la diabetes, el efecto adelgazante, la reducción de las cardiopatías y la longevidad.

Dosis

Conviene incluir una variedad de fuentes alimentarias en la dieta diaria. La dosis suplementaria depende del tipo de producto, pero la dosis típica es de 200 mg diarios.

¿Cuáles son sus efectos secundarios?

No se han publicado muchos estudios sobre los efectos secundarios del resveratrol en forma de suplemento. Observo que algunos pacientes se sienten excesivamente estimulados con el suplemento. Las mujeres embarazadas o que amamantan deberían evitar el suplemento hasta que haya más estudios.

RESVERATROL
El médico naturista lo recomienda para...

❧ Coronariopatías

Estudios realizados con células y animales indican que el resveratrol puede reducir el riesgo de sufrir coronariopatías. Esta sustancia tiene leves propiedades diluyentes de la sangre y parece reducir la inflamación, que es un factor cardiopático. También puede que ayude a prevenir la oxidación del colesterol, una alteración que aumenta la probabilidad de que la grasa de la sangre obstruya las arterias.

❧ Diabetes

Investigadores de la Facultad de Medicina de Harvard dieron de comer dietas de alto contenido calórico a ratones de laboratorio. Como era previsible, los animales aumentaron de peso, pero únicamente los que también recibieron resveratrol no desarrollaron diabetes. Se les administro importantes dosis del antioxidante, nada menos que 11 mg por libra de peso corporal al día o el equivalente de la cantidad que ingeriría un ser humano bebiendo ¡mil botellas de vino al día! Mientras tanto, en un pequeño estudio con hombres que sufren diabetes de tipo II, el resveratrol redujo el nivel de azúcar en sangre en ayunas y mejoró la sensibilidad a la insulina, cambios que deberían proteger de la diabetes.

❧ Longevidad

En el estudio de Harvard, los ratones que recibieron resveratrol mostraban una mayor actividad en el gen Sirt1, mantuvieron una función hepática normal y tenían bajos niveles del factor 1 de crecimiento, una hormona similar a la insulina que es un factor de riesgo de padecer cáncer. Es significativo que como promedio vivieron un 15% más (a pesar de la mala dieta) y mantuvieron la actividad física y motriz características de ratones más jóvenes.

Otro estudio reciente ha demostrado que con dosis moderadas (el equivalente de 340 mg diarios para humanos) también se frena el envejecimiento de los ratones.

RHODIOLA

—Doctor Stengler, he estado tomando ginseng para tener energía, pero no me siento bien cuando lo tomo. ¿Hay alguna otra cosa que pueda utilizar en su lugar que me ayude con el estrés y la energía?

Mi consejo: la planta *rhodiola*.

La *rhodiola*, también llamada raíz del Ártico o raíz de oro, se ha convertido en un suplemento nutricional energético y antiestrés muy popular. Se pueden encontrar diversas marcas en tiendas de productos dietéticos, y varias empresas de venta multinivel la promocionan como un ingrediente clave de «tónicos energéticos». Se dice que ayuda a fortalecerse, a mejorar la capacidad mental y el rendimiento deportivo, a combatir la depresión y reforzar la inmunidad, a potenciar la fertilidad y a facilitar la adaptación del organismo a diferentes tipos de estrés.

Existen numerosas especies diferentes de *rhodiola*. La más estudiada y comúnmente disponible es *Rhodiola rosea (R. rosea)*, que crece en altitudes elevadas de zonas árticas de Asia y Europa. También es nativa de Alaska. En Rusia se utiliza como planta medicinal desde hace varios siglos. Desde 1960 se han publicado más de 180 estudios sobre su composición química y su uso clínico. Por desgracia, muchos de estos estudios están publicados en lenguas eslavas y escandinavas. La segunda especie más investigada es *Rhodiola crenulata*, que crece a gran altura en las montañas del Tíbet. En la medicina tibetana se viene utilizando desde hace más de 2.000 años.

R. rosea se ha utilizado ampliamente en la medicina siberiana y rusa como adaptógeno, una sustancia que mejora la resistencia del organismo a los efectos del estrés físico, mental y emocional sin alterar las funciones normales del cuerpo. Se ha demostrado que *R. rosea* tiene fuertes propiedades antioxidantes que pueden proteger el cerebro y el sistema nervioso de los efectos dañinos de las moléculas de carga negativa llamadas radicales libres. Parece que estimula la liberación de neurotransmisores en el cerebro que tal vez expliquen por qué puede potenciar la función cognitiva.

Dosis

Para *R. rosea*, la dosis recomendada es de 200 a 300 mg diarios de un producto normalizado que contiene como mínimo un 3% de rosavinas.

Cuidado con los productos que indican que contienen *Rhodiola* en la variante de «*Rhodiola* spp.», pues eso no explica qué forma de *Rhodiola* contienen. En mi opinión, lo mejor es quedarse con la forma más estudiada de *rosea* y, en segundo lugar, con la variante tibetana llamada crenulata.

¿Cuáles son sus efectos secundarios?

Los efectos secundarios son poco comunes al tomar *R. rosea* y crenulata. Los pacientes indican un aumento de la energía, mejor estado de ánimo y mayor concentración sin ningún efecto sobreestimulante. Los pacientes que suelen ser sensibles a los efectos energizantes de los suplementos harán bien en comenzar con una dosis menor para comprobar cómo la toleran. Se recomienda que las personas con trastorno bipolar eviten el consumo de este extracto de planta, al igual que las mujeres embarazadas y en período de lactancia.

RHODIOLA
El médico naturista la recomienda para...

Ansiedad
Existen pruebas preliminares de que el extracto de *rhodiola* puede mitigar la ansiedad en personas con trastorno de ansiedad generalizado. Esto se debe probablemente a su capacidad de mejorar el funcionamiento de las glándulas adrenales como adaptógeno, de manera que uno puede responder de manera más eficaz al estrés.

Energía y recuperación
Una serie de estudios han demostrado que *R. rosea* incrementa la capacidad de trabajo físico y reduce el tiempo de recuperación entre tandas de ejercicio muy intenso.

En un estudio aleatorio de doble ciego con 60 personas que sufrían fatiga relacionada con el estrés, los investigadores comprobaron que el extracto de *Rhodiola* tiene un efecto antifatiga que potencia el rendimiento mental, en particular la capacidad de concentración, y reduce la respuesta de cortisol al estrés que quita el sueño en pacientes con síndrome de fatiga.

❧ Hipotiroidismo

Estudios con animales han demostrado que *R. rosea* potencia la función de la glándula tiroides sin causar hipertiroidismo. También han demostrado que ayudan al timo (sistema inmunológico) y a las glándulas adrenales (glándulas del estrés) a funcionar mejor.

❧ Memoria y concentración

Varios estudios han mostrado efectos beneficiosos con *R. rosea* para la función cognitiva. En un estudio se administró 170 mg de extracto de *R. rosea* a 56 médicos jóvenes sanos que estaban en turno de noche. Se observó una mejora estadísticamente significativa en las pruebas de rendimiento mental por parte del grupo de tratamiento *(R. rosea)* durante el primer período de dos semanas. No se describieron efectos secundarios. Otros estudios similares han demostrado una mejoría sostenida de la función cognitiva.

RHUS TOXICODENDRON

Todd, un agricultor jubilado de 60 años de edad, vino a verme para que examinara su artritis. Estaba muy a favor de las terapias naturales y me mostró toda una bolsa llena de suplementos que había probado para tratar su osteoartritis. Había sulfato de glucosamina y como una docena de suplementos más.

—Espero que tenga alguna otra cosa que me ayude –dijo–. Estoy tomando todos estos suplementos y a pesar de todo me cuesta caminar.

También se quejó del precio de los suplementos, que le suponía un desembolso de 150 dólares al mes.

Después de interrogar a Todd sobre todos los síntomas que tenía, le recomendé *Rhus toxicodendron* (comúnmente denominado *Rhus tox*). Me hizo dos preguntas: «¿Funcionará?» y «¿Cuánto me costará?».

—Debería ayudarle a mitigar el dolor y la rigidez de las articulaciones —le contesté—. Incluso en las dos primeras semanas. En cuanto al precio, puede comprar la cantidad necesaria para un mes en la tienda de productos dietéticos por unos siete dólares.

—Siete dólares, ¿eso es todo? –indagó.

—Eso es todo.

Le aconsejé que dejara de tomar todos los demás suplementos, pues no había notado ningún efecto beneficioso, y que se limitara a la medicación con *Rhus tox*. Cuando volvió a mi consulta para una visita de seguimiento, seis semanas después, Todd dijo que había notado una mejoría del 70 % de los síntomas.

EFECTOS PALIATIVOS DE UN VENENO

Rhus tox es la dilución homeopática de hiedra venenosa, una planta conocida por producir un efecto irritante en la piel. A pesar de ello, este remedio homeopático es uno de los mejores tratamientos dermatológicos para paliar los síntomas en personas que han tocado la hiedra venenosa. También sirve para tratar eccemas, cuando la piel está muy irritada y mejora después de aplicar agua muy caliente.

También he usado este remedio en personas con herpes. El dolor causado por la comezón y la quemazón de las vesículas de herpes puede mitigarse en pocos días aplicando *Rhus tox*.

DOSIS

La dosis típica de *Rhus tox* es la potencia 30C tomada dos a tres veces al día durante un día o dos en caso de rigidez derivada del sobreesfuerzo. Para un tratamiento prolongado de eccemas o artritis suelo comenzar con una dilución menor, como 6C, dos a tres veces al día.

¿CUÁLES SON SUS EFECTOS SECUNDARIOS?

Aunque *Rhus tox* tiene pocos efectos secundarios, algunas personas pueden tener irritación cutánea. Los pacientes con eccemas crónicos o artritis pueden sufrir una agravación momentánea de su dolencia al comienzo del tratamiento. Esto suele ser un signo de que el remedio surte efecto (es la llamada crisis curativa).

Si se observa una agravación y se comienza a tomar *Rhus tox* con menor frecuencia, probablemente se notará que la agravación va pasando, y poco después se experimentará seguramente una mejoría.

Si no se está seguro de si debe tomar *Rhus tox* o no, conviene consultar a un médico homeópata.

RHUS TOXICODENDRON
El médico naturista lo recomienda para...

❧ Artritis
Rhus tox se utiliza comúnmente para tratar la osteoartritis y la artritis reumatoide. Probablemente es el remedio idóneo para ciertas peculiaridades de los síntomas: empeoran por la mañana, mejoran con el movimiento y la actividad durante el día y después se agravan de nuevo durante la noche en la cama. *Rhus tox* también es un buen remedio si estos síntomas artríticos se agravan antes de una tormenta o cuando hay mucha humedad en el ambiente. Probablemente es el remedio idóneo si los baños o duchas con agua caliente también palian el dolor articular.

❧ Esguinces
Conviene aplicar *Rhus tox* cuando se ha sufrido un esguince de un ligamento o tendón, pues ayuda a acelerar el proceso de recuperación. Los deportistas deberían tener siempre a mano una reserva de *Rhus tox*.

❧ Gripe
Rhus tox es un buen remedio para el tipo de gripe que causa rigidez de las articulaciones y los músculos.

❧ Herpes simple
Las llagas en los labios o la cara o los ataques de herpes genital mejoran mucho aplicando *Rhus tox*.

> ### ◆ Herpes zóster
> El virus latente de la varicela se activa cuando el sistema inmunológico está debilitado. Muchos ancianos sufren dolores atroces que a menudo no se alivian con medicamentos convencionales. *Rhus tox* ha obrado milagros en varios casos que he tratado.
>
> ### ◆ Urticaria
> La urticaria es una manera elegante de referirse a las ronchas de la piel. En los casos que no precisen un tratamiento de urgencia (como cuando se obstruye la garganta), *Rhus tox* ayuda a mitigar la comezón y a acelerar la curación de las lesiones. También contribuye a paliar el picor producido por las picaduras de mosquitos.

RIBOSA

La ribosa es un suplemento fabuloso que todo médico debería recomendar a sus pacientes para tratar afecciones comunes como las cardiopatías, incluida la enfermedad coronaria y la insuficiencia cardíaca congestiva. Se ha demostrado tanto en mis pacientes como en la investigación, que es sumamente beneficiosa en caso de fatiga crónica y fibromialgia.

La ribosa, cuyo nombre bioquímico es *a*-D-ribofuranosa, es un simple azúcar presente en todas y cada una de las células del cuerpo humano y, en pequeñas cantidades, en los alimentos. El organismo también la sintetiza a partir de la glucosa. La ribosa desempeña un papel importante en la síntesis por parte del organismo de compuestos necesarios para la generación de energía. Las propias células producen ribosa cuando existe una demanda metabólica. Ningún otro azúcar natural ejerce las funciones que asegura la ribosa, que básicamente ayuda a las células a recuperar energía y participa en la producción de adenosintrifosfato (ATP), el combustible energético que utilizan las células. El cuerpo sufre carencia de ribosa a causa de ciertas enfermedades, como la cardiopatía, cuando el flujo sanguíneo se ve afectado negativamente con bastante frecuencia. Otras causas son la edad y el sobreesfuerzo.

La principal fuente alimentaria de la ribosa es la carne roja, especialmente de ternera. Sin embargo, la cantidad es bastante pequeña en comparación con la que se encuentra en los suplementos nutricionales de ribosa.

Para conseguir un efecto terapéutico es preciso tomar ribosa en forma de suplemento.

Dosis

Una dosis típica para quienes padecen una de las afecciones descritas en este apartado es de 5 g, dos o tres veces al día. En los demás casos, una dosis de 5 g diarios sirve de preventivo y puede ser útil para quienes practican deporte. La ribosa se comercializa en forma de polvo que se puede disolver en un líquido.

¿Cuáles son sus efectos secundarios?

La ribosa no suele producir efectos secundarios. Algunas personas pueden experimentar una reducción del azúcar en sangre durante 60 a 90 minutos después de la toma, lo que les producirá hambre y mareo. Para evitarlo conviene tomar la ribosa con la comida o con un hidrato de carbono, como, por ejemplo, un zumo.

RIBOSA
El médico naturista la recomienda para...

Cardiopatía isquémica

Uno de los suplementos «indispensables» para los pacientes con cardiopatía isquémica es la ribosa. Estos pacientes pueden experimentar episodios de falta de flujo sanguíneo y oxígeno al corazón, causándoles angina (dolor de pecho) o un infarto o lesión cardíaca. Un estudio publicado en *Lancet* demostró que la administración oral de ribosa mejora la tolerancia del corazón a la isquemia en los pacientes que sufren cardiopatía isquémica.

❧ Deportistas

He comprobado personalmente y en personas que realizan mucho ejercicio que la ribosa apoya la producción de energía y la recuperación después de cada sesión. Tomar 5 g de ribosa antes y después de la actividad física puede ser beneficioso.

❧ Fibromialgia

Yo prescribo rutinariamente ribosa a los pacientes con fibromialgia, una afección caracterizada por dolor de los músculos, los tejidos conjuntivos y, a veces, las articulaciones. Observo que ayuda a la mayoría de pacientes a quienes se la prescribo. Uno de los probables factores causantes de la fibromialgia es la escasa producción de energía en las células musculares, lo que genera señales de dolor. Las investigaciones de médicos convencionales también han demostrado que la ribosa es beneficiosa para las personas que sufren fibromialgia.

❧ Insuficiencia cardíaca congestiva

Para sorpresa de muchos pacientes y sus médicos, existen varias sustancias naturales, como la ribosa, capaces de mejorar y estabilizar la insuficiencia cardíaca congestiva. Un estudio publicado en el *European Journal of Heart Failure* demostró que la toma de un suplemento de ribosa mejora la función cardíaca diastólica y el flujo sanguíneo. Además, contribuyó a mejorar la calidad de vida de los pacientes.

❧ Recuperación postoperatoria de colocación de un bypass coronario

La toma de un suplemento de ribosa antes y después de una operación de corazón parece ser beneficiosa.

❧ Síndrome de fatiga crónica

Observo que la toma de un suplemento de ribosa ayuda a muchos de mis pacientes con síndrome de fatiga crónica (SFC) a tratar esta dolencia de una manera no tóxica. Un estudio publicado en el *Journal of Alternative and Complementary Medicine* concluyó que un suplemento de 5 g de ribosa tres veces al día mejora la energía, el sueño y la sensación de bienestar en las personas que sufren SFC.

RUSCO

—Estas malditas hemorroides me están matando. No puedo sentarme ni tumbarme. ¡Y no quiero saber nada del tratamiento con ligadura elástica ni de una intervención quirúrgica, como han hecho mis amigos!

Jim, un agricultor retirado de 65 años de edad, vivía con el clásico problema que vive actualmente una persona de mediana edad: el terrible y molesto dolor de hemorroides. En su caso, pudimos aliviar esos dolorosos síntomas sin fármacos ni intervención quirúrgica. Uno de los principales componentes de su tratamiento fue una cápsula de extracto de rusco.

Hoy en día hay un número incalculable de personas que sufren hemorroides, sólo hay que echar un vistazo a los estantes de una farmacia para ver la enorme cantidad de productos que hay para ellas. Pero ya se tomen esos productos o se siga un tratamiento convencional, la «cura» no dura demasiado. Afortunadamente, la naturaleza nos ha proporcionado remedios naturales que reducen los tejidos de las hemorroides sin dejar efectos secundarios.

Uno de estos remedios es la planta llamada rusco *(Rusculus acuelatus)*. Procedente de un arbusto perenne de la familia de las liliáceas –originario del Mediterráneo y del noreste europeo–, el preparado de esta planta se hace a partir de sus rizomas.

Buen tónico venoso

El rusco tiene una larga y noble historia. Hace muchos años, las largas ramas de esta planta se ataban para hacer unas escobas, las cuales solían usar los carniceros; de ahí su nombre en inglés: *Butcher's broom* (escoba de carnicero). Pero en la actualidad esta planta se presenta en diversas preparaciones, y ninguna de ellas recuerdan en absoluto ni a una carnicería ni a nadie barriendo afanosamente.

Los principios activos del rusco son las ruscogeninas, sustancias que por su efecto vasoconstrictor son muy eficaces en el tratamiento de las hemorroides, así como para reducir la inflamación de los tejidos hemorroidales.

El rusco es un claro ejemplo de lo que se denomina tónico venoso, lo que simplemente significa que mejora el tono de las paredes venosas. Cuando se tiene hemorroides, las venas se vuelven débiles a causa de la hinchazón y la excoriación, por tanto, un tónico venoso es exactamente lo que se necesita para el tratamiento de las hemorroides.

Dosis

Recomiendo un extracto de rusco normalizado que aporta una dosis total de ruscogeninas de 100 mg diarios. En Europa, es fácil conseguir cremas que contienen extracto de rusco, y en Estados Unidos se encuentran ungüentos de rusco en algunas tiendas.

¿Cuáles son sus efectos secundarios?

No se conocen efectos secundarios en esta planta.

RUSCO
El médico naturista lo recomienda para...

❧ Hemorroides

El rusco se utiliza para tratar las hemorroides en un proceso agudo o también como tratamiento de larga duración para evitar que el tejido hemorroidal se congestione e inflame.

En los diversos estudios realizados, los investigadores por lo general han combinado el rusco con flavonoides y vitamina C, fórmula que recomiendo para conseguir un resultado óptimo.

❧ Varices

Puesto que el rusco es un tónico venoso, es aconsejable utilizarlo para las varices.

Se conoce un ensayo clínico con 40 personas aquejadas de insuficiencia venosa crónica, las cuales sufrían diversos síntomas: varices en las piernas, edemas (inflamaciones causadas por la acumulación de fluidos en los tejidos), picores y calambres en las piernas. Todo ello hace pensar en una mala circulación venosa. Las personas que tomaron extracto de rusco en combinación con un flavonoide mejoraron de manera considerable sin sufrir ningún efecto secundario.

S

SALES DE SCHÜSSLER

—Doctor Mark, he comprado Kali-Phos 6x que me recomendó usted para los nervios. En el frasco pone «sal celular de Schüssler». ¿Qué quiere decir esto? –me preguntó Florence, una paciente.

—Las sales de Schüssler son un grupo de remedios homeopáticos que creó el Dr. Schüssler en Alemania a finales del siglo XIX. Sus investigaciones le llevaron a concluir que 12 minerales inorgánicos eran los componentes fundamentales de las células. Dijo que estos 12 minerales creaban tejido y que las células sanas contienen cantidades normales de los mismos. Según su teoría, la enfermedad se produce cuando existe una deficiencia o un desequilibrio de estas sales celulares, y tomando la sal celular indicada o una combinación de ellas se podría restablecer la estructura y la función correctas de las células. Las células sanas hacen a la persona sana. En su caso, usted estimula sus células para que usen el potasio de manera más eficiente, lo cual beneficia a su sistema nervioso.

Simple, pero eficaz

Hay más de mil remedios homeopáticos, y cada uno de ellos se emplea para un determinado conjunto de síntomas. Las sales de Schüssler constituyen un sistema simplificado que complementa a los demás remedios homeopáticos. Como veremos, son fáciles de usar tanto para el público como para los homeópatas. Y lo más importante es que ¡funcionan!

¿Ha tomado alguna vez el lector un mineral como el magnesio para reducir o prevenir los calambres musculares y ha comprobado que no le ha servido para nada?

Es posible que no consiga beneficiarse del magnesio en el nivel celular, por mucha cantidad que tome. En estos casos, a mi entender, la toma de la sal celular, o la forma homeopática del mineral deficiente actúa rápidamente aliviando el problema. La sal celular estimula un cambio bioquímico en el nivel celular que, acto seguido, da el resultado deseado.

Dosis

Las sales celulares se emplean del mismo modo que otros remedios homeopáticos y, al igual que ellos, se presentan en forma de gránulos, comprimidos o líquido. La potencia más común que hay disponible en el comercio es de 6C.

Lo mejor es tomar las sales celulares de 10 a 20 minutos antes de beber o comer. Para los niños se pueden machacar los comprimidos de sales y ponérselos sobre la lengua, o bien mezclar el comprimido con un poco de agua purificada y depositar unas gotas en la boca del niño con ayuda de un cuentagotas o una cucharilla. Los niños están encantados con el sabor dulce de los gránulos o los comprimidos.

Sin embargo, al tomar sales celulares, probablemente se querrá evitar los olores fuertes, como la fragancia de eucalipto o aceites esenciales.

En caso de afección aguda, las sales celulares deben tomarse cada 15 minutos o cada dos horas, en función de la gravedad. Si el estado patológico es crónico, las sales celulares suelen tomarse de una a tres veces al día. Puesto que son de baja potencia, pueden emplearse durante períodos prolongados.

Tal como se indica más abajo, un tipo de sales celulares, o una combinación de las mismas, puede tomarse para tratar un determinado síntoma o estado. Por ejemplo, la combinación de magnesio y fósforo ayuda a aliviar los espasmos musculares. Si una persona también sufre dolor de nervios, puede tomar, asimismo, la combinación de potasio y fósforo. Estos distintos tipos de sales celulares pueden tomarse simultáneamente o alternando las dosis a lo largo del día.

Existen, además, algunos preparados que combinan todas las sales celulares en un mismo producto, que se denomina bioplasma y puede utilizarse a título preventivo o para recuperarse de varias enfermedades crónicas.

¿Cuáles son sus efectos secundarios?

Los efectos secundarios no son un problema en el caso de las sales celulares, ya que o bien son beneficiosas, o bien no hacen absolutamente nada.

Elección de la sal idónea

He aquí una lista de diversas sales celulares y sus respectivas indicaciones:

Calcarea fluorica (Calc fluor)

Esta sal participa en la formación de tejido conjuntivo, por lo que es importante para la piel, los ligamentos y los tendones. También se encuentra en los huesos. La recomiendo para las siguientes afecciones:

- Curvatura anómala de la columna vertebral.
- Dientes quebradizos y encías doloridas.
- Distensiones y torceduras.
- Hemorroides.
- Nódulos duros del pecho u otros tejidos.
- Propensión de la columna a desviarse (incluso durante el embarazo).
- Varices, flojera de ligamentos, tendones y articulaciones.

Calcarea phosphorica (Calc phos)

Ésta es la sal principal para los huesos. Curiosamente, el fosfato cálcico es una importante enzima necesaria para la formación de los huesos. La *Calcarea phosphorica* facilita la formación ósea y la recomiendo para las siguientes afecciones:

- Artritis.
- Dentición.
- Dolores de crecimiento.
- Fracturas.
- Osteoporosis.

Calcarea sulphurica (Calc sulph)

Esta sal celular ayuda a curar heridas y mejora el estado de la piel. (Está especialmente indicada cuando se produce una secreción amarilla de la piel).

La recomiendo para las siguientes afecciones:

- Absceso.
- Acné.
- Bronquitis.
- Forúnculos.
- Goteo posnasal.

❧ *Ferrum phosphoricum (Ferrum phos)*

Esta sal celular está constituida por hierro homeopático enlazado con fosfato. Se precisa para la formación y la función de los glóbulos rojos de la sangre. La recomiendo para las siguientes afecciones:

- Anemia (falta de hierro).
- Fiebre e infección.
- Hemorragia (aguda y crónica).
- Menstruación abundante.

❧ *Kali muriaticum (Kali mur)*

Esta sal celular ayuda a disolver la mucosidad. La recomiendo para las siguientes afecciones:

- Fluido en las orejas.
- Garganta dolorida (con mucosidad blanca).

❧ *Kali phosphoricum (Kali phos)*

Ésta es la sal celular más indicada para el tejido nervioso, incluido el cerebro. La recomiendo para:

- Bronquitis.
- Eccema.
- Psoriasis.

❧ *Magnesia phosphorica (Mag phos)*

Ésta es la sal celular más indicada para los músculos, tanto internos como externos. Tiene, asimismo, un efecto tónico en el sistema nervioso. Puede ser útil en los siguientes casos:

- Ansiedad y nerviosismo.
- Ataques.
- Calambres de estómago.
- Calambres menstruales.
- Dolor de muelas.
- Espasmos y calambres musculares.
- Hiperactividad.

❧ *Natrum muriaticum (Nat mur)*

Esta sal celular regula el equilibrio hídrico en el interior de las células y tejidos. La recomiendo para las siguientes afecciones:

- Depresión.

- Edema.
- Fiebre del heno.
- Herpes labial.
- Pesar.
- Piel seca.
- Sarpullidos causados por exposición al sol.

Natrum phosphoricum (Nat phos)
Esta sal celular favorece el equilibrio ácido-básico de las células. La recomiendo para las siguientes afecciones:
- Acidez de estómago.
- Dolores musculares.
- Infecciones de orina.
- Vaginitis.

Natrum sulphuricum (Nat sulph)
Este remedio contribuye a equilibrar los fluidos corporales y, además, tonifica el hígado y el tracto digestivo. La recomiendo para:
- Asma.
- Hepatitis.
- Heridas en la cabeza.
- Distensión.
- Ictericia neonatal.

Silicio
Esta sal celular está presente en el tejido conjuntivo, la piel, las glándulas y los huesos, y depura los tejidos. La recomiendo para las siguientes afecciones:
- Acné.
- Asma.
- Cabello y uñas quebradizos.
- Forúnculos.
- Sinusitis.

SAMe

Fue la primera visita de Sandy, una dependienta de 40 años de edad que venía sufriendo episodios depresivos desde hacía más de diez años.

—Lo he probado todo –me contó. En su lista estaba la hierba de San Juan, vitaminas del complejo B, terapias hipnóticas, homeopatía, acupuntura y psicoanálisis. Se negó a tomar antidepresivos, que de lo contrario también estarían en su lista.

—¿Qué me dice de SAMe? –le pregunté, pronunciando *Sammy*.

—¿Qué es eso?

—Es la abreviatura de S-adenosil-metionina, que es una sustancia que está presente de una manera natural en las células del organismo. Hay estudios que demuestran de modo contundente que resulta beneficiosa para la depresión y la osteoartritis. Es lo que llamamos un donante de metilo.

Claro que este término, donante de metilo, le era desconocido, de modo que le expliqué que la SAMe puede activar reacciones químicas en el organismo. Entre otras cosas, facilita el uso que hace el cerebro de los neurotransmisores para influir en el estado de ánimo.

Sandy me llamó cinco días después de empezar a tomar SAMe y me contó que se sentía mejor. La animé a seguir tomándola, a sabiendas de que una respuesta positiva al cabo de cinco días de tomar el suplemento de SAMe bien podría responder a un efecto placebo, particularmente en una persona que arrastraba un problema de depresión desde hacía diez años.

Un mes después, sin embargo, cuando Sandy volvió a mi consulta, me dijo que tenía un nuevo novio. «Se llama Sammy».

Estaba encantada de encontrarse mucho mejor. Un año más tarde, cuando la volví a ver, Sandy seguía prosperando muy bien con el tratamiento exclusivo de SAMe para su depresión.

Para restar rigidez a las extremidades

También recomiendo SAMe cuando los pacientes tienen osteoartritis, una dolencia común que afecta a casi todas las personas de más de 50 años de edad.

Troy, un carpintero de 55 años de edad, es un buen ejemplo de lo que SAMe puede hacer en estos casos. Cuando vino a mi consulta por primera vez, la grave osteoartritis que padecía en las rodillas y caderas le obligaba a caminar como sobre zancos. Me comentó que sus articulaciones «crujían» como un antiguo suelo de tablones de madera. Troy dijo que sus rodillas estaban casi siempre hinchadas y que dolían cuando se despertaba por la mañana.

El quiropráctico de Troy le había recetado algunos buenos suplementos, entre ellos sulfato de glucosamina, vitamina C y otros antioxidantes, además de metilsulfonilmetano (MSM). Le aconsejó que hiciera ejercicio, y Troy iba a nadar cinco veces a la semana. Sin embargo, después de un año de tomar los suplementos y realizar regularmente los ejercicios recomendados, seguía sin notar una mejoría significativa.

Troy se preguntaba si no era más que una cuestión de dar tiempo a los suplementos para que surtieran efecto. Le dije que tendría que haber notado una mejoría significativa al cabo de pocos meses, y que para acelerar el proceso le recomendaba que por un lado atendiera a su dieta, pues tal vez tenía problemas digestivos que obstaculizaban su mejoría y, por otro, que sustituyera los suplementos que estaba tomando por SAMe.

Cuando le volví a ver, tres meses después, Troy me dijo que su dolor articular había mejorado, y que la hinchazón de las rodillas había remitido. Por su movilidad deduje que por lo menos había mejorado un 70 %.

¿Qué hace que SAMe funcione?

Ni que decir tiene que cuando algo surte efecto, lo defiendo, y ahora soy un firme defensor del uso de SAMe tanto para la depresión como para la osteoartritis. ¿Cómo es posible, no obstante, que un único suplemento sirva para afecciones tan distintas?

Nuestro organismo elabora SAMe combinando el aminoácido metionina con ATP (adenosintrifosfato, también denominado «la molécula energética»). Cuando se produce esta reacción, el compuesto resultante se convierte en un «donante de metilo», lo que significa que es capaz de transferir un grupo de un átomo de carbono y tres de hidrógeno (CH_3).

Son numerosas las reacciones bioquímicas que precisan esta «metilación», lo que explica por qué sirve para tratar afecciones tan distintas. Tomando SAMe como suplemento, uno se asegura básicamente la disponibilidad de las «materias primas» necesarias para que puedan producirse reacciones químicas fundamentales.

Algunos investigadores han especulado con que nuestros cuerpos pierden su capacidad para producir y utilizar la SAMe a medida que envejecen.

Asimismo, parece que algunas personas tienen un defecto genético que les impide aprovechar de manera eficaz este compuesto químico. (Esto explica tal vez por qué la depresión, en algunos casos, parece transmitirse genéticamente de una generación a otra). La carencia de vitamina B_{12} y de ácido fólico puede interferir, asimismo, en la producción de SAMe en el organismo.

Una vez la SAMe dona su grupo metilo, se convierte en otra sustancia denominada SAH (S-adenosil-homocisteína). Esta SAH dona entonces su grupo azufre a otras moléculas, lo cual es muy importante para una serie de procesos del organismo, sobre todo la eliminación de toxinas y la formación de cartílago.

El señuelo de lo nuevo

La popularidad de SAMe ha aumentado sobre todo durante el último decenio, si bien está disponible en el comercio, al menos en Europa, desde 1975.

Antes de ponerla en venta, SAMe se ensayó en 1973 como tratamiento para personas aquejadas de esquizofrenia. No tuvo ningún efecto significativo en los síntomas de esquizofrenia, pero los médicos observaron durante los tratamientos que los pacientes se deprimían menos cuando tomaban SAMe.

Mientras tanto se han llevado a cabo miles de estudios con esta sustancia, principalmente en relación con el tratamiento de la osteoartritis y la depresión. También se ha demostrado que resulta efectiva en caso de fibromialgia y cirrosis hepática. Es un fármaco aprobado y de venta con receta en Italia, España, Rusia y Alemania.

Es interesante saber que, en el primero de estos países, SAMe se vende más que Prozac, aunque el seguro solamente reembolsa el Prozac. Si bien su popularidad tal vez no sea tan alta en Estados Unidos, actualmente SAMe se encuentra casi en todas las tiendas de productos dietéticos y farmacias de Norteamérica. Es muy probable que la popularidad de SAMe aumente todavía más, ya que su precio disminuye poco a poco.

Dosis

La mayoría de las personas notarán sus efectos beneficiosos tomando de 400 a 1.200 mg de SAMe cada día. Muchos de mis pacientes afirman que de 400 a 800 mg son suficientes como dosis duradera. La cuestión es hallar la dosis que mejor funcione para cada uno.

SAMe suele estar disponible en comprimidos de 200 mg. Conviene asegurarse de que llevan un recubrimiento entérico, lo cual es decisivo para mantener su estabilidad. Conviene tomarla media hora antes de una comida. Normalmente recomiendo a mis pacientes que tomen 800 mcg de ácido fólico y 1.000 mcg de vitamina B_{12} todos los días para ayudar al organismo a metabolizar SAMe, aunque algunas fórmulas ya contienen estos dos nutrientes complementarios. En su defecto se puede tomar 100 mg de vitamina del complejo B de alta potencia.

(El complejo de la vitamina B tiene, a su vez, otros efectos beneficiosos. La B_{12}, o ácido fólico, y la B_6 –ambas incluidas en el complejo B– ayudan a prevenir la depresión y la osteoporosis, de modo que es un complemento perfecto de SAMe).

¿Cuáles son sus efectos secundarios?

SAMe es muy segura. Cuando se han administrado dosis extremadamente altas a animales, se han observado muy pocos signos de toxicidad, y los estudios realizados con dosis más bajas en humanos no han mostrado ninguna reacción adversa. De hecho, en ensayos comparativos, las personas que tomaron un placebo tuvieron más efectos secundarios que las que tomaban SAMe. (Como en todos los estudios científicos de este tipo, ningún grupo sabía si estaba tomando un suplemento real o un placebo inactivo).

En ocasiones se han administrado altas dosis por vía intravenosa sin ningún problema. Asimismo, dosis orales de 3.600 mg al día tampoco produjeron efectos secundarios en humanos.

Rara vez, algunas personas observan que la ingesta de SAMe con el estómago vacío provoca ardor de estómago. En este caso, se recomienda tomar la sustancia con las comidas o probar con otra marca distinta. Si uno sufre diarrea o tiene el estómago revuelto después de tomar una dosis superior a la recomendada, basta con que reduzca la dosis: los síntomas desaparecerán.

Se aconseja a las personas con depresión bipolar que no tomen SAMe o solamente lo hagan bajo la supervisión de un profesional de la salud.

Las mujeres embarazadas o en período de lactancia solamente deberían tomar SAMe bajo supervisión médica. Hasta la fecha no se conocen estudios que indiquen que SAMe puede ocasionar problemas durante el embarazo o dañar al feto, pero no se sabe si se puede garantizar la seguridad de SAMe durante una ingesta prolongada. Creo que sería más segura para el lactante que los antidepresivos, puesto que SAMe es una componente normal de nuestro organismo.

SAMe se ha utilizado en psiquiatría en combinación con fármacos antidepresivos, pues ayuda al paciente a sentirse mejor mucho antes.

Muchos fármacos antidepresivos requieren todo un mes para surtir efecto, mientras que SAMe lo hace en cuestión de días. Asimismo, las personas que no quieren prescindir de los fármacos pueden reducir la dosis. Los médicos europeos suelen recomendar una combinación de ambas.

Sin embargo, si uno toma alguna medicación de este tipo, conviene que consulte con su médico antes de empezar a tomar SAMe. El facultativo querrá tener la posibilidad de seguir el progreso de su paciente y, por supuesto, tendrá que decidir si conviene o no reducir el tratamiento farmacológico.

También es importante no dejar de tomar nunca un medicamento antidepresivo de inmediato cuando se inicia el tratamiento con SAMe, pues podría causar una agravación de los síntomas.

Algunos investigadores aconsejan encarecidamente tener cuidado si se está tomando un antidepresivo inhibidor de la MAO (monoaminaoxidasa), pues sospechan que puede haber algún problema con la combinación de estos medicamentos con la SAMe. Esta combinación no se ha estudiado a fondo.

Algunos investigadores creen que la ingesta de un suplemento de SAMe puede conducir a la acumulación de homocisteína en el organismo, una sustancia que se asocia con el riesgo de sufrir un infarto. En realidad, puede que lo cierto sea lo contrario. SAMe potencia la actividad de una enzima (cistationina-beta-sintasa) que convierte la homocisteína en una glutationa antioxidante beneficiosa. En cualquier caso, las vitaminas del complejo B que recomiendo previenen la acumulación de homocisteína.

SAMe
El médico naturista la recomienda para...

✧ Depresión

Recomiendo comenzar con 400 mg diarios durante dos semanas. Si se nota una mejoría, conviene mantener la dosis. Si apenas se percibe mejoría alguna, hay que aumentar la dosis de SAMe a 800 mg diarios durante otras dos a cuatro semanas. Algunas personas requieren hasta 1.200 mg para notar un efecto, lo cual no es ningún problema porque la sustancia no es tóxica.

Existen diversas teorías sobre cómo actúa SAMe para mitigar la depresión. Una de ellas dice que incrementa los niveles celulares de fosfatidilserina, una sustancia que se encuentra en concentraciones muy elevadas en las células cerebrales. Mejora la comunicación intercelular, facilita el paso eficiente de nutrientes a las células y ayuda a eliminar los productos residuales. Está demostrado que la fosfatidilserina ayuda a aliviar la depresión.

El otro efecto que tiene SAMe es el aumento de la concentración de los neurotransmisores responsables del control del estado de ánimo, como la norepinefrina, la dopamina y la serotonina. Los investigadores creen que, al mismo tiempo, SAMe mejora la manera en que las células del cerebro reciben estos importantes neurotransmisores. Aunque el mecanismo exacto se desconoce, las ventajas están relacionadas, sin duda, con el efecto donante de metilo, que permite que las reacciones bioquímicas se produzcan de modo más normal en el cerebro.

Varios estudios han demostrado que las personas que sufren depresión profunda tienen niveles especialmente bajos de SAMe. Cuando se analizaron los estudios publicados sobre SAMe de 1973 a 1992, los investigadores hallaron un total de 38 estudios que demostraban la efectividad del suplemento. Al comparar SAMe con un placebo y con antidepresivos farmacológicos, resultó ser más efectiva que el placebo e igual de efectiva que la clase de medicamentos denominados antidepresivos tricíclicos.

Un estudio de 1994 del Irvine Medical Center de la Universidad de California comparó la efectividad de SAMe con el antidepresivo desipiramina. Dicho estudio de doble ciego demostró que el 62% de las personas que tomaban SAMe y el 52% de las que tomaban desipiramina mejoraron significativamente.

Dados los potenciales efectos secundarios de los antidepresivos tradicionales, tiene sentido emplear compuestos naturales como SAMe y la hierba de San Juan como tratamiento primario. Si el paciente ya está tomando antidepresivos farmacológicos, recomiendo colaborar con un médico para incorporar SAMe al protocolo de dicho paciente. Las medicaciones siempre tienen efectos secundarios, y si se logra reducir la dosis, es posible que se consiga limitar o eliminar por lo menos algunos de dichos efectos.

SAMe opera a un nivel mucho más profundo que la terapia medicamentosa. Con el mecanismo de aportación de metilo, abre la puerta a otras reacciones bioquímicas. Los fármacos, por el contrario, fuerzan un cambio químico.

Fibromialgia

Parece que SAMe resulta beneficiosa, hasta cierto punto, para la fibromialgia, aunque probablemente los resultados no serán tan llamativos como en el tratamiento de la depresión o la osteoartritis. En un estudio de doble ciego sobre la fibromialgia, 44 pacientes tomaron 800 mg de SAMe o un placebo. El grupo de SAMe experimentó una mejoría significativa, con menos dolor y fatiga, menor rigidez por la mañana y mejoría del estado de ánimo. Sin embargo, no hubo diferencias entre los dos grupos con respecto a los puntos sensibles y la fuerza muscular.

En otro estudio de doble ciego se concluyó que SAMe alivia el dolor de los «puntos gatillo» y la depresión. Parece ser que SAMe tiene algún efecto en los síntomas de la fibromialgia y alivia significativamente la depresión asociada a esta patología.

Recomiendo 800 mg diarios como dosis media en estos casos. Algunas personas necesitarán tal vez dosis más altas y a otras les bastarán quizás 400 mg.

Osteoartritis

La osteoartritis es el tipo de artritis más común, y sus síntomas incluyen rigidez, dolor e inflamación de las articulaciones. SAMe es conocida por ser un agente «condroprotector», es decir, que previene el deterioro y la degeneración del cartílago. En concreto, SAMe previene la desintegración de sustancias llamadas proteoglicanos.

Los proteoglicanos retienen líquido en el cartílago, que le ayuda a mantenerse flexible. Estas sustancias también contribuyen a conservar lubricadas las articulaciones, previniendo de este modo la fricción y reduciendo el desgaste y las fisuras. Se ha demostrado en estudios con animales y humanos que SAMe, que es similar al sulfato de glucosamina, incrementa la producción de cartílago, un factor crucial en la reducción de los efectos de la osteoartritis.

En el estudio más amplio que se ha realizado sobre SAMe y la osteoartritis, los investigadores supervisaron la evolución de 20.641 personas que tomaron SAMe durante ocho semanas. Los pacientes tomaron 400 mg tres veces al día en la primera semana, 400 mg dos veces al día en la segunda semana y 200 mg dos veces al día en el resto de semanas hasta la octava. El 71% de quienes tomaron SAMe refirieron efectos «buenos» o «muy buenos», mientras que tan sólo un 9% señaló que prácticamente no notaron nada.

En algunos estudios se ha comparado SAMe con los populares AINE (medicamentos aniinflamatorios no esteroideos, como, por ejemplo, Advil o Ibuprofeno). En general, SAMe demostró ser igual de efectivo en el alivio del dolor, la rigidez y otros síntomas comunes de la osteoartritis. Una de las principales ventajas de SAMe, en comparación con los tratamientos farmacológicos convencionales, es que no encierra ningún riesgo de efectos secundarios. Los AINE pueden provocar hemorragias internas, lesiones hepáticas y problemas renales, mientras que SAMe no produce ninguno de estos efectos secundarios.

La ingesta de SAMe comporta otra ventaja. Cuando uno se somete a un tratamiento convencional con un AINE, aspirina o esteroides, es bastante probable que en realidad se acelere la destrucción del cartílago, aunque se alivie parte del dolor. Todos los medicamentos convencionales tienen este efecto, pero SAMe hace justo lo contrario, contribuyendo, de hecho, a generar un cartílago más sano y flexible.

Lo mejor es empezar tomando 800 mg diariamente durante el primer mes y después reducir la dosis a 400 mg a modo de mantenimiento. Puesto que SAMe es uno de los suplementos más caros, muchos pacientes comienzan tomando 400 mg; si se obtiene una buena respuesta con esta dosis, no hace falta optar por otra más elevada.

❧ Problemas hepáticos

La mayor concentración de SAMe se halla en el hígado, y participa en varios procesos de desintoxicación, incluido el metabolismo correcto de los estrógenos. También contribuye en la producción de sales biliares, que ayudan a digerir las grasas.

Cuando una persona contrae cirrosis hepática (normalmente debido al alcoholismo), ha agotado el SAMe que hace falta para la producción de bilis y la desintoxicación. Cuando hay una mayor cantidad de SAMe, aumenta el nivel de glutatión, una sustancia beneficiosa que se agota cuando se ha deteriorado la función hepática. (El glutatión es uno de los antioxidantes más importantes para la desintoxicación).

Puesto que SAMe puede ser útil en la prevención de la degeneración del hígado, también es un tratamiento válido para la hepatitis.

En caso de padecer afecciones como cirrosis o hepatitis, es importante consultar a un médico o profesional experimentado antes de tomar cualquier dosis de SAMe. En ausencia de dichas afecciones, se puede tomar SAMe como coadyuvante general para la desintoxicación, pues ayuda al hígado a eliminar impurezas.

Para la cirrosis recomiendo de 800 a 1.200 mg diarios. Esta dosis se puede tomar durante un tiempo indefinido, siempre con el consentimiento del médico. Para apoyar en general la función hepática y la desintoxicación, la dosis es de 200 a 400 mg diarios.

SAÚCO

—Esta gripe es muy mala, me duelen todos los músculos y tengo una tos terrible, ¿cree que necesito antibióticos? –me preguntó Jennifer, una de mis pacientes.

Tras examinarla, le expliqué que la gripe la causa un virus, el cual le ha dejado ese dolor muscular y esa tos. Decidí recetarle jarabe de saúco, una planta que combate maravillosamente la gripe y, además, tiene la ventaja de combatir también la tos.

También llamado saúco común o saúco negro *(Sambuccus nigra)*, o canillero, es un arbusto que crece en Europa y Norteamérica. Sus bayas y flores tienen componentes medicinales que se utilizan en fórmulas compuestas de plantas. Sus frutos secos se han usado a lo largo de la historia como producto alimenticio. Los sanadores nativos americanos usaban el saúco para tratar la tos, infecciones de las vías respiratorias y problemas cutáneos. En Europa es una planta muy conocida para el tratamiento de diversas dolencias. En el año 400 a.C., Hipócrates se refería al saúco como «medicina para el pecho». Es una planta muy popular en Austria, país líder en su producción.

Las flores y los frutos del saúco contienen un grupo de flavonoides llamados antocianinas que tienen efectos antiinflamatorios y antioxidantes. Esas sustancias, según parece, inhiben la reaparición de la gripe y refuerzan la actividad del sistema inmunológico.

Dosis

Para combatir la gripe y la tos, los adultos deberán tomar 15 ml (1 cucharada) de jarabe de saúco (sambucol) cuatro veces al día, y los niños 15 ml dos veces al día.

¿Cuáles son sus efectos secundarios?

Según un estudio clínico, el jarabe de saúco normalizado, tomado durante un período de tres a cinco días, es muy seguro y lo toleran bien tanto niños como adultos. Tengo pacientes que lo usan en tratamientos cortos para las infecciones.

SAÚCO
El médico naturista lo recomienda para...

~ Gripe

Hay dos estudios que demuestran la eficacia del jarabe de saúco para combatir la gripe. En Noruega se ideó un estudio clínico aleatorio, de doble ciego, con control y placebo, realizado con 60 hombres y mujeres de edades comprendidas entre los 18 y los 54 años, a fin de determinar la efectividad del jarabe de saúco en el tratamiento de la gripe. Se buscó pacientes en los meses de diciembre a febrero, fechas en las que la gripe es más frecuente. Todos los voluntarios seleccionados para el estudio tenían fiebre o al menos un síntoma de gripe respiratoria. Se aisló el virus de la gripe de tipo A en 54 pacientes y el de la gripe de tipo B en 6 pacientes. Se eligieron los pacientes de modo aleatorio para administrarles bien un tratamiento de jarabe de saúco o bien un jarabe placebo. Se empezó el estudio a las 48 horas del inicio de los síntomas de gripe con una dosis de 15 ml de placebo o de saúco cuatro veces al día. Los síntomas se redujeron unos cuatro días antes, como promedio, y la medicación que se utilizó fue significativamente menor en los pacientes que tomaron extracto de saúco que en los que habían tomado el placebo. Durante el ensayo, ninguno de los pacientes experimentó efectos adversos.

En Israel se había efectuado una prueba anterior con niños y adultos. En dos días, se comprobó una gran mejoría de los síntomas, incluida la fiebre, en un 93,3% del grupo del saúco, frente al 91,7% del grupo placebo, que no se dio hasta el sexto día. Se consiguió la desaparición completa de los síntomas al cabo de dos o tres días en cerca del 90% del grupo del saúco. En términos generales, el jarabe normalizado de saúco redujo la duración de los síntomas de la gripe alrededor de un 56%.

Tos
Si bien el jarabe de saúco se ha estudiado sobre todo para tratar la gripe, también es eficaz contra la tos.

SAUZGATILLO

—Tengo un ciclo menstrual totalmente descontrolado. Durante los últimos cinco años ha sido muy irregular.

Cuando le pedí a Sherry, una enfermera de 24 años de edad, que me explicara cómo eran sus reglas, me describió unos ciclos verdaderamente irregulares. Un mes la regla le duraba 20 días, y al mes siguiente, unos 7.

—A veces estoy uno o dos meses sin el período –me siguió contando–. ¡Es muy frustrante! Mi ginecólogo quiere recetarme anticonceptivos orales, pero eso es lo último que haría. Deseo quedarme embarazada dentro de poco. Bueno, el caso es que una amiga me dijo que usted la ayudó en un problema parecido, y que puede hacer que las hormonas se equilibren de manera natural.

—Generalmente, así es. ¿Tiene usted algunos otros problemas o síntomas de tipo hormonal? –le pregunté, ya que supuse que podía tener también el síndrome premenstrual (SMP), quistes ováricos u otros problemas.

—Tres o cuatro veces al mes experimento cambios de humor y molestias en las mamas. Esos días mi marido me llama el monstruo del SMP. En una ecografía vieron que tenía quistes. ¿Aborda usted diferentes tratamientos para todas esas cosas? –me preguntó.

—Todo ello tiene el mismo tratamiento, Sherry. Una vez consigamos equilibrar sus hormonas, la mayoría de esos problemas desaparecerán.

Quería que Sherry comprendiera que las hormonas son unas sustancias químicas muy potentes, y que cuando se desequilibran pueden dar lugar a algunos problemas de importancia, exactamente iguales a los que ella estaba experimentando.

—Por lo que me ha explicado de sus ciclos menstruales, parece ser que no ovula de manera regular –observé.

—Eso es lo que me ha dicho también mi ginecólogo –dijo Sherry.

Le expliqué que si bien los anticonceptivos orales sirven a menudo para regular el ciclo menstrual –gracias a los estrógenos y la progesterona que contienen–, no contribuyen a que los ovarios ovulen. En realidad, lo que hacen es evitar la ovulación.

«De manera, Sherry, que lo que necesitamos es regular sus ciclos y asegurarnos de que ovule usted regularmente. En casos como el suyo, he obtenido buenos resultados con un extracto vegetal llamado sauzgatillo. Esta planta incrementa la liberación por parte de la glándula pituitaria de la hormona luteinizante, encargada de estimular la ovulación. Una vez esto sucede, se libera progesterona y se consigue un equilibrio entre ésta y los estrógenos, traducido a su vez en un equilibrio del ciclo menstrual.

—Y al ovular mi fertilidad también mejorará –añadió Sherry.

—Correcto, en realidad he podido saber que el sauzgatillo contribuye a resolver algunos casos de infertilidad relacionados con la anovulación o ausencia de ovulación.

Sherry comenzó a tomar diariamente extracto de sauzgatillo.

Al segundo mes, su menstruación era más ligera de lo habitual y se sentía menos irritable que en los últimos ciclos. Al cabo de cinco meses de tratamiento continuo, Sherry empezó a tener unos ciclos menstruales regulares, los tenía una vez al mes y le duraban unos cinco días. Además, no volvió a tener molestias en las mamas.

Le dije a Sherry que siguiera tomando sauzgatillo durante otros cinco meses más.

Poco después, me comunicó que se había quedado embarazada. No quiero decir que lo consiguiera gracias al extracto de sauzgatillo, ya que no hay modo de comprobarlo, pero sé fehacientemente que esta planta ha ayudado a otras mujeres en su deseo de ser madres.

Un historial de beneficios

El sauzgatillo, también llamado agnocasto, y de nombre científico *Vitex agnus-castus*, es una de las plantas más importantes en los tratamientos herbales de Occidente que se usan para las mujeres. Si me tuviera que quedar con una sola planta para la salud femenina, ésta sería el sauzgatillo, por su versatilidad. Esta planta es útil para el tratamiento del acné, el síndrome de mama fibroquística, la infertilidad, los sofocos de la menopausia, los trastornos menstruales, los quistes ováricos y el SPM. En otras palabras, es la mejor amiga vegetal de las mujeres.

Su historial de uso medicinal se remonta al siglo IV a. C., cuando Hipócrates escribió sobre las propiedades de esta extraordinaria planta. Su nombre «árbol casto o agnocasto» se debe a que originariamente se creía que su uso facilitaba la castidad. Para los antiguos griegos era el símbolo propicio de la castidad en sus celebraciones para honrar a la diosa Deméter.

Posteriormente, los cristianos adoptaron esta planta con una simbología similar. El sauzgatillo era la planta elegida para acompañar a los monjes en su camino de iniciación, ya que se creía que les ayudaba a conservar la castidad, a reprimirles la libido y evitar que se descarriaran. (Sea cual sea su efecto en los hombres, en las mujeres no se ha demostrado que haga perder la libido). En Italia se mantiene hoy en día la práctica de que el sauzgatillo acompañe a los monjes en los monasterios.

A esta planta también se la conoce como «pimienta de los monjes», debido a que sus frutos huelen de modo parecido a la pimienta, y en los monasterios se utilizaba como especia.

El sauzgatillo no contiene hormonas. Para ser precisos, actúa en una parte del cerebro llamada hipotálamo y en la glándula pituitaria (localizada también en el cerebro) para incrementar la producción de la hormona luteinizante (HL), responsable de estimular los ovarios para el proceso de ovulación.

Cuando tiene lugar la ovulación se produce, hacia la segunda parte del ciclo, una liberación de progesterona, algo importante para mantener el equilibrio con los estrógenos. Muchas mujeres no ovulan de manera regular, y ello hace que la producción de estrógenos supere a la de progesterona, lo cual se llama «dominancia de estrógenos». Al normalizar el nivel de progesterona, el sauzgatillo potencia el equilibrio hormonal, por ello es tan eficaz en muchos de los trastornos femeninos, causados en su mayor parte por el desequilibrio entre la progesterona y los estrógenos.

Se sabe también que el sauzgatillo disminuye el nivel de prolactina, una hormona –secretada también por la glándula pituitaria– vinculada al SPM, a los ciclos menstruales irregulares y la infertilidad.

Dosis

La forma de sauzgatillo que más utilizo son las cápsulas, y los mejores resultados, con dosis de 80 a 240 mg (generalmente de 1 a 3 cápsulas) de un extracto de 0,6% de aucubina. También suelen utilizarse productos con un 0,5% de agnuside. No existe un producto normalizado de sauzgatillo, lo que se acostumbra a recomendar es que el producto contenga de 30 a 40 mg del fruto seco, y que se tome a diario.

En los estudios clínicos realizados se han empleado 40 gotas de un extracto normalizado de la tintura en una dosis diaria tomada por la mañana, de modo que ésa sea quizás la mínima dosis necesaria para que sea efectivo. Sin embargo, a veces aconsejo que se tomen 40 gotas del extracto tres veces al día.

Lo más apropiado es tomar el sauzgatillo durante un tiempo prolongado. Las mujeres suelen notar mejoría al cabo de dos ciclos menstruales, pero con frecuencia se necesita un mínimo de cuatro a seis meses. Las dolencias de larga duración, como infertilidad, amenorrea (ausencia de la menstruación), menstruaciones irregulares o endometriosis requieren un tratamiento con sauzgatillo de un año o más.

¿Cuáles son sus efectos secundarios?

El sauzgatillo es bastante seguro. En casos poco frecuentes pueden presentarse leves molestias digestivas, náuseas, dolores de cabeza y erupciones cutáneas. Las mujeres que estén tomando anticonceptivos orales no deben usarlo. Tampoco debe tomarse si se está siguiendo un tratamiento con fármacos bloqueadores de los receptores de la dopamina, como el haloperidol.

Por el momento, se desconoce si esta planta interfiere en el tratamiento hormonal sustitutorio que reciben algunas mujeres en la menopausia, por tanto, hay que ser cautos en este aspecto. Yo he tenido pacientes que seguían ese tratamiento y tomaban sauzgatillo y ninguna de ellas han tenido problemas.

Como sucede con la mayoría de las plantas, es mejor evitar tomarla durante el embarazo, si bien algunos fitoterapeutas la recomiendan durante el primer trimestre en el caso de mujeres que han sufrido abortos a consecuencia de un déficit de progesterona.

Hay mujeres que experimentan con el sauzgatillo una «fase de ajuste» durante los primeros meses de usarlo. En esa fase, el ciclo menstrual se acorta o se alarga, y las hemorragias pueden ser mayores o menores que antes. Este período de ajuste se normaliza casi siempre al cabo de tres o cuatro meses de haber iniciado el tratamiento.

SAUZGATILLO
El médico naturista lo recomienda para...

Acné
El acné es un problema que está relacionado con las hormonas. El sauzgatillo, como equilibrador hormonal que es, resulta muy eficaz para tratar el acné asociado a la menstruación.

Amenorrea
El sauzgatillo es una de las plantas más específicas para tratar la amenorrea.
Se ha utilizado principalmente en casos de amenorrea secundaria.

Existen diferentes causas de amenorrea, y la falta de ovulación es una de ellas. En este caso, esta planta resulta muy adecuada, ya que incrementa la producción de la HL por parte de la glándula pituitaria para estimular la ovulación y la producción de progesterona.

Otra de las funciones del sauzgatillo es reducir los niveles altos de prolactina, inhibiendo los receptores de dopamina en la glándula pituitaria. En un estudio realizado con 52 mujeres que no ovulaban debido a un nivel alto de prolactina se comprobó que el extracto de sauzgatillo, en un tratamiento de tres meses, reducía los niveles de esa hormona. El resultado fue que se normalizaron los niveles de progesterona y también los ciclos menstruales.

❧ Infertilidad

El sauzgatillo está indicado en casos de infertilidad debidos a una escasa producción de progesterona (lo que significa que no hay ovulación) y a altos niveles de prolactina.

En una prueba clínica llevada a cabo con mujeres con problemas menstruales se determinó que el sauzgatillo mejoraba los casos de polimenorrea (menstruación de larga duración), así como los de mujeres con menorragia (sangrado excesivo).

❧ Lactancia

El sauzgatillo se ha utilizado mucho para aumentar la cantidad de leche durante la lactancia. Hace poco tuve una paciente que dejó de dar de mamar a su hija pocos días después del parto debido a la medicación que tuvo que seguir el bebé. Al cabo de una semana vio que no podía seguir dándole el pecho porque no tenía suficiente leche, entonces le aconsejé que tomara sauzgatillo. A los 10 días tenía de nuevo leche suficiente.

En un estudio con 353 madres con poca producción de leche durante el período de lactancia se comprobó que tras una suplementación de sauzgatillo durante siete días se produjo una mejoría notable.

❧ Mama fibroquística y dolor de mamas

Las mamas fibroquísticas son muy frecuentes, y las mujeres acuden al ginecólogo cuando se detectan quistes. Habitualmente, el primer signo es un aumento de sensibilidad o de dolor en los senos justo antes de la menstruación. Ello se debe a un dominio de estrógenos.

He comprobado que el sauzgatillo elimina o mejora los quistes benignos de las mamas y también los dolores cíclicos. Una vez más, reitero que para notar su efectividad se requieren unos tres meses de tratamiento, y a veces hasta seis.

En un ensayo clínico realizado con 104 mujeres que sufrían dolor premenstrual de mamas se comprobó que el extracto de esta planta reducía significativamente esos dolores. La mejoría se detectó al cabo de dos ciclos. La vitamina E y los ácidos grasos esenciales, como el aceite de prímula, son también muy eficaces.

❧ Miomas uterinos

El sauzgatillo es una de las mejores plantas que existen para combatir los miomas uterinos, evitando que éstos crezcan cuando se trata de casos leves o moderados. Si una mujer puede controlar los síntomas hasta haber superado la menopausia, los miomas se reducirán por sí solos, debido a la disminución de estrógenos. No lo recomiendo como medida preventiva a excepción de algunos casos.

Afortunadamente, la mayoría de los miomas no comportan síntomas dolorosos. En algunos casos, recomiendo tomar progesterona natural; hay otros que requieren una intervención quirúrgica.

❧ Quistes ováricos

Los quistes ováricos, otro problema relacionado con los desequilibrios hormonales, pueden eliminarse con un tratamiento con sauzgatillo. Existe otra dolencia conocida como síndrome de ovario poliquístico que también puede tratarse de manera efectiva con una suplementación regular de esta planta.

❧ Síndrome premenstrual

La clave para tratar las causas subyacentes del SPM se encuentra en los desequilibrios hormonales. Gran parte de las investigaciones realizadas con el sauzgatillo se han hecho con miras al tratamiento del SPM. Como hemos dicho anteriormente, esta planta ayuda a reducir el nivel de progesterona y también los niveles altos de prolactina, alteraciones ambas asociadas al SPM.

En un estudio realizado con más de 1.500 mujeres aquejadas con SPM se les administró 40 gotas de sauzgatillo durante 166 días.

Un 57% de las pacientes manifestó mejoría, y otro 33%, un alivio total de los síntomas. Los médicos confirmaron resutados positivos en un 92% de los casos.

En otro estudio, se administró una dosis de 200 mg de vitamina B_6 o bien de extracto de sauzgatillo a 127 mujeres durante tres ciclos menstruales. La respuesta fue positiva en ambos grupos, si bien las mujeres que tomaron el extracto experimentaron una reducción global de los síntomas, especialmente en molestias de mamas, hinchazón y depresión. En conjunto, un 77% del grupo que tomó la planta manifestó mejoría en comparación con la de esos síntomas del 61% del grupo que tomó la vitamina B_6.

Como puede verse en estos estudios, los tratamientos naturales y no tóxicos, como el sauzgatillo y la vitamina B_6 resultan bastante efectivos; yo los considero «misiles naturales contra el SPM»; y por supuesto abogo por ellos en vez de utilizar los tratamiento convencionales para estos síndromes, como anticonceptivos orales, antidepresivos y tranquilizantes.

Sofocos de la menopausia
Los médicos europeos han recurrido al sauzgatillo para aliviar los sofocos típicos de la menopausia a muchas mujeres. Personalmente receto una fórmula que contiene sauzgatillo y otras plantas, como la Cimicifuga.

Trastornos menstruales
Su papel equilibrador hormonal hace que el sauzgatillo sea una planta muy apropiadas para muchos de los trastornos de la menstruación, entre ellos los períodos dolorosos, médicamente llamados dismenorrea. El sauzgatillo no es muy eficaz para aliviar un caso agudo de dismenorrea, sino que se trata de un tratamiento excelente para corregir el desequilibro hormonal que causa ese problema.

Además, esta planta regula los ciclos menstruales que son demasiado largos o demasiado cortos. Personalmente, me decanto por el sauzgatillo para tratar a las adolescentes que sufren ciclos menstruales anómalos o dismenorrea, ya que se trata de una opción mucho mejor que la de los anticonceptivos orales. Y hablando de éstos, los fitoterapeutas utilizan generalmente el sauzgatillo para regular el ciclo menstrual de las mujeres que han dejado de tomar la píldora y sufren menstruaciones irregulares.

SELENIO

Los seres humanos precisan cantidades muy escasas del mineral selenio, pero a pesar de ser un oligoelemento, está implicado en algunas funciones muy importantes del organismo. Concretamente, el selenio es imprescindible para la producción de enzimas antioxidantes que eliminan los productos de desecho tóxicos que se forman en las reacciones oxidativas.

El selenio funciona en sinergia con la vitamina E para prevenir los daños oxidativos de las membranas celulares. La vitamina E resulta más eficaz si se combina con selenio.

El selenio también es importante para prevenir cardiopatías, cáncer, afecciones inflamatorias como la artritis reumatoide y las cataratas. Interviene en la producción de la hormona tiroidea y se necesita durante el embarazo para el crecimiento del feto.

El selenio se enlaza con metales pesados como el mercurio y permite reducir su toxicidad.

El consumo de referencia alimenticio (CRA) para mujeres y hombres es de 70 mcg. Entre los alimentos que contienen selenio cabe mencionar los gérmenes de trigo, la nuez de Brasil, los copos de avena, el hígado, el pan de trigo integral, el brócoli, las uvas negras, la cebolla y la yema de huevo.

Por desgracia, aunque estos alimentos contienen el nutriente, las concentraciones reales son impredecibles, puesto que el nivel de selenio depende del que existe en el suelo donde se han cultivado. Dado que los niveles de selenio en el suelo varían de una región a otra, el brócoli producido en California tendrá muy probablemente una concentración distinta del que viene de Italia.

Sin embargo, también existen suplementos de selenio, que en general se absorben muy bien. La selenometionina y la levadura enriquecida con selenio son formas adecuadas.

Los principales riesgos que corren las personas que tienen deficiencia de este mineral son las cardiopatías, el cáncer y la merma de la función inmunitaria. Tal vez la mejor prueba de ello es la que proporciona un estudio de los residentes de la provincia de Nianning en China, donde el suelo es deficiente en selenio y la mayor parte de los alimentos que se consumen provienen de la misma región. Niños y mujeres en edad de procrear que vivían en esta zona presentaban un índice anormalmente alto de una rara forma de cardiopatía llamada «enfermedad de Keshan».

Más tarde se descubrió que la falta de selenio hacía que las mujeres y los niños resultaran sensibles a una infección vírica causante de la cardiopatía. La toma de un suplemento de selenio redujo significativamente la prevalencia de esta enfermedad entre los habitantes de la provincia.

Consumo de referencia alimenticio

0 a 6 meses: 10 mcg
6 a 12 meses: 15 mcg
1 a 10 años: 20 a 30 mcg
11 a 18 años: 40 a 60 mcg
Más de 18 años: 70 mcg
Embarazo/lactancia: + 5 mcg

Recomiendo una dosis de 200 mcg como suplemento para adultos. Para quienes tienen una infección vírica, aconsejo tomar una dosis de 400 a 600 mcg diariamente.

El selenio está presente en la mayoría de suplementos multivitamínicos/multiminerales. Las personas que tienen buena salud pueden tomar de 200 a 300 mcg diarios (la mayoría de complejos multivitamínicos contienen 200 mcg). No conviene tomar más, salvo si lo recomienda el médico, pues las dosis altas son potencialmente tóxicas. Como alternativa se puede tomar un puñado de nueces de Brasil (unas seis) cada día, que son la fuente natural más rica en selenio.

¿Cuáles son los efectos secundarios?

Pueden producirse efectos tóxicos con dosis superiores a 900 mcg. Una dosis tóxica puede interferir en el metabolismo del azufre, impidiendo al organismo absorber este elemento de la manera necesaria para su salud. Entre los efectos secundarios de una dosis tóxica cabe mencionar la depresión, náuseas, vómitos y nerviosismo. Si se percibe un olor a ajo en el aliento (aunque no se haya tomado este vegetal) o si se suda excesivamente, estos síntomas pueden ser un indicio de toxicidad. Asimismo, conviene estar al tanto de cualquier indicio de pérdida de cabello o de alteración en el aspecto de las uñas.

Los niños y lactantes no deben tomar suplementos de selenio a menos que lo prescriba un médico. Los suplementos multivitamínicos para niños pueden contener un poco de selenio, pero es aceptable porque las dosis controladas son muy bajas.

SELENIO
El médico naturista lo recomienda para...

◈ Artritis reumatoide
El selenio ayuda a reducir la producción de productos químicos que provocan inflamación y apoya la función de la vitamina E en la prevención de la inflamación y destrucción de las articulaciones.

◈ Cáncer
Varios estudios han demostrado que unos niveles bajos de selenio están asociados a un mayor riesgo de padecer cáncer, en particular de cáncer de estómago, esófago, colon, recto y próstata. Curiosamente, para prevenir el cáncer se recomienda tomar ajo, cebolla, brócoli y cereales integrales, y todos estos alimentos son buenas fuentes de selenio. Como ya he dicho, la concentración de selenio puede variar en estos alimentos, pero está claro que también contienen otros nutrientes y productos fitoquímicos que al parecer también ayudan a prevenir el cáncer.

Los fumadores pueden beneficiarse de la toma suplementaria de selenio.

Se han realizado algunos estudios interesantes sobre el selenio y el cáncer de mama. Este elemento es un componente de glutatión peroxidasa y tiorredoxina reductasa, que son potentes antioxidantes producidos por el propio organismo.

Las mutaciones del gen BRCA1 constituyen un factor de riesgo comprobado de cáncer de mama. Las mujeres de ascendencia judía europea tienen un alto riesgo de heredar este gen, aunque también es común entre mujeres de ascendencia mexicana. Los hombres que tienen una mutación del gen BRCA1 corren, asimismo, un riesgo superior a la media de contraer cáncer de mama.

Nota: en los Estados Unidos se diagnostican cada año 1.600 casos de cáncer de mama en hombres, frente a los 200.000 casos en mujeres. Sin embargo, una vez más, los genes no tienen por qué marcar el destino.

La familia de genes BRCA participa en la reparación de otros genes dañados. Las mutaciones de estos genes pueden impedir que desempeñen su función correctamente, y si no pueden hacer su trabajo como es debido, se acumulan los daños celulares y aumenta el riesgo de sufrir cáncer de mama. La buena noticia es que un estudio publicado en *Cancer Epidemiology, Biomarkers and Prevention* concluyó que 690 mg de selenio suplementario, tomado dos veces al día, normalizó la tasa de daños genéticos en mujeres con mutación del BRCA1. Aunque el estudio duró muy poco (tan sólo 3 meses) para dilucidar si se produciría una reducción del riesgo de cáncer, los hallazgos son prometedores.

Cardiopatía

En su libro *The Antioxidant Miracle*, el profesor Lester Packer señala que la investigación realizada por el doctor Raymond Shamberger de la Clínica de Cleveland ha demostrado «que las personas que viven en estados con los niveles más bajos de selenio tienen tres veces más probabilidades de morir de una cardiopatía que las que viven en estados más ricos en selenio». Los estados cuyos suelos contienen poco selenio son Connecticut, Illinois, Ohio, Oregón, Massachusetts, Rhode Island, Nueva York, Pennsylvania, Indiana, Delaware y el Distrito de Columbia. Para los habitantes de estas zonas recomiendo que tomen 200 mcg de selenio como suplemento.

Cataratas

Las cataratas son el resultado de los daños causados por radicales libres en el cristalino del ojo. Se han realizado estudios que demuestran que las personas con cataratas suelen tener un bajo nivel de selenio, de modo que recomiendo suplementarlo –tanto para prevenir como para tratar la afección– a fin de apoyar la acción antioxidante.

Crecimiento prenatal

Se ha observado que el selenio es importante para un adecuado crecimiento del feto y está incluido en los complejos multivitamínicos prenatales.

Hepatitis C
Recomiendo a las personas que tienen hepatitis C que tomen un suplemento de selenio para ayudar a mantener bajo control esta infección vírica del hígado.

Inmunidad
El selenio es importante para el sistema inmunológico, en particular para el funcionamiento de los linfocitos y los macrófagos. Un estudio revela que 200 mcg de selenio administrado a personas con niveles normales de selenio en sangre comportó un aumento significativo de la inmunidad. Este elemento potencia la capacidad de las células inmunitarias para eliminar las células cancerosas y diversos agentes patógenos.

Piel
El selenio contribuye a prevenir los daños oxidativos de la piel. Parece ayudar a prevenir el cáncer de piel, pero no cuando el cáncer ya está desarrollado.

Sida
Las personas que tienen sida suelen mostrar unos niveles muy bajos de selenio, un déficit que supone una sobrecarga para el sistema inmunológico, ya que el selenio se requiere para prevenir el estrés oxidativo. Conviene tomar selenio junto con otros antioxidantes importantes para optimizar la función inmunitaria.

Síndrome de muerte súbita del lactante (SIDS)
El déficit de selenio puede ser un factor del síndrome de muerte súbita del lactante. Las madres que amamantan pueden aportar suficiente selenio a sus bebés tomando un complejo multivitamínico que contenga este nutriente.

SELLO DE ORO

—No quiero tomar antibióticos, pero tengo tal congestión en la nariz y en la garganta que me estoy volviendo loco. Si no fuera porque vivo en otra ciudad, acudiría de inmediato a su consulta.

Jonathan, uno de mis pacientes, me llamaba desde su móvil. ¿Qué podía comprar en la tienda de productos naturales más cercana que le ayudara a pasar los días de trabajo que le quedaban?

—Compre sello de oro –le dije–, y tome 20 gotas mezcladas con un poco de agua, tres o cuatro veces al día durante unos cuantos días; si no se encuentra mejor al cabo de unos días, vaya a ver al médico que tenga más cerca para asegurarse de que la infección no va a peor.

Al cabo de tres días, Jonthan me llamó y le dejó un mensaje a la recepcionista: «Estoy restablecido al 80 %, ¡gracias!».

En busca del sello de oro

Tenemos que agradecer enormemente a los indios nativos norteamericanos todo lo que sabemos actualmente del sello de oro o hidrastis *(Hydrastis canadensis)*. Cherokees, iroqueses, seminolas, pies negros, cuervos y otras tribus utilizaron el sello de oro para tratar muchas dolencias, entre ellas infecciones del aparato respiratorio, infecciones oculares, cáncer de piel, problemas cutáneos como el acné, heridas y úlceras, hemorragias y enfermedades hepáticas. Esos conocimientos fueron pasando poco a poco a los colonizadores, que, a su vez, usaron esta popular planta para muchas y diversas dolencias; finalmente, un sacerdote jesuita los recogió todos en una obra publicada en el año 1650.

Los médicos eclécticos y también los homeópatas del siglo XIX solían recetar esta planta como estimulante digestivo y también como tónico para las mucosas. El sello de oro es una de las pocas plantas medicinales que inciden favorablemente en dos sistemas del organismo a la vez. Cuando recomiendo esta planta suelo hacerlo tanto para uno de estos sistemas corporales como para ambos al mismo tiempo.

El sello de oro tiene un sabor amargo. En fitoterapia, las plantas medicinales amargas se conocen como buenas estimulantes de las secreciones digestivas, algo muy útil en el caso de un sistema digestivo debilitado. En muchos países europeos es común tomar aperitivos amargos antes de comer, una costumbre considerada útil para favorecer la digestión y la descomposición de los alimentos (el diente de león y la raíz de genciana también se consideran buenos digestivos).

Mayor mucosidad

Al ser un tónico para las mucosas, la planta sello de oro beneficia a muchas partes del organismo: senos nasales, aparato respiratorio, sistema digestivo, sistema urinario y vagina. Los herbolarios afirman que esta planta ejerce una «función modificadora» en las mucosas. Esto significa que altera literalmente la acción de las membranas, estimulando la secreción de más mucosidad cuando ésta no es suficiente.

La mucosidad, en cuanto fluido que ayuda a que las cosas fluyan, constituye una parte muy importantes de la respuesta del sistema inmunológico a las alergias e infecciones. Transporta la inmunoglobulina A (IgA), la cual aglomera a los invasores externos y ayuda a bloquear la infección. El sello de oro, al propiciar las secreciones que producen un IgA extra, contribuye a transportar los virus y bacterias que pueden ocasionar infecciones.

Sin embargo, este efecto estimulador tan sólo dura un día o poco más. Después, el sello de oro produce un efecto secante. Ello hace que sea eficaz para combatir las sinusitis, los dolores de garganta, las bronquitis, las neumonías, las colitis, las vaginitis y las infecciones del sistema urinario.

Frecuentemente se llama al sello de oro el antibiótico natural, pero se trata de una descripción un tanto engañosa, ya que no hay pruebas de que acabe directamente con las bacterias. Pero lo que sí es exacto es que está constituido por muchas pequeñas cantidades de un grupo de sustancias llamadas alcaloides, entre ellos cabe citar la berberina, la hidrastina y la canadina. Estas sustancias están consideradas los principios activos de la planta, y suelen ser los elementos utilizados en las pruebas clínicas.

La berberina

Se han llevado a cabo muchas investigaciones en torno a la berberina, pero generalmente en forma de sulfato de berberina, en la que este alcaloide está mucho más concentrado que en el sello de oro. Se sabe por medio de estudios de laboratorio que el sulfato de berberina tiene efectos antimicrobianos, con lo cual puede acabar con bacterias, hongos y parásitos. Pero lo que no se sabe a ciencia cierta es si la berberina presente en el sello de oro tiene el mismo efecto antimicrobiano.

Personalmente, creo que el sello de oro acaba con los microbios cuando se aplica directamente sobre ciertos tejidos del organismo. Así, por ejemplo, cuando se utiliza en el lavado de ojos ayuda a bloquear la infección ocular, y debe tener un efecto similar cuando se toma en forma de tintura para el dolor de garganta. Pero, sea cual sea su poder antibacteriano, lo que no deja lugar a dudas es que estimula la secreción de la inmunoglobulina A (IgA), con lo cual optimiza la respuesta del sistema inmunológico contra los patógenos.

Según la medicina tradicional china, en la que se tiene muy en cuenta el poder energético de cada planta, el sello de oro es una planta refrigerante. Las infecciones bacterianas, de acuerdo con los médicos chinos, suelen producir «calor» y la mejor manera de tratar ese calor es utilizar hierbas que enfríen el organismo.

El sello de oro es, sin duda alguna, una de las plantas medicinales más populares, pero ello ha provocado un lamentable impacto ecológico. Debido a la enorme demanda de los suplementos de esta planta, en algunos países está en peligro de extinción, y, como resultado de ello, hay proveedores que la cultivan a fin de atender la venta al público.

En caso de no poder disponer del sello de oro, existen algunas buenas alternativas. Mi lista la encabeza la planta llamada uva de Oregón, la cual contiene berberina y otros alcaloides que no se encuentran en el sello de oro, pero, al igual que él, mejora las digestiones y combate las infecciones. Yo la prefiero para el tratamiento del acné. Considero que funciona muy bien combinada con la raíz de bardana y las plantas que equilibran el nivel hormonal, como, por ejemplo, el sauzgatillo. Otras plantas que sustituyan al sello de oro pueden ser la coptis, también llamada hebra de oro, y el agracejo.

Dosis

No se ha llegado a un acuerdo acerca de la normalización del sello de oro, de modo que la concentración de alcaloides como la berberina varía de un producto a otro.

La mayoría de la gente toma esta planta en cápsulas o en tintura, aunque también puede tomarse en infusión. La dosis común para adultos con una infección aguda es de 15 a 30 gotas de tintura, o bien de una cápsula de 500 mg de tres a cuatro veces al día.

Como tónico digestivo, hay que destacar que la dosis que aconsejo es de 5 a 10 gotas de tintura disuelta en un vaso de agua antes de las comidas.

Para utilizar esta planta como colirio, se diluyen 10 gotas de la tintura en 14 ml de solución salina y se echan 2 gotas en cada ojo de tres a cuatro veces al día.

Muchas personas utilizan el sello de oro y la equinácea combinados para combatir las infecciones.

El sello de oro suele utilizarse durante un tiempo limitado, pero yo aconsejo seguir usándolo hasta que la dolencia que se está tratando mejore.

En el caso de infecciones agudas, el tratamiento durará una semana más o menos, mientras que cuando se utiliza para tonificar el aparato digestivo se alargará unos cuantos meses.

¿Cuáles son sus efectos secundarios?

Si se toma demasiado sello de oro, las membranas mucosas pueden secarse o pueden producirse irritaciones en el sistema digestivo. Por otra parte, hay personas que si no lo toman con las comidas experimentan ardores y molestias digestivas.

Es mejor no tomar sello de oro en las primeras fases de un catarro. Cuando se toma mucha cantidad al inicio de este tipo de enfriamientos, se inhibe la formación de mucosidad, y para que haya una buena respuesta inmunitaria es necesario el máximo de mucosidad posible.

No debe tomarse sello de oro durante el embarazo, ya que las plantas o fármacos que contienen alcaloides pueden dañar el feto o provocar un aborto.

Hay especialistas que afirman que un tratamiento continuado de sello de oro puede destruir las bacterias buenas del organismo, aunque se trata de una afirmación no comprobada en ningún estudio.

Según estudios de investigación, el principio activo llamado berberina, testado aisladamente, no destruye las bacterias beneficiosas.

SELLO DE ORO
El médico naturista lo recomienda para...

❧ Acné
Los folículos pilosos secretan una sustancia grasa llamada sebo. Cuando el sebo se bloquea en un poro y se infecta con bacterias es cuando se produce el acné. Las fórmulas para combatir el acné suelen contener sello de oro. Es posible que esta planta combata las bacterias, pero no se sabe a ciencia cierta; en cualquier caso, lo cierto es que activa la función hepática y mejora la digestiva, ambas causas subyacentes del acné. Así pues, el sello de oro puede ser una buena opción, aunque, como he mencionado anteriormente, la uva de Oregón suele funcionar mejor.

❧ Diarreas
Esta planta sirve de ayuda para combatir muchos tipos de bacterias. Se ha demostrado que el sulfato de berberina (uno de los principios activos del sello de oro) acaba con diferentes bacterias, entre ellas *E. coli*.

❧ Infecciones del sistema respiratorio
En Estados Unidos, el uso más frecuente de esta planta es el que hace referencia a las infecciones del sistema respiratorio, como las molestias de garganta, las bronquitis y las neumonías. Funciona mejor cuando hay un exceso de mucosidad, aunque en el caso de infecciones graves, como la neumonía, se necesita el consejo del médico. Personalmente, he tratado inflamaciones de garganta con sello de oro y otras plantas de manera muy eficaz, pero aconsejo que se consulte al médico.

❧ Infecciones del sistema urinario
El sello de oro tiene una gran tradición para combatir las infecciones de las vías respiratorias. A mí me gusta utilizarlo junto con plantas como la equinácea, la gayuba, la cola de caballo y el malvavisco.

❧ Infecciones oculares
El sello de oro es efectivo para combatir las infecciones oculares. Antes de utilizarlo tópicamente en los ojos, debe diluirse en una solución salina estéril.

❧ Molestias digestivas

El sello de oro estimula los órganos del sistema digestivo, de manera que los alimentos se descomponen y asimilan de manera más eficaz. Es efectivo en el tratamiento de la enfermedad de Crohn y la colitis ulcerosa. Dado el efecto estimulante que ejerce el sello de oro en el hígado y la vesícula biliar, esta planta contribuye descomponer las grasas de manera más eficaz.

❧ Parásitos

Muchos fitoterapeutas y médicos naturistas utilizan el sello de oro combinado con otras plantas, como el aceite, el coptis y el ajenjo, para acabar con las infecciones parasitarias.

❧ Resfriado común

A fin de que la mucosidad fluya libremente, no se debe tomar sello de oro durante las primeras etapas de un resfriado. Por el contrario, en la etapa final, cuando hay un exceso de mucosidad, puede ser de gran ayuda. Así pues, cuando se presenta un catarro, lo mejor es esperar uno o dos días antes de tomar sello de oro para combatirlo.

Lo mismo sucede en el caso de la gripe; no aconsejo tomarla enseguida, sino que es mejor esperar un par de días, y entonces el sello de oro acelerará la curación.

SEPIA

Tiffany, un ama de casa de 25 años de edad y madre de tres niños, vino a mi consulta con un problema que parecía hacer de su vida un tormento incesante: un síndrome premenstrual grave. De hecho, estaba tan alterada por lo que le estaba ocurriendo, que durante nuestra conversación se puso a llorar.

Me contó que siempre había padecido el síndrome premenstrual (SPM), pero que los síntomas se habían agravado hasta el extremo tras el nacimiento de su último hijo. Su marido lo corroboró y dijo que desde su punto de vista, el SPM parecía durar todo el mes.

Entre lágrimas, la mujer siguió contando que había estado luchando contra la depresión, y que siempre se sentía tensa e irritable, especialmente durante la semana previa al ciclo menstrual. Lo que más le molestaba era lo irascible que se había vuelto con sus hijos, riñéndoles por cualquier trastada «normal» de la infancia. No entendía por qué actuaba de esa manera, y ahora se sentía culpable.

Físicamente, Tiffany se sentía agotada. Su energía estaba muy baja. Después de hacer ejercicio físico sentía alguna mejoría en el estado emocional y físico, pero el alivio no era más que temporal. Siempre tenía hipotermia, y unos análisis de sangre realizados hacía poco revelaron que la función tiroidea estaba a punto de situarse por debajo del nivel normal. También solía hincharse justo antes de tener la menstruación.

Toda esta agitación contribuía a tensar la relación con su marido. No solo se estaba rompiendo la comunicación entre ellos, sino que además la libido de Tiffany se había reducido prácticamente a cero. Confesó que en ese momento sentía asco sólo de pensar en mantener relaciones sexuales.

El acto equilibrador crucial

Por muy extrema y general que pareciera la descripción de su estado, cuando Tiffany mencionó un síntoma determinado –el consumo desaforado de pepinillos en vinagre–, de inmediato me di cuenta que la solución que necesitaba era simple y específica: un remedio homeopático hecho con la tinta de sepia y que lleva el nombre de este animal.

Casi desde que inauguré mi consulta médica aprendí lo valiosa que puede ser la sepia para las mujeres. De hecho, es una de las terapias naturales más eficaces que jamás he conocido para tratar las afecciones relacionadas con las hormonas. El SPM, la menopausia, los ciclos menstruales irregulares, quistes de ovario, el síndrome fibroquístico, las jaquecas de origen hormonal y muchas otras dolencias asociadas al desequilibrio hormonal responden muy bien al tratamiento con sepia.

Le expliqué a Tiffany que la causa subyacente de su problema era probablemente un desequilibrio hormonal. Es muy común entre las mujeres que las hormonas se alteren después de un embarazo, y las hormonas son compuestos químicos tan potentes que cuando pierden el equilibrio pueden afectar negativamente a los neurotransmisores del cerebro, provocando problemas mentales y físicos. Muchas mujeres también observan que después del embarazo la glándula tiroides permanece

¿NECESITO SEPIA?

Según la homeopatía, los siguientes síntomas revelan a menudo que una persona tendría que tomar sepia. En caso de aparecer uno a varios de estos síntomas, la sepia puede ser de ayuda.

Estado mental
- Irritabilidad.
- Tendencia al sarcasmo.
- Sentirse mejor a solas y peor en compañía.
- Episodios de llanto sin ningún motivo.
- Déficit de memoria y concentración.
- Falta de libido.

Cabeza
- Jaquecas del lado izquierdo.
- Fisuras en los labios.

Aparato digestivo
- Estreñimiento.
- Hemorroides.
- Flatulencia e hinchazón.
- Sensación de estómago vacío sin que se alivie comiendo.
- Hambre voraz de alimentos agrios (encurtidos, vinagre).

Aparato urinario
- Pérdida de orina al reír, estornudar o hacer ejercicio físico.

Aparato genital
- Vaginitis crónica.
- Prolapso uterino.
- Verrugas genitales.
- Menstruaciones escasas o irregulares.

Tórax
- Pérdida de plenitud y flojedad de los pechos.

Piel
- Sequedad.
- Psoriasis.

En general
- Escalofríos.
- Empeoramiento de los síntomas entre las 14:00 y las 17:00 horas.
- Problemas de siempre al tomar anticonceptivos orales, durante el embarazo, abortos.

aletargada, lo cual también puede causar problemas de actividad mental, aumento de peso, hipotermia y estreñimiento.

El alivio, por fin

Los terribles sentimientos de culpabilidad que padecía Tiffany se disiparon como el humo cuando le dije que no tenía la culpa por la manera en que se sentía y se comportaba, y que su problema era, sin duda, de naturaleza física. Le receté sepia y empezó a mejorar semana tras semana. Primero comenzó a tener más energía. Al cabo de tres semanas, su marido observó que estaba más tranquila. Su temperatura corporal también empezó a subir con el tiempo, lo que indicaba que la función de la glándula tiroides estaba normalizándose.

Al final también fue recuperando la libido. La última vez que la vi, me dijo que había vuelto a tener relaciones sexuales con su marido. Todavía no había vuelto totalmente a la normalidad en este aspecto, pero estaba avanzando en la buena dirección, y calificó su relación marital de «mucho mejor».

Pero lo que más complació y alivió a Tiffany fue el hecho de sentir que tenía mucha más paciencia con sus hijos.

Dosis

Recomiendo empezar con una potencia baja de sepia, normalmente de 6C dos veces al día, aunque muchos comercios de productos dietéticos y farmacias suelen tener la potencia de 30C, que en general es segura y también puede utilizarse. Si se nota una mejoría en el estado de ánimo, en el nivel de energía o en los síntomas físicos, conviene seguir tomando el remedio cada día durante dos semanas. A partir de entonces, tómese según necesidad.

¿Cuáles son sus efectos secundarios?

He tenido casos de mujeres que experimentan una agravación inicial de los síntomas si toman dosis demasiado elevadas o demasiado frecuentes de este remedio. Si esto ocurre, basta con reducir la toma a una dosis cada dos o tres días o utilizar una potencia menor.

SEPIA
El médico naturista la recomienda para...

✤ Ciclos menstruales irregulares
Junto con la pulsatilla, la sepia es uno de los remedios más comunes para las mujeres que experimentan irregularidades en el ciclo menstrual. Es, asimismo, uno de los remedios más eficaces para la amenorrea (ausencia de menstruación).

✤ Depresión
El desequilibrio hormonal puede producir depresión acompañada de irritabilidad, y la sepia ayuda a superarla.

✤ Efectos secundarios de los anticonceptivos orales
La sepia es un medicamento excelente cuando una mujer deja de tomar anticonceptivos orales y empieza a notar desequilibrios hormonales, como un ciclo menstrual irregular, retención de líquidos, pechos sensibles, jaquecas e irritabilidad.

✤ Falta de libido
Uno de los síntomas clásicos que pueden solventarse con sepia es la disminución injustificada del deseo sexual. Las mujeres que precisan este tratamiento manifiestan que han desarrollado una aversión sexual hacia su marido o pareja, pero no saben por qué. La toma de este remedio no incrementa la libido de forma inmediata, pero suele tener efecto al cabo de unos pocos meses de tratamiento.

✤ Fertilidad
El desequilibrio hormonal es una de las principales causas de infertilidad, y la sepia beneficia a las mujeres que tienen este problema. Un historial de abortos es un indicio que aconseja la toma de sepia.

✤ Hiperplasia prostática
Ésta es una de las pocas afecciones que se pueden aliviar con ayuda de sepia.

Entre los síntomas cabe mencionar la pérdida de orina después de la micción y la sensación de «tener una pelota en el recto».

❧ Hipotiroidismo
He observado que la sepia ha sido de ayuda para una serie de mujeres que tenían reducida la función de la glándula tiroides. Los desequilibrios de los estrógenos y la progesterona pueden entorpecer la función normal de dicha glándula. Parece que la sepia equilibra los estrógenos y la progesterona, y de este modo activa de nuevo la glándula tiroides.

❧ Incontinencia urinaria
Las mujeres que necesitan sepia pueden experimentar a veces pérdidas de orina cuando ríen, estornudan o hacen ejercicio físico. He observado que este remedio funciona especialmente bien en mujeres que desarrollan la incontinencia durante la menopausia.

❧ Infección de orina
La sepia es uno de los mejores remedios para las mujeres propensas a contraer infecciones de orina crónicas. Los cambios hormonales, como lo que ocurren en la menopausia, provocan alteraciones en los tejidos de las paredes de la vejiga que hacen que la mujer sea más propensa a contraer infecciones de orina.

❧ Jaquecas
Las jaquecas que se producen cada mes por la misma época, especialmente con respecto al ciclo menstrual, pueden mejorar mucho o desparecer del todo después de equilibrar las hormonas con ayuda de la sepia.

❧ Menopausia
La sepia es muy eficaz en la reducción de los síntomas de la menopausia, como sofocos, irritabilidad, depresión, sequedad vaginal y falta de libido.

❧ Náuseas durante el embarazo
La sepia es un remedio excelente para las molestías que se producen durante el embarazo, como las náuseas, que suelen agravarse entre las 15:00 y las 17:00 horas. Los antojos de tomar encurtidos o vinagre también son indicio de la necesidad de sepia.

❧ Prolapso uterino
El hundimiento del útero se produce cuando los ligamentos que lo sujetan se aflojan demasiado, normalmente debido a cambios hormonales que se producen después del embarazo o durante la menopausia. La sepia puede ayudar a prevenir este problema.

❧ Psoriasis
La sepia es uno de los remedios más utilizados para tratar la psoriasis, y ha sido de gran ayuda para algunas de mis pacientes.

❧ Quistes ováricos
Muchas mujeres sufren innecesariamente los efectos de los quistes ováricos, que en realidad son fruto de un desequilibrio hormonal. La sepia es uno de los principales remedios para esta afección (junto con la pulsatilla, *Lachesis, lycopodium* y folliculinum).

❧ Síndrome de Raynaud
Las hormonas también influyen en la circulación sanguínea. La sepia es un buen remedio para esta dolencia (en que las manos y los pies se tornan blancos o azules cuando se exponen brevemente a bajas temperaturas), especialmente en presencia de otros signos de desequilibrio hormonal. El síndrome de Raynaud comienza a veces después de tomar anticonceptivos orales o tras un tratamiento hormonal sustitutivo.

❧ Síndrome fibroquístico
Los quistes mamarios que se agrandan o se tornan más sensibles con carácter cíclico pueden solucionarse utilizando sepia. Conozco muchos casos en que este remedio ha resuelto el problema en el plazo de tres a cinco meses.

❧ Síndrome premenstrual
Los síntomas de extrema irritabilidad, ansias de comer chocolate o dulces, sensibilidad de los pechos y retención de líquidos pueden mejorar tomando sepia.

❧ Sinusitis
La sinusitis crónica es otra dolencia que se puede aliviar con sepia.

❧ Vaginitis

La vaginitis, caracterizada por una secreción blanca y de olor penetrante, puede reducirse con ayuda de sepia, sobre todo cuando la afección es crónica. La sequedad vaginal durante o después de la menopausia es otra de las indicaciones de la sepia.

❧ Varices

He visto casos en que la sepia ha servido para tratar varices que devinieron problemáticas durante el embarazo.

❧ Verrugas genitales y herpes

La sepia es uno de los remedios más comunes para el tratamiento natural de verrugas y herpes genitales.

SILICIO

—No puedo creerlo, tengo el cabello y las uñas quebradizos desde hace años y ahora, apenas un mes después de empezar a tomar este suplemento de silicio que me recomendó, noto una mejoría enorme –me dijo Tracy, un ama de casa de 47 años de edad.

El silicio, también llamado sílice o dióxido de silicio, es un oligoelemento que constituye una especie de enigma nutricional para la clase médica.

Desempeña un papel en la formación del vello, los huesos, la piel, el cartílago, los tendones, las uñas y las paredes arteriales. Una vez consumido el silicio, el aparato digestivo lo convierte en ácido ortosilícico, que es más fácil de absorber. Se halla en diversos alimentos, como los cereales integrales, las hortalizas, las frutas (como los plátanos y las uvas pasas), las lentejas, las alubias, el café, la cerveza y el agua potable no filtrada. La ingesta media recomendada de silicio por los adultos es de 14 a 21 mg al día. Conviene señalar que el silicio es diferente de la silicona, un compuesto químico utilizado para fabricar implantes mamarios y otros dispositivos sanitarios.

Los estudios realizados demuestran que el silicio mejora la formación de los huesos y la calidad del cabello.

Dosis

Una dosis preventiva para conservar la buena salud es de 300 a 500 mcg de silicio al día. Para tratar un cabello quebradizo conviene tomar 10 mg de silicio al día en forma de ácido ortosilícico estabilizado con colina. Las personas con osteoporosis deberían tomar de 6 a 12 mg diarios.

¿Cuáles son los efectos secundarios?

El silicio parece ser bastante seguro. No conviene que tomen un suplemento de silicio las personas que hayan tenido cálculos renales que contuvieran silicio ni las personas con insuficiencia renal crónica. No se ha estudiado la seguridad de la toma de un suplemento de silicio en mujeres embarazadas o en período de lactancia.

SILICIO
El médico naturista lo recomienda para...

Calidad del cabello

He comprobado que el silicio ayuda a los hombres y mujeres que tienen el cabello quebradizo o sufren alopecia. En un estudio publicado en *Archives of Dermatological Research*, a 48 mujeres de cabello fino se les administró 10 mg diarios de gránulos de ácido ortosilícico estabilizado con colina durante nueve meses, o un placebo. Antes y después del tratamiento se evaluaron la calidad del cabello y su resistencia al crecimiento. El suplemento de silicio tuvo un efecto positivo en el grosor del cabello y su resistencia, incluidas su elasticidad y la carga de rotura.

Osteoporosis

Un estudio publicado en el *Journal of Bone and Mineral Research* demostró que la toma de silicio en la dieta se asoció positiva y significativamente a la densidad ósea en el conjunto de las caderas en hombres y en mujeres premenopáusicas, pero no en mujeres posmenopáusicas.

Asimismo, la investigación ha demostrado que los suplementos de silicio mejoran diversos marcadores que reflejan la desintegración de los huesos y del tejido conjuntivo. El estudio investigaba el efecto durante 12 meses de una pequeña dosis de silicio suplementario en marcadores de producción ósea y densidad mineral en 114 mujeres con osteopenia (leve merma ósea) u osteoporosis. Las mujeres se dividieron en cuatro grupos y todas recibieron 1.000 mg de calcio y 800 U.I. de vitamina D_3 (colecalciferol) cada día. Las mujeres de tres de los grupos tomaron, además, suplementos de 3, 6 o 12 mg, respectivamente, de una forma útil de silicio, comercializada con el nombre de Biosil. Los investigadores hallaron que el suplemento de silicio potenciaba los efectos beneficiosos de los suplementos de calcio y vitamina D. Aunque la densidad mineral de los huesos de la columna vertebral no cambió significativamente, un subgrupo de 81 mujeres que tomaron 6 mg de Biosil al día y cuya densidad ósea femoral era inferior a la media al comienzo del estudio experimentó mejorías significativas de la densidad del fémur. Para las personas con baja densidad mineral de los huesos y con riesgo de sufrir osteoporosis –incluidas las que tienen importantes antecedentes familiares de osteoporosis o huesos delgados o un historial de trastornos alimentarios, así como las que han tomado esteroides (prednisona) durante largos períodos o son fumadoras–, recomiendo un suplemento de 6 a 12 mg de silicio al día, además de calcio, magnesio, vitamina D, vitaminas del complejo B, estroncio, vitamina K y ácidos grasos esenciales, sustancias que favorecen el metabolismo óseo.

SOJA

La soja *(Glycine max)* es un ejemplo paradigmático de un buen alimento que a la vez es un buen medicamento. Constituye la base de muchas dietas de todo el Sudeste asiático, y a medida que se van descubriendo sus múltiples propiedades saludables y los cocineros la utilizan en un número creciente de recetas, cada vez se encuentra más soja tanto en los supermercados como en las tiendas de productos dietéticos. Se presenta de muchas formas, desde las novedosas hamburguesas de soja en todas sus variantes y sabores hasta el producto tradicional de habas de soja, el tofu, que forma parte de la dieta asiática desde hace miles de años.

Recomiendo soja a mis pacientes para prevenir las cardiopatías, pues no cabe duda de que reduce el nivel de LDL, el colesterol «malo». Pero también la recomiendo porque la soja puede ayudar a prevenir algunos tipos de cáncer y el inicio de la osteoporosis o retrasar su desarrollo. La soja reduce, asimismo, los sofocos de la menopausia y alivia el SPM. Además, ayuda a incrementar los niveles de las bifidobacterias.

Granos en una vaina

Miembro de la familia de los guisantes, y, por tanto, una legumbre, el haba de soja es nativa del Sudeste asiático. Se cultivan más de 2.500 variedades.

Las habas de soja son ricas en calcio, hierro, zinc, vitaminas del complejo B y fibra. Son una buena fuente de proteína. Los alimentos comerciales a base de soja, como el tofu, al igual que la mayoría de los productos de soja que se venden en los supermercados, son muy digestivos.

La soja es un componente básico de la dieta china, y se viene utilizando en esta antigua cultura como alimento y medicamento desde hace miles de años. Los chinos descubrieron cómo fermentar la soja para que fuera digerible, y así se convirtió en un alimento básico en Corea, Japón y toda Asia sudoriental.

La soja llegó a Europa en el siglo XVIII y a Estados Unidos en el siglo XIX, de la mano de inmigrantes chinos. Se popularizó, asimismo, entre los adventistas del séptimo día, que eran en gran medida vegetarianos. El doctor Harvey Kellogg (fundador de la empresa de cereales del mismo nombre) se convirtió en firme defensor de los alimentos a base de soja, y recomendó que todos tomaran soja en lugar de productos cárnicos.

Productos fermentados

Los alimentos a base de soja se presentan de muchas formas. Entre los tradicionales productos de soja fermentados figuran el *tempeh* y el *miso*, además del tofu, actualmente muy extendido. Estas variantes representan las formas de soja que se emplean en estudios de población en que los científicos tratan de descubrir los beneficios dietéticos de las habas de soja.

Otro alimento popular, aunque no forme parte de la categoría de los «fermentados», es la leche de soja. Las personas que tienen problemas con la lactosa de la leche de vaca pueden beber tranquilamente leche de soja sin temor a eventuales efectos secundarios, por lo que resulta especialmente atractiva para personas que tienen intolerancia a la lactosa. Dada la disponibilidad de leche de soja enriquecida con calcio, ésta incluye ahora casi todas las ventajas de la leche «normal» sin causar ninguno de los problemas derivados de la lactosa.

Los polvos de proteína de soja son idóneos para las personas que buscan proteínas de origen no animal, y constituyen, asimismo, un suplemento popular entre los deportistas y quienes desempeñan muchas actividades físicas. Contribuyen a la recuperación muscular y sirven de fuente de energía.

Los granos de soja y la harina de soja tostados también han adquirido gran popularidad.

Todo sobre las isoflavonas

Las isoflavonas son componentes singulares de la soja que han llamado la atención de los científicos y los medios de comunicación. Desde el punto de vista químico, las isoflavonas se asemejan a los estrógenos, por lo que se denominan fitoestrógenos (estrógenos de origen vegetal). Sin embargo, aunque se parecen a potentes hormonas, las formas vegetales son mucho más débiles, pues contienen alrededor de una milésima parte de la potencia de los estrógenos.

Se cree que esto es bueno, ya que las isoflavonas de la soja pueden impedir que los estrógenos fuertes o tóxicos se enlacen con los receptores de tejidos que dependen de las hormonas como las mamas, el útero y la próstata. Al ocupar estos receptores y sustituir, de hecho, a las formas más potentes, los fitoestrógenos contribuyen a prevenir el crecimiento de tumores cancerosos.

Las isoflavonas, que también están disponibles en forma de suplemento, son elementos clave para la reducción de los niveles de colesterol.

Dosis

Los alimentos a base de soja fermentada pueden tomarse en cantidades generosas gracias a sus cualidades saludables. También se pueden tomar polvos de proteína de soja fermentada con contenido normalizado de isoflavonas y beber gran cantidad de leche de soja.

Existe una tercera opción, a saber, los suplementos en forma de cápsulas de isoflavonas. Si bien los suplementos no son fuentes de nutrientes tan buenos como los alimentos, ésta puede ser la vía más práctica para incrementar la ingesta de isoflavonas de soja (aunque sea la menos estudiada). Existen suplementos en forma de cápsulas de 50 mg, y la dosis habitual es de 50 a 150 mg diarios.

Conviene optar por alimentos y suplementos que no sean genéticamente modificados y comprobar en los alimentos de soja el contenido de isoflavonas, que no se indica en todos (por ejemplo, algunos polvos de proteína de soja no contienen isoflavonas porque éstas han sido extraídas con alcohol). La soja contiene también otros componentes saludables, pero sabemos que las isoflavonas son importantes sustancias activas, de manera que es aconsejable asegurarnos de que estén incluidas en el producto de soja que vayamos a comprar.

¿CUÁLES SON LOS EFECTOS SECUNDARIOS?

Algunas personas reaccionan con sensibilidad a la soja, que puede causar trastornos digestivos. En algunos casos, el efecto secundario se puede prevenir tomando enzimas digestivas antes de comer algún alimento que contenga soja, o incluso durante la comida.

He observado que los eccemas e infecciones de oído recurrentes de algunos niños están provocados o agravados por productos a base de soja.

Las habas de soja crudas (harina de soja o polvos de proteína preparados a base de habas de soja crudas o no fermentadas ni tostadas) pueden inhibir la función de la glándula tiroides, aunque esto no se ha demostrado en estudios con humanos.

Se especula con que las isoflavonas de los preparados de soja para niños y lactantes pueden generar problemas, pero la Academia de Pediatría de Estados Unidos sigue aprobando su uso. Será necesario investigar más para determinar qué problemas puede causar el preparado, en su caso. Hasta ahora, los estudios publicados no han revelado problema alguno. Un consumo moderado parece sentar bien. No se ha demostrado que los alimentos a base de soja o los suplementos de soja sean problemáticos para mujeres que han sufrido cáncer de mama o que tienen un historial familiar de cáncer de mama. En su caso, lo mejor es consultar al oncólogo sobre la cantidad de consumo óptima según el estado de la persona en cuestión.

SOJA
El médico naturista la recomienda para...

◆ Cáncer

Muchos científicos consideran que la soja como alimento produce milagros en la prevención de muchas formas distintas de cáncer. La mortalidad entre las mujeres chinas que tienen cáncer de mama equivale a una quinta parte de la que prevalece en Occidente. La mortalidad por cáncer en Japón es igual a un cuarto de la de Estados Unidos, y la de Corea, a una décima parte. Los habitantes de estos países comen también muchos otros vegetales que contribuyen, asimismo, a esta menor propensión, pero cuando los investigadores han centrado la atención en la soja, han descubierto que parece ser un ingrediente clave para la prevención de la muerte por cáncer de mama en esos países.

Los japoneses consumen a menudo un promedio de 200 mg de isoflavonas diarias, frente a los de 1 a 3 mg que toman los estadounidenses, por ejemplo. Curiosamente, entre las personas que han emigrado de Japón a Estados Unidos, las tasas de cáncer de mama y de próstata se han incrementado hasta alcanzar los mismos niveles que las de los norteamericanos que se han criado con la clásica dieta occidental, compuesta de muchos alimentos grasos y menos productos vegetales. Está claro que existe una relación directa con la dieta.

Muchos estudios epidemiológicos indican que la soja como alimento contribuye a la prevención del cáncer. El consumo de soja está asociado a un menor riesgo de padecer cáncer de mama, colon, recto, pulmón, próstata y estómago.

Parece que las isoflavonas son el principal ingrediente que previene el cáncer. Está demostrado que desarrollan una potente actividad antioxidante y facilitan el equilibrio hormonal, y se cree que estos dos efectos desempeñan un papel importante en la prevención del cáncer.

Las habas de soja también contienen inhibidores de la proteasa y, aunque en su mayor parte se destruyen durante la cocción, la pequeña cantidad que queda parece proteger el ADN de las células de eventuales daños.

Además, la soja contiene otros compuestos potencialmente anticancerígenos, como fitosteroles, saponinas y ácidos fenólicos.

Aunque la importancia de la dieta es evidente, no sabemos mucho, sin embargo, sobre la efectividad de los suplementos de isoflavonas de soja. No conozco ninguna información concluyente que diga si los suplementos de isoflavonas de soja previenen el cáncer o no, y todavía no se ha determinado si ayudan en el tratamiento de la enfermedad.

Colesterol y cardiopatía

Está demostrado que la soja reduce el colesterol total y el colesterol de baja densidad, tanto si se ingiere en forma de alimento como si se toma en forma de suplementos de isoflavonas aisladas. De hecho, la autoridad estadounidense de salud y alimentación, la FDA, ha aprobado la declaración del fabricante de que un alimento que contiene 6,25 g de proteína de soja es beneficioso para el sistema cardiovascular. Se ha observado que de 25 a 50 g de proteína de soja consumidos diariamente pueden reducir los niveles de colesterol.

Un análisis de 29 estudios concluyó que apenas de 31 a 47 g de proteína de soja aislada o texturizada reduce el colesterol total un 9% y el colesterol LDL un 13%.

Diabetes

Un estudio con mujeres posmenopáusicas que tenían diabetes de tipo II halló que si se tomaba 30 g de proteína de soja y 132 mg de isoflavonas cada día durante 12 semanas se reducían los niveles de insulina en ayunas y los de hemoglobina A1c.

Insuficiencia renal

Se ha demostrado que la proteína de soja reduce la cantidad de proteína contenida en la orina de los pacientes con insuficiencia renal.

Menopausia

La soja ayuda a algunas mujeres a paliar los sofocos y la sequedad vaginal. En un estudio se administró a un grupo de mujeres 160 mg de isoflavonas diariamente durante tres meses. Todas experimentaron una reducción significativa de los sofocos menopáusicos y de otros síntomas de la menopausia.

~ Osteoporosis

Un estudio con mujeres posmenopáusicas reveló que la proteína de soja con un alto contenido en isoflavonas mejoró la densidad mineral ósea de la columna vertebral. En otro estudio, investigadores chinos analizaron nueve estudios con 432 mujeres menopáusicas para determinar el efecto de las isoflavonas de soja (compuestos derivados de la soja que tienen efectos parecidos a los estrógenos) en la fractura y la formación de los huesos, medido con ayuda de marcadores de la orina y la sangre. Las mujeres (sobre todo asiáticas) que consumieron tan sólo 90 mg diarios de isoflavonas de soja en forma de suplemento experimentaron una disminución de las fracturas óseas y un aumento de la formación de hueso nuevo.

Asimismo, la soja es una fuente de proteínas que no da lugar a la secreción de calcio urinario, como ocurre con la proteína de origen animal.

SOMBRERERA *(PETASITES HYBRIDUS)*

—Doctor, he probado con todo tipo de remedios naturales para mis migrañas; cuando son muy fuertes uso fármacos, pero preferiría seguir un tratamiento más natural –me dijo Laurie, una mujer de 45 años con un historial de 10 años sufriendo migrañas.

Hablando con ella más detenidamente, supe que además tenía serios episodios de alergia al polen unas tres veces al año, momentos en los que las migrañas se incrementaban. Le comenté que si mejoraba su dieta y las digestiones e identificábamos qué otras causas le provocaban esas migrañas, podríamos llegar a la raíz de esos dolores de cabeza y tratarlos. Puesto que era muy propensa a las migrañas, le receté extracto de sombrerera o petasites (el nombre científico es *Petasites hybridus*). Laurie se quedó realmente sorprendida al comprobar por fin una importante disminución de los dolores de cabeza y las alergias con ayuda de este extracto natural.

La sombrerera se utiliza como remedio natural desde hace más de 900 años. Tiene otros muchos nombres populares: fárfara, tusílago, uña de caballo, entre otros. Antiguamente se utilizaba para la fiebre, la tos, el asma, los problemas digestivos y las heridas en la piel. En la actualidad se usa principalmente para prevenir las migrañas y para el tratamiento de la alergia al polen, la bronquitis y el asma. Su uso tópico se emplea para las heridas.

Las partes de esta planta que se destinan a tratamientos medicinales son las raíces, las hojas y los rizomas. El extracto de la sombrerera contiene diversos componentes, entre ellos aceites volátiles, taninos y alcaloides. Los principales componentes de esta planta son los sesquiterpenos, y sus principales sustancias activas son el petasin y el isopetasin. Se considera que la sombrerera alivia las migrañas, las alergias y el asma gracias a sus efectos antiinflamatorios, ya que inhibe unas sustancias inflamatorias llamadas leucotrinas e histaminas. Además, parece tener efectos antiespasmódicos en los músculos blandos y en las paredes de las venas. Por otra parte, además de reducir la histamina, parece reducir la receptividad de los mastocitos a los alérgenos. Son estas células, los mastocitos, las que liberan histamina en respuesta a los alérgenos.

Dosis

Para prevenir la migraña en adultos, la dosis es de 50 a 100 mg de extracto normalizado de sombrerera al 15% de petasin e isopetasin dos veces al día, con las comidas. Los niños de seis a nueve años deben tomar 25 mg dos veces al día; y los de diez años en adelante, 50 mg dos veces al día. Para la alergia, la dosis será de 8 a 16 mg de petasin tres o cuatro veces al día.

¿Cuáles son los efectos secundarios?

La sombrerera o petasite se tolera bien. Pueden aparecer algunos efectos secundarios ocasionales, como problemas digestivos, dolor de cabeza, picor de ojos y cansancio. En la bibliografía médica existen informes en los que se dice que esta planta contiene unas sustancias llamadas alcaloides de pirrolicidina, que pueden ser tóxicas, pero a los extractos que se recomiendan en este capítulo se les han extraído esas sustancias y no constituyen ningún problema. Uno de esos extractos comercializados sin alcaloides es el Petadolex, disponible en diversas empresas del ramo de los suplementos naturales. Hay que fijarse que en las etiquetas del producto indique que está libre de alcaloides de pirrolicidina.

SOMBRERERA
El médico naturista la recomienda para...

༒ Alergias (alergia al polen)
La sombrerera se utiliza habitualmente en Europa para tratar la alergia al polen, y últimamente está ganando popularidad en Estados Unidos. Considero que es eficaz en pacientes con este tipo de alergia, especialmente en aquellos que son propensos a los dolores de cabeza típicos de esta dolencia. En un estudio de doble ciego aleatorio, con 330 participantes, se comparó la sombrerera con la fexofexanidina (Allegra) y un placebo. Ambos tratamientos demostraron ser mejores que el placebo y comparables en eficacia a otra sustancia. Otro estudio demostró que la sombrerera era tan válida como la cetiricina (Zyrtec).

༒ Asma / bronquitis
En la medicina popular, se utilizan las hojas de la sombrerera para tratar el asma y la tos asociada a la mucosidad. Un estudio polaco demostró que la sombrerera mejora la ventilación pulmonar en pacientes con asma o bronquitis obstructiva crónica. Personalmente aún no he comprobado la utilidad de esta planta en estas dolencias.

༒ Migrañas
La sombrerera se muestra eficaz y segura en la prevención de migrañas tanto en adultos como en niños. En la revista *Neurology* se publicó una prueba clínica efectuada con 245 personas de edades comprendidas entre los 18 y los 65 años que habían sufrido en los últimos tres meses de dos a seis ataques de migraña. Los participantes que tomaron un extracto de sombrerera normalizada en dosis de 75 mg, dos veces al día durante cuatro meses, experimentaron una reducción de esos ataques en un promedio del 48%, en comparación con el 26% de los que tomaron

un placebo. Otro estudio demostró que los pacientes que tomaron 50 mg diarios de extracto de sombrerera tuvieron un índice de respuesta (mejoría de la frecuencia de la migraña mayor o igual al 50%) del 45% frente al 15% del grupo que tomó placebo.

Existen también pruebas de que el extracto de esta planta disminuye la frecuencia de las migrañas en niños de edades comprendidas entre los 6 y los 17 años, tal como se publicó en la revista médica *Headache*. El estudio, realizado entre varios centros clínicos, se realizó con 108 niños y adolescentes de 6 a 17 años, participantes que sufrían de migrañas diagnosticadas hacía al menos un año. La dosis de extracto de sombrerera que recibieron, según la edad, fue de 50 a 150 mg durante un período de cuatro meses. La evolución del tratamiento se registró en un diario de migrañas especialmente elaborado para niños y adolescentes. El 77% de los pacientes experimentó una reducción en la frecuencia de los ataques de migrañas. La frecuencia total de esos ataques se redujo en un 63%, y un 91% de los pacientes notaron una considerable o, como mínimo, ligera mejoría al cabo de los cuatro meses de tratamiento. Entre los efectos molestos (notificados por un 7,4% de los pacientes) los más destacados eran los eructos. No tuvo lugar ningún acontecimiento grave y no sucedió nada que diera lugar a la suspensión prematura del estudio.

STEVIA

Stevia rebaudiana (stevia) es un edulcorante natural muy utilizado en la industria de productos dietéticos de Estados Unidos desde hace mucho tiempo. Es hasta 300 veces más dulce que el azúcar y prácticamente carece de calorías. La planta crece en la selva de Brasil y Paraguay, así como en Japón, Corea, Tailandia y China. Los indios guaraníes de Paraguay usan las hojas de stevia desde hace siglos para endulzar infusiones y productos curativos, aparte de masticarlas simplemente por gusto. A mediados de la década de 1970, la stevia se popularizó en Japón como edulcorante de uso universal y como ingrediente de toda una serie de productos alimenticios. La stevia está disponible como producto dietético en Estados Unidos y Canadá, y se vende muy bien en el comercio de alimentos sanos, y ahora se está extendiendo a otros países. Curiosamente, una de las empresas fabricantes de bebidas gaseosas más grande del mundo utiliza ahora la stevia como «edulcorante natural» en sus productos.

Dosis

La stevia está disponible en forma líquida, en polvo y en comprimidos. Para endulzar una taza de café o té o un vaso de limonada basta un único comprimido, o bien una pizca del polvo o de 3 a 5 gotas del líquido. De todos modos, conviene seguir las indicaciones de la etiqueta, pues la concentración y la potencia pueden variar de un producto a otro. La stevia también puede utilizarse para cocinar. Algunos pasteleros han descubierto que funciona muy bien cuando se mezcla con otros edulcorantes naturales, como miel, malta de cebada, *lo han* y xilitol.

¿Cuáles son sus efectos secundarios?

La stevia contiene sustancias edulcorantes llamadas glicósidos de steviol. El principal ingrediente de estos glicósidos y responsable del sabor dulce es el rebaudiósido A. En Estados Unidos, el rebaudiósido A está oficialmente reconocido como edulcorante seguro para usos alimenticios. No se han hallado efectos adversos significativos a raíz del uso de stevia.

STEVIA
El médico naturista la recomienda para...

Diabetes
Mis pacientes diabéticos informan de que la stevia no tiene ningún efecto adverso en sus niveles de azúcar en sangre. De hecho, hay pruebas que indican que la stevia puede reducir los niveles de azúcar en sangre de las personas afectadas de diabetes de tipo II.

❧ Hipertensión arterial
La investigación preliminar demuestra que la stevia puede reducir la tensión arterial en personas que sufren hipertensión.

❧ Pérdida de peso y obesidad
El beneficio más claro de la stevia es que tiene muy pocas calorías en comparación con el azúcar. Por eso es un producto muy popular entre quienes pugnan por perder peso.

❧ Prevención de la caries
En mi opinión, la stevia es una sustancia mejor que el azúcar para endulzar productos si se desea prevenir la caries dental.

SULFORAFANO

Investigadores de la Universidad Johns Hopkins y muchas otras instituciones de prestigio han publicado un enorme número de estudios sobre un compuesto denominado sulforafano, que se encuentra en el brócoli y en otros vegetales de la misma familia. El sulforafano ayuda a prevenir el cáncer de mama, ovario, próstata, huesos, cerebro, vejiga, hígado, pulmón y estómago, y combate otras afecciones asociadas al envejecimiento y la muerte celular.

No es ningún secreto que el estadounidense medio, lo mismo que otras personas que viven en el mundo occidental, no consume las siete a nueve raciones diarias de frutas y verduras recomendadas para asegurar la protección nutricional contra el cáncer. Además, en muchos casos, entre los productos que consumen rara vez se incluyen la ración o las dos raciones diarias recomendadas de plantas crucíferas (denominadas así porque sus flores tienen cuatro pétalos colocados en cruz), como coliflor, col rizada, col china, colinabo, rábanos, nabos, coles de Bruselas y, por supuesto, brócoli. Por ejemplo, un análisis publicado en el *Journal of Nutrition*, que examinó las dietas de 4.806 hombres y mujeres de 25 a 75 años de edad, reveló que apenas el 3 % de los sujetos consumió brócoli en los dos años que duró el estudio, y que el consumo de vegetales de color verde oscuro representaba como promedio un quinto de ración al día.

Las plantas crucíferas contienen fitonutrientes anticancerígenos como tioles (por ejemplo, los glucosinolatos que contienen azufre) y los indoles (que ligan las sustancias químicas cancerígenas y activan las enzimas desintoxicantes).

Científicos de la Facultad de Medicina de la Universidad Johns Hopkins identificaron en 1992 el compuesto denominado sulforafano glucosinolato (SGS), un precursor natural del sulforafano, y comenzaron a investigar su potencial anticancerígeno. La estrategia consistía en respaldar la capacidad natural del organismo para desintoxicarse y eliminar las sustancias químicas cancerígenas y los radicales libres (moléculas de carga negativa que dañan el ADN de las células). Es una tesis generalmente aceptada que el ADN controla la replicación celular y que el deterioro del ADN de las células desempeña un papel importante en el desarrollo del cáncer.

En 1994, estos científicos estudiaron el efecto del SGS en tumores mamarios en ratas expuestas a un potente carcinógeno. Los resultados fueron asombrosos: el número de ratas que desarrollaron tumores se redujo nada menos que un 60%, el número de tumores en cada animal disminuyó un 80% y el tamaño de los tumores que se desarrollaron fue un 75% menor. Posteriormente, cientos de ensayos *in vitro* y con animales confirmaron las propiedades anticancerígenas del sulforafano.

Las toxinas (tanto naturales como sintéticas) pasan por fases de desintegración en las células del organismo, particularmente en el hígado. El sulforafano favorece la eliminación natural de las sustancias nocivas en las células del organismo por medio de los siguientes mecanismos:

- Respaldo de los sistemas enzimáticos que eliminan los carcinógenos.
- Estímulo más prolongado de las actividades enzimáticas protectoras que otros antioxidantes (como las vitaminas C y E).
- Aumento de los niveles celulares de ácido glutatión, un potente antioxidante que refuerza el sistema inmunológico.
- Inhibición de la activación de COX-2, una enzima inflamatoria que provoca cambios cancerosos en las células.
- Reducción de los daños del ADN y de la proliferación celular descontrolada.

El equipo científico de la Universidad Johns Hopkins descubrió que varios tipos de brócoli fresco y congelado contenían cantidades significativamente diferentes de SGS, y de que cuanto más antiguo era el brócoli, tanto menos SGS contenía. Una investigación minuciosa permitió descubrir ciertas variedades de brotes de brócoli de tres días –que se asemejan a una cruz entre los brotes de alfalfa y de alubia– que contenían alrededor de 50 veces más SGS que el brócoli maduro hervido. En otras palabras, 20 g de estos brotes especiales podían aportar tanto SGS como 1 kg de brócoli cocinado.

Esto preparó el terreno para un estudio fascinante, publicado en *Cancer Epidemiology Biomarkers & Prevention* en noviembre de 2005. Dirigido por la Facultad de Medicina de la Universidad Johns Hopkins y la Escuela Bloomberg de Salud Pública en colaboración con el Instituto Qidong de Cáncer de Hígado de la Universidad Jiao Tong de Shanghai y el Centro de Cáncer de la Universidad de Minnesota, el estudio se llevó a cabo en una zona rural de los alrededores de Shanghai, donde la incidencia del cáncer de hígado es sumamente elevada debido a que el cereal local está contaminado con aflatoxina, un potente carcinógeno producido por el moho.

En el estudio se procedió a cultivar brotes de brócoli con niveles conocidos de SGS sobre el terreno en China. Tres días después de que surgieran, los brotes se recogieron, y con ellos se elaboró un extracto líquido para preparar dosis normalizadas. Un centenar de habitantes del lugar tomaron diariamente 140 g de extracto diluido en té (lo que equivale a comer unos 55 g de brotes de brócoli) durante dos semanas. Un grupo de control de 100 sujetos tomó un té que por su sabor y su aspecto no se distinguía del otro, pero que no contenía SGS. Los análisis de orina de los participantes demostraron que en las personas que habían tomado el extracto de SGS se eliminaban sustancias carcinógenas del organismo, lo que constituyó la primera prueba directa de que un alimento determinado puede potenciar el sistema de desintoxicación del cuerpo humano, reduciendo así el riesgo de padecer cáncer.

Dosis

Para un aprovechamiento óptimo, conviene comer media taza (30 g) de brotes de brócoli cada día. Cada ración contiene 73 mg de SGS. Lo mejor es tomarlos en crudo, de modo que se pueden esparcir en una ensalada o incluir en un sándwich vegetal. El sabor de los brotes es similar al del rábano, con un gusto ligeramente picante que resulta de la liberación del sulforafano al masticar. Incluso las personas que odian el brócoli disfrutan con el sabor penetrante de los brotes de brócoli. También existe un suplemento que contiene 30 mg de SGS por cápsula. La dosis en este caso es de una a cuatro cápsulas diarias.

¿Cuáles son sus efectos secundarios?

Los brotes de brócoli y el SGS son seguros para todo el mundo. Los investigadores de la Universidad Johns Hopkins realizaron un estudio formal de seguridad del SGS, publicado en *Nutrition and Cancer*, con 12 voluntarios sanos a los que se les administraron diversas dosis de extracto de SGS. Se realizaron 32 pruebas de laboratorio, incluso análisis de sangre, antes, durante y después del período del estudio y no se hallaron signos de toxicidad.

SULFORAFANO
El médico naturista lo recomienda para...

Cáncer
El sulforafano de los brotes de brócoli o en forma de suplemento puede formar parte de un amplio programa de prevención del cáncer. Lo recomiendo, asimismo, a las personas que ya padecen esta enfermedad. Si uno ha tenido cáncer o está sometido actualmente a un tratamiento anticancerígeno, hará bien en tomar de dos a cuatro cápsulas del suplemento al día, bajo la supervisión de su médico.

Desintoxicación
El sulforafano también es un potente fitonutriente que contribuye a la desintoxicación. Puede ser beneficioso para quienes requieren un apoyo a la desintoxicación, en particular quienes han estado expuestos a sustancias químicas tóxicas o cancerígenas.

SULPHUR

—Me ha salido este sarpullido en la espalda y los brazos. Un médico dice que es un eccema y otro que es dermatitis.

Había inseguridad en la voz de Jeff, aunque también cierto grado de indignación. De 40 años de edad y trabajador de la construcción, Jeff llevaba cinco años tratando de superar este problema, y saltaba a la vista que estaba buscando alguna respuesta fiable.

—He utilizado cremas y lociones –recordó–. Suelen surtir efecto durante una semana, pero después vuelve a aparecer el sarpullido. Escuece tanto que a veces creo que me volveré loco. Me cuesta conciliar el sueño, y el picor se agrava precisamente por la noche.

Después de examinar su problema durante unos minutos, le pregunté si era una de esas personas que a menudo sienten demasiado calor.

—Sí, desde luego, fuera puede estar helando que no necesito abrigo. Cuando hace calor, sudo como un pollo.

—De acuerdo, entonces le recetaré *Sulphur*, que es un remedio homeopático. Le ayudará a eliminar ese sarpullido.

—Estoy dispuesto a probar lo que sea –dijo Jeff.

Cuando volví a ver a Jeff seis semanas después, el sarpullido había desaparecido por completo. Ambos estábamos impresionados ante este resultado. También dormía mejor, dijo.

—Cuesta creer que esas bolitas blancas puedan tener este efecto –comentó Jeff.

—¡Bienvenido al mundo de la homeopatía! –contesté.

Magia mineral

El azufre es un mineral que está presente en los alimentos que ingerimos y en el agua que bebemos. Parece que es importante para la eliminación de toxinas del organismo y la salud de las articulaciones. Históricamente se han utilizado baños de azufre con fines de desintoxicación y curación. El *Sulphur*, que es el azufre homeopático, es un preparado sumamente diluido de este mineral y uno de los remedios más importantes utilizados por la homeopatía en nuestros días.

El *Sulphur* incide en muchos órganos del cuerpo. Concretamente, mejora la función hepática y la desintoxicación. También tiene un profundo efecto en el conjunto del aparato digestivo, al estimular su curación. Sobre todo, el *Sulphur* actúa a nivel celular para potenciar la eliminación de toxinas de las células.

El *Sulphur* se emplea comúnmente para afecciones de la piel, como sarpullidos, eccemas, psoriasis, forúnculos, costra láctea y muchas otras afecciones cutáneas.

También es un excelente remedio para dolencias del aparato digestivo, como úlceras, diarrea, flatulencia y trastornos inflamatorios del intestino. En homeopatía también se receta *Sulphur* para combatir el insomnio y las jaquecas.

Cuestión de carácter

Cada remedio homeopático tiene su propio conjunto de características, y parece que funciona mejor en personas que encajan en una determinada tipología. La figura «constitucional» del *Sulphur* es única. Normalmente hay dos tipos de personas que precisan este remedio. En primer lugar está la persona filosófica: calificada de profundo pensador a quien le gusta mostrar a la gente lo inteligente que es, suele tener un aspecto descuidado –puesto que la apariencia externa no es importante para él– y preferir la soledad.

El otro «tipo» de *Sulphur* es más sociable y extrovertido y le gusta rodearse de otras personas. Las mujeres de este tipo constitucional suelen ser ingeniosas, líderes en su terreno y a menudo las cabezas visibles de su grupo o su empresa. Los niños que requieren *Sulphur* suelen ser extrovertidos y muy curiosos, ya que quieren saber cómo funciona todo y siempre preguntan «¿por qué?».

Las personas que requieren *Sulphur* tienen casi siempre calor. Sudan con facilidad, prefieren habitaciones frías y a menudo duermen sin manta (sobre todo los niños).

También suelen tener sed, sobre todo de bebidas frías. Les gusta comer tanto dulces como platos fuertes, grasas y alcohol, sobre todo cerveza. A menudo observo muchas ganas de comer platos fuertes en personas que encajan en el tipo constitucional del *Sulphur*.

Las personas que requieren este remedio son a menudo noctámbulas. Les gusta permanecer despiertos hasta altas horas de la noche y acostarse al amanecer.

Dosis

Para eliminar un sarpullido de aparición reciente recomiendo tomar dos gránulos de *Sulphur* de potencia 30C dos veces al día durante dos o tres días.

Cuando se receta *Sulphur* como remedio constitucional para reforzar el cuerpo en su conjunto se pueden tomar dos gránulos de potencia 6C o 12C dos veces al día durante dos semanas y después descansar. Si se nota una mejoría, posteriormente se puede tomar el remedio según necesidad durante unos pocos días, a modo de «mantenimiento».

¿Cuáles son sus efectos secundarios?

El *Sulphur* es un remedio homeopático muy seguro y apenas se han descrito efectos secundarios. Algunas personas con sarpullidos o erupciones cutáneas de larga duración y que toman el remedio con demasiada frecuencia o en potencias demasiado altas pueden experimentar un agravamiento de sus problemas, lo cual ocurre porque su organismo se desintoxica con demasiada rapidez. Si dejan de tomar *Sulphur*, esta reacción desaparecerá. Incluso es posible que ya no precisen tomarlo más porque el proceso de desintoxicación ya se ha iniciado a partir de entonces. Pueden tomar *Sulphur* con menor frecuencia (por ejemplo, una vez cada dos días) o una potencia más baja (por ejemplo, 6C en lugar de 30C).

SULPHUR
El médico naturista lo recomienda para...

Dolor de garganta
El *Sulphur* puede aliviar el dolor de garganta o la bronquitis. Tendrá más probabilidades de ser eficaz si se tiene el tipo de dolor de garganta o bronquitis que se alivia con bebidas muy frías, en particular si uno tiene mucha fiebre.

✺ Dolor lumbar
El *Sulphur* puede ayudar a paliar un débil dolor lumbar constante y reducir la frecuencia de los episodios.

✺ Erupciones cutáneas
El uso más común de *Sulphur* es para combatir los diversos tipos de erupciones cutáneas, desde un simple sarpullido hasta un caso grave de eccema, acné o forúnculos.

Conviene saber que hay muchas posibilidades de curarse con *Sulphur* si las erupciones de la piel son de color rojo intenso, están inflamadas y escuecen mucho. De hecho, el escozor puede ser tan fuerte que el individuo es capaz de rascarse hasta sangrar.

El estado de la piel empeora por diversas causas, como, por ejemplo, cuando se expone al calor, se toma un baño, se está en contacto con lana o durante la noche.

En casi todos los que sufren una afección de este tipo, el *Sulphur* suaviza la piel y alivia el escozor y la sensibilidad.

✺ Fatiga
El *Sulphur* puede ser un remedio excelente para recuperar los niveles de energía si la persona encaja en el denominado «tipo constitucional». Mejora la producción de energía gracias a la mejora, al mismo tiempo, de la desintoxicación celular.

✺ Insomnio
El *Sulphur* puede ser útil en las personas que duermen unas pocas horas, se despiertan y después ya no pueden volver a dormirse. Es curioso que las personas que responden bien al *Sulphur* prefieran dormir sobre el lado izquierdo.

✺ Jaqueca
El *Sulphur* es eficaz contra las jaquecas que ocurren únicamente en el fin de semana y que mejoran con aplicaciones frías.

✺ Menopausia
El *Sulphur* ayuda a enfriar a las personas, aliviando los sofocos asociados a la menopausia.

❧ Trastorno de déficit de atención (TDA)

Un chico de 12 años de edad que presentaba esta afección y que traté con *Sulphur* se curó completamente sin necesidad de otras terapias. A veces también recomiendo este remedio para el emparentado trastorno de déficit de atención con hiperactividad (TDAH).

❧ Trastornos digestivos

El *Sulphur* está indicado para muchos trastornos digestivos. Los homeópatas han descubierto que es muy probable que sea eficaz en personas propensas a tener flatulencia con un olor que recuerda a «huevos podridos».

El *Sulphur* se administra generalmente para tratar diarreas agudas o crónicas, especialmente cuando va acompañada de quemazón. La diarrea es a menudo lo primero que ocurre por la mañana. El *Sulphur* es un remedio homeopático común para el tratamiento de colitis, úlceras y la enfermedad de Crohn.

SUPLEMENTOS GLANDULARES

Hace miles de años, la gente ingería órganos de animales con la creencia de que éstos mejorarían el órgano enfermo correspondiente de su organismo. Así, por ejemplo, si se tenía enfermo el hígado ¿por qué no comerse el hígado sano de una vaca para recuperarse? Era una práctica tan común que los médicos chinos tradicionales introdujeron glándulas en sus fórmulas medicinales. De hecho, las glándulas han formado parte de esas fórmulas durante más de 4.000 años.

Hoy en día se siguen utilizando sustancias glandulares para la prevención y tratamiento de algunas enfermedades. Se trata de suplementos que se utilizan para «tonificar» y sustentar la función de los principales órganos corporales.

Una profesora de 31 años, Julieta, vino a mi consulta para que le ayudara a tratar la glándula tiroides. Llevaba dos años con síntomas de fatiga y síndrome premenstrual, había engordado y sentía frío. Su médica la había sometido a muchos análisis, entre ellos unas pruebas de la función tiroidea que examinan exhaustivamente la glándula tiroides, pero todos ellos resultaron negativos. Como creía que no existía ningún problema físico, su doctora le dijo simplemente que descansara más. Así que Julieta supuso que la causa de sus síntomas era el estrés de la enseñanza.

Tras examinarla, le pedí que durante cinco días seguidos se tomara cada mañana la temperatura corporal. Los datos que me facilitó estaban por debajo de lo normal, con un promedio de 36,2 °C. Le aconsejé que siguiera un tratamiento nutricional que incluyera dos tipos de sustancias glandulares: extractos de glándulas tiroideas y adrenales. Se trataba de nutrir y estimular las glándulas de su organismo para que funcionaran mejor.

Julieta tenía lo que los médicos holísticos llaman «síntomas subclínicos» de insuficiencia tiroidea y adrenal, lo que significa que sus hormonas no eran tan bajas como para mostrar valores anormales en las pruebas estándar de laboratorio, pero tampoco suficientemente altas para estar a un nivel óptimo.

Las glándulas adrenales y tiroideas trabajan en tándem para ayudar al organismo a controlar la función metabólica, es decir, el modo en que quema la energía. Esas mismas glándulas ayudan también al cuerpo a adaptarse al estrés.

Trascurridas unas cuantas semanas del inicio del tratamiento glandular, Julieta empezó a sentir que tenía más energía. Le aconsejé que siguiera tomando suplementos glandulares durante tres meses. A los dos meses, su temperatura media corporal había aumentado a 36,6 °C, los fríos nocturnos ya no eran problema y los síntomas del síndrome premenstrual empezaron a mejorar.

Lo mejor de los animales

Las sustancias glandulares se venden en los establecimientos de productos naturales y, previamente, han seguido un proceso de purificación y ajuste de la concentración celular del órgano del animal para confirmar que no están contaminados. La fuente de estos componentes más segura y fiable, según la mayoría de los informes, es el ganado lanar de Nueva Zelanda. Esas ovejas son las que están menos contaminadas de hormonas, antibióticos, pesticidas y otras sustancias químicas.

Existen, claro está, otras fuentes. Algunas empresas utilizan ganado vacuno para elaborar los extractos glandulares. Sin embargo, esos productos levantan la sospecha de la existencia del virus de las vacas locas, una enfermedad cerebral mortal, y hay pocas personas que crean que vale la pena arriesgarse.

No conozco ningún testimonio científico sólido que explique la manera en que trabajan las sustancias glandulares. Se cree que el intestino delgado absorbe los aminoácidos y polipéptidos (cadenas de aminoácidos) y ejerce cierto efecto estimulante en el órgano afectado, o bien aparece una pequeña alteración hormonal. Se supone, asimismo, que los aminoácidos se incorporan en el ADN de las células adrenales y actúan contribuyendo a la regeneración celular. Por otra parte, se cree que en los extractos glandulares puede quedar intacta una pequeña porción de hormonas.

Algunos médicos sugieren que estos extractos glandulares pueden actuar siguiendo el principio homeopático de «lo similar se cura con lo similar». Ésa es una posibilidad, pero, por el momento, sólo podemos decir que aún se desconocen los mecanismos científicos de los componentes glandulares. Lo que sí sabemos es que muchos médicos y naturópatas han visto buenos resultados en pacientes tratados con estas sustancias.

Dosis

Los componentes glandulares, al igual que la mayoría de los suplementos, tienen varias potencias. Sin embargo, la dosis general en adultos es de 1 a 2 cápsulas o pastillas, tomadas 2 o 3 veces al día. Tanto las cápsulas como las pastillas tienen los mismos efectos, si bien a mayor peso corporal, mayor será la dosis necesaria.

Lo mejor es tomar los extractos glandulares entre comidas, aunque el efecto que se consigue tomándolos con los alimentos es prácticamente el mismo. Algunas personas empiezan a ver los resultados al cabo de pocas semanas; otras, en cambio, necesitan varios meses para experimentarlos.

¿Cuáles son sus efectos secundarios?

Muy pocas personas tienen problemas digestivos, pero, si eso sucede, deben tomarse los componentes con las comidas.

Las personas que toman extractos adrenales suelen tener más problemas con otros efectos secundarios, como dolores de cabeza, palpitaciones, ansiedad e insomnio. Generalmente, tales efectos disminuyen o desaparecen cuando se reduce la dosis. Las personas sensibles a los medicamentos o suplementos deben empezar con una dosis pequeña –una cápsula o pastilla diaria–, y con el tiempo ir aumentándola.

Evidentemente, estas sustancias no son aptas para los vegetarianos, ya que están elaboradas con animales. Existe, sin embargo, un tratamiento homeopático alternativo conocido como isopatía u organopatía. Estas preparaciones son útiles para algunas personas y compatibles con la dieta vegetariana.

Existen diversos extractos glandulares en el mercado. A continuación, reseño los más comunes y sus indicaciones.

SUPLEMENTOS GLANDULARES
El médico naturista los recomienda para...

Bazo

Se trata de un órgano del tamaño de un puño situado en el lado izquierdo, debajo de las costillas, que constituye un filtro para las células sanguíneas. Es, además, una parte importante del sistema inmunológico, ya que produce leucocitos y destruye bacterias y microbios.

He aconsejado extractos glandulares de bazo a personas con el sistema inmunológico deprimido, y sobre todo a aquellas a las que les habían extirpado el bazo. Según el médico naturópata Michael Murray, el bazo produce dos sustancias que contribuyen a fortalecer el sistema inmunológico: la tuftsina y la esplenopentina. Puesto que estos componentes son importantes para el funcionamiento del sistema inmunológico, Murray afirma: «Los extractos de bazo deben considerarse un tratamiento necesario para aquellos pacientes que se han sometido a una esplenectomía (extirpación del bazo)».

El extracto glandular de timo está especialmente indicado para personas con cáncer, VIH, artritis reumatoide y alergias, ya que, según parece, equilibra el sistema inmunológico. Hay quiroprácticos y naturópatas que afirman haber obtenido muy buenos resultados al tratar con extractos de timo a niños con infecciones recurrentes de oído y garganta.

~ Glándula pituitaria

La glándula pituitaria, situada en el cerebro, libera muchas hormonas diferentes que ayudan a regular otras hormonas del organismo. Así, por ejemplo, la hormona luitinizante (LH) de la pituitaria indica a los ovarios el momento de la ovulación menstrual. También secreta la llamada hormona estimulante de la tiroides (HET), la cual indica a la glándula tiroides que libere la hormona tiroidea.

Personalmente he utilizado los componentes glandulares pituitarios para incrementar la actividad y el metabolismo de la glándula tiroides. Existen muchos productos hipotiroideos que contienen extractos pituitarios y tiroideos, lo cual tiene mucho sentido.

~ Glándula tiroides

Es sorprendente la gran cantidad de pacientes diagnosticados con baja actividad de la glándula tiroides. Y hay todavía muchos más con hipotiroidismo subclínico, es decir, con una ligera deficiencia tiroidea, muy pequeña para ser detectada pero que aun así afecta a la salud.

La falta de ejercicio, el estrés, los traumas emocionales, el desequilibrio hormonal (entre los estrógenos, la progesterona, las hormonas pituitarias y las adrenales) y las toxinas ambientales tienen mucho que ver con esa pandemia que es el hipotiroidismo.

Los extractos tiroidales pueden dar buenos resultados en los casos de baja actividad de la tiroides. A muchas mujeres diagnosticadas con esta dolencia sus médicos les recetan Synthroid (tiroxina), el fármaco más prescrito en estos casos. Pero el extracto glandular de tiroides es otra opción.

Para los casos más graves aconsejo Armour Thyroid, un medicamento que no suelen recetar los médicos no holísticos. Contiene extractos glandulares de tiroides y también hormonas tiroideas, y personalmente considero que en muchos casos funciona mejor que el Synthroid, ya que tiene un efecto glandular que este último no tiene. Además, contiene un mayor espectro de hormonas tiroideas.

Debido a que el extracto glandular de tiroides cuenta con muy poca cantidad de hormona tiroidea, hay que esperar un tiempo antes de empezar a ver los beneficios del tratamiento. He tenido pacientes que se han sentido mejor al cabo de una semana, pero, por lo general, se necesitan unos cuantos meses para obtener un beneficio completo.

❧ Glándulas adrenales

Estas glándulas, localizadas en la parte superior de los riñones, son los órganos que nos ayudan a superar el estrés. Segregan una variedad de hormonas, entre ellas: epinefrina (adrenalina), cortisol, DHEA, y otras.

Los suplementos a base de extractos adrenales se aplican a personas con el síndrome del trabajador quemado, es decir, víctimas de un estrés excesivo, ya sea físico o mental. El exceso en la secreción de un tipo de hormona como el cortisol produce un desequilibrio que puede dar origen a la aparición de otras enfermedades.

Este tipo de extractos pueden ser de ayuda para pacientes con el síndrome de fatiga crónica. También están recomendados para enfermedades crónicas de tipo inflamatorio, como artritis reumatoide, lupus y colitis ulcerosa. Estos componentes adrenales mantienen bajo control la inflamación, secundando la producción de hormonas del estrés.

Sin embargo, no aconsejo a nadie que reemplace fármacos como la prednisona (cortisona) por extractos adrenales, que, por el contrario, son un excelente suplemento cuando se ha dejado de tomar prednisona y otros esteroides, pues ayudan a que las glándulas adrenales no se vuelvan «perezosas».

En el caso de sufrir asma o alergias, estos suplementos también son de gran ayuda. Las mujeres menopáusicas también pueden beneficiarse de ellos en ese período en que los ovarios dejan de producir hormonas y las glándulas adrenales tienen que compensar esta situación.

Entre los nutrientes que trabajan sinérgicamente con los extractos adrenales se encuentran el ácido pantoténico, la vitamina C, el zinc, el regaliz y los diferentes tipos de ginseng. Todos estos tratamientos ayudan a mantener la función adrenal.

❧ Hígado

Los extractos glandulares hepáticos se utilizan para sustentar las propiedades desintoxicantes de este órgano. Los recomiendo en los casos de hepatitis y cirrosis, y también son eficaces en el proceso de desintoxicación hepática.

❧ Ovarios

Puesto que los ovarios son los órganos responsables de la producción de hormonas, y de la ovulación, su buen funcionamiento es esencial para el equilibrio hormonal. He podido comprobar cómo pacientes con desarreglos hormonales respondían favorablemente al tratamiento con extractos ováricos en los casos de síndrome premenstrual, menopausia y quistes ováricos.

~ Páncreas

El páncreas es el responsable de producir y secretar las enzimas que descomponen los alimentos en el intestino delgado. Otra sección del páncreas es la encargada de producir hormonas como la insulina y los glucágonos que controlan el nivel de azúcar en sangre. Conozco casos de pacientes con pancreatitis crónica que han utilizado extractos pancreáticos, pero han obtenido resultados poco destacables.

~ Testículos

Los testículos producen testosterona, la hormona responsable de los caracteres secundarios del sexo masculino. El extracto testicular, llamado también extracto órquico, se suele utilizar normalmente para tratar la libido baja, la impotencia y la insuficiente producción de esperma (infertilidad). (Los chinos solían añadir a sus fórmulas terapéuticas testículos y penes de tigre para mejorar la función sexual de los ancianos, pero afortunadamente hoy en día esas recetas están prohibidas para proteger a esos animales. En vez de ello suelen utilizar extractos testiculares bovinos).

~ Timo

El componente glandular mejor estudiado es el del timo, órgano situado en el centro del pecho, detrás del esternón. Es la glándula del organismo responsable de la producción de linfocitos T, especialmente en la infancia. Cualquiera que necesite ayudar al sistema inmunológico puede beneficiarse del timo.

SYMPHYTUM

Symphytum es el preparado homeopático de la planta llamada consuelda, también conocido con el nombre de «hierba para las heridas». Y esto es precisamente lo que se puede conseguir con el remedio y con la planta: curar huesos fracturados.

Por supuesto, cuando uno sufre una fractura, lo primero que hace es ir a urgencias para tener un diagnóstico y tratamiento. (Camino del hospital, sin embargo, recomiendo tomar un poco de árnica para aliviar el dolor).

En el hospital colocarán el hueso en su sitio y aplicarán escayola, y si hace falta se llevará a cabo una intervención quirúrgica. El tratamiento homeopático viene después.

Recomiendo a mis pacientes que vengan a verme una vez evaluada la fractura e inmovilizado el hueso fracturado, pero no antes. Los homeópatas han informado a menudo de que el *symphytum* cura el hueso tan rápidamente que no conviene administrarlo hasta que la fractura esté consolidada.

(Si el hueso se une de manera inadecuada, entonces habrá que fracturarlo de nuevo y volverlo a colocar).

El *symphytum* no sólo ayuda a curar la herida, sino que también alivia el dolor.

Tal vez se necesiten, además, otros analgésicos, pero al menos el remedio homeopático ayuda a mitigar la parte más aguda. (Asimismo, a menudo recomiendo otros tratamientos complementarios para las fracturas, como acupuntura y magnetoterapia).

Muchas personas que toman *symphytum* se sorprenden al ver con qué rapidez empiezan a curarse sus fracturas, y lo mismo les ocurre a sus médicos. Algunos de éstos han observado que las fracturas se curan en un 50% con más rapidez en personas que toman *symphytum* durante el proceso curativo.

Dosis

La dosis típica es la potencia 30C dos veces al día durante una semana. Los médicos homeopáticos pueden recomendar una dosis única de alta potencia, como 200C, 1M o más.

¿Cuáles son sus efectos secundarios?

No he leído nada sobre eventuales efectos secundarios de *symphytum* ni los he observado en mis pacientes.

SYMPHYTUM
El médico naturista lo recomienda para...

∽ Fracturas óseas

Mientras que *symphytum* es el remedio homeopático más común para curar fracturas, conviene sopesar la conveniencia de administrar *calcium phosphoricum* homeopático en los pocos casos en que los huesos no se sueldan ni siquiera después de tomar *symphytum*. Este último remedio no sólo acelera la curación del hueso, sino que también ayuda a curar los tejidos blandos que cubren el mismo (el periostio). También ayuda a tratar el dolor, tanto si ha ocurrido una fractura como si no, como cuando a un futbolista le dan una patada en la espinilla.

En el caso de las fracturas, sin embargo, es importante señalar que *symphytum* debería ir acompañado de otros remedios naturales que favorecen la curación del hueso. Animo a los pacientes a asegurarse de tomar una dieta adecuada con los nutrientes necesarios para la curación del hueso, haciendo especial hincapié en alimentos ricos en calcio como el brócoli, el zumo de naranja y las almendras. Al mismo tiempo, es importante evitar productos alimenticios que provoquen la pérdida de calcio y otros minerales óseos, por ejemplo, las bebidas cafeinadas como las colas y el café.

Aconsejo a los pacientes evitar la ingestión de grandes cantidades de carne roja y dejar de fumar. (Para acelerar la curación del hueso, entre las vitaminas y los minerales más beneficiosos están el calcio, el magnesio, las vitaminas C, K y B, sílice y boro.

Suelo recomendar un preparado completo para los huesos o un complejo multivitamínico de elevada potencia y un suplemento separado de calcio y magnesio, que aporte por lo menos 1.000 mg de calcio y 500 mg de magnesio).

∽ Lesión ocular

Symphytum es un posible remedio para tratar una contusión ocular o de la órbita (el hueso que rodea el ojo). Normalmente pruebo primero con árnica; si ésta no produce alivio, recomiendo tomar *symphytum* en su lugar.

T

TÉ VERDE

—Darla, la cosa es muy sencilla: tiene usted que dejar de tomar tanto café.

Darla, una mujer de 55 años de edad y propietaria de una joyería, me acababa de contar que bebía unas nueve tazas de café al día. Obviamente, toda esa cafeína contribuía al insomnio y ansiedad que sentía. Darla apreciaba el café por su efecto estimulante, pero en realidad éste contribuía también a su fatiga, pues al «subidón» de la cafeína le seguía invariablemente una caída en picado de su reserva de energía. Otro efecto secundario no reconocido iba al sistema esquelético de Darla: al beber tanta cantidad de café, excretaba en la orina más calcio de lo normal. Toda esa cafeína estaba acelerando el proceso de pérdida de masa ósea u osteoporosis.

Como les sucede a muchos bebedores de café, Darla dudaba de poder dejarlo o incluso de poder reducir el consumo.

—La cafeína es lo que me mantiene en marcha durante el día —me dijo—. ¡No puedo dejar de tomar café!

—Bueno, hay un modo de que pueda seguir tomando algo de cafeína sin que su organismo sufra: se llama té verde —le contesté.

Darla había oído hablar del té verde. Tenía amigos que lo tomaban de vez en cuando. «Yo nunca lo he probado», confesó.

Le describí brevemente sus propiedades. El té verde tiene muchos antioxidantes, los cuales ayudan a prevenir las enfermedades cardíacas y el cáncer, y también ayuda al hígado en su proceso de desintoxicación. Con la mitad de cafeína que tiene el café, el té verde aporta una cantidad de energía considerable, sin los cambios bruscos que experimentan con tanta frecuencia los bebedores de café.

Aconsejé a Darla que redujera las tazas de café que solía tomar a un par de ellas por la mañana: «El resto del día —le sugerí— puede tomar té verde».

—Si usted cree que es importante que lo haga, lo intentaré —me contestó Darla.

Los meses que siguieron Darla fue capaz de reducir su consumo de café a tan sólo dos tazas por la mañana, tal como le había aconsejado, pasando a tomar té verde el resto del día (varios de sus amigos y compañeros de trabajo también optaron por ese cambio de hábito). Darla advirtió casi al mismo tiempo una mejoría de su insomnio y también de su ansiedad.

Té para ti

El té verde *(Camella sinensis)* proviene de las mismas hojas con las que se elabora el té oolong y el té negro, pero su proceso de elaboración es muchísimo más simple.

Para elaborar el té verde se secan las hojas frescas de *Camella sinensis* al vapor de agua o, a veces, con un poco de calor en un recipiente a fin de que pierdan su humedad natural. Este proceso inactiva las enzimas que de lo contrario estropearían el té y reducirían la actividad antioxidante que genera. Después, las hojas de té verde se enrollan y se secan.

Por el contrario, en el caso del té oolong se permite su oxidación parcial, lo cual le aporta un sabor más fuerte, pero altera su actividad antioxidante. Y el té negro se oxida todavía más, dejando sus hojas expuestas al aire hasta que se oxidan y se tornan negras. Este proceso confiere al té negro el sabor más fuerte de estas tres clases de té, pero su largo proceso de secado reduce sus componentes antioxidantes.

Muchos países «reverdecen»

Hoy en día, en muchos países millones de personas toman té verde a diario, cuando hace bien poco ese consumo parecía confinado en su mayor parte a Extremo Oriente. Así, por ejemplo, el pueblo chino sigue teniendo el té verde en gran estima; cerca del 90 % de la población toma al menos una taza al día de esta bebida.

Si bien hay constancia de que ya en el año 300 a.C. se utilizaba en China el té verde como bebida medicinal, también era popular en India y Japón. Los emperadores fueron quienes popularizaron este té, que finalmente llegó a ser la bebida preferida de todas las reuniones sociales y espirituales. A principios del siglo xvii, los comerciantes holandeses llevaron la bebida a Europa y desde allí, a través de Holanda e Inglaterra, llegó a América, por ejemplo.

En Estados Unidos, el té verde se ha hecho tal vez más popular como bebida fría, el conocido té verde helado, si bien ahora se encuentran suplementos de extracto de té verde en muchos supermercados, establecimientos de productos naturales y farmacias, al igual que en Europa.

El poder de los polifenoles

El conjunto de antioxidantes que tanta fama ha proporcionado al té verde se denominan polifenoles. Estas sustancias evitan que los radicales libres (moléculas inestables) deterioren los tejidos orgánicos y el material genético del interior de las células. Estos fitonutrientes son aún más potentes que las vitaminas C y E, que generalmente se consideran antioxidantes.

Existen enfermedades, como el cáncer, las cardiopatías y muchas otras dolencias crónicas, que están vinculadas al daño producido por los radicales libres, de manera que cualquier antioxidante que evite el deterioro de los tejidos contribuye, además, a salvaguardar el organismo de esas dolencias. Ciertamente, todos los pormenores del envejecimiento están asociados en parte a diversos tipos de actividad de los radicales libres.

Cuando empiezan a actuar los polifenoles del té verde en el interior del organismo empiezan, asimismo, a protegerlo de los estragos de los radicales libres. Los polifenoles contienen flavonoides como la catequina, la epicatequina, el galato de epicatequina, el galato de epigalocatequina y la quercetina. De todos ellos, el galato de epigalocatequina es el que parece tener mayor poder antioxidante y mayor actividad anticancerígena. Se ha demostrado que los polifenoles ejercen un efecto protector en la vitamina E, ayudando al organismo al buen mantenimiento de la misma, esto es, evitando que diezme.

El té verde contiene, además, vitaminas C, D, K y B_{12}; aporta un amplio suministro de minerales, entre ellos calcio, magnesio, cromo, manganeso, hierro, cobre, zinc, molibdeno, selenio y potasio. Entre sus propiedades se encuentra potenciar la capacidad del hígado para desintoxicar el organismo y también evitar el deterioro de las células hepáticas. También ayuda al hígado a desechar las sustancias carcinógenas.

Dosis

❧ El té verde como infusión

Para mantener la salud y el bienestar, aconsejo tomar de dos a tres tazas diarias de té verde. Éste, aproximadamente, es el promedio que consume diariamente la gente en muchos países asiáticos (gran parte de los estudios de población sobre el té verde se han llevado a cabo en Asia, ya que se considera que para obtener beneficios, ése ha de ser el consumo mínimo estándar). Cada taza de té verde contiene de 50 a 100 mg de polifenoles.

En la actualidad son muchas las empresas que ofrecen té verde de cultivo ecológico, lo que asegura que no ha sido tratado con pesticidas u otras sustancias químicas. También puede adquirirse té verde descafeinado en caso de ser alérgico a la cafeína.

❧ El té verde en suplementos

El extracto de té verde está disponible en cápsulas o bien en preparados integrales. En el caso de tomar un suplemento alimenticio se debe comprobar la normalización del producto. Los preparados deben tener entre un 80 y un 90 % de polifenoles, y de un 35 a un 55 % de galato de epigalocatequina. En cápsulas, la dosis habitual es de 500 mg de una a tres veces al día.

Generalmente, de los suplementos de té verde se ha eliminado la cafeína.

¿Cuáles son sus efectos secundarios?

El té verde común puede ocasionar los efectos que suelen atribuirse a la cafeína, es decir, irritabilidad, insomnio, nerviosismo y taquicardia. Cuanto más tiempo se deje este té en infusión mayor será su cantidad de cafeína. Y, claro está, si a uno le preocupa la cafeína o bien no le gustan sus efectos, lo mejor es optar por un té verde descafeinado.

TÉ VERDE
El médico naturista lo recomienda para...

❧ Cáncer

El té verde ofrece protección frente algunos de los procesos orgánicos que incrementan el riesgo de contraer cáncer. La potente actividad antioxidante de los polifenoles ayuda a proteger el ADN, aportando al mismo tiempo cierta protección al material genético que hay en cada célula del organismo. Los polifenoles, adicionalmente, bloquean o reducen la actividad de las nitrosaminas que originan el cáncer. Estas sustancias están presentes en los alimentos procesados como las salchichas de Frankfurt, el beicon y el jamón, asociados a un mayor riesgo de sufrir cáncer de estómago. Los investigadores han llegado a la conclusión de que si se desea proteger al organismo de este modo, lo mejor es tomar té verde antes de las comidas que contengan nitritos y nitratos (también es beneficioso beber té verde después de las comidas, pero es más efectivo hacerlo antes).

Y, finalmente, los polifenoles del té verde evitan que ciertas enzimas hepáticas (en concreto el citocromo P450) activen los carcinógenos durante el proceso de desintoxicación.

Gran parte del entusiasmo acerca de las propiedades anticancerígenas del té verde se debe a los resultados obtenidos en los estudios de población. En general, se ha sabido que entre la gente que consume té verde regularmente existe una menor incidencia de cáncer que entre la que bebe otros tipos de té o ninguno. En Japón, por ejemplo, los investigadores han descubierto un índice de cánceres notablemente inferior, y en gran parte, aseguran, ello se debe a un gran consumo de té verde.

En un estudio clínico realizado con 472 mujeres afectadas de cáncer de mama en distintas fases (catalogados como I, II, o III, según el progreso de la enfermedad), se vio que un mayor consumo de té verde estaba relacionado con un menor riesgo de metástasis en los ganglios linfáticos de mujeres premenopáusicas con cánceres en fases I y II. Se supo también que si las mujeres en estas etapas del cáncer de mama consumían cinco tazas de té verde al día, de manera regular y durante largo tiempo, tenían más posibilidades de una remisión de la enfermedad al cabo de seis meses, cuando se realizó el seguimiento del estudio.

Investigadores de la Universidad de Vanderbilt estudiaron la posible asociación entre el consumo de té verde y el riesgo de sufrir cáncer de colon en 69.710 mujeres chinas, de edades comprendidas entre los 40 y los 70 años. Al inicio del estudio, se pidió a los participantes que indicaran cuanto té verde bebían, y transcurridos dos o tres años se les volvió a preguntar lo mismo. En un período de seguimiento de seis años, 256 mujeres contrajeron cáncer de colon. La conclusión fue ésta: aquellas mujeres que bebieron té verde al menos tres veces por semana durante seis meses tuvieron un 37% menos de riesgo de sufrir ese tipo de cáncer que las que bebieron menos cantidad de té. A mayor consumo de té menor riesgo. Para evitar sufrir cáncer de colon, aconsejo beber una o más tazas diarias de té verde de cultivo ecológico.

Según parece, el té verde funciona en algunos cánceres específicos. Los estudiosos dicen que es posible que proteja contra los cánceres de mama, próstata, laringe, estómago, colon, pulmones, piel, hígado, vejiga y ovarios. Asimismo parece salvaguardar de la leucemia y leucoplasia oral.

En un resumen de recomendaciones, un grupo de investigadores japoneses concluía afirmando que el té verde es potencialmente beneficioso para prevenir el cáncer: «La conclusión a la que hemos llegado es que, actualmente, beber té verde es uno de los métodos más prácticos y disponibles para prevenir el cáncer».

Desintoxicación

Además de secundar la función hepática (el hígado es el mayor órgano depurativo de nuestro organismo), el té verde evita la formación de sustancias cancerígenas. En los tratamientos de desintoxicación, aconsejo utilizar extracto de té verde, o simplemente beber este té de manera regular a fin de que no se forme ese tipo de toxinas en el organismo.

Con gran criterio, los suplementos alimenticios integrales –a menudo denominados «verdes»–, incluyen en su composición extractos de té verde.

Enfermedades cardiovasculares

Parece ser que los franceses beben vino tinto para prevenir las dolencias cardíacas, mientras que los japoneses toman té verde con el mismo propósito. Pero mucha gente no bebe nada que evite ese tipo de enfermedades.

El colesterol es uno de los factores de riesgo que rodean a las cardiopatías. Estudios realizados con animales han demostrado que los polifenoles del té verde, especialmente el denominado galato de epigalocatequina, evitan que el organismo absorba el colesterol procedente de los alimentos. Evitando esa absorción, se reduce el riesgo de sufrir una dolencia cardíaca y también otros tipos de enfermedades del sistema circulatorio que tan estrechamente vinculadas están a unos niveles de colesterol alto.

Un estudio llevado a cabo con 1.371 japoneses determinó que el alto consumo de té verde (más de 10 tazas al día) estaba vinculado a un descenso en el nivel de colesterol total. Esa cantidad de té verde eleva realmente el nivel de HDL, el llamado «colesterol bueno», a la vez que desciende claramente la concentración de LDL, o «colesterol malo». En ese mismo estudio se comprobó que esta bebida reduce asimismo la oxidación del colesterol LDL, la cual está relacionada con el proceso inicial de la aterosclerosis.

Por otra parte, el té verde es un fluidificante sanguíneo natural, propiedad que los médicos chinos aprovechan utilizando extractos de alta potencia de este té (los anticoagulantes contribuyen a disminuir la presión sanguínea alta y reducen el riesgo de sufrir derrames cerebrales).

❧ Pérdida de peso

La mayoría de las personas saben que la cafeína es estimulante, pero no todas saben que este estimulante puede ayudar a perder peso. No abogo por tomar sustancias con cafeína como «medida de urgencia». Los suplementos en sí no constituyen un atajo para perder peso. Sin embargo, algunos estudios preliminares han demostrado que el té verde puede estabilizar el azúcar en sangre, por tanto, de manera indirecta, el té verde puede contribuir a la pérdida de peso evitando que tengan lugar las temidas subidas de insulina. Puesto que ésta no se dispara, el organismo es menos propenso a almacenar un exceso de grasa. Pero, de momento, no estamos seguros de que el té verde pueda realmente evitar esas subidas. Otros estudios preliminares acerca de los extractos de té verde están dando resultados que muestran un efecto beneficioso en el proceso metabólico de las grasas. En dos recientes estudios se ha visto que una bebida con extracto de té verde, acompañada de ejercicio físico, contribuye a la pérdida de grasa abdominal. Aun así, son necesarios más estudios.

☙ Pérdida de piezas dentales

El té verde contiene pequeñas cantidades de flúor, lo cual contribuye a evitar la pérdida de piezas dentales. Diversos estudios realizados en animales y en seres humanos han demostrado que los polifenoles presentes en el té verde evitan la proliferación de las bacterias que causan orificios y placas. En un estudio con humanos, los investigadores vieron que los polifenoles del té verde reducen la placa dentaria, incluso cuando los sujetos del estudio se limitaban a tomar el té verde sin preocuparse de cepillarse o enjuagarse los dientes.

☙ Una buena digestión

Según se lee en el *The Green Tea Book* (El libro del té verde), «el té verde potencia un buen sistema digestivo, modifica el entorno intestinal y hace que en él proliferen las bacterias beneficiosas y desaparezcan las dañinas».

En un estudio japonés se demostró que un extracto especial de té verde mejora el nivel de las bacteria beneficiosas *Lactobacilii* y *Bifidobacteria* en los pacientes de residencias de ancianos; y también se comprobó que disminuye el nivel de cierto tipo de bacterias dañinas.

TOCOTRIENOLES

¿Cuáles son los nutrientes naturales que a la vez de mejorar el nivel de colesterol del organismo reducen la placa que se forma en las arterias? Muchos se sorprenderán al oír la respuesta a esa pregunta: los tocotrienoles.

La vitamina E no es un simple compuesto, sino una familia de ocho estructuras moleculares ligeramente diferentes entre sí y que actúan de manera diferente en el organismo. En la vitamina E existen dos grupos fundamentales: los tocoferoles y los tocotrienoles. Cada uno de ellos se subdividen en cuatro subgrupos: alfa, beta, gamma y delta. En este libro, el capítulo dedicado a la vitamina E (*véase* el término *Vitamina E*) está dedicado fundamentalmente a la familia de los tocoferoles, mientras que aquí hablamos del grupo igualmente importante de los tocotrienoles.

Podemos encontrar tocotrienoles en diversos alimentos. Una fuente rica en ellos, de la que a menudo se extrae el suplemento, es el aceite de palma.

Entre otras fuentes alimentarias se encuentran el salvado de arroz, la cebada, el germen de trigo y el centeno.

Se ha demostrado que los tocotrienoles administrados como suplemento nutritivo aportan diversos beneficios al sistema cardiovascular, como la reducción del nivel de colesterol, la disminución de la placa arterial y la prevención de coágulos sanguíneos.

Los estudios realizados han demostrado, asimismo, que tienen efectos anticancerígenos y protegen la piel de las radiaciones UVA. Al igual que la familia de los tocoferoles, los tocotrienoles tienen extraordinarias propiedades antioxidantes. La fracción delta es la que cuenta con una mayor actividad antioxidante en comparación con los grupos alfa, beta y gamma.

Dosis

En la actualidad no existe ninguna recomendación gubernamental acerca de la ingesta de tocotrienoles. En individuos sanos, la dosis óptima es de 30 a 50 mg diarios. En el caso de las personas enfermas, con aterosclerosis o niveles altos de colesterol, la dosis aconsejada es de 240 a 300 mg diarios.

Los tocotrienoles son liposolubles (se disuelven con las grasas) y la mejor manera de tomarlos es con las comidas, puesto que de este modo se facilita su absorción.

¿Cuáles son sus efectos secundarios?

Los estudios de toxicidad han demostrado que los tocotrienoles son seguros para la salud, producen un efecto reductor del colesterol y una acción fluidificante en la sangre. En el caso de estar tomando medicamentos para el colesterol o para la circulación sanguínea, antes de tomar suplementos combinados con tocotrienoles hay que consultarlo con el médico, y también si se tiene programada una intervención quirúrgica.

TOCOTRIENOLES
El médico naturista lo recomienda para...

❧ Aterosclerosis

Uno de los efectos más extraordinarios de los tocotrienoles es su capacidad de reducir las placas que se forman en las arterias, algo demostrado en un estudio de cuatro años de duración realizado en el Centro médico Elmhurst, en Queens. El estudio se hizo con 50 participantes que presentaban placas en las arterias carótidas (las arterias que conducen la sangre al cerebro). De los pacientes que tomaron 240 mg de tocotrienoles y 60 mg de tocoferoles alfa diariamente, el 88% mostró una estabilización o una auténtica reducción de la placa. De los participantes que tomaron un placebo, un 60% experimentó un empeoramiento de la enfermedad, y tan sólo un 8% estabilización o mejoría. Además de reducir el colesterol y proteger al organismo del deterioro oxidante que produce la formación de placas, los tocotrienoles reducen los triglicéridos, protegiendo de este modo las arterias y el corazón; potencian la dilatación y flexibilidad de las arterias; reducen la aglutinación de las plaquetas, lo cual mejora la circulación sanguínea, y reducen la presión arterial.

❧ Cáncer

Los estudios en vitro y en animales han demostrado que los tocotrienoles tienen efectos anticancerígenos. Así, por ejemplo, inhiben la formación de células cancerosas en las mamas independientemente del nivel de estrógenos.

En los estudios se vio que los tocotrienoles delta son los que tienen un mayor efecto anticancerígeno. Otro estudio con células cancerosas en la próstata demostró la efectividad de estas sustancias. En las investigaciones realizadas con ratas, se demostró que los tocotrienoles alfa y gamma aumentaban la esperanza de vida de los animales con cáncer. Se ha comprobado, asimismo, que los tocotrienoles delta reducen el flujo sanguíneo que alimenta los tumores. Si bien son necesarios más estudios en humanos, parece ser que los tocotrienoles tienen propiedades anticancerígenas.

> **Colesterol alto**
> Los tocotrienoles reducen el nivel del colesterol al disminuir la producción que de esta sustancia hace el hígado. Según un estudio publicado en el *Journal of the American Nutraceutical Association*, los suplementos de tocotrienoles gamma y delta en dosis de 75 a 100 mg diarios durante dos meses reducen los niveles de colesterol total entre un 13 y un 22% y disminuye el colesterol «malo», el LDL, entre un 9 y un 20%. Por otra parte, los tocotrienoles transforman el colesterol LDL en un componente que no produce formación plaquetaria.

TRIGO GERMINADO

Es fácil encontrar barritas de trigo germinado (en tiendas de alimentación natural y supermercados), una forma natural de desintoxicar y reforzar nuestro estado nutricional. De hecho, he hablado con muchas personas que han notado que el consumo regular de este producto afecta favorablemente a su salud, les aporta más energía, una piel más sana, un mejor tránsito intestinal y una mejoría en el sistema inmunológico. El trigo germinado es rico en clorofila. También contiene vitamina A, C, E, K y el complejo B, así como hierro, calcio, magnesio, selenio y aminoácidos.

Dosis

La dosis común es de 30 g diarios de trigo germinado fresco. Para el tratamiento de la colitis ulcerosa, la dosis recomendada es de 100 ml. Este germinado se encuentra también en cápsulas o en polvo en las tiendas de alimentos naturales. Debe tomarse como indica el prospecto.

¿Cuáles son sus efectos naturales?

El zumo de trigo germinado puede producir náuseas. Debe utilizarse con precaución si se están tomando anticoagulantes, ya que el trigo germinado contiene vitamina K.

TRIGO GERMINADO
El médico naturista lo recomienda para...

❧ Colitis ulcerosa

En un estudio, 21 pacientes con colitis ulcerosa activa recibieron, de forma aleatoria, 100 ml de zumo de trigo germinado al día, o bien un placebo, durante un mes. Los investigadores y los médicos observaron las hemorragias rectales y el número de evacuaciones de los pacientes, y se realizó una evaluación sigmoidoscópica para determinar la eficacia del tratamiento. Descubrieron que en los pacientes que tomaron trigo germinado la actividad de la enfermedad descendió significativamente, así como las hemorragias rectales, en comparación con los que tomaron un placebo.

❧ Desintoxicación

Los médicos naturistas utilizan el trigo germinado para contribuir a la desintoxicación del organismo. Los nutrientes de origen natural y los antioxidantes de este producto son, supuestamente, un apoyo a los medios de desintoxicación.

❧ Mal aliento

El rico contenido en clorofila del trigo germinado resulta muy útil para las personas que tienen mal aliento.

TRIPTÓFANO Y 5-HTP

—Está claro que estoy deprimido, y además no duermo bien, lo cual empeora el asunto —me dijo un obrero de la construcción, de 40 años de edad, que vino a verme en busca de un tratamiento natural para su estado depresivo.

—Empezaremos —le dije— con 5-HTP. Esta sustancia es un aminoácido que hará que aumente el nivel de serotonina en los neurotransmisores de su cerebro. El resultado será que se sentirá más relajado y menos deprimido y dormirá mejor. Al mismo tiempo adecuaremos su dieta, con el ejercicio físico y con técnicas de relajación para que no caiga tan fácilmente en la depresión.

El triptófano y su metabolito más activo, el 5-HTP (hidroxitriptófano 5) son dos aminoácidos naturales que desempeñan un papel importante. El triptófano, denominado formalmente triptófano L, es un aminoácido esencial y debe consumirse en la dieta; se trata de uno de los numerosos aminoácidos utilizados para producir proteínas. Se trata, asimismo, de un precursor del neurotransmisor llamado serotonina y de la vitamina B. los huevos son una de las fuentes más ricas en triptófanos. Otros alimentos ricos en este aminoácido son la avena, los mangos, la leche, el pescado, los garbanzos, el queso fresco, el alga espirulina, las semillas de girasol, el chocolate y las aves de corral. Hay quien cree que el sopor que proporciona comer grandes cantidades de pavo se debe al alto contenido en triptófanos que tiene ese alimento. Eso no es cierto, pues el pavo tiene una cantidad de triptófano comparable a la de otras carnes. Lo más probable es que el sopor se deba a todos los hidratos de carbono que acompañan a ese tipo de comilonas, alcohol incluido.

El hígado transforma el 5-HTP en serotonina. Y cruza la barrera hematoencefálica. Según mi experiencia, el 5-HTP actúa con mayor rapidez que el triptófano. Ambos se pueden adquirir sin receta como suplementos nutritivos que son.

Dosis

Para superar la depresión y la ansiedad, la dosis será de 500 a 1.000 mg de triptófano L, tres veces al día con el estómago vacío, o bien 100 mg de 5-HTP, tres veces al día y también con el estómago vacío. Para combatir el insomnio, la dosis será de 1.000 mg de triptófano L antes de irse a dormir, con el estómago vacío, o de 100 a 200 mg de 5-HTP, en las mismas condiciones.

¿Cuáles son sus efectos secundarios?

En 1991, en Estados Unidos se prohibió la venta como suplemento nutritivo debido a una enfermedad relacionada con un lote contaminado procedente de un proveedor japonés. En 2002 volvió a ponerse a la venta sin receta médica. No he encontrado ningún efecto secundario en el triptófano L o el 5-HTP, si bien quizás puedan ocasionar molestias digestivas y cierto sopor.

Ambas sustancias aumentan los niveles de serotonina, por tanto, no deben tomarse junto a antidepresivos, ansiolíticos o antiepilépticos a menos que se haga bajo tutela médica. Se aconseja que los pacientes con síndrome de Down no tomen 5-HTP.

TRIPTÓFANO Y 5-HTP
El médico naturista lo recomienda para...

﷽ Ansiedad
En mis prácticas clínicas he constatado que el HTP es efectivo para pacientes con síntomas de ansiedad.

El 5-HTP es muy útil combinado con técnicas para reducir el estrés, y tratamientos para el desequilibrio hormonal y el nivel bajo de azúcar en sangre. En un pequeño estudio publicado en el *Journal of Affective Disorders* se comprobó que el 5-HTP contribuía realmente a aliviar la ansiedad.

﷽ Control de peso
El 5-HTP es uno de los suplementos que suelo recetar a los pacientes que estoy tratando con obesidad y sobrepeso. En un estudio clínico de doble ciego realizado para el *American Journal of Clinical Nutrition*, se examinó el efecto del 5-HTP en 20 personas obesas. De manera aleatoria se les administró 900 mg diarios de 5-HTP o bien un placebo. En los pacientes que tomaron 5-HTP se observó una pérdida notable de peso. Asimismo, se comprobó en ellos que redujeron la ingesta de hidratos de carbono y demostraron saciarse antes.

﷽ Dejar de fumar
Según el *Journal of Behavioral Medicine*, el triptófano L reduce los síntomas de abstinencia que sufren quienes dejan de fumar.

Depresión

El 5-HTP ha demostrado ser muy efectivo en el tratamiento de la depresión, según diversos estudios. Personalmente, lo utilizo, asimismo, para tratar problemas subyacentes relacionados con la depresión, como traumas, dolores emocionales y desequilibrios hormonales. Hay personas que tienen problemas genéticos que les impiden producir suficiente serotonina, y el 5-HTP contribuye a que el cerebro produzca una mayor cantidad de este importante neurotransmisor. Se ha demostrado también que el 5-HTP ayuda a pacientes con depresiones resistentes a tratamientos de otro tipo.

Fibromialgia

Se cree que el bajo nivel de serotonina es una causa posible de la fibromialgia. La serotonina relaja los músculos. Hay estudios que muestran que el 5-HTP reduce el dolor agudo, la rigidez matutina y los problemas de sueño que sufren los pacientes de esta dolencia.

Insomnio

Aunque no conozco estudios que hayan investigado el 5-HTP y los problemas de sueño, he comprobado su efectividad en pacientes con ellos. El triptófano L parece ser una mejor opción para quienes pueden dormir pero se despiertan al cabo de unas horas. Así, por ejemplo, 1.000 mg de triptófano L antes de ir a dormir es eficaz para las personas que se duermen pero a media noche se despiertan y no pueden volver a conciliar el sueño.

Síndrome de piernas inquietas

Según se cree, la falta de serotonina es una de las posibles casusas del síndrome de piernas inquietas. Varios de mis pacientes con esta dolencia han mejorado tomando de 100 a 200 mg diarios de 5-HTP antes de acostarse.

Trastorno afectivo estacional (TAD)

Curiosamente, según un estudio publicado en el *Journal of Affective Disorders*, el triptófano es tan efectivo como la terapia lumínica a la hora de combatir el TAD.

Trastorno disfórico premenstrual (TDPM)

El TDPM es una dolencia que se caracteriza por la aparición de síntomas de fuerte depresión, irritabilidad y tensión días antes de la menstruación.

Los síntomas son similares a los de la tensión premenstrual (TPM) pero bastante más intensos. Según mi experiencia, las mujeres que sufren esta dolencia la superan equilibrando las hormonas, generalmente con un aumento en el nivel de progesterona. Por otra parte, según un estudio, una dosis de 6.000 mg diarios de triptófano L, disminuye los cambios de humor, la tensión y la irritabilidad en las mujeres que sufren el TDPM.

U

UÑA DE GATO

De vez en cuando he visitado a algún paciente peruano o a alguien que ha viajado a ese país. Cuando he preguntado a esas personas qué pensaban de esa planta medicinal, se les han iluminado los ojos y me han comentado lo popular que es en Perú, donde se la reverencia por sus propiedades medicinales, sobre todo entre las tribus de la Amazonia peruana. La uña de gato, cuyo nombre botánico es *Uncaria tomentosa,* es muy famosa en el pueblo peruano y en el brasileño, y también ha alcanzado una gran fama en Estados Unidos. Crece en la zona amazónica de Perú y en los países vecinos; es una planta trepadora que puede llegar a alcanzar unos 30 metros de altura.

Los curanderos peruanos la utilizan para tratar la artritis, el cáncer, las dolencias hepáticas, las úlceras y otras enfermedades digestivas, así como para problemas cutáneos. Los nativos del lugar emplean también la planta como tratamiento preventivo de enfermedades, y usan su corteza para realizar una decocción, mientras que el extracto de la corteza se usa en Estados Unidos en suplementos con fines terapéuticos. En Austria y Alemania, la uña de gato se utiliza en un extracto normalizado y regulado como producto farmacéutico. Los europeos usan con frecuencia una variedad llamada *Uncaria guianensis*, y ambas especies se emplean en Sudamérica como plantas medicinales. La uña de gato está disponible con receta médica sólo en Europa, y los médicos europeos la emplean para fortalecer el sistema inmunológico de pacientes aquejados de cáncer. La mayor parte de la uña de gato que se comercializa se recolecta silvestre en Perú y Brasil.

Históricamente, la uña de gato la han usado los curanderos de los pueblos sudamericanos para el tratamiento del cáncer. En la década de 1970, ese uso llamó la atención de los investigadores europeos, quienes empezaron a investigar sus propiedades medicinales. Sin embargo, se ha publicado muy poco sobre la utilización de la uña de gato para el tratamiento del cáncer y otras enfermedades. Las reseñas de los diferentes estudios clínicos realizados con la uña de gato señalan que esta planta tiene propiedades inmunológicas y antiinflamatorias. En Brasil se cree que es útil en el tratamiento de los cánceres del sistema urinario.

De esta planta se han podido aislar varias docenas de compuestos. Se sabe que un grupo de ellos, conocidos como alcaloides pentacíclicos, actúa como estimulante del sistema inmunológico. La uña de gato ha demostrado tener efectos antioxidantes, antiinflamatorios, antivíricos, y actuar como armonizadora del sistema inmunológico y de la hipertensión arterial. Los estudios realizados con animales han demostrado, asimismo, que esta planta mejora la fagocitosis, incrementa la actividad de los leucocitos que luchan contra los microbios infecciosos. En términos generales, son necesarios más estudios para investigar más a fondo los efectos beneficiosos de la uña de gato. Las pruebas clínicas realizadas con seres humanos han dado resultados positivos en enfermedades como la artritis reumatoide y la osteoartritis, de lo cual se habla más adelante en este mismo capítulo. Clínicamente, los médicos como yo consideramos que esta planta es de gran utilidad en pacientes que necesitan mejorar su sistema inmunológico y que funciona muy bien como agente antiinflamatorio.

Dosis

Las dosis varían dependiendo de que la uña de gato sea un producto normalizado o no. En cada caso, se deberá consultar el prospecto adjunto y seguir las indicaciones. Por lo general, la dosis para la tintura es una toma de 2 ml dos veces al día, y en el caso de las cápsulas normalizadas las tomas serán las que indique el prospecto.

¿Cuáles son sus efectos secundarios?

La uña de gato está considerada una planta no tóxica. Dado que no hay demasiada información acerca de sus efectos secundarios, su uso no es aconsejable para las embarazadas ni para madres que dan el pecho. Su aplicación en el caso de enfermedades autoinmunes es controvertida; sin embargo, hay un estudio clínico que demuestra sus propiedades beneficiosas para la artritis reumatoide. En este caso lo mejor es tomarla con asesoramiento médico.

UÑA DE GATO
El médico naturista la recomienda para...

❧ Artritis reumatoide
En una prueba aleatoria de 52 semanas, dividida en dos fases, 40 pacientes con artritis reumatoide recibieron sulfasalazina o hidroxicloroquina, además de uña de gato o un placebo. Los investigadores comprobaron que el suplemento de uña de gato beneficiaba a los pacientes. Tras 24 semanas de tratamiento con extracto de uña de gato (la especie *Uncaria tomentosa*), los resultados mostraron una mayor reducción en el número de articulaciones dolorosas en comparación con el grupo del placebo. Sólo se observaron efectos secundarios de escasa importancia.

❧ Cáncer
Los médicos holísticos recetan uña de gato como tratamiento complementario en el caso del cáncer. Se utiliza por sus propiedades beneficiosas sobre el sistema inmunológico. No existen demasiados datos sobre esta aplicación, pero considero que no hay ningún problema si se usa bajo prescripción facultativa.

❧ Enfermedad de Lyme
La uña de gato es un buen suplemento para el tratamiento de la enfermedad de Lyme, causada por una bacteria espiroqueta llamada *Borrelia burgdorferi*. Los médicos hablan de buenos resultados, aunque ignoro si existen estudios formales que lo avalen.

❧ Osteoartritis
En una prueba clínica realizada con 45 pacientes aquejados de osteoartritis en las rodillas se utilizó extracto de uña de gato (la especie *Uncaria guianensis*) y un placebo. Treinta de esas personas tomaron el extracto de la planta y quince un placebo, todas durante cuatro semanas. Se tomó nota de los indicadores sanguíneos tanto al inicio como al final de las cuatro semanas de la prueba. Asimismo, durante las semanas 1.ª, 2.ª y 4.ª se registraron datos y puntuaciones relativos a dolores, datos médicos y efectos secundarios. Los dolores de rodillas asociados a la actividad físi-

ca se redujeron notablemente, y desde la primera semana del tratamiento se observaron mejorías en el grupo de la uña de gato. Los dolores de rodilla en reposo y la inflamación no mejoraron de manera apreciable. Los investigadores no descubrieron efectos nocivos en la sangre o en la función hepática, ni tampoco efectos secundarios en comparación con el grupo del placebo.

V

VALERIANA

Eran varias las razones por las que Steve no podía dormir. Era un abogado de 40 años que trabajaba muchas horas, de manera extenuante y bajo una gran presión; además, le costaba muchísimo relajarse después del trabajo.

Era un individuo con la mente siempre en marcha, lo que, unido a todo lo demás, arruinaba sus patrones de sueño.

Fue prudente y lo consultó con un médico, pero se mostró reacio a aceptar la recomendación que éste le hizo.

—Mi hermana me ha dicho que el Valium puede ser peligroso –reconoció.

No me sorprendió que mencionara uno de los fármacos que con mayor frecuencia se recetan para vencer la ansiedad, pero le tranquilicé rápidamente diciéndole que existían muchas otras opciones.

—Hay muchos tratamientos naturales que se pueden utilizar para la ansiedad y el insomnio. ¿Está yendo a un terapeuta? –le pregunté.

—Sí –me contestó Steve–. Empecé a visitarle la semana pasada.

—Bien, eso le será muy útil. A la vez que va ocupándose de los asuntos emocionales, me gustaría recomendarle un medicamento natural que le ayudará a afrontarlo todo mejor. En una situación como la suya, en primer lugar yo abogo por la valeriana. No tiene efectos secundarios de importancia.

Le comenté, asimismo, que no era lo «peligroso» que el Valium podía ser. Según mi propia experiencia, nadie se había vuelto adicto a la valeriana, mientras que cada día se daban nuevos casos de adicción al Valium.

Al cabo de unos días de venir a mi consulta, Steve me informó de que la valeriana le estaba dando buenos resultados. La estaba tomando cada noche para dormir y había descubierto que también durante el día le ayudaba a mitigar la ansiedad.

De las convulsiones a las neurosis

Los antiguos griegos y romanos utilizaron la valeriana para tratar los dolores menstruales, las convulsiones, los problemas digestivos y también otros problemas de salud cotidianos. En Europa, en el siglo XVI se usaba para vencer la ansiedad y el insomnio, y también se aconsejaba para mejorar las digestiones.

Tras la primera guerra mundial, los médicos la empleaban para superar la llamada «fatiga de combate», un trastorno psicológico de tipo neurótico causado por el estrés y el miedo. Después, durante la segunda guerra mundial, cuando Inglaterra soportaba los intensos bombardeos, los londinenses tomaban valeriana para poder dormir.

En la medicina ayurvédica, la valeriana se usa para tratar la histeria, la neurosis y la epilepsia. En la medicina tradicional china y en la ayurvédica se considera una planta «reconfortante». Los primeros médicos norteamericanos, que constituyeron la llamada medicina ecléctica, aprendieron de los nativos el uso de la valeriana. Hoy en día, esta hierba se expende sin receta en todas las farmacias de Alemania, Francia, Bélgica, Italia y Suiza, países donde los médicos suelen recetar esta planta medicinal.

Viajes con valeriana

Si bien la valeriana tiene su origen en el norte de Asia y en Europa, en la actualidad *Valeriana officinalis* se cultiva en muchas partes del mundo, entre ellas Estados Unidos. Sus raíces y rizomas se recolectan para su uso medicinal.

Existen más de 200 especies de Valeriana que se utilizan para tratar una gran variedad de dolencias, entre las que se encuentran no sólo el insomnio, la ansiedad y el estrés, sino también los dolores, la hipertensión, los dolores menstruales, los espasmos musculares y el estrés relacionado con los trastornos digestivos.

No se sabe a ciencia cierta cómo funciona la valeriana para estimular la relajación. Según una teoría, la valeriana tiene un efecto similar al del Valium pero sin los efectos secundarios de éste, como, por ejemplo, el de afectar a la función mental. Otra teoría sostiene que la valeriana contiene el neurotransmisor GABA, el cual produce un efecto calmante en el cerebro o bien que influye en las concentraciones GABA en este órgano.

Por otra parte, algunos investigadores creen que la valeriana afecta a los niveles de serotonina de manera similar a antidepresivos como el Prozac. Los aceites esenciales de esta planta, los valeopotriates, el ácido valérico y el velerénico son componentes de la valeriana que contribuyen a sus efectos calmantes. Pero en las investigaciones más recientes, los especialistas se han centrado en los efectos del ácido valérico.

Dosis

En el caso de usar la valeriana para el insomnio, se deberá tomar entre 30 y 60 minutos antes de ir a dormir. Para tratar la ansiedad y el estrés, se tomará de dos a cuatro veces al día.

La dosis de tintura recomendada es de 30 a 60 gotas (de 0,5 a 1,0 ml). Si se prefiere tomarla en cápsulas o pastillas, recomiendo una dosis de 300 a 500 mg. Se puede tomar también en té, pero hay quien no soporta en absoluto su sabor.

La valeriana combina bien con la escutelaria, la kava, la melisa y la pasionaria para conseguir relajarse.

¿Cuáles son sus efectos secundarios?

Aunque la valeriana no produce por lo general el «efecto resaca» que suele dar el Valium, hay personas que son sensibles a tomarla y tras hacerlo se sienten un tanto marcados. También he sabido de personas, aunque en número reducido, que se han sentido estimuladas al tomarla y ello les ha causado insomnio y pesadillas.

Según la medicina tradicional china, esas reacciones pueden considerarse totalmente comprensibles. La valeriana es una planta que produce calor, por lo que a las personas que según esta medicina ya tienen una constitución «caliente» puede sobreestimularlas.

Otro número reducido de gente puede sentir molestias digestivas. Si se toma una dosis demasiado alta pueden experimentarse diversos síntomas, como visión borrosa, arritmia cardíaca, dolor de cabeza, náuseas y desasosiego. Lo más probable es que bajando la dosis esos efectos desaparezcan, pero de todos modos hay que evitar tomar dosis altas si se tiene que conducir o accionar algún tipo de maquinaria.

La valeriana no debe combinarse nunca con tranquilizantes ni antidepresivos, y tampoco se debe dejar de tomar esos medicamentos sin consultarlo con el médico. En el caso de estar medicándose, antes de tomar valeriana, sea la dosis que sea, hay que consultarlo con el médico.

VALERIANA
El médico naturista la recomienda para...

◈ Ansiedad y depresión
En un estudio clínico se determinó que la valeriana en combinación con el hipérico tiene un efecto equiparable al del fármaco antidepresivo amitriptilina.

◈ Dolores menstruales
La valeriana se ha utilizado históricamente para aliviar los dolores menstruales. Suele incluirse en las fórmulas herbales para aliviar estos problemas de la menstruación.

◈ Espasmos musculares
Para aliviar los espasmos musculares aconsejo de inmediato tomar valeriana combinada con otras hierbas medicinales.

◈ Estrés
Si bien la valeriana no trata la causa del estrés, lo cierto es que calma el sistema nervioso y, al hacerlo, el paciente puede afrontar mejor y de manera más eficaz las causas subyacentes.

◈ Hipertensión arterial
Me gusta añadir valeriana a los preparados a base de hierbas para tratar la hipertensión a fin de relajar el sistema nervioso. El estrés y la ansiedad desempeñan un papel relevante en la hipertensión de algunas personas.

◈ Insomnio
Considero que la valeriana funciona muy bien en muchas personas que sufren insomnio. Las personas con problemas de sueño debidos a la ansie-

dad y al estrés se benefician tomando esta planta, y se han hecho diversos estudios clínicos que lo confirman.

En un estudio controlado realizado con 121 personas insomnes, los investigadores estudiaron los efectos de 600 mg de valeriana administrados en pastillas. Sin saber si estaban tomando un placebo o bien valeriana, todos los pacientes tomaron durante 28 días una tableta diaria una hora antes de acostarse. Al analizar los resultados, se comprobó que las personas que tomaron valeriana declararon haber mejorado considerablemente de la sensación de no haber descansado por la noche. También manifestaron haber tenido una mejor calidad de sueño que los que tomaron placebo, recordaban mejor los sueños y se sentían menos cansados al día siguiente.

Los efectos secundarios en este estudio fueron insignificantes.

Problemas digestivos

La valeriana puede ser efectiva para las dolencias digestivas asociadas al estrés, como, por ejemplo, el llamado síndrome de colon irritable.

VANADIO

A Paul, un paciente nuevo, le acababan de diagnosticar dos tipos de diabetes.

—¿Qué hay del vanadio? –me preguntó abiertamente.

Su pregunta no me sorprendió lo más mínimo. Habían hablado de él en las noticias. Un familiar se lo comentó, pero no quiso probarlo sin hacer antes sus deberes, así que me vino a ver. De manera rápida le hice un resumen de lo que se sabe de este oligoelemento.

—Los oligoelementos son minerales que el organismo requiere en muy pequeñas cantidades –le expliqué–. Recientemente se han realizado varios estudios sobre el vanadio que han demostrado que ayuda a disminuir el nivel de azúcar en sangre y también el del colesterol.

—¿Podría tomarlo en sustitución del cromo? –me preguntó Paul.

—Yo no se lo aconsejaría. Pero en personas con diabetes, tiene sentido tomar cromo *además de* vanadio. Juntos contribuyen a normalizar el nivel de azúcar en sangre. De hecho, muchos preparados o suplementos nutricionales pensados para ese fin contienen vanadio.

En realidad, y de manera comprensible, el vanadio empezó a utilizarse como suplemento cuando se hizo patente su intervención en el metabolismo del azúcar en sangre y del colesterol. Los estudios con animales muestran que en dosis altas mejora la mineralización de huesos y dientes, añadiendo a estas partes del organismo calcio y otros minerales que mejoran la masa ósea.

Todavía queda mucho por descubrir acerca del papel del vanadio en el organismo. Así, por ejemplo, si bien sabemos que contribuye a disminuir el nivel de azúcar en sangre, todavía está en proceso de investigación cómo sucede.

También se especula acerca del vanadio en sí; según una teoría, este oligoelemento hace que la insulina transporte la glucosa a las células de manera más eficaz.

Pero, sea cual sea el papel exacto del vanadio, los investigadores sostienen que este oligoelemento es probablemente un nutriente esencial para los seres humanos.

El vanadio se encuentra en el marisco, las setas, el eneldo, la pimienta negra, la soja, el maíz y los cereales.

Dosis

En los estudios realizados se ha utilizado una forma de vanadio, el sulfato de vanadilo, que es una sustancia óptima por su absorción. La dosis habitual de sulfato de vanadio es de 300 mg diarios. En cuanto al vanadio elemental, se considera que la dosis diaria segura es de un máximo de 100 mcg.

¿Cuáles son sus efectos secundarios?

No se sabe demasiado acerca de los efectos secundarios del vanadio, y tampoco se han realizado estudios a largo plazo en humanos para investigar esos posibles efectos. En un estudio con sulfato de vanadilo el principal efecto secundario registrado fue el de molestias digestivas. En el caso de estar tomando medicación para tratar la diabetes, es muy importante consultar con el médico especialista antes de empezar a tomar vanadio.

VANADIO
El médico naturista lo recomienda para...

❧ Diabetes de tipo II
Ésta es la única dolencia para la que el vanadio parece ser especialmente efectivo. En los pequeños estudios realizados con vanadio en seres humanos han intervenido pacientes diabéticos no insulinodependientes (diabetes tipo II). El más reciente de ellos se hizo con 16 pacientes con diabetes tipo II a quienes se estudió antes y después de seguir un tratamiento de 6 semanas con sulfato de vanadilo, con tres dosis diferentes (75, 150 y 300 mg). Los signos de problemas de azúcar en sangre disminuyeron de manera significativa en los pacientes que tomaron 150 y 300 mg de sulfato de vanadilo.

VISUALIZACIÓN MENTAL

«Parte del tratamiento que ofrecemos para la ansiedad consiste en imaginarse uno mismo en un lugar bello y agradable, dentro de un entorno tranquilo. Pensemos en un lugar donde hayamos estado antes, cuya atmósfera nos resulte muy relajante. Un par de veces al día, o cuando domine la ansiedad, nos sentamos y nos imaginamos en ese lugar. Respiramos profunda y lentamente y nos vemos a nosotros mismos en ese sitio imaginado como si fuera algo real».

Allison, de 30 años, llevaba tiempo buscando un tratamiento alternativo para su trastorno de ansiedad. Aunque ya había experimentado las limitaciones de los medicamentos farmacéuticos, yo no estaba seguro de que estuviera preparada para aceptar la práctica que le proponía –visualización mental– en respuesta a sus problemas.

Sin embargo, a pesar de su tácito escepticismo, éste desapareció cuando empezó a practicar la técnica que he descrito. Pronto se dio cuenta de que esta técnica le ayudaba a mantener controlada su ansiedad. En los momentos de estrés sentía que volvía la ansiedad. Entonces se retiraba sola a un lugar tranquilo y utilizaba la visualización mental para relajarse y calmarse.

Medicina mental

La visualización mental consiste simplemente en imaginar que algo es como se desea que sea. En el terreno de la salud, la práctica de utilizar la visualización mental ha sido muy bien aceptada. En el ámbito de la oncología —el estudio del cáncer—, salta a la vista que los pacientes de cáncer tienden a vivir más tiempo, y, sin duda, tienen mejor calidad de vida, si se les enseña a practicar con regularidad la visualización mental.

Algunas clínicas oncológicas punteras, como los Cancer Treatment Centers of America, una cadena nacional, ponen a disposición de los pacientes programas de visualización mental. El término que suelen emplear para describir estos programas es «medicina cuerpo-mente» o, en términos más científicos, «psiconeuroinmunología». «Psico» se refiere al pensamiento, a las emociones, al estado de ánimo; «neuro» hace referencia al sistema nervioso; e «inmunología» tiene relación con el sistema inmunológico. Por tanto, «psiconeuroinmunología» significa el efecto de la mente sobre el sistema nervioso y el sistema inmunológico.

Los pensamientos y los sentimientos afectan a la química del sistema nervioso y, en última instancia, a todas las células del organismo, incluido el sistema inmunológico. Los estudios realizados han corroborado lo que se ha creído desde siempre.

En un estudio, los investigadores exploraron los efectos de la visualización mental en la respuesta del sistema inmunológico de diez hombres y diez mujeres que tenían un número reducido de glóbulos blancos, en cuyo caso el cuerpo es más susceptible de contraer una enfermedad. Los pacientes de este estudio padecían una serie de problemas de salud que iban desde el cáncer hasta el sida, pasando por infecciones víricas.

Cuando los pacientes objeto de estudio utilizaron la visualización mental, el recuento de sus glóbulos blancos (la medición de toda mejoría de la salud) experimentó un notable aumento en un período de 90 días.

Una práctica saludable

La visualización mental no sólo beneficia a las personas enfermas. Si puede tener un efecto tan positivo sobre la salud, existen motivos sobrados para recomendarla a personas sanas. La visualización mental puede ser un poderoso método para mantener una buena salud y prevenir enfermedades.

¿Cómo se consigue esto en la práctica? Imaginemos mentalmente el aspecto que deseamos tener y cómo queremos sentirnos. La primera vez que uno intente imaginarlo puede parecerle un mero ejercicio, y quizá se pregunte cómo puede modelar, en última instancia, su salud y vitalidad futuras. Pero repitiéndolo una y otra vez, funciona.

Pude ser testigo de un buen ejemplo de este efecto positivo en el caso de un amigo mío, Jason, al que recomendé la visualización mental. Unos años antes había padecido bronquitis y neumonías repetidamente. Después de que una fuerte neumonía le dejara debilitado y en mal estado, empezó a averiguar si podría utilizar la visualización mental para «superar la crisis». En momentos tranquilos de reflexión, se decía a sí mismo que nunca más volvería a tener neumonía. Visualizó que sus pulmones y su sistema respiratorio eran inmunes a la infección.

Aunque para él no fue más que un experimento, Jason no hizo nada más, físicamente, por mejorar su salud. No empezó a tomar nuevos suplementos, ni cambió su dieta o su tipo de vida. Sin embargo, notó una gran diferencia con sólo cambiar de perspectiva mental. Desde ese día hasta la última vez que le vi –hace poco– no ha vuelto a tener ni neumonía ni bronquitis.

A SU MODO

Cuando uno practica la visualización mental, ha de intentar ser lo más minucioso posible. Por ejemplo, si uno tiene osteoartritis en las rodillas, debe visualizar cómo las células crean cartílago nuevo en las articulaciones de la rodilla. Asimismo, uno puede visualizarse con menos dolor y con mayor movilidad. Si uno padece hipertensión, puede visualizarse en un entorno tranquilo y sereno. Después, imagina que sus vasos sanguíneos se relajan y que disminuye la presión sobre sus paredes.

Al practicar la visualización mental, también es recomendable utilizar los demás sentidos para que las imágenes positivas sean lo más reales posible. Por ejemplo, si uno se imagina relajándose en una playa de Hawai, puede, además, oler el salitre del mar, sentir el calor del sol sobre su piel y oír el ruido de las olas al romper.

Los diferentes especialistas defienden distintas técnicas de visualización mental. Si uno requiere ayuda para aprender esta técnica, puede pedirla a psicólogos, hipnoterapeutas, asesores, curas y médicos especializados en prácticas de visualización mental. Pero también puede intentarlo por sí mismo. Evidentemente, ya sea con ayuda de un especialista o de forma autodidacta, el ejercicio diario de la visualización mental depende sólo de uno mismo. Y cada vez hay más pruebas de que ésta es una de las técnicas más eficaces de curación que conocemos.

VITAMINA A

—¿Qué más puedo hacer para curarme esta bronquitis? Las hierbas que estoy tomando no funcionan –me dijo Simon, un paciente de 29 años de edad.

—Sí, vamos a probar con un poco de vitamina A. Tómese 1,25 mg durante dos días y veremos cómo le va.

Unos días después, Simon me llamó para decirme que se encontraba mucho mejor. «Según parece, la vitamina A funciona bien».

A menudo he visto notables mejorías con la vitamina A, especialmente en el caso de las infecciones del sistema respiratorio, por eso estoy muy de acuerdo en que a esta vitamina se le dé el título de «vitamina antiinfecciosa».

La vitamina A, llamada también retinol, es importante para el crecimiento y el desarrollo normal del organismo. Mejora la vista y aporta beneficios al sistema inmunológico. Yo recomiendo esta vitamina para mejorar el tejido epitelial, el cual forma las membranas mucosas, el revestimiento del aparato digestivo y de los pulmones, el sistema urinario, la vagina y la piel. Y además tiene una importante actividad antioxidante.

La vitamina A contribuye, asimismo, al buen estado del cerebro y del sistema nervioso. Los investigadores han descubierto también que es vital para el aprendizaje infantil. Este dato es muy importante e implica a la población mundial, ya que se estima que 190 millones de niños en todo el mundo sufren una carencia de vitamina A.

Conseguir toda la vitamina A posible

Entre los alimentos que contienen vitamina A se encuentran el hígado de ternera, las guindillas, las zanahorias, los boniatos, el perejil, la col rizada, las espinacas, los mangos, el brócoli y la calabaza. La leche y la mantequilla también son fuente de vitamina A.

Los carotenoides, como el betacaroteno, que se encuentran en algunos alimentos se transforman en vitamina A, de modo que todas las frutas y verduras de color amarillo anaranjado, al igual que las hojas de color verde oscuro de muchos vegetales son potencialmente una buena fuente de vitamina A.

Dosis diaria recomendada

De 0 a 6 meses: 2.000 U.I. o 400 mcg
De 6 a 12 meses: 2.000 U.I. o 400 mcg
De 1 a 3 años: 2.000 U.I. o 400 mcg
De 4 a 6 años: 2.500 U.I. o 500 mcg
De 7 a 10 años: 3.500 U.I. o 700 mcg
De 11 a 18 años: 4.000 U.I. o 800 mcg
A partir 18 años: (hombres):5.000 U.I. o 1.000
A partir 18 años: (mujeres): 4.000 U.I. o 800 mcg
Mujeres embarazadas y que amamantan: 4.000 U.I. o 800 mcg

Una carencia grave de vitamina A puede causar una gran variedad de problemas de salud, desde inflamaciones oculares a la ceguera, problemas de crecimiento, pérdida de peso, mala formación ósea y de dientes y propensión a las infecciones. Y si bien en algunos países, pongamos por ejemplo, la mayoría de la gente tiene acceso a abundantes alimentos que contienen vitamina A, hay personas con deficiencia porque sus organismos no absorben los nutrientes adecuadamente o bien porque siguen dietas bajas en grasas.

La vitamina A es especialmente importante para el crecimiento y el desarrollo, y también para un adecuado funcionamiento del sistema inmunológico infantil. Los suplementos de vitamina A están vinculados a una notable reducción de la mortalidad infantil; así, cuando se administre a niños desnutridos, la vitamina A salva literalmente vidas.

Dosis

Los suplementos multivitamínicos suelen contener vitamina A o betacarotenos en cantidades de 1.500 a 5.000 U.I. (si se trata de betacarotenos, éstos se convierten en vitamina A una vez ingeridos. Son eficaces como medida preventiva.

En el caso del tratamiento de dolencias específicas, las dosis requeridas serán más elevadas.

Así, por ejemplo, para tratar a corto plazo una infección respiratoria, la dosis generalmente recomendada es de 50.000 U.I.

No recomiendo tomar dosis más altas a menos que sea con la supervisión de un médico nutricionista. Es muy importante no tomar dosis muy altas durante un período largo de tiempo.

Para una mejor absorción es aconsejable tomar la vitamina A con las comidas.

¿Cuáles son sus efectos secundarios?

La vitamina A es liposoluble (soluble en grasa) y se deposita en los tejidos. Si se toman grandes cantidades durante un tiempo prolongado puede ser tóxica.

Una sobredosis de vitamina A puede dar lugar a vómitos, dolor articular, dolor abdominal, deformaciones óseas, sequedad, piel cuarteada, dolor de cabeza, gingivitis, irritabilidad y cansancio. Los síntomas desaparecen cuando se deja de tomar el suplemento.

La tolerancia a altas dosis de vitamina A varía según el individuo. En un adulto, la ingesta de una dosis superior a 50.000 U.I. durante meses o años puede ser tóxica.

Si se están tomando dosis superiores a las recomendadas, aconsejo consultarlo con un médico.

Las embarazadas deben ser especialmente cuidadosas, ya que si se toman dosis elevadas de vitamina A, ésta puede ocasionar diversos daños al feto. Se recomienda que las embarazadas tomen dosis inferiores a 5.000 U.I.

Las personas con enfermedades hepáticas, como cirrosis o hepatitis, deben ser precavidas a la hora de tomar vitamina A, pues puede aumentar el nivel de toxicidad en el organismo.

Los niños pueden tomar con total seguridad las dosis contenidas en los suplementos multivitamínicos, si bien no deben tomar suplementos de vitamina A durante un tiempo prolongado si no es bajo prescripción médica.

VITAMINA A
El médico naturista la recomienda para...

❧ Acné
Para combatir el acné pueden ser efectivas dosis altas de vitamina A, pero deben tomarse solamente bajo la supervisión de un médico nutricionista. Si se toman otros suplementos, como vitamina E, zinc y selenio, es posible tomar dosis inferiores de vitamina A, de manera que los efectos secundarios no constituyen ningún problema.

El fármaco llamado Accutane no es otra cosa que una versión sintética de vitamina A.

❧ Ceguera nocturna
El problema de la ceguera nocturna puede estar relacionado con una carencia de vitamina A. Generalmente, a las personas con este problema, suelo recomendarles una combinación de zinc y vitamina A en una proporción de 5.000 a 10.000 U.I. de vitamina A y 50 mg de zinc al día.

❧ Infecciones del sistema respiratorio
He experimentado muy buenos resultados en pacientes con infecciones del sistema respiratorio, como bronquitis y neumonía, a los que les he recetado esta vitamina. En las infecciones de tipo viral, la vitamina A contribuye a mejorar notablemente la función inmunitaria.

❧ Sequedad ocular
Los médicos naturistas consideran que la vitamina A en gotas alivia la sequedad ocular. Se puede consultar en las farmacias.

❧ Sida
Los enfermos de sida pueden beneficiarse de los suplementos de vitamina A. Según un estudio clínico, la carencia de vitamina A está vinculada a un gran número de personas con VIH positivo. Según los investigadores, la vitamina A mejora la función inmunitaria al elevar la concentración de células T-CD4.

VITAMINA C

—Invierno de nuevo, no quiero ni imaginarme cuántos resfriados y gripes pillarán Jeremy y Tom. –La que así hablaba era Samantha, madre de dos críos de primaria.

—¿Se resfrían mucho en invierno? –le pregunté.

—Pues sí, se enferman una semana tras otra –contestó Samantha.

—¿Por qué no les da a cada uno una dosis suplementaria de vitamina C? Ya sé que les da usted un suplemento multivitamínico, pero sé por experiencia que una cantidad algo mayor de vitamina C –de 100 a 200 mg– supone una gran diferencia a la hora de reducir las infecciones de los niños en esta época del año. A los críos les encanta la vitamina C masticable, pero asegúrese de que se laven bien la boca después para que la acidez no les estropee las encías ni el esmalte de los dientes.

También les aconsejé que tomaran vitamina C a ella y a su marido.

—Ustedes pueden tomar unos 500 mg al día, no les hará daño y les servirá también de ayuda.

Al cabo de cinco meses, Samantha me comentó que los niños habían tenido bastantes menos resfriados que otros inviernos, y que ella había tenido menos episodios de sinusitis desde que tomaba vitamina C.

La C de cambio

La vitamina C (ácido ascórbico) es uno de los suplementos vitamínicos que más se utilizan en todo el mundo. Curiosamente, si bien muchos animales fabrican su propia vitamina C, los humanos tenemos que conseguirla a través de los alimentos de nuestra dieta o de los suplementos que se producen.

Un gran número de animales posee una enzima que transforma la glucosa en vitamina C. Las cabras, por ejemplo, llegan a producir unos 13.000 mg al día. Sin embargo, lamentablemente, hay unos cuantos animales que carecen de esa habilidad, entre ellos los humanos, las cobayas, un tipo de murciélago procedente de la India y un pájaro cantor llamado bulbul cafre *(Pycnonotus cafer)*.

Antes de descubrir la vitamina C, los seres humanos contraían muchas enfermedades. La carencia grave de vitamina C causaba una enfermedad llamada escorbuto, que acababa con aquellos que no tenían acceso

FUENTES DE VITAMINA C

La vitamina C se encuentra principalmente en alimentos vegetales, sobre todo en frutas y hortalizas. Los cítricos, los tomates, los pimientos, las verduras de hojas de color verde oscuro, el brócoli, la col rizada, las fresas y las patatas son alimentos ricos en vitamina C.

Ingesta dietética de referencia

De 0 a 12 meses: 40 a 50 mg
De 1 a 10 años: 20 a 25 mg
De 11 a 18 años: 45 a 75 mg
De 18 años en adelante: 75 a 90 mg o más
Embarazadas y madres en período de lactancia: 45 mg o más
Nota: los fumadores deberían añadir 35 mg de su IDR.

Aunque uno nunca tendrá déficit de vitamina C si alcanza estos niveles mínimos, es posible que para optimizar su estado de salud necesite cantidades mayores. Por ejemplo, si se está expuesto a sustancias contaminantes ambientales o ya ha contraído una enfermedad que requiere dosis suplementarias de vitamina C –como cardiopatía, artritis, cataratas o cáncer–, conviene que tome más. La vitamina C no es tóxica y es muy segura para las personas, que pueden resultar muy beneficiadas con la ingesta de dosis más altas.

a las frutas y verduras (las mejores fuentes de vitamina C). Antaño, los marineros, que en sus largos viajes pasaban meses sin tomar alimentos frescos, solían sufrir hemorragias en la piel y en las encías, debilidad en los huesos, mala cicatrización de las heridas, propensión a las infecciones y depresión. Gran parte de las muertes que acaecían en los barcos se atribuían al escorbuto, antes incluso de que se supiera la causa.

Nada menos que en 1227 un explorador conocido como Gilbertus de Aguila ya recomendaba a los marineros que abastecieran los navíos de fruta y verdura para los viajes a fin de evitar el escorbuto. Pero el consejo caía en saco roto hasta que, a mediados del siglo xviii, un médico inglés llamado James Lind llevó a cabo un experimento y descubrió que los marineros que tomaban naranjas y limones lograban paliar los efectos del escorbuto.

Finalmente, en 1928, Albert Szent Gyorgi aisló la vitamina C a partir del pimiento rojo, por lo que fue galardonado en 1937 con el premio Nobel de medicina.

A día de hoy se siguen descubriendo nuevas propiedades de la vitamina C.

Cómo funciona

La vitamina C es un importante antioxidante soluble en agua que protege las células y el colesterol de la oxidación. Esta vitamina ayuda a regenerar la vitamina E en el organismo y es uno de los pocos suplementos que aumenta el nivel de glutatión, otro de los potentes antioxidantes del organismo.

También ayuda a prevenir el envejecimiento prematuro de la piel, la formación de cataratas, y muchas otras dolencias relacionadas con deterioro que producen los radicales libres.

La vitamina C es, asimismo, vital para ayudar al hígado a desintoxicar el organismo, lo que hace actuando como antioxidante e incrementando los niveles de glutatión.

Al igual que muchos antioxidantes, esta vitamina es importante para reducir el riesgo de sufrir dolencias cardíacas. La vitamina C evita la oxidación del colesterol, uno de los principales factores causantes de la aterosclerosis. Es requerida también para la producción de colágeno, un tipo de proteína que forma el tejido conjuntivo que une toda la piel del organismo. El colágeno es un componente esencial de cartílagos, tendones, ligamentos, huesos y vasos sanguíneos.

La vitamina C endurece los capilares y es muy útil para aquellas personas a quienes les aparecen hematomas con mucha facilidad.

El sistema inmunológico requiere vitamina C para funcionar correctamente. El fallecido doctor Linus Pauling fomentaba el uso de la vitamina C para curar el resfriado común, y estudios posteriores han determinado que efectivamente ayuda a prevenir el resfriado común y también hace que sea más leve y menos duradero.

La vitamina C se concentra en los glóbulos blancos o leucocitos, componentes vitales del sistema inmunológico. Esta vitamina incrementa la actividad de los leucocitos y mejora la respuesta de los anticuerpos, es decir, la manera en que estas células se defienden de las invasiones microbianas. Entre otras de sus propiedades está aumentar el interferón, una sustancia química que produce el organismo y que éste requiere para fabricar hormonas protectoras y para luchar contra el cáncer.

Dosis

En la vitamina C la dosis depende de cada persona. Quien come regularmente frutas y verduras por lo general no requiere tomar ningún suplemento de esta vitamina. La dosis general recomendada en adultos es de 500 mg diarios.

A las personas con enfermedades como cáncer, diabetes, inmunodeficiencia y cataratas se les aconseja una dosis mucho más elevada. En cuanto a infecciones agudas, como, por ejemplo, un resfriado común, la dosis puede ser de 500 a 1.000 mg cada dos o tres horas. La mayoría de la gente puede tomar 2.000 mg diarios de vitamina C sin sufrir efectos secundarios. En el caso de enfermedades graves, como el cáncer o la hepatitis, los médicos a veces optan por administrar al paciente la vitamina por vía intravenosa.

Lo mejor es tomar esta vitamina en dosis repartidas a lo largo del día.

La vitamina C funciona de manera sinérgica con otros antioxidantes, como, por ejemplo, la vitamina E. Así pues, tiene sentido tomarla en fórmulas antioxidantes o multivitamínicas.

La vitamina C se puede obtener en cápsulas, cristales, polvo o en pastillas. La mayoría de la gente toma simplemente ácido ascórbico; sin embargo, la combinación de vitamina C con diversos flavonoides es más efectiva, siempre, claro está, que haya una adecuada cantidad de estos últimos. Por ejemplo una mezcla adecuada que potencia los efectos de la vitamina C es de 250 a 500 mg de un complejo de flavonoides y 500 mg de vitamina C.

Hay personas que son un tanto sensibles a esta vitamina, su acidez les produce ardor de estómago o molestias, se trata de un problema que afecta a quienes, por lo general, no toleran bien los zumos cítricos. En este caso recomiendo una solución tampón de vitamina C (solución que resiste cambios del pH); en ella, la acidez se reduce al combinarse con calcio, potasio, sodio o magnesio con ascorbato. El ascorbato de calcio es quizás la mejor forma no ácida de vitamina C (otra opción es utilizar la forma Ester-C, aunque es más cara).

En la actualidad también pueden adquirirse cremas cutáneas y sueros líquidos de uso tópico con vitamina C. Son productos que combaten las arrugas, siendo los más adecuados los que contienen un 5 % de vitamina C.

¿Cuáles son sus efectos secundarios?

La vitamina C no es tóxica, pero si se ingiere una cantidad excesiva puede provocar diarreas y molestias digestivas, síntomas que cesan al reducir la dosis.

Cuando es preciso tomar dosis altas de vitamina C, lo más adecuado es ir incrementando las dosis día a día. De este modo, uno sabrá que ha alcanzado el máximo nivel de tolerancia cuando empieza a tener diarreas. De suceder eso, se reducirá la dosis a un nivel más tolerable. La diarrea cesará de inmediato, es lo que se conoce como «tolerancia intestinal».

Ha habido ciertas disquisiciones sobre si las dosis altas de vitamina C producían o no cálculos renales, pero según parece es una creencia injustificada. En realidad, un estudio clínico demostró que los hombres que consumían 1.500 mg diarios eran menos propensos a tener piedras en el riñón que los que consumían menos de 250 mg. Los oxalatos urinarios (sales minerales que contribuyen a la formación de cálculos) no aumentan a menos que se tomen más de 4.000 mg al día, lo cual sería una dosis extraordinariamente alta.

VITAMINA C
El médico naturista la recomienda para...

Alergias y asma
Si se es alérgico a la polución ambiental es muy probable desarrollar asma. La vitamina C actúa reduciendo la respuesta alergénica, si bien

creo que actúa todavía mejor combinada con otros antioxidantes. Las personas asmáticas son más propensas a sufrir infecciones respiratorias, si bien ese riesgo puede minimizarse ayudando al sistema inmunológico con vitamina C. Todos los enfermos asmáticos, niños incluidos, deberían tomar vitamina C y suplementos antioxidantes.

En una prueba clínica se administró a personas asmáticas 1.000 mg de vitamina C durante 14 semanas, comparándose su evolución con otros asmáticos que tomaban un placebo. Quienes tomaron vitamina C tuvieron un 73% menos de ataques de asma que los que tomaron el placebo. Adicionalmente, los ataques asmáticos de quienes tomaron vitamina C fueron menos duros que los que experimentaron quienes tomaron el placebo.

En otro estudio, éste realizado en Italia, se analizaron las dietas y la salud respiratoria de 19.000 niños de edades comprendidas entre los 6 y los 7 años. Los niños que tomaron más frutas ricas en vitamina C eran un 36% menos propensos a experimentar el ahogo asmático.

～ Arrugas

Nuevas investigaciones muestran que las cremas con vitamina C ayudan a reducir las arrugas. En Inglaterra, diversos investigadores dirigieron el primer estudio dedicado a examinar la relación entre la ingesta de nutrientes y el envejecimiento de la piel. El estudio se realizó con más de 4.000 mujeres de edades comprendidas entre los 40 y los 74 años. Los investigadores comprobaron que las mujeres que siguen una dieta alta en vitamina C eran un 11% menos propensas a tener arrugas y un 7% menos a tener la piel seca como consecuencia de la edad, todo ello comparado con mujeres que seguían una dieta baja en vitamina C. Asimismo se asoció una mayor ingesta de ácido linoleico (ácido graso poliinsaturado presente en muchos aceites vegetales) con una probabilidad menor de piel seca y de adelgazamiento de la misma (en un 25 y un 22%, respectivamente).

～ Artritis

La vitamina C tiene propiedades antiinflamatorias naturales y éstas la hacen eficaz para tratar todos los tipos de artritis. Es necesaria para la producción de cartílago y evita el deterioro de las articulaciones gracias a su efecto antioxidante. Personalmente, considero que es más eficaz cuando se utiliza formando parte de una fórmula antioxidante o bien de un suplemento nutricional antiartrítico.

❧ Aterosclerosis

Está demostrado que los suplementos de vitamina C reducen el riesgo de sufrir aterosclerosis y la enfermedad arterial periférica.

❧ Cálculos biliares

Cada vez son más los estudios clínicos que muestran que la vitamina C reduce el riesgo de desarrollar cálculos biliares. Se sabe que esta vitamina activa una enzima que descompone el colesterol en ácidos biliares, algo muy significativo, ya que los cálculos se producen cuando la sangre está altamente saturada de colesterol.

En un estudio clínico realizado con más de 13.000 mujeres, los especialistas descubrieron que quienes consumían cantidades más elevadas de vitamina C tenían un 39% menos de posibilidades de desarrollar este tipo de cálculos.

❧ Cáncer

Existen muchos ensayos clínicos que demuestran que una dieta rica en vitamina C actúa como protectora de diferentes tipos de cáncer. La vitamina C evita el deterioro del material genético celular, de su ADN. Este efecto es muy significativo, pues los investigadores creen que el deterioro del ADN es una de las causas desencadenantes del cáncer.

La vitamina C también contribuye al buen funcionamiento de los linfocitos y de las células inmunitarias, lo que se traduce en controlar las células cancerosas. Por otra parte, es un componente muy importante en la desintoxicación general del organismo, ya que cuando el hígado y otros órganos del cuerpo se desintoxican, el cuerpo metaboliza o «quema» algunas de las sustancias químicas que provocan el cáncer y después las excreta.

Muchos médicos nutricionistas recomiendan, al igual que yo, alimentos ricos en esta vitamina, así como suplementos de la misma e incluso tratamientos intravenosos.

❧ Cardiopatías

Numerosos estudios avalan que la vitamina C reduce el riesgo de sufrir enfermedades cardiovasculares. Esta vitamina evita la oxidación del colesterol LDL y de las lipoproteínas, oxidaciones que a menudo son precursoras de una aterosclerosis o «endurecimiento de las arterias». La vitamina C también aumenta el colesterol HDL, o el colesterol «bueno».

Un alto nivel de vitamina C se asocia a una presión arterial baja. Dado que la hipertensión arterial es uno de los mayores riesgos de sufrir un infarto, cuanto más se pueda bajar, mejor.

La vitamina C fortalece el colágeno de las paredes arteriales, lo que significa que éstas se tornan más sólidas y se deterioran menos. (La concentración de colesterol es peor –y mayor el peligro de que se forme un coágulo– en las zonas donde las paredes arteriales están dañadas).

En un estudio clínico realizado en la Universidad de California en Los Ángeles (UCLA), los investigadores descubrieron que los individuos que tomaban 300 mg diarios de vitamina C tenían un 45% menos riesgo de sufrir cardiopatías que los que tomaban tan sólo 49 mg diarios. En este estudio, publicado en 1997 en el *Journal of the American Association*, se buscó en primer lugar los efectos en las arterias de alimentos altos en grasas a corto plazo. En algunos estudios se comprobó que las personas sanas que tomaban alimentos muy grasos y un suplemento de vitamina C de 1.000 mg y 800 U.I. de vitamina E no mostraban efectos perniciosos en el flujo sanguíneo arterial. En cambio, quienes tomaron un menú alto en grasas pero *ningún suplemento* presentaban un flujo sanguíneo afectado a las 2 horas de haber ingerido esa comida.

Cataratas

La vitamina C es muy importante para prevenir la formación de cataratas; actúa evitando la oxidación de las lentes del ojo y el proceso de oxidación que contribuye a crear esta dolencia ocular.

Degeneración macular asociada a la edad

Se ha comprobado que tomar 500 mg de vitamina C junto a 80 mg de zinc, 400 U.I. de vitamina E, y 15 mg de betacaroteno al día reduce un 27% el riesgo de pérdida de agudeza visual y un 25% el riesgo de progresión de la degeneración macular en pacientes con esta dolencia ya avanzada.

Diabetes

La vitamina C y la glucosa compiten por llegar a las células, y acostumbra a ganar la glucosa.

Por consiguiente, los diabéticos suelen tener deficiencia de vitamina C. Cuando se tiene diabetes hay que tomar alimentos ricos en vitamina C, y quizás también algún suplemento de la misma para evitar complicaciones como malas cicatrizaciones, magulladuras y un nivel alto de colesterol. Así pues, a un diabético yo le aconsejaría que tomara como mínimo una dosis diaria de 500 mg de vitamina C, dos veces al día.

Estrés
La vitamina C es uno de los nutrientes más importantes para luchar contra el estrés, ya que no sólo actúa como antioxidante y mejora el sistema inmunológico sino que además contribuye a la producción de las hormonas del estrés por parte de las glándulas adrenales.

Gingivitis
La inflamación de encías y el sangrado de las mismas son indicativos de una posible carencia de vitamina C. Los suplementos de esta vitamina ayudan a mejorar esas dolencias.

Glaucoma
Esta enfermedad se caracteriza por el aumento de la presión intraocular. La vitamina C es uno de los suplementos nutricionales que contribuyen a que la presión descienda.

Hepatitis
Los médicos naturistas suelen recomendar vitamina C a las personas que sufren hepatitis, especialmente las de tipo B y C. Esta vitamina activa los glóbulos blancos del sistema inmunológico, lo cual mantiene bajo control el virus de la hepatitis.

Heridas
Considero que las heridas cutáneas, como cortes, quemaduras e incluso úlceras, se curan más rápidamente cuando se toma un suplemento de vitamina C.

Infecciones
La vitamina C se utiliza como tratamiento complementario para tratar un gran número de infecciones, ya que secunda el funcionamiento normal de los glóbulos blancos o linfocitos.

Infertilidad masculina

La vitamina C actúa contra el deterioro del ADN del esperma y evita que se aglutinen las células del mismo. En un estudio se examinó a un grupo de hombres infértiles a consecuencia de esa aglutinación espermática. A algunos de ellos se les administraron 500 mg de vitamina C dos veces al día. Al cabo de tres semanas, los investigadores comprobaron que la aglutinación se había reducido, y, por consiguiente, aumentó el número de células normales.

También apareció otro interesante resultado: se produjeron algunos embarazos en las parejas de los participantes que tomaron vitamina C durante dos meses. En el grupo que no tomó vitamina C no se dio ningún caso de embarazo en sus compañeras.

Osteoporosis

La vitamina C es necesaria para una buena salud ósea; se trata de una de las numerosas vitaminas necesarias para evitar y tratar la osteoporosis, así como para tratar las fracturas.

Problemas en el embarazo

Según parece, la vitamina C es uno de los nutrientes vitales para evitar la preeclampsia, una complicación del embarazo que puede ser fatal para la madre y también para el feto.

Quemaduras solares

Como antioxidante que es, la vitamina C ayuda a retrasar algunos de los efectos nocivos de los rayos ultravioleta. Es eficaz usada tanto tópica como oralmente.

Resfriado común

Existen muchos estudios que confirman que la vitamina C reduce la duración y severidad del resfriado común. Científicos australianos y finlandeses analizaron un total de 30 estudios clínicos, en los que participaron un total de 11.350 voluntarios, para determinar los efectos de una ingesta diaria de 200 mg o más de vitamina C de cara a la prevención y el tratamiento de los resfriados. En el conjunto de la población, la vitamina C no reduce el riesgo de tener un catarro. En los estudios, sin embargo, las personas que se contagiaron mientras tomaban esta vitamina experimentaron una ligera reducción respecto a la severidad y duración de la dolencia en comparación con quienes tomaron sólo un placebo. En cuanto a los deportistas participantes, como esquiadores y maratonistas, soldados, y otras profesiones expuestas a un importante estrés físico o a las inclemencias de un clima frío, se vio que los que tomaron vitamina C contrajeron un 50% menos de resfriados.

Según una revisión previa de 21 pruebas clínicas controladas en las que se utilizaron dosis de 1 a 8 g de vitamina C, la duración de los episodios y la severidad de los síntomas se redujeron en aproximadamente un 23% entre los participantes que tomaron la vitamina.

Considero que funciona mucho mejor cuando la vitamina se toma nada más aparecer los primeros síntomas del resfriado y se siguen las dosis sistemáticamente durante las 48 horas siguientes.

VITAMINA D

La vitamina D era conocida como un nutriente que reforzaba la absorción del calcio y colaboraba en la formación de la masa ósea. Actualmente se ha convertido en un nutriente estrella incluso en el campo de la medicina convencional.

¿Por qué ahora se considera de manera tan generalizada que la vitamina D es un suplemento necesario? La respuesta es simple: existen miles de estudios publicados en las más importantes revistas médicas que demuestran que la carencia de esta vitamina es un gran riesgo en muchos ámbitos de la salud (desde osteoporosis a cardiopatías, artritis y problemas de salud mental a diabetes y más de 17 tipos de cánceres). Tomemos como ejemplo un estudio publicado en *Archives of Internal Medicine* en el que se puso de relieve que 3 de cada 4 norteamericanos no tomaban la dosis necesaria de vitamina D, algo especialmente problemático entre los negros no hispanos (97%) y los mexico-americanos (90%), según datos de análisis efectuados por los investigadores del National Health and Nutrition Examination Survey (Programa de estudios para evaluar la salud y el estado nutricional de los norteamericanos).

En el lugar donde ejerzo mi profesión, en el soleado San Diego, resulta sorprendente ver cómo muchos de mis pacientes tienen un nivel bajo de vitamina D. La genética juega un papel destacado en lo referente a cuánta exposición al sol necesita una persona para fabricar su propia vitamina D.

Los cambios genéticos intervienen en la manera en que los individuos utilizamos esta vitamina. Según un estudio publicado en *Metabolism,* un 35 % de norteamericanos tienen una variación genética (llamada VDRbb) que limita la capacidad de utilizar la vitamina D. Y un dato sorprendente es que esta vitamina regula más de 2.000 genes del cuerpo humano.

Los bajos niveles de vitamina D no se dan tan sólo en los países nórdicos, que durante el invierno se ven privados de sol. Según un nuevo estudio, una cuarta parte de los adultos que viven en la soleada Arizona tienen un déficit de vitamina D.

Las personas obesas son más propensas a tener estados carenciales de vitamina D, así como los niños que no reciben la luz solar.

TIPOS DE VITAMINA D

Existen tres tipos diferentes de vitamina D:

∾ Colecalciferol (Vitamina D_3)
El colecalciferol es la forma natural de la vitamina D, y se produce cuando la piel entra en contacto con la luz solar. Se puede obtener como suplemento.

∾ Calcidiol 25(OH)D_3 o 25D_3
El calcidiol es una prohormona presente en la sangre que se crea en el hígado a partir del colecalciferol (vitamina D_3). Para determinar el déficit de vitamina D en el organismo se mide la cantidad de calcidiol en sangre, lo que se conoce como nivel de 25-hidroxyvitamina D.

∾ Calcitriol (1,25 (OH)2D_3 o 1,25D_3)
El calcitriol (1,25-Dihidroxivitamina D) se produce en ambos riñones y otros tejidos a partir del calcidiol. Se deriva también del colecalciferol (vitamina D_3) y se conoce como la forma activa de la vitamina D_3. Tiene importantes propiedades anticancerígenas. También se le define como parte activa de la vitamina D.

FUENTES DE VITAMINA D

Las personas pueden tener deficiencia de vitamina D si su alimentación es inadecuada. Los vegetarianos estrictos pueden ser más propensos a este déficit.

Una serie de pescados de distintas especies son fuentes alimenticias particularmente buenas de vitamina D, como el salón, el arenque, la caballa y las sardinas.

Otras fuentes son la mantequilla, la yema de huevo y la leche enriquecida con vitamina D. La mayoría de fuentes vegetales tienen un bajo contenido de vitamina D, pero se puede conseguir cierta cantidad comiendo setas y vegetales de hoja de color verde oscuro.

Se recomienda exponerse a la radiación solar directa cada día durante quince minutos. Téngase en cuenta que las cremas solares impiden que los rayos ultravioleta activen la síntesis de vitamina D.

Existe un amplio consenso de que la ingesta diaria de referencia (IDR) para niños y adultos es totalmente insuficiente para prevenir la carencia de vitamina D. La mayoría de niños deberían tomar un suplemento de 1.000 U.I. de vitamina D cada día, y los adolescentes y adultos de hasta 2.000 U.I. Por supuesto, la exposición al sol influye en la cantidad que requiere cada persona, pero esta dosis suplementaria recomendada suele ser segura y eficaz. Un simple análisis de sangre permite saber si uno tiene deficiencia o si el suplemento de vitamina D que toma es suficiente.

Ingesta diaria de referencia

De 0 a 6 meses: 400 U.I. o 10 mcg
De 6 a 12 meses: 400 U.I. o 10 mcg
De 1 a 3 años: 400 U.I. o 10 mcg
De 4 a 6 años: 400 U.I. o 10 mcg
De 7 a 10 años: 400 U.I. o 10 mcg
De 11 a 18 años: 400 U.I. o 10 mcg
De 18 años en adelante (hombres): 400 U.I. o 10 mcg
Embarazadas y madres en período de lactancia: 200 U.I. o 5 mcg o más

Luz solar

Necesitamos la luz solar. Como he mencionado anteriormente, la luz solar es clave para que el organismo fabrique vitamina D. Mientras estamos tomando el sol nuestra piel enrojece, estamos fabricando de 10.000 a 50.000 unidades de colecalciferol. ¿Qué sucede cuando tenemos un exceso de vitamina D procedente del sol? Nuestros cuerpos están diseñados de tal modo que al llegar a unas 20.000 unidades de producción de vitamina D, la luz ultravioleta procedente del sol empieza a degradar el colecalciferol. Esto hace que el nivel de la vitamina se mantenga y evita que el organismo se intoxique debido a un exceso de la misma.

Debido a los cristales bloqueadores de los rayos ultravioleta, de las pantallas solares, y de que nos cubrimos todo el cuerpo por miedo a sufrir cáncer de piel, la carencia de vitamina D es hoy en día un problema. Es, asimismo, un problema para los ancianos que no toman el sol y para quienes viviendo en países de climas nórdicos pasan meses en el interior de las casas.

¿Y qué hay de la absorción del calcio? Nadie pone en duda que la vitamina D es necesaria para la absorción del calcio; sin embargo, dado que muchas personas tienen déficit de vitamina D, la absorción del calcio falla. En vez de tomar enormes dosis de vitamina D, lo que necesitarían muchas personas es averiguar si tienen un bajo nivel de esta vitamina y optimizarlo con una ingesta regular de calcio. Según un estudio publicado en el *Journal of American College of Nutrition*, las personas con un nivel más alto de vitamina D_3 (86 nmol) absorben un 65 % más de calcio que las que tienen un nivel de 50 nmol/l.

Existen dos formas principales de vitamina D: la vitamina D_2 (ergocalciferol) y la vitamina D_3 (colecalciferol). La vitamina D_2 es la que se le añade a la leche y otros alimentos. La vitamina D_3 se encuentra en los alimentos de origen animal, como el pescado, las grasas y los huevos. Este tipo de vitamina es la que produce el organismo cuando exponemos la piel al sol. La mayoría de los suplementos contienen vitamina D_3.

Gran demanda

La vitamina D tiene diversas funciones. Entre ellas cabe destacar que estimula la absorción del calcio y mejora la mineralización de los huesos. Pero, además, efectúa una especie de «rescate sanguíneo»: cuando el nivel de calcio es muy bajo, un tipo de vitamina D que se sintetiza en los riñones contribuye a extraer cierta cantidad de calcio y fósforo de los huesos y llevarlos a la sangre hasta el nivel requerido.

Dado que el hígado y los riñones están implicados en la activación de la vitamina D, las enfermedades que atañen a estos órganos pueden ocasionar dolencias relacionadas con la carencia de esta vitamina.

Los síntomas de un fuerte déficit de vitamina D son bastante graves. Los niños pueden enfermar de raquitismo, una dolencia en la que las piernas se arquean, las rodillas chocan, los huesos del cráneo se debilitan, la columna vertebral se dobla y las articulaciones aumentan de tamaño. En los adultos, la deficiencia de esta vitamina puede ocasionar una osteomalacia, es decir, un reblandecimiento de los huesos. Esta dolencia suele ser común en personas que no toman el sol o en mujeres que han tenido varios embarazos seguidos, lo que acaba con las reservas de vitamina D.

Según parece, las personas perdemos parte de nuestra capacidad de producir vitamina D a partir de la luz solar cuando envejecemos. Los estudios realizados al respecto muestran que los mayores de 61 años producen tan sólo una cuarta parte de vitamina D producida por los rayos ultravioleta que los menores de 31 años.

Los niños, especialmente, necesitan obtener una cantidad adecuada de vitamina D, ya que tener una buena densidad ósea en la infancia significa una posibilidad menor de desarrollar osteoporosis al llegar a la edad adulta.

Se ha demostrado, asimismo, que los lactantes que tomaron un suplemento de vitamina D durante el primer año de vida, posteriormente, ya en la última infancia, tuvieron una mayor densidad ósea.

Dosis

Las personas de piel clara tienen suficiente con tomar el sol en verano de 10 a 15 minutos al día, mientras que las que son de piel más oscura necesitan de 30 a 40 minutos. Lamentablemente, la mayoría de la gente no toma el suficiente sol.

Los ancianos que viven en residencias y los enfermos hospitalizados son especialmente susceptibles a tener déficits de esta vitamina y deben tomar suplementos. La dosis media es de 1.000 a 2.000 U.I. diarias. Según mi experiencia, la mayoría de las personas necesitan un suplemento de unas 2.000 U.I.; y mi consejo es tener un nivel de vitamina D_3 de 50 a 80 ng/mL (o de 125 a 200 nM/L) durante todo el año. Mucha gente de climas nórdicos necesita aumentar la dosis de vitamina D en los meses de invierno.

Se sabe que ciertos medicamentos causan déficit de vitamina D, entre ellos los antiepilépticos, la cimetidina, los corticoides, la heparina y los diuréticos.

En niños, la dosis será de 1.000 U.I. de promedio.

¿Cuáles son sus efectos secundarios?

Las dosis altas y prolongadas de vitamina D –dosis por encima de 1.200 U.I.– pueden causar efectos secundarios como calcificación de órganos internos, deterioro de los tejidos blandos, daños y piedras renales, molestias digestivas, y dolores de cabeza. Sin embargo, estos efectos además de poco frecuentes no tienen por qué darse, ya que el nivel de vitamina D en sangre puede controlarse fácilmente. Los investigadores han podido confirmar en los últimos años que la toxicidad de esta vitamina es bastante excepcional. Yo suelo recetar a mis pacientes suplementos diarios de 2.000 a 5.000 U.I. de vitamina D, controlando siempre el nivel de la misma en sangre.

Los pacientes con hiperparatiroidismo o sarcoidosis no deben tomar vitamina D a menos que su médico lo determine.

En el caso de estar tomando fármacos hay que tener precauciones. Si se toman medicamentos contra el colesterol que impiden la reabsorción del ácido biliar, la vitamina D debe tomarse *una hora antes* de la medicación y *no durante las seis horas después*. Tampoco hay que tomar aceites minerales en las *dos horas antes o después* de tomar vitamina D. Y si el medicamento que se está tomando es verapramil, no hay que tomar vitamina D en ningún caso.

VITAMINA D
El médico naturista la recomienda para...

⁕ Autismo
Una de las posibles teorías acerca de las causas del autismo es la falta de vitamina D durante el embarazo y/o en el desarrollo del niño. Exis-

ten varias investigaciones que demuestran que los casos de autismo son más frecuentes en las zonas donde la radiación de los rayos ultravioleta resulta alterada, como en las latitudes nórdicas, las áreas urbanas, las muy contaminadas y las de grandes precipitaciones. Además, el autismo es más común en personas de piel oscura y en los hijos de embarazadas con grandes carencias de vitamina D. Los defectos genéticos relacionados con la incapacidad de utilizar esta vitamina pueden ser también otra de las causas de autismo, así como la reducción del nivel de vitamina D que se viene experimentando a nivel general en los últimos 20 años. Esta vitamina está asociada al adecuado desarrollo cerebral y al equilibrio de los neurotransmisores.

Autoinmunidad

Cada vez hay más información científica que demuestra que la carencia de vitamina D representa un factor de riesgo de enfermedades autoinmunes, como la artritis reumatoide, el lupus y la esclerosis múltiple. La vitamina D activa tiene un efecto equilibrante en el sistema inmunológico.

Cáncer

La vitamina D tiene numerosos efectos anticancerígenos, tales como la inhibición de la inadecuada división celular y la metástasis, la reducción de vasos sanguíneos alrededor de los tumores y la regulación de las proteínas que intervienen en el desarrollo de tumores.

Cada vez más, se considera que un buen nivel de vitamina D juega un papel importante en la prevención del cáncer. Según un estudio publicado en el *Journal of the National Cancer Institute*, los niveles bajos de vitamina D están asociados a una mayor incidencia de cáncer y mortalidad en los hombres, especialmente en lo que se refiere a cánceres del sistema digestivo. Los hombres con un nivel más alto de vitamina D tienen un índice de cáncer un 17% más bajo, un índice de mortalidad por cáncer un 29% menor, sufren un 43% menos de cáncer gastrointestinal y el índice de mortalidad por cáncer gastrointestinal es un 45% más bajo.

Por otra parte, tanto hombres como mujeres con un nivel alto de vitamina D tienen menos riesgo de mortalidad por cáncer de colon.

Según otro estudio, éste realizado durante 16 años con 88.000 mujeres, una mayor ingesta de vitamina D supone un significativo descenso de riesgo de sufrir cáncer de mama durante la premenopausia.

Hay, asimismo, otros estudios que demuestran que existe una relación entre los niveles bajos de vitamina D y el riesgo de sufrir cáncer de próstata y de otros diversos tipos.

Desde el punto de vista de la medicina holística, un buen nivel de vitamina D es de suma importancia a la hora de prevenir diferentes tipos de cáncer.

⁕ Cardiopatías

Los estudios de población indican que las personas con un bajo nivel de vitamina D tienen un riesgo significativamente mayor de desarrollar una enfermedad cardiovascular –este tipo de patologías engloban los infartos, las hemiplejias, las insuficiencias cardíacas, la mortalidad cardiovascular, y todas las causas de mortalidad–, comparándolas con aquellas que tienen un nivel más alto de esta vitamina.

En un extenso estudio llevado a cabo por los investigadores de la Universidad Drew de Ciencia y Medicina de Los Ángeles, se analizaron multitud de datos recogidos por el Centro Nacional de Estadísticas Sanitarias de Estados Unidos a fin de evaluar la posible asociación entre la vitamina D y las enfermedades cardiovasculares.

Se examinaron los niveles en sangre de vitamina D de 7.186 hombres y 7.902 mujeres, y se comprobó que quienes tenían un nivel más bajo de esta vitamina tenían un mayor riesgo de sufrir cardiopatías –en comparación con quienes tenían el nivel más alto–, incluidas la obesidad, la diabetes y la hipertensión arterial.

Los autores del estudio declararon que son necesarios más estudios clínicos para determinar el efecto de los suplementos de vitamina D en los factores de riesgo cardiovasculares.

⁕ Colesterol alto

Las investigaciones realizadas demuestran que un bajo nivel de vitamina D está asociado a niveles altos de colesterol y triglicéridos. Cuando los niveles de lípidos estén altos, recomiendo comprobar el nivel de vitamina D en sangre para determinar si es la causa subyacente.

⁕ Depresión

Los investigadores han descubierto que existe una correlación entre un estado carencial de vitamina D y el riesgo de padecer una depresión. Hay que tener en cuenta los suplementos de vitamina D para pacientes con un historial de depresión.

❧ Diabetes

La vitamina D juega un papel relevante en la secreción de insulina y en el equilibrio del nivel de glucosa en sangre. Los estudios en población han mostrado que quienes tienen un nivel bajo de esta vitamina tienen, a su vez, un mayor riesgo de sufrir diabetes de tipo II, en comparación con individuos con un nivel más alto de la misma vitamina.

No se ha demostrado que los suplementos de vitamina D puedan constituir un tratamiento para la diabetes de tipo II, pero juegan un papel desde un punto de vista multifactorial. Sin embargo, se sabe que en los niños, los suplementos de esta vitamina durante el primer año de vida reducen el riesgo de que sufran posteriormente diabetes de tipo I.

❧ Dolores crónicos

Diversos ensayos clínicos han resuelto que existe una correlación entre diferentes formas de dolor crónico y los bajos niveles de vitamina D. Esta vitamina puede ser de ayuda a personas que sufren dolores crónicos, como dolor de tipo lumbálgico o artrítico.

❧ Esclerosis múltiple

La vitamina D es muy importante para prevenir esta enfermedad. Los estudios realizados en la población indican que los suplementos de esta vitamina reducen hasta en un 40% el riesgo en las mujeres de sufrir esclerosis múltiple.

❧ Fibromialgia

Se cree que la carencia de vitamina D puede ser un factor causal o vinculante de la fibromialgia. A mis pacientes de esta dolencia les recomiendo que mantengan un adecuado nivel de vitamina D por medio de la exposición al sol y los suplementos.

❧ Función cognitiva

La vitamina D tiene muchos efectos fisiológicos en el cerebro; su carencia en los ancianos está asociada a una reducción de la función cognitiva y a la demencia.

❧ Hipertensión arterial

Tener un nivel bajo de vitamina D representa un factor de riesgo de sufrir hipertensión arterial, lo que, a su vez, es un riesgo de desarrollar una cardiopatía.

❧ Infecciones de las vías respiratorias altas

Según datos extraídos de aproximadamente unos 19.000 adolescentes y adultos, las personas con niveles bajos de vitamina D en sangre reflejaban un 40% más de probabilidades de haber sufrido una reciente infección respiratoria de las vías altas que quienes tenían un nivel de esta vitamina en sangre de 30 ng/ml o mayor.

La vitamina D es muy importante para prevenir las fracturas de cadera (y también lo son el magnesio, la vitamina K y el calcio). Investigadores de Estados Unidos examinaron pruebas previamente recogidas de 93.676 mujeres posmenopáusicas. Se comprobó el nivel de vitamina D en 400 mujeres que habían tenido una fractura de cadera con otras 400 de la misma edad y raza que no habían sufrido ninguna fractura. El resultado de las investigaciones fue que las mujeres con un nivel más bajo de vitamina D en sangre tenían un 71% más posibilidades de fracturarse un hueso.

❧ Osteoporosis

Si bien la vitamina D siempre es necesaria para contar con una buena salud, es fundamental para la prevención y el tratamiento de la osteoporosis.

Según diversos estudios, la combinación de calcio y vitamina D es más efectiva a la hora de reducir la pérdida de masa ósea o de incrementar la densidad ósea que el calcio solo. En un ensayo clínico se examinaron 249 mujeres posmenopáusicas con buen estado de salud y una edad media de 61 años. Todas ellas recibieron un suplemento cálcico de 800 mg diarios. La mitad de las mujeres tomó 400 U.I. de vitamina D y la otra mitad, un placebo. En un año se les midió la densidad ósea tres veces, y el grupo que tomó sólo calcio (citrato-malato de calcio) no perdió masa ósea en todo el año. Las mujeres del grupo que recibió una dosis adicional de vitamina D además del calcio tuvieron un aumento significativo de masa ósea en la columna vertebral. En otro estudio quedó reflejado que de 700 a 800 U.I. diarias de vitamina D_3, con o sin calcio, podían reducir el riesgo de fractura en ancianos en régimen ambulatorio u hospitalario. A mis pacientes con osteoporosis suelo recetarles de 3.000 a 5.000 U.I. diarias, según el nivel que tengan en sangre.

❧ Pérdida de dientes en personas ancianas
La vitamina D combinada con suplementos de calcio evita la pérdida de piezas dentales en personas de edad avanzada.

❧ Pérdida de masa ósea relacionada con hiperparatiroidismo
La vitamina D es un buen suplemento para aquellas personas con un nivel alto de la hormona paratiroidea, la cual toma calcio de los huesos. Un suplemento de vitamina D ayuda a mejorar el estado de la masa ósea.

❧ Pérdida de peso
Según estudios recientes, es más difícil perder peso cuando se tiene una carencia de vitamina D.

❧ Prevención de caídas
Los estudios realizados señalan que en las personas mayores un mayor nivel de vitamina D puede evitar las caídas.

VITAMINA E

Fred, un electricista de 58 años de edad me comentó:

—He leído en el periódico que no se deben tomar suplementos de vitamina E para prevenir las enfermedades cardíacas, pues en realidad lo que hacen es aumentar el riesgo de tenerlas. Llevo años tomando vitamina E, ¿he hecho mal?

—No –le contesté–, ha estado tomando usted vitamina E en su forma natural. Muchos de esos estudios se han hecho con vitamina E sintética y con personas que ya estaban enfermas.

Como ocurre con muchos otros suplementos nutritivos, en los últimos años se ha estado atacando a la vitamina E. Sin embargo, una vez se han examinado más de cerca los estudios supuestamente negativos y se han comparado con los positivos, la vitamina E ha conseguido el apoyo de los científicos.

La vitamina E ha demostrado ser un suplemento importante para personas afectadas de enfermedades como el Alzehimer y la diabetes o para las que son vulnerables a dolencias oculares o a sufrir cáncer de vejiga. Esta vitamina evita que el colesterol «malo», LDL, se oxide (se deteriore), impidiendo que se formen placas en las arterias, lo que da lugar a la aterosclerosis. Además, los bajos niveles de vitamina E se asocian a un mayor riesgo de sufrir depresión, artritis reumatoide y preeclampsia (una dolencia en el embarazo que se caracteriza por la hinchazón de manos y cara y por hipertensión arterial). Por otra parte, las personas con una enfermedad genética llamada fibrosis quística tienen problemas para absorber la vitamina E.

La vitamina E está constituida por diversos componentes. En la naturaleza se encuentran más de 12 componentes de la vitamina E (en la actualidad ocho de ellos están disponibles como suplementos nutricionales. Existen dos grupos principales: los tocoferoles (se encuentran en el maíz, la soja y en los cacahuetes) y los tocotrienoles (en el arroz, la cebada, el centeno y el trigo). En muchos alimentos se encuentra una combinación de ambos grupos, y ambos se subdividen en grupos alfa, beta, gamma y delta.

La forma más común utilizada como suplemento vitamínico es el tocoferol alfa; además, en este grupo se ha realizado la mayoría de los estudios. Pero tomar aisladamente el tocoferol alfa puede reducir los niveles en sangre de los beneficiosos tocoferoles gamma y delta. Los estudios epidemiológicos demuestran que los niveles más altos en sangre de tocoferoles gamma corresponden a la reducción del cáncer de próstata y de la enfermedad coronaria. Además, los tocotrienoles delta y gamma reducen la producción hepática de colesterol. Uno de los aspectos positivos acerca de los estudios negativos de la vitamina E que mencioné anteriormente es que han llevado a otros investigadores a mirar más detenidamente los contenidos de los suplementos de esta vitamina.

Según el doctor Barrie Tan, profesor adjunto de ciencias alimentarias en la Universidad de Massachusetts, Amherst, los suplementos de vitamina E que se utilizan para prevenir enfermedades deberían ser una combinación de tocoferoles y tocotrienoles. Estoy de acuerdo con su punto de vista, ya que esas formas son las más similares a las que se encuentran en los alimentos.

La vitamina E en las verduras

La vitamina E se descubrió en 1922 cuando un grupo de investigadores vio que una sustancia desconocida de la lechuga verde evitaba que las ratas abortaran. Más tarde, en 1936, se aisló del aceite de germen de trigo. Con frecuencia, la vitamina E se denomina tocoferol-alfa, que es la forma más biológicamente activa de los tocoferoles.

El término tocoferol proviene del griego y significa «dar a luz». De ahí que más tarde se la haya llamado la vitamina de la fertilidad o de la antiesterilidad.

Esta vitamina está considerada el antioxidante soluble en grasa más importante. La vitamina E evita que las membranas celulares y el colesterol resulten dañados en el proceso de oxidación, algo similar al proceso químico que lleva a la oxidación de los metales o a la putrefacción de las frutas y verduras. Es muy importante para la salud del sistema inmunológico, para evitar problemas cardiovasculares y para prevenir el cáncer.

Los pacientes de ciertas enfermedades, como la diabetes y el Parkinson, deberían tomar siempre un suplemento extra de vitamina E, ya que existen abundantes investigaciones que avalan este punto de vista. Pero hay, además, muchas otras enfermedades en las que la vitamina E juega un papel muy favorable, y que van desde la artritis a las heridas en la piel.

Los deportistas requieren un aporte adicional de antioxidantes para los radicales libres que genera el ejercicio físico. La vitamina E es muy importante a la hora de reducir las inflamaciones musculares y los dolores que se producen como resultado de ejercicios muy vigorosos.

En Norteamérica, por ejemplo, no es común la carencia de vitamina E, a excepción de en niños prematuros y en los adultos que requieren diálisis renal. Las personas aquejadas de fibrosis quística pueden sufrir efectos carenciales de vitamina E, ya que no pueden absorberla adecuadamente. También se dan deficiencias en algunos pacientes con problemas genéticos como el caso de la anemia falciforme.

Entre los síntomas que produce la falta de vitamina E en el organismo se encuentran los trastornos nerviosos, la debilidad muscular, la anemia y la mala coordinación. Por lo común, en nuestra sociedad se experimentan menos síntomas manifiestos de carencia de vitamina E: tipos de problemas de desarrollo lento que suelen desencadenar alteraciones de salud durante largos períodos de tiempo.

Dónde se encuentra

La vitamina E la hallamos en las grasas de los vegetales. Los aceites vegetales poliinsaturados, como el del germen de trigo, contienen grandes cantidades de tocoferoles. Curiosamente, la vitamina E se encuentra en la naturaleza en los alimentos que contienen ácidos grasos poliinsaturados, que contribuyen a que los alimentos no se oxiden rápidamente. En teoría, pues, podríamos encontrar vitamina E en los aceites vegetales comerciales, pero por desgracia están tan alterados que cuando llegan a los estantes de las tiendas apenas contienen esta vitamina, y tampoco cuentan con una buena combinación de tocoferoles y tocotrienoles. Lo mismo sucede con la mayoría de los cereales: en su inicio contienen vitamina E, pero al ser procesados y convertidos en harinas, llegan a la mayoría de los panes y bollería bastante diezmados.

La vitamina E se encuentra de forma natural en el germen de trigo, los frutos secos, las semillas, los cereales integrales, las yemas de los huevos y en las verduras de hoja verde. Los alimentos de origen animal contienen poca vitamina E. La carencia seria de esta vitamina no es demasiado común, aunque, por lo general, en los países desarrollados no se toma suficiente vitamina E, sobre todo quienes siguen dietas bajas en grasas, puesto que éstas son necesarias para su absorción.

Los tocotrienoles forman parte de la familia de la vitamina E; en el capítulo dedicado a ellos puede encontrarse más información.

Ingesta diaria de referencia

De 0 a 12 meses: de 4 a 5 mg
De 1 a 10 años: de 6 a 10 mg
De 11 a 18 años: de 11 a 15 mg
Más de 18 años: 15 mg o más
Embarazadas y madres en período de lactancia: 4 mg o más

Errores de los medios de comunicación

Como he comentado anteriormente, ha habido un gran despliegue informativo en la prensa acerca de la seguridad y eficacia de la vitamina E.

Así, por ejemplo, se difundieron mucho dos estudios acerca de los problemas de la vitamina E. El primer metaanálisis (estudio integrado y sistemático de la información obtenida en diversos estudios) fue dirigido por varios investigadores de la Facultad de Medicina Johns Hopkins, quienes revisaron 19 estudios de la vitamina E llevados a cabo con 136.000 pacientes. La mayoría de esos estudios se hicieron con una población de alto riesgo de dolencias crónicas, generalmente enfermedades coronarias. De los 19 estudios, 9 eran exclusivos de la vitamina E, mientras que los otros 10 eran estudios de esta vitamina combinada con otras más o con minerales. Dichos estudios comprendieron períodos de 1,4 a 8,2 años, mientras que la dosis de vitamina E iba de 16,5 a 2.000 U.I. diarias, con una dosis media de 400 U.I. al día. En el metaanálisis se descubrió que quienes tomaron 400 U.I. diarias o más de vitamina E durante un mínimo de un año tenían un 10 % más de probabilidades de morir de cualquier enfermedad que los que no tomaron nada.

En este análisis se dieron diversos problemas. En primer lugar, los investigadores mezclaron los datos de quienes tomaron la forma natural de la vitamina (la que se encuentra en los alimentos) con los de los que tomaron vitamina E sintética. En diversos estudios previos se había determinado que es mejor para el organismo el uso de vitamina E natural que no las formas más baratas, las sintéticas.

En 1996, en el Cambridge Heart Antioxidant Study –un estudio acerca de la administración de antioxidantes para prevenir las enfermedades coronarias– se utilizó sólo vitamina E en su forma natural, y se determinó que una dosis diaria de al menos 400 U.I. reducía de manera considerable el índice de infartos no mortales tras un año de tratamiento.

Sin embargo, la mayor crítica que recibió este metaanálisis es que la mayor parte de los estudios se hizo con ancianos que ya sufrían cáncer, Alzheimer, cardiopatías y otras enfermedades potencialmente mortales. Incluso los autores del estudio declararon: «La generalización de los resultados en adultos sanos no resulta clara. Es difícil realizar una estimación precisa de los límites en los que aumenta el riesgo».

Otro estudio, publicado el 16 de marzo de 2005 en el *Journal of the American Medical Association,* se centró en pacientes mayores de 55 años con problemas cardiovasculares o diabetes. La conclusión del estudio fue que en personas con enfermedades vasculares o diabetes la suplementación de vitamina E no sólo no previene el cáncer o las patologías cardiovasculares, sino que, además, puede incrementar el riesgo de sufrir un fallo cardíaco. Este estudio no determinó que la vitamina E fuera problemática en personas sanas.

En este capítulo se describen los numerosos estudios que demuestran tanto la seguridad como la efectividad de la vitamina E.

Dosis

En adultos, la dosis que aconsejo es de una dosis media diaria de 200 a 400 U.I. de vitamina E natural, y preferiblemente la composición que contiene una mezcla de tocoferoles y tocotrienoles. Aquellas personas con un historial de trombosis venosa profunda o de enfermedad de Alzheimer requerirán dosis más altas, de hasta 2.000 U.I. Por otra parte, en pacientes con cáncer o una cardiopatía, la dosis sería de 800 U.I. diarias. La vitamina E funciona de manera sinérgica con la vitamina C, el ácido lipoico y la coenzima Q_{10}.

Siempre debe escogerse la forma natural de la vitamina E, que es tocoferol-alfa –D, y no la versión sintética, tocoferol-alfa d,l. Si bien la vitamina natural es más costosa, lo cierto es que los tejidos corporales la absorben de dos a tres veces más que la sintética. Sería muy extraño encontrar en las tiendas de alimentos naturales productos con la vitamina E sintética.

Existen diversos fármacos que reducen el nivel de la vitamina E en el organismo, y en ese caso hay que tener en cuenta los suplementos vitamínicos. Entre esos fármacos se encuentran los que interfieren en el funcionamiento de los ácidos biliares, como la colestiramina y el colestipol; los medicamentos antiepilépticos, como la carbamazepina, el fenobarbital y el dilantil; y los que regulan el peso, como el orlistat.

¿Cuáles son sus efectos secundarios?

La vitamina E es bastante segura si se utiliza en dosis inferiores a 1.200 U.I., aunque los estudios han demostrado que también es sana en dosis de 2.000 U.I. En el caso de estar tomando medicamentos anticoagulantes y se determina tomar más de 400 U.I. de esta vitamina, es recomendable consultar antes con el médico. Por otra parte, los suplementos de vitamina E deben dejar de tomarse de 7 a 10 días antes y después de someterse a una intervención quirúrgica.

VITAMINA E
El médico naturista la recomienda para...

∞ Acné
En los casos de acné de tipo leve y medio, he comprobado que la vitamina E –sobre todo combinada con la vitamina A– es eficaz en adultos y adolescentes.

∞ Angina de pecho
Los médicos nutricionistas recomiendan vitamina E para prevenir y tratar la angina de pecho. Personalmente, siempre la receto a mis pacientes combinada con otros nutrientes apropiados para el corazón, como la coenzima Q_{10} y el magnesio, y plantas como el espino albar, el ginkgo y el cactus.

∞ Artritis
Según parece, la vitamina E tiene un efecto antiinflamatorio natural y sirve de ayuda a personas con artritis de diferentes tipos, en especial con artritis reumatoide.

∞ Cáncer
Se ha demostrado en diferentes estudios que las personas con un bajo nivel de vitamina E son más proclives a sufrir diferentes tipos de cáncer. Se cree que esta vitamina es especialmente importante para prevenir el cáncer de próstata y el de pulmón. Un estudio clínico determinó que una suplementación diaria de 200 U.I. de vitamina E durante 10 años estaba asociada a un menor riesgo de mortalidad por cáncer de vejiga.

Los tocotrienoles han demostrado ser muy importantes para la prevención y el tratamiento del cáncer, en especial del cáncer de mama. Se ha comprobado que el tocoferol gamma juega un papel importante en la prevención del cáncer de pulmón en fumadores.

∞ Cardiopatías
El uso más conocido de la vitamina E como suplemento es el de la prevención de las cardiopatías. Esta vitamina previene la oxidación del

colesterol, una de las causas principales de la formación de la placa arteroesclerótica en las arterias.

Las encuestas de opinión realizadas en cardiólogos han mostrado que cerca de un 50% de ellos toman vitamina E.

Según el estudio *Cambridge Heart Study*, realizado con 2.000 pacientes con cardiopatías, en aquellos que tomaron de 400 a 800 U.I. de vitamina E se observó una reducción de un 77% de enfermedades cardiovasculares en el período de un año. En el *Nurses Health Study*, el cual se realizó con 87.000 mujeres, los médicos comprobaron que las mujeres que tomaron vitamina E durante 2 o más años experimentaron un 41% menos riesgo de sufrir una enfermedad cardíaca. Las participantes que tomaron 200 U.I. resultaron más protegidas que las que recibieron 100 U.I.

Posteriormente, se realizó otro estudio con 11.000 personas mayores, de edades comprendidas entre los 67 y los 105 años, durante 9 años. Los médicos vieron que quienes tomaron un suplemento de 400 U.I. de vitamina E al día experimentaron una reducción del 41%, siendo los resultados aún más favorables en las personas que tomaron, además, vitamina C.

La vitamina E contribuye, además, a reducir otro marcador importante de la enfermedad cardiovascular. La proteína reactiva C es un marcador antiinflamatorio, y es sabido que la inflamación de los vasos sanguíneos contribuye a la aparición de problemas arteriales. El nivel alto de la proteína reactiva C está asociado a un riesgo 4,5 veces mayor de sufrir un infarto. La vitamina E reduce, asimismo, en un 50% otro marcador de la inflamación llamado interleukina 6.

La vitamina E tiene unas propiedades anticogulantes naturales, lo que lleva a pensar que ésa es la causa de que mejore la circulación y evite los derrames cerebrales. En un estudio en el que los participantes tomaron diariamente 600 U.I. de vitamina E, los investigadores comprobaron que esta vitamina demoraba la formación de coágulos, un buen indicativo de que actúa eficazmente como anticoagulante.

❧ Cataratas

Las cataratas son el resultado de la oxidación de las lentes del ojo. La vitamina E es uno de los antioxidantes más importantes para evitar esa dolencia.

ᴥ Degeneración macular

Existen estudios que demuestran que la vitamina E ayuda aprevenir esta enfermedad ocular, causa importante de ceguera. Según se comprobó, una dosis diaria combinada de 400 U.I. de vitamina E, 80 mg de zinc, 500 mg de vitamina C y 15 mg de betacaroteno reduce en un 27% el riesgo de pérdida de agudeza visual, y en un 25% el riesgo de progresión de la degeneración macular vinculada a la vejez en pacientes con casos avanzados de esta enfermedad.

ᴥ Diabetes

Se ha demostrado que la vitamina E mejora la tolerancia a la glucosa de las personas con diabetes. Asimismo, protege del deterioro de los nervios asociado a los estragos de radicales libres que causa esa enfermedad.

ᴥ Eccema

La vitamina E, tanto interna como externamente ayuda a reducir el eccema.

En un estudio efectuado a finales de 1990, los investigadores comprobaron que la suplementación de vitamina E reduce el riesgo de alcanzar las fases más graves del Alzheimer, en comparación con el tratamiento estándar o un placebo. A quienes sufren esta enfermedad o se sospecha que pueden tenerla les aconsejo que tomen vitamina E y otros antioxidantes igualmente importantes.

ᴥ Enfermedad de Alzheimer

Si bien se desconoce la causa de esta enfermedad, las investigaciones que se han hecho muestran que el deterioro de los radicales libres en las células cerebrales acelera la enfermedad. La vitamina E protege de la oxidación celular.

ᴥ Enfermedad de Parkinson

Los investigadores opinan que los radicales libres (moléculas reactivas que aceleran la oxidación) juegan un papel importante en la enfermedad de Parkinson. Teniendo en cuenta que la vitamina E es uno de los antioxidantes que contribuyen a controlar la actividad de los radicales libres, este suplemento vitamínico debe incluirse en el tratamiento integral de esta enfermedad.

Esclerosis múltiple

Aconsejo a las personas que sufren esta enfermedad autoinmune que tomen suplementos de vitamina E para evitar las recaídas. Esta vitamina protege del deterioro oxidativo de la capa de mielina.

Estenosis carotidea

Según parece, los tocotrienoles constituyen una de las pocas alternativas a la intervención quirúrgica en el caso de la estenosis carotidea, un estrechamiento de la arteria carótida que altera el flujo sanguíneo en el cerebro. La intervención de la estenosis carotidea (endarterectomía carotidea) es bastante peligrosa, pues conlleva un riesgo de accidente cerebrovascular y de muerte, por tanto, es preferible evitar la intervención quirúrgica y tomar tocotrienoles. Para más información, *véase* el término *Tocotrienoles*.

Fertilidad

En diversos estudios, se ha comprobado que la vitamina E contribuye a la fertilidad masculina. Así, por ejemplo, en uno de esos estudios, los hombres con un recuento espermático y una movilidad bajos que siguieron un tratamiento con vitamina E pudieron fecundar en un índice de un 21%, en comparación con pacientes similares que tomaron un placebo durante el tratamiento.

Infecciones

La vitamina E es uno de los muchos nutrientes necesarios para tener un sistema inmunológico sano. A las personas con infecciones crónicas como la hepatitis, o las que tienen un sistema inmunológico frágil les resulta provechoso tomar suplementos de vitamina E.

Menopausia

La vitamina E contribuye a reducir los sofocos y también la sequedad vaginal en la menopausia. Los estudios clínicos han determinado que la vitamina E, en dosis de 400 a 800 U.I. reduce la frecuencia de los sofocos.

Por otra parte, tomar suplementos de vitamina E durante esta época es muy importante, ya que con los cambios hormonales aumenta el riesgo de sufrir cardiopatías.

❧ Nivel alto de colesterol

La vitamina E evita la oxidación del colesterol, especialmente del LDL o colesterol «malo». Por otra parte, incrementa el nivel del colesterol «bueno» o HDL en los jóvenes que suelen tener bajos niveles.

❧ Patología vascular periférica

Como anticoagulante natural que es, la vitamina E contribuye a mejorar la circulación sanguínea en manos y pies. En Harvard, un grupo de investigadores analizó los datos clínicos de 40.000 mujeres mayores de 45 años que tomaron una dosis de 600 U.I. de vitamina E, o bien un placebo, un día sí y otro no, durante 10 años. Las que tomaron la vitamina, en comparación con las que tomaron el placebo, tuvieron un 21 % menos de posibilidades de desarrollar la llamada enfermedad de tromboembolia venosa (ETV), un proceso de coagulación venosa en una arteria pulmonar o una vena profunda. En el grupo de la vitamina E, el riesgo descendió a un 18 % en mujeres sin un historial de ETV y un 44 % en las que sí contaban con ese historial; y en casi un 50 % en las pacientes con una mutación genética que incrementa el riesgo de sufrir la ETV.

❧ Quemaduras, heridas y cicatrices

La vitamina E facilita la curación de quemaduras y heridas en la piel. Es excelente en su uso oral, y en aplicación tópica para evitar las cicatrices o reducir la formación de costras. Puede utilizarse el contenido de una cápsula de gel de vitamina E y aplicarlo directamente sobre la cicatriz o bien adquirir pomadas ricas en vitamina E.

❧ Resistencia muscular en la vejez

Según estudios clínicos, la vitamina E mejora la resistencia muscular y la forma física en la vejez.

❧ Sida

La vitamina E es un antioxidante extraordinariamente importante para las personas con sida.

Los estudios clínicos realizados demuestran que esos pacientes suelen tener carencia de ella y que tomarla ayuda a ralentizar la progresión del sida.

> ### ~ Síndrome de mama fibroquística
> Las mujeres con esta dolencia, según mi experiencia clínica, responden muy bien a una dosis de 800 U.I. de vitamina E.
>
> ### ~ Síndrome premenstrual
> La suplementación de vitamina E, en dosis de 400 U.I. diarias durante 3 meses, reduce los síntomas de depresión, ansiedad y nerviosismo que experimentan la mujeres que sufren del llamado síndrome premenstrual.

VITAMINA K

—Creo que estoy tomando todas las vitaminas y minerales necesarios para gozar de buena salud y mejorar la masa ósea –afirmó Bonnie, una paciente nueva que tenía una osteoporosis de grado medio.

—Déjeme que eche un vistazo a la lista que me ha traído –le dije mientras comprobaba las dosis de los numerosos suplementos que estaba tomando. Me di cuenta de que Bonnie se había olvidado de una vitamina importantísima, de la que recientes investigaciones han demostrado que desempeña un papel fundamental en la salud ósea, así como en el sistema cardiovascular: la vitamina K.

Esta vitamina es muy conocida por su papel en la coagulación de la sangre. La vitamina K es esencial para el funcionamiento de diversas proteínas vinculadas a esta función, ya que juega un papel importante en el transporte del calcio. Tomó su nombre de la primera letra de la palabra alemana *Koagulation*, proceso en el que se forman los coágulos de la sangre. La vitamina de la que nos ocupamos es, asimismo, importante para la calcificación ósea, proceso en el que el calcio se transporta de la sangre a los huesos para mantenerlos fuertes. A fin de que esta función se lleve a cabo, el cuerpo requiere la ayuda de la proteína osteocalcina, y ésta no puede realizar su cometido sin la vitamina K. Por tanto, las dos funciones relevantes de la vitamina K, la coagulación y la calcificación ósea, giran alrededor de su papel esencial en el transporte del calcio.

Las dos formas principales de la vitamina K son la filoquinona (K_1) y la menaquinona (K_2).

La vitamina K_1 está presente en la dieta en los alimentos vegetales de hojas verdes, como lechuga, espinaca y brócoli. Los aceites vegetales son también una buena fuente de vitamina K_1; los aceites de oliva, canola, soja y semillas de algodón contienen esta vitamina, pero cabe destacar entre todos ellos el aceite de oliva. Sin embargo, la vitamina K_2 se absorbe mejor y permanece activa en el organismo durante más tiempo. La mejor fuente se encuentra en el *natto*, derivado de la soja obtenido de su fermentación, y en un menor grado en los quesos curados, en la mantequilla, en el hígado de ternera, el pollo y la yema de los huevos. La flora intestinal sintetiza la vitamina K_2 en el intestino grueso.

Según estudios realizados por el Departamento de Agricultura de Estados Unidos (USDA), la dieta de la población norteamericana comúnmente adolece de vitamina K más de lo que se creía, algo especialmente cierto en individuos de edades comprendidas entre los 18 y los 44 años, quienes no suelen consumir alimentos ricos en esta vitamina.

Dosis diaria de referencia

De 0 a 12 meses: de 10 a 20 mcg
De 1 a 10 años: de 15 a 60 mcg
De 11 a 18 años: de 50 a 100 mcg
De 18 años en adelante: 100 mcg o más

El déficit de vitamina K puede alterar la coagulación de la sangre, lo que se manifiesta con la fácil aparición de hematomas o hemorragias. A esta carencia se le atribuyen también problemas con el metabolismo óseo y calcificación arterial. La carencia de vitamina K es más común en pacientes que están tomando medicamentos anticoagulantes, como la warfarina, debido a que se les advierte que se abstengan de tomar alimentos ricos en ella o suplementos que la contengan. Por otra parte, los pacientes con dolencias hepáticas y las personas con trastornos digestivos que tienen dificultades en la absorción de las grasas tienen un riesgo mayor de sufrir déficit de vitamina K. Se dice que los lactantes alimentados exclusivamente con leche materna tienen un mayor riesgo de tener un déficit de esta vitamina, pero en la práctica yo no lo he observado. Existen diversos fármacos que provocan un estado carencial de vitamina K, entre ellos los antibióticos de amplio espectro, los dietéticos que bloquean la absorción de grasas (orlistat); los medicamentos para bajar el nivel de colesterol, como la colestiramina y el colestipol; los salicilatos; los anticonvulsivos, como la warfarina; y los aceites minerales. Cuando es preciso tomar estos medicamentos durante un tiempo prolongado, debe tenerse en cuenta tomar un suplemento de vitamina K.

Dosis

La vitamina K está disponible en forma de suplemento nutritivo. Los suplementos polivitamínicos de calidad incluyen con frecuencia esta vitamina, y también las formulas para reforzar los huesos. Para la mayoría de los adultos, dependiendo de su dieta alimentaria y de su estado de salud, la dosis es de 25 a 200 mcg de vitamina K. En personas que siguen un tratamiento para la osteoporosis, la dosis será de 45 mg al día de vitamina K por vía oral. Esta vitamina es liposoluble, por tanto, es mejor tomarla con las comidas.

¿Cuáles son sus efectos secundarios?

La vitamina K parece ser bastante segura, a excepción de aquellas personas que necesitan dosis más bajas, por ejemplo, aquellas que están tomando anticoagulantes como la warfarina. Aunque se tenga un nivel aceptable de ella, puede tomarse un suplemento de vitamina K y también alimentos ricos en ella, si bien ello requiere la supervisión médica. Los pacientes que reciben diálisis renal deben evitar un suplemento excesivo de vitamina K.

VITAMINA K
El médico naturista la recomienda para...

❧ Aterosclerosis
Cuando en el organismo existe una carencia de vitamina K, el calcio, que está libre en la sangre, busca un lugar donde instalarse y se dirige a las

arterias, y éstas se vuelven rígidas y se hacen más proclives a permitir la formación en ellas de los peligrosos coágulos sanguíneos. Dicho de otro modo, la vitamina K no sólo estimula una buena calcificación de los huesos, sino que además protege al organismo de la temida calcificación arterial.

Recientes investigaciones han confirmado que la vitamina K_2 está especialmente indicada para proteger de la calcificación de las arterias. El estudio Rotterdam –una prueba clínica que, iniciada en 1990, sigue en curso– evaluó la manera en que la ingesta de vitamina K (y también de otras muchas cosas) afectaba a 4.807 participantes durante un período de 7 a 10 años. Los resultados publicados en el *Journal of Nutrition* mostraron que una dieta que aporte 45 mcg diarios de vitamina K_2 supone un 50% menos de calcificación arterial, un 50% menos de riesgo de muerte por una patología cardiovascular, y un 25% menos de mortalidad por cualquier otra enfermedad.

Esas pruebas clínicas han demostrado, asimismo, que la vitamina K_2 mejora la elasticidad de las arterias carótidas, lo que optimiza el flujo sanguíneo.

Las personas que toman warfarina tienen un riesgo mayor de sufrir aterosclerosis y osteoporosis (fragilidad en los huesos), ya que ese medicamento aumenta la calcificación en las arterias y disminuye la calcificación de los huesos. Un estudio publicado en *Pharmacotherapy* demostró la seguridad y beneficios que una suplementación baja de vitamina K aporta a pacientes que toman warfarina. Es fundamental que quienes toman anticoagulantes sólo tomen vitamina K_2 bajo prescripción médica, a fin de que los tiempos de coagulación sanguínea del individuo estén bien controlados.

Osteoporosis

Los médicos deberían utilizar más la vitamina K para prevenir y tratar la osteoporosis, una dolencia que está tomando alcances epidémicos en algunos países. Como he mencionado anteriormente, la vitamina K está absolutamente vinculada a la proteína osteolcacina presente en los huesos. La ingesta adecuada de vitamina K reduce los índices de pérdida de masa ósea y de fracturas. Los estudios acerca de cómo beneficia a los que sufren osteoporosis son discrepantes. Sin embargo, en un metaanálisis publicado en *Archives of Internal Medicine* en el que se había revisado

> 20 pruebas aleatorias previas en las que los participantes –de edad adulta– recibían suplementos de vitamina K por vía oral durante seis meses, se comprobó que todos los estudios a excepción de uno confirmaban los beneficios de esta vitamina en la reducción de pérdida de masa ósea.
>
> ### ◆ Trastornos hemorrágicos del neonato
> La carencia de vitamina K puede causar en los neonatos episodios hemorrágicos. Sin embargo, se trata de algo poco frecuente, ya que en los países más desarrollados se suele administrar vitamina K a los recién nacidos como medida protocolaria.

VITAMINAS DEL GRUPO B

Las vitaminas del grupo B incluyen: B_1 (tiamina), B_2 (riboflavina), B_3 (niacina), B_5 (ácido pantoténico), B_6 (piridoxina), B_{12} (cobalamina), ácido fólico y biotina.

A menudo llamo a estas vitaminas del grupo B «vitaminas del estrés» o «vitaminas de la energía». Sin embargo, su papel es muy más amplio que el de combatir el estrés y aumentar la energía del organismo. Las vitaminas del grupo B son también eficaces para prevenir ciertos tipos de anomalías de nacimiento, cánceres y cardiopatías, entre otras.

Una de mis pacientes trajo a mi consulta a su madre, Dolly, de 75 años.

—Mi madre está perdiendo la memoria –me dijo Teresa–. Su médico dice que es una pérdida de memoria relacionada con la edad. Está ya realmente mal, no se acuerda de dónde deja las cosas y le cuesta acordarse de los nombres de la gente.

—¿Le aconsejó su médico algún tipo de tratamiento? –pregunté.

—Dijo que no se podía hacer gran cosa, que era algo normal de la edad.

Tras hacerle unas pruebas a Dolly para ver el nivel de B_{12} y de ácido fólico que tenía, vi que tenía unos niveles muy bajos. Le receté un suplemento sublingual de B_{12} (2 mg diarios) y de ácido fólico. Asimismo le dije que tomara una fórmula herbal que le estimulara las funciones digestivas, pues creía que probablemente Dolly no absorbía bien las vitaminas presentes en los alimentos que tomaba.

Dos meses después, Dolly volvió con su hija a mi consulta.

—¡He notado una grandísima mejoría en la memoria de mi madre! –dijo Teresa entusiasmada.

Le dije a Dolly que siguiera con ese mismo suplemento seis meses más y que después ya podría reducir la dosis a la mitad, como dosis de mantenimiento.

Déficit de vitamina B

En nuestra sociedad hay muchas personas que sufren carencia de una o más vitaminas del grupo B.

Existen varias razones, pero en general muchos de nosotros no disponemos de suficientes vitaminas de este grupo porque comemos cereales refinados. Cuando se muele el grano se pierde gran parte de las vitaminas B que contienen estos alimentos.

Otra de las razones es que muchos de nosotros llevamos un tipo de vida que potencia la eliminación de estas vitaminas, como, por ejemplo, el consumo de café y alcohol. Por otra parte, ciertos medicamentos (anticonceptivos, antiácidos, esteroides, por nombrar algunos) pueden producir también un déficit específico de vitaminas B. El estrés mental y la actividad física contribuyen también a aumentar la demanda de estas vitaminas.

Lo mejor es tomar las vitaminas B juntas, de ahí el término «complejo vitamínico B». Si se tomara una vitamina B de manera aislada durante una larga temporada se produciría un desequilibrio en las otras vitaminas de ese grupo.

Sin embargo, existen ciertas dolencias que requieren dosis altas y aisladas de una o más vitaminas B. Por ejemplo, en el caso de sufrir el síndrome del túnel carpiano o náuseas matutinas, se necesita una alta dosis de la vitamina B_6 para aliviar los síntomas.

Otro ejemplo muy común es la niacina, que se usa en dosis muy altas para combatir el colesterol alto. Al igual que la vitamina C, las vitaminas del grupo B son hidrosolubles, es decir, no hay que tomarlas con las comidas para que el organismo las absorba (al contrario que las vitaminas A, D, K y E, que son liposolubles, lo que significa que necesitan grasas y bilis para su absorción). Las vitaminas hidrosolubles son más sensibles a su entorno, por lo que se pierden más fácilmente si se cocinan o se conservan.

Combatir el envejecimiento

En un plano microscópico, el envejecimiento sucede en gran parte a causa del deterioro de nuestros genes y su pérdida de capacidad para dar a las células las instrucciones adecuadas. Una buena base genética protege nuestros genes y retrasa su deterioro.

Hay estudios que demuestran que un nivel bajo de vitaminas B, como el ácido fólico y la vitamina B_{12}, aumenta el daño celular, que en cambio disminuye en las personas que consumen más vitaminas de este tipo. Del mismo modo, Bruce Ames, médico del hospital infantil del Oakland Research Institute, en California, descubrió que una ingesta insuficiente de ácido fólico y magnesio interfiere en los mecanismos reguladores de reparación genética, lo que produce más mutaciones. Un mayor número de mutaciones se traduce en un envejecimiento más rápido y un mayor riesgo de contraer enfermedades. El doctor Ames ha acumulado abundantes datos científicos que demuestran que puede existir mejoría en unas 50 enfermedades congénitas tomando vitaminas del grupo B y otros suplementos.

Dosis

El complejo vitamínico B se comercializa generalmente en dos presentaciones estándar de 50 y 100 mg. Suelo recomendar a casi todos los pacientes la dosis de 50 mg diarios, ya que la mayoría de las personas que me consultan ya están tomando un suplemento vitamínico con vitamina B. Las dosis individuales de vitaminas B se administran de manera específica según se indica a continuación.

La vitamina B_{12} y el ácido fólico se suelen ingerir colocándolos bajo la lengua, lugar en el que se absorbe directamente pasando de ahí al flujo sanguíneo, lo cual es muy adecuado para quienes tienen problemas de asimilación. Las vitaminas del grupo B también están disponibles en solución líquida oral y como inyectable.

¿Cuáles son sus efectos secundarios?

Las vitaminas del grupo B tienen muy pocos efectos secundarios, pero hay personas que experimentan náuseas y rojeces en la piel.

He tenido unos pocos pacientes que no toleraban los suplementos de vitamina B, fuera la cantidad que fuera. En estos casos, con frecuencia la causa es una función metabólica deficiente, lo cual puede resolverse con un tratamiento de desintoxicación y utilizando dosis pequeñas al principio para luego ir incrementándolas gradualmente. A continuación detallamos sugerencias específicas para el uso de las vitaminas del grupo B.

Listado de vitaminas del complejo B

❦ Vitamina B_1 (tiamina)

Los adictos al alcohol son los que corren mayor riesgo de tener deficiencias de la vitamina B_1. El abuso de alcohol, con el tiempo, reduce la asimilación intestinal de la vitamina B_1 y esta vitamina es necesaria para metabolizar el alcohol.

Un déficit de vitamina B_1 debido al alcoholismo puede provocar problemas de memoria permanentes, problemas de movimiento ocular y una dolencia llamada encefalopatía de Wernicke, que puede llevar a la psicosis o al deterioro cerebral.

Los pacientes que sufren epilepsia y toman Dilantin son propensos a tener un déficit de vitamina B_1, así como los diabéticos, los que tienen la enfermedad de Crohn y otros problemas digestivos asociados a una mala absorción intestinal, y quienes tienen problemas neurológicos. Por otra parte, se sabe que los antibióticos diezman la tiamina.

Según parece, la ingesta alta de vitamina B_1 juega un papel importante en la prevención de las cataratas. Y los pacientes con enfermedades renales causadas por la diabetes (nefropatía diabética) pueden mejorar la función renal tomando un suplemento de vitamina B_1.

Las personas con insuficiencia cardíaca congestiva que toman diuréticos del Asa, como la furosemida son susceptibles de sufrir un déficit de vitamina B_1, lo cual puede llevarle a un empeoramiento del corazón. También quienes tienen síndrome de fatiga crónica son más propensos a tener escasez de esta vitamina.

La tiamina se encuentra en los alimentos que contienen trigo integral, en la soja, el arroz integral, los cacahuetes, las semillas de girasol y la leche. Una dosis terapéutica oscila de los 50 a los 8.000 mg diarios.

❧ Vitamina B$_2$ (riboflavina)

La vitamina B$_2$ se ha hecho muy popular por su eficacia para prevenir las migrañas. Una de las teorías sobre las migrañas es que están causadas por una producción insuficiente de energía en las células cerebrales. La riboflavina es un factor integral en la producción de energía celular. Existen estudios preliminares que muestran los beneficios de esta vitamina. En uno de estos estudios se compararon los efectos de la riboflavina (400 mg) con un placebo en 55 personas que sufrían migrañas. Se averiguó que la riboflavina reduce la frecuencia y duración de los dolores de cabeza. Entre los suplementos que reducen la frecuencia de las migrañas están el magnesio y la coenzima Q$_{10}$.

La vitamina B$_2$ es muy importante para prevenir las cataratas. En un ensayo en el que se utilizó una combinación de una dosis de 3 mg de vitamina B$_2$ y 40 mg de niacina al día se demostró que en comparación con un placebo se daba un riesgo menor de desarrollar cataratas nucleares.

El uso de algunos antibióticos y fármacos para tratar las migrañas, como la imipramina, pueden llevar a una deficiencia de vitamina B$_{12}$.

Entre los síntomas carenciales de esta vitamina están las grietas en las comisuras de la boca, inflamación lingual (glositis), problemas de la vista y dermatitis seborreica.

La riboflavina se encuentra en los despojos, los cereales integrales, las hortalizas de hojas verdes y las almendras. Para prevenir las migrañas, la dosis puede llegar a los 400 mg diarios.

❧ Vitamina B$_3$ (niacina)

La niacina juega un papel importante en muchas y diversas funciones de nuestro organismo. Es una de las sustancias más efectivas a la vez que económicas que conocemos para reducir el nivel de colesterol. Reduce todos los indicadores sanguíneos que deben estar bajos, como el del colesterol total, el LDL (el llamado colesterol malo), la lipoproteína A, los triglicéridos (grasas en la sangre) y el fibrinógeno. Al mismo tiempo, la niacina incrementa el HDL (el colesterol bueno), que transporta el colesterol de los vasos sanguíneos al hígado.

Uno de los efectos secundarios de esta vitamina, como he mencionado anteriormente, es la llamada «saturación de niacina». Uno de mis pacientes acudió a mi consulta en busca de un tratamiento natural para reducir sus altos niveles de colesterol. Un análisis de sangre mostró que tenía altos la mayor parte de los indicadores de colesterol, y que el colesterol protector HDL estaba demasiado bajo. Al principio empezó con una dosis de 1.500 mg de niacina que hubo que aumentar después. Tuvo una reacción al exceso de niacina, que le produjo mucho calor, se quedó sudoroso, se le enrojeció la piel y tuvo náuseas. Comentó que sentía algo parecido a un sofoco.

Le cambié a otro tipo de niacina llamada hexaniacinato de inositol (no está tan estudiado como la niacina tradicional, pero los médicos europeos llevan décadas usando esta otra fórmula). Empezó con una dosis diaria de 2.500 mg y ya nunca volvió a tener ninguna otra reacción. En los seis meses siguientes, su nivel de colesterol volvió a ser normal. La medicina convencional reconoce que la niacina es un potente tratamiento lípido. La niacina da muestras de reducir la producción de proteínas que transportan el colesterol y los triglicéridos en sangre. No hay ningún fármaco que tenga los efectos versátiles de la niacina, entre los que se encuentran su capacidad para:

Reducir el colesterol LDL entre el 5 y el 25%
Incrementar el colesterol HDL entre el 15 y el 35%
Reducir los triglicéridos entre el 20 y el 50%

Se ha efectuado una investigación en la que se demuestra que las personas que consumen mayores cantidades de niacina (de 17 a 45 mg diarios) a través de la alimentación y las multivitaminas tienen un menor riesgo de desarrollar la enfermedad de Alzheimer en comparación con quienes consumen menos niacina (14 mg al día).

La ingesta de cantidades mayores de niacina también ayuda a evitar las cataratas. Buenas fuentes de esta vitamina son los despojos, los cacahuetes, el pollo, la leche, los huevos, las legumbres y los cereales integrales. La dosis de tratamiento es de 500 a 3.000 mg.

Advierto a mis pacientes que utilizar niacina durante mucho tiempo puede ser tóxico para el hígado. Entre los efectos de la niacina están los problemas de estómago, gases, inflamación, vómitos, diarreas o náuseas (estos efectos secundarios pueden minimizarse tomando ácido nicotínico con las comidas); calor y enrojecimiento en el cuello, las orejas y la cara, además de picor, hormigueo y dolor de cabeza.

Las embarazadas o mujeres que están dando de mamar deben evitar tomar dosis altas de niacina. Las dosis altas raramente aumentan los niveles de homocisteína en sangre, un factor de riesgo para los infartos. De modo que cuando uno tome nianicina, el médico tiene que controlar los niveles en sangre.

La niacina puede, asimismo, reducir la coagulación de la sangre, por lo que quizás haya que dejar de tomarla antes de una intervención quirúrgica. En todo caso hay que consultarlo con el médico.

Existe un derivado de la niacina, llamado niacinamida que tiene muchos efectos terapéuticos, y que se usa para combatir la osteoartritis (3 g diarios), el acné (en crema, de uso tópico), para reducir el riesgo de la diabetes de tipo I en niños con gran factor de riesgo, y para mejorar la secreción de insulina en pacientes con diabetes de tipo II.

Vitamina B_5 (ácido pantoténico)

Yo llamo a la vitamina B_5 la vitamina adrenal. Las glándulas adrenales necesitan ácido pantoténico para producir las hormonas del estrés. Por consiguiente, cuando las personas sufren estrés crónico, ya sea físico o mental, la vitamina B_5 ayuda a las glándulas adrenales a producir los niveles adecuados de hormonas del estrés, como el cortisol. Ello permite al organismo controlar con éxito el estrés.

Hay otras dolencias que mejoran con la vitamina B_5. Quienes sufren fatiga crónica notan gran diferencia tras tomar ácido pantoténico. La vitamina B_5 suele recetarse también para las alergias; varios pacientes me han comentado que la vitamina B_5 les fue de gran ayuda a la hora de aliviarles los síntomas de la alergia.

Existe otra forma de ácido pantoténico llamada pantetina que ha demostrado ser efectiva para disminuir el colesterol total, el LDL, y el nivel de los triglicéridos a la vez que aumentaba el HDL. Este suplemento también es bueno para los diabéticos con un alto grado de triglicéridos.

Las principales fuentes de vitamina B_5 están en la carne de pollo, el pescado, los huevos, los cereales integrales, loa aguacates y la coliflor. La dosis de tratamiento es de 500 a 1.500 mg al día de ácido pantoténico o de 900 mg de pantetina.

Nota: muchas de las fórmulas nutricionales para reforzar el sistema adrenal contienen ácido pantoténico combinado con otros suplementos destinados al mismo fin, como vitamina C, ginseng, y suplementos suprarrenales.

Vitamina B_6 (piridoxina)

La vitamina B_6 tiene muchísimas aplicaciones. Tiene un papel muy destacado en el metabolismo de los aminoácidos; una deficiencia de esta vitamina puede acarrear debilidad, confusión, depresión y problemas cutáneos como el eccema. Hay fármacos que pueden causar un déficit de vitamina B_6, entre ellos los anticonceptivos, los antibióticos y la teofilina (medicamento para el asma). Fumar contribuye también a la carencia de esta vitamina. Se ha demostrado que la B_6 es efectiva para aliviar el síndrome premenstrual.

La vitamina B_6 es también de gran importancia en cuanto a reducir el riesgo de sufrir dolencias cardiovasculares. Junto a la vitamina B_{12}, la trimetiglicina, un ácido fólico, la B_6 contribuye a disminuir un componente tóxico del metabolismo proteico llamado homocisteína. Este metabolito es el causante de aproximadamente un 10 % de los infartos.

Otra de las dolencias que puede mejorar la vitamina B_6 es la del síndrome del túnel carpiano. Esta dolorosa dolencia implica la compresión del nervio de la muñeca, la hinchazón e inflamación como resultado de trabajos repetitivos, como mecanografiar, por ejemplo. El síndrome del túnel carpiano puede aparecer también durante el embarazo debido a la retención de líquidos.

Hay otras muchas enfermedades en las que la vitamina B_6 es de gran ayuda: depresión, asma, retención de líquidos, diabetes, epilepsia y náuseas matutinas (en éste último caso he utilizado con éxito la B_6 inyectable). Asimismo, he tratado a pacientes con problemas de cálculos renales, pues la vitamina B_6, junto al magnesio, evita la formación de las más comunes de las piedras renales, las compuestas por oxalato de calcio.

En dosis de 50 a 200 mg esta vitamina reduce la homocisteína, un metabolito que en dosis altas aumenta el riesgo cardiovascular.

Las principales fuentes de vitamina B_6 son: la carne, el pescado, los huevos, las nueces, los cacahuetes, los plátanos y los alimentos integrales. La dosis de tratamiento es de 50 a 200 mg.

Nota: un exceso de vitamina B_6 en forma de suplemento, con dosis superiores a 200 mg, puede producir neurotoxicidad, cuyos síntomas incluyen hormigueo y problemas de coordinación. La mayoría de los casos informados se han dado en pacientes que tomaron dosis superiores a los 500 mg durante un período prolongado.

Ácido fólico

El ácido fólico es importante para el cerebro. Puede ser una gran ayuda para aquellos que sufren depresión y falta de memoria, especialmente para las personas mayores.

Una de las funciones más importantes del ácido fólico es evitar problemas en la medula espinal del feto (un desarrollo incompleto de la médula espinal y/o del cerebro), así como el paladar hendido. Gran parte de estos defectos pueden evitarse con un suplemento diario de ácido fólico en dosis de 400 a 800 mcg. Lo más adecuado es tomar ácido fólico antes de la concepción: el riesgo de daño en la médula espinal puede reducirse en un 60 % tomando ácido fólico un mes antes de la concepción y durante el primer trimestre. La falta de ácido fólico puede contribuir también a la depresión.

Como he mencionado antes, el ácido fólico es importante para prevenir el aumento de homocisteína, de modo que reduce el riesgo de sufrir enfermedades cardíacas en individuos con predisposición genética. Y además de mantener bajos los niveles de homocisteína también contribuye a prevenir la osteoporosis.

Junto a la vitamina B_{12}, el ácido fólico es necesario para la división celular. El déficit de esta sustancia junto al hierro es una de las carencias vitamínicas más comunes en el mundo. La carencia de ácido fólico puede llevar a contraer anemia, gingivitis, depresión, problemas de memoria y muchos otros síntomas. Entre los medicamentos que implican un déficit de ácido fólico se encuentran los barbitúricos, corticosteroides, estrógenos, fármacos de la quimioterapia –como el metotrexato–, anticonceptivos, antiácidos y muchos otros. Generalmente, el uso de antiinflamatorios no esteroideos (AINE), como la aspirina o el ibuprofeno, tomados en dosis altas, puede ocasionar carencia de ácido fólico. Por otra parte, los desordenes metabólicos heredados relacionados con el ácido fólico suelen ser comunes y pueden superarse con un suplemento de esta sustancia. Dependiendo de la población, es posible que un 50 % de los individuos tenga como herencia genética una copia (C/T), y de un 5 a un 25 % pueden tener dos copias.

Los estudios realizados muestran que la ingesta alimentaria de ácido fólico, así como un suplemento del mismo, reduce el riesgo de contraer cáncer de colon, especialmente en mujeres con un historial familiar de esta enfermedad. Las dosis más adecuadas son las de más de 249 mcg. En los hombres y de más de 400 mcg en las mujeres. El consumo de una dieta en la que esté presente el ácido fólico reduce el riesgo de padecer cáncer de mama. También esta medida tiene un efecto protector frente al cáncer pancreático. Las personas que toman antidepresivos pueden obtener mejores resultados si toman un suplemento de ácido fólico.

Su uso tópico ayuda a reducir la gingivitis en las embarazadas. Un estudio llevado a cabo en Holanda dio como resultado que un suplemento diario de 800 mcg de ácido fólico hace descender el índice de pérdida de audición relacionada con la edad. Asimismo, este suplemento ha demostrado reducir los síntomas de vitíligo. Y, por último, cabe señalar que los nutricionistas utilizan el ácido fólico junto a la vitamina B_{12} para tratar los cambios precancerosos del cuello del útero.

El ácido fólico se encuentra en grandes concentraciones en las hojas verdes de verduras como las espinacas, las coles y las acelgas. Otras fuentes son los espárragos, los despojos, el zumo de naranja y los alimentos integrales. La dosis de tratamiento es de 400 a 2.000 mcg.

Vitamina B_{12}

La vitamina B_{12}, junto al ácido fólico, funciona como un tándem en numerosos procesos bioquímicos, como la división celular y la formación de mielina (capa que cubre las células nerviosas).

Muchas de las personas que consumen vitaminas suelen calificar la vitamina B_{12} como «vitamina de la energía». He visto a muchos pacientes con problemas de fatiga experimentar un enorme aumento de energía tras recibir inyecciones de vitamina B_{12}. Entre otras dolencias que mejoran con un suplemento de B_{12} están el asma, la depresión, la esclerosis múltiple, los herpes y la fatiga crónica.

La vitamina B_{12} es uno de los nutrientes primordiales para reducir la homocisteína, una sustancia que aumenta el riesgo de sufrir infartos.

Se sabe que ciertos fármacos disminuyen las reservas que el organismo tiene de esta vitamina, y entre ellos están los anticonceptivos, los antiácidos estomacales, los antibióticos y algunos medicamentos que tratan los ictus cerebrales o las apoplejías.

Un déficit de esta vitamina puede producir una anemia; por otra parte, el sistema nervioso depende de que el organismo cuente con un nivel adecuado de vitamina B_{12}. La pérdida de memoria es un síntoma de su carencia, especialmente en los ancianos. De hecho, hay médicos que han informado de que casos de una supuesta demencia resultaron ser finalmente una carencia de B_{12}, por lo que los pacientes mejoraron tras tomar un suplemento de esta vitamina. Unos investigadores británicos evaluaron las funciones mentales de 1.562 hombres y mujeres mayores de 65 años en tres ocasiones en un período de 10 años. Los participantes en el estudio que tenían un mayor desequilibrio en estos dos indicadores sanguíneos mostraron un declive cognitivo más rápido. La conclusión fue que un suplemento de vitamina B_{12} reduce una tercera parte ese declive.

Sabemos que el deterioro cerebral está asociado a la enfermedad de Alzheimer y se usa como un marcador de la progresión de la misma. Diversos investigadores de Inglaterra, Noruega y Australia examinaron a 107 hombres y mujeres de edades comprendidas entre los 61 y los 87 años que no mostraron problemas cognitivos al principio de los cinco años que duró el estudio. Anualmente les realizaron análisis de sangre para determinar el nivel de la vitamina B_{12} y también pruebas de imágenes por resonancia magnética (TMR) del cerebro. Los investigadores descubrieron que las personas que tenían niveles más elevados de la vitamina en cuestión eran seis veces menos propensas a perder volumen cerebral que aquellas que tenían niveles más bajos.

Entre otros signos indicativos de una deficiencia de vitamina B_{12} se encuentran la lengua roja e hinchada y la diarrea. Por medio de análisis de orina y sangre se puede evaluar el nivel de vitamina B_{12} en sangre.

Dado que los alimentos de origen animal son los que tienen una mayor proporción de vitamina B_{12}, es posible que los vegetarianos requieran un suplemento de esta vitamina. Estas personas pueden tomar alimentos integrales y algas como la espirulina y la chorella, las cuales contienen vitamina B_{12}, o bien un complejo vitamínico B de manera regular. En Estados Unidos, aproximadamente un 20 % de ancianos tienen déficit de esta vitamina, la B_{12}. Con los años, disminuye la capacidad de absorción de este nutriente, y esto puede predisponer a mal humor, cansancio, mala memoria y otros problemas. La solución está en tomar un suplemento de la B_{12}. El tratamiento más efectivo está en recibir una inyección mensual de esta vitamina o bien tomar de manera regular un comprimido que se coloca debajo de la lengua, donde se absorbe mejor.

Un estudio clínico reveló que un tratamiento efectivo para personas con fatiga crónica era recibir una dosis de 5 mg de vitamina B_{12} inyectable dos veces por semana.

Personalmente he podido comprobar que estas inyecciones ayudan a los pacientes con fatiga crónica aunque tengan un nivel normal de esta vitamina en sangre.

Otras fuentes de este nutriente son el hígado, los huevos, el pescado, el queso, la leche, la carne, los vegetales de hojas verdes, los espárragos, el zumo de naranja y los alimentos integrales. La dosis de tratamiento es de 400 a 2.000 mcg.

Biotina

La biotina es una vitamina B bien conocida por su efecto beneficioso en las uñas y el cabello. Se elabora a partir de *Bifidobacterium bifidus*, un grupo de bacterias beneficiosas que residen en los intestinos. Por consiguiente, cuando se sospecha una carencia de biotina en un niño o en un adulto, hay que administrarle suplementos probióticos que contengan esta necesaria y eficaz bacteria. Puesto que la bacteria bifidus intestinal crea biotina, es lógico que los antibióticos reduzcan las reservas de biotina en el organismo.

La biotina es también eficaz para combatir la costra láctea, conocida también como dermatitis seborreica. Se trata de una secreción amarillenta que puede ser sebosa o seca y aparece en el cuero cabelludo de los bebés y también de los adultos. Muchos de los casos infantiles responden bien a un suplemento de biotina, aunque, obviamente, antes de administrar ningún suplemento a un bebé hay que consultárselo al pediatra.

Hay estudios clínicos que muestran que un suplemento de biotina puede mejorar el nivel de azúcar en la diabetes de tipo I y II. Y también ha demostrado su eficacia en el caso de la neuropatía periférica diabética. Para quienes tienen uñas quebradizas, la biotina es de gran ayuda para aumentar su resistencia. Los médicos nutricionistas, como es mi caso, utilizan la biotina para tratar el debilitamiento o la pérdida de cabello. Su uso es tópico y suele encontrarse comúnmente en los champús de tratamiento.

La biotina se encuentra en la levadura de cerveza, el hígado, los despojos, la leche, el queso, la soja, los huevos, la coliflor, las setas y los alimentos integrales. La dosis de tratamiento en adultos para fortalecer las uñas y el cabello es de 1.000 a 3.000 mcg diarios. Para la dermatitis seborreica, la madre que amamanta al bebé puede tomar 6.000 mcg al día o bien dar al bebé una dosis diaria de 200 a 300 mcg.

X

XILITOL

El xilitol es una sustancia blanca y cristalina que tiene el aspecto y también el sabor del azúcar. Se encuentra de forma natural en frutas, verduras y en la corteza de algunos árboles. Comercialmente, el xilitol se extrae de los abedules y del maíz. El cuerpo humano también produce xilitol de forma natural a partir de otras fuentes alimentarias. Utilizado en los alimentos desde la década de 1960, tanto la OMS (Organización Mundial de la Salud) como la FDA (Agencia Norteamericana de Alimentos y Fármacos) lo aprobaron como aditivo alimentario. El xilitol tiene entre un 40 y 50 % menos calorías que el azúcar. No perjudica el nivel de azúcar en sangre y es seguro para los diabéticos.

Este edulcorante natural funciona muy bien en las bebidas. Sin embargo, puesto que la levadura no puede metabolizar el xilitol, éste no se debe utilizar para hornear pan u otros alimentos que contengan levadura.

Dosis

El xilitol se encuentra en diferentes dosis en los productos naturales o en las fórmulas edulcorantes. Para prevenir las caries, se requiere un mínimo de 1 g al día. En cuanto a la prevención de infección de oído en niños, la dosis diaria será aproximadamente de 8,5 g, ya sea como chicle, jarabe o en pastillas.

¿Cuáles son sus efectos secundarios?

En algunas personas, el xilitol les puede provocar diarrea. Para evitarlo, se debe comenzar con una pequeña cantidad y dejar que el sistema digestivo se vaya adecuando a él poco a poco. En algunos países, el xilitol se considera «por lo general, seguro».

XILITOL
El médico naturista lo recomienda para...

❧ Caries
A diferencia del azúcar común, que es muy malo para los dientes, el xilitol, en realidad, reduce la formación de caries –producidas por *Streptococcus mutans,* componente de la placa bacteriana–, evita que las bacterias se adhieran a las membranas mucosas de la boca y de las fosas nasales, mejora el índice de flujo salival, estimula la actividad de la enzima antimicrobiana lactoperoxidasa en la saliva y ayuda a fortalecer el esmalte dental. Existe más de una docena de estudios que demuestran que el xilitol reduce la caries dental hasta en un 80%, por lo que cuenta con el apoyo de diferentes asociaciones médico-dentales. El xilitol se utiliza en los chicles sin azúcar, en enjuagues y en los dentífricos, que son los que yo adquiero para mi familia.

❧ Pérdida de peso y obesidad
El xilitol, al igual que los edulcorantes naturales stevia y lohan, endulza de manera extraordinaria y es bajo en calorías.

❧ Prevenir las infecciones de oído
Un estudio aleatorio de doble-ciego, publicado en el *British Medical Journal,* confirmó que el xilitol era eficaz para tratar a niños con infecciones recurrentes de oído (otitis media).

Z

ZINC

Jim estaba preocupado por el acné de su hijo.

—¿Qué se le puede dar? –me preguntó Jim–. Randy tiene ya 17 años y pensábamos que su acné empezaría a mejorar. Pero no es así.

—Existen muchísimos y buenos tratamientos naturales –le contesté–. Pero me gustaría empezar por darle zinc.

Le expliqué que había visto que el zinc ayuda en muchos casos de acné en adultos y adolescentes, y aconsejé a Randy que comenzara con una dosis alta.

—Dele 30 miligramos tres veces al día, en las comidas, durante un mes. Luego reduzca la dosis a 50 miligramos al día, como mantenimiento. Asegúrese de que tome también unos cuantos miligramos de cobre para mantener un equilibrio con el zinc.

—Esa dosis tan alta no le hará ningún daño, ¿verdad? –me preguntó Jim.

—No, siempre recetamos dosis así. Los estudios indican que el uso prolongado de dosis diarias de 150 a 200 miligramos puede causar problemas de toxicidad, y estoy hablando de una dosis mucho más baja –le contesté.

Después de estar tomando el suplemento de zinc durante dos meses, Randy observó una notable mejoría en la piel. A pesar de que, en ocasiones, todavía le «brotaba» el acné, ahora era mucho menos visible y las manchas le mejoraron en gran medida.

Las virtudes del zinc

El zinc es un mineral con muchas funciones importantes. Se encuentra en todas las células del cuerpo y se conoce como un cofactor, es decir, un componente necesario para numerosas reacciones enzimáticas, incluida la desintoxicación.

Este mineral es importante para la síntesis y actividad de muchas hormonas, como la hormona del timo, la hormona del crecimiento, y la insulina, además de la testosterona y otras hormonas sexuales. Es necesario para una función inmunitaria adecuada y para la cicatrización de las heridas, así como para la síntesis de proteínas y del ADN.

El zinc es necesario para metabolizar adecuadamente la vitamina A, y está vinculado a la formación de los huesos y al sentido del gusto.

Hay varias razones que explican que algunas personas desarrollen déficits de zinc. Seguir una dieta pobre es una de ellas. Así, por ejemplo, los vegetarianos pueden ser más propensos a tener un déficit de zinc, ya que el organismo no absorbe este mineral de manera tan eficaz a partir de los alimentos vegetales como en los de origen animal. Existen otros factores en juego, tales como la vulnerabilidad genética y algunos problemas de absorción. También se sabe que ciertos medicamentos, tales como los inhibidores ECA, como captopril, enalapril y lisinopril, que se utilizan comúnmente para reducir la presión arterial, pueden causar carencias de zinc. Otros fármacos problemáticos son la aspirina y las píldoras anticonceptivas.

Las personas mayores son más propensas a un déficit de zinc, ya que la potencia digestiva disminuye a medida que envejecemos, y nuestros cuerpos tampoco lo absorben. Los alcohólicos, al igual que cualquier persona con una enfermedad metabólica, como, por ejemplo, la diabetes, tienen también riesgo de sufrir déficit de zinc. Los que sufren dolencias del sistema digestivo, como la de enfermedad de Crohn, son celíacos, o simplemente tienen una mala absorción general –causada, por ejemplo, por el síndrome del intestino permeable–, pueden tener problemas de absorción de minerales.

Dónde encontramos zinc

El pescado y los mariscos, como las ostras y otros crustáceos, son buenas fuentes alimentarias. La carne roja es también muy rica en zinc.

Los huevos y la leche también contienen grandes cantidades de zinc. Los alimentos vegetales, como los cereales integrales, las legumbres, los frutos secos y las semillas (en particular las semillas de calabaza), contienen buenas cantidades de zinc, pero el mineral no es tan fácilmente absorbible como el proveniente de alimentos de origen animal.

La leche materna contiene una buena reserva de zinc, por lo que los niños están bien protegidos.

Ingesta diaria de referencia

De 0 a 6 meses: 3 mg
De 6 a 12 meses: 5 mg
De 1 a 10 años: 10 mg
De 11 a 18 años: 15 mg
A partir de 18 años: 15 mg
Embarazadas/en período de lactancia: 7 mg y más

Dosis

Para los adultos, un suplemento ideal puede ser de 15 a 30 mg de zinc al día. La mayoría de los suplementos polivitamínicos de potencia alta contienen esta cantidad.

Los niños menores de un año pueden utilizar polivitamínicos pediátricos que contienen más de 5 mg. Los mayores de un año pueden tomar polivitamínicos infantiles que contienen de 5 a 15 mg en cada dosis diaria.

Para las afecciones específicas, tales como la cicatrización o el acné, es posible que se necesiten dosis más altas, de hasta 100 mg al día, durante un tiempo limitado.

Hay que evitar el uso de sulfato de zinc, pues no se absorbe fácilmente. Recomiendo otras fórmulas tales como el picolinato de zinc, la monometionina de zinc, el citrato de zinc y el quelato de zinc.

Nota: Si se está tomando también un suplemento de calcio, hay que tomarlo a una hora diferente de la que del suplemento de zinc, ya que el calcio puede dificultar la absorción de aquél.

¿Cuáles son sus efectos secundarios?

En realidad, el zinc es un suplemento nutritivo bastante seguro, aunque algunas personas pueden experimentar molestias digestivas si lo toman con el estómago vacío.

ESTADOS CARENCIALES DE ZINC

Los déficits nutritivos graves no son comunes —pero a menudo veo pacientes con déficits marginales o subclínicos. Los síntomas y dolencias asociadas a la deficiencia de zinc son las siguientes:

- Mala cicatrización de las heridas.
- Disminución del sistema inmunológico; propensión a las infecciones.
- Mal estado de piel y uñas (uñas con manchas blancas).
- Cansancio.
- Pérdida de gusto y olfato.
- Mal crecimiento y desarrollo.
- Desequilibrio del azúcar en sangre.
- Anorexia; disminución del apetito.
- Retraso en el desarrollo y maduración sexual.
- Ceguera nocturna (debido a la relación con el metabolismo de la vitamina A).
- Infertilidad.
- Problemas cutáneos.
- Caspa.
- Problemas en el sistema nervioso.
- Pérdida de cabello.
- Agradamiento de la próstata.
- Malformaciones congénitas.
- Enfermedades psiquiátricas.

Tomar dosis altas, de 150 a 200 mg o más, durante un largo período de tiempo, podría causar inmunodepresión. Pero, de todos modos, no se recomienda tomar dosis tan altas, incluso si se está tratando una enfermedad como el acné severo.

Si se están tomando dosis altas de zinc sin tomar cobre, una preocupación es la posibilidad de desarrollar un estado carencial de este mineral. Cuando esto sucede, los glóbulos rojos cambian de forma y, como consecuencia, no transportan adecuadamente el oxígeno.

ZINC

El médico naturista lo recomienda para...

❧ Acné

El zinc forma parte del proceso metabólico de la testosterona. Una vez metabolizada esta «hormona masculina», se convierte en una hormona llamada DHT (dihidrotestosterona). Los niveles altos de DHT se asocian al desarrollo del acné, ya que aumenta la producción de sebo. El zinc reduce ese desarrollo y también potencia la cicatrización de la piel. Existen muchos estudios que demuestran la eficacia del zinc en el tratamiento del acné, y en al menos uno de ellos se confirmó que es tan efectivo como la tetraciclina.

❧ Agrandamiento de la próstata

El zinc es un tratamiento efectivo para tratar el agrandamiento de la próstata. Este mineral inhibe la enzima 5 –alfa-reductasa–, que convierte la testosterona en dihidrotestosterona (DHT). Se cree que los niveles altos de DHT estimulan esta dolencia. Por lo general, se prescriben de 90 a 100 mg diarios a los pacientes con este problema. Tras dos meses de tratamiento, se recomienda reducir la dosis de zinc a un nivel de mantenimiento de 50 mg.

❧ Arteriosclerosis

Según parece, el zinc es uno de los muchos nutrientes que ayuda a prevenir la arteriosclerosis.

❧ Complicaciones en el parto

El zinc es importante durante el embarazo, pues es necesario para la división celular. El déficit de zinc está vinculado a problemas de parto prematuro, bajo peso del nonato, retraso en el crecimiento y preeclampsia. Un buen suplemento multivitamínico durante el embarazo puede prevenir un déficit de zinc, combinándose, eso sí, con una dieta equilibrada.

❧ Déficit de atención e hiperactividad

Los niños con déficit de zinc pueden tener síntomas de esta enfermedad, la cual mejora con un consumo mayor de este mineral.

Degeneración macular

El zinc es importante para mantener una visión normal. En un estudio llevado a cabo con 155 personas con degeneración macular se confirmó que 45 mg de zinc al día reducía significativamente el índice de pérdida visual.

La mácula es la parte del ojo responsable de la visión fina y, cuando se da una degeneración en esa zona, la agudeza visual empieza a reducirse. De hecho, la degeneración macular es la principal causa de ceguera en los ancianos. Hay dos tipos principales: la «seca» y la «húmeda». El tratamiento nutricional se utiliza principalmente para el primer tipo.

Por lo general, se recomienda la combinación de suplementos de zinc con otros igualmente importantes, como vitamina C, selenio, carotenoides, taurina, luteína, plantas como el ginkgo y frutos como el arándano.

Enfermedad de Alzheimer

El zinc contribuye a detener la progresión de la enfermedad de Alzheimer. En un estudio realizado con 10 personas con esta enfermedad, los investigadores verificaron que el zinc en suplemento hizo que ocho de ellas mejoraran la memoria y la comunicación con los demás.

Enfermedad de Wilson

El zinc es uno de los tratamientos principales para esta enfermedad genética en la que el cobre se acumula en el hígado y en todo el organismo, causando daños cerebrales. Altas dosis de zinc ayudan a impedir la absorción de cobre.

Infertilidad masculina

Se relaciona la falta de zinc en los hombres con una disminución de testosterona y una menor producción de esperma. Los estudios han demostrado que los suplementos de zinc aumentan el número de espermatozoides y la testosterona en los hombres que anteriormente habían tenido deficiencias que impedían la concepción.

En una prueba clínica se administraron 55 mg de zinc diarios, en un período de 6 a 12 meses, a 11 individuos infértiles. Estos hombres mostraron un aumento en el recuento y motilidad de los espermatozoides, y tres de las esposas de estos hombres quedaron embarazadas durante el estudio.

❧ Quemaduras, cortes y heridas

El zinc es necesario para la división celular y la síntesis de proteínas, las cuales son precisas para la piel y la cicatrización de heridas. Quemaduras, cortes y otros problemas de la piel pueden mejorar con suplementos de zinc, y su ingesta acelera, asimismo, la curación.

❧ Resfriados

Varios estudios han demostrado que las pastillas de zinc reducen la gravedad y duración de los resfriados, y también alivian el dolor de garganta que acompaña a los mismos. En los primeros síntomas de un resfriado, es conveniente tomar cada dos horas, durante dos días, pastillas de zinc que contengan de 15 a 25 mg de gluconato de zinc elemental o acetato. Considero que estos suplementos son particularmente buenos para curar el dolor de garganta.

❧ Sida

Las personas con sida son propensas a sufrir diversas carencias nutricionales. El zinc es uno de los minerales esenciales para el sistema inmunológico, por lo que constituye un suplemento indispensable para los enfermos de sida.

❧ Trastornos alimentarios

El zinc está relacionado con la producción de ácido estomacal, y también para estimular el apetito. Los estudios han demostrado que las personas con anorexia y bulimia tienen escasos niveles de zinc y pueden mejorar con suplementos de este mineral. Los médicos holísticos recomiendan zinc como parte de un protocolo integral para personas que sufren estos trastornos de la alimentación.

ZUMOS

No hace falta ser muy inteligente para entender que cualquiera puede preparar bebidas sabrosas, refrescantes y nutritivas exprimiendo frutas y verduras frescas hasta extraer su jugo. Pero además de buen sabor, los zumos contienen probadas ventajas para la salud y la vitalidad.

Hoy en día, cada vez más personas se benefician del poder curativo de los zumos. ¿Qué hay de bueno en ellos? Es una forma de obtener vitaminas, minerales, enzimas y fitonutrientes, todos en una bebida que es muy fácil de absorber. Ello significa que, al introducir nutrientes de esta manera, se incorporan inmediatamente a través de la digestión en el torrente sanguíneo, y desde allí van a las células de los órganos y tejidos.

Hay estudios que demuestran que la mayoría de las personas consume una lamentable escasa cantidad de frutas y verduras en su dieta diaria. Y, sin embargo, expertos e investigadores nutricionistas siguen aportando pruebas de que nuestros cuerpos pueden obtener una gran protección de estos alimentos vegetales, si los comemos en suficiente cantidad. Lo maravilloso de los zumos es que nos ofrecen un modo diferente de obtener esos nutrientes enriquecedores de forma concentrada y sabrosa, sin tener que acarrear todos los días cestas de frutas y verduras.

Depende del zumo

El exprimidor común extrae el zumo y aparta la pulpa o la fibra, lo cual facilita la digestión y asimilación del zumo. Se puede controlar completamente el sabor variando los ingredientes que se incluyen. Pero este tipo de exprimidor tiene un inconveniente: cuando se extrae la fibra se está eliminando algo esencial para la digestión y para la asimilación de los nutrientes.

La fibra reduce la velocidad a la que el cuerpo absorbe el azúcar, que se toma del tracto digestivo para verterla en el torrente sanguíneo. Si no se tiene la fibra que ayuda a controlar esta asimilación, se puede producir un desequilibrio de azúcar en sangre. Por este motivo, recomiendo beber zumos con las comidas: la fibra de los alimentos ayuda a regular el azúcar en sangre.

Asimismo, abogo por utilizar un exprimidor que no elimine la fibra o una licuadora, por ejemplo, Vita-Mix. Menciono esta máquina en particular porque utiliza toda la planta (la pulpa y el jugo), licuando la fruta o verdura en un zumo que contiene fibra y líquido. La mezcla de la pulpa y el zumo produce una bebida apetitosa, que es casi una comida en sí misma.

Por supuesto, también se pueden comprar zumos envasados. Es una buena opción si no llevan edulcorantes añadidos (información que contiene la etiqueta), pero incluso el zumo envasado «más puro» no es tan saludable y nutritivo como los zumos frescos. Esto se debe a que la pasteurización destruye las enzimas y la oxidación destruye algunos de los nutrientes (la oxidación es, básicamente, una aceleración del proceso de maduración, que se produce tan pronto como se tritura material orgánico –como los alimentos frescos– y se expone al aire).

A menudo, las personas que han oído hablar de los zumos me preguntan si pueden obtener los mismos beneficios de «suplementos de alimentos naturales», es decir, suplementos liofilizados y envasados que se crean a partir de los zumos originales. Estos suplementos se encuentran en forma de «bebidas verdes» en muchas tiendas de alimentos naturales. La mención de la palabra «verde» en la etiqueta suele indicar que estos suplementos contienen material vegetal de alto valor nutritivo, como gérmenes de trigo, gérmenes de cebada, chlorella y espirulina. Pero no hay que tomarse la etiqueta al pie de la letra, ya que muchos preparados contienen otras plantas, como zanahorias, remolachas y hortalizas diversas que no son verdes.

La ventaja de estos preparados es que están listos para usar y su elaboración requiere poco trabajo. Además, contienen una mezcla de verduras, frutas y hierbas difícil de encontrar en una única bebida fresca, lo que permite beneficiarse de una amplia variedad de extractos alimenticios. La desventaja, por supuesto, es que las bebidas vegetales no están hechas con alimentos frescos, de forma que se pierde parte del valor nutritivo de los zumos frescos. Pero son útiles, fáciles y prácticas, y se pueden conseguir en polvo o en cápsulas.

Uno de los motivos principales por los que recomiendo tomar zumos a los pacientes es que les ayudará a desintoxicarse.

Los fitonutrientes, las vitaminas, los minerales y las enzimas intervienen en el nivel celular para impulsar la desintoxicación, y también ayudan a desintoxicar el hígado. Calculo que la gran mayoría de la población podría beneficiarse de los alimentos concentrados que estimulan la desintoxicación.

Recetas de zumos desintoxicantes

Hay muchas recetas diferentes de zumos que estimulan la desintoxicación. A continuación recomiendo unas pocas:

Zumo fresco

En esta preparación, las zanahorias proporcionan una mezcla de carotenoides, y la manzana contiene vitamina C y otros nutrientes. La raíz de bardana, o la remolacha, sirven para promover el flujo biliar y la desintoxicación hepática.

> 2 zanahorias de tamaño mediano
> ½ manzana
> 1 rama de raíz de bardana o 1 remolacha pequeña

Empiece con un vaso al día durante las comidas; si lo desea, puede beber más de una taza al día.

El batido del médico naturista

> 1 o 2 tazas de leche de arroz (enriquecida con calcio)
> 1 plátano
> ½ taza de arándanos
> Probióticos (*acidófilos*) que contengan entre 2.000 y 4.000 millones de organismos
> 1 cucharada de aceite de linaza o de una mezcla de ácidos grasos esenciales, como aceite de linaza y onagra
> 2 enzimas digestivas, como papaína y bromelina
> 1 cucharada de soja o de proteínas de suero en polvo

Mezclarlo todo en la licuadora.

Se trata de un batido especialmente bueno para personas muy activas. En lugar de saltarse el desayuno, si se puede dedicar unos minutos a mezclar estos ingredientes, se obtendrá más energía para todo el día. Además, ayuda a regular el apetito, de forma que es menos probable que sienta retortijones de hambre o ansiedad de comer durante el día. Esta mezcla también es buena para tomar antes o después de hacer ejercicio.

¡A por ellos!

La siguiente es una preparación que me hago varias mañanas a la semana con mi Vita-Mix. Proporciona vitaminas, minerales y fitonutrientes sumamente beneficiosos.

> 1 taza de hojas tiernas de espinacas
> ¼ de taza de apio

¼ de taza de repollo o col lombarda
½ taza de manzana (sin corazón)
1 taza de zanahorias
1 rodaja fina (1 cucharada) de remolacha
2 tazas de agua

Mezcle todos los ingredientes en una licuadora hasta lograr una mezcla fina.

Supone dos raciones. Una equivale a ½ taza de fruta y otra a 1¼ de taza de verduras.

Bebida verde

En las tiendas de productos dietéticos y en algunas farmacias pueden comprarse muchos preparados distintos calificados como «bebidas verdes». Por mi parte, utilizo un preparado (de cultivo ecológico) que consiste principalmente en «superalimentos verdes», como gérmenes de trigo, gérmenes de cebada, alfalfa, espirulina, chlorella y algas kelp. Asimismo, contiene zumo de zanahoria, raíz de diente de león, cardo mariano, raíz de jengibre siberiano, extracto de piña americana y edulcorantes naturales como mango y stevia. Me gusta mezclar este polvo en un vaso con 3 partes de zumo de manzana y 1 parte de agua.

La combinación de alimentos muy verdes y hierbas desintoxicantes como el cardo mariano y la raíz del diente de león ha ayudado a muchos pacientes como parte de programas de desintoxicación.

¿Cuáles son sus efectos secundarios?

Debido a la posibilidad de que los zumos contengan muchos azúcares, aunque no se hayan añadido edulcorantes, pueden resultar perjudiciales para el nivel de azúcar en sangre. Como ya he dicho, por este motivo recomiendo tomarlos con las comidas, a fin de retardar la absorción del azúcar, o utilizar una Vita-Mix, con objeto de garantizar que la bebida resultante contenga fibra.

Las bebidas vegetales que contienen espirulina y chlorella son buenas para personas con niveles problemáticos del azúcar en sangre, ya que contienen gran cantidad de proteínas. Algunas personas necesitan ir aumentando de forma gradual la cantidad de zumo que beben, porque si no lo hacen poco a poco, puede causarles reacciones de desintoxicación como erupciones cutáneas, dolor de cabeza o molestias digestivas.

Hay que asegurarse de emplear frutas y verduras ecológicas siempre que sea posible, y lavarlas bien antes de utilizarlas. Es mejor quitar las pepitas y los huesos antes de exprimirlas, en particular las de las manzanas, que contienen cianuro, una sustancia venenosa. Es preciso descartar la parte superior de las zanahorias, que contiene sustancias tóxicas.

REFERENCIAS

Para tener una lista completa de las referencias utilizadas en este libro, basta con visitar esta página web: www.lajollawholehealth.com

BÚSQUEDA RÁPIDA DE REMEDIOS

GUÍA ALFABÉTICA DE REMEDIOS Y TRATAMIENTOS PARA LOS PROBLEMAS DE SALUD

El siguiente listado es una guía de consulta para poder encontrar con rapidez soluciones para los problemas de salud. Tan sólo hay que buscar la dolencia en la lista que sigue a continuación y, acto seguido, consultar el capítulo correspondiente para poder disponer de toda la información acerca de las recomendaciones y dosis.

Nota: este apartado es tan sólo una guía para dirigir al lector a los distintos tratamientos indicados en el libro. El índice completo de la obra figura más adelante.

A

Abotargamiento mental: ácido graso omega-3; agua; fosfatidilserina; *Ginkgo biloba*; vitaminas del grupo B (*véase* subapartado «vitamina B_{12}»).

Aborto: *véase* Prevención de aborto.

Abscesos: sales de Schüssler.

Abscesos dentales: aceite del árbol del té; sales de Schüssler.

Acné: aceite del árbol del té; bardana; guggul; linaza; palmito silvestre; sales de Schüssler; sauzgatillo; sello de oro; vitaminas A y E; vitaminas del grupo B; zinc.

Aftas o úlceras bucales: aloe; probióticos; regaliz; vitaminas del grupo B (*véase* subapartado «vitamina B_3 [niacina]»).

Agitación, conmoción: árnica.

Agotamiento: *véase* Síndrome de fatiga crónica.

Agrandamiento de la próstata: baño de asiento; ortiga; palmito silvestre; sepia; zinc.

Alcoholismo: cardo mariano; *Lachesis*; *Nux vomica*; tiamina; vitaminas del grupo B (*véase* subapartado «vitamina B_1 [tiamina]»).

Alergia: *Apis*; *Arsenicum album*; cardo mariano; DHEA (dehidroepiandrosterona); digitopuntura; eufrasia; intolerancias alimentarias; MSM (metilsulfonilmetano); *Nux vomica*; polen de abejas; quercitina; sombrerera; suplementos glandulares (*véase* subapartado «glándulas adrenales»); vitamina C.

Alergia al polen: *Nux vomica*; polen de abejas; sales de Schüssler; sombrerera.

Alergias alimentarias: enzimas; genciana, raíz de; MSM (metilsulfonilmetano); probióticos.

Alzheimer: acetil-L-carnitina; fosfatidilserina; *Ginkgo biloba*; glicerofosfocolina alfa (GPC); huperzina; acetil-L-carnitina; vitamina E; vitaminas del grupo B (*véase* subapartado «vitamina B_{12}»); zinc.

Amenorrea (ausencia de menstruación): acetil-L-carnitina; sauzgatillo.

Amigdalitis: *Andrographis paniculata*; equinácea; *Ferrum phosphoricum*; *Lomatium*; plata coloidal; sello de oro.

Anemia, carencia de hierro: ashwagandha; espirulina; *Ferrum phosphoricum*; fitonutrientes; genciana, raíz de; hierro; ortiga; sales de Schüssler.

Anemia ferropénica debida a la menstruación: *Ferrum phosphoricum*; hierro.

Angina de pecho: aminoácidos; arginina; bromelina; coenzima Q_{10}; espino albar; L-carnitina; magnesio; vitamina E.

Anorexia: *Ignatia*; L-carnitina.

Ansiedad: acónito; aminoácidos; *Arsenicum album*; *Carbo vegetabilis*; *Cimicifuga racemosa*; digitopuntura; ejercicio físico; fitonutrientes; flores de Bach; gelsemio; hierba de San Juan (hipérico); *Ignatia*; kava; manzanilla; pulsatilla; Resperate; *rhodiola*; sales de Schüssler; triptófano y 5-HTP; valeriana; visualización mental.

Anticoagulantes: bromelina; enzimas; té verde; vitamina E.

Ardor de estómago: aloe; calcio; enzimas; *Nux vomica*; regaliz; sales de Schüssler; intolerancias alimentarias.

Arritmias: coenzima Q_{10}; espino albar; L-carnitina; magnesio.

Arrugas: antioxidantes; coenzima Q_{10}; té verde; vitamina C.

Artritis reumatoide: aceite de onagra; ácido graso omega-3; *Apis*; boswellia; cayena; cúrcuma; equinácea; linaza; selenio; trigo germinado; uña de gato.

Artritis: aceite de onagra; ácido graso omega-3; ácido hialurónico; antioxidantes; *Apis*; ashwagandha; boswellia; bromelina; cayena; *Cimicifuga racemosa*; cúrcuma; ejercicio físico; enzimas; extracto de corteza de pino; fitonutrientes; hidroterapia; intolerancias alimentarias; jengibre, raíz de; *Ledum*; linaza; *Lycopodium*; matricaria; MSM (metilsulfonilmetano); ortigas; polen de abejas; pulsatilla; *Rhus toxicodendron*; sales de Schüssler; glucosamina; vitaminas C y E.

Asma: ácido graso omega-3; aloe; *Arsenicum album*; boswellia; *Carbo vegetabilis*; cebolla; extracto de corteza de pino; ginseng (*véase* subapartado «ginseng americano»); ipecacuana; *Lachesis*; magnesio; MSM (metilsulfonilmetano); pulsatilla; quercitina; sales de Schüssler; sombrerera; suplementos glandulares (*véase* subapartado «glándulas adrenales»); vitamina C.

Ataques de pánico: acónito; *Carbo vegetabilis*; kava; Resperate.

Ataques o convulsiones: sales de Schüssler.

Aterosclerosis: ácido graso omega-3; ajo; alcachofa; antioxidantes; bromelina; cayena; coenzima Q_{10}; fibra; granada; guggul; L-carnitina; té verde; tocotrienoles; vitaminas C, D, E y K; vitaminas del grupo B (*véase* subapartado «vitamina B_{12}»); zinc.

Autismo: intolerancias alimentarias; vitamina D.

B

Bajo recuento espermático: aminoácidos; coenzima Q_{10}; ginseng; maca.

Bebés prematuros: ácido graso omega-3; L-carnitina.

Bloqueo emocional: flores de Bach; *Ignatia*; oración; pulsatilla.

Bronquitis: astrágalo; bromelina; *Carbo vegetabilis*; equinácea; hidroterapia; intolerancias alimentarias; ipecacuana; pulsatilla; *reishi*; sales de Schüssler; saúco; sello de oro; sombrerera; vitamina C.

C

Caídas: *véase* Prevención de caídas.

Caída de dientes: probióticos; té verde. (*Véanse también* Dientes débiles y descalcificados *y* Prevención de la caída de dientes).

Cálculos biliares: alcachofa; cardo mariano; cúrcuma; diente de león; intolerancias alimentarias; menta; vitamina C.

Cálculos renales: gayuba; magnesio; piridoxina; vitaminas del grupo B (*véase* subapartado «vitamina B_6 [piridoxina])».

Calvicie: palmito silvestre.

Cáncer: ácido graso omega-3; *Agaricus blazei*; ajenjo; arroz de levadura roja; *Arsenicum album*; astrágalo; bardana; bromelina; coenzima Q_{10}; *Coriolus versicolor*; enzimas; espirulina; fibra; fitonutrientes; hidroterapia; *maitake*; melatonina; prebióticos; probióticos; quercitina; *reishi*; sulforafano; té verde; tocotrienoles; trigo germinado; uña de gato; visualización mental; vitamina D (*véase también* Prevención del cáncer).

Cáncer de boca: beta-caroteno; espirulina.

Cáncer de colon: ajo; calcio; cebolla; *Coriolus*; luteína; N-acetilcisteína; prebióticos; probióticos; trigo germinado; vitamina D.

Cáncer de esófago: betacaroteno; *Coriolus*; trigo germinado.

Cáncer de mama: astrágalo; coenzima Q_{10}; D glucarato; *maitake*; probióticos; té verde; trigo germinado. (*Véase también* Prevención del cáncer de mama).

Cáncer de piel: *véase* Prevención del cáncer de piel.

Cáncer de próstata: D-glucarato; granada; *maitake*; vitamina D. (*Véase también* Prevención del cáncer de próstata).

Cándida: ajo; equinácea; intolerancias alimentarias; fitonutrientes; genciana, raíz de; orégano; prebióticos; probióticos.

Cardiomiopatía: *véase* Miocardiopatía.

Caries: probióticos; stevia; xilitol.

Caspa: aceite del árbol del té; ácido graso omega-3; linaza; zinc.

Cataratas: arándanos; complejos vitamínicos; *Ginkgo biloba*; selenio; vitaminas C y E.

Ceguera nocturna: arándano común; vitamina A.

Celulitis: aloe; caléndula; equinácea; sello de oro.

Celulas nerviosas: *véase* Protección de las células nerviosas.

Cicatrices: caléndula; vitamina E.

Ciclos menstruales irregulares: pulsatilla; sauzgatillo; sepia.

Circulación sanguínea: ácido graso omega-3; ajo; arándanos; canela; cardo mariano; castaño de Indias; cayena; DHEA (dehidroepiandrosterona); enzimas; espino albar; extracto de corteza de pino; *Ginkgo biloba*; jengibre, raíz de; *Lachesis*; vitamina E.

Cirrosis: alcachofa; cúrcuma; SAMe; suplementos glandulares (*véase* subapartado «glándulas hepáticas»).

Coágulos venosos: ácido graso omega-3; bromelina; enzimas.

Colesterol: ácido graso omega-3; ácido pantoténico; *Agaricus blazei*; ajo; alcachofa; aminoácidos; antioxidantes; arroz de levadura roja; calcio; canela; cayena; cebolla; cromo; espirulina; extracto de corteza de pino; fibra; fitonutrientes; glucomanán; granada; guggul; jengibre, raíz de; niacina; soja; té verde; tocotrienoles; vitaminas D y E.

Cólicos: enzimas; manzanilla; menta; *Nux vomica*.

Colitis: aceites grasos omega 3; ajenjo; boswellia; bromelina; intolerancias alimentarias; *Lycopodium*; manzanilla; menta; *Nux vomica*; prebióticos; probióticos.

Colitis ulcerosa: ácido graso omega-3; ajenjo; boswellia; bromelina; chlorella; hidroterapia; intolerancias alimentarias; *Lycopodium*; manzanilla; menta; *Nux vomica*; prebióticos; probióticos; propóleo; trigo germinado.

Columna vertebral: *véase* Problemas de columna vertebral.

Complicaciones en el embarazo: *véase* Preeclampsia.

Congestión nasal: N-acetilcisteína; ortiga; quercitina; sello de oro.

Congestión/inflamación pélvica: baño de asiento.

Conjuntivitis: caléndula; eufrasia; pulsatilla.

Contaminación radiológica: *véase* Exposición radiológica.

Corazón: coenzima Q_{10}; *Cordyceps sinensis*.

Cortes: caléndula; plata coloidal; vitamina C; zinc.

Costra láctea (dermatitis seborreica en los bebés): ácido graso omega-3; biotina; linaza.

Crecimiento lento: ácido graso omega-3; ashwagandha; vitamina D.

D

Daño cerebral: árnica; fosfatidilserina.

Debilidad articular: *véase* Dolor articular.

Debilidad de ligamentos: ácido hialurónico; sales de Schüssler; vitamina C.

Debilidad muscular: vitaminas D y E.

Defectos del tubo neural: vitaminas del grupo B (*véanse* subapartados «ácido fólico» y «vitamina B_{12}»).

Deficiencia de testosterona: acetil-L-carnitina; suplementos glandulares.

Deficiencia de vitamina A: espirulina; vitamina A.

Degeneración del tejido cartilaginoso: ácido hialurónico; sulfato de glucosamina.

Degeneración macular: arándano común; carotenoides; *Ginkgo biloba*; vitaminas C y E; vitaminas del grupo B; zinc.

Demencia: *véase* Función cognitiva.

Densidad ósea: calcio; DHEA (dehidroepiandrosterona); ipriflavona; magnesio; sílice; vitamina D.

Dentición: manzanilla; sales de Schüssler.

Depresión: aceites esenciales; acetil-L-carnitina; ácido graso omega-3; aminoácidos; *Cimicifuga racemosa*; complejos vitamínicos; cromo; ejercicio físico; fitonutrientes; fosfatidilserina; *Ginkgo biloba*; hierba de San Juan (hipérico); *Ignatia*; intolerancias alimentarias; kava; pulsatilla; sales de Schüssler; SAMe; sepia; triptófano y 5-HTP; valeriana; vitamina D.

Depresión maníaca (actualmente, trastorno bipolar tipo I): ácido graso omega-3; *Lachesis*.

Derrame cerebral: *véase* Prevención del derrame cerebral.

Dermatitis seborreica: ácido graso omega-3; biotina.

Desequilibrio hormonal: cardo mariano; *Cimicifuga racemosa*; D-glucarato; diente de león; *Lachesis*; maca; N-acetilcisteína; progesterona; regaliz; sauzgatillo; sepia; suplementos glandulares.

Desintoxicación: ajo; alcachofa; antioxidantes; bardana; cardo mariano; chlorella; cúrcuma; D-glucarato; diente de león; ejercicio físico; espirulina; fibra; fitonutrientes; hidroterapia; regaliz; *reishi*; sulforafano; *Sulphur*; té verde; trigo germinado; zumos vegetales.

Desintoxicación hepática: *véase* Desintoxicación.

Desintoxicación renal: *véase* Enfermedad renal.

Desnutrición: enzimas; espirulina.

Diabetes: aceite de onagra; *Agaricus blazei*; aloe; antioxidantes; bardana; biotina; canela; cardo mariano; cebolla; coenzima Q_{10}; cromo; DHEA (dehidroepiandrosterona); diente de león; ejercicio físico; extracto de corteza de pino; fibra; ginseng; glucomanán; granada; *Gymnema sylvestris*; L-carnitina; magnesio; *maitake*; quercitina; *reishi*; resveratrol; soja; stevia; vanadio; vitaminas C, D y E; vitaminas del grupo B.

Diarrea: arándano común; *Arsenicum album;* fibra; gelsemio; intolerancias alimentarias; jengibre, raíz de; probióticos; sello de oro.

Diarrea del viajero: *Arsenicum album*; jengibre, raíz de; probióticos.

Dientes débiles y descalcificados: calcio; sales de Schüssler; vitamina D. (*Véase también* Caída de dientes).

Digestión: aceites esenciales; alcachofa; aloe; astrágalo; canela; *Carbo vegetabilis*; cúrcuma; enzimas; hidroterapia; jengibre, raíz de; linaza; manzanilla; menta; *Nux vomica*; propóleo; regaliz; *reishi*; *Sulphur*; té verde.

Disbiosis: ajenjo; prebióticos; probióticos.

Disfunción eréctil: arginina; *Ginkgo biloba*; ginseng; maca.

Disminución de la libido: *Cordyceps sinensis*; ginseng; maca; sepia; suplementos glandulares (*véase* subapartado «testículos»).

Dolor: aloe; aminoácidos; árnica; boswellia; cúrcuma; digitopuntura; kava; matricaria; MSM (metilsulfonilmetano); *Rhus toxicodendron*.

Dolor a causa de una inyección: *Apis*; *Ledum*.

Dolor articular: ácido graso omega-3; ácido hialurónico; boswellia; bromelina; cayena; cúrcuma; glucosamina; vitamina D.

Dolor crónico: *véase* Dolor.

Dolor de cabeza: agua; aminoácidos; baño de asiento; digitopuntura; gelsemio; genciana, raíz de; hidroterapia; intolerancias alimentarias; ipecacuana; *Lypocodium*; melatonina; menta; pulsatilla; *Sulphur*.

Dolor de cabeza tensional: *Cimicifuga racemosa*; digitopuntura; *Ignatia*; kava; magnesio; manzanilla; MSM (metilsulfonilmetano); menta; valeriana.

Dolor de cuello: boswellia; cúrcuma; digitopuntura; MSM (metilsulfonilmetano).

Dolor de encías: *véase* Infección de encías.

Dolor de espalda: ácido graso omega-3; ácido hialurónico; baño de asiento; castaño de Indias; MSM (metilsulfonilmetano); *Nux vomica*.

Dolor de garganta: *Apis*; *Ferrum phosphoricum*; *Lomatium*; plata coloidal; propóleo; sales de Schüssler; sello de oro; *Sulphur*.

Dolor de huesos: menta; MSM (metilsulfonilmetano); *symphytum*.

Dolor de mamas: onagra; progesterona; sauzgatillo; vitamina E.

Dolor de oídos: *véase* Infección de oídos.

Dolor de ovarios: *véase* Quistes ováricos.

Dolor de pies: *Ginkgo biloba*; MSM (metilsulfonilmetano).

Dolor dental: manzanilla; sales de Schüssler.

Dolor muscular: árnica; boswellia; cayena; digitopuntura; menta; MSM (metilsulfonilmetano); sales de Schüssler; vitamina D.

Dolor o picor en el recto: baño de asiento; caléndula; *Sulphur*.

Dolor posquirúrgico: boswellia; bromelina; cayena; cúrcuma; MSM (metilsulfonilmetano).

Dolor renal: agua; *Apis*.

Dolores de crecimiento: calcio; magnesio; sales de Schüssler; vitamina D.

Dolores lumbares: ácido graso omega-3; cúrcuma; glucosamina; MSM (metilsulfonilmetano); *Rhus toxicodendron*; sales de Schüssler; *Sulphur*.

Dolores menstruales: ácido graso omega-3; canela; *Cimicifuga racemosa*; extracto de corteza de pino; manzanilla; pulsatilla; sales de Schüssler; valeriana.

Drogadicción (rehabilitación): cardo mariano; *Lachesis*; *Nux vomica*; vitaminas del grupo B.

E

E. coli: plata coloidal; probióticos; sello de oro.

Eccema: aceite de onagra; ácido graso omega-3; caléndula; intolerancias alimentarias; linaza; prebióticos; probióticos; pulsatilla; regaliz; sales de Schüssler; *Sulphur*; vitamina E.

Edema: agua; arginina; castaño de Indias; diente de león; enzimas; espino albar; ortiga; sales de Schüssler.

Efectos secundarios de la anestesia: jengibre, raíz de.

Efectos secundarios de la quimioterapia: *véase* Quimioterapia.

Efectos secundarios de los anticonceptivos orales: sauzgatillo; sepia.

Embarazo: calcio; complejos vitamínicos; extracto de corteza de pino; hierro; ortiga.

Endometriosis: extracto de corteza de pino; *Lachesis*; progesterona; Pulsatilla; sepia.

Energía: *véase* Síndrome de fatiga crónica.

Enfermedad de Crohn: *véase* Colitis.

Enfermedad de Lyme: plata coloidal; probióticos; uña de gato.

Enfermedad de Paget: ipriflavona.

Enfermedad de Peyronie: acetil-L-carnitina.

Enfermedad de Wilson: zinc.

Enfermedad hepática: *véase* Desintoxicación.

Enfermedad inflamatoria intestinal (EII): ácido graso omega-3; aloe; aminoácidos; boswellia; cúrcuma; DHEA (dehidroepiandrosterona); fitonutrientes; intolerancias alimentarias; prebióticos; probióticos; quercitina; regaliz.

Enfermedad pulmonar obstructiva crónica: ácido graso omega-3; *Cordyceps sinensis*; N-acetilcisteína.

Enfermedad renal: *Apis*; *Cordyceps sinensis*; fitonutrientes; hidroterapia; L-carnitina; N-acetilcisteína; soja.

Enfermedades autoinmunes: DHEA (dehidroepiandrosterona); enzimas; intolerancias alimentarias; MSM (metilsulfonilmetano); progesterona; vitamina D.

Enfermedades cardiovasculares: ácido graso omega-3; ajo; antioxidantes; arginina; bromelina; calcio; carotenoides; cayena; coenzima Q_{10}; complejos vitamínicos; DHEA (dehidroepiandrosterona); ejercicio físico; enzimas: espino albar; extracto de corteza de pino; fitonutrientes; granada; jengibre, raíz de; L-carnitina; magnesio; piridoxina; quercitina; *reishi*; Resperate (dispositivo); ribosa; selenio; soja; té verde; tocotrienoles; vitaminas C, D y E; vitaminas del grupo B (*véase* subapartado «vitamina B_{12}»).

Enfermedades de la vesícula biliar: alcachofa; cardo mariano; diente de león; enzimas; intolerancias alimentarias.

Enfermedades de las arterias coronarias: *véase* Aterosclerosis.

Enfermedades periodontales: aceite del árbol del té; coenzima Q_{10}; vitamina C.

Envejecimiento: antioxidantes; ashwagandha; chlorella; complejos vitamínicos; ginseng; melatonina; oración.

Epilepsia: ácido graso omega-3; calcio; magnesio; N-acetilcisteína.

Erupciones: agua; ácido graso omega-3; caléndula; enzimas; intolerancias alimentarias; sales de Schüssler; *Sulphur*.

Esclerosis múltiple: aceite de onagra; ácido graso omega-3; gelsemio; linaza; vitaminas D y E; vitaminas del grupo B (*véase* subapartado «vitamina B_{12}»).

Espasmos: *véase* Digestión.

Espasmos y calambres musculares: baño de asiento; calcio; *Cimicifuga racemosa*; *Ignatia*; kava; magnesio; potasio; sales de Schüssler; valeriana.

Esquizofrenia: ácido graso omega-3; DHEA (dehidroepiandrosterona); intolerancias alimentarias; niacina.

Estenosis carotidea: ajo; bromelina; granada; tocotrienoles; vitamina E.

Estreñimiento: alcachofa; aloe; baño de asiento; cardo mariano; chlorella; diente de león; digitopuntura; eufrasia; fibra; genciana, raíz de; glucomanán; hidroterapia; intolerancias alimentarias; linaza; *Nux vomica*; prebióticos; probióticos; *reishi*; zumos.

Estrés: ashwagandha; ácido pantoténico; DHEA (dehidroepiandrosterona); ejercicio físico; fosfatidilserina; ginseng; kava; manzanilla; Resperate; *rhodiola*; valeriana; vitamina C; vitaminas del grupo B (*véase* subapartado «vitamina B_{12}»).

Exposición radiológica: antioxidantes; espirulina; *Ginkgo biloba*; ginseng; melatonina.

Eyaculación precoz: *Lycopodium*; maca.

F

Fallo cardíaco congestivo: aminoácidos; *Carbo vegetabilis*; coenzima Q_{10}; espino albar; ginseng; L-carnitina; magnesio; ribosa.

Fatiga: *véase* Síndrome de fatiga crónica.

Fatiga adrenal: ácido pantoténico; ashwagandha; *Cordyceps sinensis*; DHEA (dehidroepiandrosterona); ginseng; *rhodiola*; suplementos glandulares (*véase* subapartado «glándulas adrenales»); vitamina C; vitaminas del grupo B (*véanse* subapartados «vitamina B_5 [ácido pantoténico]» y «vitamina B_{12}»).

Fibromialgia: calcio; chlorella; *Cimicifuga racemosa*; *Ignatia*; magnesio; MSM (metilsulfonilmetano); ribosa; SAMe; triptófano y 5-HTP (aminoácidos); vitamina D.

Fiebre: acónito; bardana; canela; equinácea; *Ferrum phosphoricum*; hidroterapia; plata coloidal; pulsatilla; sales de Schüssler; sello de oro; *Sulphur*.

Fisuras o grietas: baño de asiento; sales de Schüssler.

Forúnculos: aceite del árbol del té; sales de Schüssler.

Fracturas: calcio; ipriflavona; magnesio; sales de Schüssler; sílice; *symphytum*; vitamina D.

Función cognitiva: ácido graso omega-3; complejos vitamínicos; fosfatidilserina; *Ginkgo biloba*; huperzina; vitamina D.

G

Gases o flatulencias: diente de león; enzimas; jengibre, raíz de; *Lypocodium*; manzanilla; menta; prebióticos; probióticos; *Sulphur*.

Gingivitis: aceite del árbol del té; coenzima Q_{10}; vitamina C.

Glaucoma: arándano común; magnesio; vitamina C.

Golpes, contusiones: árnica; MSM (metilsulfonilmetano); *Rhus toxicodendron*.

Gota: diente de león; ortiga.

Gripe: acónito; *andrographis*; arándano; *Arsenicum album*; digitopuntura; equinácea; gelsemio; *Lomatium*; N-acetilcisteína; *Nux vomica*; plata coloidal; *Rhus toxicodendron*; vitamina C.

H

Hemiplejia o derrame cerebral: *Ginkgo biloba*; glicerofosfocolina alfa (GPC).

Hemorragias: *Ferrum phsophoricum*; ipecacuana; *Lachesis*; sales de Schüssler.

Hemorroides: arándano común; baño de asiento; castaño de Indias; intolerancias alimentarias; rusco; sales de Schüssler.

Hepatitis: alcachofa; cardo mariano; *Cordyceps synensis*; *Coriolus*; diente de león; fitonutrientes; hidroterapia; *Lypocodium*; sales de Schüssler; selenio; suplementos glandulares (*véase* subapartado «hígado»); vitamina C.

Heridas: ácido hialurónico; aloe vera; aminoácidos; árnica; boswellia; bromelina; caléndula; enzimas; fitonutrientes; glucosamina; hierba de San Juan (hipérico); MSM (metilsulfonilmetano); propóleo; sales de Schüssler; vitaminas C y E; zinc.

Heridas en la cabeza: sales de Schüssler.

Heridas oculares: *symphytum*.

Heridas por punción: *Ledum*.

Herpes: aminoácidos; *Apis*; cayena; *Lachesis*; *Lomatium*; lisina; propóleo; regaliz; *Rhus toxicodendron*; selenio; sepia; vitaminas del grupo B (*véase* subapartado «vitamina B_{12}»).

Herpes bucal: aceite del árbol del té; aloe; intolerancias alimentarias; lisina; sales de Schüssler; vitaminas del grupo B;

Hinchazón: árnica; bromelina; cúrcuma; enzimas; genciana, raíz de; intolerancias alimentarias; jengibre, raíz de; *Lycopodium*; MSM (metilsulfonilmetano); sales de Schüssler.

Hinchazones o edemas en el embarazo: diente de león; vitaminas del grupo B (*véase* subapartado «vitamina B_6 [piridoxina]»).

Hiperactividad: aceites esenciales; ácido graso omega-3; aminoácidos; fosfatidilserina; Resperate (dispositivo); sales de Schüssler.

Hiperparatiroidismo: ipriflavona; vitamina D.

Hipertensión: *véase* Presión arterial alta.

Hipertensión en el embarazo: calcio.

Hipertiroidismo: *Lachesis*.

Hipoglucemia: cromo; fibra; glucomanán; intolerancias alimentarias.

Hipotiroidismo: aminoácidos; hierro; *rhodiola*; selenio; sepia; suplementos glandulares.

Hongos en los dedos de los pies: aceite del árbol del té.

I

Ictericia: sales de Schüssler.

Impotencia: aminoácidos; arginina; DHEA (dehidroepiandrosterona); *Ginkgo biloba*; *Lycopodium*; maca; suplementos glandulares.

Incontinencia: *Lycopodium*; progesterona; sepia.

Indigestión: *véase* Digestión.

Infarto: *véase* Enfermedades cardiovasculares.

Infección de encías: aceite del árbol del té; caléndula; plata coloidal; sello de oro.

Infección de oídos: acónito; equinácea; intolerancias alimentarias; *Lachesis*; manzanilla; plata coloidal; pulsatilla; sello de oro; xilitol.

Infección de vejiga: arándanos; baño de asiento; equinácea; *Nux vomica*; palmito silvestre; pulsatilla; sales de Schüssler; sello de oro; sepia.

Infección ocular: eufrasia; extracto de corteza de pino; plata colodial; sello de oro.

Infecciones: *véase* Refuerzo del sistema inmunológico.

Infecciones bacterianas: equinácea; sello de oro.

Infecciones bucales: aceite del árbol del té.

Infecciones de la próstata: arándano rojo americano; baño de asiento; equinácea; plata coloidal; quercitina; sello de oro.

Infecciones de las vías respiratorias altas: astrágalo; equinácea; *Lomatium*; plata coloidal; vitaminas C y D.

Infecciones del sistema respiratorio: ajo; astrágalo; bromelina; equinácea; hidroterapia; *Lypocodium*; *Lomatium*; N-acetilcisteína; orégano; probióticos; sello de oro; vitamina A.

Infecciones del tracto urinario: agua; *Apis*; arándano rojo americano; baño de asiento; bardana; *Cantharis*; gayuba; *Lomatium*; palmito silvestre; plata coloidal; sello de oro.

Infecciones fúngicas: aceite del árbol del té; equinácea; prebióticos.

Infecciones vaginales: *véase* Vaginitis.

Infecciones víricas: aloe; astrágalo; enzimas; equinácea; fitonutrientes; hierba de San Juan (hipérico); *Lomatium*; plata coloidal.

Infertilidad femenina: maca; progesterona; sauzgatillo; sepia; suplementos glandulares; vitaminas del grupo B.

Infertilidad masculina: coenzima Q_{10}; ginseng; L-carnitina; maca; suplementos glandulares (*véase* subapartado «testículos»); vitamina C; zinc.

Inflamaciones: aceite de onagra; boswellia; bromelina; complejos vitamínicos; cúrcuma; equinácea; MSM (metilsulfonilmetano); quercitina; regaliz; vitaminas D y E.
Insomnio: aminoácidos; ashwagandha; baño de asiento; kava; manzanilla; melatonina; *Nux vomica*; *Sulphur*; triptófano y 5-HTP; valeriana.
Insuficiencia renal: *véase* Enfermedad renal.
Intolerancia a la lactosa: enzimas; probióticos.
Intoxicación por ingerir pescado: *Arsenicum album*; jengibre, raíz de; *Nux vomica*.
Irritabilidad: agua; *Lachesis*; *Lycopodium*; manzanilla; *Nux vomica*; Resperate; sepia; valeriana.

J

Jet lag: gelsemio; melatonina.

L

Lactancia: chlorella; sauzgatillo.
Lupus: ácido graso omega-3; DHEA (dehidroepiandrosterona).

M

Mal aliento: chlorella; menta; trigo germinado.
Mal de altura: *reishi*.
Mala absorción de grasas: alcachofa; cardo mariano; diente de león; enzimas; fitonutrientes.
Malaria: ajenjo.
Marcas en la piel: ácido hialurónico; árnica; bromelina; hierba de San Juan (hipérico); *Ledum*.
Mareo: agua; *Ginkgo biloba*.
Memoria: *véanse* Problemas de memoria y Pérdida de memoria asociada a la edad.
Meningitis: *Apis*.
Menopausia: bardana; *Cimicifuga racemosa*; DHEA (dehidroepiandrosterona); diente de león; ejercicio físico; extracto de corteza de pino; fitonutrientes; *Lachesis*; linaza; maca; progesterona; pulsatilla; sauzga-

tillo; sepia; soja; sulforafano; *Sulphur*; suplementos glandulares (*véase* subapartado «glándulas adrenales»); vitamina E.

Menstruación abundante: canela; hierro; *Lachesis*; sales de Schüssler; sauzgatillo.

Miedos: flores de Bach.

Migrañas: aminoácidos; coenzima Q_{10}; ipecacuana; *Lachesis*; matricaria; progesterona; pulsatilla; riboflavina; sepia; sombrerera.

Miocardiopatía: arginina; coenzima Q_{10}; espino albar; L-carnitina; magnesio; ribosa.

Miomas: progesterona; sauzgatillo.

Molestias de estómago: *véase* Digestión.

Mononucleosis: equinácea; gelsemio; *Lomatium*; plata coloidal; selenio; suplementos glandulares; vitamina C.

N

Náuseas: digitopuntura; ipecacuana; jengibre, raíz de; *Nux vomica*.

Náuseas matutinas: ipecacuana; jengibre, raíz de; pulsatilla sepia.

Nerviosismo: manzanilla; sales de Schüssler; valeriana; vitaminas del grupo B.

Neumonía: *Carbo vegetabilis*; equinácea; hidroterapia; *Lomatium*; plata coloidal; sello de oro.

Neuropatía: acetil-l-carnitina; ácido alfa-lipoico (ALA); aceite de onagra; vitaminas del grupo B (*véanse* subapartados «vitamina B_1 [tiamina]» y «vitamina B_{12}»).

Neuropatía diabética: acetil-L-carnitina; ácido alfa-lipoico (ALA); cayena.

Nódulos sólidos mamarios: sales de Schüssler.

O

Orquitis: pulsatilla.

Osteoartritis: boswellia; ácido graso omega-3; cúrcuma; guggul; linaza; MSM (metilsulfonilmetano); SAMe; sulfato de glucosamina; uña de gato; vitaminas del grupo B.

Osteoporosis: aceite de onagra; ácido graso omega-3; aminoácidos; calcio; DHEA (dehidroepiandrosterona); ejercicio físico; ipriflavona; lisina; maca; magnesio; progesterona; sales de Schüssler; sílice; soja; vitaminas C, D, y K.

Otosclerosis: ipriflavona.
Ovulación: sauzgatillo.

P

Palpitaciones: agua; coenzima Q_{10}; espino albar; L-carnitina; magnesio; pasionaria; ribosa.
Páncreas: enzimas; suplementos glandulares.
Parásitos: ajenjo; MSM (metilsulfonilmetano); orégano; plata coloidal; probióticos; sello de oro.
Parkinson: coenzima Q_{10}; vitamina E.
Patología vascular periférica: arginina; enzimas; espino albar; *Ginkgo biloba*; vitamina E.
Pelo: *véanse* Problemas capilares *y* Salud capilar.
Pérdida de apetito: diente de león; genciana, raíz de; jengibre, raíz de.
Pérdida de elasticidad de la aorta: ajo.
Pérdida de memoria asociada a la edad: ácido graso omega-3; acetil-L-carnitina; cúrcuma; fosfatidilserina; *Ginkgo biloba*; vitaminas del grupo B (*véase* subapartado «vitamina B_{12}»). (*Véase también* Problemas de memoria).
Pérdida de peso: ácido graso omega-3; *Agaricus blazei*; agua; aminoácidos; arginina; calcio; *Caralluma fimbriata*; complejos vitamínicos; cromo; DHEA; diente de león; extracto de corteza de pino; glucomanán; grasas (*véase* subapartado «ácido linoleico conjugado [CLA]»); L-carnitina; *lo han*; stevia; té verde; triptófano y 5-HTP; vitaminas A y D; xilitol.
Pérdida del sentido del olfato: ácido alfa-lipoico (ALA).
Picaduras de abejas: *Apis*.
Picaduras de mosquito: *Ledum*.
Pie de atleta: aceite del árbol del té; orégano.
Piel: *véanse* Problemas cutáneos *y* Protección de la piel.
Pies fríos: cayena; espino albar; jengibre; *Ginkgo biloba*; suplementos glandulares.
Piojos: aceite de árbol del té.
Prednisona: ashwagandha; DHEA (dehidroepiandrosterona); *rhodiola*; suplementos glandulares.
Preeclampsia: calcio; magnesio; vitaminas C y E.
Presión arterial alta: ácido graso omega-3; *Agaricus blazei*; ajo; arginina; arroz de levadura roja; chlorella; coenzima Q_{10}; glucomanán; grana-

da; espino albar; extracto de corteza de pino; magnesio; Resperate (dispositivo); stevia; valeriana; vitamina D.

Prevención de aborto: progesterona; sauzgatillo.

Prevención de caídas: vitamina D.

Prevención de enfermedades cardiovasculares: *véase* Enfermedades cardiovasculares.

Prevención de infecciones: *véase* Refuerzo del sistema inmunológico.

Prevención de migrañas: *véase* Migrañas.

Prevención de osteoporosis: *véase* Osteoporosis.

Prevención de tromboflebitis: ácido graso omega-3; bromelina; enzimas; *Ginkgo biloba*. (*Véase también* Tromboflebitis).

Prevención del cáncer: ácido graso omega-3; ajo; antioxidantes; arroz de levadura roja; bromelina; carotenoides; cebolla; *Coriolus*; cúrcuma; D-glucarato; fitonutrientes; ginseng; hidroterapia; linaza; *maitake*; prebióticos; probióticos; quercitina; selenio; soja; sulforafano; té verde; vitaminas C, D y E; vitaminas del grupo B. (*Véase también* Cáncer).

Prevención del cáncer de colon: *véase* Cáncer de colon.

Prevención del cáncer de mama: *Cimicifuga racemosa*; fitonutrientes; ginseng; linaza; *maitake*; té verde; trigo germinado; vitamina D. (*Véase también* Cáncer de mama).

Prevención del cáncer de piel: carotenoides; selenio. (*Véase también* Cáncer de piel).

Prevención del cáncer de próstata: carotenoides; fitonutrientes; linaza; vitamina D. (*Véase también* Cáncer de próstata).

Prevención del derrame cerebral: ácido graso omega-3; enzimas; potasio; vitaminas D y E.

Prevención de la caída de dientes: calcio; vitamina D. (*Véase también* Caída de dientes).

Problemas capilares: aceite del árbol del té; aceites esenciales; ácido graso omega-3; coenzima Q_{10}; complejos vitamínicos; ortiga; sales de Schüssler; sílice; vitaminas del grupo B.

Problemas cutáneos: aceite de onagra; aceite del árbol del té; ácido graso omega-3; aloe; bardana; cardo mariano; equinácea; hidroterapia; manzanilla; regaliz; sales de Schüssler; *Sulphur*.

Problemas de columna vertebral: sales de Schüssler.

Problemas de memoria: acetil-L-carnitina; ashwagandha; fitonutrientes; fospatidilserina; *Ginkgo biloba*; ginseng; L-carnitina; linaza; rodiola;

sales de Schüssler; vitaminas del grupo B. (*Véase también* Pérdida de memoria asociada a la edad).

Problemas dentales: *véase* Caries.

Problemas digestivos: *véase* Digestión.

Problemas en las uñas: *véase* Uñas sanas.

Problemas musculares: *véase* Dolor muscular.

Prolapso de la válvula mitral: coenzima Q_{10}; L-carnitina; magnesio.

Prolapso uterino: progesterona; sepia.

Prostatitis: *véase* Infecciones de la próstata.

Protección de la piel: ácido graso omega-3; caléndula; carotenoides; coenzima Q_{10}; DHEA (dehidroepiandrosterona); extracto de corteza de pino.

Protección de las células nerviosas: aceite de onagra; ácido graso omega-3; *Ginkgo biloba*; vitaminas del grupo B (*véase* subapartado «vitamina B_{12}»).

Protección hepática: *véase* Desintoxicación.

Psoriasis: ácido graso omega-3; aloe; cayena; intolerancias alimentarias; pulsatilla; regaliz; sales de Schüssler; sepia.

Q

Quemaduras: aloe; bromelina; caléndula; cantaris; fitonutrientes; hierba de San Juan (hipérico); vitamina E; zinc.

Quemaduras solares: aloe; cantaris; carotenoides; vitamina C.

Quimioterapia: antioxidantes; cardo mariano; chlorella; *Cordyceps sinensis*; *Coriolus*; extracto de corteza de pino; ginseng; *maitake*; *Nux vomica*; trigo germinado.

Quistes ováricos: *Apis*; *Lachesis*; progesterona; pulsatilla; sauzgatillo; sepia; suplementos glandulares.

R

Radicales libres: antioxidantes; carotinoides; té verde.

Recuperación de infarto: *véase* Enfermedades cardiovasculares.

Recuperación de intervenciones quirúrgicas: aminoácidos; bromelina; cayena; complejos vitamínicos; vitamina C.

Recuperación posparto: árnica; baño de asiento.

Refuerzo del sistema inmunológico: astrágalo; complejos vitamínicos; equinácea; espirulina; fitonutrientes; *Lomatium*; plata coloidal; polen de abejas; probióticos; selenio; sello de oro; sulforafano; suplementos glandulares; trigo germinado; vitaminas A, C, D y K.

Resaca: ipecacuana; *Nux vomica*.

Resfriado común: aceites esenciales; acónito; ajo; *Andrographis paniculata*; astrágalo; canela; digitopuntura; equinácea; gelsemio; jengibre, raíz de; *Lomatium*; menta; plata coloidal; sello de oro; vitamina C; zinc.

Resistencia a la insulina: ácido graso omega-3; canela; cromo; glucomanán; *Gymnema sylvestris*; magnesio; resveratrol; vanadio.

Retención de líquidos: diente de león; vitaminas del grupo B (*véase* subapartado «vitamina B_6 [piridoxina]»).

Retinopatía: ácido graso omega-3; arándano común; zinc.

Retinopatía diabética: arándano común; extracto de corteza de pino; *Ginkgo biloba*.

Rigidez de cuello: *véase* Dolor de cuello.

S

Salud capilar: aceite de lino; complejos vitamínicos; MSM (metilsulfonilmetano); sílice; vitaminas del grupo B.

Salud hepática: *véase* Desintoxicación.

Sensibilidad cíclica en las mamas: aceite de onagra; progesterona; sauzgatillo; vitamina E.

Sensibilidad mamaria: onagra; progesterona; sauzgatillo; vitamina E.

Sequedad cutánea: aceite de onagra; linaza; sales de Schüssler.

Sequedad ocular: ácido graso omega-3; arándano común; vitamina A.

Sida: aloe; selenio; vitaminas A y E; zinc.

Síndrome de colon irritable (SCI) o colitis funcional: enzimas; fibra; genciana, raíz de; hidroterapia; intolerancias alimentarias; manzanilla; menta; *Nux vomica*; prebióticos; probióticos.

Síndrome de Down: L-carnitina.

Síndrome de Epstein-Barr: astrágalo; equinácea; gelsemium; *Lomatium*.

Síndrome de fatiga crónica: ashwagandha; chlorella; coenzima Q_{10}; complejos vitamínicos; *Cordyceps sinensis*; DHEA (dehidroepiandrosterona); gelsemio; L-carnitina; magnesio; *rhodiola*; ribosa; suplementos glandulares (*véase* subapartado «glándulas adrenales»); vitaminas del grupo B.

Síndrome de la articulación temperomandibular (TMJ): *Ignatia*; magnesio; MSM (metilsulfonilmetano).

Síndrome de mama fibroquística: aceite de onagra; progesterona; pulsatilla; sauzgatillo; sepia; vitamina E.
Síndrome de muerte infantil súbita (SMIS): selenio.
Síndrome de ovario poliquístico: cromo; palmito silvestre; progesterona; sauzgatillo.
Síndrome de piernas inquietas: aminoacidos; calcio; hierro; magnesio; triptófano y 5-HTP.
Síndrome de Raynaud: *Ginkgo biloba*; sepia.
Síndrome del intestino permeable: *véase* Digestión.
Síndrome del túnel carpiano: bromelina; hierba de San Juan (hipérico); *Hypericum*; piridoxina; vitaminas del grupo B (*véase* subapartado «vitamina B_6 [piridoxina]»).
Síndrome premenstrual (SPM): aceite de onagra; aminoácidos; bardana; calcio; *Cimicifuga racemosa*; diente de león; ejercicio físico; fitonutrientes; *Ginkgo biloba*; hierba de San Juan (hipérico); *Ignatia*; *Lachesis*; magnesio; manzanilla; progesterona; pulsatilla; sepia; sauzgatillo; vitamina E; vitaminas del grupo B (*véase* subapartado «vitamina B_6 [piridoxina]»).
Síndrome X: cromo; ejercicio físico; glucomanán; *Gymnema sylvestris*.
Sinusitis: bromelina; digitopuntura; hidroterapia; intolerancias alimentarias; MSM (metilsulfonilmetano); N-acetilcisteína; pulsatilla; quercitina; sales de Schüssler; sello de oro; sepia.
Sistema inmunológico: *véase* Refuerzo del sistema inmunológico.
Sufrimiento: flores de Bach; *Ignatia*; pulsatilla; sales de Schüssler.
Supuración de oído: ortiga; quercitina; sales de Schüssler.

T

Tabaquismo: *véase* Terapia antitabaquismo.
Tendones débiles: sales de Schüssler; sílice.
Tensión muscular: calcio; kava; magnesio.
Terapia antitabaquismo: antioxidantes; melatonina; *Nux vomica*; triptófano y 5-HTP; valeriana.
Tinnitus o acúfenos: *Ginkgo biloba*; ipriflavona.
Torceduras y esguinces: bromelina; cúrcuma; *Ledum*; MSM (metilsulfonilmetano); *Rhus toxicodendron*; sales de Schüssler.
Tos: digitopuntura; equinácea; menta; plata coloidal; regaliz; saúco; sello de oro.

Toxicidad sistémica: ajo; cardo mariano; chlorella; diente de león; espirulina; fibra; hidroterapia; probióticos.

Toxinas: *véase* Toxicidad sistémica.

Trasplante de riñón: ácido graso omega-3.

Trastorno afectivo estacional (TAE): aminoácidos; hierba de San Juan (hipérico); melatonina; triptófano y 5-HTP.

Trastorno de déficit de atención (TDA) y trastorno de déficit de atención con hiperactividad (TDAH): aceite de onagra; *Ginkgo biloba*; intolerancias alimentarias; *Sulphur*.

Trastornos alimentarios: *Ignatia*; zinc.

Trastornos hemorrágicos en el recién nacido: vitamina K.

Trastornos menstruales: progesterona; sauzgatillo; suplementos glandulares.

Tratamiento complementario del cáncer: *véase* Cáncer.

Trauma emocional: flores de Bach.

Triglicéridos: ácido graso omega-3; ajo; cayena; cromo; glucomanán; guggul.

Tromboflebitis: bromelina; castaño de Indias; enzimas. (*Véase también* Prevención de tromboflebitis).

U

Úlceras: aloe vera; *Arsenicum album*; caléndula; extracto de corteza de pino; hidroterapia; manzanilla; *Nux vomica*; probióticos; propóleo; quercitina; regaliz.

Úlceras pépticas: propóleo; regaliz.

Uñas sanas: biotina; enzimas; MSM (metilsulfonilmetano); sílice.

Urticaria: *Apis*; quercitina; *Rhus toxicodendron*.

V

Vaginitis: aceite del árbol del té; equinácea; fitonutrientes; intolerancias alimentarias; probióticos: progesterona; pulsatilla; sales de Schüssler; sepia.

Venas varicosas: arándano común; bromelina; caléndula; castaño de indias; extracto de corteza de pino; fitonutrientes; *Lachesis*; pulsatilla; rusco; sales de Schüssler; sepia.

Verrugas: aceite del árbol del té; ajo.

Verrugas genitales: *Lomatium*; sepia.
Vértigo: gelsemio; *Ginkgo biloba*.
VIH: DHEA (dehidroepiandrosterona); L-Carnitina.
Virus de la leucemia felina: aloe; astrágalo; equinácea; *Lomatium*; plata coloidal.
Visión nocturna: arándano común.
Vista: arándano común; carotenoides; *Ginkgo biloba*; zinc.
Vista cansada: arándano común; digitopuntura; eufrasia.
Vómitos: *Arsenicum album*; jengibre, raíz de; *Nux vomica*; probióticos.

ÍNDICE ANALÍTICO

5-HTP 546, 742-746, 828, 832, 836, 839, 841, 845-846

A

aborto 262, 287, 445, 617, 680, 692, 696, 698, 827, 842
abotargamiento mental 60, 62, 827
abscesos 146, 663, 827
  dentales 827
accidentes
  cerebrovasculares 383, 644, 793
  coronarios 119
aceite
  del árbol del té 20-25, 827, 830, 835-838, 841-842, 846
  de linaza 26, 36-37, 42, 399, 500, 502, 504-509, 822. *Véase también* linaza
  de onagra 15-19, 507, 618, 828-829, 832, 834-835, 839-840, 842-846
  de pescado 49, 117, 310, 618
  omega-3 16
aceites esenciales 21, 25-28, 237, 348, 427, 506, 534-535, 551-552, 574, 585, 662, 753, 832, 837, 842, 844
acetil-L-carnitina 29-32, 343, 496, 828, 831-832, 834, 840-842
acidez de estómago 158, 357, 665, 768. *Véase también* ardor de estómago
ácido
  alfa-lipoico (ALA) 18, 32-34, 194, 196, 217, 405, 840-841
  docosahexanoico (DHA) 19, 36-39, 41-42, 44, 47, 343, 508, 509
  eicosapentaenoico (EPA) 36, 506

fólico 18, 76, 200, 212, 221-222, 224, 303, 343-344, 357, 433, 464-565, 668-669, 799, 801, 805-808, 831
gálico 335
gamma-linolénico (GLA) 15-16, 18-19, 42, 76, 301, 507
hialurónico 48-51, 829, 831, 833, 837, 839
hidroxicítrico (HCA) 407
linoleico conjugado (CLA) 407, 841
lipoico 92-95, 97, 200, 391, 789
pantoténico 200, 212, 224, 642, 727, 799, 805, 830, 835, 836
salicílico 76
úrico 255, 303, 580
ácidos
  fenólicos 197, 335, 348, 708
  grasos esenciales 15-19, 36-37, 41-42, 44, 46-47, 301, 387, 401, 405, 413, 500-501, 505, 507-509, 588, 618, 682, 703, 822
  grasos omega-3 16-19, 35-47, 144, 325, 405, 499-502, 505-509, 827-837, 839-844, 846
  grasos omega-6 15, 47, 500-501
Acidophilus 452, 469, 605, 606, 611
acné 21, 23, 51, 139-140, 180, 247, 314, 411, 505, 586-587, 620, 663, 665, 678, 680, 689, 691, 693, 721, 763, 790, 805, 813, 815-817, 827
acónito 51-55, 828-829, 836, 838, 844
actividad física 93, 136, 213, 269, 270-272, 298, 403, 432, 598, 650, 658, 705, 749, 800

849

acúfenos 845
acupuntura 195-196, 257, 260, 445, 498, 544, 561, 666, 729
adaptógeno 125, 370, 373, 522, 532, 643, 651, 652
ADN 81, 90, 223, 239, 515, 593, 708, 715, 724, 735, 770, 773, 814
adriamicina 216, 494
afecciones dentales 623
aftas 77-78, 827
  bucales 827
Agaricus blazei 56-58, 830, 832, 841
agitación 28, 30, 695, 827
agotamiento 125, 128, 244, 341, 375, 827
agua 7-8, 22, 24, 26, 32, 36, 53, 58-63, 68, 75, 105, 108, 121, 132, 135-138, 166, 170-171, 187-188, 194, 242, 252, 254, 262, 286, 301, 316, 324-325, 327-328, 330-332, 338, 340-341, 347, 356-357, 384-385, 401, 417-421, 423, 455, 469, 478-479, 498-499, 502-505, 514, 535,-537, 539, 552, 558-569, 575-578, 593, 598-599, 601, 607, 623, 640, 654-655, 662, 689, 692, 701, 718, 732, 766, 823, 827, 833-835, 838-839, 841
agujetas 115, 270
ajenjo 63-66, 356, 694, 830-831, 833, 839, 841
ajo 39, 66-72, 197, 199, 335-336, 411, 469, 556, 603, 685-686, 829-830, 832, 835, 838, 841-842, 844, 846
ALA (ácido alfa-lipoico). *Véase* ácido alfa-lipoico (ALA)
alcachofa 73-74, 326, 829-830, 832, 835, 837, 839
alcoholismo 178, 181, 486, 526, 568, 674, 802, 828
alergia 22, 61, 73, 77, 80, 98, 100, 121-122, 147, 162, 164, 177, 247, 253, 262, 276, 280, 291, 302, 304, 306-307, 310, 327, 356, 377, 389, 402, 427, 449, 453-454, 458, 536-537, 559-560, 568, 576-578, 581, 595-597, 607, 610, 623, 633-635, 641-643, 690, 709-711, 725, 727, 734, 768, 805, 828
  al polen 122, 559, 595, 709-711, 828
alfacaroteno 182-184, 186
alimentación para deportistas 309
aloe 75-80, 170, 827-830, 832-835, 837-838, 842-844, 846-847
alopecia 28, 586-587, 702. *Véase también* calvicie *y* pérdida de cabello
alteración del sistema arterial periférico 112
Alzheimer 29-30, 33, 46, 92, 236, 238, 240, 247, 343-346, 361, 363, 365-366, 380, 382-383, 439-440, 565, 788-789, 792, 804, 809, 818, 828
amenorrea 30, 679-681, 698, 828
amígdala 86, 302, 479
amigdalitis 72, 321, 828
aminoácidos 29, 68, 76, 80-85, 110, 113, 200, 212, 218, 221, 301, 305, 401, 407, 489-490, 502, 510-512, 522-523, 546, 555, 563, 565, 596, 622, 639, 667, 724, 741-743, 805, 828-830, 832-834, 836-841, 843, 845-846
ampollas 75, 78, 169, 170, 487. *Véase también* llagas
ancianos 19, 28, 30, 82, 146, 160, 223, 226, 253, 355, 364, 371, 381, 407, 434, 440, 452, 550, 656, 728, 738, 777-778, 782, 784, 788, 808-809, 818
Andrographis 85-87, 828, 836, 844
anemia 126-127, 156, 158, 222, 225, 303-304, 319-321, 335, 357, 432-438, 577, 579-581, 664, 786, 807-808, 828
anestesia 834
angina de pecho 84, 112, 186, 214, 295, 297, 492-493, 528, 790, 828
anorexia 358, 489, 493, 816, 819, 828
ansiedad 51-53, 55, 80, 84, 121-123, 128, 174, 208-210, 231, 263,

270-271, 315, 336, 340, 351-352,
372, 376, 408, 413, 428, 446,
477-481, 524, 535, 538, 548,
591-592, 612, 628, 638, 646-647,
652, 664, 724, 731-732, 743-744,
751-754, 757, 795, 822, 828
antialérgicos 559, 596, 634, 642-643
antibióticos 109-110, 124, 146-147,
163, 168, 170, 174, 222, 228,
287-290, 347, 417-418, 436, 450,
457, 511, 513, 535, 538, 563, 575,
592-593, 606-607, 609-610, 625,
674, 689-690, 723, 796, 802-803,
806, 808, 810
anticoagulantes 86, 103, 147, 166,
190, 214, 226, 238, 279-280, 283,
299, 359, 363, 365, 472-473, 507,
543, 559, 644, 737, 741, 789, 791,
794, 796-798, 828
anticonceptivos orales 676-677, 680,
683, 696, 698, 700, 834
antiinflamatorios 21, 24, 38, 40, 42,
45-46, 49-51, 76, 79, 85, 102, 118,
141-145, 147, 162, 189, 197, 209,
236-237, 239, 278-279, 286, 293,
308-310, 334-336, 374, 387, 391,
410, 439, 471, 506, 509, 535, 539,
543, 556, 561, 565, 579, 613, 622,
624, 634, 636, 638, 642, 675, 710,
748, 769, 790-791, 807
antioxidantes 29, 32, 56, 74, 85,
87-96, 101-104, 125, 162, 165,
167, 176, 182-183, 193-194, 198,
213, 216, 221, 236-237, 240, 299,
308-309, 315, 333, 335-337, 361,
364-365, 381, 391-394, 407, 545,
549, 563, 574, 622, 634, 636,
648-651, 667, 670, 674-675,
684, 686-688, 707, 715, 731-733,
735, 739, 742, 748, 760,
766-767, 769, 772-773, 786, 788,
791-792, 794, 828-830, 832, 835,
842-843, 845
aorta 71, 841
aparato
auditivo 468

digestivo 43, 354-355, 450, 594,
692, 696, 701, 719, 760
genital 696
interactivo 646
respiratorio 192, 470, 689-690
urinario 98-99, 101, 107-110, 137,
139, 141, 170, 239, 287, 293,
347-349, 408, 514, 516, 569,
577, 582-583, 585, 589, 602,
631, 690, 693, 696, 699, 709,
748, 760, 838
apetito 57, 130, 167, 171-172, 256,
324, 356, 358, 379, 385, 400,
406-408, 410, 440, 488, 517, 526,
533, 816, 819, 822, 841
sexual 227, 379, 488
Apis 97-100, 828-829, 833-834,
837-839, 841, 843, 846
apoplejía 78, 92, 161, 382-383, 410,
808
arándano 18, 96, 100-110, 188, 327,
334, 347, 392, 401, 649, 818,
822, 830-832, 836-838, 844,
846-847
arándano 326
rojo americano 107-108, 392, 838
ardor de estómago 118, 158, 356,
454, 472, 552, 560, 566-567, 669,
767, 828. *Véase también* acidez
de estómago)
arginina 80, 81, 83-85, 110-113, 218,
494, 511-512, 528, 828, 833-835,
838, 840-841. *Véase también*
L-arginina
árnica 113-116, 442, 498, 561,
729-730, 827, 831, 833, 836-837,
839, 843
aromaterapia 26, 552
arritmia 43, 215-217, 295, 297, 493,
528, 600, 753, 828
arroz de levadura roja 116-119, 830,
841-842
arrugas 51, 89, 768-769, 828
arsénico 120, 123-124, 302
Arsenicum 120-124, 169, 828-830,
832, 836, 839, 846-847

Arsenicum album 120-124, 828-830, 832, 836, 839, 846-847
arterias coronarias 70, 71, 110, 149, 214, 295, 299, 394, 528, 835
arteriosclerosis 193, 283, 297-298, 634, 817
articulación temporomandibular (ATM) 445, 447.
Véanse también ATM (articulación temporomandibular) *y* síndrome de ATM (articulación temporomandibular)
artritis 17, 38-41, 48-50, 61, 75, 88, 92-93, 97-98, 102, 125, 127, 139, 142-144, 147-148, 150, 156, 165, 189, 193-194, 205-206, 209, 223, 237-239, 246, 271, 276, 281, 292-293, 309, 316-317, 333, 336, 381, 386-387, 390, 408, 410, 422, 454, 470, 473, 485, 497-498, 502, 505-506, 518, 541-543, 555-557, 560-561, 565, 577, 579-580, 596-598, 618, 628-629, 635, 653-655, 663, 672, 684, 686, 725, 727, 747-749, 765, 769, 774, 780, 785-786, 790, 828-829
  reumatoide 17, 40-41, 48, 50, 61, 97, 102, 142-144, 148, 150, 156, 194, 239, 271, 281, 292-293, 316-317, 454, 506, 543, 555, 557, 560-561, 565, 579, 597, 618, 655, 684, 686, 725, 727, 748-780, 785, 790, 828
ashwagandha 125-128, 522, 828-829, 835-836, 839, 841-842, 844
asma 27, 41-43, 61, 78, 92, 121, 123, 125, 130, 144, 156, 173-174, 192, 198-199, 227, 310, 371, 377, 454, 459-460, 465, 487, 510, 519, 528, 530, 541, 552, 559, 565, 610, 627, 629, 633, 665, 710-711, 727, 768-769, 806, 808, 829
astrágalo 129-134, 289, 514-515, 829-830, 832, 838, 843-844, 847
ataques 84, 664, 829
  de angina de pecho 496
  de ansiedad 123
  de asma 123, 144, 198, 310, 528, 769
  de gota 303, 580
  de herpes 655
  de la vesícula biliar 107
  de migraña 219, 711-712
  de pánico 51-52, 55, 123, 174, 481, 829
  y síndrome de Raynaud 367
aterosclerosis 43-44, 74, 104, 215, 238, 314, 365, 367, 393, 409, 411, 737, 739-740, 766, 770, 785, 797-798, 829, 835
ATM (articulación temporomandibular) 445-447.
Véase también articulación temporomandibular (ATM)
audición 368, 468, 531, 808
aumento de peso 46, 62, 531, 556, 589, 615, 697
autismo 454, 779-780, 829
azúcar 46-47, 54, 56, 76, 78, 108, 130, 155-156, 167, 179, 185, 197, 199, 229, 231-233, 235, 252-253, 276, 278-279, 301, 304, 308, 312, 323-324, 327, 331, 345, 347, 353, 367, 372, 377, 379, 383-385, 390, 393, 396, 398-401, 405, 407, 412-416, 451-452, 456-458, 491, 502, 512, 523, 575, 602, 606-607, 611, 613, 639, 641, 645, 650, 656-657, 712-714, 728, 737, 744, 755-757, 810-812, 816, 820, 823
azúcar en sangre. *Véase* nivel de azúcar en sangre

B

bacterias 21, 23, 71, 76, 80-81, 89, 107-110, 124, 132, 138, 140, 146, 193, 200, 217, 239, 280, 287-289, 302, 323-324, 329, 332, 336, 347-348, 452, 457, 502-503, 509-510, 513-515, 554, 573-574, 589, 592-593, 602, 605-611, 620,

625, 636, 643, 690-693, 725, 738, 749, 810, 812
bardana 138-141, 691, 822, 827, 830, 832, 836, 838-839, 842, 845
bazo 301, 431, 725
bebés prematuros 489, 829
berberina 690-693
betacarotenos 76, 90-91, 182-186, 200, 224, 301, 305, 361, 642, 761, 771, 792, 830
bienestar 27, 46, 574, 658, 734
bifidobacterias 704
biopsia 180, 497
biotina 17, 33, 200, 606, 799, 810, 831-832, 846
boca 24, 55, 60, 78, 99, 102, 122, 141, 162, 185, 314, 317, 331, 355, 420-421, 430, 442, 460, 539-540, 543, 605, 623, 662, 764, 803, 812, 830
boro 224, 464, 596, 730
boswellia 127, 141-145, 391, 543, 556, 828-829, 831, 833-834, 837, 839-840
bromelina 145-151, 276-279, 281-282, 391, 543, 556, 822, 828-831, 833, 835, 837-839, 842-843, 845-846
bronquitis 43, 72, 133-134, 146, 149, 156, 173-174, 227, 348, 417, 422, 454-455, 459, 460, 490, 516, 519, 541, 551, 563, 565, 592, 627, 629, 644, 663-664, 690, 693, 710-711, 720, 759-760, 763, 829
bypass 71, 362, 658

C

cabello 17, 25, 28, 57, 220, 223, 500, 526, 533-534, 555, 561-562, 580, 587, 665, 685, 701-702, 810, 816
cafeína 8, 60, 376, 401, 408-409, 546, 731, 734, 737
caída de dientes 829, 832, 842. *Véase también* caries
caídas 114, 315, 526, 731, 784, 829, 832, 842

calambres 112, 449, 566-567, 569
  abdominales 568
  de estómago 664
  de la espalda 568
  en las piernas 598
  menstruales 488, 664
  musculares 16, 159-160, 309, 312, 491, 525-526, 567, 581, 598-599, 600-601, 661, 664, 835
  nocturnos 189
Calcarea
  fluorica (Calc fluor) 663
  phosphorica (Calc phos) 663
  sulphurica (Calc sulph) 663
calcidiol 775
calcio 19, 45, 71, 127, 139, 153-161, 200, 224, 241-244, 251, 300, 438, 462-464, 466-468, 512, 521, 525, 527-531, 546-578, 581, 588, 596, 599, 601-602, 617, 703-705, 709, 730-731, 733, 741, 756, 768, 774, 777-778, 783-784, 795, 797, 806, 815, 822, 828, 830, 832-837, 840-842, 845
calcitriol 775
cálculos
  biliares 73, 177-178, 238, 253, 323, 453, 472, 551, 553, 770, 829
  o piedras renales 158, 348-349, 526, 528-529, 702, 768, 779, 806, 829
caléndula 161-164, 830-831, 833-835, 837-838, 843, 846
callos 72, 615
calvicie 587, 830. *Véase también* alopecia *y* pérdida de cabello
canales energéticos 260
cáncer 17, 37, 42, 45, 56-57, 61, 65, 67, 69, 76, 88-92, 94, 96, 117-118, 123, 125, 129, 131-133, 140, 148, 159, 163, 181, 183-185, 192, 196, 199, 203, 208, 210, 213, 215-216, 228-231, 236, 239, 241-245, 247, 272, 276, 281, 303-304, 316-318, 323-324, 329-330, 333-338, 377-378, 394, 399, 422, 431, 434,

437, 464, 467, 494, 502-503,
506-507, 521-522, 524, 532-533,
545, 547-548, 550, 564, 571-572,
586-587, 604, 606-609, 611-613,
621-622, 634-635, 645, 650, 684,
686-689, 704, 706-708, 714-717,
725, 731, 733, 735-736, 740, 747,
748-749, 758, 765, 767, 770, 774,
777, 780-781, 785-786, 788-790,
799, 807, 830, 842, 846. *Véanse
también* los tipos específicos de cáncer
asociado a las hormonas 247
colorrectal 564, 609
de colon 69, 159, 185, 199, 228,
230, 236, 318, 323-324, 329,
507, 604, 608, 686, 707, 736,
780, 807, 830, 842
de esófago 230
de estómago 230
de mama 133, 163, 196, 199, 208,
215, 236, 243, 247, 272, 318,
330, 334, 377-378, 464, 503, 506,
521-522, 524, 533, 548, 608,
612-613, 686-687, 706-707, 714,
735, 780, 790, 807, 830, 842
de próstata 236, 247, 503
de pulmón 230, 236
de útero 57, 137, 208, 243, 334,
503, 696, 700, 843
de vejiga 61
del sistema urinario 748
relacionado con las hormonas 503
cándida 455, 575, 830
Candida (hongo) 23, 25, 280, 450,
455, 515, 575, 604, 610
candidiasis 280, 357
canela 165-167
cansancio 60, 63, 105, 218, 220, 227,
232, 307, 319, 401, 432, 438, 595,
710, 762, 809, 816
Cantharis 168, 169, 170, 171, 838
caralluma 171-172
Caralluma fimbriata 171, 406, 841
Carbo vegetabilis 173-175, 828-829,
832, 836, 840
carbón vegetal 173-175

cardiopatías 17, 37, 45, 92, 95-96, 103,
119, 147, 161, 192-193, 195, 212,
217, 221, 223, 232, 245, 250, 271,
283, 299, 315, 323, 333, 335-336,
408-410, 416, 431, 437, 470, 492,
507, 524, 529, 565, 649, 656-657,
684-685, 687, 704, 708, 731, 733,
737, 765, 770-771, 774, 781,
783-784, 788-791, 793, 799, 807.
Véase también enfermedades
cardiovasculares
cardo mariano 92, 95, 139, 175-181,
217, 252, 337-338, 587, 823,
828-830, 832, 834-835, 837, 839,
842-843, 846
carencias nutricionales 388, 396, 405,
819
caries 714, 811-812, 830, 843. *Véase
también* problemas dentales
carnitina 29-32, 94, 215-216, 218,
254, 297, 299, 343, 405, 407,
489-496, 510, 528, 531, 828-829,
831-832, 834-836, 838, 840-844
carotenemia 184
carotenoides 92, 94-97, 104, 162,
182-186, 224, 301, 305, 332, 337,
578, 596, 761, 818, 822, 831, 835,
842-843, 847
cartílago 41, 48-49, 59, 93, 144, 194,
386, 388-391, 523, 556-558,
668, 673, 701, 759, 766, 769.
Véanse tambien degeneración
del tejido cartilaginoso *y* tejido
cartilaginoso
cáscara sagrada 187-188
caspa 22, 25, 816, 830
castaño de Indias 106, 151, 188-191,
341, 830, 833-834, 837, 846
cataratas 88, 89, 92, 101-104, 107,
223, 334, 361, 368, 634-635, 684,
687, 765-767, 771, 791, 802-804,
830
catarro 66, 252, 284, 287, 692, 694,
773
cayena 192-195, 237, 828-831, 833,
835, 837, 840-841, 843, 846

cebolla 67, 96, 196-200, 325, 335, 556, 603, 633, 636, 684, 686, 829-832, 842
cefalea 190, 352, 482, 548, 615, 630
ceguera nocturna 763, 816, 830. *Véase también* visión nocturna
celulitis 146, 163, 830
chlorella 200,-204, 274, 302, 821, 823, 831-832, 835-836, 839, 841, 843-844, 846
cicatrices 26, 51, 178, 555, 794, 830
cicatrización 84, 164, 178, 247, 313, 765, 814-817, 819
ciclo menstrual 320, 433, 485-487, 613-615, 619, 627, 676-681, 683, 695, 698-699, 830
Cimicifuga racemosa 204-211, 404, 430, 683, 828-829, 832-836, 839, 842, 845
circulación sanguínea 166, 178, 311, 830
circulación sanguínea 67, 69, 102, 106, 110, 112, 147-148, 166, 178, 190, 192-193, 211, 261, 271, 336, 357, 359, 360, 362-368, 381, 394, 418, 420, 422, 470, 473, 507, 700, 739-740, 794, 830. *Véase también* coágulos sanguíneos
cirrosis 176, 178, 494, 668, 674, 727, 762, 830
cistitis 112, 561
CLA (ácido linoleico conjugado). *Véase* ácido linoleico conjugado (CLA)
clorofila 200-201, 301, 335, 578, 741-742
coágulos sanguíneos 16, 43, 67, 69-70, 147, 151, 189, 283, 311, 314, 362, 463, 471, 485, 487, 539, 541, 615, 636, 739, 771, 791, 795, 798, 830. *Véase también* circulación sanguínea
coágulos venosos 830. *Véase también* coágulos sanguíneos
cobre 200, 224, 251, 521, 588, 596, 613, 733, 813, 816, 818
coenzima Q_{10} 7-8, 31, 92, 94-95, 97, 118, 160, 211-220, 273, 297, 299, 405, 492, 494-495, 528, 530-531, 602, 789-790, 803, 828-832, 835-836, 838, 840-844. *Véase también* CoQ_{10}
colecalciferol 703, 775, 777
colesterol 36, 39, 43, 56-57, 67, 70-71, 73-74, 78, 84, 95, 116-119, 127, 161, 166-167, 177, 179, 186, 193, 195, 197, 199, 202, 214-217, 222, 227, 234, 237, 239, 252, 271, 302, 304, 311, 315, 324-325, 330, 337, 372, 383-385, 394, 396, 402, 404, 409-412, 416, 473, 494-495, 502, 507, 522-523, 586, 613, 634, 636, 650, 704-705, 708, 737-741, 755-756, 766, 770-772, 779, 781, 785-786, 791, 794, 797, 800, 803-805, 830
cólicos 69, 282, 536-537, 551, 568, 831
colina 76, 200, 224, 251, 414, 702
colitis 43, 45, 61, 80, 123, 144, 150, 164, 187, 201, 238, 248, 273, 284, 325, 336, 424, 457, 509, 519, 568, 609, 624, 636, 641, 690, 694, 722, 727, 741-742, 831-834, 844
  ulcerosa 43, 45, 80, 144, 164, 187, 201, 248, 284, 325, 336, 424, 457, 509, 568, 609, 624, 636, 641, 694, 727, 741-742, 831
columna vertebral 386-387, 663, 703, 709, 778, 783, 831, 842
complejo vitamínico B 33, 800-801, 809. *Véase también* vitaminas del grupo B
complejos vitamínicos 33, 93-94, 221-225, 800-801, 809, 830, 832, 834-836, 839, 841-844. *Véase también* complejo vitamínico B
complicaciones en el embarazo 831. *Véanse también* embarazo *y* preeclampsia)
compuestos organosulfurados 335
concentración 25, 38, 53, 77, 96, 108, 128-129, 179, 183, 201, 203, 223,

274, 280, 315-316, 329, 340, 351,
 364-365, 367, 380-381, 432, 478,
 513, 553, 574, 594, 615, 652-653,
 671, 674, 684, 686, 691, 696, 713,
 723, 737, 763, 771
congestión 135, 189-190, 193, 252,
 262, 264, 418, 423, 519, 585, 589,
 689, 831
 nasal 262, 264, 831
 pélvica 831
conjuntivitis 162-163, 306-307, 627,
 629, 831
conmoción 114, 442, 827
 cerebral 114
consuelda 728
consumo de referencia alimenticio
 (CRA) 221, 222, 684-685
contaminación 41, 61, 88, 183, 304,
 629, 831
 radiológica 831
contrastes para pruebas
 radiológicas 564
contusiones 49, 51, 116, 282, 428,
 441-442, 730, 836
convulsiones 349, 752, 829
CoQ_{10} 8, 45, 211-220, 222, 254, 493.
 Véase también coenzima Q_{10}
Cordyceps sinensis 225-228, 831,
 833-834, 836-837, 843-844
Coriolus versicolor 228-231, 830, 837,
 842-843
coronariopatías 648, 650
cortes 22, 161, 322, 514, 623, 772,
 819, 831
costra láctea (dermatitis seborreica
 en los bebés) 719, 810, 831
Coumadin 214, 220
coumadina 69, 190, 299, 363, 472
CRA (consumo de referencia
 alimenticio). *Véase* consumo
 de referencia alimenticio (CRA)
crecimiento 42, 107, 120, 126-127,
 140, 159, 208, 222, 239, 247, 272,
 277, 377, 388, 404, 432, 464, 466,
 491, 510, 523, 529, 532, 549,
 583-584, 587, 589-600, 602-603,

606, 617-618, 650, 663, 684, 687,
 702, 705, 760-761, 814, 816-817,
 831, 833
crecimiento prenatal 687
criptoxantina 182, 184
cromo 224, 231-236, 405, 733, 755,
 831-832, 837, 841, 844-846
cúrcuma 92, 94, 127, 144, 236-240,
 334, 336, 543, 556, 828-830,
 832-834, 837, 839-842, 845
curcumina 92, 94, 236-237, 238-240,
 334, 336

D

daño cerebral 240, 818, 831
debilidad 18, 53-54, 57, 117, 125, 173,
 216, 254, 314, 352, 375, 432, 448,
 455, 482, 491, 508, 526, 600, 765,
 786, 805
 articular 831. *Véase también* dolor
 articular
 de ligamentos 831
 muscular 54, 117, 216, 448, 491,
 508, 786, 831
defectos del tubo neural 831
deficiencia
 de testosterona 831
 de vitamina A 305, 831
degeneración
 del tejido cartilaginoso 831.
 Véanse también cartílago
 y tejido cartilaginoso
 macular 92, 102, 104-105, 183, 186,
 361, 368, 771, 792, 818, 831.
 Véase también mácula
dehidroepiandrosterona. *Véase* DHEA
demencia 28, 33, 238, 247, 344, 382,
 441, 782, 808, 832
dentición 537-538, 663, 832
deportistas 89, 93, 115, 141, 213, 220,
 222, 226, 282, 289, 309, 370, 372,
 509, 598, 658, 705, 786
depresión 19, 27, 30, 38, 42, 80, 82,
 84, 178, 204, 208-209, 234, 246,
 252, 267, 270-271, 336, 344, 360,

364, 367, 372, 396, 424-427,
429-431, 446, 455, 465, 477-478,
481, 488, 510, 521, 524, 548, 556,
592, 596, 612, 630, 651, 664,
666-672, 683, 685, 694, 698-699,
743, 745, 754, 765, 781-782, 785,
795, 805-808, 832
dermatitis 163, 253, 623, 718, 803,
810, 831-832
  por radiación 163
  seborreica en los bebés. *Véase* costra
    láctea (dermatitis seborreica en los
    bebés)
derrame cerebral 37, 45, 119, 148-149,
212, 221, 238, 283, 344, 361-362,
364-365, 410, 439, 524, 564, 572,
602, 737, 791, 832, 837, 842
desequilibrio hormonal 140-141, 156,
179, 209, 239, 243-244, 256, 387,
395, 433, 483, 496, 589, 607, 616,
628-629, 631, 640-641, 682, 695,
698, 700, 726, 744-745, 832
desintoxicación 41, 59, 61-62, 72, 95,
140, 175-176, 179, 200, 202-203,
225, 242, 244, 252, 271, 281, 302,
304, 322, 333, 335, 396, 401-402,
405, 422-423, 496, 544, 555, 577,
602, 641, 674, 716-718, 720-721,
727, 731, 735-736, 742, 770, 802,
813, 821-823, 832, 834, 843-844
D-glucarato 241-244, 617, 830, 832,
842
DGL 637, 639, 640, 642, 643. *Véase
también* regaliz
DHA (ácido docosahexanoico). *Véase*
ácido docosahexanoico (DHA)
DHEA 128, 244-250, 381, 586, 589,
641-642, 727, 828, 830, 832,
834-836, 838-841, 843-844, 847
DHT (dihidrotestosterona). *Véase*
dihidrotestosterona (DHT)
diabetes 15-16, 18, 29-35, 37, 46,
56-57, 75, 78, 89, 91-92, 95, 101,
106, 108, 111, 113, 130, 137,
139-140, 159, 161, 166-167, 179,
193, 195, 199, 215-216, 220,
232-235, 247, 253, 271, 302, 308,
312, 314-315, 323, 331, 361, 363,
365-366, 368, 371-372, 377-379,
381, 383-386, 390, 392-394, 399,
404, 410, 412-416, 421, 494, 512,
526, 529, 533, 550, 599, 635,
644-645, 649-650, 708, 713,
755-757, 767, 771-772, 774,
781-782, 785-786, 788, 792, 802,
805-806, 810-811, 814, 832, 840,
844
diarrea 33, 84, 101-102, 105, 121-124,
139, 142, 155, 253, 275, 284, 314,
324, 350, 352, 389, 408, 440, 449,
455, 469, 473, 526-527, 537, 539,
554, 559, 599, 601, 607-609, 611,
669, 693, 719, 722, 768, 804, 809,
811, 832
  infecciosa 609
diente de león 251-256, 297, 452, 641,
690, 823, 829, 832, 834-839, 841,
844-846
dientes débiles y descalcificados 829,
832
dieta 173, 184, 185, 330, 332, 333,
395, 397, 402, 575, 603, 650, 703,
714, 761, 769, 787. *Véanse también*
pérdida de peso, obesidad
y sobrepeso
dificultad respiratoria 349, 449, 495,
536, 597
digestión 43, 73, 89, 130, 133,
139-141, 147, 167, 176-177, 192,
239, 273-275, 277, 279, 281, 283,
332, 354-357, 371, 374, 387, 405,
410, 422-424, 450, 452, 458, 471,
499, 504, 517-518, 567, 602, 604,
641, 690-691, 709, 738, 752, 820,
832, 835, 838, 840, 843, 845
digitopuntura 7, 257-265, 828, 833,
835-836, 840, 844-845, 847
dihidrotestosterona (DHT) 584-587,
817
dimetilsulfóxido (DMSO) 549, 555
dióxido de silicio 701
disbiosis 332, 604-605, 607, 833

disfunción eréctil 112, 248, 833
dismenorrea 209, 312, 631, 683
disminución de la libido 833. *Véase también* libido
disquinesia tardía 549
distensión 114-115, 328-329, 353, 449, 451, 471, 474, 517-518, 531, 554, 603, 608, 611, 663, 665
distrofia muscular 216
DMSO (dimetilsulfóxido). *Véase* dimetilsulfóxido (DMSO)
dolencias
    cardíacas 88, 92, 210, 392, 409, 736, 766
    cutáneas 161, 292, 539 *Véase también* problemas cutáneos
    pulmonares 173, 227
dolor 25-26, 32, 34, 48, 54, 97, 100, 112, 117, 123, 135, 142, 168-169, 189, 192-193, 237, 359, 386, 481, 497, 543, 554, 556, 833
    abdominal 137, 187, 424, 505, 537, 539, 540, 554, 603, 635, 762
    agudo 441, 487, 745
    alivio del — 22, 84, 76, 114-115, 121, 128, 136, 143, 150, 192-193, 223, 257, 260-261, 285, 359, 387-388, 428, 471, 479, 482, 497, 533, 537, 554-556, 558, 560-561, 569, 579, 624, 672-673, 729
    articular 40, 49, 193, 310, 312, 447, 449, 514, 551, 654-655, 667, 762, 831, 833
    artrítico 15, 40, 50, 98, 143-144, 194, 209, 239, 422, 498, 506, 543, 560, 579, 629, 782
    causado por herpes 654
    causado por una inyección 49, 99, 497, 833
    causado por varices 312
    cíclico 682
    control del — 556
    crónico 560, 782, 833
    de boca 314
    de cabeza 17, 58, 60, 62, 64, 86, 105, 128, 172, 205, 207, 210, 257, 263, 315, 320, 350, 352, 357, 360, 363, 382, 423, 436, 443, 446-447, 449, 451, 455, 461, 465, 477, 482, 485-486, 488, 518-519, 524, 529, 551, 553, 560, 569, 595, 619, 630, 634, 680, 709-711, 724, 753, 762, 779, 803-804, 823, 833
    de cara 441
    de crecimiento 159, 663, 833
    de cuello 257, 263, 477, 833, 844
    de encías 833
    de espalda 189, 191, 568, 833
    de estómago 124, 264, 315, 356, 637
    de garganta 54, 66, 98-99, 197, 200, 284, 288, 321, 469, 512, 622, 690-691, 720, 819, 833
    de hombros 145, 477
    de huesos 386, 466, 833
    de la ATM (articulación temporomandibular) 445-447
    de la micción 170
    de la próstata 589
    de los senos nasales 264
    de mamas 15, 19, 367, 681, 682, 833
    de micción 635
    de muelas 284, 541, 543, 664
    de nervios 441, 662
    de oídos 55, 321-322, 538, 833
    de ojos 264
    de ovarios 98-99, 519, 833
    de parto 541
    de pecho 149, 657
    de piernas 366
    de riñones 60, 62
    de rodilla 150, 558, 749-750
    de tipo nervioso 441, 662
    del pie 358, 363, 498, 833
    del suelo pélvico 635
    dental 442, 624, 833
    durante el embarazo 312
    emocional 405, 444, 447-448, 627, 745

en ancianos 656
en el recto 833
en hipertiroidismo 487
en infección urinaria 569
en los dedos 35
en los pechos 531
en los pies 358
en osteoporosis 467
en síndrome del intestino
　　irritable 540
en vías urinarias 170
evitar los — 270
gripal 569
itinerante 629
lumbálgico 782
lumbar 137, 312, 721, 833
mamario cíclico 19
menstrual 42, 168, 209, 211, 312,
　　485, 539, 541, 752, 754, 834
muscular 93, 112, 116-117, 128,
　　192-193, 209, 263, 270, 350,
　　352, 447, 482, 551, 553, 561,
　　658, 665, 674, 786, 833, 843
nervioso 15, 195, 196, 428,
　　441-442
óseo 466, 553, 730
osteoartrítico 390, 412, 672-673, 749
pélvico 312-313, 635
por ATM (articulación
　　temporomandibular) 445-447
por cistitis intersticial 112
por contusión 442
por dentición 537
por fibromialgia 202, 209
por hemorroides 106, 136, 191, 659
por heridas 499
por herpes 99, 195, 656
por inyección 49, 99, 497, 833
por lesión 149
por migraña 543-544
por neuropatía 195
　　diabética 195
por picadura de insecto 100
por quemadura 168, 169-170
por radiación 163
por úlcera 570

posquirúrgico 150, 196, 833
posterior a la biopsia 497
premenstrual 209, 367, 531, 682
prostático 589, 635-636
reflejo 589
renal 833
reprimido 340
temporomandibular 445-447
uterino 137
y angina de pecho 112, 149, 297, 657
y artitis 408
y circulación sanguínea 359
y enfermedad de Paget 466
y extracción sanguínea 498
y fibromialgia 209, 530, 658, 672
y úlcera 570
y visulaización 759
D-ribosa 405, 407. *Véase también* ribosa
drogadicción 181, 834
drogodependencias 834

E

eccema 15-16, 18-19, 24, 42-43,
　　138-140, 161-163, 180, 292, 423,
　　428, 455, 507-508, 535, 607, 610,
　　641, 654, 664, 706, 718-719, 721,
　　792, 806, 834
E. coli 107, 109, 693, 834
edema 62, 130, 189-190, 253-254,
　　298, 495, 580, 660, 665, 834,
　　837
efectos secundarios
　　de la anestesia 834
　　de la quimioterapia 133, 230, 378,
　　　　533, 569, 645, 834. *Véase también*
　　　　quimioterapia
　　de los anticonceptivos orales 698,
　　　　834. *Véase también*
　　　　anticonceptivos orales
　　de los fármacos 11, 216, 314, 440
EII (enfermedad inflamatoria intestinal).
　　Véase enfermedad inflamatoria
　　intestinal (EII)
ejercicio físico 9, 58, 60-61, 83, 112,
　　115-116, 171, 188, 213, 236, 239,

267-272, 291, 309, 379, 402, 413, 415, 430, 540, 695-696, 699, 737, 743, 786, 828-829, 832, 835, 839, 840, 845
embarazo 46, 100, 118, 139, 159, 207, 231, 254, 287, 312, 376-377, 411, 428, 436-437, 459, 472, 475, 488, 495, 526, 529, 559, 577, 579, 580-581, 600, 617, 632, 663, 670, 680, 684-685, 692, 695-696, 699, 700-701, 773, 778-779, 785, 806, 817, 831, 834, 837
encías 24, 92, 217, 526, 624, 663, 764-765, 772, 833, 838
endometriosis 312, 487, 617, 630, 679, 834
energía 7, 31, 63, 67, 83, 87, 96, 106, 128, 130, 138, 180-181, 200, 211, 218, 222, 226-227, 232, 245, 260, 267-269, 272-273, 295, 329, 350, 369, 370-373, 380-381, 400-401, 406, 408, 431, 433, 448-489, 496, 509, 517, 521, 523, 530, 596, 613, 651-652, 656, 658, 695, 697, 705, 721, 723, 731, 741, 799, 803, 808, 822, 834
enfermedad
  arterial
    coronaria 44, 394
    periférica 34, 770
  de Alzheimer 29-30, 46, 343-345, 363, 365, 380, 383, 439-440, 789, 792, 804, 809, 818
  de Crohn 43, 45, 64-65, 80, 144, 187, 236, 248, 275, 284, 325, 336, 424, 457, 509, 519, 568, 636, 641, 694, 722, 802, 814, 834. *Véase también* colitis
  de Lyme 749, 834
  de Paget 466, 834
  de Parkinson 88, 217, 344, 510, 786, 792, 841
  de Peyronie 30-31, 834
  de Raynaud 366
  de Wilson 818, 834

  fibroquística de las mamas 613, 617. *Véase también* mama fibroquística
  inflamatoria del intestino 43, 164, 604, 636, 641
  inflamatoria intestinal (EII) 65, 75, 80, 144, 248, 331-332, 336, 611, 635, 834
  pulmonar obstructiva crónica (EPOC) 43, 565, 834
enfermedades
  autoinmunes 132, 156, 246, 282, 292-293, 316, 456, 547, 555, 560, 618, 748, 780, 834
  cardiovasculares 34, 43-44, 67, 69, 70, 91, 119, 148, 179, 183, 186, 213, 271, 282, 335, 337, 362, 372, 409, 473, 494, 502, 736, 770, 781, 791, 835, 838, 842-843. *Véase también* cardiopatías
  de las arterias coronarias 295, 835
  de la vesícula biliar 835
  del estómago 107
  hepáticas 73, 85, 92-93, 107, 118, 140, 175, 178, 207, 237, 252, 255, 390, 410, 423, 465, 480, 490, 601, 668-689, 674, 727, 747, 762, 796, 834
  periodontales 217, 623, 835
  renales 61, 85, 93, 98-99, 141, 158, 336, 349, 390, 465-466, 490, 494, 510, 526-527, 564, 577, 673, 802, 832, 834, 839
envejecimiento 29, 34, 48, 51, 71, 87-88, 127, 213, 245, 247, 250, 313, 365, 381, 549, 650, 714, 733, 766, 769, 801, 835
enzimas 51, 57, 68, 80-81, 86, 90, 110, 117, 124, 145, 149-150, 155, 178-180, 190, 211, 213-215, 217, 243, 273-284, 287-288, 300, 312, 323, 329, 333, 338, 355, 390, 395, 414, 439, 452, 465, 470, 494, 550, 555, 584-585, 596, 611, 634-635, 645, 663, 670, 684, 706, 715, 728, 732, 735, 764, 770, 812, 817,

820-822, 828-832, 834-839,
841-842, 844, 846
enzimas
  animales 277-278, 280
  comerciales 278
  microbianas (enzimas fúngicas)
    277-278, 280, 282-283
  vegetales 274, 276,-279
EPA (ácido eicosapentaenoico). *Véase*
  ácido eicosapentaenoico (EPA)
epilepsia 565, 752, 802, 806, 835
EPOC. *Véase* enfermedad pulmonar
  obstructiva crónica
Epstein-Barr 430, 515, 844
equilibrio hormonal 141, 209, 243,
  251, 256, 324, 395, 403-404, 430,
  433, 507, 524, 584, 589, 618, 679,
  707, 728
equinácea 85, 131, 284-294, 349,
  514-515, 692-693, 828-830, 836,
  838-840, 842-847
erupciones 22, 23, 24, 30, 60, 62, 98,
  139, 164, 180, 283, 423, 449,
  455-456, 465, 536, 539, 597, 680,
  720-721, 823, 835
esclerosis múltiple 44, 292, 350-352,
  448, 456, 508, 780, 782, 793, 808,
  835
escozor 97, 99, 191, 193, 348, 721
  por hemorroides 191
esguinces 237, 498, 514, 561, 655, 845
espasmos 535, 559, 568, 638, 664, 835
  de las arterias coronarias 214, 528
  del sistema digestivo 536, 551
  esofágicos 28
  gastrointestinales 167
  intestinales 554
  musculares 137, 159, 447, 482,
    525-526, 553, 555, 560, 567,
    601, 642, 662, 752, 754
espino albar 45, 71, 188, 295-299,
  790, 828, 830, 834-836,
  840-842
espirulina 82, 274, 300-305, 743,
  809, 821, 823, 828, 830-832,
  835, 843, 846

esquizofrenia 44, 248, 456, 550, 668,
  835
estenosis carotidea 793, 835
estimulación 180, 287, 354, 357-358,
  377, 410, 503, 587
estimulantes energéticos 598
estreñimiento 75, 84, 137, 140, 156,
  180, 187-188, 252, 254, 263, 325,
  327, 331, 356-357, 385, 424, 433,
  436, 438, 456, 499-500, 505, 509,
  539, 554, 567, 569, 581, 604, 610,
  696-697, 835
estrés 32, 36, 43, 45, 54, 58, 81, 88,
  125, 127-128, 188, 239, 245,
  247-248, 250, 267, 270-272, 291,
  297, 299, 306, 338-339, 342-343,
  345, 353-354, 369-372, 374-375,
  379-381, 424, 427, 443-444,
  446-447, 450, 454, 458, 477-479,
  481-482, 490, 510, 521, 523-524,
  532, 534, 538-539, 544, 546,
  567-568, 573, 575, 591, 607, 629,
  637-638, 641, 646-648, 651-653,
  688, 723, 726-727, 744, 752-755,
  757, 772, 774, 799-800, 805, 835
eufrasia 163, 306-307, 828, 831, 835,
  838, 847
exposición radiológica 831, 835
expresión génica 202
extracto
  de corteza de pino 92-93, 95, 106,
    111-112, 188, 308- 315, 333,
    829-832, 834-835, 838-839, 841-
    844, 846
  de cúrcuma 94, 239
  de germen de trigo fermentado
    316-318
  de pepitas de uva 92-93, 95, 333
eyaculación precoz 519, 835

F

fallo cardíaco congestivo 836
faringoamigdalitis 86
fatiga 63, 86, 88-89, 92, 105, 125, 128,
  201-202, 213, 220, 225, 227, 244,

861

250, 264, 272, 276, 298, 345,
350-353, 357, 370, 372, 380, 408,
427, 432, 438, 456, 489, 491, 493,
496, 515, 517-518, 521, 524, 526,
530, 569, 571, 577, 581, 596, 600,
640-641, 646, 652-653, 656, 658,
672, 721-722, 727, 731, 752, 802,
805, 808-809, 827, 834, 836, 844.
Véase también síndrome de fatiga
crónica

Ferrum phosphoricum 319, 320-322,
433, 436, 664, 828, 833, 836

fertilidad 218, 291, 313, 523, 617,
651, 677, 698, 786, 793

feto 356, 434, 461, 480, 529, 670,
684, 687, 692, 762, 773, 807

fibra 9, 31, 180, 188, 199, 200, 252,
278-279, 322-333, 357, 383-384,
398, 400-401, 407, 456, 502-503,
505, 507, 509, 521, 569, 577, 602,
606, 704, 820, 823, 829, 830-832,
835, 837, 844, 846

fibroides uterinos 618

fibromialgia 202, 206, 209, 447, 527,
530, 561, 656, 658, 668, 672, 745,
782, 836

fiebre 53-54, 64, 100, 132, 139, 141,
168, 192, 318-319, 321-322, 347,
352, 374, 423, 473, 541, 553, 563,
568, 576, 580-581, 629, 664-665,
676, 710, 720, 836

fisuras 432, 673, 696, 836

fitonutrientes 9, 88, 91-92, 96, 138,
241-243, 274, 300-301, 303, 324,
329, 332-337, 401, 502-506, 617,
715, 717, 733, 820-822, 828-832,
834-835, 837-839, 842-843,
845-846

flatulencias 118, 155, 167, 173, 236,
254, 284, 328, 384, 474, 503,
517-518, 535, 538-539, 551-552,
554, 603, 607-608, 611, 696, 719,
722, 836. *Véase tambien* gases

flavoglicósido 336

flavonoides 74, 96, 101, 107, 162, 176,
197, 295-296, 299, 308, 333-334,

348, 361, 427, 535, 552, 585, 590,
596, 622, 624, 633, 636, 639, 660,
675, 733, 767

flebitis 102, 189

flores de Bach 338-339, 340-341,
828-829, 840, 845-846

forma física 269, 794

FOS (fructooligosacáridos). *Véase*
fructooligosacáridos (FOS)

fosfatidilserina 342-346, 671, 827-828,
831-832, 835-837, 841

fracturas 155, 463, 466, 663, 709,
729-730, 773, 783-784, 798, 836

fructooligosacáridos (FOS) 336, 452,
603

fuerza
de las contracciones del corazón 295
mental 7
muscular 54, 269, 672

fumadores 43, 90, 96, 185, 239, 311,
548, 686, 765, 790. *Véase también*
tabaquismo

función
cognitiva 28, 32, 34, 128, 246,
345-346, 367, 383, 439-441,
651, 653, 782, 832, 836
tiroidea 403, 405, 410, 695, 722

G

garganta 22, 54, 66, 86, 98-100, 102,
139, 141, 192-193, 197, 200, 284,
288, 290, 308, 321, 384, 443-444,
469, 512, 575, 622-623, 656,
689-691, 693, 720, 725, 819, 833

gases 39, 84, 175, 240, 264, 275, 278,
280, 329, 353, 356, 384, 424, 471,
474, 517, 535, 537-538, 540,
550-551, 804, 836. *Véase también*
flatulencias

gayuba 347, 348-349, 693, 829, 838

gelsemio 350-353, 828, 832-833,
835-836, 839-840, 844, 847

genciana 340, 353-358, 452, 690,
828, 830, 833, 835, 837, 841,
844

germen de trigo 316-318, 510, 739, 786-787
gingivitis 22, 24, 162, 217, 623, 762, 772, 807-808, 836
ginkgo 29, 71, 188, 297, 336, 342-344, 346, 359-368, 622, 790, 818
Ginkgo biloba 18, 92, 104, 196, 343, 358-368, 634, 827-828, 830-833, 835-839, 841-847
ginseng 85-87, 125, 127, 366, 369-382, 522, 641, 651, 727, 805, 829, 832-833, 835-836, 838, 842-843
GLA (ácido gamma-linolénico). *Véase* ácido gamma-linolénico (GLA)
glándula
  pineal 545-546, 550
  pituitaria 205, 677, 679, 681, 726
glándulas 59, 109, 185, 205, 227, 244-245, 250, 274, 276, 345, 371, 373-374, 380, 403-404, 408, 410, 438, 487, 521-522, 545-546, 550, 583, 587, 589, 613, 638, 641, 652-653, 665, 677, 679, 681, 695, 697, 699, 706, 722-723, 726-728, 772, 805, 828-830, 836, 840, 844
  adrenales 227, 245, 248, 250, 345, 371, 373-374, 380, 408, 652-653, 723-724, 726-727, 772, 805, 828-829, 836, 840, 844
  tiroideas 403, 404, 723, 726
glaucoma 34, 105, 530, 772, 836
glicerofosfocolina alfa (GPC) 382-383, 828, 837
glucomanán 383-386, 407, 831-832, 835, 837, 841, 844-846
glucosamina 48-49, 144, 147, 194, 386-391, 543, 558, 653, 667, 673, 829, 831, 833, 837, 840
glucosinolatos 336, 715
golpes 48-49, 114, 149, 836
gota 139, 255, 303, 410, 498, 580, 836
granada 391-395, 829-832, 835, 841
grasas 9, 16, 32, 36-38, 42-43, 46-47, 73-74, 88, 116, 161, 167, 172, 177, 179-180, 202, 214-215, 231, 235, 242, 249, 252, 255, 276-277, 279, 324, 329, 338, 384-385, 395-409, 455, 471, 489, 491, 495, 500-502, 504, 506, 508, 613, 650, 674, 693-694, 719, 737, 739, 761-762, 771, 777, 786-787, 796-797, 800, 803, 839, 841
grietas 164, 803, 836
  en los pezones 164
gripe 53-55, 79, 85-86, 124, 264, 283-284, 287-288, 293, 305, 350-352, 358, 373, 430, 458-459, 470, 475, 513-516, 566, 569, 655, 674-676, 694, 764, 836
guaraná 408
guggul 409-412, 827, 829, 831-840, 846
Gymnema sylvestris 412-416, 832, 844-845

H

HCA (ácido hidroxicítrico). *Véase* ácido hidroxicítrico (HCA)
hematomas 50, 102, 145, 149, 498, 766, 796
hemiplejia 364, 781, 837
hemorragias 64, 102, 156, 168, 283, 319-320, 322, 411, 432-434, 459, 461, 470, 485, 487-488, 572, 617, 664, 673, 680, 689, 742, 765, 796, 837
  menstruales 320, 432-434
hemorroides 105-106, 130, 135-137, 162, 178, 191, 323, 325, 434, 436, 456, 659-660, 663, 696, 837
hepatitis 56-57, 131, 176, 178, 180, 227, 229, 239, 252, 255, 288, 338, 494, 513, 519, 638, 645, 665, 674, 688, 727, 762, 767, 772, 793, 837
  hepatitis B 180, 227, 638, 645
  hepatitis C 57, 131, 180, 288, 638, 688
heridas 27, 67, 75, 79, 83, 116, 164, 194, 262, 277, 279, 282, 284, 292,

313, 315, 335, 374, 419, 426-428,
441-443, 497-499, 514, 535,
623-624, 663, 665, 689, 710,
728-729, 765, 772, 786, 794, 814,
816, 819, 837
  oculares 837
herpes 23, 79-80, 83-85, 98-99, 195,
288, 292, 305, 430, 487, 510-513,
515-516, 624-625, 654-656, 665,
701, 808, 837
hidratos de carbono 46, 48, 200,
232-233, 276-279, 312, 385,
398-402, 404, 407, 413, 521, 599,
657, 743-744
hidroterapia 136, 417-424, 453,
829-838, 840, 842, 844-846
hierba de San Juan (hipérico) 336,
424-431, 441, 666, 672, 828, 832,
837-839, 843, 845-846
hierro 126, 139, 156, 158, 200, 225,
251, 300, 303, 319-321, 357,
431-438, 489-490, 511, 521,
578-579, 596, 664, 704, 733, 741,
807, 828, 834, 837, 840, 845
hinchazón 49, 61, 97, 100, 147, 149,
155, 173, 175, 189, 252, 254, 280,
282, 285, 298, 309, 311, 417, 457,
474, 491, 517, 531, 580, 659, 667,
683, 696, 785, 806, 837
hiperactividad 19, 47, 84, 292, 315,
346, 408, 432, 438-439, 458, 664,
722, 817, 837, 846
hipericina 336, 426-427, 430
hipérico 164, 196, 336, 424,-430, 481,
634, 754, 828, 832, 837-839, 843,
845-846. *Véase también* hierba de
San Juan (hipérico)
hiperparatiroidismo 466, 779, 784, 837
hiperplasia
  endometrial 616
  prostática 109, 137, 581, 583-585,
  587, 589, 698
  benigna (HPB) 581-589
hipertensión 45, 53, 58, 60, 63, 71,
84-85, 92, 104, 106, 111, 113, 137,
159-160, 199, 202-203, 216, 218,
220, 232, 255-256, 295-298, 302,
313-314, 365-366, 376, 386,
394-395, 408, 416, 487, 526, 530,
549-550, 591, 599, 601-602, 615,
640, 646-648, 714, 748, 752, 754,
759, 771, 781, 783, 785, 837. *Véase
también* presión arterial alta
hipertiroidismo 158, 487, 653, 837
hipoglucemia 233-234, 331, 390, 414,
455, 457, 489, 512, 837
hipotiroidismo 84, 403, 438, 508, 510,
653, 699, 726, 837
homocisteína 36, 71, 221, 565, 668,
670, 804, 806-808
hongos 20-21, 23-24, 56, 71-72, 76,
110, 132, 200, 239, 277, 289, 294,
336, 347, 353-355, 357, 417, 450,
455, 503, 514-515, 575-576, 593,
604-605, 620, 625, 691, 837
hormona tiroidea 184, 403-404, 438,
613, 684, 726
HPB. *Véase* hiperplasia prostática
benigna (HPB)
Huang qi 130
huperzina 439-441, 828, 836
huperzina A (HupA) 439
Hypericum 425, 441-442, 845

I

ictericia 665, 838
Ignatia 443-448, 828-829, 832-833,
835-836, 844-846
impotencia 84, 125, 248, 366, 519,
588, 728, 838
incontinencia urinaria 699, 838
indigestión 74, 132, 141, 180, 252,
254, 264, 284, 358, 838
indol 336
indol-3-carbinol 243, 334, 588, 617
infancia 54-55, 66, 114, 124, 127, 146,
156, 159, 282, 321-322, 328,
420-421, 428, 438, 450, 454, 493,
519, 536-538, 557, 571, 629, 662,
684, 695, 728, 778-779, 810. *Véase
también* niños

infarto 35-37, 44, 71, 79, 92, 95, 111, 119, 161, 212, 216-218, 234, 270, 283, 299, 359, 380, 385, 496, 564, 657, 670-771, 781, 788, 791, 804, 806, 808, 838, 843
infecciones 25, 71-72, 89, 91, 141, 156, 161, 165, 223, 239, 247, 287, 294, 304, 306, 318, 323, 335, 347-348, 358, 373, 381, 392, 417, 423, 490, 535, 592-594, 611, 625, 642, 664, 675, 689-692, 759, 761, 765, 772, 793, 816, 838. *Véase también* infecciones específicas
  agudas 55, 290, 291, 515, 593-594, 692, 767
    del sistema urinario 349
    agudas durante el embarazo 287
  bacterianas 168, 289, 290, 347, 417-418, 428, 691, 838
  bucales 838
  causadas por la quimioterapia 318
  crónicas 545
    de los conductos urinarios 137, 141
  cutáneas 21, 23, 162, 594, 623
    por estafilococos 146
  de boca y encías 24
  de encías 833, 838
  de garganta 575, 725
    y boca 623
  de la vesícula 348
    y del riñón 348
  de los senos nasales 575, 627
  de los tractos respiratorios 514
  de los conductos urinarios 109, 137, 170, 585, 589
  de las vías respiratorias 72, 516, 519, 565, 575, 594, 610, 675, 693
    altas 87, 130, 133, 200, 287, 622, 783, 838
  de muelas 22, 24
  de oído 54-55, 156, 321, 457, 487, 627, 706, 725, 811-812, 833, 838
  de orina 110, 589, 631, 665, 699
  de próstata 107, 109, 583, 586, 838, 843
  de vejiga 99, 137, 169-170, 583, 586, 589, 838
    asociadas a la HPB 586
  del aparato digestivo 594
  del aparato respiratorio 192, 470, 689
  del aparato urinario 107, 110, 137
  del sistema digestivo 64, 469
  del sistema respiratorio 193, 239, 373, 693, 760, 763, 838
  del sistema urinario 349, 690, 693
  del tracto respiratorio 642
  del tracto urinario 99, 107, 141, 348, 514, 516, 838
  dentales 22, 24
  en dedos y uñas 24
  en boca y encías 24
  en heridas 498
  en la piel 161
  en los pies 24
  fúngicas 20, 357, 417, 838
  graves 693
  hepáticas 178
  infantiles 321, 764, 811
  intestinales 323
  oculares 629, 630, 691, 689, 693, 838
  parasitarias 61, 64-65, 450, 576, 694
  patógenas 611
  por bacterias 200
  por *Candida* 610
  por herpes 99
  por hongos 20, 357, 417, 838
    en los pies 24
  por levaduras 289
  por parásitos 24, 61, 64-65, 450, 576, 694
  pulmonares 174, 229, 575
  renales 110, 146, 348
  respiratorias 92, 598, 610, 762, 769
  sanguíneas 111
  secundarias 129, 457
  urinarias 98, 101, 107-109, 347-349, 569
    crónicas 108
  vaginales 72, 137, 294, 607, 610, 620, 838. *Véase también* vaginitis

ventrales 470
virales 219, 288-289, 763
víricas 92, 283, 288, 353, 430, 516, 563, 685, 758, 838
crónicas 515
y sida 79
infertilidad 29, 31, 125, 218, 677-679, 681, 698, 728, 773, 816, 818, 838
inflamación 16, 23, 36, 38, 41, 44-46, 49-50, 64, 84, 99-100, 102-103, 115, 117, 124, 127-128, 136, 142-144, 147, 150, 162-163, 167, 169, 192-193, 201, 209, 217, 223, 237, 239, 248, 253-254, 260, 275, 277-279, 281-283, 306-307, 361, 386-387, 418, 422, 424, 453, 457, 470-472, 474, 498, 505-506, 514, 542, 552, 555-556, 561, 585-586, 589, 610-611, 618, 623, 631-632, 634, 642, 650, 659-660, 672, 686, 693, 727, 750, 761, 772, 786, 791, 803-804, 806, 831, 839
cerebral 46, 115
de los párpados 307
intestinal 45, 84, 457
pélvica 831
inmunidad 200, 245, 304, 496, 583, 607, 610, 638, 651, 688, 759. *Véase también* sistema inmunológico
inmunodeficiencia 92, 250, 457, 767. *Véanse también* sida *y* VIH
inosito 224
inquietud (agitación) 28, 30, 427, 548, 695
insolación 79, 170, 186
insomnio 84, 121-122, 128, 137, 204, 210, 214, 219, 315, 371, 376, 408, 477, 479, 482, 526, 530, 539, 546-547, 550, 566-567, 569, 584, 590-592, 612, 629, 719, 721, 724, 731-732, 734, 743, 745, 751-754, 839
insuficiencia
cardiaca 83-84, 111, 113, 174, 216-219, 227, 254, 296, 298, 491-492, 494-495, 530, 656, 658, 802. *Véase también* enfermedades cardiovasculares)
renal 228, 465-466, 640, 702, 708, 839
vascular cerebral 367
interacción de fármacos 65, 94, 214, 299, 300, 411, 472, 493, 505
intervención quirúrgica 49, 69, 71, 103-104, 150-151, 185, 228, 230, 237, 280, 445, 453, 468, 659, 682, 729, 739, 789, 793, 805
intestino permeable 450, 452, 814, 845
intolerancia a la lactosa 154-155, 607, 611, 705, 839
intolerancias alimentarias 188, 275, 283, 356-357, 387, 402, 449-458, 507, 540, 543, 828-835, 837-838, 843-846
intoxicaciones 839
por acetaminofeno 565
por ingerir pescado 839
ipecac 459, 461. *Véase tambien* ipecacuana
ipecacuana 458, 459-460, 829, 833, 837, 840, 844. *Véase tambien* ipecac
ipriflavona 461-468, 832, 834, 836-837, 840-841, 845
irritabilidad 19, 60, 63, 128, 150, 208, 210, 252, 268, 275, 284, 324-325, 331-332, 336, 358, 369, 424, 458, 488, 509, 517-519, 526, 538-540, 548, 550-554, 568, 592, 600, 604, 611, 615, 617, 677, 694, 696, 698-700, 734, 745-746, 755, 762, 839, 844
irritación 21, 23, 99, 139, 192, 307, 434, 455, 577, 692
cutánea 50, 552, 654
de garganta 22, 98-99
digestiva 332
en pezones 164
estomacal 193, 575
ocular 306, 307
isoflavona daidzeína 463

isoflavonas 332, 337, 705-709
isotiocianato 337

J

jaqueca 137, 541, 695-696, 698-699, 719, 721
jengibre 7, 125, 236, 452, 469-475, 538, 546, 823, 829-832, 834-844, 847
jet lag (descompensación horaria) 338, 352, 545, 547-548, 839

K

Kali
  muriaticum (Kali mur) 664
  phosphoricum (Kali phos) 664
kava 477-482, 538, 544, 592, 753, 828-829, 832-833, 835, 839, 845

L

Lachesis 483-489, 631, 700, 828-830, 832, 834, 837-840, 843, 845-846
lactancia 118, 157, 187, 203, 207, 282, 308, 428, 526, 547, 600, 605, 652, 670, 681, 685, 702, 765, 776, 787, 815, 839
lactante 282, 670, 688
L-arginina 110, 111, 112, 113, 528. *Véase también* arginina
laringitis 54
L-carnitina 29, 94, 215-216, 218, 254, 297, 299, 405, 407, 489-496, 528, 531, 828-829, 832, 834-836, 838, 840-844
Ledum 497-499, 829, 833, 837, 839, 841, 845
lesiones 23, 145, 147, 149, 169, 270, 386, 403, 499, 561, 625
  articulares 559
  cardiacas 657
  cerebrales 345
  deportivas 561
  hepáticas 117, 673
  infantiles 559
  musculares 189, 543, 559, 561
  oxidativas 394
  por herpes 624
    genital 625
  por urticaria 656
  psoriásicas 79
  oculares 730
libido 225, 227, 244-245, 249, 268, 379, 424-425, 521, 523-524, 588, 612, 618, 678, 695-699, 728, 833
licopeno 92, 96, 182-186, 333, 337
ligamentos 389, 655, 663, 700, 766, 831
lignanos 325, 329, 337, 502-503, 506-508, 578. *Véase también* linaza
limonoides 337
linaza 17-19, 26, 36-37, 42, 44, 325, 328-329, 331-332, 337, 399, 401, 405, 499-509, 822, 827-832, 834-835, 839-840, 842, 844
llagas 78, 141, 634, 642, 655. *Véase también* ampollas
  bucales 642
Lo han 512-513
lo han kuo 512. *Véase también Lo han*
Lomatium 289, 513-516, 828, 833, 836-838, 840, 843-844, 847
longevidad 360, 649-650
luo han gu 512. *Véase también Lo han*
lupus 45, 156, 246, 249, 292, 456, 555, 560, 618, 727, 780, 839
luteína 92, 104, 182-186, 200, 818, 830
luz solar 103-104, 313, 775, 777-778
Lycopodium 517-519, 829, 831, 835, 837-839

M

maca 521-523, 524, 829, 832-833, 835, 838-840
mácula 92, 102, 104-105, 183, 186, 361, 368, 771, 792, 818, 831. *Véase también* degeneración macular

madres lactantes 23, 27, 46, 65, 69, 142, 164, 166, 172, 253, 282, 306, 317, 356, 435, 537, 686, 706, 778, 796
Magnesia phosphorica (Mag phos) 664
magnesio 17, 45, 71, 81, 156, 158-161, 200, 214-215, 224, 251, 273, 289, 297, 299, 405, 436, 438, 464, 489, 490, 493, 521, 525-531, 547, 578, 581, 596, 599, 601-602, 661-662, 703, 730, 733, 741, 768, 783, 790, 801, 803, 806, 828-829, 832-833, 835-836, 840-845
magulladuras 21, 50, 189, 772
maitake 532-533
mal
 aliento 24, 198, 611, 742, 839
 de altura 645, 839
mala absorción de grasas 839
malaria 64, 66, 839
malnutrición 123, 305
mama fibroquística 376, 678, 681, 795, 845. *Véase también* enfermedad fibroquística de las mamas
manganeso 224, 251, 464, 733
manzanilla 534-541, 592, 828, 831-836, 838-840, 842, 844-846
marcas en la piel 839
mareo 58, 60, 63, 118, 207, 227, 350, 360, 363, 440, 461, 470, 474, 657, 839
matricaria 541-544, 829, 833, 840
Matricaria 534, 541-543
medicina china 12, 52, 65, 67, 130, 132-133, 165, 179, 226-227, 229, 257, 260-261, 355, 371, 376, 444, 453, 470, 473, 512, 551-553, 643, 649, 691, 752-753
melanoma 318
melatonina 94, 541, 544-550, 830, 833, 835, 839, 845-846
memoria 25, 28-30, 32, 38, 92, 117, 125-126, 128, 227, 246, 315, 336, 342-346, 357, 360, 363, 365-367, 371, 380-383, 432, 439-441, 496, 500, 508-509, 523, 641, 653, 696, 799, 800, 802, 806-809, 818, 839, 841-843
meningitis 100, 839
menopausia 17, 139, 141, 204-206, 208-210, 246, 249, 256, 272, 314, 337, 382, 404, 430, 484-486, 488, 503, 508, 524, 592, 612-615, 617-618, 631, 640, 678, 680, 682-683, 695, 699-701, 704, 708-709, 721, 728, 793, 839
menstruación 30, 142, 209, 256, 312, 319-320, 367, 432-433, 447, 461, 539, 589, 617-620, 677, 679-681, 683, 695, 698, 745, 754, 828
 abundante 664, 840
menta 28, 538, 550-554, 574, 829, 831-833, 836, 839, 844-845
metales tóxicos 203
metilsulfonilmetano (MSM). *Véase* MSM (metilsulfonilmetano)
micosis 575
miedo 51-54, 121, 123, 350, 352, 399, 481, 484, 572, 628, 752, 777, 840
 escénico 350, 352
migraña 84, 219, 433, 455, 459, 461, 488, 529, 541-544, 619, 630, 709-712, 803, 840, 842
miocardiopatía 219, 491-492, 495, 530, 840
miomas 840
 uterinos 682
mitocondria 489, 494
 celular 494
molestias
 digestivas 28, 30, 33, 69, 126, 172-173, 175, 190, 194, 198, 201, 207, 225, 317, 327, 344, 349, 363, 382, 389, 411, 436, 457, 465, 467, 472, 492, 496, 534, 543, 551, 553, 564, 575, 578, 597, 608, 634, 680, 692, 694, 744, 753, 756, 768, 779, 815, 823
 en las mamas 367, 677-678
molibdeno 224, 733
mononucleosis 353, 515, 840

mordeduras 205, 284-285, 426, 485, 497
MSM (metilsulfonilmetano) 49, 144-145, 391, 543, 554-562, 667, 828-829, 833-834, 836-837, 839-841, 844-846
mucosidad 149, 155-156, 417-418, 449, 457, 460, 565, 592, 630, 664, 690, 692-694, 711
  en vías respiratorias 149. *Véase también* congestión
muerte súbita 119. *Véase también* síndrome de muerte infantil súbita (SMIS) *y* síndrome de muerte súbita del lactante (SIDS)
mujeres embarazadas 23, 27, 33, 65, 73, 77, 85, 106, 142, 157, 159-160, 166, 172, 187, 213, 222, 225, 238, 247, 253, 262, 287, 306, 308, 317, 321, 349, 376, 415, 421, 434-436, 461, 472, 480, 522, 529, 547, 559, 575, 577, 579, 581, 591, 610, 613, 617, 640, 649, 652, 670, 702, 748, 761-762, 765, 776, 780, 787, 804, 808, 815, 818

N

N-acetilcisteína (NAC) 94-95, 563-566, 830-832, 834-836, 838, 845
NAC (N-acetilcisteína). *Véase* N-acetilcisteína (NAC)
nariz 78, 322, 568, 595, 689
Natrum
  muriaticum (Nat mur) 664
  phosphoricum (Nat phos) 665
  sulphuricum (Nat sulph) 665
náuseas 28, 33, 129, 155, 219, 264, 314, 320, 349, 356, 437, 440, 449, 458-461, 470, 472, 474-475, 481, 533, 544, 569, 601, 615, 680, 685, 699, 741, 753, 800-801, 804, 806, 840
neonatos 495, 799. *Véase también* recién nacidos

nerviosismo 28, 210, 524, 664, 685, 734, 795, 840
neumonía 72, 146, 173-174, 358, 417-418, 422, 516, 519, 690, 693, 759, 763, 840
neuropatía 12, 15-16, 18, 29-35, 193, 195, 635, 810, 840
  diabética 15, 18, 29-31, 33, 35, 193, 195, 840
neurotoxicidad 806
neurotransmisores 82, 153, 179, 209, 342, 344, 364, 427, 651, 666, 671, 695, 742, 780
niacina 117, 200, 212, 224, 411, 489-490, 511, 799-800, 803-805, 827, 831, 835
niacinamida 224, 805
niños 15-16, 18-19, 22-23, 38, 41-42, 47, 77-78, 98, 114, 124, 127, 156-157, 159, 172, 187, 203, 213, 216, 222, 268, 290, 302, 304-305, 310-311, 315, 318, 321-322, 328, 349, 351, 358, 367, 428, 432, 434-435, 437, 441, 449, 454-455, 458, 487, 491, 495-496, 503-504, 509-510, 526-527, 529, 536-538, 547, 552-553, 559, 593, 609-610, 627, 629, 662, 675-676, 685-686, 694, 706, 710-712, 719, 725, 760-762, 764, 769, 775-776, 778-779, 782, 786, 805, 811-812, 815, 817. *Véase también* infancia
nivel de azúcar en sangre 46, 78, 108, 233, 235, 253, 304, 323-324, 331, 345, 379, 383, 385, 396, 399-400, 412-416, 457, 491, 502, 512, 641, 650, 728, 755-756, 810-811, 823
nódulos sólidos mamarios 840
nuez vómica 566. *Véase también Nux vomica*
Nux vomica 124, 566-570, 828, 831-836, 838-840, 843-847. *Véase también* nuez vómica

869

O

obesidad 37, 61, 232, 385-386, 398, 404, 409, 416, 513, 714, 744, 781, 812. *Véanse también* dieta, pérdida de peso *y* sobrepeso

oído 17, 54-55, 87, 101, 138, 156, 170, 204, 210, 321-322, 349, 360, 367-368, 395, 457, 468, 483, 487-488, 510, 521, 538, 545, 588, 612, 627, 640, 648, 706, 725, 731, 811-812, 821, 833, 838, 845

ojo 22, 47-48, 100-102, 104-106, 114, 122, 163, 186, 194, 198, 264, 305-307, 319-320, 342, 350, 361, 428, 433, 441, 480, 514, 545-546, 552-553, 575, 629-630, 635, 687, 691-693, 710, 730, 747, 771, 791, 818

   seco 47

olfato 25, 35, 816, 841

omega-3
   (aceite) 16
   (ácido graso) 16-19, 35-47, 144, 325, 405, 499-502, 505-509, 827-837, 839-844, 846

omega-6 15, 18, 38, 47, 399, 500-502

onicomicosis 24

oración 7, 379, 478, 540, 546, 571-574, 829, 835

orégano 574-576, 830, 838, 841

orquitis 631, 840

ortiga 307, 436, 576-582, 584, 588, 827-829, 831, 834, 836, 842, 845

osteoartritis 41, 48-50, 127, 142-144, 148, 194, 309, 386-387, 389-390, 412, 505, 543, 556, 560, 579, 653, 655, 666-668, 672-673, 748-749, 759, 805, 840

osteoporosis 19, 84, 155, 160, 186, 210, 246, 249-250, 272, 462-464, 467, 510, 512, 524, 531, 556, 613, 619, 663, 669, 702-704, 709, 731, 773-774, 778, 783-784, 795, 797-798, 807, 840, 842

otitis 55, 812

otosclerosis 468, 841

ovario 57, 98-99, 148, 210, 236, 243, 318, 330, 468, 486, 519, 586, 589, 613-614, 677, 679, 682, 695, 714, 726-727, 736, 833, 845

ovulación 547, 589, 613-614, 618, 620, 677, 679, 6 81, 726-727, 841

P

palmito silvestre 582-589, 827, 830, 838, 845

palpitaciones 60, 63, 128, 147, 210, 371, 408, 485, 487, 724, 841

páncreas 232, 274, 276-277, 279, 414, 424, 728, 841

parásitos 24, 61, 66-67, 124, 555, 576, 593, 625, 643, 691, 694, 841

parto 55, 205, 287, 495, 529, 541, 577, 681, 817
   prematuro 495, 529, 817

pasiflora 539

pasionaria 590-592, 753, 841

patología vascular periférica 794, 841

pelo 24, 499, 535, 841

pena (emocional) 443-444, 446, 627

pérdida
   de apetito 130, 167, 256, 356, 440, 526, 533, 841
   de audición 368, 468, 531, 808
   de cabello 28, 220, 580, 685, 810, 816. *Véase también* alopecia *y* calvicie
   de dientes en ancianos 160
   de elasticidad de la aorta 71, 841
   de masa ósea 155, 160, 246, 249, 462-463, 466-468, 512, 731, 783-784, 798-799. *Véase también* osteoporosis
   de memoria 29, 92, 117, 125-126, 128, 343-346, 366, 439, 799, 808, 839, 841, 843
   asociada a la edad 345-346, 839, 841, 843
   de peso 45, 57, 84, 113, 160, 171-172, 235, 249, 256, 314,

384-385, 395-397, 399, 400-402,
404, 407, 495, 513, 714, 737,
761, 784, 812, 841. *Véanse
también* dieta, pérdida de peso,
obesidad *y* sobrepeso
  de piezas dentales 738, 784
  del sentido del olfato 841
perimenopausia 524, 618
pesar (emocional/psicológico) 665
peso. *Véanse* dieta, pérdida de peso,
  obesidad *y* sobrepeso
Petasites hybridus 709-711. *Véase*
  sombrerera
pezones 164
picaduras 497
  de abejas 97-98, 100, 162, 499, 596,
  841
  de insectos 22, 23
  de mosquitos 499, 656, 841
picor 97, 100, 163, 192, 455, 499,
  656, 718, 804
  alérgico 307
  de ojos 710
  en el recto 137, 833
  en la nariz 595
  en la piel 190, 577, 623
  en las piernas 189, 660
  en los ojos 163, 198, 307
  por eccema 19
  por herpes zóster 99
pie 18, 20, 24, 35, 72, 113, 166, 174,
  195, 263, 309, 358-359, 363,
  365-366, 387, 423, 441, 498, 615,
  627, 631, 646, 689, 700, 794, 833,
  837
  de atleta 21, 24, 576, 841
piel 19-24, 26-27, 30-31, 34, 48-51,
  59-60, 62, 72, 75-77, 80, 89, 92,
  116, 138, 140, 142, 147, 150,
  161-163, 169-171, 180, 182-184,
  190-191, 194, 196, 213, 223, 249,
  283, 292, 308, 313-314, 318, 320,
  325, 392, 401, 422-423, 427-428,
  451, 480, 483, 499-500, 508, 514,
  535, 539, 548, 552, 555, 577, 594,
  615-616, 621-623, 632, 634, 641,
649, 654, 656, 663, 665, 688-689,
696, 701, 710, 719, 721, 736, 739,
741, 759-760, 762, 765-766, 769,
775, 777-778, 780, 786, 794, 801,
804, 813, 816-817, 819, 830, 839,
841-843
pielonefritis 146
pies fríos 174, 359, 366, 841
pinchazos menstruales 627, 631
piojos 22, 24-25, 841
piridoxina 224, 799, 805, 829, 835,
  837, 844-845. *Véase también*
  vitamina B_6
piruvato 407
plata coloidal 592-594, 828, 831,
  833-834, 836, 838, 840-841,
  843-845, 847
polen de abejas 122, 307, 559, 588,
  595-598, 633, 635, 709-711,
  828-829, 843
polución 275, 360-361, 768
potasio 159-160, 188, 215, 251,
  254-255, 521, 525, 578, 581, 596,
  598-602, 640, 661-662, 733, 768,
  835, 842
prebióticos 602-604, 830-831,
  833-836, 838, 842, 844
prednisona 40, 51, 246, 248-250, 390,
  556, 642, 703, 727, 841
preeclampsia 159, 529, 773, 785, 817,
  831, 841. *Véase también*
  complicaciones en el embarazo *y*
  embarazo
presión arterial 43, 63, 197, 212, 220,
  255, 372, 374, 740, 771, 814, 837,
  841
  alta 837, 841. *Véase también*
  hipertensión
prevención
  de abortos 827, 842
  de caída de dientes 829, 842
  de caídas 784, 829, 842
  de cardiopatías 299
  de derrame cerebral 602, 832, 842
  de enfermedades cardiovasculares 91,
  186, 842

de infecciones 842
de migraña 711, 842
de osteoporosis 842
de tromboflebitis 842, 846
del cáncer 185, 242, 335, 634, 707, 717, 780, 790, 830, 842
Priessnitz, Vincent 419-420
probióticos 452, 602, 605-611, 810, 822, 827-836, 838-839, 841-842, 844, 846-847
problemas
  alimentarios 456. *Véase también* anorexia
  articulares 145
  capilares 841-842, 580
  cardiovasculares 644
  circulatorios 18, 92, 102, 161, 485
  cutáneos 51, 139, 142, 162, 283, 410, 423, 535-536, 675, 689, 747, 805, 816, 819, 841-842. *Véase también* dolencias cutáneas
  de columna vertebral 831, 842
  de la vesícula biliar 73, 107, 240, 253, 254, 453, 504
  de memoria 32, 38, 128, 227, 342, 367, 380, 432, 440, 508, 802, 807, 839, 841-842
  de peso 396-397, 405
  dentales 410, 843
  digestivos 17, 39, 64, 67, 74-75, 80, 84, 86, 89, 110-111, 130, 133, 140, 142, 149, 172-173, 177, 192, 237, 239-240, 264, 275, 281, 284, 319, 332, 339, 354, 356, 371, 375, 387, 405, 422-424, 427, 450, 455, 458, 470, 503-504, 509, 512, 517, 519, 526, 536, 550, 552, 557, 624, 636, 641, 667, 706, 710, 722, 724, 752, 755, 796, 802, 843
  en las uñas 843
  menstruales 631
  musculares 145, 159, 843
  oculares 104-105, 163, 235, 306-307, 334, 368, 485, 530, 629-630, 689, 691, 693, 730, 761, 763, 771, 785, 792, 802, 837-838, 844

progesterona 205, 209, 243, 249, 395, 404, 531, 584-585, 611-620, 628, 640, 677, 679, 680-682, 699, 726, 746, 832-834, 838-840, 842-846
prolactina 584, 679, 681-682
prolapso
  de la válvula mitral 220, 531, 843
  rectal 137
  uterino 137, 696, 700, 843
prolapsos orgánicos 130
propionil-L-carnitina 30
propóleo 620-626, 831-833, 837, 846
próstata 31, 42, 92, 96, 107, 109, 179, 183, 185, 236, 243-244, 247, 333, 337, 377, 392, 394, 503, 507, 523, 548, 577-578, 581-589, 686, 705, 707, 714, 736, 740, 781, 785, 790, 816-817, 827, 830, 838, 842-843
prostatitis 109, 137, 583, 586, 588-589, 635-636, 843
protección. *Véase también* protector
  cardiovascular 634, 636
  de células nerviosas 363
  de la piel 313, 841, 843
  de la salud 202
  de las células nerviosas 830, 843
  del código genético 90
  frente
    a infecciones 604
    al cáncer 185, 714, 735
  hepática 181, 843
  nutricional contra el cáncer 714
  y rejuvenecimiento de la piel 313
protector. *Véase también* protección
  al glaucoma 105
  cardíaco 96
  cardiovascular 67, 186, 471, 644
  celular 361
  contra el cáncer 183-185, 199, 329, 377, 503, 613, 715, 767, 770, 807

contra el estrés 638
de la elasticidad de la aorta 71
del cartílago 672
del sistema inmunológico 131
en cardiopatía 250
en las enzimas hepáticas 124
frente a la quimio y radioetrapia 378
hepático 217, 645
infantil 216
macular 183
renal 45, 228, 564
sobre la mitocondria 494
proteína 44, 70, 80-82, 99-100, 116, 128, 149-150, 156, 159-200, 240, 276-280, 282, 301, 303, 330, 353-354, 356, 389-402, 413, 439, 450, 470, 490, 502, 521, 525, 529, 555, 599, 611, 643, 704-706, 708-709, 743, 766, 780, 791, 795, 798, 804, 814, 819, 822-823
psoriasis 46, 79, 125, 139-140, 180, 196, 458, 632, 641, 664, 696, 700, 719, 843
pulsatilla 626-632, 698, 700, 828-834, 836, 838-840, 843, 845-846

Q

qi 260
quemaduras 21, 24, 75, 79-80, 150, 164, 168-171, 183, 186, 292, 313, 335, 426, 428, 441, 624, 772-773, 794, 819, 843
  solares 75, 183, 313, 773, 843
quemazón 97, 99-100, 106, 122, 170, 193-194, 264, 347, 654, 722
quercitina 307, 596, 633-636, 828-832, 834-835, 838-839, 842, 845-846
quimioterapia 40, 45, 57, 94, 129, 133, 148, 181, 203, 216, 229-230, 281, 314, 318, 372, 378, 422, 475, 533, 548, 569, 601, 609, 635, 645, 807, 834, 843

quistes
  mamarios 681-682, 700
  ováricos 99, 486, 488, 519, 619, 677-678, 682, 695, 700, 728, 833, 843

R

radiación solar 89, 776
radiaciones 89, 105, 163, 302-304, 365, 373, 549, 739, 776, 780
radicales libres 32, 87-89, 94-95, 104, 110, 176, 183, 213, 236, 240, 275, 308, 361, 365, 439, 549, 636, 651, 687, 715, 733, 766, 786, 792, 843
radioterapia 163, 203, 229-231, 314, 372, 378, 382, 394, 422, 548, 645
rayos ultravioleta 182-183, 313, 773, 776-778, 780
reacciones alérgicas 77, 98, 100, 147, 291, 302, 310, 389, 537, 596-597, 623
recién nacidos 59, 434, 799, 846
recuento
  de calorías 400
  espermático 793, 829
recuperación
  de intervenciones quirúrgicas 150, 196, 843
  posparto 137, 843
  tras un infarto 299, 496, 843
refuerzo del sistema inmunológico 838, 842-843, 845
regaliz 180, 289, 515, 522, 537, 565, 637-642, 727, 827-828, 832, 834, 837, 839, 842-843, 845-846
rehabilitación de drogodependencias 834
reishi 180, 289, 515, 643-645, 829-830, 832, 835, 839
remedio antimicrobiano 71
rendimiento físico 216, 220
resaca 482, 544, 569, 590, 753, 844
resfriado 54, 72, 78, 85, 87, 92, 130, 133, 168, 205, 264, 283-284,

288-289, 293-294, 373, 470,
515-516, 551, 553, 563, 566, 598,
694, 764, 766-767, 773-774, 819,
844
resistencia
    a la insulina 46, 57, 234, 236, 249,
    385, 398-399, 404, 408, 416,
    844
    muscular 794
Resperate 646-648, 828-829, 835, 837,
839, 842
resveratrol 405, 648-650, 832, 844
retención de líquidos 19, 62, 159, 218,
    254, 314, 367, 401-402, 404, 529,
    580, 615, 698, 700, 806, 844
retinopatía 106, 235, 314, 361, 368,
    529, 635, 844
retinopatía diabética 235, 361, 368,
    844
rhodiola 651-653, 828, 835-837, 841,
844
Rhus toxicodendron 653-655, 829, 833,
    836-837, 845-846
riboflavina 200, 224, 511, 803, 840.
    Véase también vitamina B$_2$
ribosa 405, 407, 656-658, 835-836,
    840-841, 844. *Véase también*
    D-ribosa
rigidez de cuello 263, 844
rinitis alérgica 581, 610
riñón 29, 45-46, 60-62, 89-99, 138,
    141, 158, 170, 176, 226, 228, 245,
    250, 260, 347-349, 471, 490, 526,
    528-529, 556, 563-564, 571-572,
    577, 635, 727, 768, 775, 778, 846
rusco 659-660, 837, 846

S

sales de Schüssler 661-665, 827-829,
    831-838, 840, 842-846
salud
    arterial 71, 74
    capilar 841, 844
    cardiovascular 471, 473
    cerebral 343, 509

circulatoria 250, 471
    cognitiva 46
    coronaria 227
    hepática 252-253, 256, 844
    ocular 314
SAMe 388, 391, 489-490, 666-674,
    830, 832, 836, 840
sarpullidos 33, 49, 180, 283, 480, 515,
    665, 718-721
saúco 674-676, 829, 845
sauzgatillo 19, 139, 433, 587, 592,
    676-683, 691, 827-828, 830,
    832-834, 838-846
selenio 68, 92-93, 95, 97, 104, 180,
    194, 224, 391, 684-688, 733, 741,
    763, 818, 828, 830, 835, 837, 840,
    842, 844-845
sello de oro 349, 516, 689-694,
    827-834, 836, 838, 840-841,
    844- 845
sensibilidad
    cíclica en las mamas 844
    mamaria 844
sepia 631, 694-701, 827, 830,
    832-834, 837-840, 843, 845-847
sequedad
    cutánea 844
    ocular 264, 763, 844
SGS (sulforafano glucosinolato). *Véase*
    sulforafano glucosinolato (SGS)
sida 72, 77, 79, 86, 92, 113, 146, 250,
    292, 428, 457, 688, 758, 763, 794,
    819, 844. *Véase también* VIH (virus
    de inmunodeficiencia humana)
SIDS (síndrome de muerte súbita del
    lactante). *Véase* síndrome de muerte
    súbita del lactante (SIDS)
sílice 224, 580, 701, 730, 832, 836,
    840, 842, 844-846
silicio 251, 464, 596, 665, 701-703
silimarina 95, 176-181, 337
síndrome
    de ATM (articulación
        temporomandibular) 447.
        Véase también articulación
        temporomandibular (ATM)

de colon irritable 284, 324-325, 331-332, 358, 424, 458, 509, 540, 755, 844
de Down 496, 744, 844
de Epstein-Barr 844
de fatiga crónica 220, 227, 250, 350-351, 496, 515, 530, 658, 727, 802, 827, 834, 836, 844
de la articulación temperomandibular (TMJ) 844
de mama fibroquística 678, 795, 845
de muerte infantil súbita (SMIS) 845
de muerte súbita del lactante (SIDS) 688
de ovario poliquístico 236, 586, 589, 614, 682, 845
de piernas inquietas 438, 745, 845
de Raynaud 367, 700, 845
del intestino irritable 150, 275, 539, 550-554, 568, 604, 611
del intestino permeable 450, 814, 845
del ojo seco 47
del túnel carpiano 800, 806, 845
fibroquístico 695, 700
premenstrual (SPM) 15-16, 19, 84, 139, 141, 161, 179, 209, 211, 251, 256, 272, 337, 367, 430, 447, 484, 486, 488, 526, 531, 592, 615, 619-620, 627, 640, 677, 682, 694, 700, 722-723, 728, 795, 806, 845
X 232-233, 404, 416, 845
síntomas
   menopáusicos 521, 618
   perimenopáusicos 314, 521, 618
sinusitis 87, 149, 155, 193, 264, 423, 458, 519, 551, 560, 575, 632, 635, 665, 690, 700, 764, 845
sistema
   arterial periférico 112
   inmunológico 7, 38, 41-42, 45, 56-57, 71-72, 76, 83, 89, 91, 95, 108, 113, 125, 129-133, 140, 146-147, 179, 183, 203, 213, 215, 217, 223, 228-230, 246-247, 250, 261, 272, 281-282, 284, 286, 288, 291-294, 301, 303-304, 322, 335, 337, 345, 348, 372-374, 378, 381, 390, 407, 420, 422-423, 432, 448-450, 452-453, 455-457, 465, 501, 503, 506, 509-510, 514, 516, 532, 545, 547, 549, 555-556, 563, 593, 597-598, 602, 605-606, 610-611, 621-622, 625, 642, 645, 653, 656, 675, 688, 690-691, 715, 725, 728, 741, 747-749, 758, 760-761, 766-767, 769, 772, 780, 786, 793, 816, 819, 838, 842-843, 845
SMIS (síndrome de muerte infantil súbita). *Véase* síndrome de muerte infantil súbita (SMIS)
sobrepeso 172, 234, 256, 385, 388, 396-397, 399, 402, 406, 744. *Véanse también* dieta, obesidad y pérdida de peso
sofocos 141, 204, 206, 210, 246, 249, 272, 315, 485, 487-488, 503, 508, 521, 524, 611-612, 618, 631, 678, 683, 699, 704, 708-709, 721, 793, 804. *Véase también* menopausia
soja 7, 60, 81-82, 110, 154, 274, 282, 332, 334, 337, 342, 382, 399-401, 451, 457, 463, 537, 603, 606, 703-709, 756, 785, 796, 802, 810, 822, 831-832, 834-835, 840, 842
sombrerera 709-712, 828-829, 840
stevia 399, 712-714, 812, 823, 830, 832, 841-842
sufrimiento 151, 446, 845
sulforafano 96, 338, 714-717, 830, 832, 840, 842, 844
sulforafano glucosinolato (SGS) 715
Sulphur 718-722, 832-836, 839-840, 842, 846
suplementos glandulares 722-723, 828-833, 836-838, 840-841, 843-844, 846
supresión del apetito 172

supuración de oído 845
symphytum 728-730, 833, 836-837

T

tabaquismo 43, 89, 92, 96, 104, 548, 744, 845
TDA (trastorno de déficit de atención). *Véase* trastorno de déficit de atención (TDA)
TDAH (trastorno de déficit de atención con hiperactividad). *Véase* trastorno de déficit de atención con hiperactividad (TDAH)
TDPM (trastorno disfórico premenstrual). *Véase* trastorno disfórico premenstrual (TDPM)
tejido cartilaginoso 831. *Véanse tambien* cartílago *y* degeneración del tejido cartilaginoso
temblores 350, 352, 408
tendones 202, 389, 655, 663, 701, 766
  débiles 845
tensión 260
  arterial 67, 71, 110, 159-160, 199, 212, 256, 298, 376, 386, 525, 549, 602, 640, 643-644, 646-648, 714
  de hombros 263
  de los músculos del cuello 262
  en el corazón 61
  en el pecho 308
  en la garganta 308
  muscular 257, 261, 444, 447, 482, 845
  nerviosa 257, 444, 560, 745-746
  premenstrual (TPM) 746
  renal 61
  sanguínea 45, 137, 211, 393-395, 602
teofilina 428, 465, 526, 806
terapia antitabaquismo 845
testículos 589, 613, 631, 728, 833, 838
testosterona 30-31, 243-245, 248-249, 404, 503, 523, 584-586, 589, 613, 640, 728, 814, 817-818, 831

té verde 95-97, 333-335, 392, 731-738, 828-832, 835, 841-843
tiamina (vitamina B_1) 33, 200, 224, 799, 802, 828, 840
timo (glándula) 302, 653, 725, 728, 814
tinnitus (zúmbidos o ruidos en los oídos) 210, 349, 360, 368, 468, 845
tintes de contraste 564
tiroides 158, 318, 403-404, 408, 410-411, 438, 487, 500, 522, 653, 695, 697, 699, 706, 722, 726
tocotrienoles 94-95, 97, 738-741, 785, 787, 789-790, 793, 829, 830-831, 835
torceduras 561, 663, 845
tos 265, 284, 460, 470, 512, 515, 553, 629, 638, 642, 674-676, 710-711, 845
toxemia del embarazo 100
toxicidad 79, 140, 239, 404, 422-423, 470, 501, 510, 543, 548, 635, 639
  de la melatonina 547
  del arsénico 124
  e insuficiencia renal 228
  en el organismo 40, 140, 396, 593, 762
  hepática 207, 255, 410, 436, 615
  renal 228
  sistémica 72, 505, 846
  y cáncer 140
  y regaliz 638
  y SAMe 669
  y selenio 684, 685
  y vitamina A 762
  y vitamina B_6 806
  y vitamina D 779
  y zinc 813
toxinas 38, 41, 61-62, 73-74, 89, 133, 138, 175, 179-181, 203, 221, 240, 242, 252, 302-303, 323-324, 329, 331, 333, 357, 382, 396, 401, 404-405, 422-423, 439, 502, 563, 577, 668, 715, 718-719, 726, 736, 846

TPM (tensión premenstrual). *Véase*
     tensión premenstrual (TPM)
tracto urinario 99, 107, 109, 139, 141,
     348, 516, 838
trasplante de riñón 45, 141, 846
trastorno
    afectivo estacional (TAE) 431, 745,
        846
    bipolar 42, 489, 652, 670, 832
    de déficit de atención (TDA) 19, 47,
        367, 438, 458, 722, 846
    de déficit de atención con
        hiperactividad (TDAH) 315,
        346, 438, 722, 846
    de hiperactividad 47, 458
    disfórico premenstrual (TDPM) 745,
        746
trastornos
    alimentarios 406, 703, 819, 846
    de la menstruación 142, 683
    de memoria asociados a la edad.
        Véase problemas de memoria
    hemorrágicos en el recién
        nacido 799, 846
    menstruales 678, 683, 846
tratamiento
    complementario del cáncer 203, 230,
        378, 533, 645, 846
    hormonal sustitutorio 207-208, 243,
        404, 680
trauma
    cerebral 362
    emocional 341, 405, 448, 726, 846
triglicéridos 40, 43, 70, 74, 78, 119,
     167, 179, 195, 199, 227, 234, 271,
     280, 304, 312, 385, 404, 409-410,
     412, 416, 491, 494-495, 507, 523,
     740, 781, 803-805, 846
trigo
    fermentado 316-318
    germinado 741-742, 828, 830-832,
        839, 842-844
tristeza 341, 447, 631
trombocitopenia 550
tromboflebitis 146, 151, 189, 191,
     842, 846

tuberculosis 72, 292, 457, 516
tubo neural 831
túnel carpiano 800, 806, 845

U

úlceras 75, 80, 113, 124, 162, 164,
     193, 280, 292, 315, 317, 356, 375,
     390, 424, 426, 434, 523, 535,
     540-541, 543, 556, 557, 567,
     569-570, 575, 601, 606, 621-624,
     634, 636-637, 640, 642-643, 689,
     719, 722, 747, 772, 827, 846
ultravioleta 182-183, 313, 773,
     776-778, 780
uña 17, 20, 24, 80, 127, 223, 432,
     499, 500, 561-562, 594, 665, 685,
     701, 810, 816, 843, 846
    de gato 144, 391, 747-750, 828,
        830, 834, 840
urticaria 98, 100, 308, 449, 536, 577,
     656, 846
útero 209, 243, 330, 503, 506,
     612-613, 700, 705, 808

V

vaginitis 22, 25, 294, 336, 458, 610,
     620, 665, 690, 696, 701, 838, 846
valeriana 255, 297, 482, 538-539, 544,
     590-592, 751-755, 828, 832-835,
     839-840, 842, 845
válvula mitral 220, 531, 843
vanadio 224, 232-233, 405, 755-757,
     832, 844
varices 106, 151, 161, 164, 178,
     188-189, 191, 262, 311-312, 333,
     336, 362, 489, 632, 660, 663,
     701
vegetarianismo 204, 490
vejez 92, 100, 160, 371, 792, 794
vejiga 61, 99, 109, 112, 137, 169, 170,
     583, 586, 589, 699, 714, 736, 785,
     790, 838
venas varicosas 92, 101-102, 106-107,
     151, 178, 189-191, 580, 846

verrugas 22, 25, 72, 846
verrugas genitales 515-516, 696, 701, 847
vértigo 210, 353, 368, 847
vesícula biliar 73, 107, 240, 251, 253-254, 330, 453, 504, 694, 835
vías respiratorias 59, 72, 87, 130, 149, 155, 200, 205, 287, 460, 516, 519, 551, 553, 565, 575, 594, 602, 610, 622, 638, 675, 693, 783
VIH (virus de inmunodeficiencia humana) 76, 92, 250, 305, 489, 494, 496, 513, 545, 725, 763, 847. *Véase también* sida
virus
   de las vacas locas 723
   de leucemia felina 79, 847
visión nocturna 102, 106, 334, 847.
   Véase también ceguera nocturna
vista 8, 49, 91-92, 100-102, 105, 175, 291, 314, 352, 368, 448, 478, 508, 694, 705, 718, 758, 760, 781-782, 785-786, 803, 847
   cansada 847
visualización mental 757-760, 828, 830
vitamina A 9, 90, 92-94, 97, 104, 139, 182, 193, 197, 224-225, 251, 305, 502, 596, 741, 760-763, 790, 800, 814, 816, 827, 830-831, 838, 841, 844
vitamina B 251, 273, 502, 602, 669, 730, 743, 800-802, 810. *Véase también* vitaminas del grupo B
   vitamina B_1 33, 76, 200, 224, 521, 799, 802, 828, 840
   vitamina B_2 76, 200, 212, 224, 521, 606, 799, 803
   vitamina B_3 224, 547, 606, 799, 803, 827
   vitamina B_5 224, 606, 799, 805, 836
   vitamina B_6 17, 76, 81, 200, 212, 221-222, 224, 464, 511, 547, 565, 669, 799, 805, 829, 837, 844-845

vitamina B_{12} 18, 31, 195, 196, 200, 204, 212, 218, 221-222, 224, 301, 303, 344, 357, 433, 464, 493-494, 499, 565, 606, 668-669, 733, 799, 801, 803, 806-809, 827-829, 831, 835-837, 840-841, 843
vitamina C 9, 17, 31-32, 76, 91-95, 97, 101, 104, 107, 160, 184, 188, 194, 197, 200, 212, 218, 221, 224, 237, 251, 300, 307, 317-318, 333, 361, 391-392, 433, 436, 464, 489-490, 494, 511, 521, 578, 596, 602, 633-634, 642, 660, 667, 715, 727, 730, 733, 764-774, 789, 791-792, 800, 805, 818, 822, 828-832, 835-838, 840-844
vitamina D 9, 156, 158-160, 224, 251, 464, 502, 703, 733, 774-784, 800, 829-842, 844
   vitamina D_2 777
   vitamina D_3 703, 775, 777-778, 783
vitamina E 9, 16, 18-19, 31-32, 39, 76, 90-95, 104, 145, 176, 183, 212, 218, 224, 237, 299, 333, 361, 391, 493-494, 502, 521, 528, 618, 636, 682, 684, 686, 715, 733, 738, 763, 766-767, 771, 784-795, 800, 827-835, 837, 839-845
vitamina K 9, 200, 224, 251, 335, 464, 602, 606, 703, 730, 733, 741, 783, 795-800, 829, 840, 844, 846
   vitamina K_1 796
   vitamina K_2 796, 798
vitaminas 16, 68, 76, 81, 88, 91, 157, 200, 221-223, 225, 232, 273-274, 300, 329, 357, 361, 387-388, 405, 464, 578, 600, 606, 795, 800, 820-822
   del complejo B 251, 596, 666, 670, 703-704, 802
   del grupo B 9, 511, 622, 799-810, 827-829, 831-832, 834-838, 840-845
   liposolubles 93

para el embarazo 437
  prenatales 222
vómitos 33, 121, 124, 314, 349, 356, 437, 449, 459, 460-461, 470, 472, 474-475, 481, 533, 544, 566-567, 569, 601, 685, 762, 804, 847

W

warfarina 190, 220, 283, 308, 428, 526, 796-798

X

xilitol 399, 713, 811-812, 830, 838, 841

Z

zeaxantina 182-184, 186
zinc 17, 76, 104, 127, 158, 184, 200, 218, 224, 405, 436, 438, 464, 493-494, 506, 521, 588, 613, 642, 704, 727, 733, 763, 771, 792, 813-819, 827-831, 834, 837-838, 843-844, 846-847
zumbidos en los oídos 210, 349, 360, 368
zumos 9, 78, 96, 103, 107-110, 274, 334, 347, 392-395, 398-399, 455, 503, 512, 558, 599, 640, 649, 657, 730, 741-742, 767, 808-809, 819-824, 832, 835

ÍNDICE

Prólogo 7
La revolución
    de la salud natural 11
Agradecimientos 13

Aceite de onagra 15
Aceite del árbol del té 20
Aceites esenciales 25
Acetil-L-carnitina 29
Ácido alfa-lipoico (ALA) ... 32
Ácido graso omega-3 35
Ácido hialurónico 48
Acónito 51
Agaricus blazei 56
Agua 58
Ajenjo 63
Ajo 66
Alcachofa 73
Aloe 75
Aminoácidos 80
Andrographis 85
Antioxidantes 87
Apis 97
Arándano común 100
Arándano rojo americano .. 107
Arginina 110
Árnica 113
Arroz de levadura roja 116
Arsenicum album 120
Ashwagandha 125
Astrágalo 129

Baño de asiento 135
Bardana 138
Boswellia 141
Bromelina 145
Calcio 153
Caléndula 161
Canela 165
Cantharis 168
Caralluma fimbriata 171
Carbón vegetal (*Carbo
    vegetabilis*) 173
Cardo mariano 175
Carotenoides 182
Cáscara sagrada 187
Castaño de Indias 188
Cayena 192
Cebolla 196
Chlorella 200
Cimicifuga racemosa 204
Coenzima Q_{10} 211
Complejos vitamínicos ... 221
Cordyceps sinensis 225
Coriolus versicolor 228
Cromo 231
Cúrcuma 236
D-glucarato 241
DHEA 244
Diente de león 251
Digitopuntura 257
Ejercicio físico 267
Enzimas 273

Equinácea	284	*Lachesis*	483
Espino albar	295	L-carnitina	489
Espirulina	300	*Ledum*	497
Eufrasia	306	Linaza	499
Extracto de corteza de pino	308	Lisina	509
		Lo han	512
Extracto de germen de trigo fermentado	316	*Lomatium*	513
		Lycopodium	517
Ferrum phosphoricum	319	Maca	521
Fibra	322	Magnesio	525
Fitonutrientes	332	*Maitake*	532
Flores de Bach	338	Manzanilla	534
Fosfatidilserina	342	Matricaria	541
Gayuba	347	Melatonina	544
Gelsemio	350	Menta	550
Genciana, raíz de	353	MSM (metilsulfonilmetano)	554
Ginkgo biloba	358	N-acetilcisteína	563
Ginseng	369	*Nux vomica*	566
Glicerofosfocolina alfa (GPC)	382	Oración	571
		Orégano	574
Glucomanán	383	Ortiga	576
Glucosamina	386	Palmito silvestre	583
Granada	391	Pasionaria	590
Grasas	395	Plata coloidal	592
Gugg	409	Polen de abejas	595
Gymnema sylvestris	412	Potasio	598
Hidroterapia	417	Prebióticos	602
Hierba de San Juan (hipérico)	424	Probióticos	605
		Progesterona	611
Hierro	431	Propóleo	620
Huperzina	439	Pulsatilla	626
Hypericum	441	Quercitina	633
Ignatia	443	Regaliz	637
Intolerancias alimentarias	449	*Reishi*	643
Ipecacuana	458	Resperate	646
Ipriflavona	461	Resveratrol	648
Jengibre, raíz de	469	*Rhodiola*	651
Kava	477	*Rhus toxicodendron*	653

Ribosa 651	Trigo germinado 741
Rusco 659	Triptófano y 5-HTP 742
Sales de Schüssler 661	Uña de gato 747
SAMe 666	Valerian 751
Saúco 674	Vanadio 755
Sauzgatillo 676	Visualización mental 757
Selenio 684	Vitamina A 760
Sello de oro 689	Vitamina C 764
Sepia 694	Vitamina D 774
Silicio 701	Vitamina E 784
Soja 703	Vitamina K 795
Sombrerera *(Petasites hybridus)* 709	Vitaminas del grupo B 799
	Xilitol 811
Stevia 712	Zinc 813
Sulforafano 714	Zumos 819
Sulphur 718	
Suplementos glandulares ... 722	Referencias 825
Symphytum 728	Búsqueda rápida de remedios 827
Té verde 731	
Tocotrienoles 738	Índice analítico 849